改訂第2版

よくわかる
CLINICAL TEXTBOOK OF THYROID DISEASES
甲状腺疾患
のすべて

編集 昭和大学名誉教授 伴 良雄

永井書店

執筆者一覧

■編集
伴　　良雄（昭和大学名誉教授、伴内科クリニック　院長）

■執筆者（執筆順）
谷口　晋一（鳥取大学医学部統合内科医学病態情報内科学　講師）
重政　千秋（鳥取大学医学部統合内科医学病態情報内科学　教授）
伴　　良行（昭和大学医学部内科学糖尿病・代謝・内分泌部門）
伴　　良雄（昭和大学名誉教授、伴内科クリニック　院長）
小西　淳二（杉田玄白記念公立小浜病院　院長）（福井県小浜市）
伊藤　公一（伊藤病院　院長）（東京都渋谷区）
網野　信行（隈病院内科　学術顧問）（神戸市）
髙野　　徹（大阪大学大学院医学系研究科臨床検査診断学　講師）
日髙　　洋（大阪大学大学院医学系研究科臨床検査診断学　准教授）
髙須　信行（前琉球大学医学部内分泌代謝内科学　教授）
小澤　安則（虎の門小澤クリニック　院長）（東京都港区）
吉田　克己（東北大学大学院医学系研究科保健学専攻病態検査学分野　教授）
清水　一雄（日本医科大学大学院医学系研究科外科学　教授）
福成　信博（昭和大学横浜市北部病院外科　准教授）
野口　志郎（野口病院　理事長・院長）（大分県別府市）
貴田岡正史（公立昭和病院内分泌代謝科　部長）
御前　　隆（天理よろづ相談所病院RIセンター　部長）（奈良県天理市）
鳥屋　城男（伊藤病院外科）（東京都渋谷区）
村上　正巳（群馬大学大学院医学系研究科臨床検査医学　教授）
井上　洋一（オリンピア眼科病院　理事長）（東京都渋谷区）
末木　博彦（昭和大学藤が丘病院皮膚科　教授）
赤水　尚史（京都大学医学部附属病院探索医療センター　教授）
百渓　尚子（東京都予防医学協会内分泌科　部長）
荒田　尚子（国立成育医療センター周産期診療部母性内科）
町田　　充（東大宮総合病院薬剤部　部長）
松浦　信夫（聖徳大学児童学部児童学科　教授）
皆川　真規（千葉大学大学院医学研究院小児病態学　講師）
河野　陽一（千葉大学大学院医学研究院小児病態学　教授）
江本　直也（日本医科大学千葉北総病院内分泌内科　部長）

中澤　博江（東海大学医学部　名誉教授）

隈　　寛二（前隈病院　名誉院長）

大塚　史子（昭和大学藤が丘病院内科内分泌代謝）

吉村　　弘（伊藤病院　内科部長）（東京都渋谷区）

野中　榮夫（伊藤病院　薬剤室統括室長）（東京都渋谷区）

鈴木　眞一（福島県立医科大学医学部附属病院乳腺・内分泌・甲状腺外科　教授・部長）

中駄　邦博（北光記念病院放射線科）（札幌市）

谷山　松雄（昭和大学藤が丘病院(内科内分泌代謝)　教授）

笠井貴久男（獨協医科大学内分泌代謝内科　主任教授）

服部　良之（獨協医科大学内分泌代謝内科　教授）

浜田　　昇（すみれ病院　院長）（大阪市）

岡本　泰之（すみれクリニック　院長）（大阪市）

楠田　　聡（東京女子医科大学母子総合医療センター　教授）

宮井　　潔（大阪大学　名誉教授）

猪股　弘明（いのまたこどもクリニック　院長）（千葉県船橋市）

山田　正信（群馬大学大学院医学系研究科病態制御内科学　講師）

森　　昌朋（群馬大学大学院医学系研究科病態制御内科学　教授）

飯高　　誠（飯高医院　院長）（東京都杉並区）

濱名　則子（神戸海星病院薬剤部　課長）（神戸市）

中村　浩淑（浜松医科大学医学部第二内科　教授）

磯崎　　収（東京女子医科大学内分泌疾患総合医療センター内科　准教授）

吉原　　愛（東京女子医科大学内分泌疾患総合医療センター内科）

宮内　　昭（隈病院　院長）（神戸市）

渡辺　　紳（野口病院外科　医長）（大分県別府市）

高見　　博（帝京大学医学部外科　主任教授）

杉野　公則（伊藤病院　副院長）（東京都渋谷区）

渡邊奈津子（東邦大学医療センター大森病院糖尿病・代謝・内分泌センター）

佐藤　温洋（東海大学医学部内科学系内分泌内科　准教授）

遠藤登代志（山梨大学大学院医学工学総合研究部第三内科　准教授）

中林　一彦（国立成育医療センター研究所・周産期病態研究部　室長）

白澤　専二（福岡大学先端分子医学研究センター　センター長）

川合　眞一（東邦大学医療センター大森病院膠原病科　教授、同リウマチ膠原病センター　センター長）

山本　竜大（東邦大学医療センター大森病院膠原病科）

伊藤　光泰（藤田保健衛生大学医学部内分泌・代謝内科　教授）

佐藤　幹二（東京女子医科大学大学院医学研究科内科系専攻病態治療学(甲状腺・副甲状腺)分野　教授）

山田恵美子（金地病院　院長、金地甲状腺病研究所　所長）（東京都北区）

小杉　眞司（京都大学大学院医学研究科健康管理学　教授）
岡村　　建（九州大学大学院医学研究院保健学病態情報学　教授）
萬代　幸子（九州大学大学院医学研究院病態機能内科学（第二内科））
神部　福司（名古屋大学環境医学研究所内分泌系分野　准教授）
阿部　好文（田名病院　理事長・院長）（神奈川県相模原市）
廣岡　良文（愛知医科大学　名誉教授）
谷　　淳一（久留米大学医学部内科学内分泌代謝内科　講師）
広松　雄治（久留米大学医学部内科学内分泌代謝内科　教授）
難波　裕幸（南長崎クリニック　副院長）（長崎市）
内野　眞也（野口病院　外科部長）（大分県別府市）
八代　　享（筑波大学大学院人間総合科学研究科機能形態回復医学　講師）
山下　俊一（長崎大学大学院医歯薬学総合研究科附属原爆後障害医療研究施設分子診断学　教授）
笠木　寛治（高松赤十字病院　副院長）
永山　雄二（長崎大学大学院医歯薬学総合研究科附属原爆後障害医療研究施設分子設計学　教授）
下条　直樹（千葉大学大学院医学研究院小児病態学　准教授）
有馬　孝恭（千葉大学大学院医学研究院小児病態学）
西川　光重（関西医科大学第２内科　教授）
天野　佐織（関西医科大学第２内科）
豊田　長興（関西医科大学第２内科）
村田　善晴（名古屋大学環境医学研究所生体適応・防御　教授）

改訂第2版 序

　本書は医学生、研修医、実地医家、コメディカルの方たちを対象にしたシリーズの一環として企画された。本書は初版以来5年有余を経過し、その間、本疾患を取り巻く状況も変わり今回の改訂にあたっては現状を鑑みて内容のさらなる充実・刷新を図った。はじめに、臨床編として、頻度の高いないし重要な代表的な甲状腺疾患の診断と治療を扱った。第2部、臨床の応用編として、その診断に必要な検査、バセドウ病や橋本病の特殊型、治療上の注意、新しい治療法、頻度は少ないが重要な疾患を、第3部、基礎編として、最近解明されつつある発症機序、病因や病態にかかわる事項、トピックス、実験モデルなどをそれぞれの専門家にわかりやすく解説して頂いた。

　甲状腺は前頸部下方にある15～20 gの表在性の内分泌臓器であるので、甲状腺腫の発見は比較的容易である。また甲状腺ホルモンの作用は成人においては代謝の亢進と熱の産生であるので、その過不足は症状として現れやすく、甲状腺機能異常の存在も容易にわかる。

　しかし、頸部の形状によっては甲状腺腫を認めにくくなることがある。頸が短く、筋肉の発達した男性では触診しにくい。逆に鶴首の女性では気管軟骨の上にみられるが、時には甲状腺の腫脹と見誤られることがある。これは画家モジリアニの描くスワンネックの女性の首に似ており、モジリアニ症候群といわれる[1]。中等度以上に腫大すると視診でも甲状腺腫を認めることができるようになる。さらに腫大すると甲状腺下極は鎖骨窩から胸骨背面まで発育し、胸部X線写真で認めることができる。また前側方にも腫大するので、びまん性に腫大するバセドウ病や橋本病では胸鎖入突筋が扁平化し、胸鎖乳突筋が摘めなくなる。高齢者のバセドウ病甲状腺腫は極めて小さいことが多い。

　甲状腺は血中から無機ヨードをヨードトランスポータという輸送蛋白によって、能動的に取り込む。無機ヨードは甲状腺特異酵素であるサイロペルオキシダーゼによって、有機化され、ペンドリンによって甲状腺濾胞側に運ばれたサイログロブリンに結合する。大分子のサイログロブリンは甲状腺特異蛋白であり、甲状腺細胞によって球状構造に形成された甲状腺濾胞腔内にある。サイログロブリンの構成アミノ酸で比較的豊富にあるタイロシン残基に、有機化されたヨードが結合し、モノヨードタイロシン、ジヨードタイロシンができ、その縮合によりトリヨードサイロニン(T_3)、サイロキシン(T_4)が合成される。サイログロブリンの一部がエンドサイトシス蛋白、メガリンによって甲状腺細胞に運ばれ、加水分解によってT_3、T_4は遊離し、血中に放出される。甲状腺でつくられるT_3は血中T_3の20～30％である。

　これらの反応は甲状腺自身では機能できず、TSHが甲状腺膜上にあるTSH受容体に結合し、甲状腺細胞内に産生されるcAMP、一部IP_3を介して機能が発揮され、また細胞増殖も起こる。

　血中に分泌されたT_3、T_4の99.9％以上はサイロキシン結合蛋白(TBG)、プレアルブミン(トランスサイレチン)やアルブミンに結合して、貯蔵されている。TBGなどの血中サイロキシン蛋白に結合していない遊離のT_4は0.02％程度で、これが末梢細胞の膜を通過して細胞内に入り、5'-脱ヨード酵素によりT_4→T_3となる。T_3は甲状腺ホルモン受容体に結合し、細胞核に移行し、DNA配列のプロモーター領域にあるホルモン結合ドメインに結合し、当該末梢細胞の特異蛋白や酵素がつくられ、末梢細胞の代謝が維持される。T_3はエネルギー産生系では熱の産生に関与して体温を維持する。

下垂体のTSH産生細胞および視床下部分泌細胞はT₄によるネガテイブ・フィードバックを受ける。TSHの産生分泌は視床下部分泌細胞から分泌されるTRHやドパミンの作用が関与する。

　甲状腺腫は、びまん性甲状腺腫57%、結節性甲状腺腫43%に大別され、びまん性甲状腺腫ではバセドウ病54%、橋本病37%、単純性甲状腺腫5.3%および亜急性甲状腺炎3.2%である。

　従来甲状腺機能亢進症といわれていたものは抗TSH受容体抗体が認められ、バセドウ病と診断されるようになった。橋本病は血中甲状腺抗体の検出によって診断される。単純性甲状腺腫と思われていたものは抗甲状腺抗体の高感度定量法の開発により、その頻度は2000年の12%から2006年には5.3%に減少した。

　結節性甲状腺腫は良性86%、悪性14%である[2]。最近では、特殊なものを除いて良性腫瘍は手術しないので、穿刺吸引細胞診で行われる良・悪性の鑑別が重要となる。細胞診診断医の技量が患者のQOLを左右することになる。

　治療に関する最近の進歩では、良性腫瘍に対するエタノール注入療法は第一選択である。薬剤の使用できないバセドウ病で、亜全摘を拒否ないしはできない放射性アイソトープ治療拒否の例や術後再発バセドウ病例などにエタノール注入療法が応用されている。

　手術の欠点は手術傷が可視範囲に残ることである。最近では甲状腺に対する手術は若い女性のみならず、老婦人でもQOLから嫌がられる。甲状腺専門外科医のいる施設では、胸部や腋窩から内視鏡を挿入する内視鏡補助下手術が行われるようになった。

　ヒトゲノムの解析技術の進歩はTSH受容体の一塩基置換による機能性甲状腺結節、甲状腺機能亢進症や低下症が明らかにされている。甲状腺癌におけるチロシンキナーゼ遺伝子異常や細胞内情報伝達系の異常、MEN-ⅡAにおける*Ret*遺伝子の異常、甲状腺癌における予後規定因子として*p53*の異常は臨床に応用されつつある。

　バセドウ病や橋本病などの自己免疫性甲状腺疾患は多因子疾患といわれ、疾患感受性遺伝子の検索が進行している。またバセドウ病の発症や寛解の得やすさ、副作用の発現などSNPsの解析で明らかになるかも知れない。

　バセドウ病、橋本病や遺伝子ノックアウトマウスの実験モデルからは病因や病態の解明につながる知見が得られつつあり、今後も発展が期待される。

　医学生などから検査項目の解説がほしいとの要望があったので、巻末附録5にその一覧表を記した。最後に本書改訂版にあたりご尽力頂いた永井書店編集長の高山静氏ならびに山本美恵子氏に深く感謝致します。

　　平成21年7月吉日

編集　伴　良雄

◆文献　1）高松順太：Thyroid clinical information 1．コスミックCo. Lit. 2002. 7.
　　　　2）伊藤公一：伊藤病院．2006年度，新患統計．

初版 序　甲状腺ホルモン、甲状腺腫、甲状腺機能異常症

　本書は研修医、実地医家、コメディカルの方たちを対象にして企画された。はじめに、臨床編として、頻度の高くかつ重要な代表的な甲状腺疾患の診断と治療を扱った。第二部、臨床の応用編として、その診断に必要な検査、バセドウ病や橋本病の特殊型、治療上の注意、新しい治療法、頻度は少ないが重要な疾患を、第三部、基礎編として、最近解明されつつある発症機序、病因や病態にかかわる事項、トピックス、実験モデルなどをそれぞれの専門家にわかりやすく解説して頂いた。

　甲状腺は前頸部下方にある15〜20gの表在性の内分泌臓器であり、甲状腺腫の発見は比較的容易である。また甲状腺ホルモンの作用は成人においては代謝の亢進と熱の産生であり、その過不足は症状として現れやすく、甲状腺機能異常の存在も容易に気づかれる。胎児においては脳の発育に重要なホルモンである。

　しかし、頸部の形状によっては甲状腺腫を認めにくいことがある。首が短く、筋肉の発達した男性では触診しにくい。逆にスワンネックの女性では気管軟骨の上にみられるが、時には頸部の筋を甲状腺の腫脹と見誤られることがある。中等度以上に腫大すると視診でも甲状腺腫を認めることができるようになる。さらに腫大すると甲状腺下極は鎖骨窩から胸骨背面まで発育し、胸部X線写真で認めることができる。また前側方にも腫大するので、びまん性に腫大するバセドウ病や橋本病では胸鎖入突筋が扁平となり、胸鎖乳突筋がつまめなくなる。高齢者のバセドウ病甲状腺腫は極めて小さいことが多い。

　甲状腺は血中から無機ヨードをヨードトランスポータという甲状腺膜上の輸送蛋白によって、能動的に取り込む。無機ヨードは甲状腺特異酵素であるサイロペルオキシダーゼによって、有機化され、サイログロブリンに結合する。大分子のサイログロブリンは甲状腺特異蛋白であり、甲状腺細胞によって球状構造に形成された甲状腺濾胞腔内にある。サイログロブリンの構成アミノ酸で比較的豊富にあるタイロシン残基に、有機化されたヨードが結合し、モノヨードタイロシン、ジヨードタイロシンができ、その縮合によりトリヨードサイロニン(T_3)、サイロキシン(T_4)が合成される。サイログロブリンの一部が濾胞側にある輸送蛋白メガリンによって甲状腺細胞内に運ばれ、加水分解によってT_3、T_4は遊離し、血中に放出される。

　これらの反応は甲状腺自身では機能できず、TSHが甲状腺膜上にあるTSH受容体に結合し、甲状腺細胞内に産生されるcAMP、一部IP_3を介して機能が発揮される。またTSHの刺激により細胞増殖も起こる。

　血中に分泌されたT_3、T_4の99.9%以上はサイロキシン結合グロブリン(TBG)、一部プレアルブミンやアルブミンに結合して、貯蔵されている。蛋白に結合していない遊離のT_4は0.02%程度で、これが末梢細胞の膜を通過して細胞内に入り、脱ヨード酵素により$T_4 \rightarrow T_3$となる。T_3は細胞核に移行し、DNA配列のプロモーター領域に結合しているT_3受容体に結合し、末梢細胞の特異蛋白や酵素がつくられ、代謝が維持される。遊離T_4はエネルギー産生系では熱の産生に関与して体温を維持する。

下垂体のTSH産生細胞にもT₃受容体があり、細胞内で産生されたT₃が結合して、TSH産生にネガティブフィードバック機構が働く。またTSHの分泌は視床下部細胞核から分泌されるTRHやドパミンの作用が関与する。

　甲状腺腫はびまん性甲状腺腫が63%、結節性甲状腺腫37%に大別され、びまん性甲状腺腫ではバセドウ病55%、橋本病30%、無痛性甲状腺炎3%、単純性甲状腺腫12%である[1]。

　従来甲状腺機能亢進症といわれていたものは抗TSH受容体抗体が認められ、バセドウ病と診断されるようになった。甲状腺機能亢進症を示すのはバセドウ病90%、無痛性甲状腺炎5%、亜急性甲状腺炎5%である[1]。

　橋本病は血中甲状腺抗体の検出によって診断される。単純性甲状腺腫と思われていたものは抗甲状腺抗体の高感度定量法の開発により、その頻度は20%台から10%台に減少した。

　結節性甲状腺腫は良性84%、悪性16%である[1]。最近では、特殊なものを除いて良性腫瘍は手術しないので、穿刺吸引細胞診で行われる良悪性の鑑別が重要となる。細胞診診断医の技量が患者のQOLを左右することになる。

　治療に関する最近の進歩では、良性腫瘍に対してはエタノール注入療法が第一選択である。薬剤の使用できないバセドウ病で、亜全摘を拒否あるいは手術できない、かつ放射性ヨード治療の拒否例や術後あるいは放射性ヨード治療後の再発例などにエタノール注入療法が応用されている。

　手術の欠点は手術創が可視部に残ることである。最近では甲状腺に対する手術は若い女性のみならず、老婦人でもQOLの点から敬遠される。甲状腺専門外科医のいる多くの施設では、胸部や腋窩から内視鏡を挿入する内視鏡補助手術が行われるようになった。

　ヒトゲノムの解析技術の進歩はTSH受容体の一塩基置換による機能性甲状腺結節、甲状腺機能亢進症や低下症などが明らかにされている。甲状腺癌におけるチロシンキナーゼ遺伝子異常や細胞内情報伝達系の異常、MEN ⅡAにおけるRet遺伝子の異常、甲状腺癌における予後規定因子としてp53の異常は臨床に応用されつつある。

　バセドウ病や橋本病などの自己免疫性甲状腺疾患は多因子疾患といわれ、疾患感受性遺伝子の検索が進行している。またバセドウ病の発症や寛解の得やすさなどはSNPsの解析から明らかになるかも知れない。

　バセドウ病、橋本病や遺伝子ノックアウトマウスの実験モデルからは病因や病態の解明に繋がる知見が得られつつあり、今後の発展が期待される。

　甲状腺、甲状腺腫、甲状腺機能異常症、新しい治療などについて概説したが、さらにご理解頂くためにはそれぞれの項をお読み頂きたい。

　最後に本書出版にあたり御尽力頂いた永井書店編集長の高山静氏ならびに山本美恵子氏に深く感謝致します。

　平成15年10月

伴　良雄

◆文献　1) 伊藤公一：伊藤病院2000年度新患統計.

■ 目 次

Ⅰ. 甲状腺の臨床　臨床編

1. バセドウ病の診断　　　　　　　　　　　　　　　　　　　　（谷口晋一、重政千秋）　3
　1　バセドウ病の疾患概念　　　　　　　　　　　　　　　　　　　　　　　　　3
　2　鑑別診断　　　　　　　　　　　　　　　　　　　　　　　　　　　　　　　6

2. バセドウ病の治療　　　　　　　　　　　　　　　　　　　　　（伴　良行、伴　良雄）　9
　1　バセドウ病の治療　　　　　　　　　　　　　　　　　　　　　　　　　　　9
　2　甲状腺機能亢進症の治療　　　　　　　　　　　　　　　　　　　　　　　　9

3. バセドウ病の治療：アイソトープ療法　　　　　　　　　　　　　　　（小西淳二）　18
　1　アイソトープ療法の歴史　　　　　　　　　　　　　　　　　　　　　　　　18
　2　アイソトープ療法の利点と欠点　　　　　　　　　　　　　　　　　　　　　19
　3　適応と禁忌　　　　　　　　　　　　　　　　　　　　　　　　　　　　　　20
　4　治療の実際　　　　　　　　　　　　　　　　　　　　　　　　　　　　　　21
　5　医療経済効果　　　　　　　　　　　　　　　　　　　　　　　　　　　　　22
　6　バセドウ病以外の甲状腺機能亢進症のアイソトープ治療について　　　　　　22

4. バセドウ病の治療：手術療法　　　　　　　　　　　　　　　　　　　（伊藤公一）　24
　1　バセドウ病手術の適応　　　　　　　　　　　　　　　　　　　　　　　　　25
　2　手術の目的　　　　　　　　　　　　　　　　　　　　　　　　　　　　　　25
　3　術前処置　　　　　　　　　　　　　　　　　　　　　　　　　　　　　　　25
　4　手術法　　　　　　　　　　　　　　　　　　　　　　　　　　　　　　　　26
　5　手術合併症――術後合併症の早期発見と対策　　　　　　　　　　　　　　　26
　6　手術成績・予後　　　　　　　　　　　　　　　　　　　　　　　　　　　　28

5. 橋本病の診断　　　　　　　　　　　　　　　　　　　（網野信行、髙野　徹、日高　洋）　31
　1　橋本病の発見　　　　　　　　　　　　　　　　　　　　　　　　　　　　　31
　2　概念の拡大　　　　　　　　　　　　　　　　　　　　　　　　　　　　　　31
　3　出現頻度と病態生理　　　　　　　　　　　　　　　　　　　　　　　　　　31
　4　臨床症状　　　　　　　　　　　　　　　　　　　　　　　　　　　　　　　33
　5　診断と鑑別診断　　　　　　　　　　　　　　　　　　　　　　　　　　　　33

6. 甲状腺機能低下症の治療　　　　　　　　　　　　　　　　　　　　　（髙須信行）　36
　1　甲状腺ホルモンの分泌・代謝　　　　　　　　　　　　　　　　　　　　　　36
　2　甲状腺機能低下症の治療　　　　　　　　　　　　　　　　　　　　　　　　36
　3　どのような患者を治療するか　　　　　　　　　　　　　　　　　　　　　　39
　4　甲状腺ホルモン投与の中止　　　　　　　　　　　　　　　　　　　　　　　43
　5　軽症あるいは潜在性甲状腺機能低下症　　　　　　　　　　　　　　　　　　43

7. 無痛性甲状腺炎の診断と治療　　　　　　　　　　　　　　　　　　　（小澤安則）　45
　1　無痛性甲状腺炎の経過　　　　　　　　　　　　　　　　　　　　　　　　　45
　2　本症の成因、基礎疾患、誘発原因　　　　　　　　　　　　　　　　　　　　47
　3　甲状腺中毒症期の特徴、診断　　　　　　　　　　　　　　　　　　　　　　47
　4　甲状腺機能低下症期の特徴像　　　　　　　　　　　　　　　　　　　　　　50
　5　治　療　　　　　　　　　　　　　　　　　　　　　　　　　　　　　　　　51

  6　本症の再発性 ……………………………………………………………………… 52

8. 亜急性甲状腺炎の診断と治療 ─────────────────（吉田克己） 53
  1　病　因 …………………………………………………………………………… 53
  2　疫　学 …………………………………………………………………………… 53
  3　症状・所見 ……………………………………………………………………… 54
  4　検査成績 ………………………………………………………………………… 54
  5　診断・鑑別診断 ………………………………………………………………… 56
  6　治　療 …………………………………………………………………………… 58
  7　経過・予後 ……………………………………………………………………… 59

9. 結節性甲状腺腫の診断 ─────────────────────（清水一雄） 60
  1　結節性甲状腺腫とびまん性甲状腺腫の鑑別 ………………………………… 60
  2　良性・悪性結節性甲状腺腫の鑑別 …………………………………………… 61
  3　良性結節性甲状腺腫の診断 …………………………………………………… 63
  4　悪性甲状腺腫の診断 …………………………………………………………… 63

10. 良性腫瘍の治療 ────────────────────────（福成信博） 69
  1　治療の目的 ……………………………………………………………………… 69
  2　治療法の選択 …………………………………………………………………… 70
  3　治療法の実際 …………………………………………………………………… 72

11. 分化癌の治療と予後 ──────────────────────（野口志郎） 81
  1　治療法 …………………………………………………………………………… 81

Ⅱ　甲状腺の臨床　応用編

1. 甲状腺疾患の超音波診断 ────────────────────（貴田岡正史） 91
  1　甲状腺超音波検査の基礎 ……………………………………………………… 91

2. 甲状腺シンチグラフィ ─────────────────────（御前　隆） 103
  1　放射性ヨードによるシンチグラフィおよび甲状腺摂取率 ………………… 103
  2　過テクネチウム酸によるシンチグラフィおよび甲状腺摂取率 …………… 107
  3　甲状腺癌の腫瘍シンチグラフィ ……………………………………………… 107

3. 穿刺吸引細胞診 ────────────────────────（鳥屋城男） 109
  1　穿刺吸引法の実際 ……………………………………………………………… 109
  2　適応について …………………………………………………………………… 110
  3　穿刺による合併症 ……………………………………………………………… 111
  4　細胞診断上における穿刺吸引細胞診の特徴 ………………………………… 111
  5　穿刺吸引細胞診成績 …………………………………………………………… 112
  6　各種甲状腺疾患の細胞像 ……………………………………………………… 112

4. Euthyroid Graves' disease と Hypothyroid Graves' disease ──（村上正巳） 119
  1　Euthyroid Graves' disease ……………………………………………………… 119
  2　Hypothyroid Graves' disease …………………………………………………… 123

5. バセドウ病眼症の診断と治療 ──────────────────（井上洋一） 125
  1　眼症の診断 ……………………………………………………………………… 126

2　眼症の治療 ……………………………………………………………… 130

6．前脛骨部限局性粘液水腫の診断と治療 ────────────〔末木博彦〕135
　　1　疫学的事項 …………………………………………………………… 135
　　2　病　因 ………………………………………………………………… 135
　　3　臨床症状 ……………………………………………………………… 136
　　4　病理組織学的所見 …………………………………………………… 136
　　5　臨床検査所見 ………………………………………………………… 137
　　6　診断と鑑別診断 ……………………………………………………… 137
　　7　治　療 ………………………………………………………………… 137

7．バセドウ病クリーゼの診断と治療 ──────────────〔赤水尚史〕139
　　1　定　義 ………………………………………………………………… 139
　　2　発症機序 ……………………………………………………………… 139
　　3　基礎疾患と誘因 ……………………………………………………… 139
　　4　疫　学 ………………………………………………………………… 140
　　5　主要症候 ……………………………………………………………… 140
　　6　検　査 ………………………………………………………………… 140
　　7　診　断 ………………………………………………………………… 141
　　8　治　療 ………………………………………………………………… 143
　　9　予　後 ………………………………………………………………… 144

8．バセドウ病と妊娠・産後 ─────────────────〔百渓尚子〕146
　　1　妊娠中 ………………………………………………………………… 146
　　2　産　後 ………………………………………………………………… 151

9．抗甲状腺薬の胎児への影響 ────────────────〔荒田尚子〕154
　　1　抗甲状腺薬の催奇形性 ……………………………………………… 154
　　2　抗甲状腺薬の胎児毒性 ……………………………………………… 156
　　3　妊娠中の抗甲状腺薬曝露が与える児の精神発達への影響 ……… 157

10．抗甲状腺薬服用の乳児への影響 ──────────────〔町田　充〕159
　　1　抗甲状腺薬の毒性は？ ……………………………………………… 159
　　2　文献などではどのように報告されているのか？ ………………… 163
　　3　その結果わかったこと ……………………………………………… 165

11．新生児バセドウ病（新生児甲状腺機能亢進症） ────────〔松浦信夫〕167
　　1　新生児甲状腺機能亢進症の病因 …………………………………… 167
　　2　新生児甲状腺機能亢進症の症状 …………………………………… 170
　　3　新生児甲状腺機能亢進症の治療 …………………………………… 171
　　4　新生児甲状腺機能亢進症の予後 …………………………………… 172

12．小児バセドウ病の特徴 ─────────────────〔皆川真規、河野陽一〕174
　　1　疫　学 ………………………………………………………………… 174
　　2　病因・病態 …………………………………………………………… 174
　　3　診断・鑑別診断 ……………………………………………………… 174
　　4　症状の特徴 …………………………………………………………… 175
　　5　治　療 ………………………………………………………………… 177
　　6　長期予後 ……………………………………………………………… 180

13. 高齢者のバセドウ病の特徴 ──────────────〈江本直也〉182
 1 高齢者バセドウ病の頻度 ･･･ 182
 2 高齢者バセドウ病の臨床症状 ･･･････････････････････････････････････ 182
 3 甲状腺機能亢進症が疑われた場合の検査の選択 ･････････････････ 183
 4 治　療 ･･ 184

14. 甲状腺疾患と循環器異常 ────────────────〈中澤博江〉186
 1 甲状腺機能亢進症でなぜ循環器が重要？ ･････････････････････････ 186
 2 甲状腺ホルモンの心筋細胞作用 ･････････････････････････････････ 186
 3 甲状腺ホルモンの循環系全体に対する作用 ･････････････････････ 187
 4 収縮力がよく，心拍出量が多いのになぜ心不全？ ･･･････････････ 188
 5 循環系異常を示す例での甲状腺に対する治療のコツ ･･･････････ 189
 6 循環系に対する治療のコツ ･･･････････････････････････････････････ 190
 7 甲状腺機能低下症と循環器 ･･･････････････････････････････････････ 193

15. バセドウ病の心理的側面 ────────────────〈隈　寛二〉196
 1 バセドウ病の精神症状 ･･ 196
 2 バセドウ病の精神医学的診断 ････････････････････････････････････ 197
 3 バセドウ病と精神疾患の合併 ････････････････････････････････････ 197
 4 バセドウ病の発症経過はストレスが関係するか ･････････････････ 198
 5 深尾の研究が示唆する心理的治療の方針 ････････････････････････ 198
 6 バセドウ病の心理的側面を配慮した診療の実際 ･････････････････ 199
 7 面接の重要性 ･･ 201

16. 抗甲状腺薬の副作用 ──────────────────〈大塚史子〉204
 1 抗甲状腺薬の副作用の内訳 ･･･････････････････････････････････････ 204
 2 副作用の出現時期 ･･･ 204
 3 各々の副作用の特徴と対応 ･･･････････････････････････････････････ 205
 4 ATD2剤の副作用に関する特徴からみた使い分け ････････････････ 206
 5 副作用出現後の薬剤変更について ･･･････････････････････････････ 207
 6 患者への説明 ･･ 207

17. PTUとMPO-ANCA ──────────────────〈吉村　弘〉209
 1 ANCA関連血管炎症候群の症状 ･･････････････････････････････････ 209
 2 MPO-ANCAの出現はPTU内服によるものなのか ････････････････ 209
 3 MPO-ANCAが本当に血管炎を引き起こすのか ･･･････････････････ 210
 4 現状ではPTU内服患者に定期的にMPO-ANCAを測定する必要があるのか ･･･ 210
 5 治　療 ･･･ 210

18. 抗甲状腺薬の服薬指導 ─────────────────〈野中榮夫〉212
 1 抗甲状腺薬 ･･ 212
 2 無機ヨード薬 ･･ 216
 3 β遮断薬 ･･ 216
 4 炭酸リチウム ･･ 216

19. 内視鏡下バセドウ病手術 ────────────────〈鈴木眞一〉218
 1 適　応 ･･･ 218
 2 内視鏡下バセドウ手術(両側AAA-ETS) ･･････････････････････････ 219
 3 内視鏡補助下バセドウ手術(両鎖骨下アプローチ) ･･･････････････ 223
 4 考　察 ･･ 224

20. 甲状腺機能亢進症の PEIT ―――――――――――――――――（中駄邦博） 226
    1 理論的背景 ···226
    2 治療適応 ··226
    3 治療の実際 ···228
    4 治療成績 ··230

21. バセドウ病以外の甲状腺中毒症 ―――――――――――――（谷山松雄） 237
    1 甲状腺機能亢進症と甲状腺中毒症の使い分け ······································237
    2 バセドウ病以外の甲状腺中毒症をきたす疾患の分類 ······························238
    3 機能性結節性病変（プランマー病）··238
    4 TSH 受容体活性型変異による非自己免疫性甲状腺機能亢進症 ················240
    5 卵巣甲状腺 ···240
    6 妊娠甲状腺中毒症 ··241
    7 胞状奇胎と絨毛性疾患 ··241
    8 外来性甲状腺ホルモン摂取 ··242

22. 潜在性甲状腺機能亢進症の全身への影響 ――――――（笠井貴久男、服部良之） 243
    1 潜在性甲状腺機能亢進症とは ···243
    2 潜在性甲状腺機能亢進症の全身への影響 ··243

23. 橋本病の自然経過 ―――――――――――――――（浜田　昇、岡本泰之） 247
    1 橋本病の自然経過 ··247
    2 橋本病の経過観察のポイント ··249

24. 橋本病と妊娠、産後の異常 ――――――――――――（日高　洋、網野信行） 254
    1 橋本病と妊娠 ··254
    2 橋本病と産後の異常 ···254

25. 新生児一過性甲状腺機能低下症 ―――――――――――（楠田　聡、宮井　潔） 259
    1 定　義 ··259
    2 頻　度 ··259
    3 原因とその頻度 ···259
    4 原因別の病態の解説 ···260
    5 診　断 ··262
    6 治　療 ··263
    7 予　後 ··263

26. 先天性甲状腺機能低下症の診断と治療 ――――――――――――（猪股弘明） 265
    1 新生児 MS 以前と以後のクレチン症の知能予後 ···································265
    2 新生児 MS における診断 ··266
    3 クレチン症の原因（病型診断）と頻度 ··266
    4 MS 以外で発見されるクレチン症の診断 ··271
    5 治　療 ··272
    6 患者・家族への説明と指導 ··272

27. 中枢性甲状腺機能低下症の診断と治療 ――――――――（山田正信、森　昌朋） 274
    1 原　因 ··274
    2 臨床症状 ···276
    3 診　断 ··277
    4 治　療 ··278

28. 潜在性甲状腺機能低下症の全身への影響 ────────(飯高　誠) 280
    1　病因と頻度 ……………………………………………………………………280
    2　甲状腺機能低下症への移行 …………………………………………………281
    3　SCH の全身への影響 …………………………………………………………281
    4　SCH の治療 ……………………………………………………………………283

29. 甲状腺ホルモン薬の服薬指導 ────────(濱名則子) 285
    1　甲状腺ホルモンの生合成経路と体内動態 …………………………………285
    2　甲状腺ホルモンを用いた治療 ………………………………………………286
    3　甲状腺ホルモン薬の服薬指導 ………………………………………………291

30. 甲状腺ホルモン不応症の診断と治療 ────────(中村浩淑) 293
    1　甲状腺ホルモン不応症とは …………………………………………………293
    2　病　態 …………………………………………………………………………293
    3　臨床像 …………………………………………………………………………294
    4　診断の進め方 …………………………………………………………………295
    5　鑑別診断 ………………………………………………………………………295
    6　治　療 …………………………………………………………………………296
    7　病　因 …………………………………………………………………………296

31. TSH 産生腫瘍の診断と治療 ────────(磯崎　収、吉原　愛) 298
    1　TSHoma の頻度は増加している ……………………………………………298
    2　TSHoma の病理 ………………………………………………………………298
    3　TSHoma の臨床症状 …………………………………………………………299
    4　検査所見 ………………………………………………………………………299
    5　鑑別診断は必ずしも容易ではない …………………………………………302
    6　TSHoma に対しては手術、薬物療法、ガンマナイフによる集学的治療が
    　　必要である ……………………………………………………………………304

32. 急性化膿性甲状腺炎の診断と治療 ────────(宮内　昭) 306
    1　臨床像 …………………………………………………………………………306
    2　検査成績と診断 ………………………………………………………………307
    3　治療と予後 ……………………………………………………………………308
    4　炎症発症の誘因 ………………………………………………………………308
    5　病理と発生学 …………………………………………………………………309

33. 甲状腺癌に対するエタノール注入療法 ────────(渡辺　紳) 310
    1　集学的治療の適応となる症例 ………………………………………………310
    2　EIT の合併症 …………………………………………………………………310
    3　エタノール注入療法の方法 …………………………………………………311
    4　当院での EIT による治療経験のまとめ ……………………………………314

34. 甲状腺髄様癌と MEN-2 型の診断と治療 ────────(高見　博) 316
    1　概念・病態 ……………………………………………………………………316
    2　診断方法 ………………………………………………………………………317
    3　治　療 …………………………………………………………………………319

35. 甲状腺未分化癌の診断と治療 ────────(杉野公則) 322
    1　頻度と症状 ……………………………………………………………………322
    2　診　断 …………………………………………………………………………323

3　治　　療 …………………………………………………………………325
　　　4　予　　後 …………………………………………………………………327

36. 甲状腺原発悪性リンパ腫 ─────────────（渡邊奈津子、伊藤公一）331
　　　1　疫　　学 …………………………………………………………………331
　　　2　診　　断 …………………………………………………………………332
　　　3　分　　類 …………………………………………………………………333
　　　4　治　　療 …………………………………………………………………335
　　　5　経過観察 …………………………………………………………………337
　　　6　予　　後 …………………………………………………………………337

Ⅲ．甲状腺の臨床　基礎編

1. 甲状腺ホルモンの生成機構とそのコントロール ───────（佐藤温洋）341
　　　1　ヨード代謝 ………………………………………………………………342
　　　2　甲状腺ホルモンの生成機構 ……………………………………………342
　　　3　甲状腺ホルモン生成機構における甲状腺刺激ホルモンの役割 ……345
　　　4　甲状腺ホルモンの血中存在様式 ………………………………………345
　　　5　甲状腺ホルモン代謝 ……………………………………………………345

2. バセドウ病の発症機序 ──────────────────（遠藤登代志）347
　　　1　TSHレセプター抗体説以前の諸仮説 …………………………………347
　　　2　TSHレセプター抗体説の成立 …………………………………………348
　　　3　バセドウ眼症の病因 ……………………………………………………350
　　　4　TSHレセプター抗体産生機序の解明への試み ………………………351

3. 橋本病の発症機序 ────────────────────（赤水尚史）356
　　　1　橋本病の基礎的病因 ……………………………………………………356
　　　2　橋本病の発症機構 ………………………………………………………357
　　　3　甲状腺細胞障害の機構 …………………………………………………359
　　　4　甲状腺浸潤T細胞について ……………………………………………361

4. 自己免疫性甲状腺疾患の遺伝要因と環境要因 ─────（中林一彦、白澤専二）363
　　　1　AITDと遺伝要因 ………………………………………………………363
　　　2　AITD発症率の男女差 …………………………………………………366
　　　3　AITDと環境要因 ………………………………………………………366
　　　4　まとめ ……………………………………………………………………367

5. 自己免疫性甲状腺疾患とSNPs ────────────────（伴　良行）370
　　　1　一塩基多型（SNP）とは ………………………………………………370
　　　2　ヒト主要組織適合抗原（HLA）遺伝子（6q21） ……………………371
　　　3　Cytotoxic T lymphocyte antigen-4（*CTLA-4*）遺伝子（2q33） ………372
　　　4　*CD40*遺伝子（20q11） …………………………………………………372
　　　5　Protein tyrosine phosphatase-22（*PTPN22*）遺伝子（1p13.3-p13.1） …373
　　　6　サイログロブリン遺伝子（8q24） ……………………………………373
　　　7　甲状腺刺激ホルモン受容体（*TSHR*）遺伝子（14q31） ……………374

6. 自己免疫性甲状腺疾患に合併する自己免疫疾患 ────（川合眞一、山本竜大）377
　　　1　自己免疫性甲状腺疾患と自己抗体 ……………………………………377

2　自己免疫性甲状腺疾患に合併する自己免疫性疾患……………………………377

7．甲状腺細胞の機能とサイトカイン ─────────（伊藤光泰）381
　　1　サイトカインの定義と役割………………………………………………………381
　　2　自己免疫性甲状腺疾患における血中サイトカインの動態……………………382
　　3　甲状腺細胞に対するサイトカインの作用………………………………………383
　　4　甲状腺上皮細胞におけるサイトカインの産生とその役割……………………386

8．甲状腺細胞の機能と成長因子 ─────────（佐藤幹二、山田恵美子）389
　　1　甲状腺細胞の機能…………………………………………………………………389
　　2　甲状腺腫大とTSH受容体刺激……………………………………………………389
　　3　バセドウ病の甲状腺腫と血管内皮細胞増殖刺激因子…………………………391
　　4　成長因子と甲状腺腫………………………………………………………………392

9．Na$^+$/I$^-$シンポータとその異常 ─────────（小杉眞司）394
　　1　T354P変異・臨床像の多様性……………………………………………………394
　　2　新生児クレチン症マススクリーニングとITDの診断…………………………396
　　3　ITDの頻度と診断上の注意………………………………………………………396

10．甲状腺とヨード ─────────（岡村　建、萬代幸子）397
　　1　甲状腺とヨード……………………………………………………………………397
　　2　甲状腺機能の調節…………………………………………………………………399
　　3　ヨード過剰と臨床…………………………………………………………………401

11．Pendred（ペンドレッド）症候群 ─────────（谷山松雄）404
　　1　疾患概念……………………………………………………………………………404
　　2　病　因………………………………………………………………………………404
　　3　症状と検査所見……………………………………………………………………406
　　4　診　断………………………………………………………………………………407
　　5　治　療………………………………………………………………………………408

12．TBG異常症 ─────────（神部福司）410
　　1　血中甲状腺ホルモン結合蛋白……………………………………………………410
　　2　TBG…………………………………………………………………………………411
　　3　血中TBG濃度が異常値を示す疾患・病態・薬剤………………………………411
　　4　遺伝性TBG異常症…………………………………………………………………412
　　5　TBG以外の結合蛋白の遺伝子異常………………………………………………413

13．甲状腺疾患とタバコ ─────────（阿部好文）415
　　1　甲状腺疾患における喫煙者の頻度………………………………………………415
　　2　甲状腺ホルモンとタバコ…………………………………………………………416
　　3　甲状腺腫とタバコ…………………………………………………………………417
　　4　バセドウ病と喫煙…………………………………………………………………417
　　5　バセドウ病に対する禁煙の効果…………………………………………………418

14．非甲状腺疾患における甲状腺ホルモン異常 ─────────（廣岡良文）420
　　1　NTIをきたすもの…………………………………………………………………420
　　2　甲状腺の調節機序・ホルモン代謝および病態生理について…………………421
　　3　各種NTIの状態・疾患について…………………………………………………422
　　4　血中甲状腺ホルモン値で予後を知る……………………………………………424

5　治療について･･･424

15. 薬剤誘発性甲状腺疾患 ─────────────────（谷　淳一、広松雄治）426
　　1　分　類･･･426
　　2　やせ薬に混入した甲状腺ホルモンによる甲状腺中毒症･･････････････････････426
　　3　Hamburger thyrotoxicosis･･428
　　4　薬剤性甲状腺機能低下症･･･428
　　5　自己免疫性甲状腺疾患を基礎疾患として有する症例･････････････････････428
　　6　その他･･･430

16. 甲状腺癌の診断に役立つmRNA ───────────（髙野　徹、網野信行）432
　　1　甲状腺癌で特異的に発現量が変化するmRNAが存在する･････････････････432
　　2　甲状腺濾胞癌の鑑別マーカーとしてのtrefoil factor3(TFF3)･･･････････････432
　　3　なぜ甲状腺癌を特徴づけるmRNAの発現パターンがあるのか？
　　　　─新しい発癌仮説・芽細胞発癌説･････････････････････････････････････434

17. 甲状腺腫瘍における遺伝子変異 ──────────────（難波裕幸）438
　　1　機能性甲状腺腫(Plummer病)･･438
　　2　甲状腺乳頭癌･･439
　　3　甲状腺濾胞癌･･441
　　4　甲状腺未分化癌･･441

18. 家族性甲状腺癌 ───────────────────────（内野眞也）444
　　1　家族性大腸ポリポーシス(FAP)に合併する甲状腺乳頭癌･････････････････444
　　2　FNMTC(Familial Non-Medullary Thyroid Carcinoma)･････････････････････448

19. 甲状腺微小癌 ────────────────────────（八代　享）453
　　1　甲状腺微小癌の定義･･･453
　　2　発見動機と頻度･･･453
　　3　診　断･･･453
　　4　治療方針･･･454
　　5　手術術式･･･454

20. 放射線誘発性甲状腺癌 ─────────────────────（山下俊一）456
　　1　放射線と甲状腺･･･456
　　2　外部被曝･･･457
　　3　内部被曝：チェルノブイリの経験･･････････････････････････････････････457
　　4　放射線誘発甲状腺癌の発症機序･･････････････････････････････････････460

21. 甲状腺癌に対する^{131}I治療 ──────────────────（笠木寛治）463
　　1　治療の適用･･463
　　2　治療を行うための条件、準備と実際･･･････････････････････････････････463
　　3　治療成績･･463
　　4　画像診断･･465
　　5　副作用･･466
　　6　外科的治療や外照射の適応･･467
　　7　新しい治療法･･467

22. 甲状腺癌の遺伝子治療 ─────────────────────（永山雄二）469
　　1　異常遺伝子正常化としての甲状腺癌遺伝子治療･････････････････････････469

	2	自殺遺伝子を用いた遺伝子治療	470
	3	癌免疫療法	471
	4	血管新生抑制法	471
	5	増殖型ウイルス療法	471

23. バセドウ病実験モデル 〔下条直樹、有馬孝恭、河野陽一〕 473

1	TSHR を発現する細胞の免疫によるバセドウ病実験モデル	473
2	TSHR DNA 免疫によるバセドウ病実験モデル	474
3	実験バセドウ病発症にかかわる遺伝因子	475
4	実験バセドウ病における MHC クラス II 分子の役割	476
5	実験モデルのまとめ	477
6	実験モデルを用いた今後の課題	478

24. 橋本病動物モデル 〔西川光重、天野佐織、豊田長興〕 480

1	橋本病動物モデルの分類と種類	480
2	実験的自己免疫性甲状腺炎(EAT)モデル	480
3	自然発症自己免疫性甲状腺炎モデル	481
4	候補遺伝子のトランスジェニックマウス	483

25. 甲状腺ホルモン受容体動物実験モデル 〔村田善晴〕 485

1	甲状腺ホルモン受容体動物実験モデルが開発された背景	485
2	*TR* 遺伝子の構造と翻訳される蛋白	485
3	TR のノックアウトマウス	486
4	変異 TR のノックインマウス	489
5	TRα の異常は情動性の異常や記憶障害をもたらす	490

附録 493

1	甲状腺疾患診断ガイドライン(第7次案)	〔網野信行〕	493
2	甲状腺 PEIT に関するガイドライン	〔伴　良雄、貴田岡正史〕	499
3	甲状腺疾患手術に関するクリニカルパス	〔伊藤公一〕	501
4	甲状腺に関連する症候群	〔伴　良雄〕	504
5	甲状腺関連検査項目	〔伴　良雄〕	513

I 甲状腺の臨床
臨 床 編

1 バセドウ病の診断

1 バセドウ病の疾患概念

　遺伝的素因のもとにさまざまな環境因子が加わって、甲状腺のTSH受容体に対して自己抗体が産生され、これが甲状腺を刺激して甲状腺ホルモンの産生が過剰となり、甲状腺機能亢進症をきたす疾患。高頻度に合併する眼球突出と極めて稀に合併する前脛骨粘液水腫の原因は不明であるが、甲状腺と共通の自己免疫機序が関与していると考えられる。甲状腺機能が正常でバセドウ病眼症を伴う場合は、euthyroid Graves病と呼び、バセドウ病（Basedow disease）と同一の疾患概念で扱う。

　バセドウ病の診断手順として、①甲状腺ホルモン過剰状態＝甲状腺中毒症の状態の有無、②これが甲状腺組織におけるホルモン合成の増加（甲状腺機能亢進症）によるものか、甲状腺組織の破壊によるホルモン漏出（破壊性甲状腺中毒症）であるかの診断、③その後、この甲状腺機能亢進がどのような原因によるものか、バセドウ病、腺腫、hCG過剰による甲状腺刺激作用によるものか、などを鑑別していく。

1. 甲状腺ホルモン過剰状態の有無

　甲状腺中毒症状は、甲状腺ホルモン過剰による熱産生の増加と組織の交感神経感受性の亢進の結果起こってくるものである。

❶主要症状

　前者を代表するものとして、暑がり、発汗、体重減少、食欲亢進などが認められる。後者を代表するものとして、動悸、心悸亢進、体動時息切れ、ふるえ、多動、下痢、不眠、情動不安定などがある。眼瞼の攣縮もこれに関連した症候である。そのほかに、筋力低下（階段の昇降時）、周期性四肢麻痺（男性に多く、糖分の過量摂取後に）、稀少月経、無月経などがある。

> **・注意点・** 10%の患者では体重増加を認める。
> 　特に高齢者で、体重減少、食欲減退が目立つ。心房細動の合併が多い（25%）傾向がある。

❷身体所見

- 眼症状：目が大きい、瞼の膨れぼったい印象がある。眼瞼後退、眼球突出、眼瞼腫脹、複視など。
- Graefe（グレーフェ）徴候は、下方視をさせると上眼瞼運動が眼球運動より遅れ、角膜の上に白目の部分が残る。
- びまん性甲状腺腫：連続性血管雑音（Bruit）を聴取することあり。

- 振戦：手指、時に下肢も細かく震える。
- 温かく湿った皮膚、手掌紅斑、爪甲剝離、脱毛
- うっ血性心不全、下肢の浮腫
- 前脛骨粘液水腫：下腿の脛骨前面の下1/3以下の部位に、左右対称にオレンジ皮様な限局した硬い隆起として認められる。

> **・注意点・** 高齢者では、小さな甲状腺腫しか認めないことが多い。
>
> 眼症状しか呈さないeuthyroid Graves病があることに注意。この場合、甲状腺機能亢進症状はなく、眼球突出や眼瞼後退などの眼症状を主訴に患者は受診する。典型的な眼症があれば甲状腺機能が正常でもTRAbおよびTSAbを測定し、陽性ならばeuthyroid Graves病と診断される。

❸主要検査成績

血中甲状腺ホルモンが増加していて、同時にTSHが抑制されていることを証明する。feedbackの結果、血中TSH濃度を測定することにより、その個体にとって甲状腺ホルモン濃度が適切であるかどうか判定できる。破壊性のものか否かの鑑別に最も有効な検査は、放射性ヨード甲状腺摂取率である。

❹血清TSH測定感度以下

- FT_4高値（基準値：0.8〜2.0 ng/dl、6 ng/dl以上ならほぼバセドウ病）
- FT_3高値（基準値：2.2〜4.1 pg/ml、15 pg/ml以上ならほぼバセドウ病）
- TSH受容体抗体（TBIIまたはTSAb）陽性
- 放射性ヨード甲状腺摂取率30％以上、$^{99m}TcO_4^-$甲状腺摂取率3％以上

このうちで、FT_4、FT_3の値についてだが、T3 toxicosis（FT_4→、FT_3↑）、T4 toxicosis（FT_4↑、FT_3→）という状態がありうる。T3 toxicosisは、バセドウ病の軽い時点で観察されるもので、甲状腺中毒症には違いない。また、T4 toxicosisは、全身性疾患（心不全、悪性腫瘍など）を伴っている場合、末梢でのT_4→T_3変換が抑制されるため、このような検査データになると考えられる。いずれの場合でも、甲状腺機能亢進状態にあることには変わりないため、血清TSHは測定感度以下となっている。

> **・注意点・** TSH受容体抗体について概説（図1、2）
>
> 今のところ、バセドウ病を他の甲状腺中毒症と区別する最も簡便で有効な検査法は、血中TSH受容体抗体（TSH receptor antibody；TRAb）である。これは、バセドウ病の病因そのものである自己抗体（TSH受容体抗体）を測定するものである。アッセイ法として基本的に2種類が存在する。患者血中抗体のTSH受容体との物理的な結合を測定するTBII（TSH binding inhibitory immunoglobulin）と、抗体の培養甲状腺細胞でのcAMP産生能を指標としたTSAb（Thyroid stimulating antibody）である。このように、TSH受容体抗体は、TBIIとTSAbを含むが、一般に、検査データとして表記されるTRAbというのは、TBIIのことを指しているため、用語の混乱が起こりやすい。
>
> 従来、TBIIの測定は、液相でヨウ化ウシTSHと可溶化ブタTSHレセプターとの結合阻害をみるradioreceptor assay（RRA）法（TRAb「コスミック」III）が使われていた（図1）

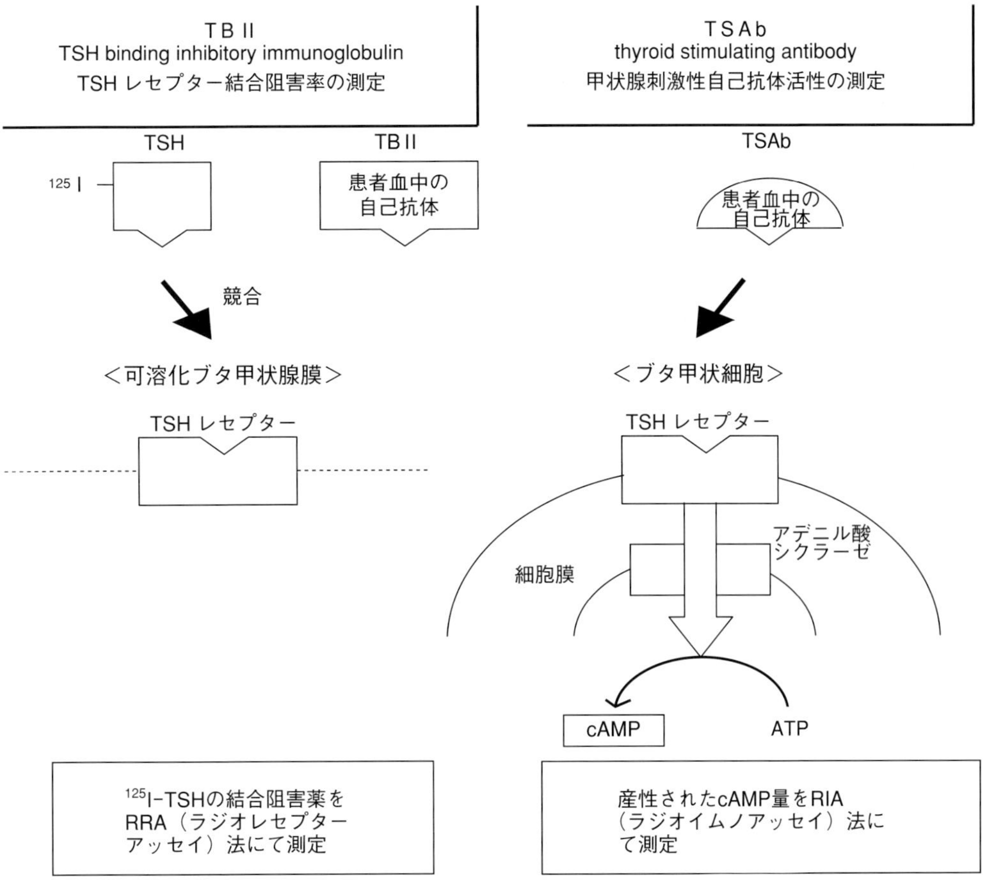

TBII
TSH binding inhibitory immunoglobulin
TSH レセプター結合阻害率の測定
TSAb
thyroid stimulating antibody
甲状腺刺激性自己抗体活性の測定
TSH
TBII
125 I
患者血中の
自己抗体
TSAb
患者血中の
自己抗体
競合
＜可溶化ブタ甲状腺膜＞
＜ブタ甲状細胞＞
TSH レセプター
TSH レセプター
アデニル酸
シクラーゼ
細胞膜
cAMP
ATP
125I-TSHの結合阻害薬を
RRA（ラジオレセプター
アッセイ）法にて測定
産性されたcAMP量をRIA
（ラジオイムノアッセイ）法に
て測定

図 1. TSH 受容体抗体について

第二世代
第三世代
TSH–ビオチン
TRAb
競合
TSHレセプター
M22ビオチン
TRAb
競合
TSHレセプター
TSHレセプター固相化のための
マウス抗TSHレセプターモノクロナール抗体

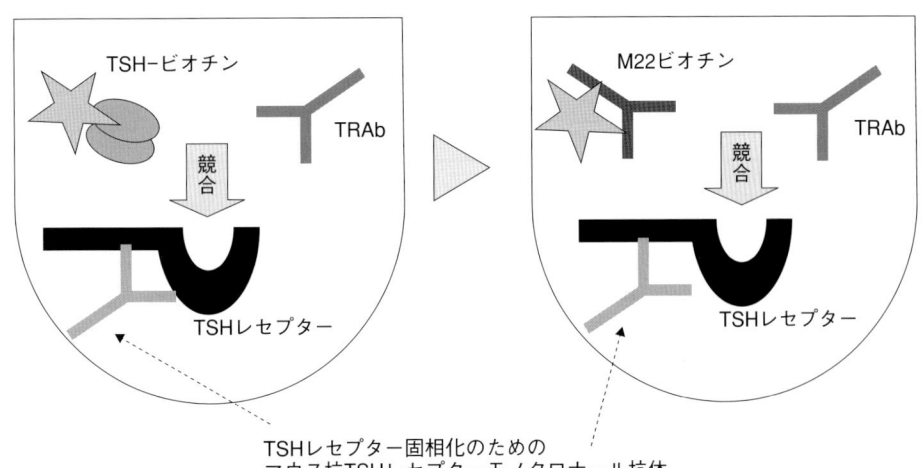

図 2. TRAb 第三世代(コスミック)：TRAb ELISA(第二世代)と TRAb 第三世代の測定原理
固相化したブタ TSH レセプターに対して、患者血清中 TRAb との競合に、TSH でなくマウス抗 TSH レセプターモノクローナル抗体(M22)を使用することで検出感度が上昇した。

が、診断感度は90％ほどで、約10％のバセドウ病はTRAb陰性であった。第二世代のアッセイ系では、recombinant TSHレセプターを固相化しRRA法によるTRAbを測定するものである（ヤマサ：DYNOtest TRAb Humanキット、コスミック：TRAb ELISA）。DYNO testでは診断感度95.6％、特異度95.4％と、検出効率がかなり上昇した。さらに、最近の第三世代TRAb（コスミック）は、固相化ブタTSHレセプターに対して、ビオチン化したマウス由来抗TSHレセプターモノクローナル抗体との競合を利用して、診断感度99.7％を達成している（図2）。この測定方法は、TBII("TSH" Binding Inhibitory Immunoglobulin)という表現は不適切で、"Artificial-TSH receptor monoclonal Ab" Binding Inhibitory Immunoglobulinとでもいうべきものである。TBIIでなくTRAb（TSHレセプター抗体）として表記すべきと考える。

　また、甲状腺刺激性自己抗体（TSAb）は、培養甲状腺細胞を用いて、患者血清中の自己抗体によるcAMP産生能を評価するアッセイである。つまり、自己抗体はTSHと同様に培養細胞上のTSHレセプターに結合し、second messengerとして、cAMPを産生することを利用したものである（図1）。従来から、TRAbよりも診断感度に優れているといわれ、TSAbキット「ヤマサ」を用いた場合、未治療バセドウ病の診断感度92.0％、特異度97.2％であった。高感度TSAbキットは、血清をPEG処理することによって、感度を上げることに成功し、診断感度96.6％、特異度93.1％となっている[1]。

❺その他の抗体の意義

　抗サイログロブリン抗体：TgAb、TGPA（サイロイドテスト）、抗甲状腺ペルオキシダーゼ抗体：TPOAb、MCPA（マイクロゾームテスト）、これらの自己抗体は、バセドウ病、慢性甲状腺炎、無痛性甲状腺炎いずれも陽性となるため、バセドウ病の鑑別にはほとんど意味がない。

2. 甲状腺機能亢進症の原因の頻度

　バセドウ病、Plummer病（自律性機能性腺腫）、TSH分泌亢進、異所性産生性甲状腺刺激物質（hCGなど）による、という順序となる。

2 鑑別診断

　鑑別診断として代表的なものは、無痛性甲状腺炎、亜急性甲状腺炎、Plummer病などである。

　特に鑑別に迷う無痛性甲状腺炎についてはフローチャート（図3）を参照のこと。

　無痛性甲状腺炎はその背景に慢性甲状腺炎が存在し、分娩、手術、感染症などが契機となって発症する破壊性甲状腺炎である。バセドウ病との最も有効な鑑別法は放射性ヨード甲状腺摂取率である。無痛性甲状腺炎の場合、3％以下となる。しかし、放射性ヨード甲状腺摂取率を測定することのできない施設では、2週間おきに血中甲状腺ホルモン測定を繰り返し、正常化の方向に向かうかどうか、経過観察してみればよい。多くの場合、甲状腺中毒症状はそれほど高度ではないので、バセドウ病と誤診してメルカゾール®などを投与

1 バセドウ病の診断

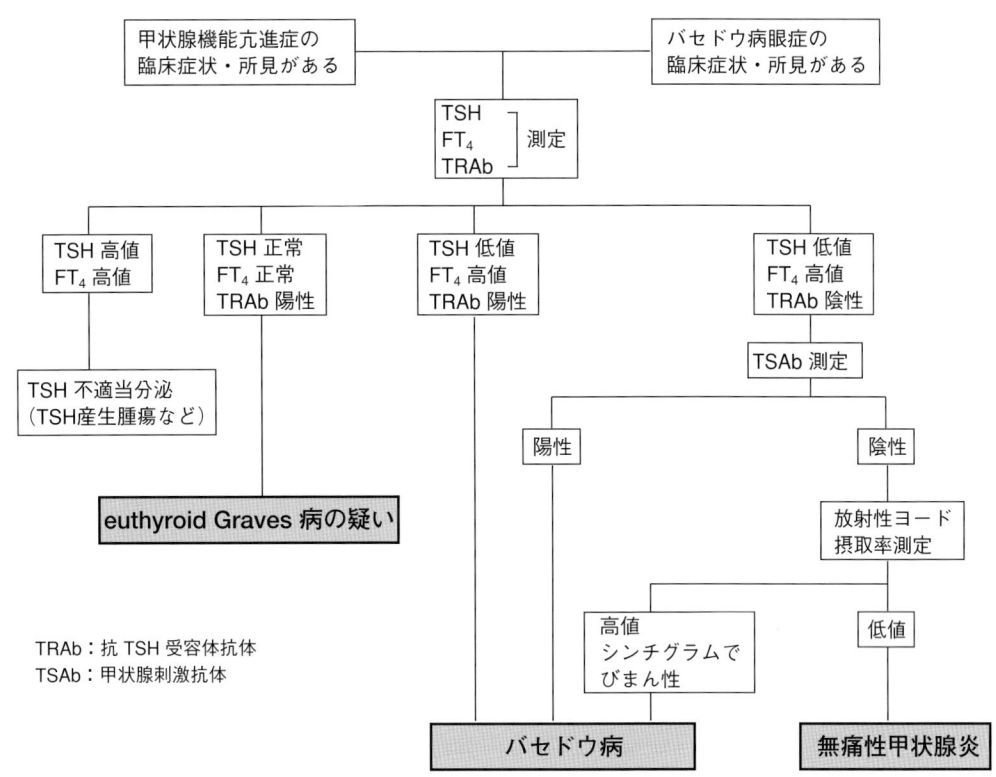

図 3. バセドウ病を疑ったときの診断フローチャート

してしまうよりも、患者に及ぼす被害はずっと少ないと思われる。また、カラードプラ超音波法による甲状腺血流の観察[2]や尿中ヨード量の測定[3]なども両者の鑑別の参考になる。

このように、甲状腺機能亢進が3ヵ月以内に自然改善しない、放射性ヨード甲状腺摂取率が低値にならないならば、無痛性甲状腺炎ではなく一過性バセドウ病と考えてよい。稀だが、抗TSH受容体抗体陽性であっても、無痛性甲状腺炎の可能性があるため、注意が必要である（TSAb 180〜200%程度の弱陽性）。

亜急性甲状腺炎は、まず甲状腺部に腫脹、自発痛の痛みがあること、発熱、赤沈亢進、などの全身的炎症反応を伴うことがポイントである。

Plummer病は、単発、あるいは複数の機能亢進性腺腫があって、甲状腺のほかの部分は萎縮している。機能亢進性腺腫を放射性ヨード甲状腺シンチグラムで証明すればよい。腺腫以外の甲状腺組織部分が萎縮し機能低下に陥っていることを証明することが診断上重要である。

頻度は低いけれども、次のような患者を診た際には注意が必要である。すなわち、TRAb陰性の甲状腺機能亢進症で、妊娠中、特に妊娠8〜13週であれば妊娠性甲状腺中毒症を疑う。甲状腺腫が小さく、眼症状もなくhCGが妊娠週数の割に高値(hCG 60,000 mIU/mlが目安)であれば、その可能性は高い[4]。

・参考・ バセドウ病の診断ガイドライン(http://thyroid.umin.ac.jp/guideline)日

表 1. バセドウ病の診断ガイドライン

a) 臨床症状
　①頻脈、体重減少、手指振戦、発汗増加などの甲状腺中毒症所見
　②びまん性甲状腺腫大
　③眼球突出または特有の眼症状
b) 検査所見
　①FT₄高値
　②TSH低値（0.1 μU/ml以下）
　③TSH受容体抗体（TRAb、TBII）陽性または甲状腺刺激抗体（TSAb）陽性
　④放射性ヨード摂取率（またはテクネシウム）甲状腺摂取率高値、シンチグラムでびまん性

1) バセドウ病
　　a) の1つ以上に加えて、b) の4つを有するもの
2) 確からしいバセドウ病
　　a) の1つ以上に加えて、b) の①、②、③を有するもの
3) バセドウ病の疑い
　　a) の1つ以上に加えて、b) の①と②を有し、FT₄高値が3ヵ月以上続くもの

1. コレステロール低値、アルカリホスファターゼ高値を示すことが多い
2. FT₄正常でFT₃のみが高値の場合が稀にある
3. 眼症状があり、TRAbまたはTSAb陽性であるが、FT₄およびTSHが正常の例はeuthyroid Graves病またはeuthyroid ophthalmopathyといわれる
4. 高齢者の場合、臨床症状が乏しく、甲状腺腫が明らかでないことが多いので注意する

日本甲状腺学会から**表1**のようなバセドウ病の診断ガイドラインが提出されている。

・注意点・　euthyroid Graves病は、眼症状があり、TRAbまたはTSAb陽性で、遊離T₄およびTSHが正常の例をいう。したがって、バセドウ病に特有な眼症状をみた場合、甲状腺機能が正常であるからといって、放置してはいけない。

　稀ではあるが、甲状腺機能低下状態にもかかわらず、バセドウ病眼症を伴う場合は、hypothyroid Graves病と考えられ、euthyroid Graves病と同様にバセドウ病と同一の疾患概念で扱う。

（谷口晋一、重政千秋）

◆文献

1) 上條桂一：TSAbキット「ヤマサ」を用いた高濃度ポリエチレングリコール血清処理による高感度TSAbアッセイ法の臨床応用. 医学と薬学 42(5)：851-861, 1999.
2) Fukunari N：The role of ultra sonography and colour doppler sonography in the diagnosis of thyroid disease. Thyroidal Clin Exp 10：97-101, 1998.
3) 杉本高士, ほか：無痛性甲状腺炎診断上の尿中ヨード排泄量測定の意義. 日本内分泌学会雑誌 70：1083-1092, 1994.
4) 百渓尚子：甲状腺疾患. 最新内科学体系 77, pp134-145, 中山書店, 東京, 1994.

2 バセドウ病の治療

1 バセドウ病の治療

　原因の明らかでないバセドウ病の治療は抗TSH受容体抗体によって生じる。
①過剰産生される甲状腺ホルモンによる症状、すなわち甲状腺機能亢進症状の改善
②眼球突出を主徴とする眼症状や限局性前脛骨部粘液水腫に対する対症療法
である。

　バセドウ病患者で①と②の両方を有する患者はおよそ30％である。多くの患者は甲状腺機能亢進症のみを示す。前脛骨部限局性粘液水腫を有する患者は少ない。したがってバセドウ病の治療は甲状腺機能亢進症の治療が中心になる。

2 甲状腺機能亢進症の治療

　治療法を大別すると、
1．甲状腺ホルモンの産生量を合成阻害薬でコントロールする薬物療法(抗甲状腺薬療法)
2．甲状腺ホルモンの産生の場となる甲状腺組織を減少させる手術療法、放射性ヨード療法、最近考案されたエタノール注入療法
がある。

　手術療法は1880年代に始まり、1920年代には現在の標準手術となっている甲状腺亜全摘術が行われるようになった。Plummerにより、ヨードが術前処置として開発されたのが1923年である。現在も使用されている抗甲状腺薬が登場したのはチウラジールが1946年、チアマゾールが1949年である。放射性ヨード療法が行われるようになったのは1954年以後である[1]。各治療法の特徴を表1に示した。

1．薬物療法

　血中に上昇した甲状腺ホルモンを低下させるには、
1．新たに産生される甲状腺ホルモンの合成を抑制する方法
2．既に血中にある甲状腺ホルモンを体外に搬出する方法
がある。

　また、ヨードやリチウムは甲状腺から甲状腺ホルモンの分泌を抑制する作用があり、併用されることがある。

　甲状腺ホルモンの合成を抑制するのが抗甲状腺薬治療であり、意識障害などを伴う甲状

表 1. バセドウ病の治療法の特徴

治療法	長所	短所
抗甲状腺薬治療	簡便 機能をみながら調節できる 機能低下になっても戻る	長期の服薬が必要 寛解が得にくい
放射性ヨード治療	比較的簡便 抗TSH受容体抗体が陽性でも寛解が得られる 甲状腺腫が縮小する	不可逆性 甲状腺機能低下症に移行する 管理施設が必要
亜全摘出術	抗TSH受容体抗体が陽性でも寛解が得られる 甲状腺腫が縮小する 術後早期に機能が正常化する	永続性甲状腺機能低下症になる可能性がある 手術創が残る 熟練を要する
経皮エタノール注入療法	機能を観察しながら調節できる	施行回数が多い 熟練を要する

表 2. 抗甲状腺薬の特徴

事項	MMI	PTU
1錠の含有量	5 mg	50 mg
初期投与量	30 mg、分2	300〜450 mg、分3
維持量	5 mg/日〜5 mg/2日	50〜100 mg/日
特殊製剤	注射薬：1アンプル 10 mg	座薬（自家調製）
半減期	6〜9 時間 甲状腺内/血中比：3〜6時間で5倍 　　　　　　　　17〜20時間で60倍	1〜2 時間
副作用 　1）薬疹 　2）肝障害 　3）無顆粒球症 　4）特異副作用	頻度：4.5〜22.2% 胆汁分泌障害型 高齢者に多い（平均53歳） 低用量で少ない（23.1%） 頻度：0.24% インスリン自己免疫症候群	0.72〜26.6% 肝細胞障害型 若年者でも起こる（平均年齢32歳） 低用量でも発症（63.5%） 0.5% MPO-ANCA陽性糸球体腎炎

腺クリーゼなどでは可及的速やかに血中甲状腺ホルモンを低下しなければならないために、腹膜還流や血液透析が、前者とともに行われる。

　抗甲状腺薬は治療の初期には、上昇した血中甲状腺ホルモンを低下させ、正常化させる。また過剰な甲状腺ホルモンによる代謝亢進状態を緩和させるために、βブロッカーとマイナートランキライザーが併用される。したがって、抗甲状腺薬は大量から開始し、血中甲状腺ホルモン値をみながら漸減し、甲状腺ホルモンが正常範囲を保つ抗甲状腺薬の量を維持量として投与する。

　抗甲状腺薬治療の作用は主に、血中から取り込まれた無機ヨードがサイロペルオキシダーゼ(TPO)により有機化されるのを抑制することによって、甲状腺ホルモンの産生を減少させる。また免疫抑制作用もあるといわれる。

　抗甲状腺薬にはチアマゾール(MMI)とプロピルチオウラシル(PTU)が用いられる。両薬剤の特徴を表2に示した。PTUには末梢におけるT_4のT_3への変換の抑制作用がある。またMMIやPTUが副作用などなんらかの理由で使用できない場合には血中甲状腺ホル

モンを減少させるヨードやリチウムが使われる。

❶抗甲状腺薬治療の実際

　MMI 30 mg あるいは PTU 300 mg（共に 6 錠）の大量から開始する。甲状腺ホルモン値が正常上限近くまで減少したら減量するが、その期間は 2 週〜4 ヵ月で、多くは 1.5〜2 ヵ月を要する。PTU は MMI より血中甲状腺ホルモン低下作用が弱いので、400〜900 mg に増量することもある。いずれの薬剤でも血中甲状腺ホルモンの低下しない場合にはヨードを併用すると早く低下する。

　甲状腺機能亢進時には β ブロッカーを併用し、自律神経症状が強い場合にはマイナートランキライザーも併用する。通常、排便回数が増加するが、下痢を訴える患者では止痢薬を併用する。時に麻薬を要することもある。

　血中甲状腺ホルモン値（2〜20 ng/dl 以上）、甲状腺腫の大きさ（わずかに触知されるものから 100 g 以上）、抗 TSH 受容体抗体（正常値〜100％）の程度などによって、血中甲状腺ホルモンが低下する期間は異なる。

　血中甲状腺ホルモンの上昇が軽度（FT_3 5〜7 pg/ml、FT_4 2〜3 ng/dl 程度）で、甲状腺腫も小さく、軟らかで、抗 TSH 受容体抗体も 20％前後の患者では、2 週〜1 ヵ月程度でも甲状腺ホルモンは正常化（正常上界にまで低下）することがある。

　血中甲状腺ホルモン値が中程度の高値で、甲状腺腫も大きくなく、抗 TSH 受容体抗体が中程度（30〜40％）で、抗甲状腺薬の副作用が強い患者では 1〜2 ヵ月程度で甲状腺ホルモンは正常化する。

　甲状腺ホルモンが正常上限値近くまで減少しても、まだこの時点では TSH は検出されない。

　多くはないが、逆に血中甲状腺ホルモン値が測定限界以上で、甲状腺腫も大きく、抗 TSH 受容体抗体も 80〜90％で低下しない患者では抗甲状腺薬大量投与 3 ヵ月でも、甲状腺ホルモンは低下しないことがある。

　以後は血中甲状腺ホルモンと TSH 値を 1 ヵ月に 1 回、抗 TSH 受容体抗体を 3 ヵ月に 1 回程度みながら抗甲状腺薬を減量する。血中甲状腺ホルモンを基準値内に保ちながら減量するが、TSH 値は測定感度以下から、低値、基準値、軽度高値と上昇してくる。血中甲状腺ホルモンおよび TSH 値を基準値内に保つ抗甲状腺薬の量が維持量となる。この間に、抗 TSH 受容体抗体も多くの患者で徐々に低下する。

❷抗 TSH 受容体抗体の変化

　図 1 に抗甲状腺薬投与 5 年間の抗 TSH 受容体抗体（TRAb、TBII として測定される）の変化を示す。およそ 1/3 の患者で抗 TSH 受容体抗体は増減を繰り返す。維持量投与中であっても突然、血中甲状腺ホルモンが高値を示すことがあり、低下していた抗 TSH 受容体抗体が上昇していることが多い。このような場合、抗 TSH 受容体抗体が低値であっても徐々に上昇する。血中甲状腺ホルモンが上昇する数ヵ月前になんらかのライフイベントがあることが多い。

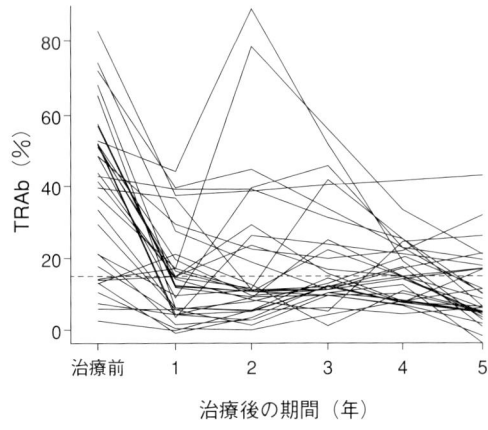

図 1. 抗甲状腺薬による治療後 5 年間における TRAb の変化
(伴 良雄：甲状腺機能亢進症の診断と治療．東京都医師会雑誌 54：1803，2001 による)

❸バセドウ病の増悪因子

抗甲状腺薬の投与中や寛解後においても増悪がみられる。多くの例で身体的および精神的ストレスが契機になり増悪する。若年者では入学試験、就職、会社内での配置転換、パニックディスオーダー、セクハラ、リストラ、結婚、妊娠、出産、中年以後の女性では更年期におけるトラブル、子どもの独立、老後の不安、最近では夫の失業、会社の倒産などをきっかけに、増悪、再燃がみられる。自覚のないストレス[2]やウイルス感染、花粉症なども指摘されている。

❹増悪を繰り返すバセドウ病の治療

増悪を繰り返すバセドウ病の多くはFT_3中等度〜軽度高値、FT_4基準値〜低値、TSH 低値の T_3 優位型の甲状腺ホルモンの変動を示す。

FT_3、TSH 値を基準値に保つ少量の抗甲状腺薬を長期に服薬させることも一法である。また抗甲状腺薬で甲状腺機能を抑制し、甲状腺機能は甲状腺ホルモン薬(T_4製剤)で保つ抑制補充治療が行われる。この際、抗甲状腺薬の量は増悪をきたさない量 2〜3 錠あるいは免疫抑制作用をねらって大量 4〜6 錠を投与する。甲状腺ホルモン薬の量は正常機能を保つ 1 日必要量(100〜150 μg/日)を投与するかあるいは TSH 値を抑制する最低量を用いるかは意見の分かれるところである。TSH 値を抑制した方が、寛解が得やすいという意見もある。

MMI 30 mg および L-T_4 を 1 年間投与した際の抗 TSH 受容体抗体(TRAb)の変化を図 2 に示した。治療前 TRAb 50％以上の半数の患者で 1 年後に TRAb 50％以下に低下した。

❺抗甲状腺薬治療中の注意

血中甲状腺ホルモンの低下が早いと、患者は筋肉痛を訴えることが間々ある。疼痛の部位は普段使わない筋肉に多く、循環障害によると考えられる。この際には抗甲状腺薬を 1 錠減量すると、多くは消失する。長期投与している場合には、予め患者に筋肉痛が頻回になったら、1 錠減量するように指示しておくのも一法である。

血中甲状腺ホルモンおよび TSH の基準値は、FT_4 1〜2 ng/dl および TSH 0.3〜4 μU/

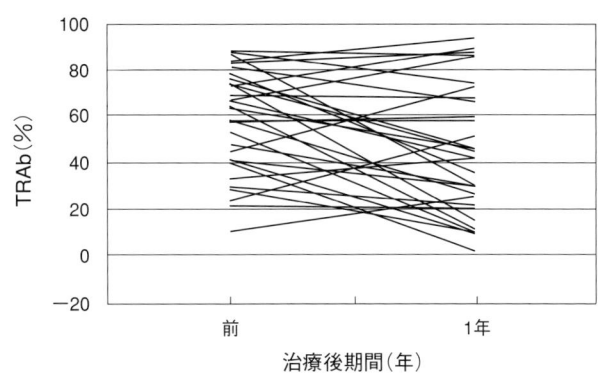
図 2. 抗甲状腺薬大量治療における TRAb の変化

m*l* と幅が広い。一般的にはバセドウ病患者では、血中甲状腺ホルモンが正常上限から平均値の間にある方が快適なようである。逆に基準値内にあっても、少しの体動で動悸や発汗などを訴える患者がいる。血中甲状腺ホルモンが基準値の低めの方が快適な患者もいる。

❻抗甲状腺薬による副作用がみられる患者の対応

いずれの抗甲状腺薬も副作用が比較的多い。副作用の詳細は別項を参照されたい。

およそ5〜20%で痒みや蕁麻疹、3%程度に肝機能障害がみられる。特にMMIでは胆汁うっ滞型肝障害を、PUTでは中毒性肝障害をきたす傾向がある。また0.5%に顆粒球減少症がみられる(表2)。

治療開始早期は1ヵ月に1回は白血球数、直接および間接ビリルビン、GOT、GPTを測定し、異常がなければ、あるいは治療前と比較し、悪化していなければ、痒みや蕁麻疹に対しては抗ヒスタミン薬の併用を行う。副作用は治療開始1〜2ヵ月以内にみられることが多い。

甲状腺機能亢進症が高度で病悩期間が長い患者では、低酸素血症のためにGOT、GPTが300 IU/*l* 程度までの上昇がみられることがある。血中甲状腺ホルモンの低下とともにGOT、GPTは低下する。また家族性高ビリルビン血症も多い。

甲状腺機能亢進症では末梢血管が拡張しており、膨疹様の皮膚描記症(dermatographism)がみられ、抗甲状腺薬の肝代謝物と相俟って瘙痒が起こりやすい。

抗甲状腺薬投与で白血球数は減少傾向を示すが、顆粒球数が1,000以下に減少しなければ中止することはない。ALPの上昇は多くは骨型ALPの上昇である。

顆粒球数が1,000以下の顆粒球減少症や直接ないし間接ビリルビン、GOT、GPTが悪化した場合には、抗甲状腺薬投与を直ちに中止する。1〜2週で回復するが、重症例では対症治療を要する。重篤な患者では入院加療を要することもある。稀に劇症肝炎もみられる。

無顆粒球症にはG-CSFが有用である。無顆粒球症は突然起こることがあり、1ヵ月1

回のチェックでは予測し得ない。予め患者に高熱あるいは咽頭痛がみられたら、服薬を中止し、来院するように指導しておくのがよい。

またPTUでは好中球細胞質抗体(MPO-ANCA)陽性半月体形成性腎炎を極く稀にきたし、この変化は不可逆性であるので、PTU長期投与患者では年1回程度は尿潜血ないしクレアチニンをチェックすべきである。特に小児患者では要注意といわれる。

抗甲状腺薬の副作用に関しては別項や服薬指導の項などを参照されたい。

❼抗甲状腺薬による副作用がみられる患者の治療

MMIで副作用がみられた場合にはMMIを中止し、症状が消失し、検査値が改善するまでヨード薬で治療する。回復がみられたらPTUを慎重に投与する。MMIで副作用がみられても、PTUが使用できることが多い。逆の場合も同様に試みる。稀にヨード治療による特徴あるヨード疹がみられる。

MMIで高度の蕁麻疹、PTUで肝障害など両者で、副作用がみられる場合には放射性アイソトープ治療を行う。放射性アイソトープ治療後は少量のヨード薬で甲状腺機能をコントロールする。多くの場合1～2滴のルゴールやKI液(1滴10mgのヨードを含有)でコントロールできる。

放射性アイソトープ治療を拒否される場合には甲状腺亜全摘を薦めるが、若い女性のみならず、最近では中高年の女性でもコスメチックの点から手術を拒否されることがある。このような場合には、別項で記述されるエタノール注入療法の適応となる。

❽合併症

a) 悪性脱毛症：皮膚科医から円形脱毛症患者が、バセドウ病で紹介されてくることがある。大きな多発の円形脱毛症や全頭髪の脱落した患者もみられる。バセドウ病に併発している場合には毛嚢部にリンパ球の浸潤がみられ、抗甲状腺薬による甲状腺機能亢進症の改善とともに毛髪の再生がみられる。また脱毛を訴える患者がいる。甲状腺機能亢進時に発育した毛髪は細く、脆いために切れ毛になりやすく、機能の正常化とともに改善する。

b) バセドウ心：甲状腺機能亢進症に伴う心不全を、多くはバセドウ病でみられるのでバセドウ心という。心不全でCCUに担送される患者の中にバセドウ心による患者がいる。頻脈や高心拍出性心不全で気づかれる。安静だけでも利尿が得られる。バセドウ心の場合、通常量のジギタリス薬の効果が弱い。中高年のバセドウ病でみられる心房細動も潜在性の心不全で、BNPやANPは高値を示す。夏季の入浴による脱水程度でも心房細動を起こし、補液だけで消失することもある。

本症による心房細動は脳血栓症などを起こしにくいといわれるが、時にみられるので、積極的に治療する。心房細動発作3ヵ月以内ならば、改善する。最初は薬理学的除細動を行い、改善しなければ電気的除細動を行う。

c) 骨粗鬆症、骨折：女性の骨塩量は20歳代をピークに前後で低値であり、各年代で正規分布を示す。骨塩量が低い1/3の群および極端な低値群で問題となる。甲状腺機能亢進症患者の骨塩は高回転性で、骨形成を凌駕する骨吸収のために骨塩量は低下する。多く

表 3. 抗甲状腺薬治療による寛解の指標

方法	指標	判定ないし陽性基準
維持量投与	FT_3、FT_4、TSH	1年間基準値内
維持量投与	TRAb および TSAb	1年間正常値
T_3抑制試験	^{123}I 摂取率	後値が前値の50%以下か 後値が基準値内
T_3抑制試験	FT_4値	後値が低下
T_3抑制試験	rT_3値	後値が上昇
T_3抑制試験	上甲状腺動脈血流の流速	20 ml/sec 以下

表 4. 抗甲状腺薬治療による寛解率

寛解年数	症例数	寛解率
1年	85例	81%
5年	50例	48%
10年	20例	19%
15年	6例	7%

は機能の改善とともに回復するが、発症前に低値の群では、特に小児や40〜60歳の更年期前後ではZ-スコア60%以下の骨粗鬆症を示すことが多い。また軽度の外力による骨折の既往があることがある。積極的にカルシウムの摂取を指導する。

　d）妊娠：20〜30歳代は女性バセドウ病の好発年齢の1つのピークであり、妊娠の合併はしばしば経験する。バセドウ病を発症しなくても、胎盤の形成とともにhCGが急増するので、この刺激により一過性甲状腺機能亢進症（gestational transient hyperthyroidism）となり、FT_4が正常上限を超える[3]。

　また、このhCG刺激により増加したエストロジェンは肝での蛋白合成を促進する。サイロキシン結合蛋白（TBG）も倍増するので、維持量服薬中に妊娠した場合は、休薬してもFT_4値は高値を示さない。妊娠に伴い発症した患者では可及的速やかに血中甲状腺ホルモンを正常化することが必要である。人工掻爬の必要はない。血流の増加は流産の危険があり、低酸素血は胎児の発育に悪影響を及ぼす。産後の服薬に関する最近の報告では母乳への移行はほとんどないといわれる[3]。詳細は別項を参照されたい。

❾抗甲状腺薬による寛解率

　寛解の指標、すなわち休薬の指標として多くの方法が報告されている（表3）。絶対的なものは現在のところない。MMI 1錠〜隔日1錠、PTU 1〜2錠の維持量投与で、①甲状腺ホルモンが1年以上正常、②TRAbおよびTSAbが1年以上正常、③T_3抑制試験で、投与後の甲状腺摂取率が正常ないしはFT_4の低下、④上甲状腺動脈の流速の正常化、などが休薬の指標となる。注意したいのはTRAbが正常化してもTSAbが高い患者も少なからずみられ、逆も少数みられることである。

　表4は上記の指標①〜③を満たし、休薬後6ヵ月以上、正常機能を維持した場合の寛解率である。1年寛解率80%は、5年寛解率は50%、10年寛解率は20%であった。

2．放射性アイソトープ治療

　難治性のバセドウ病は放射性アイソトープ治療の適応となる。放射性アイソトープ治療は^{131}Iの投与量が予後を決定する。投与量は大久保の式によって算出される。放射性ヨード治療後5年間のTRAbの変化を図3に示した。この治療によってもおよそ1/3の患者でTRAbは正常化しない。

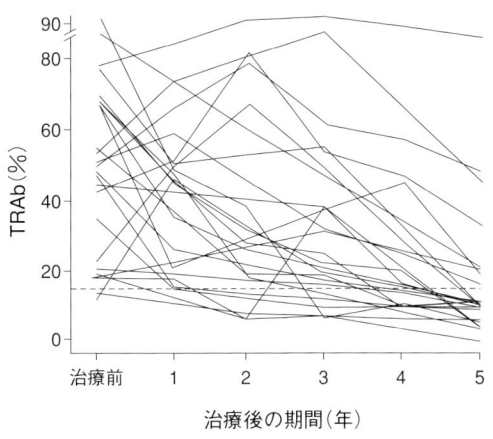

図 3. 放射性アイソトープ治療後 5 年間における TRAb の変化
(伴　良雄：甲状腺機能亢進症の診断と治療．東京都医師会雑誌 54：1803, 2001 による)

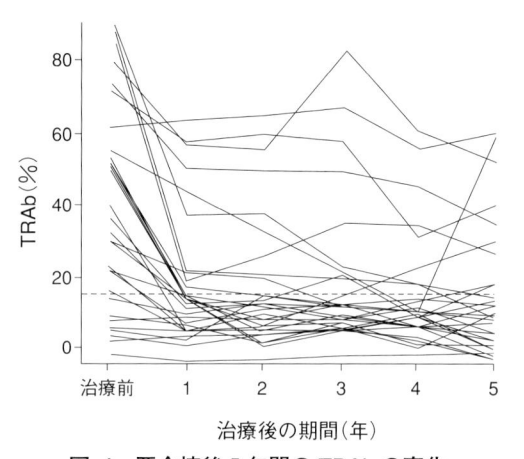

図 4. 亜全摘後 5 年間の TRAb の変化
(伴　良雄：甲状腺機能亢進症の診断と治療．東京都医師会雑誌 54：1803, 2001 による)

甲状腺機能低下症に移行した場合には 1 日必要な L-T$_4$ 量を投与する。終生服薬を要する。

放射性アイソトープ治療後に妊娠を望む場合は治療効果が安定する 6 ヵ月以後がよいといわれる[3]。この際 TRAb が 50％以上の高値患者では新生児甲状腺機能亢進症の可能性がある。詳細は別項を参照されたい。

3．手術療法

難治性のバセドウ病が甲状腺亜全摘術の適応となる。70 g 以上の大きい甲状腺腫の患者、再燃を繰り返す患者、早期に寛解を希望する患者などはよい適応である。

甲状腺機能を抗甲状腺薬で正常化し、甲状腺亜全摘術が施行される。術後の甲状腺機能に影響するのは残置量であり、再発を防止するために、2～4 g を残す手術が行われる。術後 1 年間、甲状腺ホルモンが低値の方が寛解しやすいといわれる。

術後 5 年間の TRAb の変化を図 4 に示した。手術によって甲状腺機能もおよそ 1/3 の患者で TRAb は正常化しない。亜全摘術後の寛解率は 32％といわれ、半数が潜在性ないし永続性低下症に移行する[1]。術後に妊娠を望む場合は術後 6 ヵ月～1 年は機能が低下するので 1 年以上避けた方がよいといわれる[3]。TRAb 高値の術後妊娠患者では新生児甲状腺機能亢進症が起こるので、注意がいる。詳細は別項を参照されたい。

4．経皮エタノール注入療法

放射性ヨード治療によって甲状腺機能を改善できる ^{131}I 量では早晩甲状腺機能低下症に移行することや本邦では精神的な核アレルギーがあり、拒否されることも多い。亜全摘術の最大の副作用は衣服で隠し得ない部位に手術痕が残ることであり、最近では中年女性でも拒否されることがある。このような例で、経皮エタノール注入療法(PEIT)が適応とな

る。また術後再発患者もよい適応である。

超音波ドプラの発達により、甲状腺内の血流が容易に同定される。バセドウ病甲状腺腫は極めて血流が豊富で、甲状腺インフェルノといわれる。超音波下に注入針を挿入し、エタノールの注入により血流を遮断することができる。甲状腺機能をみながら、追加治療を行うことにより、正常機能を維持することができる。エタノール注入時の疼痛対策が必要である。詳細は別項を参照されたい。

5. 治療に対する展望

現行のバセドウ病の治療法では1/3の患者で寛解は得にくく、TRAbをコントロールできないことを示している。今後、①TRAb産生の抑制、②TRAb作用の抑制、③増殖血管の抑制、④抗ストレス作用、などをターゲットとした遺伝子レベルでの創薬の開発が望まれる。

バセドウ病クリーゼ、バセドウ病眼症、前脛骨部限局性粘液水腫、バセドウ病以外の甲状腺機能亢進症の治療などはそれぞれの専門家にお願いしてある別項を参照されたい。

(伴　良行、伴　良雄)

◆文献

1) 三村　孝, 伊藤国彦：甲状腺(バセドウ病). 日本外科学会雑誌 101：824, 2000.
2) Shintani T, et al：Role of interleukin-1 in stress responses. A putative neurotransmitter. Mol Neurobiol 10：47, 1995.
3) 百渓尚子：妊娠，出産の絡むバセドウ病患者の至適治療法. 日本医事医事新報 3951：37, 2000.

3 バセドウ病の治療：アイソトープ療法

■はじめに

　バセドウ病のアイソトープ療法は、甲状腺のヨウ素摂取能を利用して、放射性のヨウ素(^{131}I)を特異的に甲状腺に取り込ませ、甲状腺濾胞細胞を破壊する放射線療法である。取り込まれた^{131}Iからの放射線により、甲状腺は縮小し、機能亢進状態が是正される。実際には^{131}Iの入ったカプセルを外来で内服するだけの簡便な治療法である。

　わが国ではこれまで薬物療法に次ぐ第二選択の治療法と位置づけられてきたが、近年、アイソトープ療法の有用性が再認識され、2007年には、日本甲状腺学会から実地医家および内分泌代謝科の医師を対象とした「^{131}I内用療法の手引き」が刊行された[1]。このほかにも、日本核医学会および日本アイソトープ協会より、それぞれ「治療医向けのガイドライン」と「患者さんのためのパンフレット」が出されている[2,3]。

　ここでは、患者のQOLの改善に大変有効なアイソトープ療法がもっと広く活用されるように、主として甲状腺学会発行の「手引き」の内容に基づいて述べる。

1 アイソトープ療法の歴史

　バセドウ病に対する放射性ヨウ素の投与は、1941年から行われており[4]、その安全性については詳細な検討がなされてきた[5-7]。代表的なものとして、Saengerら[5]は、アイソトープ治療患者35,593名を平均8.2年追跡調査し、癌や白血病の頻度が増加しないことを報告している。同じグループは追跡調査を平均27年間とさらに延ばして、癌や白血病の頻度が増加しないことを再確認している[7]。わが国でも、既に50年以上の歴史を有するこの治療法による癌や白血病の増加などは報告されておらず[8]、安全性は確立されている。

　しかし、主として放射線に対する漠たる不安のために、わが国ではいまだに抗甲状腺薬による薬物療法が主流であり、アイソトープ療法の適用例はごく限られている状況にある。図1は1997年のデータであるが、米国ではアイソトープ療法が第一選択であるのに対し、ヨーロッパでは22％、わが国ではわずかに11％にしか行われていない[9]。その後も大きな変化はなかったが、1998年より13.5mCiまでの^{131}Iの外来投与が可能となったこと、また2004年より保険点数に内用療法管理料が設けられたことなどを契機に、再度、アイソトープ療法の有用性が見直され、バセドウ病治療用の^{131}Iの使用量は最近10年間で約3倍に増えており(図2)、2007年の治療件数は4,000件を超えている[10]。

・メモ1・ 良性疾患であるバセドウ病に対して放射線療法が用いられる理由
①ヨウ素が特異的に甲状腺に集まること、特に機能亢進状態にある甲状腺は投与された^{131}Iの大部分を血中から取り込むことから選択的な内照射が可能であること。

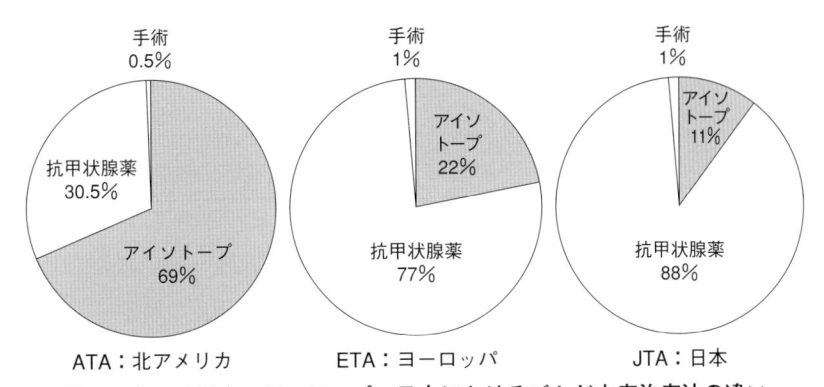

図 1. 北アメリカ、ヨーロッパ、日本におけるバセドウ病治療法の違い
(Tominaga T, Yokoyama N, Nagataki S, et al：International difference in approaches to I-131 therapy for Graves' disease；case selection and restrictions recommended to patients in Japan, Korea, and China. Thyroid 7：217-220, 1997 による)

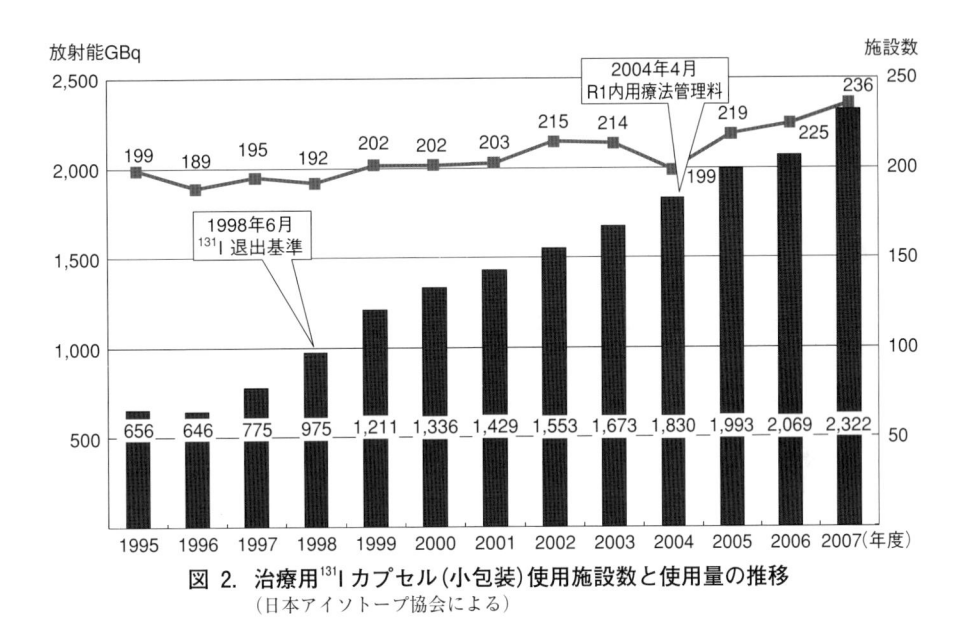

図 2. 治療用 131I カプセル(小包装)使用施設数と使用量の推移
(日本アイソトープ協会による)

② 131I は半減期が 8 日の放射性同位元素で、γ線とβ線を放出するが、治療効果の大部分はβ線による。このβ線のエネルギーは 608keV と弱く、その飛程は 2mm 以下である。したがって、甲状腺に目的とする線量を照射しても、周囲組織には有意の障害を与えず、放射線療法として理想的な線量分布で安全に治療できるからである。

2 アイソトープ療法の利点と欠点

・薬物療法と比べたときの利点：①副作用がない、②確実に甲状腺機能を是正する、③甲状腺腫の縮小効果がある。
・手術療法と比べたときの利点：①傷跡が残らない、②13.5mCi までなら外来で治療がで

きる、③反回神経麻痺や副甲状腺機能低下症などの合併症がない。

欠点としては、①効果に個人差があること(効果不十分のときは追加治療する)、②機能が正常化した後、低下症に至ることが多い(**メモ2**参照)、③アイソトープ取り扱い施設を要するため、治療可能な病院が限られていること、などが挙げられる。バセドウ病患者のアイソトープ療法の依頼に応えている施設のリストと連絡先は日本核医学会のホームページ(http://www.jsnm.org/files/htffile/pasedo070525_web.html)に記載されている。

> **・メモ2・** アイソトープ療法後の甲状腺機能低下症の発症
>
> 1970年頃より、アイソトープ療法後10年以上経つと高率に甲状腺機能低下症が起こることが明らかにされ、この「晩発性機能低下症」への対策が世界中で検討された。米国に比べて、平均投与量の少ないわが国でも、同様に治療後、年とともに機能低下症の発症が高率となることが確認され、筆者らの1986年の調査では10年後に40％に及ぶ発症状況であった[8]。機能低下症の発症を抑える目的で、投与量を減らす試みも行われたが、治療後1～2年の発症率が低下するものの、その後の年率3％前後の増加率は変わらないこと、一方で、投与量を減らすと機能亢進状態がコントロールされるまでに長期間を要することが明らかにされた。したがって今日では、できるだけ早く機能亢進状態から脱却させることを治療の主目的とし、機能低下症は副作用というより、治療効果の発現とする考え方が主流となっている。

3 適応と禁忌

絶対的適応となるのは、以下の場合で手術療法を希望しないときである。
1. 抗甲状腺薬で重大な副作用が出たとき
2. MMI、PTUともに副作用で使用できないとき

相対的適応としては、
1. 薬物療法や手術療法を希望しないとき
2. 抗甲状腺薬で寛解に入らず、薬物療法の継続を希望しないとき
3. 手術後にバセドウ病が再発したとき
4. 甲状腺機能亢進症を確実に治したいとき
5. 甲状腺腫を小さくしたいとき
6. 心臓病、肝臓病や糖尿病などの慢性疾患をもっているとき

など多くのものが挙げられる。

一方、絶対的禁忌は、
1. 妊婦、妊娠している可能性のある女性
2. 近い将来(6ヵ月以内)妊娠する可能性がある女性
3. 授乳婦(授乳を行わないのであれば可能)

である。

相対的禁忌として、
1. 原則として18歳未満の若年者

2．重症バセドウ病眼症のある患者

が挙げられる。

アイソトープ療法後どのくらいすれば、妊娠してもよいか？　若い女性患者が多いバセドウ病では臨床上しばしば尋ねられる質問である。①131Iの体内における減衰、②生殖腺の被曝による影響からの回復、③治療後の甲状腺機能の安定化、などを考慮して、アイソトープ療法後の避妊期間は6ヵ月間とするのが妥当とされている[1]。

年齢の下限については、データが十分でない。原爆被曝者や原発事故による被曝者、頸部外照射後の患者データなどより、原則として18歳以下は禁忌としている。しかし、他の治療ができない場合には、10歳以上であれば、アイソトープ治療も選択肢に加えてよいかも知れない[1]。

アイソトープ治療後にバセドウ病眼症が発症または増悪する可能性が報告されている[11]。このため、活動性および重症の眼症状のある患者では、眼症の治療を優先する。

特殊なケースとして、将来妊娠を希望している患者で、TSH受容体抗体価が高く、抗甲状腺薬治療にて、まったく抗体価に低下傾向のみられない難治性の症例では、アイソトープ治療を避ける方が望ましい。アイソトープ治療後にみられる抗体価の上昇により、胎児または新生児に甲状腺機能亢進症の発症が懸念されるためである[1]。妊娠末期のTBIIが50％以上、あるいはTSAbが900％以上、殊にこの両条件が揃っている場合、新生児バセドウ病の児を出産する可能性が高いと報告されている[12]。

4　治療の実際

1．治療前の準備

①甲状腺内に、悪性腫瘍の合併がないことを確認する。
②治療の1週間以上前から食事中のヨウ素の制限を行う。
③治療3日以上前から抗甲状腺薬を休止する。

2．131I投与量の決め方

できるだけ長く甲状腺機能を正常に保つことを目指すか、機能低下症になっても早期に機能亢進状態を脱することを目標とするかで、投与量は異なる。前者の場合は、患者の甲状腺重量、放射性ヨウ素摂取率、有効半減期を求め、甲状腺重量に応じて吸収線量を変える方法をとる。この場合は治療後の一定期間、抗甲状腺薬を用いることが前提となる。後者の場合は、正常機能を目指す場合より、投与量を多くする。通常、正常機能を目標とする場合は、60〜80 Gy、低下症を目標とする場合は100〜200 Gyの吸収線量となるように投与する。

いずれの方法をとる場合も、患者の甲状腺にどれくらいの吸収線量が与えられるかを予

測するためには、超音波検査もしくはシンチグラフィより甲状腺重量を求めることと、放射性ヨウ素の摂取率を測定しておく必要がある。したがって筆者らは¹²³I を用いて 24 時間摂取率の測定とシンチグラフィを行い、引き続いて治療量の¹³¹I を投与する手順で治療を行っている。

> **・メモ3・** 吸収線量は Marinelli-Quimby の式により求められる
> 吸収線量(Gy)＝14.7×有効半減期(日)×24 時間甲状腺摂取率(％)×投与量(MBq)/甲状腺推定重量(g)×3.7×100

3. 治療後の経過観察

　アイソトープ治療後一過性に甲状腺機能亢進症状が悪化することがあるので、必要に応じて抗甲状腺薬の投与を行う。治療の効果が出てくるまでには 1〜2 ヵ月かかるので、その間、症状が強い場合には安静を守らせると同時に β 遮断薬を投与する。高齢者や心疾患、糖尿病などの合併症を有する患者では、1 週間後より、抗甲状腺薬を再開する。あらかじめ甲状腺機能がコントロールされていれば、ほとんどの症例で安全に外来治療ができる[13]。しかし、甲状腺機能がコントロールされていない高齢者や重篤な合併症を有する患者は入院して治療を行うことが望ましい。甲状腺腫が大きい場合でも分割投与で治療可能である。
　治療後 6 ヵ月以内は、甲状腺機能が著しく変動することがあるので、1 ヵ月に 1 回の経過観察をする。短期間で、機能正常化もしくは機能低下を目指す場合、治療後 6 ヵ月経っても抗甲状腺薬を中止できなければ、再治療を検討する。甲状腺機能が正常化した後 5 年以降は、晩発性甲状腺機能低下症の早期検出のため、年に 1 回、甲状腺機能検査を行うことが望ましい。

5　医療経済効果

　医薬品費の比較でアイソトープ治療は抗甲状腺薬治療より 5〜8％程度安価である[14]。さらに、採血検査の間隔も考慮すると薬物治療に対する優位性は明らかである。一方、甲状腺機能が早く安定するアイソトープ治療は生活の質の点でも優れていると考えられる。このような効用値と費用効果比を合わせて、抗甲状腺薬、アイソトープ治療、甲状腺亜全摘術の費用効果分析を行った成績では、低線量(185 MBq)の¹³¹I 投与を必要に応じて繰り返して、甲状腺機能をコントロールし、機能低下症になれば甲状腺ホルモン補充療法を行うグループが、最も優れていると報告されている[15]。

6　バセドウ病以外の甲状腺機能亢進症のアイソトープ治療について

　プランマー病や中毒性多結節性甲状腺腫(toxic multinodular goiter；TMNG)に対して、

わが国ではこれまで主に手術が行われてきたが、欧米では手術と同等の治療成績が得られることから、アイソトープ治療も広く行われている[16]。最近わが国でも、プランマー病で優れた治療成績が報告されており[17]、これらの疾患による甲状腺機能亢進症もアイソトープ治療の適応として注目されている。

（小西淳二）

◆文献

1) バセドウ病 I-131 内用療法の手引き作成委員会（編）：バセドウ病；I-131 内用療法の手引き．日本甲状腺学会，2007．
2) 森　豊，日下部きよ子，池窪勝治，ほか：甲状腺癌およびバセドウ病の放射性ヨード治療におけるガイドライン．核医学 42：17-32, 2005.
3) 甲状腺 I-131 内用療法シンポジウム組織委員会（編）：バセドウ病のアイソトープ治療について（患者さんのためのパンフレット）．甲状腺 I-131 内用療法シンポジウム組織委員会（日本アイソトープ協会医薬品部内），2005．
4) Herts S, Robert A：Application of radioactive iodine in the therapy of Graves' disease. J Clin Invest 21：624, 1942.
5) Sanger EL, Thoma GE, Thompkins EA：Incidence of leukemia following treatment of hyperthyroidism；Preliminary report of the Cooperative Thyrotoxicosis Therapy Follow-up Study. JAMA 205：855-862, 1968.
6) Franklyn JA, Maisonneuve P, Sheppard M, et al：Cancer incidence and mortality after radioiodine treatment for hyperthyroidism；a population-based cohort study. Lancet 353：2111-2115, 1991.
7) Ron E, Doody MM, Becker DV, et al：Cancer mortality following treatment for adult hyperthyroidism；Cooperative Thyrotoxicosis Therapy Follow-up Study Group. JAMA 280：347-355, 1998.
8) Konishi J, Iida Y, Kasagi K, et al：Radioiodine therapy of Graves' disease in Japan. Radiation and the Thyroid, Nagataki S（ed）, pp68-84, Excerpta Medica, Ltd. Tokyo, 1989.
9) Tominaga T, Yokoyama N, Nagataki S, et al：International difference in approaches to I-131 therapy for Graves' disease；case selection and restrictions recommended to patients in Japan, Korea, and China. Thyroid 7：217-220, 1997.
10) 日本アイソトープ協会医学・薬学部会　全国核医学診療実態調査専門委員会：第6回全国核医学診療実態調査報告書．RADIOISOTOPES 57：491-558, 2008.
11) Tallstedt L, Lundell G, Torring O, et al：Ocurrence of opthalmopathy after treatment for Graves' hyperthyroidism；The Thyroid Study Group. N Engl J Med 326：1733-1738, 1992.
12) Momotani N：Fetal and neonatal thyrotoxicosis. Practical diagnosing methods and treatment. Proc. 12th Intern Congr of Endocrinology, pp263-267, Lisbon, 2004.
13) 田尻淳一：バセドウ病に対する外来放射性ヨード治療；安全性および短期治療成績．核医学 42：115-122, 2005.
14) 林　克己，阿部克己，坂田郁子，ほか：バセドウ病における抗甲状腺剤と I-131 内用療法の費用効用分析．核医学 42：87-95, 2005.
15) Yano F, Watanabe S, Hayashi K, et al：Cost-effectiveness analysis of antithyroid drug therapy, I-131 therapy and subtotal thyroidectomy for Graves' disease. Radioisotopes 56：65-76, 2007.
16) Burch HB, Shakir F, Fitzsimmons TR, et al：Diagnosis and management of the autonomously functioning thyroid nodule；the Walter Reed Army Medical Center experience, 1975-1996. Thyroid 8：871-880, 1998.
17) 田尻淳一：機能性甲状腺結節に対する放射性ヨード治療．核医学 43：75-83, 2006.

4 バセドウ病の治療：手術療法

■はじめに

古くよりバセドウ病の治療法には、抗甲状腺薬による内科的治療とアイソトープ（放射性ヨード）治療、外科的治療法の三者がある。3つの治療法の特徴を表1に示す。それぞれの治療法には、長所と短所がある。そこで手術適応を決めるにあたっては、手術療法とともに、他の2つの治療法の利害、損失も十分に理解することが重要である[1,2]。

抗甲状腺薬治療、アイソトープ治療の開発される前は、甲状腺切除がバセドウ病治療の確実、唯一の方法であった。当院におけるバセドウ病の治療法の変遷をみても、昭和30年には80％以上は外科的治療を行っている。昭和40年頃からアイソトープ治療が次第に増えて、昭和45年にはアイソトープ治療が最も多くなったが、その後、再び内科的治療が増加してきた（図1）。

このように外科的治療法は、割合として減ってきてはいるが、最も早期に確実に治療効

表 1. バセドウ病治療法の特徴

	抗甲状腺薬	放射性ヨード（RI治療）	外科的治療
長所	特別な技術を要さない 治療しながら日常生活が可能である 治療効果が可逆性である	治療効果が比較的短期間で得られる 副作用、合併症がない	期限付きで寛解が得られ、再発率が低い
短所	副作用があり得る 寛解までの期間の個人差が大きい 多くは長期に及ぶ	特殊な設備が必要 治療後の甲状腺機能低下症	手術瘢痕を残す 危険性、後遺症があり得る 治療成績、術後の合併症が術者の技術により、左右される

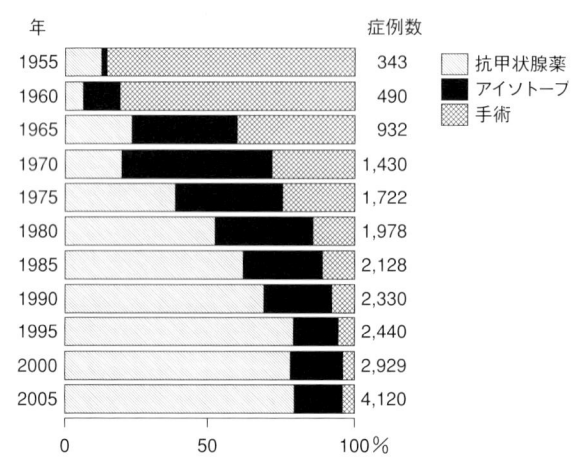

図 1. 伊藤病院におけるバセドウ病治療法の経時的変化
（初診例に対して）

果が得られることから、消滅してしまうことはあり得ず、わが国のみならず、欧米でも症例を選んで行われている。

1 バセドウ病手術の適応

内科的に治癒が可能であれば手術の必要はない。アイソトープ治療も含めて、内科的に治癒し難い症例が手術の適応となる[3)4)]。

図2はわれわれが考えている手術適応である。一般に若年者で甲状腺腫が大きい症例は内科的治療で寛解が難しいうえ、美容的見地からも外科的切除が勧められてよいと考えている。

このような患者に手術の利害損失を十分に説明し、患者自身にもよく勉強してもらい、希望が一致したところで手術を行っている。啓蒙書類、クリニカルパスなどの普及により、患者自身がバセドウ病の病態を熟知することにより、手術を希望する場合も増えてきている[5)6)]。

2 手術の目的

手術の目的は、甲状腺腫の大部分を切除することにより、甲状腺刺激物質に反応する濾胞細胞の数を減少させ、甲状腺ホルモンの分泌を正常に保つようにすることである。

また甲状腺刺激物質の主たる産生部位とされる甲状腺腫を切除することにより甲状腺刺激物質の減少を図るのも手術治療の目的と考えられる。

3 術前処置

一般にバセドウ病手術は急いで行う必要はない。手術を安全に行うためには、患者が正

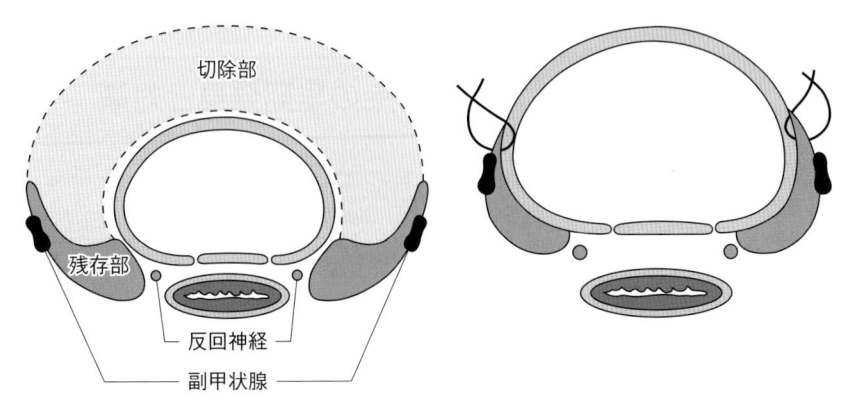

図 2. バセドウ病手術のシェーマ

常な代謝状態にコントロールされていることが第一条件である。手術時に甲状腺機能が正常であれば、術後クリーゼの心配はまったくない。

入院時には甲状腺機能が正常であることが望ましいが、抗甲状腺薬により重篤な副作用（無顆粒球症、肝機能障害）をきたした症例では、無機ヨードとβ遮断薬、時にはステロイドを使用し、甲状腺機能の正常化を計ったうえで手術を行う。

4 手術法

手術方法としては合併症を少なくし、確実な効果を得るために種々の術式が行われてきたが、現在では甲状腺亜全摘術が一般的である[7]。

われわれは図2に示すように反回神経と副甲状腺への血流を保護する目的で、甲状腺の背側には手をつけず、甲状腺被膜をなるべく高い位置から残すようにして切除を行っている。この方法であれば副甲状腺およびその血行は十分に保たれ、反回神経へもメスは及ばない。

副甲状腺がもし切除されてしまったり、血行が遮断されて黒く変色した場合には、切除し、細切して、胸鎖乳突筋に自家移植する。2腺以上の副甲状腺を温存または移植することが必要である。

上喉頭神経外枝を損傷すると、高い声、強い声が出なくなる。また、長期間の発声が難しくなる。術中にこの神経を確認し温存することが重要である。

残置量は、両葉で3～6gを目的としている。症例により、術後再発を完全に抑えるために、甲状腺全摘を勧めるものもある。

手術時間は1時間前後であり、手術後6時間ほどはベッド上安静とするが、第1病日早期から歩行可とし経口摂取を始めている。

一部の先端施設では、甲状腺切除に伴う頸部瘢痕を避けることで得られる美容面のメリットを重視して、内視鏡（または内視鏡補助）下甲状腺切除が行われている。しかしながら頸部に瘢痕は残らないものの、甲状腺到達までの剥離がむしろ広くなること、手術時間が長い点などの問題点もあり、標準術式とはなり得ていない。

5 手術合併症——術後合併症の早期発見と対策

バセドウ病に限らず甲状腺手術の合併症としては、①術後出血、②テタニー、③反回神経麻痺、④甲状腺機能低下症、が挙げられる。そのうち、入院中に起こり得る早期の合併症は①～③である。

これらは腺腫様甲状腺腫、分化癌など他の甲状腺疾患手術においても起こり得るところだが、バセドウ病手術の場合は、両葉を操作するために合併症発生の危険性がより高くなる。それぞれについての予防法、対応を解説する[8]。

1. 術後出血

　バセドウ病の甲状腺実質は血流が豊富である。さらに甲状腺表面の静脈が怒張し、甲状腺と胸骨甲状筋との間に細かい血管が発達しているため手術の際に出血を余儀なくされることがある。しかも頸部は dead space が小さく、術後血腫の形成により気管が圧迫されて気道閉塞をきたしやすい。

　当然のこと、術中の綿密な止血がまず肝心であるが、術中に十分止血をしたつもりでも、術後出血して血腫を形成するものもある。処置が遅れれば致命的な合併症ともなり得る。多くの場合、手術後12時間以内に起こるので、手術当日から翌日までの術後管理が一番のポイントとなる。術中出血量の多い少ないにかかわらず、細心の注意が必要である。

　術中の止血が完全であれば排液の必要はないが、インフォメーション・ドレーンとしても使用するべきである。特に出血の多い症例では持続吸引ドレーンが功を奏す。持続吸引ドレーンは、甲状腺切除部に死腔をつくることなく、組織を密着させて出血を防ぐ作用があるとも考えられる。

　ドレーン挿入後は、排液量が1つの目安となるが、凝血塊で閉塞することもあり得るので、バイタルサイン、呼吸状態、頸部の観察が重要である。術後の軽度 oozing であれば、どちらのドレーンでも対処可能であるし、出血量が多ければ、いずれのドレナージ方法でも対応はできない。下顎角が頸部腫大に埋没し、境界が不明瞭となり、呼吸苦が生じている場合には直ちに気道確保、血腫除去を行わなければならない。

　問題が生じなければ、術後癒着、皮膚のひきつれの原因となることよりも、術後24時間でのドレーン抜去が望ましい。

2. テタニー

　甲状腺手術の特有な合併症として、テタニーがある。一般にバセドウ病患者は、骨 turn over の亢進により、骨飢餓の状態にある。手術を契機として、骨吸収が促進して血中カルシウムが低下し、テタニーが発現するものと考えられる。

　手術操作による副甲状腺やその血行の障害によって、術後12～24時間にテタニーを起こすことがある。その多くは一過性で、長くても術後2～3週間で機能は回復する。副甲状腺機能低下症の症状は、軽度の手指や口周囲のしびれを訴えるものから、「助産婦の手」症状までそのレベルはさまざまである。

　確実な予防は術中に4腺の副甲状腺を確認し、血行をつけて温存することであるが、症例によっては副甲状腺の位置が一定せず、中には甲状腺の中に埋没していることもある。2腺以上の副甲状腺を温存または移植することが望まれる。

　副甲状腺が切除された場合、血行が遮断されて黒く変色した場合には、細切したうえで胸鎖乳突筋に自家移植する。よって切除した甲状腺を注意深く観察し、副甲状腺を見つけることも重要である。2～3ヵ月経過すれば、ほとんどの症例で血中カルシウムは正常化し

てくるが、その間には活性型ビタミンD_3、カルシウム剤の内服が必要となる。

術後に軽度のしびれを感じるだけの場合は翌日の血清カルシウム値の結果を確認するまでは経過観察でよいが、しびれで患者の不快感の強い場合や手の硬直感が認められた場合は、手術当日にカルチコールを静注する。

カルシウムを経口補充する場合は、その時点での血清カルシウム値を測定する必要がある。経口開始時は、乳酸カルシウムあるいは炭酸沈降カルシウム製剤と活性型ビタミンD_3製剤を投与し、血清カルシウム値をみながら随時調整していく。

3．反回神経麻痺

反回神経麻痺は、術中に反回神経を確認、温存することにより避けられるが、甲状腺腫が著しく大きな症例では神経の確認が困難となる。われわれの施設では、甲状腺腫の被膜を残しながら切除することで反回神経を温存している。また、ほとんどの症例は局所麻酔下で手術を行い、術中、要所要所で患者に発声させ麻痺の有無を確認しながらの切除を進めている。

甲状腺手術における反回神経麻痺の合併症頻度は、諸家の報告によってさまざまではあるが、一般的には2～3％といわれている。嗄声の有無のみから確認すれば、当院でのバセドウ病手術では、直後に1.5％の頻度であるが、ほとんどの例で経過中に嗄声の回復が認められる。

よって反回神経麻痺は一過性とみているが、対側の声帯が代償している可能性も否定できない。正確な頻度を知るには、術後にすべての症例に対して喉頭鏡検査を施行してみなければならないが、そこまでは行っていない。

上喉頭神経外枝を損傷すると、高い声、強い声が出なくなる。また、長期間の発声が難しくなる。術中にこの神経を確認し温存することが重要である。上喉頭神経外枝の損傷も合併症の1つに挙げられるべきであるが、現在この合併症の頻度についての報告はみられない。

6　手術成績・予後[9)10)]

バセドウ病手術は甲状腺機能を正常に保つのを目的として行われるが、術後機能低下に陥るもの、再発するものがみられる。手術成績に関与すると思われる因子については種々の報告があるが、確実に術後機能に影響を及ぼすのは、甲状腺残置量である。大きく残せば再発するし、小さければ機能低下となる。

われわれの施設では両葉で3～6g残すようにしているが、このような手術を行った結果をみると術後5年目で血中FT_3、FT_4、TSHすべてが完全に正常範囲内にある機能正常例は約3割に過ぎない。このように手術成績が悪くなったのはホルモン測定法の進歩に起因する。高感度TSH測定法の出現により、甲状腺機能が厳密に規定されるようになった

からである。

とはいえ血中 FT₃、FT₄ が正常で TSH のみが高値または低値を示す潜在性機能低下例、潜在性亢進例も含めれば 70% 以上の症例が症状のない eumetabolic な状態にあり、ホルモン調整は要さないで済む。

機能低下例のうち TSH が $10\,\mu U/ml$ を超える例では脂質代謝異常、循環器障害をきたす恐れがあり、T₄製剤(チラーヂン S®)による補充療法を行っている。再発例で、軽度の場合はヨード剤のみでコントロール可能だが完治までは難しく、抗甲状腺薬治療、アイソトープ治療を行わざるを得ない。

再発を完全に抑えるために甲状腺全摘を勧めるものもあるが、一生涯にわたって T₄製剤の代償療法を続けなければならないことを考えると、バセドウ病手術は術後機能正常化を目指して、甲状腺亜全摘術を行うべきであろう。

最近は患者にこれらの手術成績を公開し、理解を得たうえで個々の症例に合わせた残置量を心がけて手術治療に挑んでいる。

■おわりに

バセドウ病に対しては、内科的、放射線、外科的の 3 種の治療方法がある。それぞれの治療法には、まさに一長一短があり、絶対的な治療法は存在しない。いずれの治療においてもなんらかの精神的、肉体的、経済的負担がかかることに違いはない。

手術療法では、治療効果が早期に確実に得られ、術後長期間にわたって正常甲状腺機能を維持できるという利点がある反面、頸部に手術瘢痕を残すことは避けられない。また、手術に伴う合併症、反回神経麻痺、テタニーなどの発生を完全に予防することはできないし、高齢者や、重篤な合併症のある症例では、麻酔や手術の侵襲を無視することもできない。

疾患の病因が解明されて治療や予防に結びつくまではなお時間がかかりそうである。個々の患者に最も適した治療方法を、生活の「質」を念頭において選択、実行することがともかく重要である。

(伊藤公一)

◆文献

1) Ito K：Current status of treatment for Graves' disease. Thyroid Clin Exp 10：71-74, 1998.
2) 伊藤公一：甲状腺機能亢進症の診断と治療方針．外科治療 97：122-130, 2007.
3) 吉村 弘：バセドウ病のアイソトープ治療の適応と成績；適応例の拡大に向けて．Medical Practice 22：653-656, 2005.
4) Yano Y, Shibuya H, Kitagawa W, et al：Recent outcome of Graves' disease patients with papillary thyroid cancer. Eur J Endocrinol 157：325-329, 2007.
5) 伊藤公一：バセドウ病手術のクリニカルパス．臨床外科 58：29-34, 2003.
6) 伊藤公一：内分泌外科におけるインフォームドコンセント(IC)のための説明文書；バセドウ病の治

療方針．内分泌外科 18：229-231，2001.
7）杉野公則：バセドウ病の手術；甲状腺亜全摘術および超亜全摘術．臨床外科 61：433-441，2006.
8）伊藤公一：バセドウ病の外科治療；合併症の頻度と対応．内分泌外科 17：33-37，2000.
9）Sugino K, Mimura T, Ozaki O, et al：Early recurrence of hyperthyroidism inpatients with Graves' disease treated by subtotal thyroidectomy. World J Surg 19：648-652, 1995.
10）Sugino K, Ito K, Kitagawa W, et al：Surgical management of Graves' disease；10-year prospective trial at a single institution. Endocr J 55：161-167, 2008.

5 橋本病の診断

1 橋本病の発見

　橋本病の発見は1912年(大正元年)わが国の橋本策(はかる)(図1)によりstruma lymphomatosaとしてドイツの臨床外科雑誌に報告されたのが初めてである[1]。当初は中〜高年女性にみられる甲状腺癌と鑑別すべき比較的硬い甲状腺腫大を示す症例が注目された。1956年イギリスのRoitt, Doniachらが本症患者血中に抗サイログロブリン抗体を発見し、同年米国のWhitebsky, Roseが実験的に甲状腺炎を作成するに及び、本症が自己免疫機序により発症する自己免疫性甲状腺炎であることが判明した。その後、わが国で開発された抗甲状腺マイクロゾーム抗体測定法が導入され[2]、本抗体陽性の場合には甲状腺組織内にリンパ球浸潤が存在することが証明され[3]、軽症橋本病が高頻度に存在することが確立された。これらの病態を背景に出産後甲状腺炎が頻発することもわが国で明らかにされた[4]。

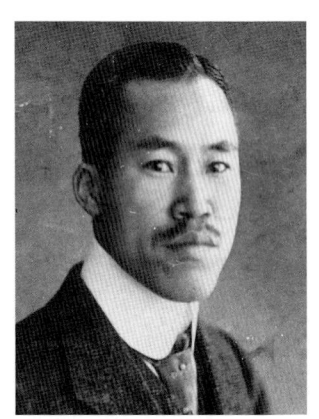

図1. 橋本病の発見者：橋本策(はかる)博士

2 概念の拡大

　慢性甲状腺炎(chronic thyroiditis)には自己免疫疾患としての橋本病と、Riedel甲状腺炎の2型があるが、後者は極めて稀であるため、慢性甲状腺炎は橋本病または自己免疫性甲状腺炎と同義語として用いられている。硬いびまん性甲状腺腫を有する例は古典的橋本病として取り扱われ、最近では血中の抗甲状腺マイクロゾーム抗体(または抗TPO抗体)が陽性で軽度〜中等度の甲状腺腫大(必ずしも硬くない)を有する例を、慢性甲状腺炎と一般的には呼ばれている[5]。抗体陽性だが甲状腺腫大を認めない病初期の例は、潜在性自己免疫性甲状腺炎(subclinical autoimmune thyroiditis)といわれ、広義の橋本病に含める場合もある。

3 出現頻度と病態生理

　本症は、しばしば家庭内発生がみられることから、なんらかの遺伝的素因を背景に発生するものと考えられている。好発年齢は20〜50歳で、男女比は1：10〜20と圧倒的に女

表 1. 橋本病における甲状腺機能

FT₄	FT₃	TSH	例数	%
→	→	→	77	54.2
→	→	↑	22	15.5
↓	→	↑	20	14.1
↓	↓	↑	16	11.3
↑	↑	↓	7	4.9
		計	142	100

→：正常、↑：高値、↓：低値

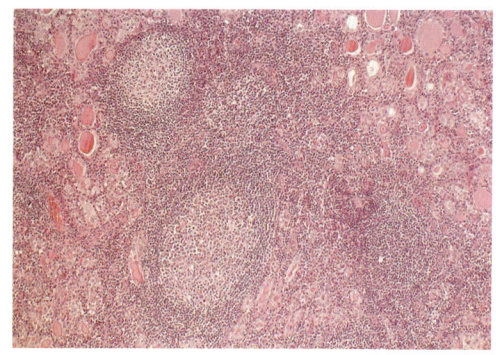

図 2. 橋本病の病理組織学的所見（HE 染色×100）

性に多い。成人女性の 200〜300 人に 1 人は存在するとされているが、軽症例を含めると成人女性の 30 人に 1 人の高頻度にみられる[5]。

本症は甲状腺における自己免疫によって発症する。しかしどのような機序で甲状腺自己免疫が発生するのか、種々の説はあるものの、ほかの自己免疫疾患同様よくわかっていない。

病初期では、血中抗甲状腺自己抗体を認めるのみで、ほかはなんら異常を認めないことが多い。病態が進行するとともに甲状腺腫大が発生する。甲状腺腫大をきたす原因は、リンパ球浸潤による局所の慢性炎症および TSH 上昇による代償性肥大によるものと考えられている[5]。病態の進行とともに、甲状腺の予備能は低下し、甲状腺機能低下症が発生する。自己免疫性細胞障害が強い場合は甲状腺は萎縮し、むしろ甲状腺腫大を認めなくなる[6]。甲状腺機能低下症が発生すると、全身の代謝が低下し、全身浮腫が発生し、心拡大や徐脈もみられる。生化学検査では、代謝低下のため、コレステロール、GOT、GPT、CK、LDH などが高値を示す。

橋本病が急速に増悪すると、甲状腺から甲状腺ホルモンが血中に漏出し、一過性の破壊性甲状腺中毒症を示す。このような例は無痛性甲状腺炎（painless thyroiditis または silent thyroiditis）といわれている[7]。この病態は一般出生後婦人の 20〜30 人に 1 人の割合で頻発し、出産後甲状腺炎（postpartum thyroiditis）といわれている[8]。表 1 に外来受診した橋本病患者の甲状腺機能状態を示した。約半数は血中遊離 T₄（FT₄）、遊離 T₃（FT₃）、TSH ともに正常であるが、病態の進行とともに TSH 上昇、FT₄ 低下、さらに FT₃ 低下が起こってくる。橋本病全体の約 5% では上述の破壊性甲状腺炎がみられる[9]。

古くは病理形態診断で本症が診断されていた。甲状腺における自己免疫異常により発生するもので病理組織学的に、①リンパ球の浸潤、②リンパ濾胞の形成、③上皮細胞の変性、④結合組織の増生、の特徴がある。軽症例では、散在性に少量のリンパ球浸潤を認めるだけのこともある[5]。典型的な橋本病の組織を図 2 に示した。

4 臨床症状

　甲状腺は左右対称にびまん性に腫脹し、錐体葉の腫大もしばしばみられる（図3）。軽症例や萎縮性に進行した例では明らかな甲状腺腫を触知しにくい。表面は平滑な場合や、凹凸不平の場合がある。硬度は病初期では比較的軟らかいが、罹病期間が長い場合は硬度を増す。頸部違和感、不快感などで甲状腺腫大を自覚することもあるが、他人に指摘されて初めて気づくことも多い。

　軽症の場合、甲状腺腫大が唯一の症状であることが多いが、病状が進行すると徐々に甲状腺機能低下症が発生してくる。慢性甲状腺炎患者の約10％に全身倦怠感、肩凝り、耐寒性の低下、体重増加、便秘などの明らかな甲状腺機能低下症状が出現する[10]。上述の如く本症が急性増悪を示す場合、甲状腺破壊が著明であると、一過性に甲状腺中毒症を示すことがある。

　本症より発生した萎縮性甲状腺機能低下症の約10％は阻害型の抗TSHレセプター抗体（TSH-binding inhibitory immunoglobulin；TBII）が原因である[11]。

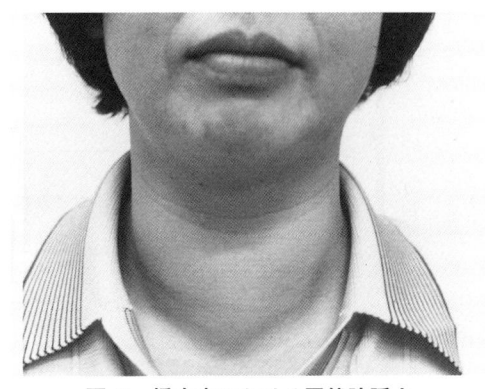

図3．橋本病における甲状腺腫大

5 診断と鑑別診断

1．診断ガイドライン

　表2に日本甲状腺学会による橋本病診断ガイドラインを示した[12]。診断の基本は血中抗甲状腺自己抗体陽性を確認することである。びまん性甲状腺腫大ではバセドウ病を除外することが必要である。穿刺吸引細胞診で多数のリンパ球を認めるが、線維化の進んだ例ではあまり細胞がとれないことも多い。画像診断では甲状腺超音波検査で初期には粗雑なエコー像、進行したものでは著明な内部エコーの低下が認められ、かなり参考となる。CT、MRIなどは、これらの検査をしなくても診断がつけられるので通常は行わない。また甲状腺シンチグラフィも腫瘍との鑑別を除きほとんど意味がない。甲状腺機能低下症があり、甲状腺腫大を認めなくても、抗甲状腺自己抗体が陽性であれば、広義の橋本病として取り扱う場合もある。

表 2. 慢性甲状腺炎(橋本病)の診断ガイドライン[*]

a) 臨床所見
 1. びまん性甲状腺腫大
  但しバセドウ病などほかの原因が認められないもの
b) 検査所見
 1. 抗甲状腺マイクロゾーム(または TPO)抗体陽性
 2. 抗サイログロブリン抗体陽性
 3. 細胞診でリンパ球浸潤を認める

1) 慢性甲状腺炎(橋本病)
 a)およびb)の1つ以上を有するもの
付記
 1. 他の原因が認められない原発性甲状腺機能低下症は慢性甲状腺炎(橋本病)の疑いとする。
 2. 甲状腺機能異常も甲状腺腫大も認めないが抗マイクロゾーム抗体およびまたは抗サイログロブリン抗体陽性の場合は慢性甲状腺炎(橋本病)の疑いとする。
 3. 自己抗体陽性の甲状腺腫瘍は慢性甲状腺炎(橋本病)の疑いと腫瘍の合併と考える。
 4. 甲状腺超音波検査で内部エコー低下や不均一を認めるものは慢性甲状腺炎(橋本病)の可能性が強い。

[*] 日本甲状腺学会診断ガイドライン作成ワーキンググループ

*単純性甲状腺腫や腺腫様甲状腺腫など

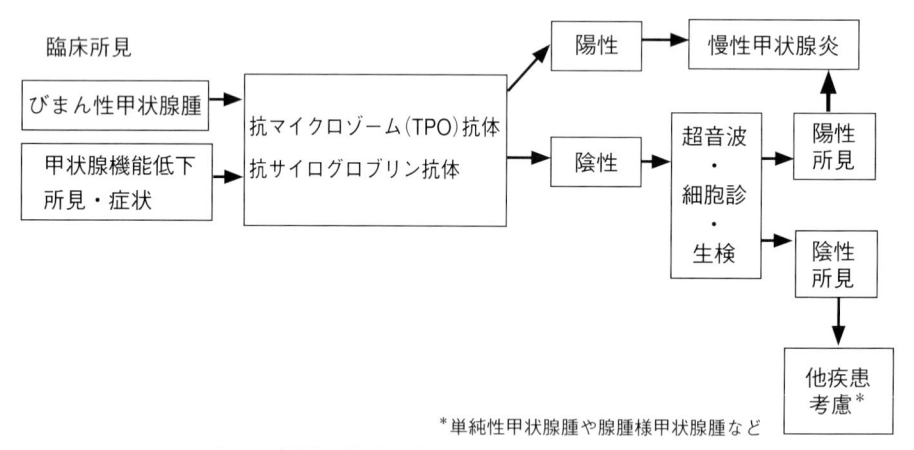

図 4. 慢性甲状腺炎(橋本病)診断フローチャート

2. 鑑別診断

　鑑別すべき疾患として、まず悪性甲状腺腫がある。この場合、孤立性結節性腫脹を示す触診から容易に区別される。橋本病の急性増悪例では稀に亜急性甲状腺炎や未分化癌との鑑別が必要となることがあるが、エコー像や細胞診で診断できることが多い。橋本病の経過中に比較的急速に進行性甲状腺腫大をきたす場合は、悪性リンパ腫の合併を考えなければならない。鑑別診断は細胞診などでも困難なことが多く、生検をせざるを得ない場合もある。単純性甲状腺腫大は抗マイクロゾーム抗体は陰性であり、それほど硬くないびまん性甲状腺腫大が認められる。抗甲状腺抗体陰性橋本病との鑑別は組織生検が決め手となる。

　本症における破壊性甲状腺中毒症(または無痛性甲状腺炎)は、甲状腺放射性ヨード摂取率が低く、抗 TSH レセプター抗体(TBII)もほとんど陰性であることから、バセドウ病と

鑑別される[7]。本症の診断フローチャートを図4に示した。

（網野信行、髙野　徹、日高　洋）

◆文献

1) Hashimoto H：Zur Kenntniss der lymphomatosen Veranderung der Schilddruse(Struma lymphomatosa). Arch Klin Chir 97：219-248, 1912.
2) Amino N, Hagan SR, Yamada N, et al：Measurement of circulating thyroid microsomal antibodies by the tanned red cell hemagglutination technique；Its usefulness in the diagnosis of autoimmune thyroid diseases. Clin Endocrinol 5：115-125, 1976.
3) Yoshida H, Amino N, Yagawa K, et al：Association of serum antithyroid antibodies with lymphocytic infiltration of the thyroid gland；Studies of seventy autopsied cases. J Clin Endocrinol Metab 46：859-862, 1978.
4) Amino N, Mori H, Iwatani Y, et al：High prevalence of transient post-partum thyrotoxicosis and hypothyroidism. New Engl Med 306：849-852, 1982.
5) Amino N, Hidaka Y：Chronic(Hashimoto's)Thyroiditis(Chapter 103). DeGroot LJ, Jameson JL (eds), Endocrinology, 5th ed, pp2055-2067, W. B. Saunders Company, Philadelphia,2006.
6) 日高　洋，網野信行：橋本病．日本臨床　領域別症候群シリーズ 31：98-100，2000.
7) 高野　徹，網野信行：無痛性甲状腺炎．日本臨床　領域別症候群シリーズ 31：105-107，2000.
8) Amino N, Tada H, Hidaka Y：Postpartum autoimmune thyroid syndrome；A model of aggravation of autoimmune disease. Thyroid 9：705-713, 1999.
9) 日高　洋，矢頃　綾，網野信行：橋本病．医薬ジャーナル 34：828-833，1998.
10) 多田尚人，網野信行：原発性甲状腺機能低下症．日本臨床　領域別症候群シリーズ 31：96-97，2000.
11) Tamaki H, Amino N, Kimura M, et al：Low prevalence of thyrotropin receptor antibody in primary hypothyroidism in Japan. J Clin Endocrinol Metab 71：1382-1386, 1990.
12) 網野信行，窪田純久：甲状腺疾患の診断ガイドライン．内科 100：801-806，2007.

6 甲状腺機能低下症の治療

■はじめに

　甲状腺機能低下症の治療に甲状腺組織を用いたのは Murray である。1881 年に甲状腺機能低下症の患者に羊甲状腺抽出物を皮下注射した。ホルモン欠乏に対する補充療法はここに始まる。甲状腺機能低下症の患者には甲状腺ホルモン補充療法を行う。甲状腺機能低下症患者は一生甲状腺ホルモンを服用する。しかし橋本病による甲状腺機能低下症患者の一部は甲状腺ホルモンの服用を中止できる。橋本病甲状腺機能低下症の一部は甲状腺機能低下症から回復する。これを可逆性甲状腺機能低下症という。

　甲状腺ホルモン補充療法を行うには甲状腺ホルモンの分泌・代謝を知ることが大切である。まず甲状腺ホルモンの分泌・代謝、次いで甲状腺機能低下症の治療、甲状腺機能低下症からの回復（可逆性甲状腺機能低下症）、潜在性甲状腺機能低下症をまとめる。橋本病による甲状腺機能低下症を中心に記す。

1 甲状腺ホルモンの分泌・代謝

　甲状腺は甲状腺ホルモン（T_4、T_3）を産生・分泌する（図1）。甲状腺は1日に T_4（thyroxine）80 μg、T_3（triiodothyronine）10 μg を血中に分泌する。T_4 の1日産生量はこの甲状腺から分泌される 80 μg であるが、T_3 の1日産生量は 40 μg である。この T_3 40 μg は甲状腺から分泌される T_3 10 μg と肝臓などの甲状腺外組織で T_4 から T_3 に変換された T_3 30 μg の合計である。甲状腺から直接分泌される T_3 は1日 10 μg で、T_3 1日産生量の 1/4 である。甲状腺には大量の甲状腺ホルモンがサイログロブリンに結合した状態で貯えられている。甲状腺には1ヵ月分の甲状腺ホルモンが貯えられている。また甲状腺外にある甲状腺ホルモンは T_4 800 μg、T_3 は 46 μg である。T_4 の血中半減期は7日と長い。T_3 の半減期は1日と短い。T_4 は T_3 に変換され、その作用を発揮する。T_3 は active hormone である。T_3 は速効性である。

　血中の甲状腺ホルモン濃度は一定に保たれている。甲状腺ホルモンの産生・分泌は下垂体からの TSH により調節されている。下垂体 TSH 分泌は視床下部の TRH により調節される。血中甲状腺ホルモンは視床下部、下垂体に feedback をかけ、下垂体 TSH 分泌を調整する。血中甲状腺ホルモン濃度は正常に維持されている。

2 甲状腺機能低下症の治療

　甲状腺ホルモンを投与する。補充療法である。原因療法ではない。甲状腺ホルモン投与

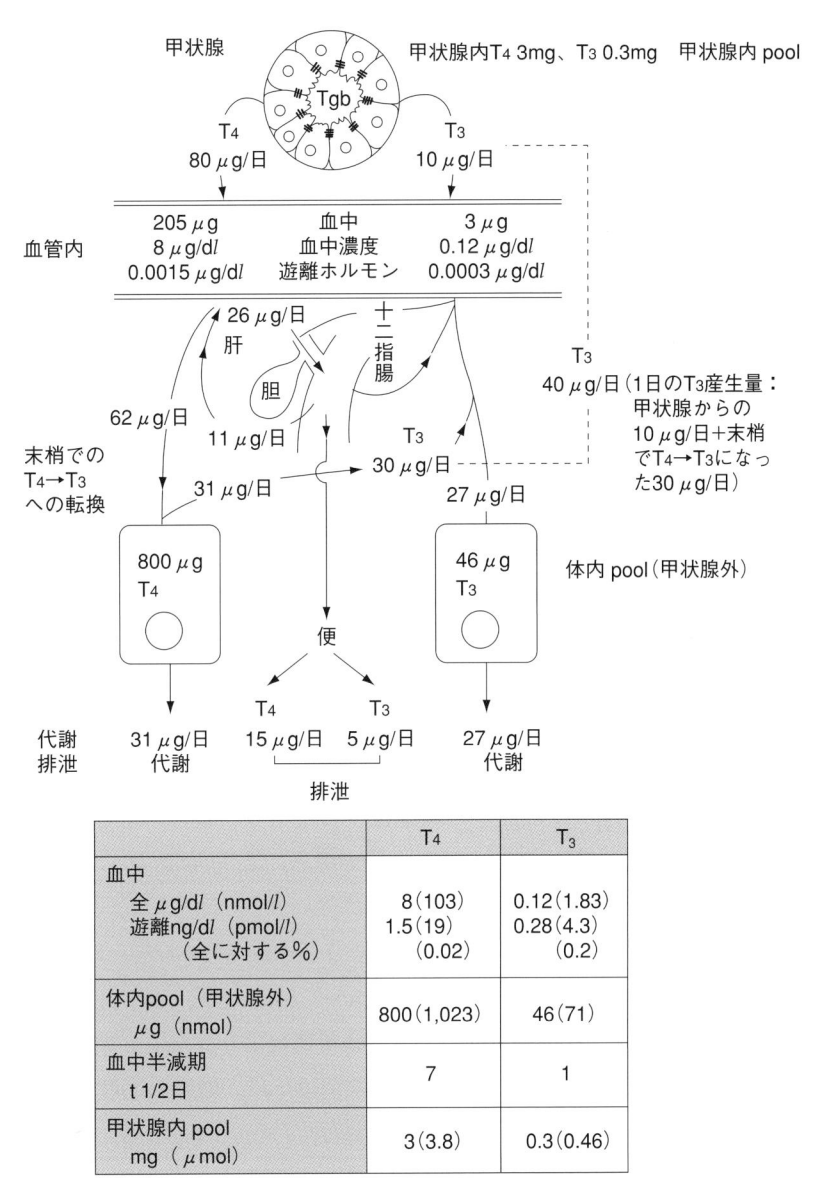

図 1. 甲状腺ホルモン分泌・代謝・排泄

	T₄	T₃
血中 　全 μg/dl（nmol/l） 　遊離 ng/dl（pmol/l） 　　（全に対する％）	8(103) 1.5(19) (0.02)	0.12(1.83) 0.28(4.3) (0.2)
体内 pool（甲状腺外） 　μg（nmol）	800(1,023)	46(71)
血中半減期 　t 1/2 日	7	1
甲状腺内 pool 　mg（μmol）	3(3.8)	0.3(0.46)

T₄ (thyroxine) μg/dl×12.87＝nmol/l
T₃ (triiodothyronine) μg/dl×15.83＝nmol/l

で血中甲状腺ホルモン濃度を正常に保つ。

　T₄で補充する。甲状腺からの甲状腺ホルモンの分泌からみると、T₄とT₃を8：1で持続投与するのが理想である。しかし、T₄経口投与で十分である。甲状腺ホルモン製剤には、乾燥甲状腺末(チラーヂン®、チレオイド®)、合成T₃製剤(チロナミン®、サイロニン®、1錠＝5、25 μg)と合成T₄製剤(チラーヂンS®、1錠＝25、50、100 μg)の3種がある。甲状腺ホルモンの作用は主としてT₃による。乾燥甲状腺末は有機ヨードの含量が0.30〜0.35％になっているが、T₃、T₄含量は一定しない。T₃は血中半減期が約1日と短い。そ

表 1. 甲状腺ホルモン合成・分泌、代謝に影響を及ぼし、甲状腺機能低下症の原因になる薬剤

1. 甲状腺ホルモン合成・分泌を抑制する
   ヨード[イソジン咳嗽薬、ヨード剤、ヨード造影剤、ヨード含有薬、アミオダロン(アンカロン)]、炭酸リチウム(リーマス)、IFNα、β、γ、IL-2、エチオナミド、糖質コルチコイド、抗甲状腺薬、経腸栄養剤(ある種の経腸栄養剤ではヨード不足になる)
2. 甲状腺ホルモン代謝を促進する
   リファンピシン(リマクタン)、カルバマゼピン(テグレトール)、フェニトイン(アレビアチン)
3. TSH 合成・分泌阻害
   塩酸ドパミン(イノバン)、塩酸ドブタミン(ドブトレックス)、糖質コルチコイド
4. 甲状腺ホルモン吸収阻害
   コレスチラミン(クエストラン)、コレスチミド(コレバイン)、水酸化アルミニウムゲル(アルミゲル)、ポリスチレンスルホン酸ナトリュウム(ケイキサレート)、沈降炭酸カルシウム(カルタン)、グルコン酸カルシウム(カルチコール)、硫酸鉄、大豆
5. T_4 から T_3(active hormone)への変換を抑制する
   アミオダロン(アンカロン)、糖質コルチコイド、β遮断薬、プロピルサイオウラシル(PTU、チウラジール)
6. その他
   性腺刺激ホルモン放出ホルモン誘導体[酢酸ブセレリン(スプレキュア)、酢酸ナファレリン(ナサニール)、酢酸リュープロレリン(リュープリン)、酢酸ゴセレリン(ゾラデックス)]、メシル酸イマニチブ(グリベック)、経腸栄養剤

エストロゲン・プロゲステロン製剤は TBG(thyroxine binding globulin)を増加する。アンドロゲン製剤・糖質コルチコイドは TBG を減少する。甲状腺ホルモンと併用すると作用が増強するものに、ワーファリン、カテコールアミンがあり、作用が減弱するものにインスリン、経口糖尿病薬、ジギタリスがある。
( )内は商品名

のため T_3 製剤で血中 T_3 濃度を安定させるのは難しい。一方、T_4 製剤は投与後に末梢組織で T_3 に変換される。血中 T_3、T_4 濃度は T_4 製剤投与のみで正常化できる。補充療法には T_4 を用いる。T_4 は血中半減期は7日であり、長い。生理的にも血中 T_3 の 3/4 は末梢組織で T_4 から T_3 に変換されたものである。T_4 で治療する。T_3 は粘液水腫性昏睡に使用する。T_3 は作用発現が早い。

T_4 で治療する。合成 T_4 製剤にはチラーヂン S® がある。1錠は 25μg、50μg と 100μg の3種類がある。維持量としては 1.5〜2.5μg/体重1kg/日(75〜200μg/日)の T_4 を投与する。実際の T_4 投与の方法は、患者の状態により異なる。甲状腺機能低下症の重症度、病期、年齢、心電図変化の有無により初期投与量、増量の速度を変える。若い患者では最初から維持量を投与する。高齢者、冠動脈性心疾患のある例、高度の甲状腺機能低下症が長期に続いた例では、少量から始め、徐々に増量し、維持量にもっていく。狭心症、心筋梗塞に注意する。T_4(チラーヂン S®)12.5μg/日から始め、2週ごとに 12.5〜25μg/日ずつに増量する。75μg/日になったらそのまま観察し、TSH の正常化を2〜3ヵ月待つ。そして維持量を決める。維持量としては 1.5〜2.5μg/kg/日(75〜200μg/日)の T_4 を投与する。しかし適正維持量の決定は、症状の改善、血中 T_3、T_4、TSH 値の正常化、心臓の動きを指標にする。

甲状腺ホルモン投与で注意すべきことは2つある。①甲状腺ホルモン投与は狭心症、心筋梗塞を誘発する。②下垂体性甲状腺機能低下症あるいは、Schmidt 症候群で副腎皮質機能が低下している患者に甲状腺ホルモンを投与すると、副腎不全を引き起こす。副腎不全を起こしそうな患者では、T_4 投与前に、副腎皮質ホルモンを1〜2週間投与し、その後に T_4 を投与する。

補充量の調節は、症状、血中 T_3、T_4、TSH 値、心臓の動きを指標に 3 ヵ月に一度行う。下痢が続くときは、T_4 補充量を増量する。妊娠時には T_4 補充量を 1.5 倍にする。甲状腺ホルモン合成・分泌、代謝に影響を与える薬剤がある(**表 1**)。

3 どのような患者を治療するか

甲状腺機能低下症の患者には甲状腺ホルモンを投与する。甲状腺機能低下症の患者は一生甲状腺ホルモンを服用するものと考えられていた。しかし橋本病甲状腺機能低下症の中には T_4 服用を中止できる例がある。

甲状腺機能低下症には甲状腺性(原発性)甲状腺機能低下症、視床下部性・下垂体性(二次性)甲状腺機能低下症、そして甲状腺ホルモン不応症の 3 つがある。甲状腺機能低下症のほとんどは甲状腺性である。甲状腺性の多くは橋本病である。血中甲状腺ホルモンと TSH との間には negative feedback があり、甲状腺性甲状腺機能低下症では TSH が増加する。

甲状腺機能低下症は、甲状腺ホルモン欠乏である。症状は多岐にわたる。疑ったら甲状腺機能検査をする。診断は甲状腺機能検査による。血中甲状腺ホルモン(T_3、T_4、遊離 T_3、遊離 T_4)は低値を示す。甲状腺性の甲状腺機能低下症では、TSH が高値になる。臨床症状のない例でも TSH は高値になる。TSH 高値は早期診断に役立つ。T_3、T_4 が正常範囲内でも TSH 高値例がある。これを潜在性(軽症)甲状腺機能低下症という。TSH 10 μU/ml 以上では T_4 を投与する。

甲状腺機能低下症には甲状腺ホルモンを投与する。生涯甲状腺ホルモンを服用する例が多い。大部分は甲状腺ホルモン服用を中止できない甲状腺機能低下症、永続性(非可逆性)甲状腺機能低下症である(**表 2-3**)。しかし中には甲状腺ホルモン服用を中止できる患者がいる(**表 2-2**)。甲状腺機能低下症から回復する症例がある。これを可逆性甲状腺機能低下症という。また甲状腺ホルモンを投与せずに様子をみていればよい甲状腺機能低下症もある(**表 2-1**)。これは一過性甲状腺機能低下症である。一過性甲状腺機能低下症(**表 2-1**)でよく知られているのは、無痛性甲状腺炎である。無痛性甲状腺炎は自己免疫性甲状腺炎(橋本病)である。甲状腺組織破壊を生じ、一過性の甲状腺中毒症になり、次いで甲状腺機能低下症になる。無痛性甲状腺に似たものに亜急性甲状腺炎がある。亜急性甲状腺炎では最初に甲状腺が破壊され、一過性の甲状腺中毒症になり、次いで甲状腺機能低下症になる。亜急性甲状腺炎は甲状腺のウイルス感染である。ウイルス感染で甲状腺が破壊される。甲状腺の破壊が起こることから、無痛性甲状腺炎と亜急性甲状腺炎を破壊性甲状腺炎という。

橋本病(広義)は自己免疫性慢性甲状腺炎と同義である。橋本は巨大な甲状腺腫のある患者 4 例の甲状腺を分析した。現在では自己免疫性慢性甲状腺炎には甲状腺腫のあるものと、甲状腺腫のないものがあることがわかっている[1]。前者甲状腺腫のあるものを、橋本病(狭義)[autoimmune goitrous (Hashimoto's) thyroiditis] といい、後者甲状腺腫のないも

表 2. 橋本病（自己免疫性慢性甲状腺炎）での一過性、可逆性、永続性甲状腺機能低下症
　　―甲状腺ホルモン投与からみた甲状腺機能低下症―

1. 甲状腺ホルモンを投与せずに様子をみていればよい甲状腺機能低下症：一過性甲状腺機能低下症
   ①無痛性甲状腺炎
   ②産後一過性甲状腺機能低下症
   ③クッシング術後一過性甲状腺機能低下症
   ④過剰ヨードによる一過性甲状腺機能低下症
   　ヨード制限により甲状腺機能低下症から回復する。
2. 甲状腺ホルモンを長期間服用した後、服用中止できる甲状腺機能低下症：甲状腺機能低下症から回復（可逆性甲状腺機能低下症）
   ①TSH レセプター抗体 TRAb・ブロッキング抗体 TSBAb に関連した自己免疫性甲状腺炎
   　a）ブロッキング抗体 TSBAb 消失に伴う甲状腺機能低下症からの回復（可逆性甲状腺機能低下症）
   　b）母親から児へのブロッキング抗体 TSBAb 移行による新生児一過性甲状腺機能低下症
   　c）ブロッキング抗体 TSBAb（甲状腺機能低下症）と刺激抗体 TSAb（バセドウ病）とが関連したもの
   ②過剰ヨード投与・摂取による可逆性甲状腺機能低下症；ヨード造影剤などで過剰ヨード投与をすると甲状腺機能低下症になる。甲状腺機能低下症のときは一時的に甲状腺ホルモンを投与する。抗不整脈薬 amiodarone は大量のヨードを含んでいる。ヨード制限により甲状腺機能低下症から回復する。
   ③薬剤による甲状腺機能低下症（表1）
   ④原因不明の甲状腺機能低下症からの回復（可逆性甲状腺機能低下症）
3. 甲状腺ホルモンを一生服用する甲状腺機能低下症：永続性甲状腺機能低下症
   　1、2以外のもの。大部分（80％）の甲状腺機能低下症

1、2の区別は便宜上のもので、必要に応じて T_4 を投与・中止する。
TRAb：TSH receptor antibody
TSBAb：TSH-stimulation blocking antibody
TSAb：thyroid stimulating antibody

のを、萎縮性甲状腺炎（autoimmune atrophic thyroiditis）という。この萎縮性甲状腺炎ではブロッキング抗体 TSBAb（TSH-stimulation blocking antibody）が陽性になる[2]。

　成人の甲状腺機能低下症の原因の大部分は自己免疫による慢性甲状腺炎、すなわち橋本病（広義）である。橋本病で甲状腺機能低下症になるのは、甲状腺組織がリンパ球の浸潤を受け、線維化し、甲状腺濾胞細胞が壊れるためである。その甲状腺機能低下症は永続するものと考えられてきた。しかし、橋本病による甲状腺機能低下症の中には甲状腺ホルモンの服用を中止できる例がある。表2に橋本病での甲状腺機能低下症についてまとめた。1、2の区別をしたが、絶対的なものではない。1に属するものでも重症であれば、甲状腺ホルモンを投与する。1、2以外のものは3．甲状腺ホルモンを一生服用する甲状腺機能低下症、永続性甲状腺機能低下症である。甲状腺機能は変動する。経過を観察することが大切である。

1. 甲状腺ホルモンを投与せずに様子をみていればよい甲状腺機能低下症：一過性甲状腺機能低下症（表2-1）

❶無痛性甲状腺炎

　自己免疫性甲状腺炎で一過性の甲状腺組織破壊を生じ、一過性甲状腺機能低下症になる。②産後一過性甲状腺機能低下症と③クッシング術後一過性甲状腺機能低下症はこの特殊型。

❷産後一過性甲状腺機能低下症

　産後甲状腺機能異常症の中でも一過性甲状腺機能低下症は頻度が多い。妊娠により一時的にステロイド過剰になり、分娩によりステロイド過剰から解放され、免疫異常が起こる。産後甲状腺機能異常症の発症機序をクッシング術後甲状腺機能異常症[3]は説明する。基礎に橋本病がある。

❸クッシング術後一過性甲状腺機能低下症[3]

　クッシング術後に一過性の甲状腺機能低下症、甲状腺機能亢進症になるもの、永続性の甲状腺機能低下症になるものがある。クッシングでステロイド過剰になり、免疫反応が抑制され、そして手術によりステロイド過剰から解放されると、免疫異常が起こる。

　クッシング術後甲状腺機能異常症には術後甲状腺機能亢進症になるもの、甲状腺機能低下症になるもの、破壊性甲状腺炎で甲状腺機能亢進症、次いで甲状腺機能低下になるものなどがある。

❹過剰ヨード摂取による一過性可逆性甲状腺機能低下症

　過剰ヨード摂取によるものはヨード制限で甲状腺機能低下症から回復する。

2. 甲状腺ホルモンを長期間服用した後、服用中止できる甲状腺機能低下症：甲状腺機能低下症から回復（可逆性甲状腺機能低下症）（表 2-2）

❶TSH レセプター抗体 TRAb・ブロッキング抗体 TSBAb に関連した自己免疫性甲状腺炎

　a）ブロッキング抗体 TSBAb(TSH-stimulation blocking Ab)消失に伴う甲状腺機能低下症からの回復（可逆性甲状腺機能低下症）：萎縮性甲状腺炎ではブロッキング抗体 TSBAb が陽性になるものがある。甲状腺機能低下症の原因はブロッキング抗体による。ブロッキング抗体は甲状腺機能を抑制する。ブロッキング抗体の消失に伴い甲状腺機能低下症から回復する[2]。ブロッキング抗体 TSBAb 消失に伴い甲状腺機能低下症から回復した。これを「ブロッキング抗体消失に伴う甲状腺機能低下症からの回復（可逆性甲状腺機能低下症）」という。

　b）母親から児へのブロッキング抗体 TSBAb 移行による新生児一過性甲状腺機能低下症：ブロッキング抗体 TSBAb 強陽性母親から生まれた新生児では一過性甲状腺機能低下症がみられることがある[4]。これはブロッキング抗体が母親から児に移行したためである。

　c）ブロッキング抗体 TSBAb（甲状腺機能低下症）と刺激抗体 TSAb（バセドウ病）とが関連したもの：甲状腺ブロッキング抗体 TSBAb が消失し、甲状腺刺激抗体 TSAb(thyroid stimulating Ab)が出てくるものがある[5]。甲状腺機能低下症から亢進症（バセドウ病）になる。甲状腺ブロッキング抗体 TSBAb があり、甲状腺機能低下症になっている患者血中に甲状腺刺激抗体 TSAb が現れ、機能亢進あるいは機能正常ということもある。また TSBAb と TSAb が同時にある例もある（図2）[5]。TSBAb、TSAb は共に TRAb で

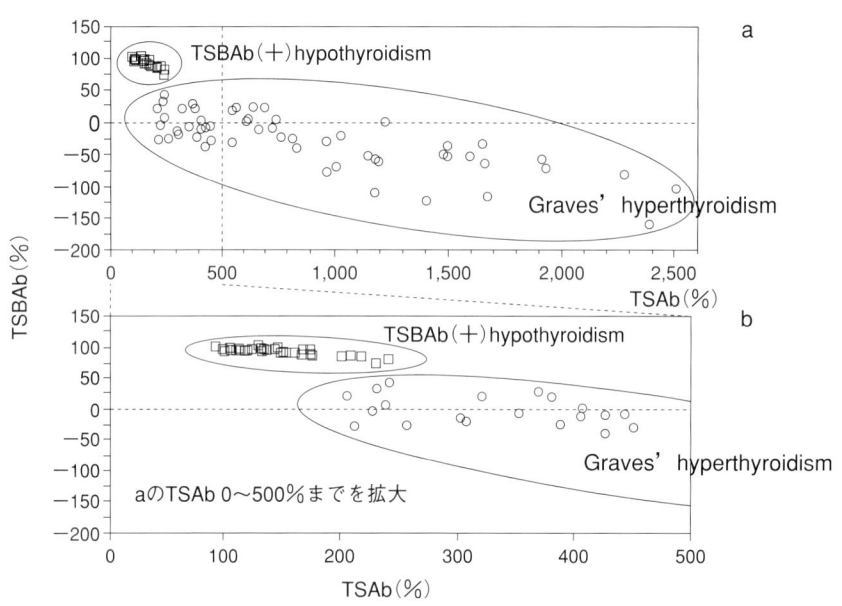

図 2. バセドウ病(Graves')甲状腺機能亢進症(hyperthyroidism)(○、55 例)とブロッキング抗体陽性(TSBAb＋)甲状腺機能低下症(hypothyroidism)(□、43 例)での刺激抗体 TSAb とブロッキング抗体 TSBAb

TSAb はバセドウ病の、TSBAb は甲状腺機能低下症の原因である。しかし、TSAb＋バセドウ病の中には TSBAb が陽性になる例がある。TSBAb＋甲状腺機能低下症の中には TSAb が陽性になる例がある。
TSAb：thyroid stimulating antibody 刺激抗体
TSBAb：TSH-stimulation blocking antibody ブロッキング抗体
TSAb、TSBAb はともに TRAb(TSH receptor antibody)である。
b：a の TSAb 0〜500％を拡大。
全例で TBII(TSH binding inhibitory IgG)陽性。TBII は TSAb と TSBAb を区別しない。
(Takasu N, et al：TSBAb and TSAb in TSBAb-positive patients with hypothyroidism and Graves' patients with hyperthyroidism. Horm Metab Res 33(4)：232, 2001 による)

ある。TRAb[TSH receptor antibody(Ab)]は TBII(TSH binding inhibitory IgG)として測定する。TBII は TSBAb と TSAb を区別しない。

❷過剰ヨード投与・摂取による可逆性甲状腺機能低下症

ヨード造影剤などによる過剰ヨード投与による甲状腺機能低下症では一時的に甲状腺ホルモンを投与する。過剰ヨード摂取によるものではヨード制限で甲状腺機能低下症から回復する。抗不整脈薬アミオダロン amiodarone(アンカロン®)はヨードを大量に含んでいる。Amiodarone 1 錠 100 mg 中に 37.3 mg のヨードを含む。Amiodarone は甲状腺機能低下症を引き起こす。不整脈の治療を優先する。甲状腺機能低下症には T_4(チラーヂン S®)を投与する。

❸薬剤による甲状腺機能低下症

薬剤が甲状腺機能に影響する(表1)。甲状腺機能を抑制したり、甲状腺ホルモンの代謝、排泄を促進する薬剤がある。甲状腺機能正常橋本病患者に抗結核薬 rifampicin(リマクタン®)を投与すると甲状腺機能低下症になることがある。これは rifampicin により肝臓での甲状腺ホルモン代謝が促進されるためである。結核の治療を優先する。甲状腺機能低下

症にはT₄を投与する。甲状腺機能に影響を与える薬剤は多い。

❹原因不明の甲状腺機能低下症からの回復(可逆性甲状腺機能低下症)

橋本病甲状腺機能低下症の中には甲状腺ホルモン投与を中止することができる患者がいる[6]。甲状腺機能低下症から回復する機構がわからないものがある。表2の2-④原因不明には新しい型の可逆性甲状腺機能低下症が含まれている。橋本病はときに自然に軽快する。原因不明の甲状腺機能低下症からの回復(可逆性甲状腺機能低下症)にはこういったものが含まれる。橋本病の自然経過をみている。

甲状腺ホルモン服用中の橋本病甲状腺機能低下症患者の5人に1人は甲状腺ホルモン投与を中止することができる[6]。5人に1人は甲状腺ホルモンを不必要に投与されている。甲状腺ホルモン投与は狭心症、心筋梗塞、時には骨粗鬆症を引き起こす。

4 甲状腺ホルモン投与の中止

甲状腺機能低下症から回復する例がある[6]。T₄服用中の患者でT₄投与中止ができるかどうかをみるには次のようにする。1日のT₄投与量を50μg(チラーヂンS® 1錠)に減量し、1ヵ月観察し、TSHが5μU/ml未満のときはT₄投与を中止する。TSH 5μU/ml以上ではT₄補充量をもとに戻す。

5 軽症あるいは潜在性甲状腺機能低下症

T₃、T₄が正常範囲内でもTSHが高値になる例がある。これを潜在性甲状腺機能低下症(subclinical hypothyroidism)という[7]。潜在性甲状腺機能低下症は軽症甲状腺機能低下症である。TSHの基準値は0.4〜4μU/mlである。TSH 10μU/ml以上でT₄を投与する。TSH 4〜10μU/mlでは経過を観察する。またTSH 4〜10μU/mlが半年以上続く例ではT₄を投与する。Huberら[8]は「TSHが12μU/ml以上で、20μU/ml未満の患者は10年以内に80%が甲状腺機能低下症になる」と報告した。潜在性には将来機能低下症になるもの、潜在性のままであるもの、甲状腺機能が回復し正常になるものがある。経過を観察する。

また甲状腺機能が低下したり、正常になったりする例がある。これをくすぶり(smoldering)型甲状腺機能低下症という。橋本病にはこういった甲状腺機能低下症がある[9]。

■おわりに

橋本病患者では甲状腺機能低下症から回復する症例がある[9]。橋本病患者は定期的に甲状腺機能を検査する。甲状腺機能低下症から回復した患者も再び甲状腺機能低下症になることがある。橋本病患者は定期的に甲状腺機能を検査する。経過を観察する。

(髙須信行)

◆文献

1) Takasu N, et al：Evidence for thyrotropin (TSH)-blocking activity in goitrous Hashimoto's thyroiditis with assays measuring inhibition of TSH receptor binding and TSH-stimulated thyroid adenosine 3',5'-monophosphate responses/cell growth by immunoglobulins. J Clin Endocrinol Metab 64(2)：239-245, 1987.
2) Takasu N, et al：Disappearance of thyrotropin-blocking antibodies and spontaneous recovery from hypothyroidism in autoimmune thyroiditis. N Engl J Med 326(8)：513-518, 1992.
3) Takasu N, et al：Exacerbation of autoimmune thyroid dysfunction after unilateral adrenalectomy in patients with Cushing's syndrome due to an adrenocortical adenoma. N Engl J Med 322(24)：1708-1712, 1990.
4) Takasu N, et al：Transient neonatal hypothyroidism due to maternal immunoglobulins that inhibit thyrotropin-binding and post-receptor processes. J Clin Endocrinol Metab 59(1)：142-146, 1984.
5) Takasu N, et al：TSBAb (TSH-stimulation blocking antibody) and TSAb (thyroid stimulating antibody) in TSBAb-positive patients with hypothyroidism and Graves'patients with hyperthyroidism. Horm Metab Res 33(4)：232-237, 2001.
6) Takasu N, et al：Test for recovery from hypothyroidism during thyroxine therapy in Hashimoto's thyroiditis. Lancet 336(8723)：1084-1086, 1990.
7) Cooper DS：Clinical practice；Subclinical hypothyroidism. N Engl J Med 345(4)：260-265, 2001.
8) Huber G, et al：Prospective study of the spontaneous course of subclinical hypothyroidism；prognostic value of thyrotropin, thyroid reserve, and thyroid antibodies. J Clin Endocrinol Metab 87(7)：3221-3226, 2002.
9) Takasu N, et al：Hashimoto's thyroiditis；TGAb, TPOAb, TRAb and recovery from hypothyroidism. Expert Review of Clinical Immunology 4(2)：221-237, 2008.

7 無痛性甲状腺炎の診断と治療

■はじめに

　無痛性甲状腺炎（painless thyroiditis、また silent thyroiditis とも呼ばれる）は一過性の甲状腺機能異常を呈する病態であるが、経時的に甲状腺中毒症、甲状腺機能低下症、正常甲状腺機能と移っていくので、臨床の現場では本症はいずれの phase でも遭遇する。どの phase においてもほかのさまざまな原因による甲状腺機能異常と鑑別し、的確に対処することが求められる。本症はほかの甲状腺機能異常症とは異なり、疑わない限り的確な診断を付けることはできないという特徴をもつといえる。本症は一過性で良性の疾患であるが、積極的に疑い鑑別を慎重に行っていかないと、容易にほかの疾患と間違え不必要な治療を行ってしまうという誤りを招きがちな疾患なのである。

1　無痛性甲状腺炎の経過（重要項目）

　無痛性甲状腺炎は甲状腺中毒症をもって発症する。甲状腺濾胞が障害、破壊され、甲状腺濾胞腔内の内容物が血中内に漏出し、その結果、血中甲状腺ホルモンが高値となる（甲状腺中毒症）。

　・重要事項・　バセドウ病やプランマー病などでの甲状腺ホルモン合成および分泌の亢進とはまったく異なる機序である。

表 1．無痛性甲状腺炎の診断ガイドライン

　a）臨床所見
　　1．甲状腺痛を伴わない甲状腺中毒症
　　2．甲状腺中毒症の自然改善（通常3ヵ月以内）
　b）検査所見
　　1．遊離 T_4 高値
　　2．TSH 低値（0.1 μU/ml 以下）
　　3．抗 TSH 受容体抗体陰性
　　4．放射性ヨード（またはテクネシウム）甲状腺摂取率低値
　1）無痛性甲状腺炎
　　　a）および b）のすべてを有するもの
　2　無痛性甲状腺炎の疑い
　　　a）のすべてと b）の 1～3 を有するもの
除外規定
甲状腺ホルモンの過剰摂取例を除く。
付記
　1．慢性甲状腺炎（橋本病）や寛解バセドウ病の経過中発症するものである。
　2．出産後数ヵ月でしばしば発症する。
　3．甲状腺中毒症状は軽度の場合が多い。
　4．病初期の甲状腺中毒症が見逃され、その後一過性の甲状腺機能低下症で気づかれることがある。
　5．抗 TSH 受容体抗体陽性例が稀にある。

（日本甲状腺学会第7次案　平成16年1月20日作成）

このような甲状腺破壊によって甲状腺中毒症を呈する疾患を破壊性甲状腺炎という。無痛性という名は、同じく破壊性甲状腺炎である亜急性甲状腺炎が有痛性であることに対比して付けられた名である[1]。本症は甲状腺中毒症の中ではバセドウ病に次いで多く、5～10％を占める。

　甲状腺濾胞の破壊により甲状腺中毒症となるが、甲状腺内の甲状腺ホルモン貯蔵量には限りがあるので、枯渇すると甲状腺濾胞からの漏出は止まり、高かった血中甲状腺ホルモン濃度は一般に1～3ヵ月で自然に低下してくる。甲状腺ホルモンのリザーブが枯渇し、かつ甲状腺濾胞が破壊された状態では、身体が必要とするホルモン量も提供できなくなり、血中甲状腺ホルモン濃度は正常以下となる(甲状腺機能低下症)。身体の代謝状態はhypo-metabolicとなる。しかし幸いにして本症では、甲状腺濾胞の破壊、障害は一時的であり、数ヵ月で甲状腺濾胞の機能は回復に転じ、血中甲状腺ホルモンは次第に上昇、強い甲状腺機能低下症を経過する例でも正常域に回復することを原則とする(回復期から寛解期へ)。

　血中甲状腺ホルモン値は異常高値、自然に正常化、低値、次第に回復、正常域に戻るといった経過をたどるのであるが、TSHはこれとreciprocal(逆数的な)な動きを示す。但し、血中甲状腺ホルモンの動きに多少遅れて動く。血中サイログロブリンは甲状腺機能中毒症期には甲状腺濾胞破壊を反映し上昇、リザーブの枯渇とともに低下、そして甲状腺機能低下症期にTSH刺激によって上昇するという、二峰性の動きをみせる。放射性ヨード摂取率は甲状腺機能中毒症期には甲状腺濾胞の障害、破壊とTSHの抑制を反映し著しく低値、甲状腺機能低下症期の中頃にかけては血中TSH上昇を反映し異常に高値となり、TSHの正常化とともに正常値に復するという経過を取る。図1に無痛性甲状腺炎の経過を模式的に示す。サイログロブリンについては原則として今述べたように二峰性を呈する

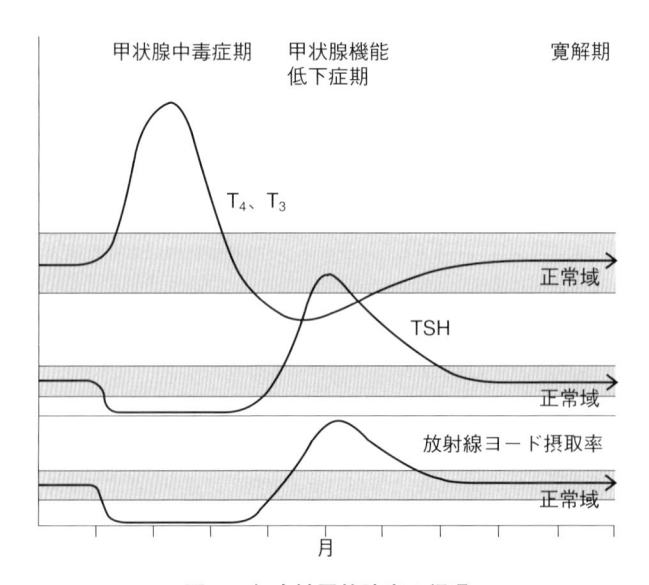

図 1. 無痛性甲状腺炎の経過
血中甲状腺ホルモン値、TSH値、甲状腺[123]I摂取率の経過

が、抗サイログロブリン抗体が陽性であることが多い本症においてはサイログロブリンの測定にアッセイ上の問題があり、そのためか実際の症例での市販サイログロブリンキットで測定した値は必ずしも前述のようにはならない場合も多い。

2 本症の成因、基礎疾患、誘発原因

　無痛性甲状腺炎は橋本病を基礎に生じると考えられている[2]。バセドウ病の既往の患者にもしばしばみられる[2]-[4]。基礎疾患が橋本病であるとする根拠としては、これらの疾患の既往以外に、多くの患者で抗甲状腺抗体が陽性であること、本症が軽快後も軽度ながらもびまん性甲状腺腫、抗甲状腺抗体陽性が持続すること、急性期に行った生検で甲状腺濾胞の破壊像とともにリンパ球浸潤がみられ、リンパ球性甲状腺炎の一亜型と考えられることなどである。抗TPO抗体、高感度の抗TG抗体の測定系においても陰性となる症例が10％以上にあるので、本症のような臨床経過を呈する疾患が例外なく自己免疫性であるとは断定はできないものの、抗甲状腺抗体が陰性例でも長期観察すると陽性化する例もあるので、圧倒的大部分が自己免疫性機序を基礎に成り立つ疾患であると考えられる。

　しかし、いかなる機序で甲状腺濾胞の破壊のスイッチが入り、いかなる機序で消退していくのかは現在のところまったくわかっていない。血中の抗甲状腺抗体はエピソードに伴い多少変動するが、原因というよりも甲状腺機能変動による二次的現象と考えられる。現在のところ本症に特異的な血液中の検査マーカーは残念ながらない。

　本症の男女差は1：7程度で、好発年齢は20〜30歳代と中年40〜50歳代の二峰性を呈する傾向がある。前の山は妊娠分娩による影響であり、後の山は顕性の橋本病の患者の年齢分布と一致する。本症は分娩後に誘発される傾向が強く、全体の症例の2割程度が、妊娠分娩によるpostpartum thyroid disorder[5]と呼ばれる出産後甲状腺機能異常症候群の一病型である[4]。そのほかにはCushing症候群の術後や薬理量のステロイド使用の漸減、中止、インターフェロン使用などにより誘発されることが知られている。

3 甲状腺中毒症期の特徴、診断

　・重要事項・　本症で受診する患者は、この時期の訴えをもって来院する場合が多い。甲状腺疾患であると見抜くこと、そして症状や理学所見が似通っているバセドウ病との鑑別が求められる（表2）。

1．症　状

　本症での甲状腺中毒症期の主訴は、甲状腺ホルモンの上昇によるものが大部分である。動悸、息切れ、頻脈、体重減少、疲れやすい、汗が多くなった、急に便が緩く回数が多くなった、などの症状である。男性ではバセドウ病と同様に周期性四肢麻痺も生じうる。ま

表 2. 無痛性甲状腺炎の甲状腺中毒症期のバセドウ病との鑑別

	無痛性甲状腺炎 （中毒症期）	バセドウ病
発症年齢	思春期から高齢まで	思春期から高齢まで
性差	1：7	1：3〜5
分娩との関係	誘発されやすい （分娩後1〜4ヵ月頃）	誘発されやすい （分娩後3〜7ヵ月頃）
甲状腺腫大の大きさ	多くは小さめ	小から巨大*まで
甲状腺腫の硬さ	軟〜硬　さまざま	軟〜硬　さまざま
甲状腺腫の聴診	所見なし	時に血管雑音*
中毒症症状の期間	1〜3ヵ月と短	短から長期*まで
バセドウ病眼症	原則としてなし	しばしば存在*
FT_4	高値（軽度が多い）	高値（軽度〜著高*）
FT_3	高値（軽度が多い）	高値（軽度〜著高*）
FT_3/FT_4比	低め	さまざま
TSH	測定感度以下	測定感度以下
抗TPO、TG抗体	80％で陽性	80％で陽性
TSH受容体抗体	数〜10％の患者で弱陽性	〜99％の患者で陽性*
超音波所見	血流減少*、慢性甲状腺炎	血流豊富*など
^{123}I摂取率	著しく低値*	高値*

*あればその疾患と確定してよい（但し一部の例外あり）

た本症ではこれらの中毒症が急に生ずるのでその体調の変化から強い不安感を呈する患者も目立つ。一般にバセドウ病と違い本症ではこれらの症状の罹病期間が短いことを原則とする。甲状腺中毒症の程度は統計的には比較的軽いものが多いが、極期には典型的バセドウ病と同じ程度の中毒症状を呈する場合もある。患者は必ずしも極期に来院するわけではなくむしろ極期よりもやや遅れて来院することが多い。したがって、よく聞き出すと、「1ヵ月前には動悸が激しかったのですが、その後少し楽になりました」といった訴え方をする場合も多い。このように自然に軽快しているのではないかと思われる訴えは本症を疑う契機になりうる。来院時の訴えや症状が比較的穏やかであっても、数週間前の極期にはより激しかったのではなかったかという疑いのもとにアナムネーゼをとる必要がある。体重減少を訴える場合もあるが甲状腺中毒症の期間が短いので体重減少がかなり明らかの場合でも1ヵ月で急に3kg痩せたという訴えはあっても、1年間で徐々に10kg痩せたというようなことはあり得ない。これらの慎重な病歴聴取によって罹病期間が短いと考えられた場合は積極的に本症の疑いをもち、本症の可能性を検討していかねばならない。

2. 理学所見

頻脈、皮膚湿潤、発汗亢進などの甲状腺機能亢進症症状はほかの原因による甲状腺機能亢進症と同様である。

甲状腺腫はびまん性で、軽度から中等度が多く、専門医の触診でもほとんど触れない場合もある。バセドウ病では甲状腺腫は、触れないものから100数十g、時には200数十gと著明な場合もあり得るが、無痛性甲状腺炎の中毒症期で甲状腺腫が巨大になることはない。無痛性甲状腺炎でみられるびまん性甲状腺腫は急性濾胞破壊を伴った炎症ではあるが、甲状腺内の血流量は乏しく、甲状腺内の血流量が豊富なバセドウ病とは大きな対比を

なす。ドプラを使った超音波検査を行えばこの対比を明らかに証明することができる。また、聴診でびまん性甲状腺腫に血流量増加を示唆する血管雑音が聞き取られる場合にはバセドウ病と考えてよい。

バセドウ病との鑑別で役に立つほかの理学所見は本症では原則としてバセドウ病眼症がないことである。バセドウ病はTSH受容体に対する自己免疫病であり、甲状腺外症状としてバセドウ病眼症、限局性粘液水腫症、acropachyなどバセドウ病に特徴的な症状をきたす。したがってこれらの症状がある場合はバセドウ病と考えてよい。しかしながら無痛性甲状腺炎はバセドウ病歴がある患者においても発症しうるので、バセドウ病による上記の甲状腺外症状が残っている患者において無痛性甲状腺炎が生ずることも皆無ではない。

3．検査所見

検査の異常としてはほかの原発性甲状腺機能亢進症と同様に甲状腺ホルモン値の上昇と血中TSHの低下がみられる。血中甲状腺ホルモンはtotal T_4、total T_3、またはFT$_4$、FT$_3$などで検討する。最も少ない検査で原発性甲状腺中毒症を捉えるにはTSHとfT$_4$測定の組み合わせが勧められる。FT$_4$、FT$_3$の上昇はバセドウ病に比して統計的には軽い。またT$_3$/T$_4$比が低い傾向がある（すなわちT$_3$の上昇が比較的軽い）。しかし、バセドウ病の約半数例は無痛性甲状腺炎と同じところに重なって分布し、FT$_4$、FT$_3$の絶対値、T$_3$/T$_4$比が著しく高ければバセドウ病としてよいが、それ以外の例ではバセドウ病も無痛性甲状腺炎も可能性があり鑑別できない。

・重要事項・ TSH受容体抗体はバセドウ病の疾患特異性の高いマーカーで、バセドウ病と無痛性甲状腺炎の鑑別に極めて有用である。

しかし、TSH受容体抗体の測定感度が高まっているものの、なおTSH受容体抗体が陰性のバセドウ病もあるので、陰性だからといってバセドウ病でないとは断定しきれない。

・注意点・ 逆に無痛性甲状腺炎ではTSH受容体抗体価が弱陽性の症例が約一割にみられ、バセドウ病的な色彩を帯びる例がある点に注意しなければならない。高感度のTSH受容体抗体測定系が開発されてはいるが、両者の鑑別が完全になったとはいえない。

最も明瞭に両者を鑑別し、両者の診断を確定できる検査法は放射性ヨードの甲状腺摂取率または^{99m}Tc pertechnetate 甲状腺摂取率である。

・重要事項・ バセドウ病では甲状腺ホルモンの合成および分泌の亢進を反映し高い摂取率を、無痛性甲状腺炎では甲状腺濾胞の破壊を反映し著しい低い摂取率と、鮮やかな対比を示す。但し、甲状腺摂取率は甲状腺中毒症期に行わないと意義を失う（図1）。

また甲状腺中毒症期にドプラ超音波検査で甲状腺断面の血流をみることで両者の鑑別ができる[6]。殊に甲状腺摂取率が行えない場合などではドプラ超音波検査が有用である。

そのほか、赤血球亜鉛濃度、尿中deoxypyridinolineなどがある程度鑑別能をもつ[7]。血中の好酸球/単球の比率、さらにこれにFT$_3$を掛けたindexが有効との報告もある[8]。

4. バセドウ病との鑑別がつかないとき――経過観察

これらの検査が実施不可能などで鑑別がつかない場合には、バセドウ病と断じることなく、抗甲状腺薬を使うことをせずに1～2ヵ月経過を観察するのがよい。一般に本症での患者は甲状腺中毒症の極期を過ぎて来院するので、経過を追った2度目の採血では甲状腺機能亢進症のデータが最初の採血よりも軽くなっている場合が多い。自然に軽快する傾向があればさらに経過を追跡し、機能が正常かさらには機能低下症と推移していくことを確認する。

・コツ・ バセドウ病においては、fluctuation 変動はみられるものの、短期間で甲状腺機能低下症に推移することはまずないので、この自然の経過をもって無痛性甲状腺炎と診断することができる。

5. その他の鑑別すべき疾患

そのほかに鑑別しなければならない疾患として factitious thyrotoxicosis がある。甲状腺ホルモン製剤の過剰量の使用によって起こるが、甲状腺ホルモン薬は時に痩せ薬として乱用されている場合があるので注意を要する。以前に、せんの素こうのうなどのいわゆる漢方の未承認医薬品で甲状腺機能中毒症が生じるという事件があったが、この場合も血中甲状腺ホルモン高値、TSH 低下、甲状腺摂取率の低下といった所見を呈する。このような漢方薬による事例はその後も時々みられている。アメリカでは hamburger thyrotoxicosis といって食肉に動物の甲状腺が混入していたためにそれを食した住民に甲状腺機能亢進症が多発するという事件が1984～85年にあったが、わが国では証明された同様の事件はない。

そのほかの甲状腺機能亢進症としては Plummer 氏病や腺腫様甲状腺腫の機能性結節などにも注意を払わねばならない。

4 甲状腺機能低下症期の特徴像(表3)

甲状腺機能は中毒症から引き続いて機能低下症に推移する。機能低下症の程度はさまざまであるが大なり小なり TSH が上昇する例が多い。甲状腺機能低下症が著しい例では甲

表 3. 無痛性甲状腺炎の甲状腺機能低下症期の特徴
1. 甲状腺中毒症に引き続いて生じる。
2. 一般に FT$_4$ の低下、TSH 上昇は軽度である。
3. 時に FT$_4$ の低下、TSH 上昇が著しい症例があるが、そのような場合でも甲状腺機能低下症の症状は永続的甲状腺機能低下症に比して軽い。
4. 治療をしないでも数ヵ月で自然に軽快に向かう。
5. この時期に ^{123}I 摂取率を行うと高値を示す。
6. この時期に甲状腺腫が増大著しい例がある。中毒症期よりも大きくなる。

状腺機能低下症の症状で来院する場合がある。そのときの主訴は易疲労、寒がりになった、身体がなんとなくむくみっぽいという甲状腺機能低下症の症状が主であるが、甲状腺腫大を訴える場合もある。

　この甲状腺機能低下症期にもし放射性ヨード摂取率を行ったならば、50％、60％といった異常高値を呈する。甲状腺機能低下症が回復可能か否かをみるのに甲状腺摂取率はそれなりの診断価値がある（図1）。甲状腺機能低下症からの回復は TSH 値でみると初期には急速にそして後半は漸近線をたどるように緩やかに正常に回復していく（図1）。

　・重要事項・　先行する甲状腺機能中毒症が軽度でほとんど目立たず、むしろ引き続き生ずる機能低下症が著しい例がある。このような例では甲状腺機能低下症期に初めて患者を診ることになる場合が多く、無痛性甲状腺炎であると見抜くことが困難となる。

　・コツ・　甲状腺ホルモン値が著しく低く、TSH が著高を示すような例でも、検査データの割に、腱反射の遅延や動作の遅鈍、高コレステロール血症などがあまり目立たないなど、臨床像と甲状腺機能データの乖離が、本症による甲状腺機能低下症ではないかと疑うきっかけとなりうる。

　・コツ・　甲状腺機能低下症が一過性ではないかと疑われる場合は、急いで甲状腺ホルモン補充療法をすることなく、2～3ヵ月自然経過を観察し、甲状腺ホルモンの回復、TSH の異常高値の改善の具合を確認するのがよい。

5　治　療[9]

　甲状腺中毒症期においては訴え、症状が強い場合は β-blocker（インデラル® など）を使用する。誤って抗甲状腺薬を使用した場合甲状腺ホルモンが自然に正常化したにもかかわらず、抗甲状腺薬が有効に作用し甲状腺機能亢進症が改善したかの如くに誤認し、抗甲状腺薬をバセドウ病治療のルールにのっとって減量し、維持量を延々と続けるという過ちを犯すということになる。甲状腺ホルモン値が低くなり過ぎた場合でもバセドウ病において抗甲状腺薬がよくきいたものとしホルモン薬（チラージン S®）の併用を行いいわゆる block and replace とした場合にはバセドウ病によるものなのか無痛性甲状腺炎によるものかまったく判別がつかなくなるのである。

　甲状腺機能低下症に対し、本症であるという明確な意識のもとに甲状腺機能低下症期に甲状腺ホルモン薬を投与するのは一向にかまわない。その場合でも甲状腺機能の回復は数ヵ月～半年でなされるのでそれを頭の中に思い描きながら甲状腺ホルモン薬を減量、中止にもっていけばよい。一過性甲状腺機能低下症であるかも知れないという意識が乏しいままに本症でチラージン S® を開始するとこれまた延々と不必要な治療を年余にわたり、場合によっては一生にわたり飲ませてしまうという誤りを犯すので、甲状腺ホルモン薬を開始する場合いかなるスケジュールで減量を試みるのかを明瞭にして行うべきである。

　・禁忌・　抗甲状腺薬を使用してはならない。

6 本症の再発性

　無痛性甲状腺炎は甲状腺機能が正常化した後も早い場合は半年後、遅い場合は10数年後といった間隔で再発を繰り返す場合が多い。比較的短い間隔で再発した場合は甲状腺中毒症、甲状腺機能低下症の程度、甲状腺腫の腫れ具合などはほぼ同じパターンを呈する場合が多い。したがって2度目のエピソードにおいては前回の経過を参照して全経過を類推することが可能となる。われわれの統計では3年以上経過観察した症例の2/3が再発を示した。より細かい長期の観察においては再発の頻度はさらに高くなるものと推察される。

　無痛性甲状腺炎を呈した患者が再び甲状腺中毒症を呈した場合無痛性甲状腺炎の再発であることが多いが、バセドウ病である場合もある[2,3]ので常に細かな鑑別が要求される。

　本症の再発の誘発要因としては特別なことがない症例の方が多いが、妊娠分娩を行った場合には本症の再発は極めて頻度が高いと考えておくべきである。

・重要事項・　バセドウ病患者がバセドウ病寛解後に甲状腺中毒症を呈した場合にバセドウ病の再発である場合が比較的多いが、無痛性甲状腺炎である場合があること[2,3]と合わせ、この2つの疾患の鑑別が重要である。

（小澤安則）

◆文献

1) 小澤安則：臨床に役に立つ内分泌疾患診療マニュアル2001．甲状腺炎；慢性，無痛性，亜急性，化膿性甲状腺炎．ホルモンと臨床（特別増刊号）49：60-63，2001．
2) 小澤安則：Silent thyroiditisの甲状腺基礎疾患について．ホルモンと臨床 34：49，1986．
3) 小澤安則：Painless thyroiditisをめぐる諸問題．内分泌外科 7：178，1990．
4) 小澤安則：可逆的機能異常を伴う自己免疫性甲状腺疾患　無痛性甲状腺炎．日本臨床 57：1770-1774，1999．
5) 網野信行，日高　洋：出産後一過性甲状腺異常．日医会誌 108：87，1992．
6) 小澤安則：甲状腺疾患の診断のポイント　バセドウ病の診断；破壊性甲状腺炎との鑑別．内科 80：826-830，1997．
7) Ota H, Amino N, Morita S, et al：Quantitative measurement of thyroid blood flow for differentiation of painless thyroiditis from Graves' disease. Clin Endocrinol(Oxf). 67(1)：41-45, 2007.
8) Izumi Y, Hidaka Y, Tada H, et al：Simple and practical parameters for differentiation between destruction-induced thyrotoxicosis and Graves' thyrotoxicosis. Clin Endocrinol(Oxf). 57(1)：51-58, 2002.
9) 小澤安則：無痛性甲状腺の治療．ホルモンと臨床 50：37-42，2002．

8 亜急性甲状腺炎の診断と治療

■はじめに

　甲状腺に起こる急性型の炎症には、化膿性と非化膿性との2つがある。非化膿性甲状腺炎は亜急性に経過することが多いので、一般に亜急性甲状腺炎(subacute thyroiditis、以下；本症)と呼ばれている。本症は甲状腺部痛を伴う甲状腺疾患の中で最も頻度が高く、一方、化膿性甲状腺炎は稀な疾患であるため、単に急性甲状腺炎といえば本症を指すと考えてよい。組織学的な見地から、granulomatous thyroiditis、giant cell thyroiditis などと、あるいは本症の病理所見を初めて詳細に記載した人の名を冠して、De Quervain's thyroiditis と呼ばれたりする。本稿では本症の診断と治療のポイントについて、われわれの成績を交えながら述べてみたい。

1 病　因

　本症は、上気道感染に引き続いて起こりやすい、無治療に放置しても自然寛解する、ウイルス感染症が多発した時期に一致して発症することがある。また、以前の報告によれば、40～50％の例で経過中に種々のウイルスに対する抗体価に有意の変動が認められる、などから原因としてウイルス説が唱えられている。われわれは、本症10例で麻疹、風疹、ムンプス、ヘルペス、水痘、パルボB19、サイトメガロウイルスの抗体価について検討したところ[1]、IgM抗体は水痘ウイルスのみ2例で弱陽性であったが、抗体価は病気の経過に伴って変動せず、ほかのウイルスIgM抗体は全例で陰性であった。IgG抗体は、すべてのウイルスで70％以上の例で陽性であったが、やはり経過に伴った抗体価の変動は認められなかった。また、炎症の強い部位を穿刺吸引し、得られたサンプルを用いサイトメガロ、およびEBウイルスDNAをPCR法で増幅し、検出を試みたが、全例陰性であった。以上のように、本症に特有なウイルスに対する抗体価の上昇というものはなく、原因とみられる特定のウイルスはまだ見い出されておらず、今後に残された研究課題である。本症患者ではHLA-Bw35の検出率が高く、遺伝的な素因も関係しているのではないかと考えられている。

2 疫　学

　われわれは東北地方を中心とした疫学調査[2]を行い、本症1,127名で検討したところ、30～50歳代の女性に多く発症し、男女比は約1：11であった。月別発生頻度についてみると、四季全般にわたって発症するが、6～9月の夏に高い傾向を認めた。また、流行があり、

それぞれの年において、2～3ヵ月の間にあるまとまりをみせて発症する傾向を認めている。

東北大学第二内科における全甲状腺疾患の中での本症の頻度は4～5％であり、痛みを伴う甲状腺疾患の中で最も重要なものである。

3 症状・所見

前駆症状として、感冒様症状がみられることが多い。甲状腺部の自発痛、圧痛を訴える。前述の東北地方を中心にして行った本症に関する調査[2]では、初診時には約55％の例で発熱を、また20％の例で動悸、体重減少、発汗過多などの甲状腺中毒症状を認めた。最も特徴的な所見は、自発痛、圧痛のある硬い甲状腺腫であり、ほぼ全例で認められ診断価値が高い。甲状腺の触診を怠らない習慣を身につける必要がある。痛みは下顎部や耳介後部に放散することもある。通常病変は一側の甲状腺に始まり、次第に全体に広がるので、甲状腺腫は病期により一側性のことも、びまん性のこともある。びまん性で痛みが軽いときには、バセドウ病や、無痛性甲状腺炎と鑑別する必要がある。気管との癒着を認めることもあり、一側性で痛みが軽いときには甲状腺癌と鑑別する必要がある。一側性の場合には、しばしば有痛性の甲状腺腫は他側に移動するので移動性甲状腺炎（creeping thyroiditis）と呼ばれることがある。

4 検査成績

一般検査では、病初期には赤沈値が著しく亢進し1時間値100 mmに達することも稀ではない。CRP、免疫抑制酸性蛋白も高値を示す。白血球数は多くは正常であるが、若干高値を示す例もある。

本症では上述したように、局所症状のほかに甲状腺中毒症状が発現する場合が多い。これは甲状腺濾胞上皮の破壊によって、前もってつくられ蓄えられていたホルモンが、急激に血中に漏出することによるとされている。血中T_4、T_3は大部分の例で高値となるが、同程度に遊離T_4濃度が上昇しているバセドウ病に比べ、甲状腺中毒症状はそれ程著明ではない。われわれは、血清T_4がほぼ同様に上昇していたバセドウ病と本症とを比較した結果、遊離T_4値は両者で差はなかったが、遊離T_3値は本症で明らかに低値であることを見い出した[3]。そのために本症では、遊離T_3（FT_3）/遊離T_4（FT_4）比はバセドウ病に比べて低値であり、両者の鑑別にある程度有用である。したがって本症で甲状腺中毒症状が軽い理由として、病悩期間が短いこと、およびFT_3濃度がバセドウ病ほど上昇しないことの2つが考えられる。T_4、T_3が正常範囲内の例でも、炎症のない時期に比べれば、高値になっているため、TSHはほぼ全例で低値を示す。放射性ヨード（またはテクネシウム）摂取率は著明に低下し、高値をとるバセドウ病との鑑別診断に重要な所見である。その機序として、甲状腺濾胞細胞が破壊されてヨード摂取能が失われるためと、TSHが低下するためと

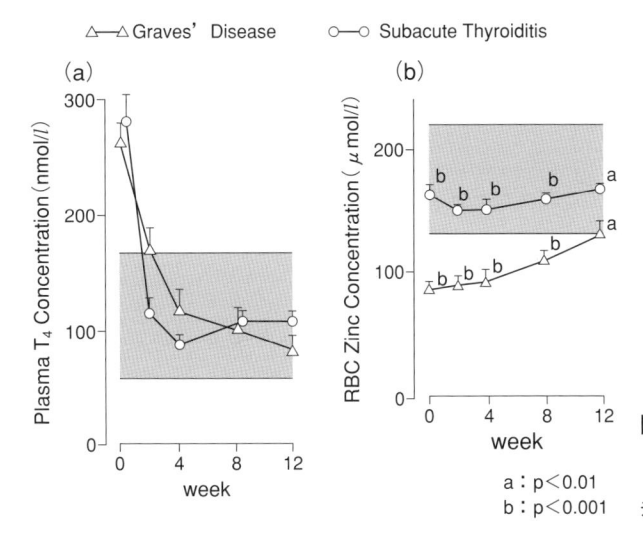

図 1. バセドウ病および亜急性甲状腺炎における血漿 T_4 濃度 (a) および赤血球亜鉛濃度 (b)
未治療時および治療後の変動。

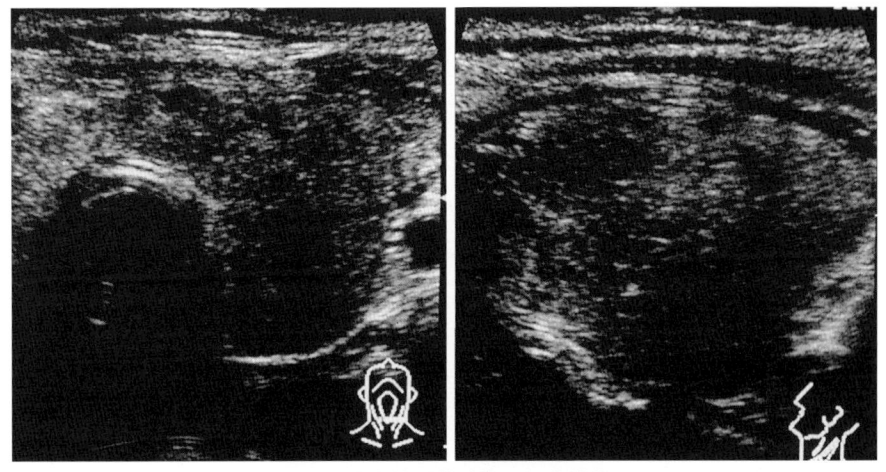

a : $p<0.01$
b : $p<0.001$

図 2. 亜急性甲状腺炎の超音波像
甲状腺の圧痛を認める部分に一致して、内部エコーレベルの低い部位を認める。

が考えられている。抗 TSH レセプター抗体、抗甲状腺抗体である抗サイログロブリン抗体、抗甲状腺ペルオキシダーゼ（マイクロゾーム）抗体は一般に陰性である。これらの抗体価は、甲状腺の破壊による甲状腺抗原成分の放出により、一過性に軽度に上昇することがあるが、臨床症状の改善に伴い陰性化する。これらの所見は後述のように、橋本病の急性増悪との鑑別に有用である。

われわれは、甲状腺ホルモンが骨髄における赤血球の成熟過程において、炭酸脱水酵素 I アイソザイムの合成を mRNA レベルで阻害することを見い出した。そして、人の赤血球の寿命は 120 日であることから、甲状腺ホルモンが高値を示す病態では、赤血球の炭酸脱水酵素 I アイソザイムおよびその構成成分である亜鉛濃度が、糖尿病における HbA_{1c} のように約 2 ヵ月前の平均化された甲状腺ホルモン濃度を反映することを見い出した。急激

表 1. 亜急性甲状腺炎（急性期）の診断ガイドライン

a）臨床所見
　有痛性甲状腺腫
b）検査所見
　1．CRP または赤沈高値
　2．遊離 T₄高値、TSH 低値（0.1 μU/ml 以下）
　3．甲状腺超音波検査で疼痛部に一致した低エコー域
1）亜急性甲状腺炎
　a）およびb）のすべてを有するもの
2）亜急性甲状腺炎の疑い
　a）とb）の1および2

除外規定
　橋本病の急性増悪、嚢胞への出血、急性化膿性甲状腺炎、未分化癌
付記
1．上気道感染症状の前駆症状をしばしば伴い、高熱をみることも稀でない。
2．甲状腺の疼痛はしばしば反対側にも移動する。
3．抗甲状腺自己抗体は原則的に陰性であるが経過中弱陽性を示すことがある。
4．細胞診で多核巨細胞を認めるが、腫瘍細胞や橋本病に特異的な所見を認めない。
5．急性期は放射性ヨード（またはテクネシウム）甲状腺摂取率の低下を認める。

にかつ一過性に甲状腺ホルモンが上昇する本症では、初診時甲状腺ホルモンが高値であるにもかかわらず、赤血球亜鉛濃度は正常値（15 例中 14 例で正常）を示し、低値を示すバセドウ病（90〜95％で低値）との鑑別に有用である（図 1）[4]。

超音波検査では、甲状腺の圧痛を認める部位に一致して、内部エコーレベルの低い部位を認める（pseudocystic sign）（図 2）。

5　診断・鑑別診断

典型的な本症の 2 例を提示する。

1．症例：43 歳、女性

平成 13 年 11 月 10 日頃から風邪気味で、咽頭痛あり。その後、左前頸部痛が出現し、次第に右前頸部痛も出現したため 12 月 1 日近医を受診、感冒として加療されていた。しかし、12 月 4 日夜 38.7℃の発熱があり、甲状腺も触知されたため、JR 仙台病院甲状腺外来を紹介された。初診時硬いびまん性甲状腺腫を触れ、両葉に強い圧痛を認めた。赤沈 1 時間値 73 mm、CRP 6 mg/dl、FT₄ 2.2 ng/dl、FT₃ 5.0 pg/ml と軽度上昇し、TSH は 0 μU/ml であったが、赤血球亜鉛濃度は正常であった。抗サイログロブリン抗体は弱陽性で、抗甲状腺ペルオキシダーゼ抗体は陰性であった。亜急性甲状腺炎と診断し、プレドニゾロン（プレドニン®）30 mg/日を投与した。翌日には解熱し、前頸部痛も軽快した。以後、プレドニン®を 1〜3 週間おきに 5 mg ずつ減量し、3 ヵ月後 FT₄ 1.1 ng/dl、TSH 1.2 μU/ml、赤沈 1 時間値 6 mm、CRP 0 となりプレドニンを中止した。以後、再燃は認められない。

8 亜急性甲状腺炎の診断と治療

```
[有痛性甲状腺腫]
[CRP高値または赤沈亢進]     →  [抗マイクロゾーム（TPO）抗体
[遊離T₄高値                    および/または
 TSH低値（0.1 μU/mℓ以下）]     抗サイログロブリン抗体]  →  [陽性]  →  [橋本病の急性増悪]
                                       ↓
                                      [陰性]
                                       ↓
                                   [甲状腺エコー]
                                       ├→ [低エコー域あり]    → [亜急性甲状腺炎]
                                       ├→ [膿瘍像]          → [急性化膿性甲状腺炎]
                                       └→ [腫瘍または嚢胞]    → [甲状腺腫瘍
                                                              （嚢胞内への出血）
                                                              （未分化癌）]
```

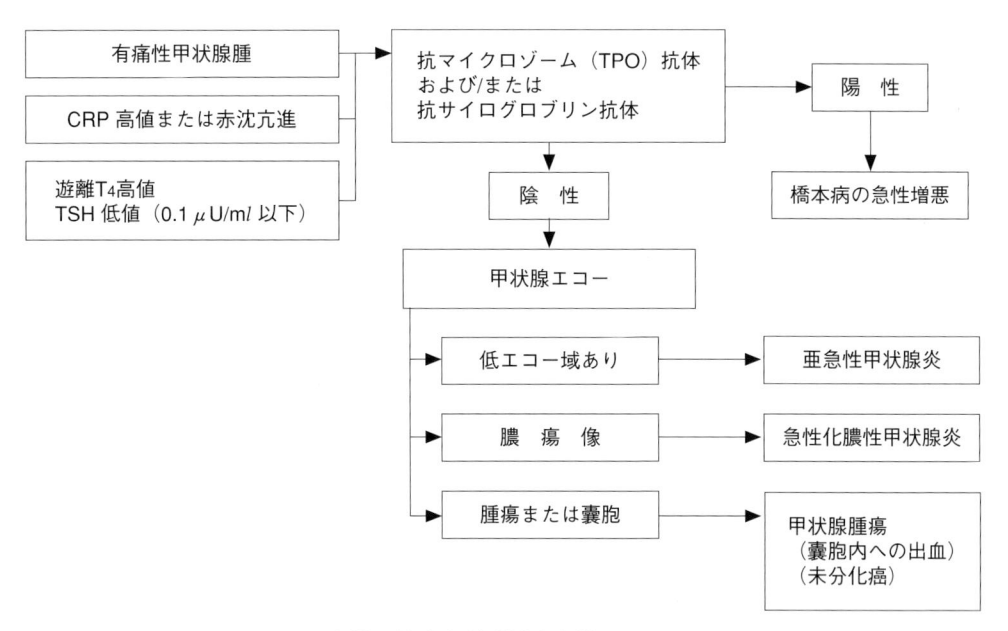

図 3. 亜急性甲状腺炎（急性期）診断のフローチャート

　日本甲状腺学会の甲状腺疾患診断ガイドライン作成ワーキンググループが作成した、亜急性甲状腺炎（急性期）の診断ガイドラインを**表1**に、診断のフローチャートを**図3**に示す[5]。甲状腺部痛があるときにはまず亜急性甲状腺炎を疑う。甲状腺の破壊が軽い例や発症後すぐに受診した例では、必ずしもFT₄は高値を示さないので、注意が必要である。最近経験した1例では、FT₄ 1.4 ng/dℓ、FT₃ 2.9 pg/mℓ といずれも正常で、TSHは 0.2 μU/mℓ と低値であった。有痛性の硬い甲状腺腫を触知し、赤沈が亢進し、CRPが陽性で、TSHおよび放射性ヨード（またはテクネチウム）摂取率が低値であり、超音波検査で疼痛の部位に低エコー領域を認めれば、亜急性甲状腺炎の可能性が高い。鑑別が難しいのは橋本病の急性増悪である。頻度は亜急性甲状腺炎の方がはるかに高い。以前からびまん性の甲状腺腫があり、橋本病と診断されていた例、抗サイログロブリン抗体や抗甲状腺ペルオキシダーゼ抗体が高値の例では、橋本病の急性増悪を考える。抗甲状腺抗体値が陰性あるいは弱陽性の場合には亜急性甲状腺炎を考える。橋本病の急性増悪にもプレドニンは有効であるが、炎症そのものがステロイドに依存性となり、その離脱が困難になることがある。橋本病に亜急性甲状腺炎が合併した場合と急性増悪との鑑別は、組織が得られなければ困難である。その他鑑別すべき疾患としては、前頸部の有痛性の腫瘤を示す疾患である（**表1**：診断ガイドラインの除外規定に書かれている疾患）。頻度の高いのは甲状腺腺腫や腺腫様甲状腺腫、嚢胞内に出血する場合で、時に痛みを伴い、また、稀に赤沈が亢進したりCRPが陽性となったり、TSHが低下したりすることもあり、亜急性甲状腺炎と誤診されることがある。これらの場合、甲状腺腫は球形あるいは卵形を呈し、甲状腺部痛の持続期間は短く（数日〜10日）、また、超音波検査では嚢胞像を呈するので、これらの疾患を疑い

表 2. 甲状腺中毒症で放射性ヨード摂取率低値の病態

亜急性甲状腺炎
無痛性甲状腺炎
ヨード剤投与あるいはヨード過剰摂取時のバセドウ病
甲状腺ホルモン過剰摂取
struma ovarii

さえすれば鑑別は比較的容易である。急性化膿性甲状腺炎、甲状腺未分化癌などでも有痛性の前頸部腫瘤を呈する。病歴、甲状腺腫の性状、一般検査、甲状腺機能検査、超音波検査などから総合的に鑑別診断をする必要がある。これら鑑別すべき疾患については他項を参照して頂きたい。

　痛みなどの炎症症状が軽いときには、バセドウ病との鑑別が問題になることもある。治療方針がまったく異なるので、治療開始前に必ず鑑別診断を付けておく。最近、バセドウ病と誤診され、抗甲状腺薬を投与されてから数日後に当科を紹介された症例を呈示する。放射性ヨード摂取率検査を行えば鑑別は容易である(表2)。

2. 症例：38歳、女性

　平成14年7月20日過ぎ頃から、前頸部の違和感と軽度の自発痛あり。8月3日頃から時に〜38.4℃の発熱あり。8月5日近医を受診したところ、FT$_4$ 2.9 ng/dl、FT$_3$ 7.6 pg/ml、TSH 0 であったため、甲状腺機能亢進症と診断された。一般生化学および末梢血検査ではアルカリフォスファターゼのみ若干高値の他は異常なく、赤沈、CRPは検査されていなかった。8月10日から抗甲状腺薬(メルカゾール® 6錠/日)を投与された後、8月12日に東北大学腎・高血圧・内分泌外来を紹介された。受診時体温は36.9℃、脈拍120/分、皮膚は湿潤していた。甲状腺はびまん性に硬く腫大し、わずかに圧痛を認めた。病歴および甲状腺の触診所見から亜急性甲状腺炎も疑われたためメルカゾール®を中止、プロプラノロール(インデラール®)3錠/日とロキソプロフェンNa(ロキソニン®)2錠/日を投与し、検査を行ったところ、やはりFT$_4$(4.8 ng/dl)、FT$_3$(15.3 pg/ml)は高値であったが、赤沈1時間値100 mm、CRP 1.9 mg/dl とともに高値で、放射性ヨード24時間摂取率は0.7%と著しく低値であった。亜急性甲状腺炎と診断し、インデラール®とロキソニン®を継続投与した。2週間後、甲状腺腫は縮小し、圧痛は消失した。CRPは0.1 mg/dl と正常化し、FT$_4$は1.8 ng/dl と低下したため、薬剤を中止した。さらに2週間後には甲状腺腫は消失した。

6　治　療

　本症は無治療のまま放置しても、数ヵ月で自然寛解をきたすいわゆる self-limited な疾患である。しかし自覚症状を軽減し、回復を早めるためには治療が必要である。軽症例に対しては、サリチル酸剤(アスピリン末2〜3 g/日、分3)などの非ステロイド抗炎症薬(NSAIDs)を投与する。中等症以上の例では、副腎皮質ホルモンが用いられる。プレドニン30 mg/日、朝1回(あるいは朝20 mg、夜10 mg)投与より始め、臨床症状、検査成績を参考にしながら1〜2週間おきに5〜10 mg/日ずつ減量し、2〜3ヵ月後に中止する。治療

効果は劇的で、投与後2日以内に発熱、甲状腺部痛は軽快する。数日以内に症状が軽快しない場合には、診断を誤っている可能性がある。圧痛が残っているときには、プレドニン®を減量しない。減量を急ぐと、再燃することが多い。症状の再燃をきたした場合には、再度20～30 mg/日に増量し、ゆっくりと減量する。急性期に動悸など甲状腺中毒症状を強く訴える例には、β遮断薬を投与する。後述するように、一時的に甲状腺ホルモンが低下することがあるが、治療を要するような甲状腺機能低下症を呈する例は稀である。

7 経過・予後

本症では、甲状腺組織がなんらかの原因（ウイルス？）により一過性の障害を受け、甲状腺濾胞の崩壊が起こり、甲状腺内に貯蔵されていたホルモンが血中に放出される。その結果血中甲状腺ホルモン濃度が上昇し、動悸、体重減少、発汗過多などの甲状腺中毒症状を起こすので、同様の機序で甲状腺ホルモンが上昇する無痛性甲状腺炎と合わせて破壊性甲状腺炎（destructive thyroiditis）と呼ばれている。バセドウ病と異なり、放射性ヨード摂取率およびホルモンの合成は低下している。甲状腺の破壊が進みホルモンが枯渇すると、血中甲状腺ホルモン値は低下し始め、euthyroidとなる。甲状腺濾胞細胞の傷害は一過性であり、修復される。回復するまでの期間一時的にホルモン値が低下することがある。本症では無痛性甲状腺炎に比べ、明らかな機能低下症の時期を経ないことが多い。回復期になると甲状腺腫は消失し、通常何も異常を残さずに治癒する。経過とともに甲状腺機能が大きく変動するので、現在どの病期にあるかを念頭において、診断・治療を行う必要がある。無痛性甲状腺炎と異なり再発することは比較的稀であるが、皆無というわけではなく、完全寛解後10年以上経てからでも再発することがある。

（吉田克己）

◆文献

1) Mori K, Yoshida K, Funato T, et al：Failure in detection of Epstein-Barr virus and cytomegalovirus in specimen obtained by fine needle aspiration biopsy of thyroid in patients with subacute thyroiditis. Tohoku J Exp Med 186：13-17, 1998.
2) 貴田岡博史, 櫻田俊郎, 深沢 洋, ほか：東北地方を中心とした亜急性甲状腺炎の疫学的調査. 日内分泌会誌 61：554-570, 1985.
3) Yoshida K, Sakurada T, Kaise N, et al：Serum free thyroxine and free triiodothyronine concentrations in subacute thyroiditis. J Clin Endocrinol Metab 55：185-188, 1982.
4) Yoshida K, Kiso Y, Watanabe T, et al：Erythrocyte zinc concentration in patients with subacute thyroiditis. J Clin Endocrinol Metab 70：788-791, 1990.
5) 満間照典, 紫芝良昌, 内村英正, ほか；日本甲状腺学会診断ガイドライン作成ワーキンググループ：甲状腺疾患診断ガイドライン；バセドウ病・甲状腺機能低下症・無痛性甲状腺炎・慢性甲状腺炎（橋本病）・亜急性甲状腺炎. ホルモンと臨床 50：643-647, 2002.
6) 吉田克己, 木曾喜則：亜急性甲状腺炎と無痛性甲状腺炎の診療. 日内会誌 86：1156-1161, 1997.

9 結節性甲状腺腫の診断

■はじめに

　甲状腺腫は、甲状腺全体が一様に腫大するびまん性甲状腺腫と「しこり」状に腫大する結節性甲状腺腫に大別できる。外来で甲状腺疾患を診察するとき、まずこの 2 種類の甲状腺腫を鑑別することから始まる。結節性甲状腺腫と診断が付いたら良性、悪性の鑑別へと進む。質的診断の付いた後は個々の疾患に適した治療法を選択することになる。

　・重要事項・　外来で簡便かつ確実に行える良・悪性の鑑別を含めた甲状腺腫の診断法は触診、超音波検査、穿刺吸引細胞診である。

1 結節性甲状腺腫とびまん性甲状腺腫の鑑別

❶触　診

　患者と正対し左右母指を交互に気管に押し当てるように軽く当てがい甲状腺を触診する(図1)。患者後方から両第2、3指で行う触診法もあるが前方からの方が一般的。

　・コツ・　①患者に嚥下運動をさせると甲状腺も連動して上下動するので触診所見はさらに明瞭となる。②峡部、両上極、錐体葉を触知するのはびまん性腫大に特徴的所見。

❷放射線学的検査

　a）頸部単純X線写真：気管の偏位(図2)、腫瘍に一致した石灰化などをみる。

　・メモ1・　びまん性腫大では気管は両側からの圧排のため狭小化を呈する。

　b）超音波、CT、MRI検査：結節性病変の診断に超音波検査は特に簡便で有用性がある(図3-a、b、c)。

　c）シンチグラム：使用する放射性同位元素により質的診断まで可能となる(図4)[1]。

　　ⅰ）テクネチウム(^{99m}Tc)、ヨード(^{123}I、^{131}I)：結節性病変は通常、欠損像(cold nodule)となる。

　　ⅱ）ガリウム(^{67}Ga)：集積を示すのは未分化癌、悪性リンパ腫。

　・メモ2・　①ヨードシンチグラムで集積像(hot nodule)を呈する結節は過機能性結節(Plummer病)(図5)。②未分化癌、悪性リンパ腫は原則として手術対象疾患でないことから、治療法選択のために重要所見となる。

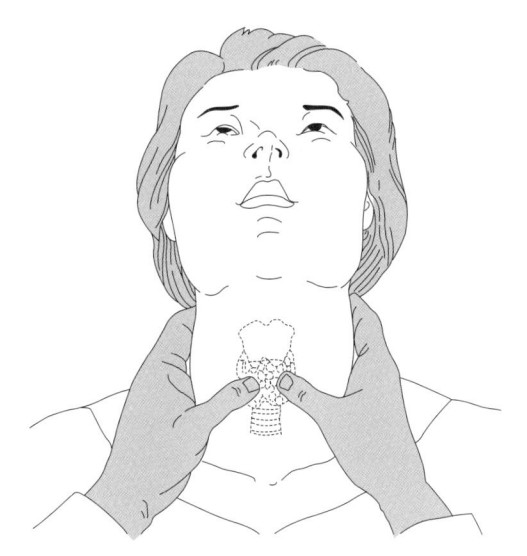

図 1. 甲状腺の触診法

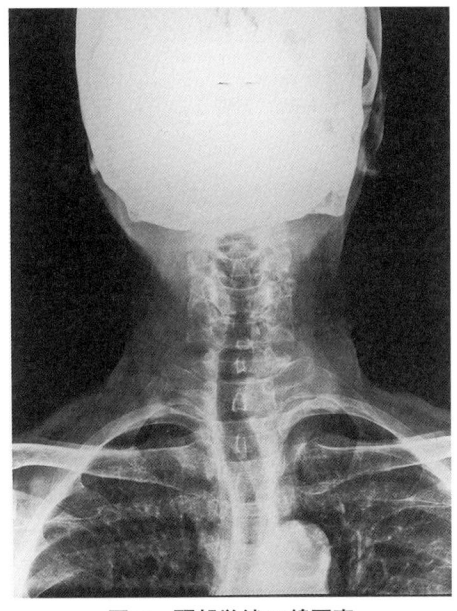

図 2. 頸部単純 X 線写真
甲状腺左葉の結節性病変のため、気管が右方へ圧排されている。

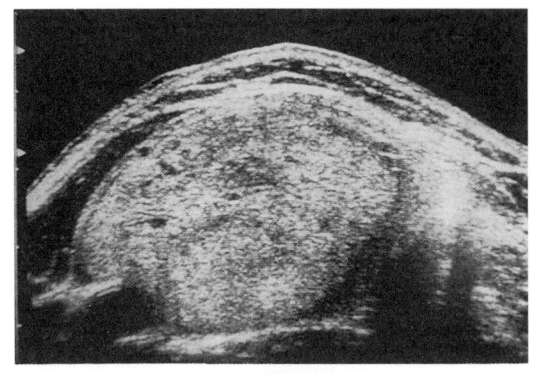

a：濾胞腺腫

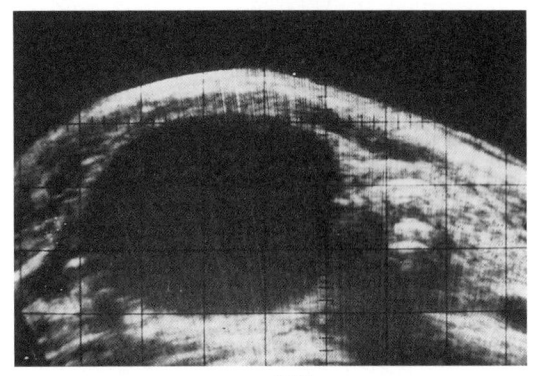

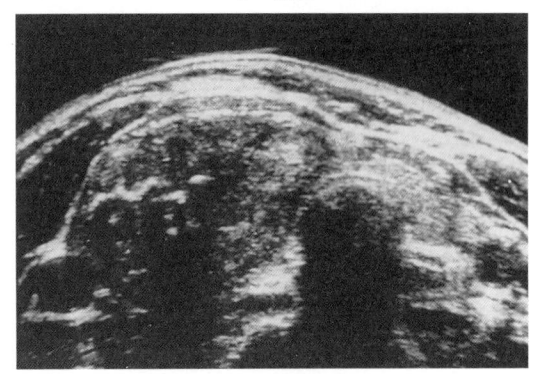

b：嚢腫

c：乳頭癌

図 3. 右結節性甲状腺腫の超音波エコー像
a：境界鮮明、均一な内部エコー
b：均一な内部低エコー
c：不均一な境界、内部エコー、石灰化あり

2 良性・悪性結節性甲状腺腫の鑑別

❶触　診

腫瘍の硬度、可動性、表面の性状、癒着、圧痛の有無などを検索する。

乳頭癌　　　　　　　腺腫　　　　　　悪性リンパ腫

テクネチウム　　　　　ヨード　　　　　　ガリウム

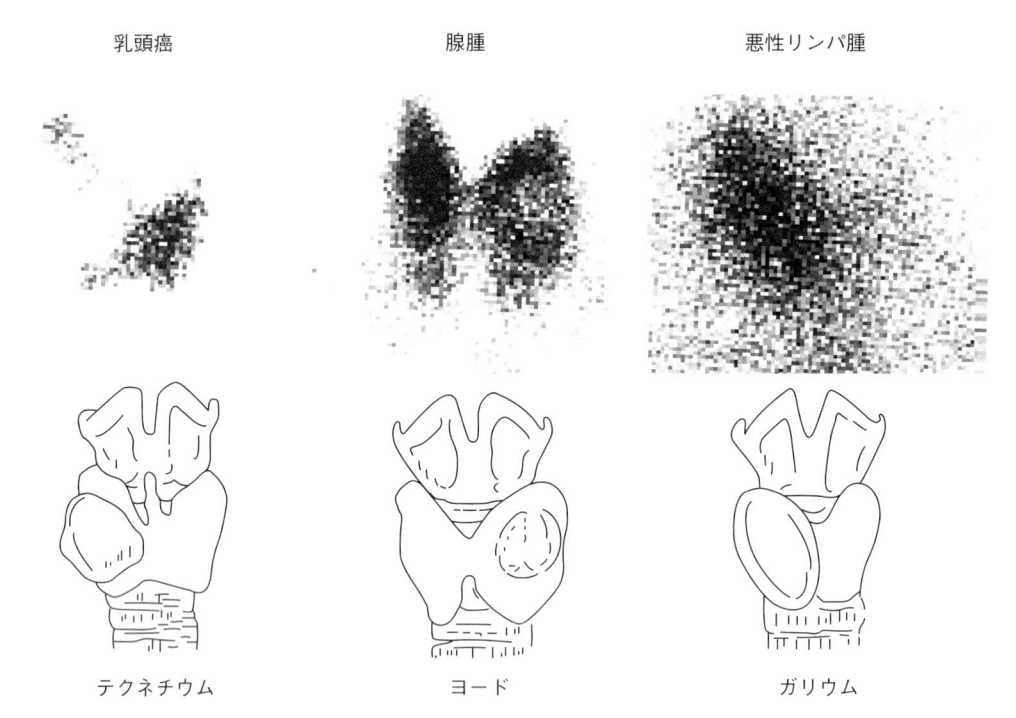

図 4. 各種甲状腺腫に対するシンチグラム
テクネチウム、ヨードシンチスキャンで腺腫、悪性腫瘍は欠損像(cold nodule)。悪性リンパ腫、未分化癌はガリウムシンチグラムで集積像を呈する。

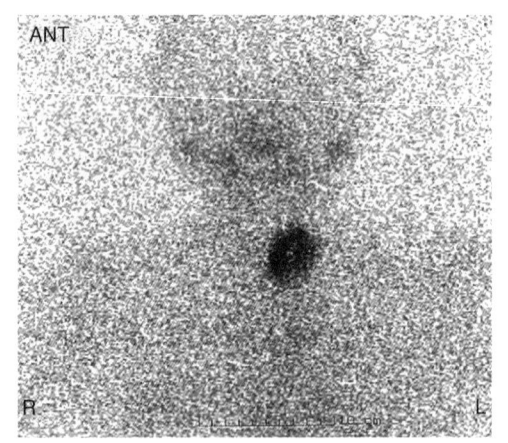

図 5. 過機能性甲状腺結節(Plummer病、AFTN)のヨードシンチグラム所見
集積像(hot nodule)を呈する。

❷超音波検査

　腫瘍の大きさ、被膜の有無、内部エコーの均一性、石灰化の有無とその性状、腫瘍境界部エコーにより周囲組織との癒着、浸潤所見、表面の整、不整、形状、さらには内部エコーの低下と底面エコーの状況をみる。

❸穿刺吸引細胞診

　腫瘍に直接穿刺し陰圧をかけて吸引された腫瘍細胞を検鏡し診断する。良・悪性のみな

らず悪性腫瘍の種類まで診断可能である。

3 良性結節性甲状腺腫の診断

甲状腺の結節性病変で最も多い。男女比は1：7.5～8。良性結節性病変は組織学的に腫瘍と腫瘍様病変に分けられる。その中で良性腫瘍とは、甲状腺癌取扱い規約に基づく組織学的分類では、**表1**[2]のようになっており濾胞腺腫が真性の良性腫瘍である。一方、腫瘍様病変は過形成と考えられており多発するものを腺腫様甲状腺腫、単発のものを腺腫様結節という。そのほか、結節内に液体が貯留した状態を嚢胞といい真性嚢胞(稀)と続発性嚢胞(変性、壊死、出血によって生じる)がある。橋本病が結節状にみえることもあるので注意が必要。

表 1. 甲状腺良性腫瘍の組織学的分類
1．濾胞腺腫
　1）単純性(星状濾胞性)
　2）コロイド状(大濾胞性)
　3）管状(小濾胞ないしは胎児性)
　4）索状(充実性あるいは胎芽性)
　5）特殊型
　　①好酸性細胞型腺腫
　　②明細胞型腺腫
　　③硝子化索状腺腫
　　④異型腺腫
2．その他
　血管腫、線維腫、骨腫など

❶触　診

軟らかく、可動性に富み、腫瘍表面の性状は平滑、弾力性がある。嚥下運動とともに結節は上下する。急速な液体貯留で嚢胞が緊満すると自発痛、圧痛が出現する。このときは、触診上硬く悪性腫瘍と誤認するほどである。

❷超音波検査

超音波検査が簡便かつ有効である。濾胞腺腫は、内部エコーが均一で、明瞭な被膜を有し周囲正常甲状腺組織との境界は明瞭である(**図3-a**)。嚢胞では液体貯留を示唆する均一な低エコー像となる(**図3-b**)。

❸穿刺吸引細胞診

小型類円形、均一な核を有する細胞が採取される。濾胞癌との鑑別に苦慮する。

❹甲状腺機能検査

通常、甲状腺機能は正常。FT_3、FT_4の上昇、またはこれらが正常でもTSHが感度以下に抑制されている場合は過機能性結節(単発性であればPlummer病、Autonomously functioning thyroid nodule；AFTN、多発性であればToxic multi-nodular goiter；TMNG)を疑う。

4 悪性甲状腺腫の診断

悪性腫瘍は5種類とその他に大別できる。病理組織型で生物学的特徴が異なるため、個々の疾患で治療方針が異なってくる。したがって、術前の診断は単に悪性のみならず病理診断を確定させることが極めて重要である。それぞれの特徴を**表2**に示す。

表 2. 甲状腺悪性腫瘍の特徴

悪性腫瘍	好発年齢 頻度	触診所見	生物学的特徴と臨床症状	肉眼所見（割面）	治療	予後（10年生存率）
1. 乳頭癌	若～中年（30～40歳代）90%	硬い 可動性は良好～乏しい	発育は緩徐 所属リンパ節転移が主 遠隔転移少ない 頸部単純X線写真で砂粒状石灰化（砂粒小体）	灰白色～灰褐色 ザラザラしている	手術	よい（90%以上）
2. 濾胞癌	若～中年（30～40歳代）4～8%	乳頭癌より軟らかく良性との鑑別は困難	発育緩徐 血行転移多い	均一性～不均一性 茶～赤褐色 良性との鑑別困難	手術	よい（70～80%）
3. 髄様癌	中年 約1.5%	比較的硬い	家族内発生あり（MEN-2A、B、FMTC）（常染色体優性遺伝） 副腎褐色細胞腫との合併（高血圧） C-cell由来　カルシトニン、CEA上昇 間質にアミロイド沈着	均一性 多中心性発生 灰黄色～黄褐色	手術	比較的よい（散発性60%　家族性70～80%）
4. 未分化癌	高齢者（60歳以上）1.5～2%	硬い 可動性に乏しい、圧痛を伴う場合がある	発育極めて早い 周囲への浸潤｝早い 遠隔転移 急性炎症様症状、血沈↑白血球↑ 急速な全身状態悪化	不均一性 壊死状	・放射線照射 ・化学療法 ・可能なら手術 ・上記の併用	悪い（0%）
5. 悪性リンパ腫	高齢者（60歳以上）2～3%	比較的硬い	発育早い 周囲への浸潤｝比較的早い 遠隔転移 基礎疾患に橋本病あり	均～不均一性 灰白色		悪い（約50～70%）

　通常、触診、超音波検査、穿刺吸引細胞診でほとんどの悪性腫瘍は診断が付く。そのほか、頸部単純X線写真（微細石灰化像）、CT、MRI、シンチスキャン、血清学的腫瘍マーカー（サイログロブリン、カルシトニン、CEA）などが補助診断法として有用である。個々の疾患に対しその臨床的特徴と触診、超音波検査、穿刺吸引細胞診を中心とした検査法を述べる。各疾患の特徴を理解したうえで検査、診断することが望ましい。

1. 乳頭癌（Papillary carcinoma）

❶臨床的特徴

　甲状腺悪性腫瘍の中で最も頻度が高く90%以上を占める。比較的若～中年層（30～40歳代）に多い。発育は緩徐で転移形式はリンパ行性が圧倒的優位を占める。予後良好で10年生存率は90%を超えている。直径1cm以下（微小癌）はさらに予後がよく触診では容易に発見されにくく、ほとんどが超音波検査で偶然発見される。

本疾患は組織学的には高分化型と低分化型に臨床的に高危険度群と低危険度群に分類される。

本疾患も進行すれば気管、反回神経、食道、前頸筋、皮膚へと浸潤する。呼吸困難、嗄声、食物の通過障害を呈し、可動性は制限されていく。再発を繰り返し、肺、骨などへの遠隔転移をきたす症例は低分化型、高危険度群に多くみられる。

❷診断・検査法

a）触　診：嚥下運動とともに上下動する可動性のある硬い結節を触知する。圧痛はない。亜急性甲状腺炎も硬い結節状病変を触知するが顕著な圧痛があるので鑑別できる。気管および前頸筋など周辺臓器へ浸潤すれば、可動性が制限される。本疾患の生物学的特徴から頸部所属リンパ節腫大を触知し、この所見から原発巣が発見されることもある。

　・コツ　患側リンパ節触診の際は、頭部を患側に傾斜させ弛緩した胸鎖乳突筋を母指と第2、3指でその前後を挟み込むようにして触診する。

b）頸部単純X線写真：腫瘍に一致して高頻度に微細石灰化(砂粒小体)を認める。

c）超音波検査：侵襲がなく簡便で診断価値も高い。内部エコーの不均一性、微細石灰化(砂粒小体)、嚢胞状病変内の乳頭状増殖、辺縁エコーは粗雑で、時に、被膜内や被膜外への浸潤像がみられる。気管、前頸筋への浸潤を診断する。

d）CT、MRI：第一選択の検査法ではないが超音波検査に準じた所見が得られる。特に縦隔内進展の状況を正確に把握できる。

e）シンチグラム：^{123}I、^{131}I、^{99m}Tc では集積欠損像となる。^{201}Tl は本疾患では良性より長時間、集積が残存するといわれている。^{67}Ga は集積しない(未分化癌、悪性リンパ腫で陽性となる)。

f）穿刺吸引細胞診(Fine Needle Aspiration Biopsy Cytology；FNA または ABC)：外来で簡便に行えて診断価値は極めて高い。採取された腫瘍細胞はシート状、敷石状配列を呈する。核は、特徴ある核内封入体(inclusion body)、コーヒー豆様の核溝(nuclear groove)がみられることが多い。

2．濾胞癌(Follicular carcinoma)

❶臨床的特徴

甲状腺癌の中で術前の確定診断が困難な腫瘍である。腫瘍細胞の被膜外浸潤、脈管侵襲像あるいは甲状腺外への転移のいずれか少なくとも1つが組織学的に確認されることで初めて診断される。また、良性の腫瘍として経過観察中に遠隔転移が出現し、濾胞癌と診断が付く場合もある。濾胞癌は、その浸潤様式より被膜浸潤や脈管侵襲を一部に伴う微小浸潤型濾胞癌(minimally invasive)と浸潤増殖傾向が明らかな広範浸潤型濾胞癌(widely invasive)に分類される。

頻度は甲状腺悪性腫瘍の4〜8％。好発年齢は乳頭癌と同様に、若〜中年層である。発育は緩徐であるが骨、肺などに血行性転移を起こす傾向が乳頭癌より強い。予後は乳頭癌

よりもやや悪く、10年生存率は80％前後である。

❷診断・検査法

a）触　診：球形または卵円形の表面平滑、硬、軟またはやや硬の腫瘤として触れ、可動性は良好なものが多く触診上濾胞腺腫との鑑別は困難である。

b）超音波検査：内部エコー不均一や被膜・筋膜への浸潤所見より診断可能な場合もあるが、乳頭癌に比べ診断は難しい。カラードプラエコーで特に辺縁部に豊富な血流がみられる。

c）穿刺吸引細胞診：細胞診で被膜浸潤や脈管侵襲は診断できないので診断が困難である。腫瘍細胞が多数採取され、小型の細胞集団が散在し重積傾向、配列や極性の乱れがあり、核異型が強いものを濾胞癌と判定しているが、乳頭癌に比べ診断は難しい[3]。正診率は50％に満たないとされている。

3．髄様癌（Medullary carcinoma）

❶臨床的特徴

甲状腺傍濾胞細胞（C cell）より発生し、カルシトニン、CEAを過剰分泌する。頻度は甲状腺悪性腫瘍の1〜2％と稀。遺伝性と散発性に分類される。遺伝性のものは全体の約1/3で、多発性内分泌腺腫瘍症（multiple endocrine neoplasia；MEN）ⅡA型（副腎褐色細胞腫、原発性副甲状腺機能亢進症を合併）、MEN-ⅡB型（ⅡA型の副甲状腺病変の代わりに口唇、舌などの多発性粘膜腫瘍、マルファン型体型を合併）、家族性髄様癌（familiar medullary carcinoma of the thyroid；FMTC）に分類される。常染色体優性遺伝の法則に沿って1/2の確率で遺伝する。10年生存率は、遺伝性で70〜80％、散発性で60％前後。

❷診断・検査法

a）触　診：触診上、中等度に硬い腫瘤を触知する。頸部リンパ節転移も多い。家族性腫瘍では多中心性発育をするため多発性に触知する。この時家族歴を聴取することも忘れてはならない。

・メモ3・　C-cellは甲状腺両葉とも上1/3に密集しているため、腫瘍の好発部位である。

・注意点・　家族性腫瘍で褐色細胞腫が判明したらその手術を先に行う。甲状腺髄様癌を先に行うのは褐色細胞腫への刺激に伴う循環動態の異常が生じるため禁忌である。

b）超音波検査：形状が不整で内部エコーは不均一。大小不同・粗大な石灰化像の認められることもある。

c）頸部単純X線写真：砂粒体よりやや大きい斑点状の石灰化を示すことがある。

d）腫瘍マーカー：特異的に血清カルシトニン、CEAが高値を示す。カルシウム、ペンタガストリンによる刺激試験でカルシトニン分泌を誘発させ不顕性の髄様癌、C cell hyperplasiaを発見できることがある。

e）穿刺吸引細胞診：腫瘍細胞は類円形、紡錘形など多様。疎結合性の細胞が多量に得

られる。間質に沈着するアミロイドを確認すればさらに診断が確実となる。免疫組織化学的にカルシトニン・CEA 陽性となる。

　f）シンチグラム：^{131}I-MIBG が特異的に陽性。転移巣の検索にも有用。

　g）遺伝子検査：遺伝性髄様癌の原因は *RET* 癌遺伝子の突然変異であることが確認され発症前診断が可能になった[4]。詳細は他項参照。

4. 未分化癌

❶臨床的特徴

甲状腺癌の約 1.6％。60 歳以上の高齢者に多く、男性の女性に対する比率が 1：1 に近づく。大部分の症例は予後不良で診断確定後数ヵ月の余命であり、いかなる治療にも抵抗する。

本疾患は、その臨床経過と臨床症状、理学的所見でほとんど診断がつく。甲状腺乳頭癌の未分化転化が大半であることから長年、認められた甲状腺結節が経過中に急速増大をきたしたら本疾患を疑う。急速な局所浸潤、肺、骨を中心に遠隔転移をきたし、気道閉塞、反回神経麻痺、食道浸潤による嚥下困難を生じる極めて予後不良な癌である。

❷診断・検査法

　a）触　診：不整な形状、凹凸不整で硬い腫瘤を触知する。早期から周囲への浸潤性癒着のため可動性はなく、時に圧痛がある。皮膚はやはり浸潤により発赤、びらんを生じる。

　b）超音波検査：内部エコーは壊死、粗大石灰化などにより不均一、形状は不整で周囲との境界は浸潤性発育のため不明瞭。CT も同様所見。

　c）頸部単純 X 線写真：気道の顕著な狭小化、偏移、圧排。不整石灰化。

　d）穿刺吸引細胞診：大型、不整形の核、顕著な核分裂像、多核巨細胞など特徴的な所見。

　e）シンチグラム：^{67}Ga シンチスキャンで病変部に一致した集積像を呈する。

　f）血液検査所見：白血球増多、赤沈値、CRP 上昇などしばしば急性炎症所見を呈する。

5. 悪性リンパ腫

❶臨床的特徴

60 歳以上の高齢女性に多い。甲状腺悪性腫瘍の 2～3％。基礎疾患として橋本病（慢性甲状腺炎）が存在することが多く間質に浸潤するリンパ球より発症する。橋本病甲状腺腫が急速な増大傾向を呈したら本疾患を疑い細胞診、生検、^{67}Ga シンチグラムなど早期に適切な診断を行う必要がある。

❷診断・検査法

　a）触　診：弾性硬のびまん性甲状腺腫、結節状腫大部分は硬い。

　b）超音波検査：病変部に一致して比較的均一で顕著な低エコー像を呈す。

　c）穿刺吸引細胞診：核/細胞比の大きい monotonous な腫瘍細胞を認める。病理診断

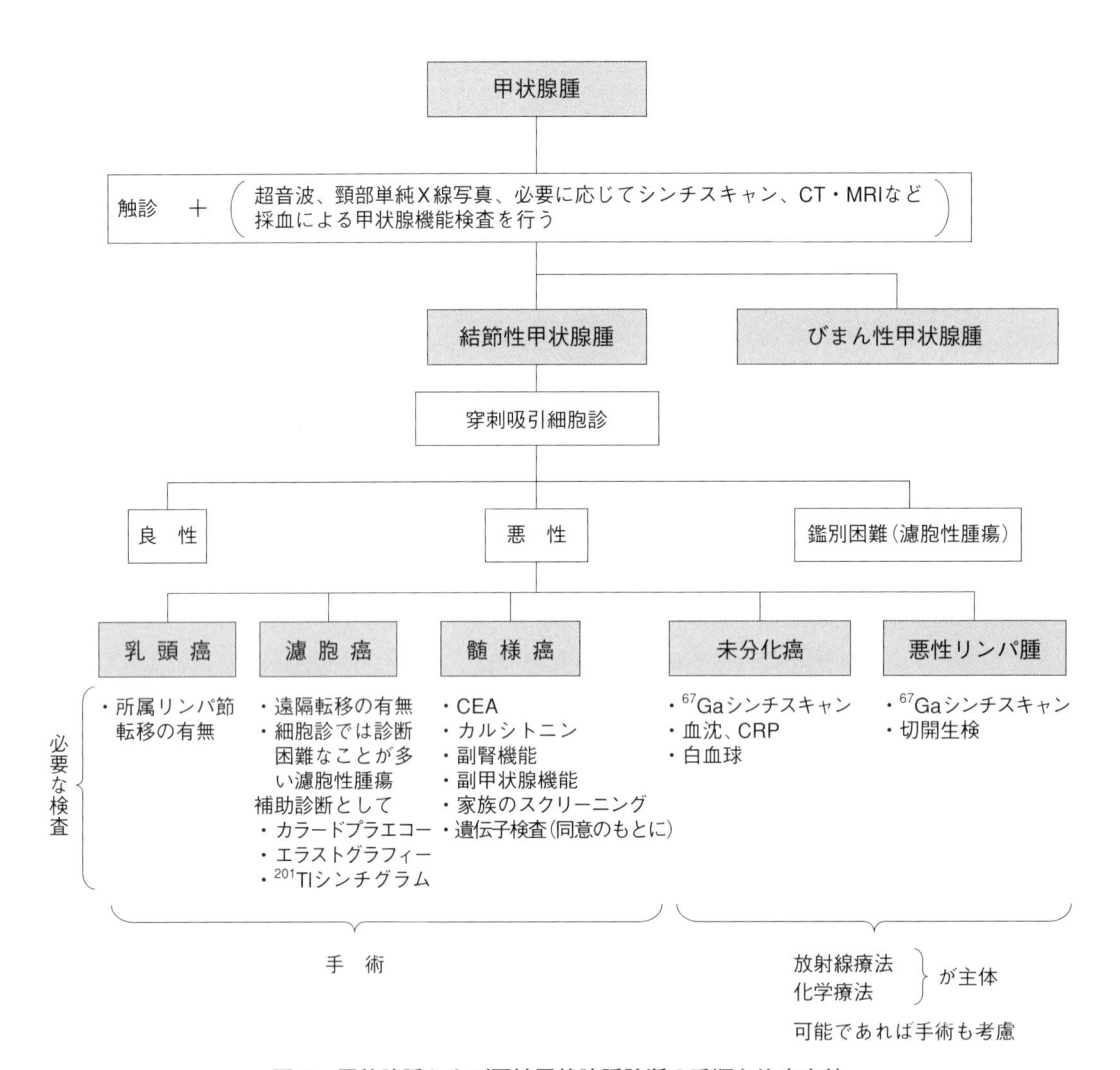

```
                        ┌──────────┐
                        │  甲状腺腫  │
                        └─────┬────┘
                              │
  ┌─────────┐  ┌─────────────────────────────────────────────┐
  │ 触診  + │  │ 超音波、頸部単純X線写真、必要に応じてシンチスキャン、CT・MRIなど │
  └─────────┘  │ 採血による甲状腺機能検査を行う                        │
              └─────────────────────┬───────────────────────┘
                                    │
                    ┌───────────────┴───────────────┐
              ┌──────────┐                    ┌──────────────┐
              │結節性甲状腺腫│                    │びまん性甲状腺腫│
              └─────┬────┘                    └──────────────┘
                    │
              ┌──────────┐
              │穿刺吸引細胞診│
              └─────┬────┘
      ┌─────────────┼──────────────┐
  ┌───────┐   ┌───────┐   ┌──────────────────┐
  │ 良 性 │   │ 悪 性 │   │鑑別困難(濾胞性腫瘍)│
  └───────┘   └───┬───┘   └──────────────────┘
```

図 6. 甲状腺腫および悪性甲状腺腫診断の手順と治療方針

	乳頭癌	濾胞癌	髄様癌	未分化癌	悪性リンパ腫
必要な検査	・所属リンパ節転移の有無	・遠隔転移の有無 ・細胞診では診断困難なことが多い濾胞性腫瘍補助診断として ・カラードプラエコー ・エラストグラフィー ・^{201}Tlシンチグラム	・CEA ・カルシトニン ・副腎機能 ・副甲状腺機能 ・家族のスクリーニング ・遺伝子検査(同意のもとに)	・^{67}Gaシンチスキャン ・血沈、CRP ・白血球	・^{67}Gaシンチスキャン ・切開生検
	手 術			放射線療法 化学療法 が主体 可能であれば手術も考慮	

と確実な治療方針決定のため切開生検が必要となる。

・診断のコツ・ 結節性甲状腺腫診断の手順を図6に示す。

d) シンチグラム：^{67}Gaシンチスキャンで病変部に一致した集積像を呈する(図4)。

(清水一雄)

◆文献

1) 清水一雄,庄司 佑：甲状腺癌・若手外科医必携の目でみる標準外科管理学.北島政樹,中村紀夫(編), pp9-17, 蟹書房, 東京, 1989.
2) 甲状腺外科検討会(編)：甲状腺癌取扱い規約.第5版, 金原出版, 東京, 1996.
3) 鳥屋城男：甲状腺結節の細胞診による診断と限界. Karkinos 6：383-389, 1993.
4) 北村 裕, 清水一雄, 田中茂夫：内分泌外科シリーズ第6報；甲状腺髄様癌のRET遺伝子異常と臨床応用. 日医大誌 63：54-58, 1996.

10 良性腫瘍の治療

■はじめに

　甲状腺腫瘍は、触診および画像診断によって発見されることが多く、臨床的には患者自身の自覚的症状を伴わないケースもしばしば遭遇する。診断においては、触診、超音波検査、穿刺吸引細胞診が基本となり、悪性腫瘍との鑑別が当然重要であり、詳細は別の項目に譲るが、診断の容易な乳頭癌に比べ、濾胞腺腫と濾胞癌の鑑別はいまだ困難といえる。臨床的に甲状腺良性腫瘍とは、悪性腫瘍と炎症性疾患（急性化膿性甲状腺炎、亜急性甲状腺炎、橋本病）を除いた結節性病変を示すものと考えられ、病理学組織学的には、濾胞腺腫、腺腫様甲状腺腫に分類される。腺腫様甲状腺腫は過形成であり、真性の腫瘍ではないが、臨床的に頻度は高く、良性の結節性甲状腺腫としてここで取りあげることとする[1]。また甲状腺機能性結節（Autonomous Functioning Toxic Nodule）（プランマー病）に関しては、診断治療方法においても、非機能性結節とは異なるため、別項で解説することとし、まず、非機能性良性結節に関する治療について述べる。

1　治療の目的

　画像診断および穿刺吸引細胞診の診断能力の飛躍的進歩に伴い、甲状腺悪性腫瘍の多くを占める乳頭癌においては、十分な鑑別診断が可能になってきている。悪性腫瘍が否定されていることが前提となるが、甲状腺良性腫瘍においては、腫瘍の縮小が治療の目的である。逆に考えれば、悪性が否定できて、患者自らがなんの症状もなければ、治療の必要はなく、経過観察が原則と思われる。頸部の違和感、圧迫感、および頸部の外観の問題（cosmeticな問題）の解消が治療の目的となる（図1）。当然治療の効果判定に関しても、画像上の腫瘍縮小率のみならず、自覚的所見の改善が得られるかどうか、が重要なポイントといえる。従来、X線像より、甲状腺腫瘍による気管の圧排、変移の程度から手術の適応や治療法の効果判定とされてきたが、5cmを超える大きな結節でも、患者自身の自覚的な症状はないこともある（図2）。

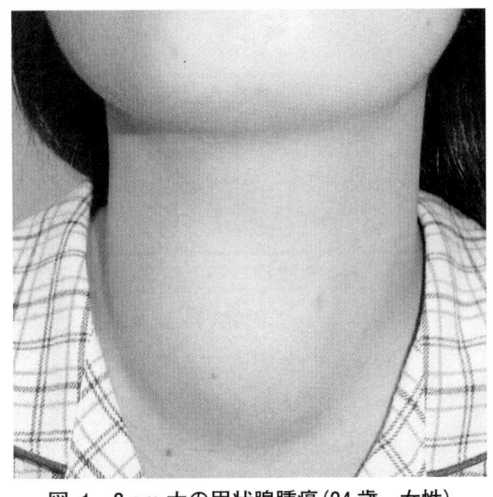

図1. 8cm大の甲状腺腫瘍（24歳、女性）

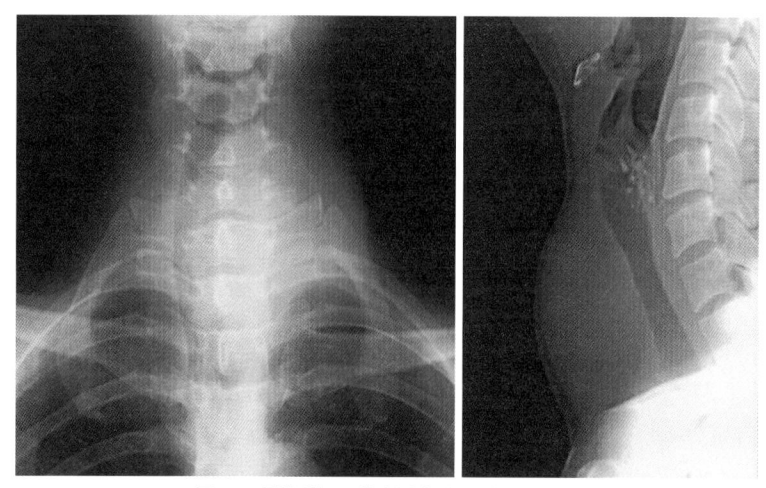

図 2. 頸部軟 X 線(左)気管の変異(右)

表 1. 良性腫瘍の治療法

	治療法		
	TSH 抑制療法	PEIT	手　術
内　容	投薬のみ	外来での穿刺、注入	入院、外科手術
効果出現までの期間	6〜12ヵ月以上	2〜3ヵ月	直後
効果の確実性	約20%	約70〜80%	100%
合併症	長期の TSH 抑制による骨、循環器系への影響	疼痛、場合によって一過性反回神経麻痺	場合によって反回神経麻痺、出血
費用(3割負担の場合)	7,000円程度(1)	15,000円程度(2)	100,000円程度(3)

(1) チラージンS® 2錠 90日処方
(2) PEIT 治療 4回 1年間
(3) 入院7日間　局所麻酔、甲状腺腫切除

2　治療法の選択

治療法としては、以下の3つの方法がある(表1)。
①甲状腺ホルモン剤による TSH 抑制療法
②経皮的エタノール局注療法(PEIT)
③手術療法

いずれもその長所、短所を伴うが、表1に示すように、投薬、穿刺術、外科治療と①から③に進むにつれて、侵襲的な度合いが増していく。十分なインフォームド・コンセントのもとに、治療方法を選択すべきであるが、治療を行うそれぞれの施設における状況を考慮する必要があり、治療に要する期間、効果およびそれぞれの合併症をも考えなければならない。すなわち、TSH 抑制療法は、疼痛などの侵襲は伴わないものの、効果出現までに時間を要し、また治療効果としては報告によって差があるが、約20％程度であること。手術治療は一番確実な方法であるが、入院の必要性と創部瘢痕を気にする患者も多い。また、手術自体は甲状腺手術に熟練した外科医であれば、難易度の高い手術ではないが、反回神

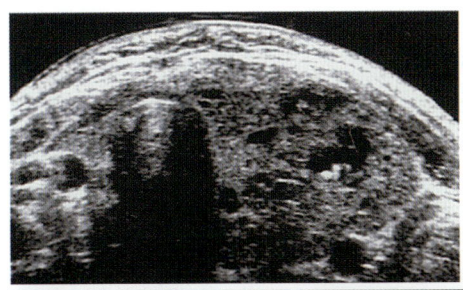

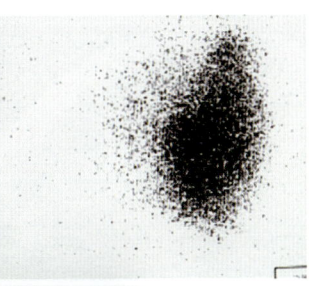

TSH 0.02 μU/ml以下
FT₃ 8.1 pg/ml
FT₄ 2.15 ng/dl
Tg   27 ng/ml

MMI 2T 内服中

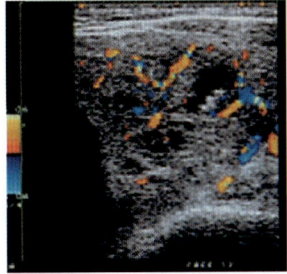

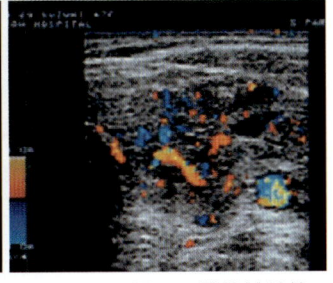

図 3. 機能性結節

経の取り扱いに関しては、十分な技術と経験が要求されることは言うまでもない。一方、近年、甲状腺においても臨床導入された PEIT は外来での加療が可能であり、TSH 抑制療法と比べて高い治療効果が報告されている。しかしながら、その手技的な問題に起因する疼痛や反回神経麻痺の可能性は否定できず、超音波下穿刺術に対する知識と技術を有する医師が施行して、安全で効果的な治療法と考える必要がある。一方、近年の保険制度の見直しにより議論となることの多い医療費に関しては、TSH 抑制療法が一番安価であり、PEIT 治療の約 1/2、手術治療の 1/10 以下という費用である。

1. 機能性結節の診断と治療

甲状腺機能亢進症状から発見され、バセドウ病との鑑別がなされた後に、機能性結節の診断が決定される場合と腫瘍性病変の存在が先に見つかり、TSH の測定から機能性結節と診断される場合がある。一般的に前者は Clinical Hyperthyroidism であり、後者は Subclinical なものが多い。TBII 値が正常範囲内であることと、ヨードもしくはテクネシウムシンチにて hot nodule が認められれば、診断確定となる(図3)。潜在性機能亢進の症例では、機能性結節との診断がなされないまま、腫瘍縮小を目的とした甲状腺ホルモン治療が当初より行われている場合もあり、その診断に注意を要する。

2. 機能性結節における治療法の選択

これまでは抗甲状腺薬にて甲状腺機能をコントロールされた後に、手術を行うことが唯一の治療法とされていたが、PEIT の導入とともに、大きく治療指針も変化してきている。現在手術の適応は以下のように考えている(図4)。

TSH 0.02 μU/ml以下
FT3 6.5 pg/ml
FT4 2.41 ng/dl
TRAb −1.1%

手術治療

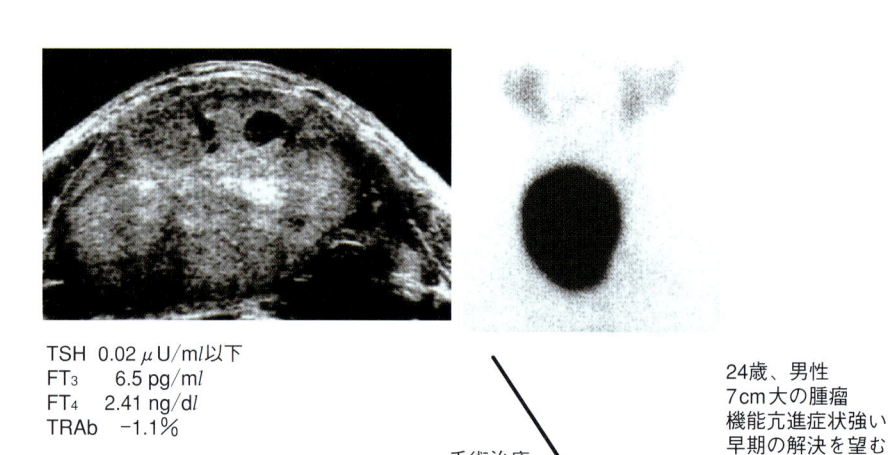

24歳、男性
7cm大の腫瘤
機能亢進症状強い
早期の解決を望む

図 4. 機能性結節（手術例）

1．腫瘍径5cm以上または機能亢進状態が極めて高い場合
2．悪性の可能性が否定できない場合
3．早期の治療効果を望む場合
4．アルコールアレルギー、または妊娠中、妊娠の可能性のある場合
5．PEITの臨床的効果を理解できない場合（小児、穿刺術に対する恐怖感の強い場合）

このようにPEITを第一選択と考え、効果が望めない場合に外科的切除を行うことが多くなってきているが、ヨーロッパなどの報告では機能性結節に対して、バセドウ病と同様にアイソトープ治療を提唱する意見もある。さらに、甲状腺機能正常例でも高齢者における腺腫様甲状腺腫に対しては、腫瘍の縮小と将来的な機能亢進の予防としてアイソトープ治療を勧める報告もある。本邦においては、放射性物質に対する法的な規制の厳しさと精神的な恐怖感からいまだ一般的には普及していないが、今後検討されるべき治療法の1つと考えられる。

3 治療法の実際

1．TSH抑制療法

　TSHが甲状腺の機能と発育の主たるStimulatorであり、TSHを抑制することが腫瘍の発育を抑えるという考えが、この治療の基本的な論拠とされている[2)3)]。内科治療とし

表 2. TSH 抑制療法の臨床的効果

Study, Year, Country	Single or Multiple Nodules	L-Thyroxine Recipients	Controls	Patients with Suppressed Nodules L-Thyroxine Recipients	Control	P Value	Mean Nodule Shrinkage	Duration of Therapy
		n		%			%	mo
Gharib, et al, 1987, United States	Single	28	25†	50	60	>0.2	50	6
Cheung, et al, 1989, Hong Kong	Single and multiple	37	37	38	35	>0.2	50	18
Berghout, et al, 1990, Netherlands	Multiple	26	26†	58	5	0.001	13	9
Diacinti, et al, 1992, Italy	Single and multiple	16	19	30.7	0	0.01	25	9
Reverter, et al, 1992, Spain	Single	20	20	20	15	NS	50	11
Papini, et al, 1993, Italy	Single	61	50†	45	26	0.05	50	12
La Rosa, et al, 1995, Italy	Single	23	22†	39	0	0.004	40	12
Mainini, et al, 1995, Italy	Single	45	10	17.8	0	NS	50	21

NS=not significant
† Controls received placebo.

(文献 4)による)

て、従来より行われてきた治療法であるが、最近の Review によるとその効果は疑問視されている。これまでに報告された研究では、その効果は約 20％に過ぎず、また腫瘍体積の客観的な評価も難しいものがある(表2)。また TSH を完全に感度以下まで抑制するのか、0.1～0.5 mIU/l 程度にコントロールするのかでも、意見は異なっている。甲状腺ホルモン剤の 6ヵ月以上の投与にて、腫瘍縮小効果が出現するのは 0～60％までと報告にばらつきが認められるが、腫瘍径の小さいもの(2.5 cm 以下)において効果が認められていることが多い。また、着目すべき点としては、自然縮小する症例も 30～50％あるという報告もある[4]。一方、甲状腺ホルモン剤の長期投与にて腫瘍が縮小するのではなく、正常甲状腺部が萎縮するのだという報告もあり、触診や X 線写真による観察のみではなく、超音波や CT を用いた評価が今後さらに要求されるものと考えられる。現在 TSH 抑制療法に対しては、甲状腺ホルモン剤の投与にて長期間 TSH を抑制し、Subclinical hyperthyroidism の状態にすることが、閉経後の女性に対して骨塩の低下や循環器への悪影響を及ぼす恐れが高いことが論じられており、臨床的効果が乏しければ安易に長期投与をすべきではないという意見が多い。すなわち TSH が抑制された状況では、潜在性甲状腺機能亢進状態であっても、骨代謝マーカーが上昇し、骨代謝回転が亢進していることが確かめられている。特に閉経後の女性においては、骨塩の低下が明らかとなる。このような状況では骨折率の上昇につながる可能性もあり、十分な考慮が必要である[5]。

2. PEIT

1980 年代より肝臓、腎臓の囊胞性病変に対して行われてきた経皮的エタノール局注療

法（PEIT）は、1990年代には甲状腺疾患にも臨床的応用がなされてきた[6)7)]。PEITの作用機序は、無水エタノールの浸透した組織の脱水・固定と微小血管の塞栓であり、注入拡散範囲における組織の選択的破壊が可能と考えられている[8)]。甲状腺疾患におけるPEITは、囊胞性疾患、機能性結節に対する有用性が確認されている[9)10)]。

❶適応疾患

甲状腺に対するPEITは有症状の囊胞性病変と機能性結節などに対して2002年4月1日より保険適応となった。それ以外には良性非機能性結節、切除不可能な悪性腫瘍、バセドウ病などへの適応が試みられている[11)–13)]。

❷方法と手技

充実性か囊胞性かによってその方法は大きく異なり、また、超音波ドプラ法の利用の有無によっても手技、効果判定が違ってくる。対象として囊胞性疾患に対するPEITと機能性結節に対するPEITの2点に絞り述べる。

a）囊胞性疾患に対するPEIT：用手的に穿刺排液し、吸引された容量に対して1/3〜1/2程度、もしくは上限2.0 mlまでのエタノールを注入している施設が多いと思われるが、われわれは原則として以下のように定めて行っている。

1．超音波ガイド下に行うこと（穿刺、吸引、注入まで含めて）（図5）。
2．囊胞内容を完全に吸引し、内腔全体に拡散する必要最小限量のエタノールを注入する。
3．エタノールにて内腔の洗浄を数回行い、最終的には注入したアルコールを含めて、吸引除去する。
4．十分な効果が得難いときは、囊胞性病変であっても悪性疾患の可能性を再検討し、適時甲状腺機能の評価を行う。

b）機能性結節に対するPEIT：囊胞性病変と異なり、多くの施設において超音波下に施行されている。その機能亢進状態と関連して、超音波ドプラ法では腫瘤内部に豊富な血管網が認められる。現在、注入量およびPEIT治療間隔が議論されている。注入量に関しては、一般的には治療前の腫瘍体積から注入エタノール量を一定の比率で算出する報告が多いが、われわれは腫瘍内部の血流を目標としてエタノール、場合によってはエタノール＋リピオドールの混濁液をカラードプラ上血流が消失するまで注入している[14)]（Targeting PEIT）（図6、7）。

❸効果判定基準

腫瘍体積の50％以上の縮小をもって、効果ありと判定し、PEIT後1、3、6ヵ月後に再評価を行う。機能性病変に対しては、TSHの正常化を目標とし、カラードプラ上の血流の状況を参考とする。効果判定の最終確認はヨードシンチにて行う。

❹臨床的成績

十分な効果が得られるまで、PEITを継続するか、効果が得られない場合は手術などのほかの治療法に変更をしている。1998年9月〜2000年5月までに当院でPEIT施行した1,438例中、PEITを断念、中止した症例は6例（0.4％）のみであり、5例が手術への変更、

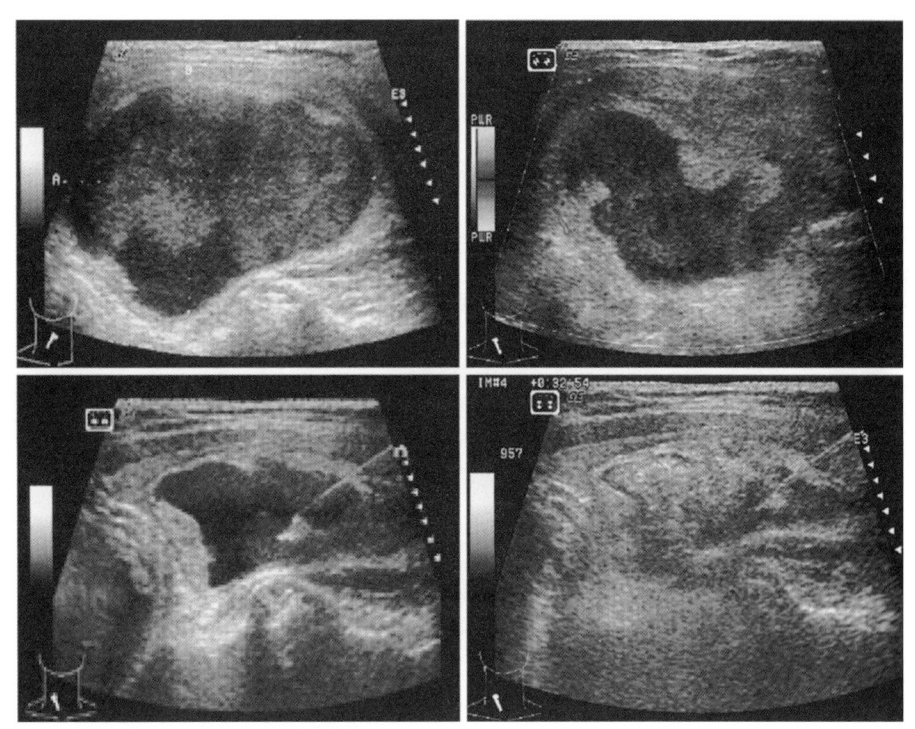

図 5. 囊胞性疾患に対する PEIT

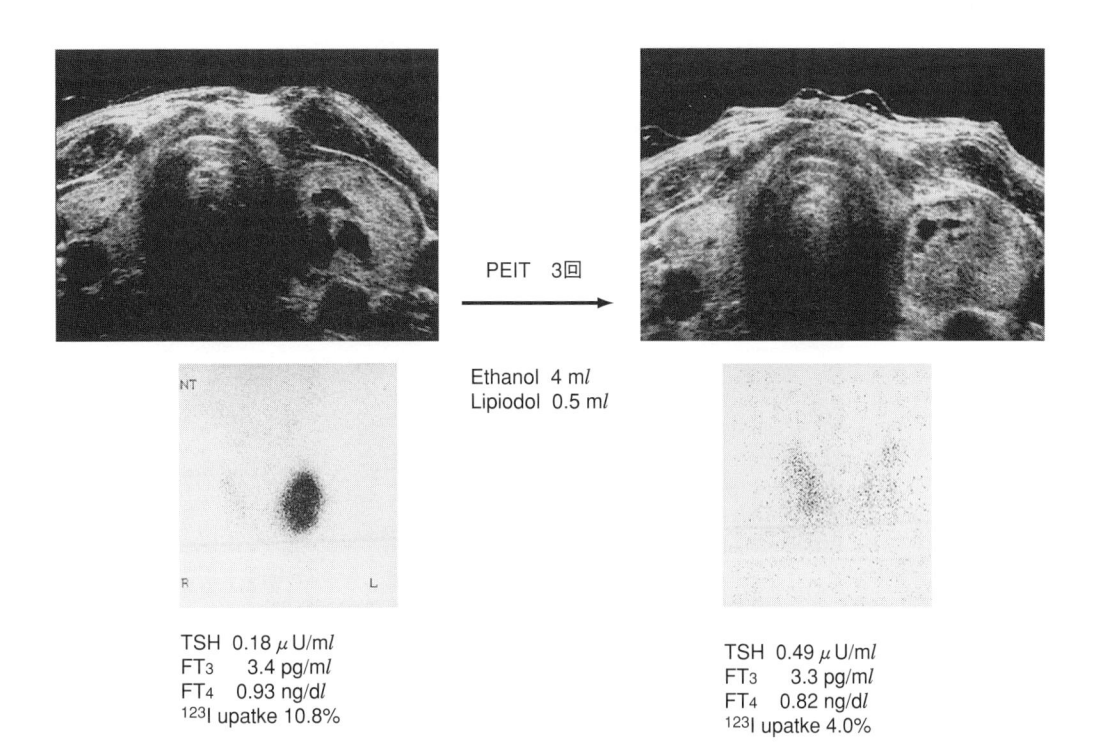

PEIT 3回

Ethanol 4 ml
Lipiodol 0.5 ml

TSH 0.18 μU/ml
FT3 3.4 pg/ml
FT4 0.93 ng/dl
123I upatke 10.8%

TSH 0.49 μU/ml
FT3 3.3 pg/ml
FT4 0.82 ng/dl
123I upatke 4.0%

図 6. 機能性結節に対する PEIT

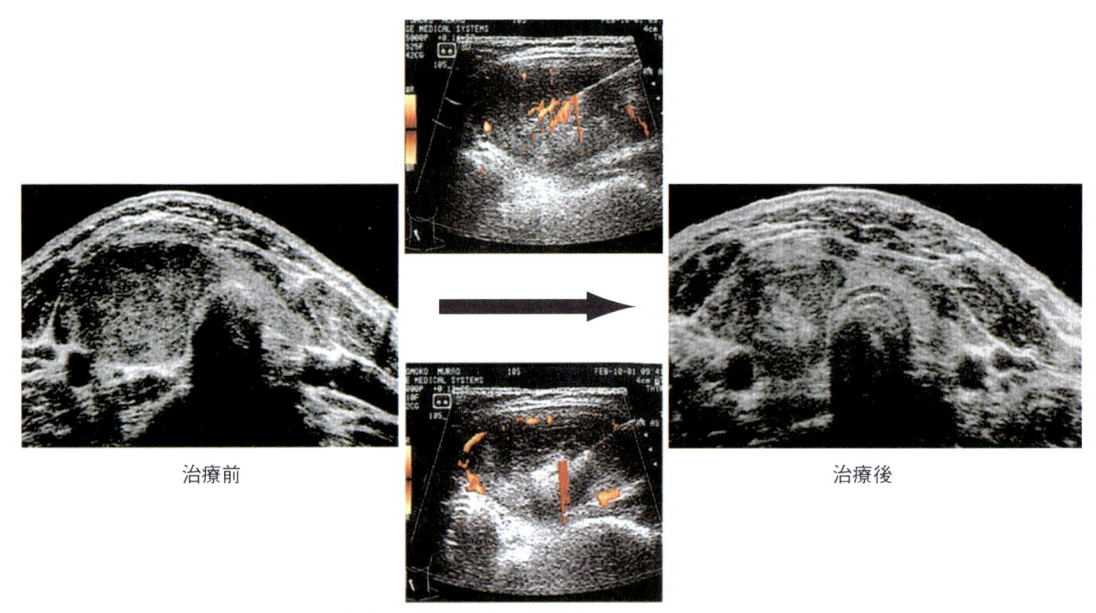

図 7. 良性腫瘍に対する Targeting PEIT

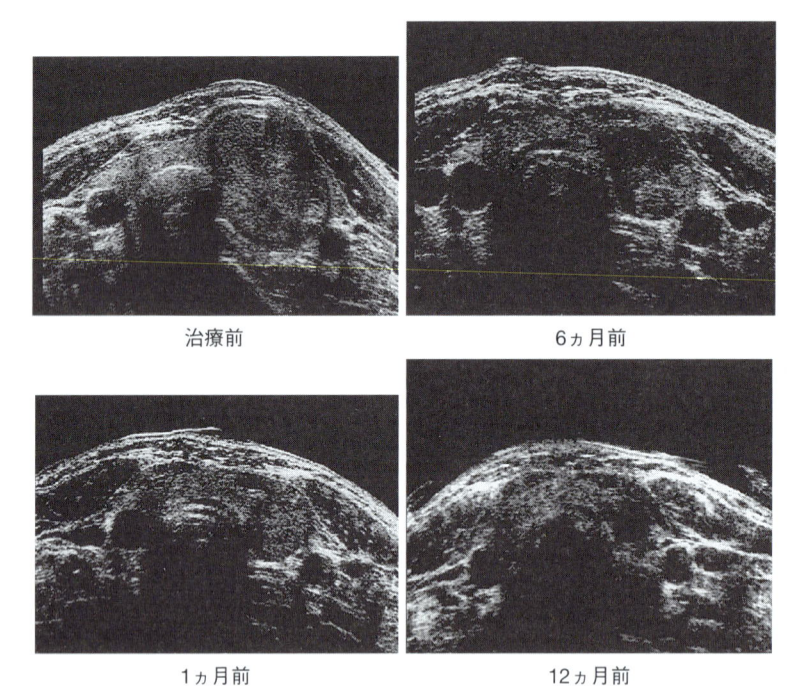

図 8. PEIT 著効例(非機能性充実性結節例)
治療前 / 6ヵ月前 / 1ヵ月前 / 12ヵ月前

1例が疼痛による脱落症例であった。ほとんどの患者に十分な効果が認められ、平均施行回数1.8回(1～26回)、平均エタノール注入量1.6 ml/回。(1回あたりのエタノール注入量1.0 ml 以下；46.6%、1～2 ml；42.0%、2～3 ml；6.9%、3 ml 以上；4.5%)腫瘍体積の変化は超音波にて確認され、加療後2～3ヵ月より縮小が始まり、その後も縮小効果は継

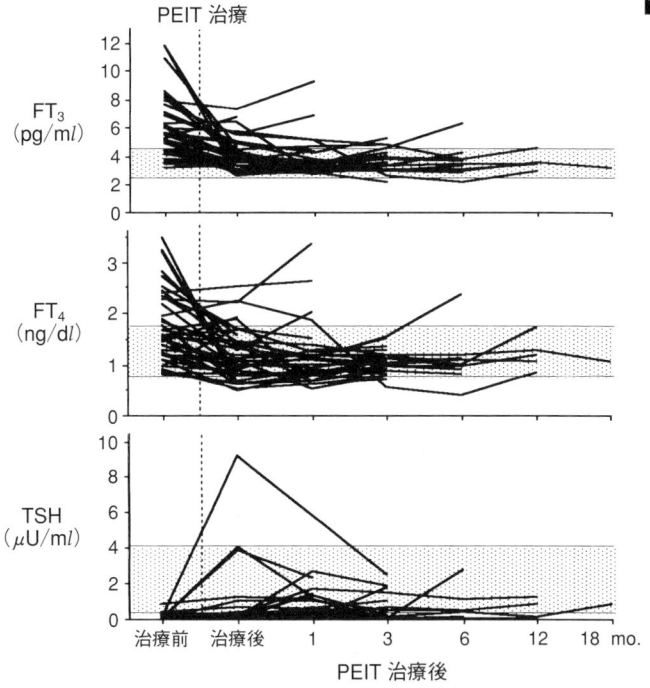

図 9. 機能性結節に対する PEIT 治療後甲状腺機能の変化

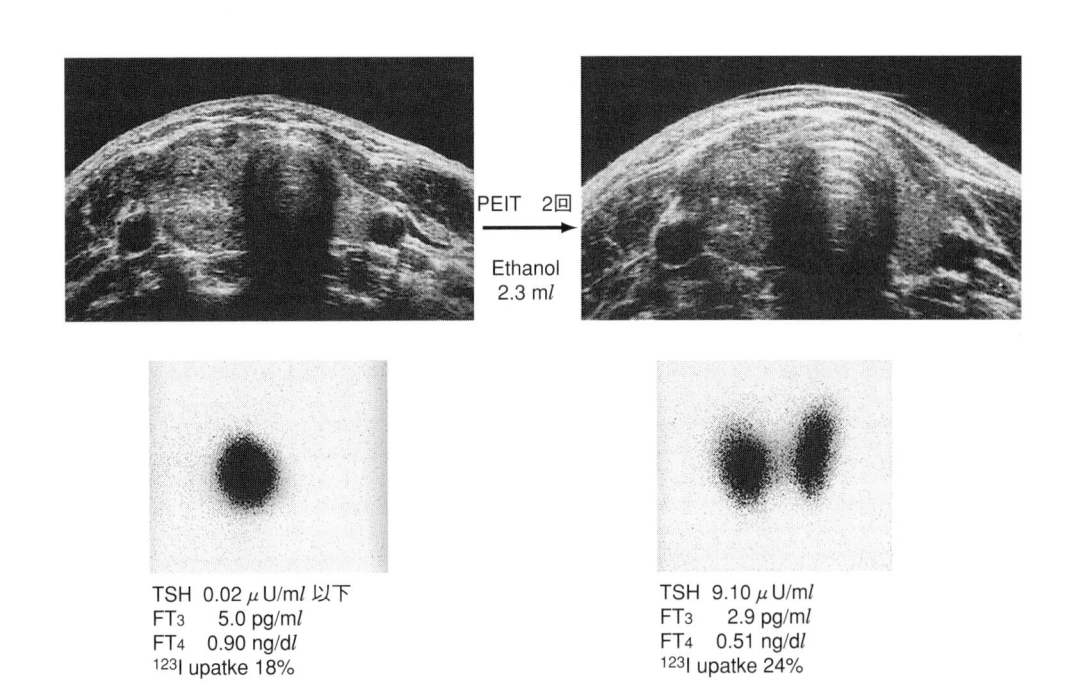

図 10. 機能性結節に対する PEIT

左:
TSH 0.02 μU/ml 以下
FT₃ 5.0 pg/ml
FT₄ 0.90 ng/dl
¹²³I upatke 18%

右 (PEIT 2回, Ethanol 2.3 ml 後):
TSH 9.10 μU/ml
FT₃ 2.9 pg/ml
FT₄ 0.51 ng/dl
¹²³I upatke 24%

続している。PEIT 後1年後には、超音波上、腫瘍はほとんど消失し、瘢痕化組織となった症例も認められた(図8)。また、機能性結節に対する PEIT 後の甲状腺ホルモンおよび TSH レベルは、PEIT 後速やかに正常化し、現在加療後平均追跡期間は約1年と短期間で

あるが、十分な効果が得られている（図9）。また、PEIT前後のヨードシンチでは、腫瘍部に一致した強い集積は、加療後消失し、非腫瘍部での取り込みも出現している（図10）。

❺合併症とその対策

PEITに伴う合併症は、①疼痛、②反回神経麻痺、③出血、④一過性甲状腺機能亢進症、が報告されている[15)16)]。疼痛に関しては、注入直後の穿刺部周囲および下顎、耳介部への放散痛がほぼ全例に認められるが、通常30分以内に消失し、鎮痛薬などの投与を必要とした症例はない。疼痛をきたす最大の要因は、被膜外へのエタノールの漏れであり、極力最小限の注入量とすべきであるが、至適注入量の判断が問題となる。現状としては、超音波観察下に注入を行い、被膜外への漏れがないように十分に注意を払う必要がある。臨床的に一番問題となるのは、PEITによる反回神経麻痺である。甲状腺実質内であれば、原則的には反回神経の損傷はないはずであるが、穿刺時に甲状腺背側の被膜を一部でも傷つけると、針先を引き戻してエタノールを注入しても、その部位からのLeakageが起こり、反回神経麻痺をきたすものと考えられる。直接的に穿刺、局注すれば不可逆的な神経損傷となる。また、一過性の甲状腺機能亢進症に関しては、エタノール注入による甲状腺自己抗体の誘導、出現に関して、十分な検索を行い、注意を喚起している。

❻手術療法

以前は3cm以上の甲状腺結節はすべて手術適応という意見もあったが、濾胞性腫瘍を除いては超音波および細胞診にて確定診断となり得る現状では、手術適応となる症例は極めて限られてきている。現在手術の適応としている症例は以下のとおりである。

①腫瘍径5cm以上で充実性のもの
②縮小が認められないもの
③早期の治療効果を望むもの
④縦郭内甲状腺腫

濾胞癌が否定できない症例に関しても手術にて診断の確定と根治的治療として外科的切除を行っている（図11）。機能性結節における手術の適応としては「2. 機能性結節における治療法の選択」（71頁）を参照されたい。手術術式自体は、孤立性の病変であれば、片側の葉切除術を行い、多発性、両側の病変であれば、副甲状腺の血行を十分に温存した亜全摘術を施行している。腫瘍の増大に伴い、反回神経の変移を呈する症例あり、十分な注意が必要である。また、亜全摘術の場合、甲状腺残置量と相関して、術後甲状腺機能低下を呈する可能性もあるが、基本的には過形成である腺腫様甲状腺腫の場合は、残した甲状腺組織からの再発も考慮せねばならず、術後の甲状腺ホルモン薬による補充療法が必要となることが多い[17)]。

■おわりに

甲状腺腫瘍に対する診断能力の向上は、超音波検査と穿刺吸引細胞診の進歩によってもたらされたものといっても過言ではない。これまでに「悪性腫瘍の疑い」との診断にて、多

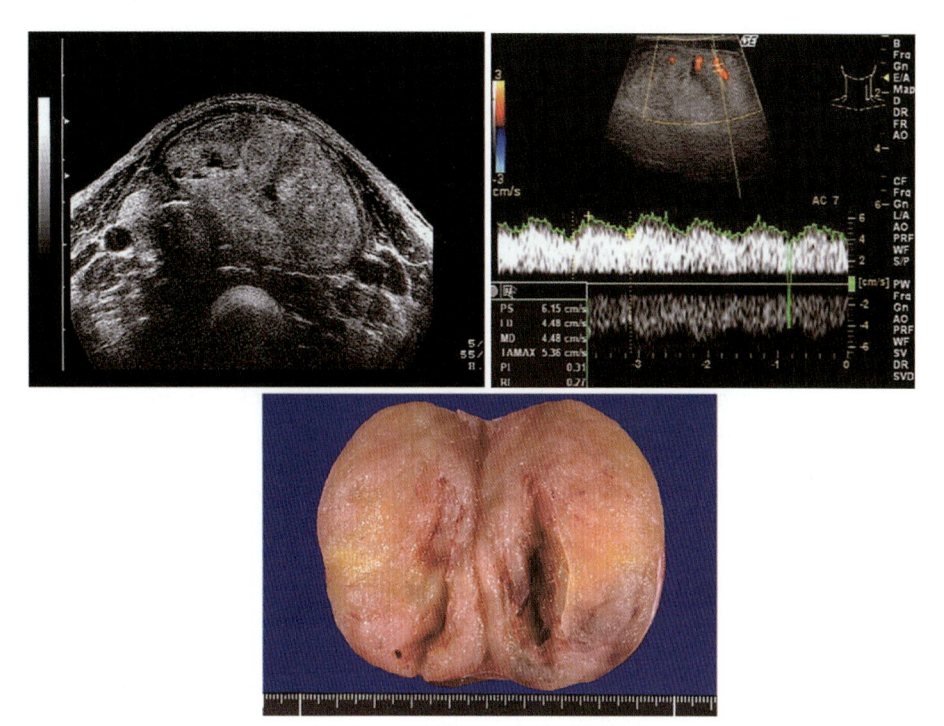

図 11. 良性結節に対する手術例

くの良性腫瘍性病変が手術の対象とされてきた。現在、5 mm 程度の乳頭癌も容易に発見、診断可能であり、また嚢胞性疾患や機能性結節に関してはPEITが大きな役割を果たすようになり、良性腫瘍に対する外科的治療は減少してきたことは、否めない事実である。しかしながら、巨大な腺腫様甲状腺腫やPEITにて十分な効果が得られない機能性結節に関しては、外科的切除こそが最終的な治療法であることに変わりはない。今後、その診断、治療指針においていまだ解決されていない点が多く認められる濾胞性腫瘍に対して、さらなる検討が必要であるものと考えている。

(福成信博)

◆文献

1) Meissner WA, Warren S：Adeno-matous goiter, Atlas of pathology. IInd series, Facicle IV, Tumors of the Thyroid Gland Armed Forces Institute of Pathology, pp 30-37, 1969.
2) Danles GH：Thyroid nodules and nodular thyroids；a clinical overview. Compr Ther 22：239-250, 1996.
3) Gullu S, et al：Suppresive therapy with levothyroxine for euthyroid diffuse and nodular goiter. Endcr J 46：221-226, 1999.
4) Gharib H, et al：Thyroxine sup-depressive therapy in patients with nodular thyroid disease. Ann Intern Med 128：386-394, 1998.
5) PJ Ryan：A longitudinal evaluation of the effects of thyroxine therapy on bone mineral density. J

Clin Densiton II：173-177, 1998.
6) Miller JM, Hamburger JI, Taylor CI：Is needle aspiration of the cystic thyroid nodule effective and safe treatment? Controversies in clinical thyroid logy, pp 210-236, New York, 1981.
7) Bean WJ：Renal cysts Treatment with alcohol. Radiology 138：329-331, 1981.
8) Monzani F, Caraccio N, Basolo F, et al：Surgical and pathological changes after percutaneous ethanol injection therapy of thyroid nodules. Thyroid 12：1087-1092, 2000.
9) Monzani F, Goletti O, Caraccio N, et al：Percutaneous ethanol injection treatment for autonomous thyroid adenoma；hormonal and clinical evaluation. Clin Endocrinol 36：491-497, 1992.
10) Monzani F, Lippi F, Goletti O, et al：Percutaneous aspiration and ethanol sclerotherapy for thyroid cysts. J Clin Endocrinol Metab 78：800-802, 1994.
11) 福成信博：甲状腺エタノール注入療法．第4巻，甲状腺PEIT研究会世話人会（編），pp 55-68, 2000.
12) Bennedbaek FN, Nielsen LK, Hegedus L, et al：Effect of Percutaneous ethanol injection therapy versus suppressive doses of l-thyroxine on benign solitary solid cold thyroid nodules；a randomized trial. J Clin Endcrinol Metab 83：830-835, 1998.
13) Bennedbaek FK, Hegedus L：Percutaneous ethanol injection therapy in benign solitary solid cold thyroid nodules；a randomized trial comparing one injection with three injections. Thyroid 9：225-234, 1999.
14) Fukunari N：PEI therapy for thyroid lesions. Biomed Pharmacother, 2002.
15) Ryan WG, Dwarakanathan A：Minor complication of thyroid cyst sclerosis with tetracycline. Arch Intern Med 146：202, 1986.
16) Kobayashi A, Kuma K, Mastuzuka F, et al：Thyrotoxicosis after needle aspiration of thyroid cyst. J Clin Endocrinol Metab 75：21-24, 1992.
17) 伊藤国彦：甲状腺腫瘍の診断と治療．日臨外医会誌54：1105-1118, 1993.

11 分化癌の治療と予後

■はじめに

　甲状腺分化癌は内分泌腺に発生する悪性腫瘍のうち最も頻度が高いものである。しかし、悪性腫瘍全体からみると比較的稀なためにしばしば「その他の悪性腫瘍」として一括されてしまうことが多い。治療法については専門家の間でも、最も異論が多い悪性腫瘍である。その理由は、予後が非常によく、経過も長いのでかなり多数の症例を集めて、治療後の経過を長期にわたり観察しなければ決定的なことが言えないからである。ここでは筆者の治療法とわれわれのデータベースの解析結果を述べ、異論の代表的なものについて批判するという形式をとりたい。

1 治療法

　治療法の第一選択が手術であることには異論はないが、手術の範囲あるいは程度については非常に異論が多い。

1．甲状腺の切除範囲

　筆者は腫瘍の大きさ、位置、甲状腺内に多発性にあるか単発性かなどを考慮して葉部分切除、葉切除、亜全摘、全摘を選択してよいと考えているが、どちらかといえば葉部分切除と全摘は特殊な場合以外には避けることが望ましいと考えている。過去において葉部分切除がなされたのは、術前も術中も癌と気づかずに良性腫瘍として手術されたものが大部分である。乳頭癌で原発巣の最大径10 mm以上の症例で根治手術を受けた3,148例についてみると20年原病特異生存率(他病死をした者については死亡までの時間を追跡期間と考え死亡例には入れない計算方法を用いた生存率、以下；生存率と書く)は葉部分切除では97.7％であるのに対し亜全摘では92.9％であった。もちろんこれは葉部分切除が全体の3％以下であるためにこの2群のみを比較すると有意差ではないので、この事実を一般化しにくいとの反論もあるかも知れないが、分化癌はすべて亜全摘をするべきであるとか、すべて全摘をすべきであるというのは、根拠が乏しく教条的にすぎるという証拠として示した。高分解能超音波検査でも微小な疑わしい病変が対側葉に見い出せない場合には敢えて全摘を必要としないことは予後調査の結果から明らかである。全摘はできるだけ避けるというのは全摘ではやはり合併症の発生率がやや高いので、例えば癌の一部が残ってしまう場合、また遠隔転移があり術後の放射性ヨード療法を予定している場合には全摘もやむを得ないと考えている。但し、副甲状腺機能を確実に温存するために細心の注意を払う必要がある。これから先はわれわれが1970～1996年までに根治手術をした分化癌で原発巣

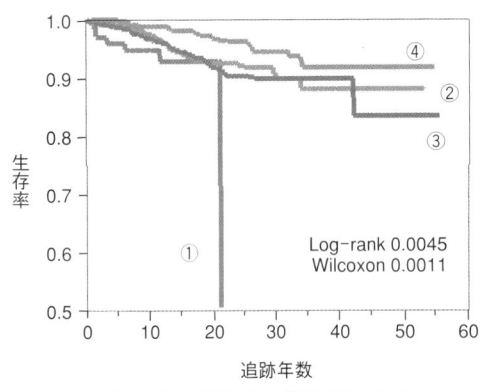

図 1. 乳頭癌の甲状腺切除範囲と生存率
1946〜1996年までの3,719例の生存率。
①全摘　②亜全摘　③葉切除　④葉部分切除

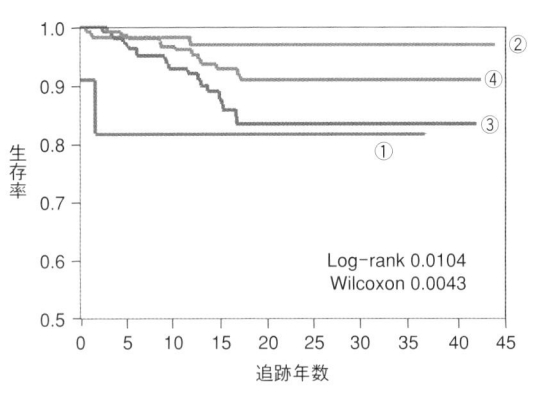

図 2. 濾胞癌の甲状腺切除範囲と生存率
1946年〜1996年までの499例の生存率
①全摘　②亜全摘　③葉切除　④葉部分切除

の最大径が10 mm以上のものに限り、予後についての数字を挙げて説明する。

まず、甲状腺の切除範囲と予後との関係をみると乳頭癌では20年生存率は全摘92.7%（n=98）、亜全摘92.9%（n=1,605）、葉切93.1%（n=1,139）、葉部分切除97.7%（n=306）であった（図1）。各群の差は非常に小さいがこのくらい症例数が多いと有意差になる（Log-rank test p=0.0021、Wilcoxon test p=0.0025）。生存率の差が小さいのは甲状腺の切除範囲の選択が適切であったことを示しているとも解釈できる。甲状腺分化癌はこのように予後が非常によく多数の症例について長期間の追跡調査が必要である。わずかに数100例を5年程度追跡調査しても有意差が出ない場合が多く、必ずしも証拠に基づくことなくある特定の手術法を推奨するのはいかがなものであろうか。濾胞癌の場合には20年生存率は全摘80.0%（n=10）、亜全摘97.4%（n=118）、葉切87.2%（n=153）、葉部分切除92.2%（n=145）と手術範囲と予後との間には乳頭癌ほど明解な関連は見い出されていない（図2）。これは、濾胞癌と濾胞腺腫との鑑別診断が困難なため濾胞癌のわずかに20%が術前に癌の診断がついており良性腫瘍としての手術を受けたものが多いためであろう。

甲状腺の切除範囲の選択には、術前診断が影響を与えていると予測される。あるいは術前診断が良性のものは手術時にも癒着や浸潤が少なく良性と判断されて手術を受けた症例が多く含まれるためかも知れない。1970〜1996年までの17年間には穿刺吸引細胞診の導入、超音波診断装置の分解能の向上、超音波観察下穿刺吸引細胞診の導入など診断技術の目覚ましい発展がみられた。しかし、治療成績を論じるためにはある程度長期の観察が必要であるから、診断が現在ほど正確でなかった時代の症例が混在していることを容認しなければならない。そこで、それぞれの症例の術前総合診断が甲状腺の切除範囲にどんな影響を与えたかを調べてみた。症例を術前診断によって良性腫瘍、悪性腫瘍、その他の診断の3群に分けた。乳頭癌では術前診断が良性腫瘍であったものは21.9%（n=690）であり、全摘0.1%、亜全摘29.1%、葉切39.4%、葉部分切除30.3%であった。術前診断が悪性腫瘍であったものでは（n=2,387）それぞれ3.4%、56.2%、36.2%、3.8%であり、その他の

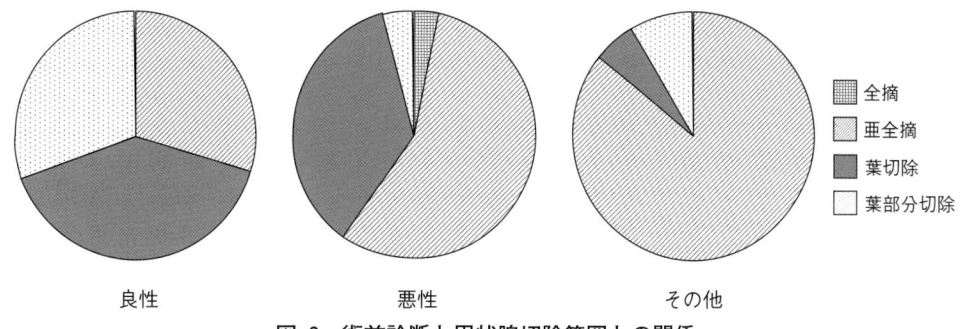

図 3. 術前診断と甲状腺切除範囲との関係

診断(バセドウ病、慢性甲状腺炎と性質不明の腫瘍の合併、その他を含む)では(n=71)、それぞれ0%、85.9%、5.6%、8.5%であった(図3)。術前診断が腫瘍で悪性のものは亜全摘と葉切が大部分を占めるが、良性の腫瘍の診断では葉部分切除が多いことがわかる。その他の群ではバセドウ病と癌との合併例が多いので亜全摘が多いのは当然である。次に、原発巣の大きさが甲状腺の切除範囲に影響があるかどうかについても調べたが一定の傾向はみられなかった。原発巣の大きさは、近年では小さいものが多くの割合を占めていることや、切除範囲は腫瘍の最大径よりも、位置や単発か多発かなどの多数の因子によって決められることが多いためと考えられた。乳頭癌は周囲組織に癒着/浸潤することが比較的多く、最も浸潤が多いのは前頸筋であり、約60%にみられる。癒着と思われる部分を術中に迅速標本で調べるとほとんどの場合、単なる癒着ではなく微小な浸潤である。癒着がない場合でも甲状腺の被膜を超えていることがある。筋肉への癒着/浸潤の存在が甲状腺の切除範囲の決定に影響しているか否かについて調べた。癒着/浸潤があった例では全摘4.1%、亜全摘58.0%、葉切35.0%、葉部分切除2.9%であり、癒着/浸潤のないものではそれぞれ1.7%、40.8%、37.9%、2.9%であった。これはWilcoxonのRank Sums testでp＜0.0000で有意差になる。このことを甲状腺の切除範囲を主にしてみてみると全摘を受けた者のうち77.6%は筋肉への癒着/浸潤があり、亜全摘では67.5%、葉切では57.5%、葉部分切除では18.0%は筋肉への癒着/浸潤があったといえる。これも当然のことながらp＜0.0001有意差である。さて、一般的には甲状腺分化癌では最小限の手術は葉切除と峡部切除であると考えられている[1)-5)]。しかし、ごく限られた場合には葉部分切除でよく予後も非常によいことがわかる。1cm以上の甲状腺分化癌のすべてに全摘をするのがよいとの考えは[4)6)7)]、われわれのデータからは不必要な拡大手術と考えられる。

2．リンパ節郭清

甲状腺の切除範囲についてばかりでなくリンパ節の切除範囲についても多くの異論がある。固形悪性腫瘍ではリンパ節転移があるときには予後が悪いと考えるのが普通のことになっているが甲状腺分化癌ではこの常識が必ずしも通用しないという説を成すものがある。肉眼的に転移がある場合に転移と思われるリンパ節だけを取る、いわゆるberrypicking をするもの、肉眼的転移があるときに modified radical neck dissection をするもの、肉眼的転移がなくてもある一定の条件を満たせば modified neck dissection をするものなどがある。現在では berry-picking がよいと主張して論陣を張るものはいなくなったが、実際にはこれを実行しているものはかなり多い。berry-picking の欠点は再発を繰り返すことである。2～3回再発を繰り返してから、われわれの施設を訪れる患者がかなりあるので berry-picking がいまだに行われていることがわかる。肉眼的転移があるときに berry-picking をした場合と modified radical neck dissection をした場合とでどれくらい再発率に差があるかという点についてはわれわれの施設では modified radical neck dissection をするようになってからの歴史が長いので他の方法と比較することができない。肉眼的転移がない場合に modified radical neck dissection をすれば再発率、死亡率にどのくらいの差があるかをみると、1970年以後の1 cm 以上の治癒的手術を受けたもの2,009例では再発率には有意差はなかった。当然ながら生存率にも差はなかった。しかし、modified radical neck dissection を行った症例と行わなかった症例との間には何かの違いがあるはずである。肉眼的転移がないが modified radical neck dissection を行った症例は2,301例であり(今後前者と呼ぶ)前頸筋との癒着があったものは71.8%であり、気管周囲の郭清のみの症例とまったくリンパ節を切除しなかった症例を併せた847例(今後後者と呼ぶ)では前頸筋との癒着は23.3%であり、反回神経との癒着は前者19.0%、後者2.2%、食道との癒着は前者11.2%、後者1.3%であった。これらは有意差がある($p<0.0001$)。大きさについては前者は median 23 mm、後者は median 17 mm であった。これは有意差がある($p<0.0001$)。肉眼的転移のある例では、30年生存率は86.5%であり、肉眼的転移のない例では94.7%である(図4)。しかし肉眼的リンパ節転移がないと判断された例でも80%には病理組織学的に転移が存在する。しかし、このような症例にリンパ節郭清を行ったか行わなかったに分けて分析しても1970年以後の症例では予後の改善はみられない。しかし、このことはリンパ節転移の存在が予後に関係がないということではなく、分析の仕方の問題である。肉眼的にリンパ節転移がないと判断したことと、リンパ節郭清が必要であると判断したこととの間には先に述べたように乖離があるからである。リンパ節転移と予後との関係についてはさまざまな見解があるので公平さを保つためにそれらについても少し触れる。リンパ節転移は生命予後には関係しないが再発率には関係するとするもの[8)-10)]、生命予後に関係するとするもの[11)-15)]とがある。また、リンパ節のサンプリングをして転移があれば郭清すればよいとの説もあるが[16)]最初の転移は60～70%は気管周囲に見い出され、30～40%は側頸部に見い出され、サンプリングするリンパ節の数が多いほど転移を見つける確率が高くなるのでサンプリングの場所とサンプルの数によっては著しい間違いを犯しかねない。

3. 原発巣の大きさの予後に対する影響

一般的にいえば原発巣が大きいほど予後が悪くなる。このことについては異論がない。

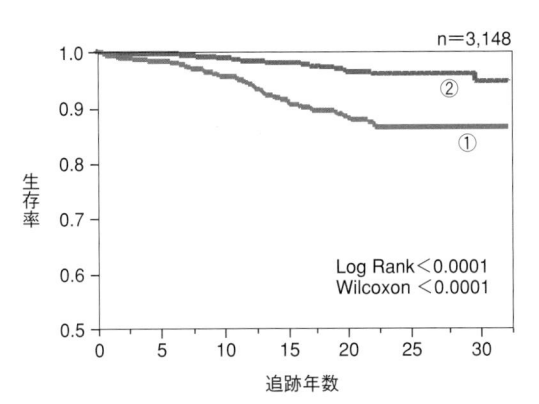

図 4. 肉眼的転移の存在が予後に及ぼす影響
①肉眼的転移がある症例の 30 年生存率 86.5％
②肉眼的転移がない症例の 30 年生存率 94.7％

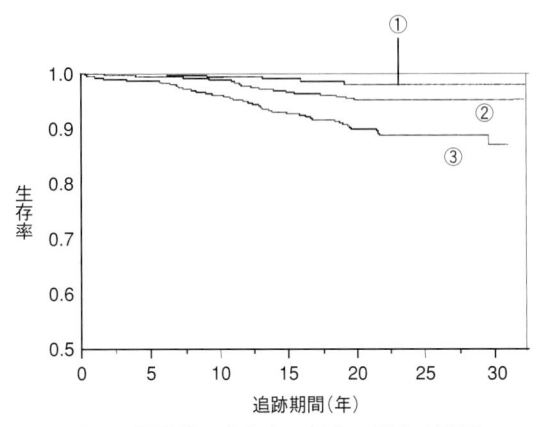

図 5. 原発巣の大きさの予後に対する影響
①10～19 mm　②20～29 mm　③30 mm 以上

したがって一般の固形癌と同じと考えてよい(**図 5**)[17)-24)]。われわれの 1970～1996 年に手術した 3,149 症例の乳頭癌の成績では 10～19 mm では 30 年生存率は 98.2％、20～29 mm では 30 年生存率は 95.4％であるのに対し、30 mm 以上では 87.5％まで低くなる。甲状腺分化癌はこのように非常に生命予後が良好であるから、prospective randomized trial には馴染まない。また、差が小さいので症例数が少ないと統計学的な検出力が足りないために、差はあるのに有意差ではないと判断される。このことが甲状腺分化癌で異論が多い原因の 1 つである。しかし、大きい腫瘍は周囲臓器への浸潤、大きなリンパ節転移が存在する確率も高く、比較的広範な手術が行われることが多い。それに引き換え小さな腫瘍は比較的に小範囲の切除が行われることが多いので予後の差が小さくなることも考えられる。

4. 年齢と予後

甲状腺分化癌の予後は年齢に強く影響される。この点はまったく異論がない[25)]。20 歳未満では、転移が多く再発率も高いが生命予後は極めて良好である。20 歳以上 55 歳くらいまでは年齢による予後の差は少ないがそれを超えると予後が年齢とともに不良になる。したがって高齢者の手術はやや広範囲の手術を考えた方がよい。原発巣の大きさと予後とを比較した同じ症例について 25 年原因特異性生存率(以後生存率)をみると 20 歳未満 100％、20～59 歳 97.5％、60 歳以上 85.85％であった。

さらに詳しくみるために 20～59 歳の症例で反回神経に癒着があった症例とない症例とを比較すると、それぞれ 25 年原因特異性生存率 87.8％と 97.7％であり(Log-rank test p＜0.0001、Wilcoxon test p＜0.0001)、60 歳以上では 48.6％と 81.5％となる(Log-rank test p＝0.0001、Wilcoxon test p＝0.0010)。60 歳以上で反回神経との癒着があった 217 例のうち保存的リンパ節郭清術をした症例 198 例としなかった症例 19 例とを比較すると

20年生存率は51.9%と0%となり(Log-Rank test p＝0.0021、Wilcoxon test p＝0.0026)、統計的に有意の差を認めた。これは高齢者では拡大手術をした方が予後が改善されることを示す1例である。

(野口志郎)

◆文献

1) Cady B, Sedgwick CE, Meissner WA, et al：Changing clinical, pathological and survival pattern on differentiated thyroid carcinoma. Ann Surg 184：5451-5453, 1976.
2) Yamashita T, Fujimoto Y, Kodama T, et al：When is total thyroidectomy is indicated as a treatment of "follicular carcinoma". World J Surg 12：539-564, 1988.
3) Farrar EB, Cooperman M, James AG：Surgical management of papillary and follicular carcinoma of the thyroid. Ann Surg 192：701-704, 1980.
4) Clark OH：Total thyroidectomy；Treatment of choice for patients with differentiated thyroid cancer. Ann Surg 196：361-366, 1982.
5) McConahey WM, Hay ID, Woolner LD, et al：Papillary cancer treated at Mayo Clinic, 1946-1970：initial manifestations, pathologic findings, therapy and outcome. Mayo Clinic Proc 61：978-996, 1986.
6) Samaan NA, Majeshwari YK, Nader S, et al：Impact of therapy for differentiated carcinoma of the thyroid；An analysis of 706 cases. J Clin Endocrinol Metab 56：1131-1138, 1983.
7) Thompson NW, Olsen WR, Hoff man GL：The continuing development of the technique of thyroidectomy. Surgery 73：913-927, 1973.
8) Harness JK, Thompson NW, Mcleod MK, et al：Differntiated thyroid carcinoma in children and adolescents. World J Surg 16：547-553, 1992.
9) McHenry, CR, Rosen IB, Walfish PG：Prospective management of nodal metastases in differentiated thyroid cancer. Am J Surg 162：353-356, 1991.
10) Simpson WJ, McKenny SE, Carruthers JS, et al：Papillary and follicular thyroid cancer. Prognostic factors in 1,578 patients, Am J Med 83：479-488, 1987.
11) Mann B, Buhr HJ：Lymph node dissection in patients with differentiated thyroid carcinoma；who benefit? Langenbeck's Arch Surg 383：355-358, 1989.
12) Scheumann GFW, Gimm O, Wegener G, et al：Prognostic significance and surgical management of locoregional lymphnode metastases in papillary thyroid cancer. World J Surg 18：559-568, 1994.
13) Attie JN, Khafif RA, Steckler RM：Elective neck dissection in papillary carcinoma of the thyroid. Am J Surg 122：464-471, 1971.
14) Noguchi S, Murakami N, Yamashita H, et al：Papillary thyroid carcinoma；Modified radical neck dissection improves prognosis. Arch Surg 133：276-280, 1998.
15) Tisell LE, Nilsson B, Molne J, et al：Improved survival of patients with papillary thyroid cancer after surgical microdissection. World J Surg 20：854-859, 1996.
16) Rosen IB, Maitland A：Changing the operative strategy for thyroid cancer by node sampling. Am J Surg 146：504-508, 1983.
17) Byar DP, Green SB, Dor P, et al：A prognostic index for thyroid carcinoma. A study of E. O. R. T. C. thyroid cancer cooperative group, Europ J Cancer 15：1033-1041, 1979.
18) Carcangiu ML, Zampi G, Pupi A. et al：Papillary carcinoma of the thyroid；A clinicopathologic study of 241 cases treated at the University of Florence. Cancer 55：805-828, 1985.
19) Simpson WJ, McKinney SE, Gospodarowicz MK, et al：Papillary and follicular thyroid cancer. Am J Med 83：479-488, 1987.
20) Cady B, Rossi R：An expanded view of risk group definition in differentiated thyroid carcinoma.

Surgery 104：947-953, 1988.
21) Hay I：Papillary thyroid carcinoma. Endocrinol Metab Clin North Am 19：545-576, 1990.
22) Sellers M, Beeken S, Blankenship A, et al：Prognostic significance of cervical lymphnode metastases in differentiated thyroid cancer. Am J Surg 164：578-581, 1992.
23) Rosler H, BirrerA, Luscher D, et al：Langzeitverlaufe beim differenzierten Schilddresenkarzinom. Schweiz Med Wocheschr 122: 1843-1857, 1992.
24) Noguchi S, Murakami N, Kawamoto H：Classification of papillary cancer of the thyroid. World J Surg 18：552-558, 1994.
25) 野口志郎：甲状腺癌の予後（生存時間）の推定．臨床外科 52：1131-1135, 1997.

II

甲状腺の臨床
応　用　編

1 甲状腺疾患の超音波診断

■はじめに

　甲状腺は視診・触診の可能な内分泌腺の1つであり、臨床的には理学所見がその診断に重要な役割を果たしている。また、甲状腺機能や病態生理の評価・診断は血中甲状腺ホルモンや抗甲状腺抗体の測定に帰するところが多い。しかし、大きさの評価1つをとっても皮下組織厚や胸鎖乳突筋の発達の程度さらには甲状腺の存在する相対的位置により異なるなど、種々の条件によってその視診・触診所見は大きく影響を受ける。また、甲状腺は良・悪性を問わず結節性病変の多い臓器である。もちろん、熟練した専門医による理学的所見は臨床的に極めて有用な情報をもたらすが、客観的評価という点で超音波断層検査は重要な意味をもっている。甲状腺疾患における超音波断層検査はほかの画像診断と比較して、無侵襲性と簡便性のみならず得られる情報の質と量の面からも第一選択となる。すなわち、広帯域・高分解能の超音波断層装置が普及したことによりその診断能が格段に向上した点と、ドプラ法の進歩により real time に低流速低流量の血流情報が得られるようになり、甲状腺の機能、および腫瘍の血行動態を観察できるようになったことも大きく関与している。

1 甲状腺超音波検査の基礎

1. 検査の手順

❶診断装置

　超音波断層装置は用いる周波数帯域が広いほど理論的空間解像度は良好となる。その一方、超音波ビームは周波数が低いほど減衰が少なく深在部まで到達可能となるが、低い周波数を中心とする装置は必然的に帯域幅は狭くなる。したがって十分な空間解像力を必要とする、甲状腺をはじめとする体表臓器には7.5～10 MHz 以上までカバーする広帯域の探触子の使用が望ましい。また検査部位の深度で十分に超音波ビームが集束し、なおかつ多重反射の少ないことにも留意する必要がある。

　一般には電子リニア型探触子もしくは機械式走査型探触子を用いる。使用する深触子は、カラードプラやパルスドプラによる血流解析機能が臨床的に非常に有用であるため電子リニア型深触子が現在の主流となっている。

❷検査の方法

　通常は仰臥位で肩の下に枕を入れ頸部を十分に伸展した体位で画像を得ることが望ましい。これは鎖骨や胸骨柄により超音波ビームが到達不能になる領域をできるだけ少なく

し、検査時の深触子の操作性を容易にするという2つの利点が得られるためである。しかし、短時間に多数例の検索が必要とされる場合、座位で頸部を後屈して検査することも行われている。

2. 超音波断層検査によるマススクリーニング

　人間ドック受診者を対象に高解像超音波断層検査を施行すると、その有病率は非常に高率であり、微小な腫瘍や腺腫様甲状腺腫、慢性甲状腺腫の頻度はほぼ剖検例のそれとほぼ一致する(表1)。甲状腺癌の大部分を占める分化癌、特に乳頭癌はその一部を除いて緩徐に進行するので、その予後を考慮すると触診可能となってから精査加療の対象としてよいと考えられる。また、これらの超音波断層検査の有所見者すべてを精査することは費用対効果の点でも検診の本来の目的に沿わない。したがって現在のところ、甲状腺について超音波断層検査を用いてマススクリーニングを行うことには社会的な意味での疾病管理としては不必要であるとする意見が多い。すなわち、甲状腺の画像診断は視診・触診で形態学的に異常を指摘された場合か、あらかじめ機能異常が明らかである症例が適応となる。しかし例外的に微少癌でも予後不良の症例が存在することにも留意する必要がある。

表 1. 高解像超音波断層法によるマススクリーニング

びまん性病変	腺腫様甲状腺腫	14.1%
	慢性甲状腺炎	13.1%
	単純性甲状腺腫	1.1%
	バセドウ病	0.9%
結節性病変	腫瘍(腺腫・癌腫)	4.7%
	嚢胞	4.7%
	亜急性甲状腺炎	0.5%

(文献1)による)

3. びまん性病変の鑑別診断

❶大きさの評価

　超音波検査が普及するまでは甲状腺の大きさの評価としては七条の分類に代表されるように触診を中心になされてきた。熟練した専門医の触診による評価は臨床的に有用であるが、検者間の表現の相違や甲状腺の性状により実際の大きさとの乖離が生じる点が問題であった。超音波検査では容易に客観的な甲状腺の大きさの測定が可能である。表2に健常者の甲状腺のサイズを示しておく[2]。高解像度を得るためには視野が限られることが多いので、その場合には峡部厚を測定して肥大の有無を判断することが多い。

❷びまん性甲状腺腫に合併した限局性病変の存在診断と質的評価

　Graves病(バセドウ病)・橋本病、共に健常者に比し、結節性病変の合併率が高い。びまん性腫大をきたした甲状腺では結節性病変が径1cm以上あっても触知不能であることも

表 2. 健常成人の甲状腺サイズ

	峡部	横断厚	横径	縦径(右)	縦径(左)
男性(n=34)	1.8±0.6	18±3.0	48±4.8	49±3.7	49±3.8
女性(n=16)	1.3±0.8	16±2.2	46±3.6	45±6.0	46±3.0

多いので、臨床経過中に一度は超音波断層検査を施行することが望ましい。結節性病変の合併が診断された場合、超音波検査所見が良性であればそのまま経過観察でよい。悪性所見であれば細胞診を行い、外科的治療を検討する必要がある。

❸橋本病

橋本病の超音波断層像病期により異なり極めて多彩である。橋本病の病理学的変化は小円形細胞の浸潤・濾胞構造の破壊・繊維性変化などと考えられるが、これらは組織における超音波インピーダンス(音速×密度)の変化を減少させる。したがって、いずれの病理学的変化も超音波断層像上は音響レベルの低下として描出される。典型例では甲状腺はびまん性に腫大して大結節状になり音響レベルは低下する(図1)。上甲状腺動脈の血流は甲状腺体積に相関するので、増加することが多いが甲状腺内の単位体積あたりの血流は低下している。しかし、甲状腺機能低下状態になり TSH が高値になると Vascular endothelial Growth Factor(VEGF)増加がすることにより甲状腺内の血流は著明に増加する。

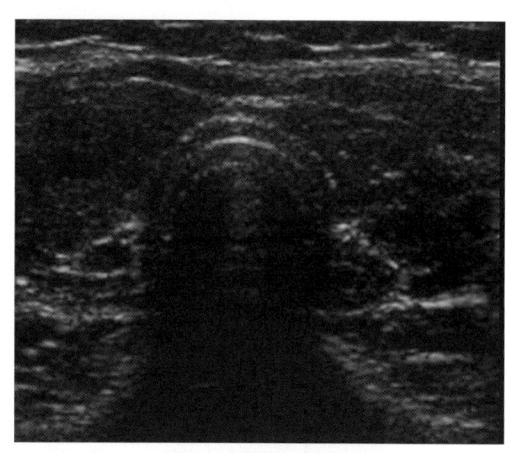

図 1. 慢性甲状腺炎

❹Graves 病

甲状腺は血流の多い内分泌腺であり、特に Graves 病では Bruit を聴取可能であることが多い。Graves 病患者より得られた IgG が甲状腺において過剰の VEGF の産生を刺激し、そのために血管内皮細胞が増殖・融合して血管内腔が拡大することが報告されている[3]。超音波断層像では甲状腺は全体的に腫大し、血流の増加による血管拡張像を認める。カラードプラでは全体的に血流の増加を認め(図2)、FFT 解析を行うと上甲状腺動脈の血流は増加している。

❺Graves 病の寛解判定

Graves 病の寛解判定に甲状腺の血流評価が有用である[4)-6)]。しかし甲状腺機能自体が cardiac output を変え、また甲状腺のサイズも血流量に与える影響が大きい。甲状腺の栄養動脈は左右上下 4 つの甲状腺動脈をもっており、解剖学的には variation が多い。現在のところ臨床的に検討されている主な血流の定量化の手法は上甲状腺動脈の血流速・血流量の測定と color pixel density であるが甲状腺内における三次元的定量化の進展が期待される。

❻甲状腺中毒症の鑑別

びまん性甲状腺腫を有する症例で甲状腺中毒症を呈する場合はその鑑別が非常に重要となる。すなわち、Graves 病と破壊性甲状腺炎は共に甲状腺機能中毒症状を呈する疾患で

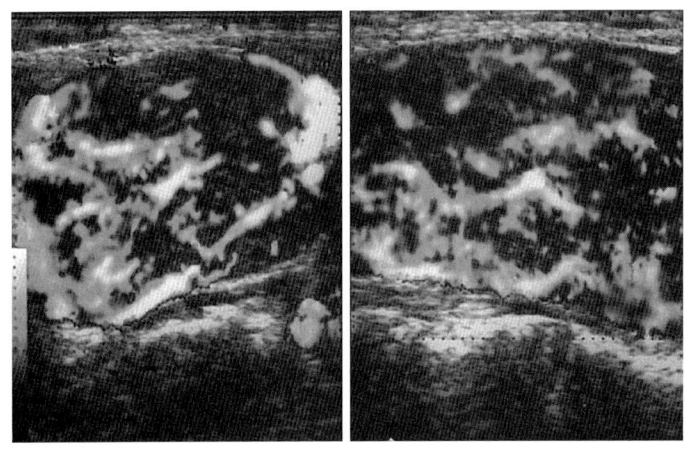

図 2. バセドウ病

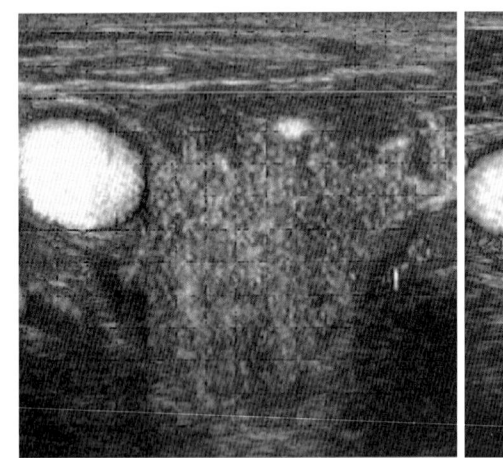

図 3-a. バセドウ病造影超音波像 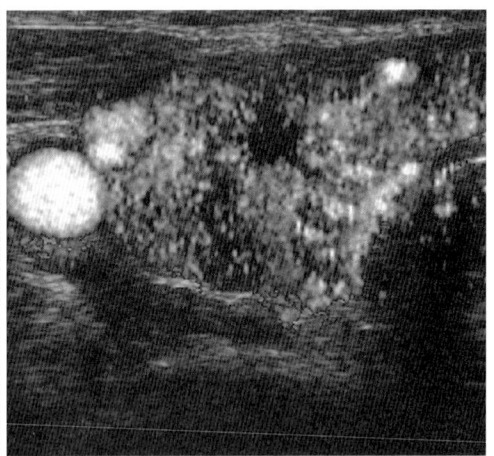　　　　図 3-b. 無痛性甲状腺造影超音波像

あるが、治療法がまったく異なるため、その的確な鑑別診断が必要となる。

　この場合、^{123}I 摂取率が鑑別診断のポイントとなる。Graves 病では^{123}I 摂取率は高値を示し、無痛性甲状腺炎をはじめとする破壊性甲状腺炎では^{123}I 摂取率が極めて低値を示すことで鑑別が可能である。しかし^{123}I 摂取率を施行するためには約1週間に及ぶヨード制限食の前処置が必要である。治療の開始をできるだけ早期に行うことを考慮し、なおかつ無侵襲であることから超音波断層法による鑑別が可能であればその有用性は高いと考えられる。そこでわれわれはこのための簡便な方法として超音波断層法の有用性を検討し、Graves 病では全体にエコーレベルが高くなるのに対し、破壊性甲状腺炎は部分的に低エコー領域が認められ、鑑別に有用であることを既に報告してきた[7]。しかし Graves 病でも低エコーを示すものなど、鑑別が困難な症例も数％に認められ、十分とはいえない。Graves 病の甲状腺内の血流増加の指標としてドプラ法による上甲状腺動脈の血流量を用

表 3. 甲状腺結節性病変の診断基準

所見 悪性度	形状	境界 明瞭性	境界 性状	境界部低エコー帯	内部エコー エコーレベル	内部エコー 性状	内部エコー 高エコー
良性	整	明瞭	平滑	整	高～低	均一	粗大・単発
悪性	不整	不明瞭	粗雑、粗ぞう	不整	低	不均一	微細・単発

い、両者の鑑別が試みられており有用と報告されているが[4]、オーバーラップする症例がかなりの程度存在するなどの問題も残されている。最近、超音波造影法を用いることにより、perfusionに近い形で体表臓器内の血流を描出することが可能になった。本法を用いると甲状腺中毒症の鑑別、すなわち甲状腺機能亢進症と破壊性甲状腺炎の鑑別に有用である。甲状腺機能亢進群では甲状腺実質内にびまん性に造影血流像が得られ、破壊性甲状腺炎群では、病変部(断層法で低エコー域として認められる)は超音波造影法でも低～無血流領域で、病変周囲の血流も低下しており、機能亢進群とは明らかに異なるイメージとして得られた(図3-a、b)。

4. 結節性病変の鑑別診断

　甲状腺病変の画像診断として超音波断層検査は極めて有用である。基本的には存在診断と質的診断の2つに分けられる。その解像力よりみて、鎖骨や気管のために超音波ビームの到達しない一部の病変を除けば、甲状腺に関する限り存在診断にほかの画像診断はほぼ必要ないといえる。一方、質的診断で問題になるのは良・悪性の鑑別である。日本における甲状腺癌の約80％を乳頭癌が占めていて、そのうち90％以上は超音波にて診断が可能である。現在、日本超音波医学会にて定められている甲状腺結節性病変の診断基準を**表3**に示すが、これもその事実を踏まえて乳頭癌の鑑別診断を一番の念頭におき、策定されている。

　したがって、甲状腺の結節性病変として一番頻度の高い腺腫様甲状腺腫を最初に鑑別することと、濾胞状腺癌は別枠にして診断する必要があることに留意する必要がある。結節性病変が両葉にわたり複数存在し、しかも超音波断層所見が多様性に富んでいる場合は腺腫様甲状腺腫と診断してほぼ誤りはない(図4)。また腺腫様甲状腺腫でも初期には単発の結節性病変のみの場合もあり(腺腫様結節)この場合は甲状腺のびまん性腫大の有無が鑑別の手がかりとなる。しかし、複数の腺腫あるいは癌腫の合併、癌腫の腺内転移も少数例ではあるが存在する。さらに腺腫様甲状腺腫は癌腫の合併率がほかの甲状腺疾患に比較して高い。したがって、症例によっては吸引細胞診を併用する必要がある。

　腫瘤の形状が不整であることは重要な悪性所見といえる。超音波断層像の断面を連続的に描出し腫瘤の形状を丹念に把握することが重要である。

　境界部エコー像が明瞭に描出可能でかつ平滑であれば良性所見であり(図5)、不明瞭およびその粗雑、粗ぞうは悪性所見である場合が多い。しかし腺腫様甲状腺腫の単発病変で

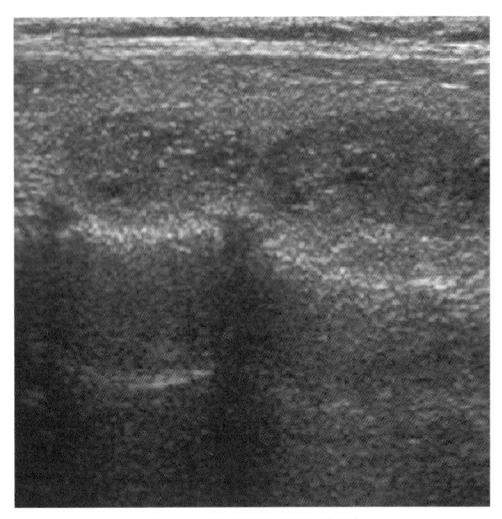

図 4. 腺腫様甲状腺腫

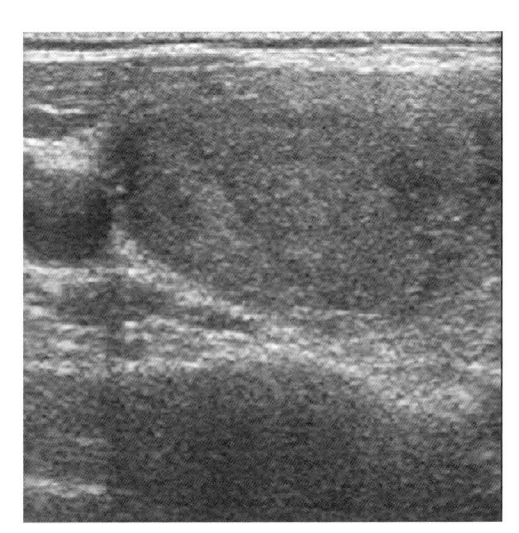

図 5. 濾胞性腺腫

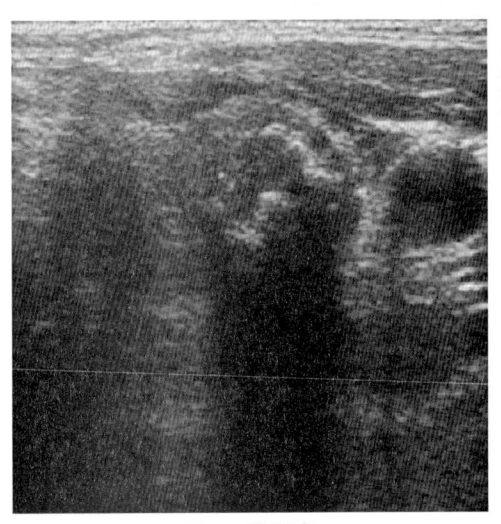

図 6. 乳頭癌

ある腺腫様結節の多くは境界不鮮明であり、良・悪性の鑑別の決め手とはならない。一方、周囲組織への浸潤像と境界部低エコー帯の不整は悪性を強く示唆する。

内部構造では実質部に注目してそのエコーレベル・性状・高エコーについて検討する。エコーレベルは周囲甲状腺組織と比較することを原則とする。しかし、慢性甲状腺炎・バセドウ病などのびまん性病変を合併している場合はその疾患自体でエコーレベルの変化をきたし得ることを念頭におく必要がある。結節性病変のエコーレベルが高い場合は良性のことが多い。内部エコーは良性では均質、悪性では不均質であることが多い。石灰化と考えられる高輝度エコーは良性では粗大単発、悪性では微細多発のことが多い（図6）。近年その正診率は向上してきているが、触診所見と併せてなおかつ診断が確定しないときは吸引細胞診が必要となる。

5. 超音波ガイド下吸引細胞診

限局性・腫瘤性病変に比して、びまん性甲状腺疾患での超音波ガイド下穿刺吸引細胞診の有用性は内部に腫瘤性病変を合併している場合を除けば低い。しかし慢性甲状腺炎ではしばしば限局性に不整な低エコー域が出現し、癌との鑑別が問題となることがあり、その場合穿刺吸飲細胞診で慢性甲状腺炎の診断を得ることが可能である。また腺腫様甲状腺腫

では癌の合併率が通常より高く、問題となる腫瘤の良・悪性鑑別に穿刺を行う。

6．PEIT

　甲状腺疾患におけるPEITは広く施行されつつある。しかし、その適応・手技などについてはさらに検討すべき点も多い。そこで甲状腺PEIT研究会会員271名、会員以外の日本甲状腺学会評議員84名の計355名を対象にアンケート調査を行った。返送数は121通で回収率34.1%であった。同一施設からの返送が6通あり、返送施設数は115通であった。このうちPEIT施行施設は56施設(50%)あった。PEIT施行総患者数は4,492例であった。内訳は嚢胞2,623例(51.7%)、非機能性腺腫1,269例(28.3%)、AFTN 197例(4.3%)、バセドウ病92例(2.6%)、甲状腺癌311例(6.9%)であった。

　本稿では甲状腺PEITの適応と実際を主要な疾患別に詳述する。

❶PEITの基礎

　PEITは侵襲が少なく、外来で十分施行可能な治療法である。しかし、副作用として反回神経麻痺や疼痛、血腫が認められることがある。したがって、その適応を慎重に検討するとともに、使用する装置・人員を含めた条件を十分に整えることと、術者が甲状腺を含めた表在臓器のinterventional ultrasonographyに十分習熟していることが必須の条件となる。

　a）実施者の役割分担：穿刺にあたっては、探触子を保持してPEITの全経過中、腫大副甲状腺と穿刺針先端を的確に描出する者(超音波専門医・超音波検査士などの熟練者)、穿刺を実際に施行するinterventional ultrasonographyの熟練者、実際にエタノールを指示量ずつ正確に注入する者の計3人が役割を分担して実施することが理想である。最低限、術者とは別にエタノール注入担当者の計2人がいることが望ましい。

　b）体　位：超音波診断検査は仰臥位で肩部に枕などを入れて十分に頸部を伸展した状態で施行する。仰臥位で頭部を後屈することで前頸部を伸展させることにより、探触子の操作性がよくなり穿刺の自由度が増す。なおかつ、鎖骨や胸骨柄による超音波ビームの到達不能部位を減少させることが可能になる。

　c）滅　菌：感染予防の徹底を図るために、探触子に極薄のラテックスカバー(専用のものが市販されているが生理用品で代用可能である)を装着のうえイソジン®・ヒビテン®などで滅菌する。症例の前頸部を広く滅菌するとともに、intervension用に市販されている滅菌超音波ゼリーを使用してPEITを開始する。

　d）穿刺方向とガイド使用の有無：穿刺方向は大きく2つに分かれる。探触子の走査方向に直角に穿刺する方法(交叉法)と探触子の走査方向に平行に側面より穿刺する方法(同一平面法)である。筆者らは交叉法でガイドを使用せずに穿刺を施行している。これは目的部位までの到達距離を最短にするとともに穿刺操作の自由度を最大限に活かすためである。しかし本法には熟練を要するので、あらかじめ表在臓器の吸引細胞診などで穿刺手技に習熟していることが必須となる。一方、同一平面法ではガイドを装着して穿刺を行うこ

とが容易である。この場合は、比較的容易に穿刺部位に到達することが可能な症例が多いと考えられる。しかし穿刺の自由度が気管、総頸動脈、鎖骨などにより制限されることがある。さらに穿刺部深度での超音波ビームの十分な収束確保、穿刺針の正確な保持などに問題を残していた。筆者らはこの点について改良を加えた穿刺用探触子を開発した[8]。この探触子の新しいコンセプトは滅菌カプラを貫いて直接穿刺を行うことにある。その結果として、①穿刺の皮膚表面直下より全行程を描出可能（穿刺部位直上でも良好なビーム収束が可能・レンズ方向のビーム収束が関心領域で良好）、②穿刺が皮膚表面に対し垂直に近い角度で可能（穿刺針の確実な誘導が可能・穿刺の自由度が大）、③カプラを貫抜くための外筒などにより穿刺用ガイドの精度向上が可能となった。今後の発展が期待される。

　e）局所麻酔：あらかじめ局所麻酔を行うことは、局所麻酔自体の穿刺による疼痛がPEIT針穿刺時とほぼ変わらず、麻酔液の注入が局所の血流表示含めた超音波断層像の所見を評価しづらくする可能性があるので望ましくない。

❷PEITの実際

　甲状腺PEITは使用する針や使用する注入キットの構成とその手順より大きく2つに分類される。すなわち、嚢胞性病変と充実性病変の2つである。そのそれぞれについて詳述する。

　a）嚢胞性病変：嚢胞性病変はPEITのよい適応である。嚢胞性病変で悪性が否定できれば、その大きさにかかわらず現時点では手術療法は不要であると考えられる。初回は内容液を吸引するのみとし、再貯留をきたす症例を対象とする。隔壁が存在している場合でも超音波ガイド下に穿刺針の先端を移動しながら施行するとほぼ全量の嚢胞液の吸引が可能となる症例が大部分を占める。内容液の粘性の低い場合には無処置でほぼ全量吸引可能である場合が多いが、粘性の強いものに対しては生理食塩水で少しずつ希釈しながら洗浄と吸引を繰り返す。エタノール注入は2回に分割して行う。初回は注入後直ちに吸引、2回目の注入を施行する。この操作を行うと、とも洗い効果により、濃度の高いエタノールが注入可能となる。この状態で3分間放置後全量を吸引して操作を終える。穿刺針を抜去する際にはエタノールの周囲組織への漏れを防ぐため引圧をかけたままにすることが重要である。これらの操作を円滑に施行するには嚢胞性病変用に開発された専用をキットを使用して行うとよい。

【嚢胞性病変専用PEITキット（ニプロ製）】（図7）

　ⅰ）特殊針：通常の留置針は先端部より基部まで同軸上にあるため嚢胞穿刺後内針を抜去する際、延長チューブを接続する瞬時に嚢胞液の漏れを防ぐことが困難であった。この穿刺針は基部近傍よりY字型に三つ又キット接続用の管が付属している。基部にはウレタン製のプラグが充填されており内針を抜去しても嚢胞液の漏れはない。このことにより穿刺キットの接続は劇的に改善された。また外筒には先端のほかside holeが存在し、これにより吸引時に先端が浮遊物あるいは嚢胞壁に密着して引圧がかからなくなる問題が回避可能となっている。さらに内針抜去時の超音波断層像における描出能も改善された。

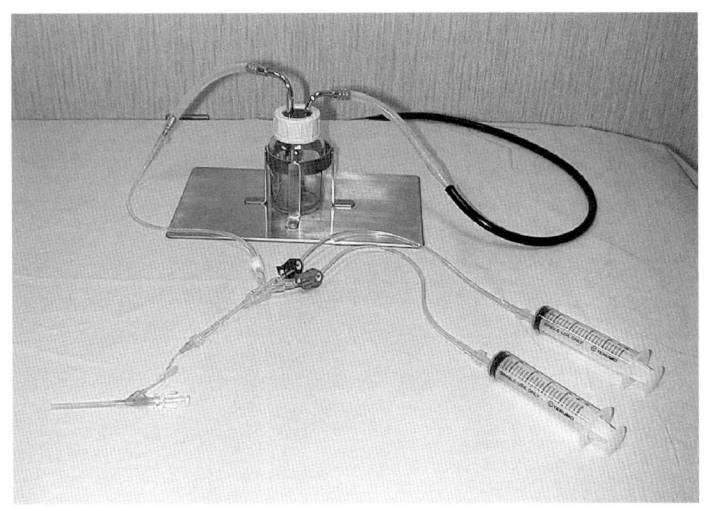

図 7. 嚢胞性病変専用 PEIT キット（ニプロ製）

ⅱ）四つ又キット：穿刺針より Y 字型に延びた接続口につないで用いる。1本の管が三つ又部分を介して3本に分岐する。そのそれぞれに開閉効率のよい簡易クリップが装着されている。分岐した3本の管にはそれぞれ吸引システム、生理食塩水、エタノールが接続される。

ⅲ）吸引システム：各医療施設付属の吸引器用接続器具がそのまま利用可能である。延長チューブを介して100 ml程度のボトルをつないでおくと吸引量の測定も容易である。

b）充実性病変

ⅰ）PEIT用穿刺針：甲状腺PEITを施行するにあたって、穿刺針の特性として超音波断層下にその先端が十分同定可能であること、エタノールが全周性に均等に広がることが重要である。このことが治療効果を上げつつリスクを軽減するうえで大きいポイントとなる。そこで筆者らは副甲状腺用に専用穿刺針を開発して実用に供している[9]。しかし、本穿刺針はやや穿刺抵抗が強く、可動性の高い結節では穿刺に際して治療対象とする腺が周囲の軟部組織とともに移動しPEITの施行により一層の熟練を要する症例も存在する。また使用する超音波断層装置の空間解像度が高くなるに従い、探触子はさらに高周波化し、超音波ビームの収束が高度になってきた。このような条件下では物理特性として、空間解像度の向上とは裏腹に、穿刺針先端の描出能は低下する。したがって、超音波断層装置の進歩に合わせた穿刺針が必要となりつつあり、さらにこれらの点について穿刺針の改良を図っている。

ⅱ）エタノールの調整：エタノールは10％キシロカイン1 mlに99％エタノール9 mlを加えることで1％キシロカイン加90％エタノール10 mlとして調整し使用する。超音波学的に縦(a)横(b)厚さ(c)方向の長さを計測し、結節を楕円体として近似的に計算したa×b×c×π/6をその体積とし、一回注入量は最大その80％までを一応の目安にする。超音波ガイド下に穿刺針の先端エコーを副甲状腺内の目的の箇所まで誘導し、0.02～0.1 ml

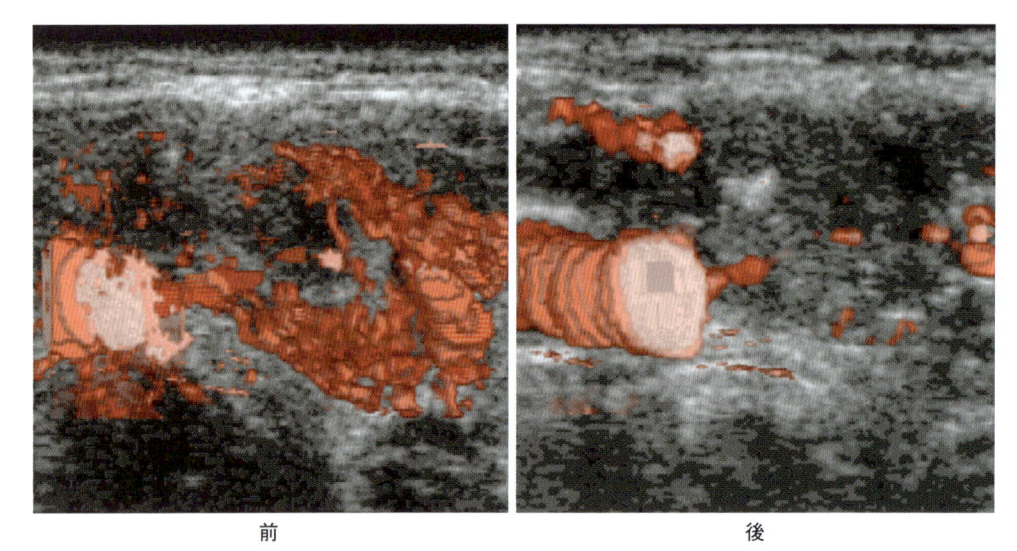

図 8. 機能性甲状腺腫
PEIT の効果判定

のエタノールを flushing して腺外への漏れのないことを確認する。

iii) Autonomously Functioning Thyroid Nodule (AFTN)：AFTN は PEIT のよい適応である。AFTN に対する PEIT は 1990 年頃からイタリアのグループを中心に安全性・有用性が検討され、既に治療法の 1 つとしての地位を確立した[10)11)]。代表的症例を呈示する。図 8 に示す如く PEIT 前には超音波断層像で腺腫の部分にのみ豊富な血流が認められ、シンチでは同部に hot nodule を認める。PEIT 後腺腫内の血流は完全に消失し、シンチでは腺腫以外の実質が描出されるようになり、腺腫部分は cold nodule 化した。図 2、3 に当施設の PEIT 前後の成績を示す。全例において FT_4 が正常域に低下し、結節の大きさも減少している。

iv) 非機能性充実性良性結節：長径 4 cm 以下でしかも吸引細胞診で Class Ⅰ、Ⅱと良性の診断がついてものについては PEIT の適応となる[12)]。

v) バセドウ病：現時点での適応は薬物療法で重篤な副作用があり、しかも放射性ヨード治療および手術のコンセンサスが得られない症例や術後の再発例が適応となっている[13)14)]。PEIT は放射性ヨード治療や手術療法と同様に機能性組織を減少させる治療法であり、その意味で抗原性の減少による自己免疫異常の是正も期待できる。しかも甲状腺機能の推移をみながら組織を減少させることができるので、機能低下にはなりにくいし、手術痕も残さないという利点がある。また超音波ドプラ下に少量のエタノールで選択的に支配血管の血流を遮断することにより PEIT の難点であった疼痛も軽減されるようになった。術後の再発例に PEIT が有効であった症例を呈示する。症例は 64 歳、女性、甲状腺亜全摘術を施行するも術後 2 年で再発、2 回の PEIT 施行後甲状腺機能は正常化した。

vi) 乳頭状腺癌に対する PEIT は根治療法ではなくあくまで mass reduction を行うこ

表 4. 甲状腺 PEIT のガイドライン

＜甲状腺嚢胞＞
1．適応について
　(1) 90％以上が嚢胞性であり、排液後の再貯留例を原則とする
　(2) 悪性が否定されていること
　(3) 臨床的に圧迫その他の症状が存在していること
　(4) 超音波ガイド下に確実に穿刺可能な部位に病変があること
　(5) 十分なインフォームド・コンセントのもとに患者の了解が得られていること

　以上の5つの条件をすべて満たす症例を適応とする。但し、以下の場合は除外する。
　除外項目：
　(1) 対側に反回神経麻痺が存在する場合
　(2) 巨大嚢胞は十分な臨床効果が得られない可能性が高いので原則として適応としない
2．手技について
　(1) 装置について
　　7.5 MHz 以上、電子リニアスキャン、メカニカルセクタスキャンを使用、空間解像度は 0.5 mm 以上。カラードプラ機能を有している装置を用いることが望ましい
　(2) 穿刺針について
　　嚢胞内に穿刺針を留置して操作を行う。このため留置用専用針の使用が望ましい。
　(3) エタノール注入について
　　エタノールは院内調整剤が望ましい。注入にあったてはリークを生じないよう細心の注意を払う。あらかじめ嚢胞液を十分に排液しておく。十分なエタノール濃度を確保するため、エタノール注入は2回に分けて行うことが望ましい。初回注入のエタノールを十分に除去後、再注入を施行する。注入量は約 2 ml までを目安とする。
　(4) 合併症について
　　反回神経麻痺、疼痛、血腫、を起こすことがあるので慎重に対処する。

＜機能性甲状腺結節＞
1．適応について
　(1) 血中甲状腺ホルモン高値、および TSH の抑制が認められること
　(2) 甲状腺シンチグラフィーで hot nodule が確認されていること
　(3) 悪性が否定されていること
　(4) 超音波ガイド下に確実に穿刺可能な部位に病変があること
　(5) 十分なインフォームド・コンセントのもとに患者の了解が得られていること
　以上の5つの条件をすべて満たす症例を適応とする。但し、以下の場合は除外する。
　除外項目：
　(1) 対側に反回神経麻痺が存在する場合
　(2) 結節サイズが長径 4 cm 以上の場合
　注：高齢者などで手術のリスクが高い場合にはこの限りではない
2．手技について
　(1) 装置について
　　7.5 MHz 以上、電子リニアスキャンを使用空間解像度は 0.5 mm 以上。カラードプラ機能を有する装置を用いること。
　(2) 穿刺針について
　　22 G 程度で先端を確実に確認可能なものとする。
　(3) エタノール注入について
　　注入にあたってはリークを生じないよう細心の注意を払う。超音波学的に計測された体積の 50% もしくは 2 ml までを目安とする。機能性結節内の血流評価を行い、血流消失ないし減少を確認する。
　(4) 合併症について
　　反回神経麻痺、疼痛、血腫、を起こすことがあるので慎重に対処する

とが目的となる：したがって、術後の再発例や局所の病変が切除不能である症例、遠隔転移のある症例で、局所の病変を切除することが QOL を著しく低下させると判断された症例などが適応となる[15]。しかし長期的には効果が不確実であるとする否定的な意見もある[16]。

■おわりに

　以上甲状腺の画像診断について概説した。甲状腺の画像診断の種類は他臓器と同様に多岐にわたる。それぞれに臨床的有用性が存在し、個々の症例についてみるとすべての画像検査はなんらかの情報を呈示してくれる。しかしながら、甲状腺の画像診断を行うにあたっては、得られる情報がその症例の診断・治療ににどのように有用であるかを、十分に考慮したうえで検査計画を立てる必要がある。甲状腺疾患の有病率の高さを考慮すると、いたずらに複数の画像診断を繰り返すことは厳に慎まなければならない。

〔貴田岡正史〕

◆文献

1) 貴田岡正史, ほか：超音波断層法による甲状腺の mass screening；10 MHz 高解超音波断層装置を用いた検討. 日超医論文集 57：423-424, 1990.
2) 貴田岡正史：甲状腺疾患；多面的なとらえ方；甲状腺 α 超音波診断. 内科 80：851-856, 1997.
3) Sato K, et al：J Clin Invest 96：1295-1302, 1995.
4) 長倉穂積, ほか：超音波医学 15：475-483, 1988.
5) 下沢達雄, ほか：7.5 MHz カラードプラ法による甲状腺中毒症の鑑別診断と甲状腺機能の定量的評価の試み. 超音波医学 18：891-896, 1991.
6) 長倉穂積, ほか：診断と治療：1057-1061, 1997.
7) Kitaoka M, et al：Usefulness of ultrasonography in diagnosis of painless thyroiditis. Progress in Thyroidology：549-552, 1989.
8) 貴田岡正史, ほか：新コンセプトに基づいた表在臓器穿刺用探触子の開発とその使用経験. 超音波医学 25：580, 1998.
9) Kitaoka. M, et al：Reduotion of functioning parathyroid cell mass by ethanol injection in chronic dialysis patients. Kidney International 46：1110. 1994.
10) Monzani, F et al：Clin Endocrinology 46：9, 1997.
11) Ferrari C, et al：Eur J Endocrinol 135：383, 1996.
12) 宮川めぐみ：ホルモンと臨床 48：327, 2000.
13) 伴　良雄, ほか：ホルモンと臨床 48：339, 2000.
14) 清水伸一, ほか：甲状腺エタノール注入療法 1：11, 1997.
15) 渡辺　紳, ほか：甲状腺エタノール注入療法 4：34, 2000.
16) 横澤　保：ホルモンと臨床 48：335, 2000.

2 甲状腺シンチグラフィ

■はじめに

　甲状腺という臓器は血液中からヨードイオンを取り込み、ヨードを含むホルモンを合成する内分泌器官であるから、放射性ヨードによってその働きを画像化し、また定量的に評価することもできる。ヨードと同様に甲状腺に取り込まれるテクネチウム(過テクネチウム酸)も同じ目的に利用されるが、方法や負荷検査への応用範囲などに表1のような違いがある。これら2種類の放射性医薬品を使った検査が通常甲状腺シンチグラフィ(および甲状腺摂取率)と呼ばれるものであるが、甲状腺の実地臨床ではそれ以外に甲状腺癌の進展度、転移、再発などを調べるために塩化タリウムなどによる腫瘍シンチグラフィが行われることがあり、両者を混同しないようにしなければならない。

1 放射性ヨードによるシンチグラフィおよび甲状腺摂取率

1. 原理

　甲状腺にはヨード輸送機構(sodium iodide cotransporter；NIS)があり、放射性ヨードも通常の非放射性のヨードとまったく同様に摂取され、有機化される[1]。放射性ヨードの放出するγ線を外部から検出、計測することにより、甲状腺内のヨード代謝が分子の挙動として画像化、定量化できる。Molecular imaging としての核医学検査の草分け的存在である。

2. 適応

　甲状腺ホルモン高値の原因の鑑別診断が最も重要なものといえる。典型的なバセドウ病では機能亢進状態を反映して甲状腺全体にびまん性に取り込みが増加し、過機能腺腫によ

表 1. 放射性ヨードと過テクネチウム酸による検査の主な違い

	放射性ヨード	過テクネチウム酸
使用する放射性医薬品	ヨウ化ナトリウム(^{123}I)	過テクネチウム酸ナトリウム(^{99m}Tc)
投与法	経口(カプセル)	静脈注射
ヨード制限食	必要(最低1週間)	不要
撮像のタイミング	投与3時間後	投与20あるいは30分後
投与翌日の検査	あり(24時間後摂取率)	なし(早期像のみのため)
放出試験	できる	できない
摂取率算定用標準線源(スタンダード)	カプセルそのもので可	希釈して自作する必要あり

る機能亢進症(プランマー病)では腫瘍部のみに強く取り込まれ、甲状腺のほかの部分はフィードバックによる抑制のために集積低下となる。これに対して、破壊性甲状腺中毒症では取り込みが低下する[2]。そのほかに甲状腺機能低下症の可逆性の予測、異所性甲状腺の検出などにも利用される。さらに、負荷試験(T_3抑制試験、放出試験)にも応用されている。

一方、ほかの検査で慢性甲状腺炎や単純性甲状腺腫の診断が明らかな症例に対しては、シンチグラフィを実施する意義が少ない。また、一般的にはこの検査で甲状腺腫瘍の良・悪性の鑑別はできない。したがって、シンチグラフィおよび摂取率はなんのために行うかをよく考えて、一部の症例にだけオーダーすべきものであって、甲状腺疾患が疑われる患者にスクリーニングとして行う画像検査としては超音波断層の方が適している。

3．方法

1週間以上のヨード制限期間の後、^{123}I ヨウ化ナトリウム 7.4〜1.11 MBq(0.2〜0.3mCi、単位については**メモ**参照)を経口投与する[3]。ヨード制限がうまくできないと正しい検査ができないので、口頭で説明するだけではなく必ず**表2**のような説明書きを渡すべきである。また、甲状腺関係の投薬についても事前によく問診し、意味のない検査にならないように注意する。服用3時間後に前頸部のシンチグラフィ撮像と摂取率測定を行い、さらに翌日、投与24時間後の摂取率測定を行う。なお、以前使われた^{131}I ヨウ化ナトリウムは被曝量、半減期、シンチグラフィの画質(γ線のエネルギーに依存)の3点で^{123}I に劣るため、最近では、この薬剤で治療を行うときの予備的検査(バセドウ病の治療時の有効半減期の測定、および癌の転移に取り込みがあるかないかの判定)としてのみ用いられる[4]。

> **・メモ・** 放射能の単位：放射能という用語の名づけ親でもある放射性同位元素研究の先駆者、かの有名なキュリー夫妻にちなんで、以前から、キュリー(Ci)という単位が使われてきたが、これはラジウム1グラムあたりが出す量を基準としており、普遍性に欠ける。現在ではm、kg、sだけですべての物理量や現象を記載しようとする万国共通単位として、ベクレル(Bq)を用いるのが正式であり、キュリーは補助単位となっている。ベクレルの定義は1秒間に1回原子が崩壊する量(degradation per second；dps)、である。両単位の相互関係は1Ciが約3.7×10^{10}Bqに相当するので、通常の各種シンチグラフィに使われるmCi単位の投与量の場合、1mCiが約37MBqとなる(Mはメガと読み、百万を表す)。
>
> アンリ・ベクレル(Antoine Henri Becquerel))は19世紀末から20世紀初頭にかけて活躍したフランスの学者。キュリー夫妻によるトリウムやラジウムの発見に先駆けて、1896年にウラン化合物から「X線のように写真乾板を感光させる作用のある未知の光」が出ていることを見つけた、自然放射能の最初の発見者である。1903年に同夫妻とともにノーベル賞を受賞している。

4．各種疾患の所見

正常の甲状腺は、シンチグラフィ上、前頸部正中に蝶々形に描出される。摂取率の基準

表 2. ヨード制限の説明書の例

ヨード制限について

○○病院放射線科(RI 部門)

あなたの検査は　年　月　日〜　月　日です。正しく検査をするためには、食べ物などから身体に入るヨードを制限する必要がありますので、
　月　日から　月　日までの一週間、以下のことを守って下さい。わからないことがありましたら、電話0743-62-xxxx(RI 受付)にお問い合わせ下さい。

(1) 下記のものを食べたり飲んだりしないで下さい。買った食品はラベルをよくみて、内容物にヨードや海藻由来のものが入っていないか確認して下さい。
海藻類：こんぶ、わかめ、各種のり、寒天、もずく、など
菓子類：寒天を含むもの(みつ豆、ようかん、ういろう、みな月、一部のおやつヨーグルト、ゼリー、など)
調味料：昆布だしを含むもの(市販の天然だしの素、だし醤油、なども)
　　　　味の素、かつおだしは可
　　　　料理店の和食(すし、うどん、丼もの、など)は昆布を含むだしや調味料を使っておりますので、食べないで下さい。
飲　料：市販の一部の缶入り、ボトル入りのお茶やスポーツ飲料に昆布茶やヨードが入っていることがあります。

(2) 使ってはいけない薬
消毒薬：「イソジン」、「ヨードチンキ」、「ユーパスタ」、「ルゴール」、など
うがい薬：「イソジンガーグル」
甲状腺の薬：「チラーヂン S」、「甲状腺末」、「メルカゾール」、「プロパジール」など(指示がある時はよい)
その他：胃腸薬「マリジン M」、抗不整脈剤「アンカロン」(主治医から止めないように指示されている方は申し出て下さい)、など

(3) 静脈注射(点滴)で入れる造影剤を使ったレントゲンや CT の検査を受けないで下さい(単純撮影やバリウムの検査はよい)。ほかの検査を受ける場合は、担当者に必ずこの用紙を見せてください。

表 3. 主な甲状腺疾患の典型的シンチグラフィ所見と摂取率

	画像上の所見	摂取率
バセドウ病	均一に腫大	上昇、軽症例では正常
無痛性甲状腺炎	描出不良	低下
亜急性甲状腺炎	描出不良	低下
慢性甲状腺炎	均一、不均一	上昇、正常、低下いずれもあり得る
単純性甲状腺腫	均一に(軽度)腫大	正常
癌	欠損	正常、時に低下
腺腫(非機能性)、嚢胞	欠損	正常
機能性腺腫	腫瘍に集積、他部は抑制	正常、時に上昇
腺腫様甲状腺腫	非常に不均一	上昇、正常、低下いずれもあり得る

域は用いる機器の特性などにより、施設ごとにある程度の差があるが、一般に 24 時間で 10〜35 % 程度である。甲状腺の位置や形状には性差や個人差が大きく、特に正常変異としての左右両葉の大きさや位置の非対称性はよくみられる。

　主な甲状腺疾患のシンチグラフィ所見と摂取率について**表 3**にまとめた。以下、いくつかの甲状腺疾患の典型例を呈示するとともに非典型例などについて解説する。適応のところでも述べたように、バセドウ病ではびまん性に集積亢進するのが基本である(**図 1**)。摂取率は病勢および甲状腺腫の大きさにある程度相関し、早期に発見された例や軽症の場合は、摂取率が正常範囲のことがある。また、発症から長期間経過した場合、あるいは慢性

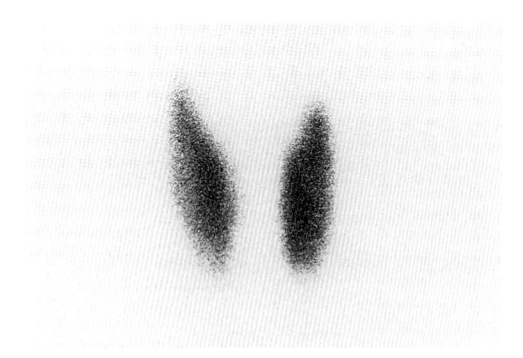

図 1. ^{123}I によるバセドウ病の甲状腺シンチグラム(シンチグラフィは検査手技全体を指し、個々の画像を示す言葉はシンチグラムである)
家族歴にもバセドウ病のある 46 歳、女性。FT₄は 2.58 ng/d*l*、横径 4.4 cm と比較的小さな甲状腺腫を触れる。びまん性に軽度腫大した甲状腺全体に均一に取り込みが亢進しており、24 時間摂取率は 47.9%であった。

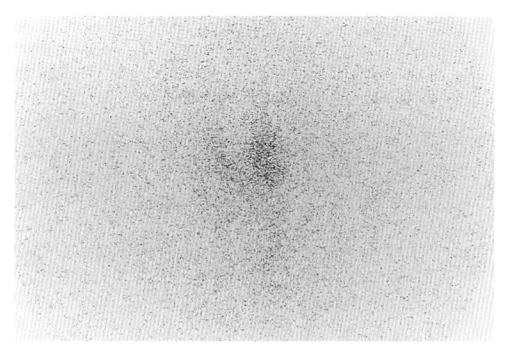

図 2. ^{123}I による無痛性甲状腺炎の甲状腺シンチグラム
69 歳、女性。FT₄は 4.11 ng/d*l*、横径 4.7 cm の硬く表面が微細顆粒状の甲状腺腫で、圧痛はない。甲状腺への放射性ヨードの取り込みは左葉中部にわずかに認められるのみで、全体の輪郭もわからない、描出不良の像である。24 時間摂取率は 0.6%であった。

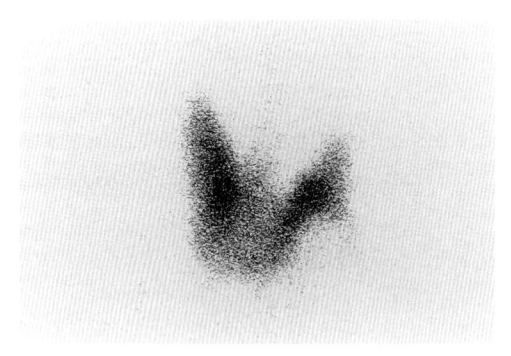

図 3. 甲状腺の濾胞性腺腫(＝良性)症例の^{123}Iによる甲状腺シンチグラム
左葉下極に境界明瞭な集積欠損を認め、甲状腺のほかの部位への取り込みは正常である。24 時間摂取率は 17.9%と基準範囲内であった。

甲状腺炎や腺腫様甲状腺腫が合併している場合には不均一な集積を示すことがあり、均一な集積増加がなくてもバセドウ病が否定できるものではない。無痛性甲状腺炎や亜急性甲状腺腫で甲状腺ホルモンが高い時期には破壊性甲状腺中毒症が起こっているので、炎症とフィードバック機構の両方で甲状腺へのヨード取り込みは抑制され、甲状腺はまったく描出されないか、あるいは薄くしかみえない(図2)。当然摂取率は正常以下に低下する。最近問題となっている、「やせ薬」などによる外因性甲状腺ホルモン中毒症の場合も抑制により描出不良、摂取率低下が起こる。甲状腺腫瘍は良性、悪性を問わず単位重量あたりのヨード摂取能力については正常甲状腺組織よりも低下していることが多く、腫瘍部分はシンチグラフィ上、集積低下部位あるいは欠損(cold nodule)としてみえるのが普通である(図3)。他部位よりも集積が亢進している結節(warm nodule；他部位の抑制も伴うときは hot nodule と称する)は機能性結節と見なされ、良性のことが多いとされているが、癌でも例外的に warm nodule となるものがある。慢性甲状腺炎のうち、ゴツゴツと硬い大きな甲状腺腫を呈する古典的な橋本病タイプでは不均一な集積を示すが、若年者で甲状腺自己抗

体が軽度陽性、機能も正常で甲状腺腫が軟らかいような例では、均一なこともあり、正常あるいは単純性甲状腺腫との鑑別はシンチグラフィのみでは不可能である。

5. 負荷検査

　T₃抑制試験とは、負荷薬剤として T₃(triiodothyronine、チロナミン®、あるいはサイロニン®)を1日あたり75 μg ずつ1週間投与して、負荷前後の摂取率の変化を調べる検査である。やせ薬中毒でも明らかなように、正常者では外因性の甲状腺ホルモン服用によって甲状腺は描出不良となり、摂取率は低下するはずである。ところが通常のフィードバック機構に従わない、異常な刺激が甲状腺に加わっている状態ではこの抑制がかからず、摂取率が変化しない。バセドウ病の薬剤治療後の治癒判定や、眼症のみで甲状腺機能亢進症を伴わない euthyroid Graves 病の診断などに利用される。これに対して、放出試験ではヨード輸送機構でヨードと競合する薬剤(過塩素酸カリウムなど)を負荷して、摂取率の変化をみる。甲状腺内に取り込まれた放射性ヨードが正しく有機化されていれば、後から負荷した競合物質によって甲状腺から追い出されることはないが、有機化障害があると放出されるために摂取率が有意に低下する。先天性のホルモン合成障害による甲状腺腫/機能低下症の病型診断に用いられるが、慢性甲状腺炎でも有機化障害を示す例がある。

2 過テクネチウム酸によるシンチグラフィおよび甲状腺摂取率

　準備期間は必要なく、通常 74〜185 MBq(2〜5mCi)の ^{99m}Tc 過テクネチウム酸を静注し、20 あるいは 30 分後に撮像と摂取率測定を行う。摂取率の計算用に標準線源を作成する。例えば投与する注射液を正確に 20 倍したものを患者に投与する液量だけ採ったものをつくり、5%のスタンダードとする[5]。検査前後に絶食は不要である。

　表1にも示したとおり、放射性ヨードに比べてテクネチウムによる検査はヨード制限が不要で、注射後短時間で結果が出る利点があるが、摂取率測定用の標準線源作成のために希釈操作が必要なこと、注射漏れがあると摂取率が信頼できなくなることは短所である。また、過テクネチウム酸は甲状腺内で有機化されないので、放出試験には応用できない。T₃抑制試験は可能である[6]。その他、適応疾患や所見については放射性ヨードによる検査と同様である(表3)[7]。

3 甲状腺癌の腫瘍シンチグラフィ

　心筋血流の検査に使われている塩化タリウム ^{201}Tl は、腫瘍組織にも集積することが知られており、腫瘍シンチグラム製剤としても適応が承認されている。但し、残念ながら悪性腫瘍への疾患特異性はない。すなわち、多数例を集計して比較すると良性腫瘍に比べて悪性腫瘍により強く取り込まれる傾向はあるものの、症例によってのバラツキが大きいため、

腫瘍部への集積程度から両者を鑑別することは困難である[8]。投与後4時間程度してからいわゆる後期像(遅延像)を再撮像し、腫瘍部からの洗い出しを解析すると良・悪鑑別の正診率は若干向上するが、まだ重なりが大きく、正しく行われた穿刺吸引細胞診(FNA)には及ばない。筆者はタリウムによる検査は癌の術後の転移の検索が主な適応と考えているので、撮像も通常は早期像のみとしている。

　検査方法は塩化タリウム74～111 MBq(2～3mCi)を静注し、10～15分後に全身スキャン前後面像、あるいは頸部と胸部の前面スポット像を撮るのが一般的である。

　タリウム以外に、^{99m}Tc標識心筋血流製剤MIBI、Tetrofosminも腫瘍に集積することが知られ、標識核種の特性の違いからタリウムよりも鮮明な画像が得られる[9]。但し、いずれもわが国ではまだ腫瘍シンチグラム製剤としては承認されていない。2002年4月からフルオロデオキシグルコース(^{18}F-FDG)によるポジトロン断層検査(PET)が健康保険の適応となり甲状腺癌の予後観察にも応用され始めている[10,11]。

(御前　隆)

◆文献

1) Spitzweg C, Heufelder AE, Morris JC：Thyroid iodine transport. Thyroid 10：321-330, 2000.
2) Momotani N, Noh J, Ishikawa N, et al：Relationship between silent thyroiditis and recurrent Graves'disease in the postpartum period. J Clin Endocrinol Metab 79：285-289, 1994.
3) 金谷信一：甲状腺摂取率検査とシンチグラフィ．最新核医学検査技術，日本核医学技術学会(編)，pp121-124, メディカルトリビューン，東京，2001.
4) Kasagi K, Misaki T, Alam S, et al：Radioiodine treatment for thyroid cancer. Thyroidol Clin Exp 10：115-120, 1998.
5) 藤田　透，高坂唯子，森　徹，ほか：^{99m}Tc pertechnetateによる甲状腺ルチン検査．核医学14：827-840, 1970.
6) 飯田泰啓，小西淳二，笠木寛治，ほか：バセドウ病の予後に関する検討；T$_3$抑制試験及び甲状腺刺激物質測定の意義について．日本内分泌学会雑誌58：796-806, 1982.
7) Misaki T, Kasagi K, Miyamoto S, et al：Serial occurrence of two types of postpartum thyroid disorders；usefulness of Tc-99 m pertechnetate uptake. Clin Nucl Med 21：460-462, 1996.
8) Misaki T, Yagi K, Dokoh S, et al：Limited value of delayed radiothallium image in the diagnosis of nodular goiter. Ann Nucl Med 5：65-68, 1991.
9) Miyamoto S, Kasagi K, Misaki T, et al：Evaluation of technetium-99 m-MIBI scintigraphy in metastatic differentiated thyroid carcinoma. J Nucl Med 38：352-356, 1997.
10) Grunwald F, Kalicke T, Feine U, et al：Fluorine-18 fluorodeoxyglucose positron emission tomography in thyroid cancer；results of a multicentre study. Eur J Nucl Med 26：1547-1552, 1999.
11) Iwata M, Kasagi K, Misaki T, et al：Comparison of whole-body ^{18}F-FDG-PET, ^{99m}Tc-MIBI SPET, and post-therapeutic ^{131}I-Na scintigraphy in the detection of metastatic thyroid cancer. Eur J Nucl Med Mol Imaging 31：491-498, 2004.

3 穿刺吸引細胞診

■はじめに

　穿刺吸引細胞診(aspiration biopsy cytology、fine needle aspiration biopsy)は、超音波検査法とともに甲状腺疾患の日常診療に欠かせない診断法である。本法導入当初、穿刺に伴う腫瘍細胞の播種や転移の促進の懸念が示され普及が遅れていたが、穿刺針に22G前後の細針を使用することにより、この危険性がほとんどないことが判明し、悪性においては組織型の推定、良性においては手術適応の決定に関与できる診断法としての評価が固まってきた[1]。外来で簡単に繰り返しできるメリットもあり、現在、甲状腺疾患の診断に欠くことのできないものとなっている。

1 穿刺吸引法の実際

1．穿刺吸引装置

　穿刺吸引装置としてよく使用されているのは、Franzén型の改良型、東京医科歯科大式、千葉大一外式などがある。これらはいずれもディスポーザブルのシリンジと注射針が装着でき、使用に際して検者の手指ならびに装置の滅菌消毒は不要で、片手で簡単に操作できるように工夫されている。無論、装置を使用しなくても注射針とシリンジでも十分である。このときは短い注射針のみで穿刺し、その後、延長チューブを付け、針がずれないように注意しながら吸引するのがよい。小さな腫瘤では却ってこの方がよいこともある。

2．実施方法

　穿刺を実施する前にエコーで腫瘤の位置、性状、石灰化の有無などを確かめておくことが大切である。腫瘤が奥深いところや、小さくて触れにくいものではエコーガイド下の穿刺が勧められる。充実性のところと嚢胞性の部が合併するときは充実性の部を穿刺する。特に、未分化癌が疑われる際には、変性が起こっている部を刺すと白血球や壊死物質ばかりで腫瘍細胞が採れないことが多く、診断に至らないので注意が必要である。

　実際の穿刺にあたっては、患者を仰臥位とし前頸部を伸展させ、目的とする腫瘤を検者の左手の示指および中指にて挟むように固定し、その指間を消毒した後、右手で穿指針を確実に病変部に刺入させ細胞を吸引採取する。吸引は針を動かさずそのまま2～3秒で十分であるが、刺入時の抵抗が強い硬化癌や橋本病などの硬い組織の場合には、吸引時間を十分かけるか針を前後に動かすことにより細胞採取が可能となる。石灰化が腫瘤の外側を覆っていて刺入困難なときが稀にはあるが、刺入部位を変え、粘り強く行えば腫瘤内に到

達することが可能である。嚢胞性変化の場合には、液をすべて吸引し腫瘍細胞の播種を防ぐことが肝要である。

3. 検体の処理と染色法

　細胞診において最も大事な基本は、細胞が十分採取されていること、細胞固定が適切なことである。細胞採取の注意点は既に記載したが、腫瘍の性状によっては細胞が十分採取されないことがある。エコーガイド下での小さな腫瘍を穿刺したときや嚢胞性のものについては、穿刺針を生理食塩水で洗い流し、集細胞フィルターを使用すると予想以上に採れる。

　細針内に吸引された材料を別の注射器にてスライド・ガラスの上に圧出し、乾燥を防ぐために、素早く針先にて延ばし、直ちに湿潤固定(95％エチルアルコール)ないし瞬間固定(ラピッドフィクスかサイトキープ)しパパニコロウ染色を行う。材料が乾燥すると核内構造が不明瞭となり判定困難をきたす。すり合わせ法を推奨する報告もあるが、細胞破壊を招いたり、乾燥したり、また、検鏡の際、範囲が拡大して見落としが生じる恐れがある。材料が少ないと乾きやすいので、また、固定が遅れる場合にはドライヤーで短時間に乾燥固定しギムザ染色ないしライト・ギムザ染色がよい。

　疾患の種類によっては、免疫学的、酵素学的、遺伝子学的あるいは電顕的な検索が必要であり、この際には前処理法が異なるので検査室との緊密な連携が必要である。

2　適応について

　穿刺吸引細胞診は、病変部より組織構築を反映した新鮮な細胞塊が得られることから、組織型を含めた良・悪性の鑑別ばかりでなく、良性疾患の質的診断も可能である。**表1**に適応を示す。

表 1. 穿刺吸引細胞診の適応

1. 甲状腺腫瘍の良・悪性の鑑別
　①手術適応の決定
　②癌の組織型の判定
　③原発か転移かの鑑別

2. びまん性甲状腺腫の鑑別
　①慢性甲状腺炎
　②腺腫様甲状腺腫
　③亜急性甲状腺炎
　④悪性リンパ腫

3. 頸部リンパ節の再発・転移・炎症の鑑別

4. 甲状腺以外の頸部腫瘍の鑑別

3 穿刺による合併症

1. 後出血

穿刺にあたって実施前に血液凝固能などの検査は行っていない。摘出標本をみると腫瘍内や甲状腺内に穿刺による出血の痕跡が認められるが、甲状腺外に及ぶことはまずない。出血を最小限に抑えるためには抜針後直ちに穿刺部を圧迫することである。通常はこれで十分であるが、前頸部に腫脹がみられたときにはアイスノンなどで冷やせばよい。

2. 播種、転移

穿刺に伴うもう1つの危険性は、癌病巣に直接針を刺すことによる腫瘍細胞の播種や転移の問題である。理論上、確かにこの危険性は存在する。組織診断を目的とし太い針を穿刺する針生検により、穿刺部位に癌腫発生をみた例、リンパ節転移を促進したと考えられる例などの少数例の報告がある[2)3)]。しかしながら、細針を用いた穿刺吸引細胞針においては、甲状腺のほかにも乳腺、前立腺、肺、リンパ節などに施行されているが、かかる危険に遭遇したという報告に接することができない。事実、生物学的特性のよい甲状腺分化癌は問題ないにしろ、極めて悪性度の高い未分化癌に多数施行しているが、穿刺後、皮膚あるいは肺や骨などの遠隔転移を新たに発生せしめたような症例はなかった。これらの危険性を限りなく防ぐためには、抜針後直ちに穿刺部位を圧迫すること、悪性が疑われるときにはさらに細い穿刺針を用いることを勧める。

4 細胞診断上における穿刺吸引細胞診の特徴

穿刺吸引細胞診は剥離細胞診と異なり、限局性病変部に由来した新鮮な細胞ばかりでなく、その組織構築を忠実に反映した細胞集団が得られる。したがってこれらより組織像を推定することが十分可能である。細胞診の報告に際しては従来のクラス分類でなく、組織型の推定を含めた判定が求められる。

細胞診においては良・悪性の判定が最も大事であるが、分化型の甲状腺癌(乳頭癌、濾胞癌)細胞は、多臓器の癌細胞に比して細胞異型が少ないことは周知の事実である。しかしながら、甲状腺癌の大部分を占める乳頭癌が乳頭状構造をもつのに対し、良性の腺腫ではほとんどが濾胞構造を示す濾胞腺腫で、この両者の組織像の違いが細胞像に反映して、思った以上に全体としてみると良・悪性の判定は容易である[4)]。

表 2. 悪性甲状腺腫の細胞診成績(1998.1〜2000.12)

細胞診＼組織診	乳頭癌	濾胞癌	未分化癌	髄様癌	悪性リンパ腫	転移・肉腫	計
悪性	907	4	25	6	17	4	963
悪性疑い	79	21	0	2	16	0	118
良・悪性判定困難							
favor malignant	4	12	0	0	0	0	16
favor benign	3	10	0	0	0	0	13
良性	32	30	0	0	6	0	68
不良標本	2	0	0	0	0	1	3
計	1,027	77	25	8	39	5	1,181

sensitivity 91.5%(1081/1181), false negative ratio 6.0%(71/1181)

表 3. 良性甲状腺疾患の細胞診成績(1998.1〜2000.12)

細胞診＼組織診	腺腫	腺腫様甲状腺腫	慢性甲状腺炎	バセドウ病	計
良性	114	301	3	4	422
良・悪性判定困難					
favor benign	17	9	0	1	27
favor malignant	8	4	0	0	12
悪性疑い	17	29	0	0	46
悪性	2	8	0	0	10
不良標本	2	2	0	0	4
計	160	353	3	5	521

specificity 81.0%(422/521), false positive ratio 10.7%(56/521)

5 穿刺吸引細胞診成績

　1998年1月〜2000年12月の3年間の検査成績(表2、3)を示す。細胞診の全体の正診率(accuracy)は92.3%、無病正診率(specificity)81.0%、有病正診率(sensitivity)91.5%、無病誤診率(false positive ratio)10.7%、有病誤診率(false negative ratio)6.0%と良好な成績を収めている。しかしながら、組織型により成績にかなりの差があり、悪性では濾胞癌のfalse negative ratioが、良性では腺腫や腺腫様甲状腺腫のfalse positive ratioが高く、乳頭癌らと比べると成績の悪さが目につく。この問題点については次項の中で論じる。

6 各種甲状腺疾患の細胞像

1. 悪性腫瘍

　甲状腺悪性腫瘍は組織型により生物学的特性が著しく異なり、治療法や予後が違ってくるので、細胞診で組織型を含めた診断がされれば、術前に合理的な治療方針を立てることができる。病理組織学的には、乳頭癌、濾胞癌、未分化癌、髄様癌、悪性リンパ腫が大部

分を占める。

❶乳頭癌

甲状腺癌の約90％は予後のよい乳頭癌であり、最も頻度の高い癌である。組織学的には乳頭状構造を主体として、いろいろな程度に濾胞状構造が混入する。核所見に特徴があり、すりガラス状、核の溝、核内細胞質封入体などがみられる。

細胞像は上記の組織像を反映して、多数の腫瘍細胞が乳頭状の核密度の高い細胞集団を形成して、不規則の配列や重積を呈することが多い。核は大きく、明るく、核形不整や大小不同あり、時に、コーヒー豆様の核の溝や核内細胞質封入体が認められる（図1）。背景に多核組織球がみられることが多く、時に、砂粒腫 psammoma body が認められ、乳頭癌と診断することは容易である。

乳頭癌の細胞診成績は、組織診との一致率は疑いを含めると94.5％（971/1,027）、false negative ratio 3.3％（34/1,027）と極めて良好であった（表4）。濾胞癌疑いと細胞診断した7例は、組織学的に濾胞状構造の混在した乳頭癌であり、この濾胞状の部へ穿刺がされたものと考えられる。乳頭状構造を欠く濾胞型乳頭癌（follicular variant）の際、細胞診では、濾胞状の小細胞集団が散在し、濾胞癌との鑑別が困難なことが多いが、コーヒー豆様の核や核内細胞質封入体の存在から乳頭癌と診断できることもある。

False negative の34例は、高分化の乳頭癌や石灰化あるいは嚢胞化のため腫瘍細胞の異型性が弱いか極めて少数のものがほとんどであった。

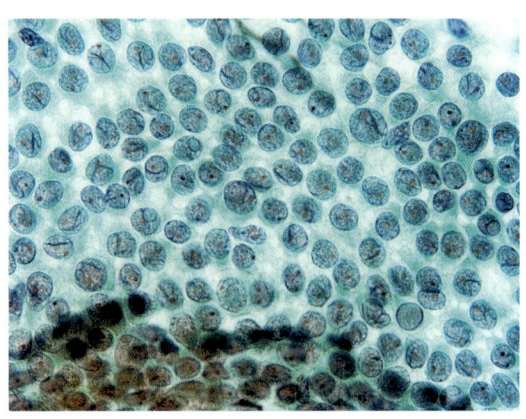

図 1. 乳頭癌細胞

表 4. 細胞診による組織型診断結果（悪性疾患）（1998.1～2000.12）

細胞診＼組織診	乳頭癌	濾胞癌	未分化癌	髄様癌	悪性リンパ腫	転移・他悪腫	計
乳頭癌	900	3	2	0	0	0	905
乳頭癌疑い	71	3	0	0	0	0	74
濾胞癌疑い	7	18	0	1	1	0	27
未分化癌	2	0	21	0	0	0	23
髄様癌	1	0	1	6	0	0	8
髄様癌疑い	1	0	0	1	0	0	1
悪性リンパ腫	0	0	0	0	17	0	18
悪性リンパ腫疑い	0	0	0	0	15	0	15
転移・他悪性	4	1	1	0	0	4	10
良・悪性判定困難	7	22	0	0	0	0	29
良性	32	30	0	0	6	0	68
不良標本	2	0	0	0	0	1	3
計	1,027	77	25	8	39	5	1,181

❷濾胞癌

　濾胞癌は甲状腺癌の5％前後を占めている。組織診断が核所見を重視する診断基準に変更されてから、それまで濾胞癌とされていた一部が乳頭癌と診断されるようになり、その頻度は減少した。

　濾胞癌と濾胞腺腫ないし腺腫様甲状腺腫は組織構築が共に濾胞状を主体とし、類似していることから、細胞診での良・悪性の判定はかなり困難である。したがって濾胞癌の細胞診断にあたっては、断定はせず、濾胞癌の疑いないし良・悪性判定困難―favor malignant（悪性の可能性あり）と報告するようになった（表2、4）。これは1996年米国パパニコロウ・ソサエティーから甲状腺細胞診のガイドラインが発表され[5]、これを参考に、日本臨床細胞学会「腺系の細胞診に関する小委員会」が作成した新しい報告様式に沿ったためである。

　濾胞癌と組織診断された細胞像をみると、腫瘍細胞が多数採取され、小型の細胞集団を成し、重積傾向を示し、配列や極性の乱れなどの構造異型が認められ、核はクロマチン顆粒が乳頭癌に比べて肥大し、核径増大、核の大小不同、核形不整などの細胞異型がみられることが多い（図2）。特殊型の好酸性細胞癌では核小体の肥大が目立つ。

　濾胞癌の細胞診成績は、sensitivity 32.5％（25/77）、favor malignantを含めても48.1％（37/77）であり、false negative ratioは39.0％（30/77）とほかの癌に比べてかなり悪く、診断の困難性を物語っている。組織学的に正常濾胞性ないし大濾胞性を呈するものは、細胞診での診断はまず無理であり、小濾胞性あるいは管状、濾胞構造を欠く索状あるいは充実性や好酸性細胞癌は診断が的中しやすい。

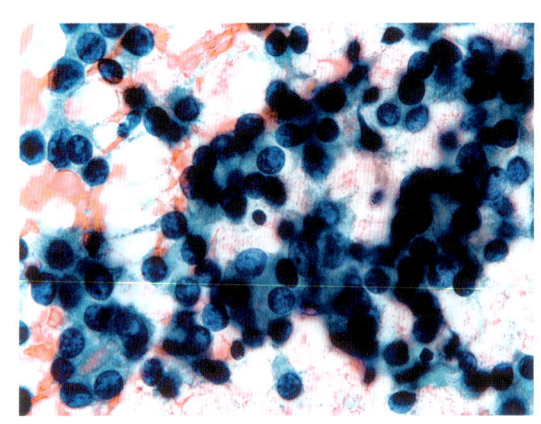

図 2. 濾胞癌細胞

❸髄様癌

　甲状腺髄様癌は稀な腫瘍である。病理組織学的にはシート状、島状ないし索状を示すものが多いが、時には濾胞状ないし乳頭状を呈す。腫瘍細胞は多様であり、また、間質にアミロイド沈着を認めることがある。

　細胞像は多岐にわたる組織像に相応してほぼ5型に分類される。
　①紡錘型の腫瘍細胞が主体をなすもの（図3）
　②小型の腫瘍細胞が散在し、リンパ腫ないしカルチノイドに似た細胞像を呈するもの
　③好酸性細胞腫瘍に似た細胞像を示すもの
　④未分化癌のような大型な腫瘍細胞が出現するもの
　⑤乳頭癌ないし濾胞癌と似た細胞集団を形成するもの

この5型に共通するのは細胞間の結合性の低下が著明で散在傾向が強いことである。核内細胞質封入体が時にみられるが、核クロマチンが顆粒状に肥大し、核膜が薄い点が乳頭癌の核と異なる。多形性を示す細胞質にグリメリウス染色で好銀顆粒が、また、酵素抗体法でカルシトニンやCEAが染色されれば診断は確定する。

　手術例からみると、細胞診の組織診との一致率は87.5%(7/8)と良好であるが、髄様癌と細胞診断された8例中2例は組織診が乳頭癌と未分化癌であった。したがって、髄様癌と細胞診断された全例にカルシトニンやCEAを測定することが診断率の向上につながるものと考える。

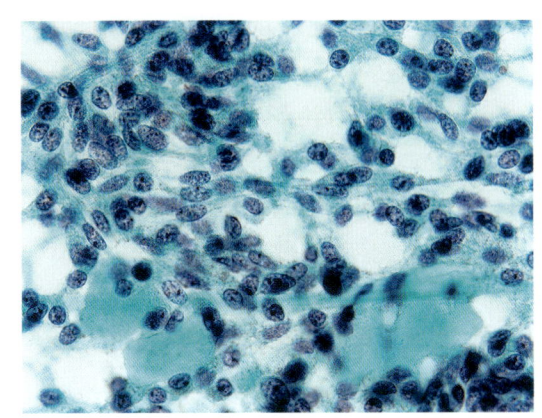

図 3. 髄様癌細胞

❹未分化癌

　甲状腺未分化癌は極めて生物学的悪性度が高く、予後の悪い癌として知られている。組織診断を目的とした針生検や切開生検に比べて、細針による細胞診は侵襲が少なく安全であり、短時間で診断でき、直ちに治療に対応しうることから臨床的に有用性が高い。

　病理組織学的には、腫瘍細胞の形状の特徴から紡錘形細胞癌、巨細胞癌、多形細胞癌に分けられていたが、これらの成分は混在することが少なくなく、また生物学的態度に差のないことあり、未分化癌として一括された。

　細胞像は分化癌に比べると、結合性の低下が著しく、大型な腫瘍細胞が散在する。細胞質は広く、核は分化癌の核に比しはるかに大きく、時には数倍のこともある。腫瘍性の多核巨細胞がみられ、背景に好中球や壊死があり診断は容易である(図4)。細胞診の組織診との一致率は84%(21/25)で、乳頭癌や髄様癌としたものは未分化癌に転化してない部からの穿刺と思われる。時に転移性腫瘍との鑑別が問題になることがある。

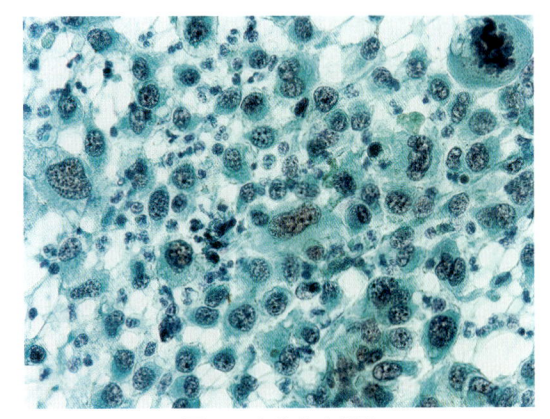

図 4. 未分化癌細胞

❺悪性リンパ腫

　甲状腺原発の悪性リンパ腫は稀な疾患であるが、細胞診が導入されて以降発見される症例が増加している。

　病理組織学的にはびまん性と濾胞性悪性リンパ腫に分類されるが、細胞診では両者の鑑

別はできない。

細胞像は他臓器にみられるものと同じである。すなわち、monotonous な腫瘍細胞が多数孤立性に散在し細胞集団はみられない(図5)。核は比較的に大きく、細胞質は不整で乏しく N/C 比は大である。核膜は薄く切れ込みがみられることが多い。核クロマチンは淡く染まり、核小体は明瞭である。背景が汚く、貪食細胞が認められるのも特徴の1つである。

細胞診の組織診との一致率は疑いを含めて 82.1%(32/39)であり、良性とした6例は組織学的に混合型を呈するものが多く、慢性甲状腺炎との鑑別が困難な症例であった。

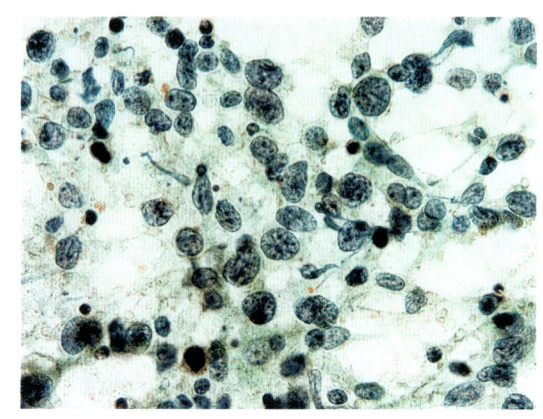

図 5. 悪性リンパ腫

2. 良性疾患

❶濾胞腺腫

濾胞腺腫は組織学的に濾胞状ないし管状構造、あるいは索状構造などを示す。特殊型として、好酸性細胞型腺腫、明細胞型腺腫、硝子化索状腺腫および異型腺腫がある。細胞像はこの組織型の違いを反映しこれらの亜型を推定することも可能である。

濾胞腺腫から採取される腫瘍細胞数は、通常は少なく、小細胞集団を形成し濾胞構造を示すところがみられ、平面上に配列し重積傾向は弱い。核は小型でクロマチン、核小体は目立たず大小不同は軽度である(図6)。好酸性細胞型腺腫は豊富な好酸性を呈する細胞質、大きな核や明瞭な核小体から診断は容易であるが、癌との鑑別が困難なことがあり、良・悪判定困難な区分に入れ、好酸性腫瘍として扱うのが無難である。核内細胞質封入体のみられる硝子化索状腺腫や異型腺腫では癌との鑑別は困難である。

細胞診の成績(表5)は、specificity 71.3%(114/160)と高率ではないが、これは手術例に限られたためであり、良性として経過観察のものを含めると成績ははるかによくなる。False positive ratio は 11.9%(19/160)であり、この多くは濾胞癌疑いと診断されたものである。このやや高い false positive ratio は、濾胞癌の組織診断基準が腫瘍細胞の被膜貫通、脈管侵襲像あるいは甲状腺外への転移のいずれかを

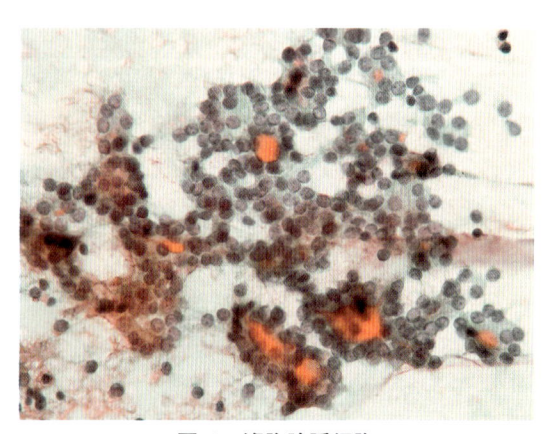

図 6. 濾胞腺腫細胞

確認することとされ[6]、いわば進行癌のみが悪性となり、被膜内癌あるいは非浸潤型の初期の濾胞癌については診断法がないことにも起因していると考えている。その理由は、false positive 症例の生物学的性状を知るため、腫瘍細胞の増殖能と浸潤能について PCNA (proliferating cell nuclear antigen)およびⅣ型コラーゲンの抗体を用いて検討したところ、PCNA 標識率や基底膜の変化は濾胞癌と類似したものが多く、初期癌の存在の可能性を示唆する結果が得られたためである[7]。

表 5. 細胞診による組織型診断結果(1998.1～2000.12)

細胞診＼組織診	腺　腫	腺腫様甲状腺腫	計
腺腫	45	32	77
腺腫様甲状腺腫	32	128	160
良性	37	141	178
良・悪性判定困難	25	13	38
濾胞癌疑い	13	15	28
乳頭癌疑い	4	13	17
乳頭癌	2	5	7
未分化癌	0	1	1
髄様癌疑い	0	1	1
他悪性腫瘍	0	2	2
検体不良	2	2	4
計	160	353	513

❷腺腫様甲状腺腫

腺腫様甲状腺腫は多発性の非腫瘍性、結節性増殖により腫大しているもので、結節性増殖が1個あるいはごく少数認めるものを腺腫様結節と呼ぶ。結節を構成する濾胞および上皮の構造は多様で、しばしば上皮の重積や乳頭状配列がみられる。

細胞像は濾胞腺腫とよく似ており、両者の鑑別は困難なことが多い。通常、腺腫に比べると採取される上皮は多く、シート状で樹枝状の細胞集団を呈する。これは組織上の偽乳頭増殖像を反映したものである。

細胞診の結果(表5)は specificity 85.3％(301/353)、false positive ratio 10.5％(37/353)と濾胞腺腫の成績とよく似ている。False positive 37例中乳頭癌やその疑いとしたものが18例あり、濾胞癌とは異なる傾向を示している。乳頭状細胞集団と核内細胞質封入体や核異型が認められるものがあり、これらは高分化乳頭癌と鑑別が困難である。

❸慢性甲状腺炎および亜急性甲状腺炎

慢性甲状腺炎は触診所見や臨床検査成績より、定型例においてはその診断は容易である。しかしながら、自己抗体がマイナスの場合や甲状腺腫が不均等の場合は細胞診が必要となる。

細胞像は、変性ないし好酸性変化の認められる上皮細胞集団とリンパ系細胞が混じてあるいは背景に多数みられるという特徴ある所見を呈し診断は容易である(図7)。しかしながら、時に

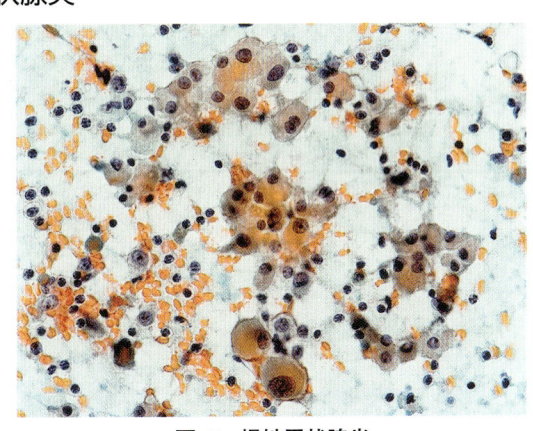

図 7. 慢性甲状腺炎

異型性の強い上皮細胞や幼若なリンパ系細胞が多く出現し、癌あるいは悪性リンパ腫との鑑別を要すことがある。

亜急性甲状腺炎は、特徴ある臨床症状、局所所見、臨床経過からその診断は容易である。しかしながら、ごく稀には硬い結節が癌との鑑別を要すことがある。

細胞像は、変性した異型性の弱い上皮細胞、背景にリンパ球、類上皮細胞に混じて多核組織球が認められれば診断が確定する。

■おわりに

穿刺吸引細胞診において最も大事なことは、病変部を的確に穿刺し、材料を採取し適切に処理しよい標本をつくることである。本文の中で実施方法、検体処理について注意点や工夫を含めて詳述した。細胞診の主たる目的は、良性結節性病変に対しては手術適応を決めることであり、悪性腫瘍においては組織型を判定し、合理的な治療方針に役立てることにある。乳頭癌、髄様癌、未分化癌や悪性リンパ腫は細胞診の組織診との一致率が良好で信頼に足る検査法といえる。しかしながら、濾胞性腫瘍のうち濾胞癌においては sensitivity が低率で false negative ratio が高く、濾胞腺腫においては false positive ratio が「良・悪性判定困難」の判定区分を設けることによりやや改善されたとはいえ課題が多い。現状では、濾胞性腫瘍は腺腫様甲状腺腫を含めて、穿刺吸引細胞診結果を参考に、腫瘍の大きさ、甲状腺抑制療法に対する反応性低下などの臨床所見や超音波検査法(カラードプラを含む)を総合的に判断して手術適応を決めるのが最適と考える。

(鳥屋城男)

◆文献

1) 鳥屋城男：甲状腺の細胞診；甲状腺・上皮小体の外科. 外科 MOOK27, 金原出版, 東京, 1982.
2) Clarke BG, et al：Implantation of cancer of the prostate in site of perineal needle biopsy；Report of a case. J Urol 70：937-939, 1953.
3) Crile Jr G：The danger of surgical dissemination of papillary carcinoma of the thyroid. Surg Gynec Obstet 102：161-165, 1956.
4) 鳥屋城男：甲状腺結節の細胞診による診断と限界. Karkinos 6：383-389, 1993.
5) The Papanicolaou Society of Cytopathology：Guidelines of the Papanicolaou Society of Cytopathology for the examination of fine needle aspiration specimens from thyroid nodules. Diagn Cytopathol 15：84-89, 1996.
6) 甲状腺外科検討会(編)：外科・病理. 甲状腺癌取扱い規約, 第5版, 金原出版, 東京, 1986.
7) 鳥屋城男：穿刺吸引細胞診結果の読みかた・使いかた. MP 19：261-264, 2002.

4 *Euthyroid Graves' disease* と *Hypothyroid Graves' disease*

■ はじめに

バセドウ病患者でみられる眼症状は、甲状腺機能亢進症の患者だけでなく、甲状腺機能が正常あるいは低下した患者にもみられることがあり、それぞれ Euthyroid Graves' disease(甲状腺機能正常 Graves 病)あるいは Hypothyroid Graves' disease(甲状腺機能低下 Graves 病)と呼ばれる。本稿では、これらの疾患の病態を中心に述べる。

・注意点・ Euthyroid Graves' disease においては TSAb が高頻度に陽性となる。

1 Euthyroid Graves' disease

甲状腺機能亢進症を発症していない患者にバセドウ病特有の眼症状が認められたという報告は 1945 年に Rundle と Wilson らが記載したものが最初である[1]。その後、Euthyroid Graves' disease, Euthyroid Graves' ophthalmopathy や Euthyroid ophthalmic Graves' disease といった病名が使われるようになった[2,3]。Euthyroid Graves' disease は、眼球突出などのバセドウ病特有の眼症状を有しながら明らかな眼科的疾患がなく、一般に血中甲状腺ホルモン(T_3、T_4 あるいは FT_3、FT_4)が基準範囲にあるものをいう[4]。本稿でもこの診断基準を用いるが、高感度測定法による TSH(thyroid stimulating hormone;甲状腺刺激ホルモン)が基準範囲にあることもその条件に入れるべきであるとする立場もある[5]。

1. 臨床症状

Euthyroid Graves' disease の臨床症状はバセドウ病眼症であり、一部に軽度の甲状腺腫を認めるほかは、甲状腺機能亢進症に関連した自覚症状および他覚症状は認められない。図1にバセドウ病においてみられることのある眼症状を示す。眼球突出、Dalrymple 徴候(上眼瞼挙上、眼裂開大)、von Graefe 徴候(眼瞼運動遅延、下方視の際上眼瞼の運動が眼球運動より遅れて上眼瞼縁と角膜上縁との間に白色の強膜がみえる)や Moebius 徴候(輻輳運動障害)などがあるが、このほか Rosenbach 徴候(閉瞼振戦)や Stellwag 徴候(瞬目減少)などが挙げられる。角膜炎や結膜炎を伴っている場合もある。主訴としては眼球突出のほか、複視や眼瞼浮腫などの訴えがある。眼筋肥厚によって球後組織圧が上昇して視神経も圧迫されれば視神経障害が発生し、視力低下もみられる。眼球運動障害も高頻度に認められ、CT や MRI により外眼筋の肥厚がみられる。

患者は眼科や脳神経外科を受診し、眼窩内腫瘍などの眼球突出をきたす疾患を除外された後、バセドウ病眼症の可能性を疑われ、専門の内科に紹介されて初めて Euthyroid

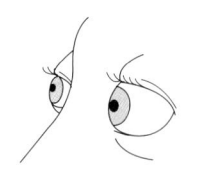

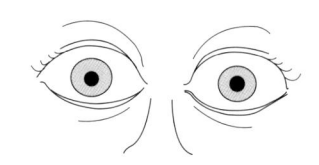

眼球突出　　　　　　　　　Dalrymple 徴候（上眼瞼挙上、眼裂開大）

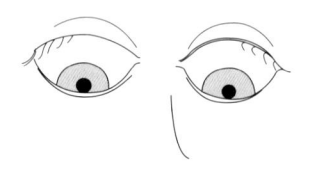

von Graefe 徴候（眼瞼運動遅延、下方視の際
上眼瞼の運動が眼球運動より遅れて上眼瞼縁
と角膜上縁との間に白色の強膜がみえる）　　　Moebius 徴候（輻輳運動障害）

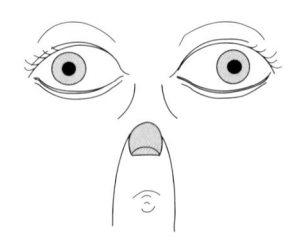

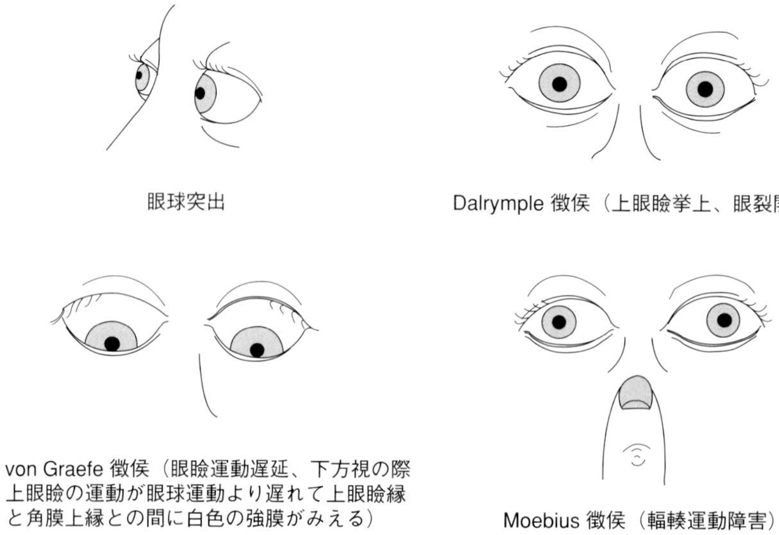

図 1. バセドウ病眼症においてみられる症状
このほか Rosenbach 徴候（閉瞼振戦）や Stellwag 徴候（瞬目減少）などがある。

Graves' disease と診断されることが多い。

　バセドウ病眼症全体のうち Euthyroid Graves' disease は 1.86〜14.32％にみられると報告されている[6)-8)]。最近の多数例の検討では、Euthyroid Graves' disease の例では甲状腺機能異常を示した例に比較して、男性の比率と平均年齢が高く、甲状腺疾患の家族歴を有する頻度が低く、手術を必要とする重症例が少ない傾向がみられる[8)]。

2. 検査所見

❶甲状腺機能検査

　血中甲状腺ホルモン（T_3、T_4 あるいは FT_3、FT_4）は基準範囲にある。これまでの報告では、Euthyroid Graves' disease において血中甲状腺ホルモンが基準範囲にあるものの TSH が低値であるものが 14〜50％にみられるとされ、TRH（TSH releasing hormone）負荷試験に対して TSH の反応がみられないものは 27〜63％とされる[4)9)]。甲状腺のヨード摂取率の増加は約 20％程度にみられ、T_3 抑制試験で甲状腺のヨード摂取率が抑制されないものは 30〜73％にみられると報告されている[4)9)]。

❷甲状腺自己抗体

　バセドウ病の病因として知られる TSH レセプター抗体の測定方法は、大きくレセプターへの抗体の結合を検出する方法と抗体の甲状腺細胞への作用により測定する方法に分けられる（図2）[10)]。前者に属するものとしては、標識 TSH のレセプターへの結合阻害作用を指標として検出され、一般に TRAb（TSH receptor antibodies）と呼ばれれる TSH 結合阻害抗体（TSH-binding inhibitor immunoglobulins；TBII）があり、後者に属するものとしては甲状腺細胞の cAMP 産生を指標として検出される甲状腺刺激抗体（thyroid stim-

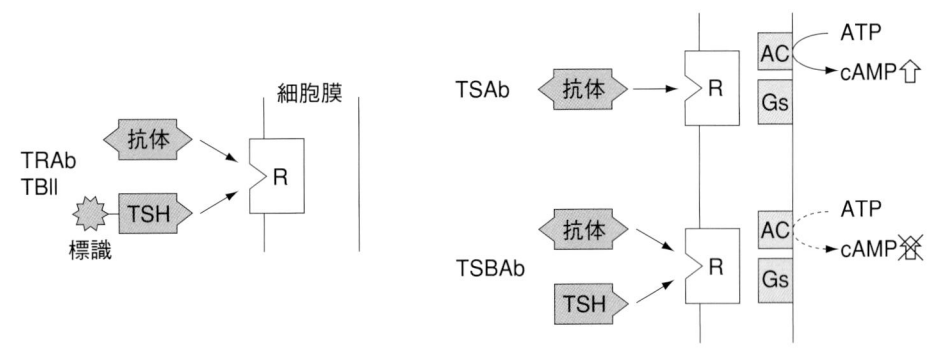

TRAb：TSH receptor antibodies
TBII：TSH-binding inhibitor immunoglobulins
TSAb：thyroid stimulating antibodies
TSBAb：thyroid stimulation blocking antibodies
R：TSH レセプター
Gs：Gs 蛋白
AC：アデニル酸シクラーゼ

図 2．TSH レセプター抗体の測定方法
(村上正巳：抗 TSH レセプター抗体の読みかた・使いかた．Medical Practice 19, 2002 による)

ulating antibodies；TSAb)や作用阻害型(ブロッキングタイプ)の抗体を検出する TSH による刺激の抑制効果をみる甲状腺刺激阻害抗体(thyroid stimulation blocking antibodies；TSBAb)がある[10]。

　TRAb(TBII)として測定される抗体には、甲状腺細胞に対する活性でみると甲状腺刺激抗体の TSAb ならびに作用阻害型の TSBAb の両者が含まれることになり、一般に TSAb がバセドウ病における甲状腺刺激活性を反映するとみることができる。TSBAb は、特に甲状腺腫を認めない甲状腺機能低下症に高頻度に検出され、その病態に関与していると考えられている。

　測定方法にも左右されるが、これまでの報告によると、Euthyroid Graves' disease においては TRAb(TBII)陽性は 31〜40％、TSAb 陽性は 43〜87％にみられるとされ、TRAb(TBII)に比較すると TSAb の陽性率が一般に高いことが特徴として挙げられる[4)9)]。橋本病において高頻度に認められる抗サイログロブリン抗体(TGPA)陽性は 0〜67％、抗マイクロゾーム抗体(MCPA)陽性は 17％から 60％にみられるとされる[4)9)]。

3．病　態

　Euthyroid Graves' disease では、上述のように TSAb が高頻度に陽性となる。眼球後部由来の線維芽細胞に TSH レセプターが発現していることが報告され、TSAb と眼症に関連があることから、バセドウ病眼症の原因として注目されている。Solomon らは、Euthyroid Graves' ophthalmopathy がバセドウ病とは独立した自己免疫疾患ではないかとする仮説を提唱したが[3)]、高頻度に TSAb が検出されることなどから、バセドウ病と共通の病態によるものであると考えられている[5)]。

それではなぜ、TSAbが陽性であるにもかかわらず、眼症をみるのみで甲状腺機能亢進症を発症しないのであろうか。

　最初に、TSBAbとして検出される作用阻害型のTSHレセプター抗体が患者血中に存在する可能性が考えられるが、TSAbに比較して患者のTBIIは低いことが多く、Euthyroid Graves' diseaseの患者の甲状腺機能がTSBAbによって正常に保たれている可能性は低いものと考えられる。次に、Euthyroid Graves' diseaseは、バセドウ病と橋本病の病態像を兼ね合わせる疾患とする考え方があり[5]、患者の甲状腺に橋本病様の破壊性病変が存在しており、そのためにTSAbに甲状腺が反応しない可能性が考えられる。しかし、本疾患における抗サイログロブリン抗体(TGPA)や抗マイクロゾーム抗体(MCPA)は一般に低く、橋本病に特有の硬いびまん性甲状腺腫を触れたり、超音波検査で橋本病による甲状腺の破壊を示すような低エコー域を認めることが少なく、実際に組織所見でも炎症所見や変性所見が認められない例が多いとする報告もあり、橋本病による濾胞細胞の破壊により甲状腺機能が正常に保たれている可能性は低いとする見方もある[4]。

　Euthyroid Graves' diseaseでは一般に甲状腺腫が触れないか小さいことが多く、ヨード摂取率も甲状腺機能亢進症を呈するバセドウ病に比べて低いために甲状腺機能が正常に保たれている可能性もある。また、Euthyroid Graves' diseaseではバセドウ病に比べ、TSAbに比較してTRAb(TBII)が低い例が多いことから、甲状腺機能亢進症の発症にTRAb(TBII)として検出されるTSHレセプター抗体が関与している可能性も考えられている。

　KasagiらはEuthyroid Graves' diseaseの42％において、甲状腺シンチグラフィで不均一な取り込みがみられると報告した[11]。甲状腺を刺激するが、明らかな甲状腺機能亢進症を起こさない程度の比較的弱い活性のTSHレセプター抗体の慢性刺激により、反応しやすい濾胞細胞の集団のみが増殖し、過形成を起こす可能性が考えられ、腺腫様甲状腺腫に近い病態であることが示唆されている。一部の細胞集団のみが反応することが、甲状腺機能を正常に保っていることに関係する可能性も考えられる。

　さらに、Euthyroid Graves' diseaseでみられるTSAbは、生体内で甲状腺にはあまり働かないが眼窩組織には働く特殊なタイプの抗体である可能性や、甲状腺ホルモン分泌に対してサイトカインなどの抑制的な因子が働いている可能性も想定されている[4)5)]。

　バセドウ病眼症の原因については、眼窩組織におけるTSHレセプターの発現のほか、サイログロブリン、IGF-1レセプター、サイトカインや外眼筋抗原などの関与が推測されており、今後の研究の進展が期待される[12]。

4. 予後と治療

　Euthyroid Graves' diseaseの症例では、経過中に甲状腺機能が変化することが知られている。Tamaiらの報告によると、6ヵ月から3年間経過を追跡しえたEuthyroid Graves' diseaseの症例の中で、甲状腺機能亢進症を起こす頻度は33％であり、甲状腺機能低下症

を起こす頻度は7%であったという[13]。また、網野らの10年間の経過観察によれば、Euthyroid Graves' disease の約60%がなんらかの甲状腺機能異常を発症し、そのうちの過半数がバセドウ病による甲状腺機能亢進症を発症したという[5]。

Euhyroid Graves' disease の治療については、眼症に対する治療が主体であり、バセドウ病眼症の治療に準ずる。治療の詳細については他稿に譲るが、バセドウ病眼症の治療としては、禁煙を行い、ステロイド療法、免疫抑制薬療法、放射線療法（球後軟部組織照射）、手術療法（外眼筋手術、眼瞼手術、眼窩手術など）などの組み合わせが行われる。また、上述のように甲状腺機能が変化することから、経過観察を行い、必要に応じて甲状腺機能亢進症あるいは甲状腺機能低下症の治療を行う。

2 Hypothyroid Graves' disease

バセドウ病特有の眼症状を呈しながら、甲状腺機能低下を呈するものを Hypothyroid Graves' disease という。Hypothyroid Graves' disease は、1972年に Christy と Morse が報告したのが最初である[14]。甲状腺疾患の既往のない患者にみられる病態であり、比較的稀な疾患で、バセドウ病眼症全体のうち0.20%ないし2.49%にみられると報告されている[7,8]。これまでの報告によれば、TSAb や TRAb（TBII）は陽性であるものの TSBAb は陰性の例が多く、作用阻害型の TSH レセプター抗体による甲状腺機能低下症である可能性は低いとされている[15]。これらの症例では、抗サイログロブリン抗体（TGPA）や抗マイクロゾーム抗体（MCPA）が高力価の陽性であり、一部の症例において橋本病の病理組織像がみられたり、超音波検査で橋本病に特有な低エコー像がみられている。したがって、Hypothyroid Graves' disease においては橋本病による濾胞細胞の破壊があるために、TSAb が存在しながら甲状腺機能低下を示すものと考えられている[15]。しかしながら、甲状腺機能が不安定なことも多く、経過中に甲状腺機能が正常となったり、潜在性の甲状腺機能亢進症を呈する症例もみられる。この甲状腺機能の変化には、TSH レセプター抗体による甲状腺刺激作用と濾胞細胞の破壊のバランスの変化が関係しているものと推測されている[15]。

眼症に対しては、上述のような治療が行われる。眼窩組織における TSH レセプターの発現などから、TSH の高値も増悪因子の1つと考えられており[16]、甲状腺ホルモン製剤により甲状腺機能を正常に保つ必要があるが、甲状腺機能は不安定なことが多く経過観察が必要である。

■おわりに

Euthyroid Graves' disease と Hypothyroid Graves' disease においては、TSH レセプター抗体がその病態に関与していると考えられるが、バセドウ病眼症がみられるものの甲状腺機能が正常あるいは低下している機序についてはいまだ不明な点があり、その解明が

バセドウ病の新たな治療法につながる可能性もあり、研究の進展が期待される。

(村上正巳)

◆文献

1) Rundle FF, Wilson CW：Asymmetry of exophthalmos in orbital tumor and Graves' disease. Lancet 1：51-52, 1945.
2) Werner SC：Euthyroid patients with early eye signs of Graves' disease；their responses to L-triiodothyronine and thyrotropin. Am J Med 39：845-848, 1965.
3) Solomon DH, Chopra IJ, Chopra U, et al：Identification of subgroups of euthyroid Graves' ophthalmopathy. N Engl J Med 296：181-186, 1977.
4) 笠木寛治，小西淳二：Euthyroid Graves 病と hypothyroid Graves 病．医学のあゆみ 178：342-346, 1996.
5) 網野信行，柏井 卓，不二門尚：Euthyroid Graves' disease の病態と治療．あたらしい眼科 13：1813-1818, 1996.
6) Marcocci C, Bartalena L, Bogazzi F, et al：Studies on the occurence of ophthalmopathy in Graves' disease. Acta Endocrinol 120：473-478, 1989.
7) Khoo DH, Eng PH, Ho SC, et al：Graves' ophthalmopathy in the absence of elevated free thyroxine and triiodothyronine levels；prevalence, natural history, and thyrotropin receptor antibody levels. Thyroid 10：1093-1100, 2000.
8) Kim JM, LaBree L, Levin L, et al：The relation of Graves' ophthalmopathy to circulating thyroid hormone status. Br J Ophthalmol 88：72-74, 2004.
9) Watanabe M, Iwatani Y, Kashiwai T, et al：Euthyroid Graves' disease showing no thyroid abnormalities except positive thyroid-stimulating antibody (TSAb)；two case reports. J Intern Med 238：379-384, 1995.
10) 村上正巳：抗 TSH レセプター抗体の読みかた・使いかた．TRAb と TSAb の使い分け．Medical Practice 19：253-256, 2002.
11) Kasagi K, Hidaka A, Misaki T, et al：Scintigraphic findings of the thyroid in euthyroid ophthalmic Graves' disease. J Nucl Med 35：811-817, 1994.
12) Bartalena L, Wiersinga WM, Pinchera A：Graves' ophthalmopathy；state of the art and perspectives. J Endocrinol Invest 27：295-301, 2004.
13) Tamai H, Nakagawa T, Ohsako N, et al：Changes in thyroid functions in patients with eutyhroid Graves' disease. J Clin Endocrinol Metab 50：108-112, 1980.
14) Christy JH, Morse RS：Hypothyroid Graves' disease. Am J Med 62：291-296, 1977.
15) Kasagi K, Hidaka A, Nakamura H, et al：Thyrotropin receptor antibodies in hypothyroid Graves' disease. J Clin Endocrinol Metab 75：504-508, 1993.
16) Tallstedt L, Lundell G, Blomgren H, et al：Does early administration of thyroxine reduce the development of Graves' ophthalmopathy after radioiodine treatment？ Eur J Endocrinol 130：494-497, 1994.

5 バセドウ病眼症の診断と治療

■はじめに

　甲状腺疾患に伴う眼球突出は、英国のイングランドにおけるParry病(1825)、アイルランドのGraves病(1835)、ドイツのBasedow病(1840)の報告以来、150年を経過したが、眼科分野で「puzzling syndrome」(1952)と呼ばれて難治、難解な疾患とされていた。しかし、1970年代に開発されたCTスキャンによる、球後軟部組織の画像診断から[1,2]、眼球突出の病態が解明され、甲状腺機能の免疫学的研究の進歩と相俟って、臨床も飛躍的に進歩した。

　眼症の臨床背景を最近の症例1,000例を対象として検討したところ、年齢分布は11～83歳で、平均40.5±13.9歳であった。これを男女別にみると、男性は45歳代にピークがあり、平均年齢42.4±14.3歳であるのに対して、女性は30歳代にピークがあり、平均年齢39.9±13.8歳と若年層に偏っていた。20年前(1986)に報告した資料[3]では、男性の年齢ピークは30～39歳となっており、今回のピークは40～49歳という高齢者層へ移っていた。次に女性のピークは30歳代で20年前と変わらないが、今回50歳代の症例の増加が注目された。今回さらに5歳刻みで年齢分布をみると25～30歳代と、50歳代の二峰性で、20年前の20歳代と40歳前後の二峰性発症から高齢層へ移っていたことに興味がもたれた(図1)。

　男女比については男性222例、女性は778例で、男女比は1：3.50で20年前の男女比1：3.59とほぼ同様の結果であった。欧米の報告では女性が5倍以上と報告されており、わが国の眼症と比較してかなりの男女差があるものと考えられる。今回これら1,000例、

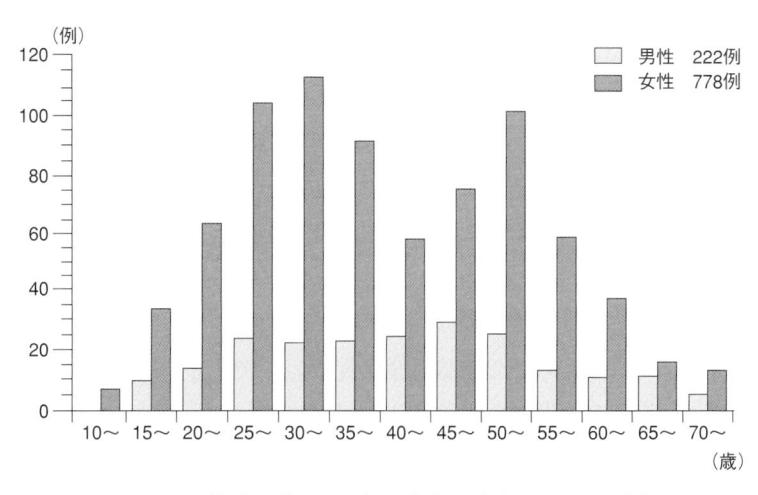

図 1. 甲状腺眼症1,000例の年齢分布(2000～2002年)

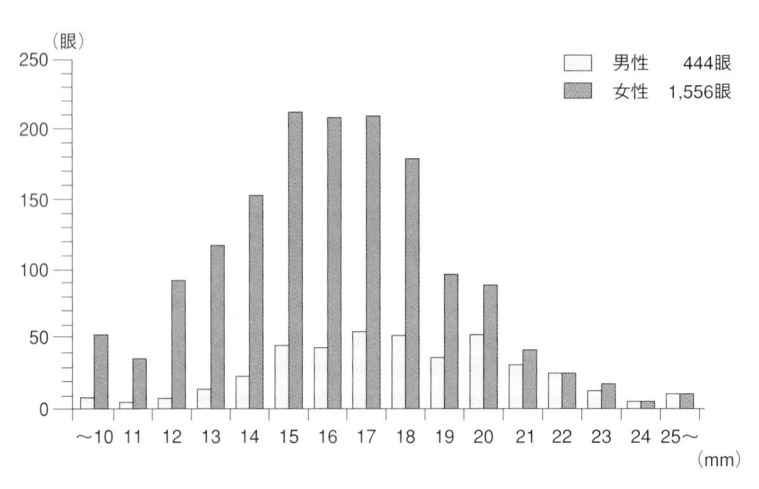

図 2. 眼球突出度の分布　1,000例2,000眼（Hertel計測値）

2,000眼を対象にその診断と治療について述べる。

1 眼症の診断

1. 原発性眼障害

❶眼球突出

　バセドウ病の眼障害は、古くから exophthalmic Goiter と呼ばれるように、甲状腺腫に伴う眼球突出が代表的な眼障害である。眼球突出はその突出度の基準が国により種族により異なるので、欧米の文献をみる際は常にこの点に留意しなければならない。日本人の眼球突出度の小さいことは国際的にもよく知られている[4]。正常者は12～13 mm で、筆者らは15 mm を超える突出を眼球突出と判定している。15～18 mm 未満を軽度、18～21 mm 未満を中等度、21 mm 以上を高度障害と判定している[5]。

　対象の1,000例、2,000眼では眼球突出度のピークは16 mm にあった。これを男女別にみると、図2のように、男性は17 mm をピークとして18 mm、20 mm の眼数が多いのに対して、女性は15 mm がピークで、16 mm、17 mm に高頻度を示していた。いずれにしても男性の眼球突出度がやや強く、20 mm を超える頻度は男性で142眼32%であるのに対して、女性では187眼12%と著しく低いものであった。

　眼球突出は、眼瞼異常を伴う場合が多く、眼球突出のみを認める例は18.5%に過ぎない。残りの71.5%はなんらかの眼瞼異常を伴う。中でも多いのは上眼瞼後退で46.2%、眼瞼腫脹を伴う例19%、両者の混合型が16.3%であった。代表的な型を図3に示す。

❷上眼瞼後退

　apparent exophthalmos または pseudo exophthalmos と呼ばれる所見で、眼球突出と

図 3. 眼球突出の型

上眼瞼後退型　46.2%
眼瞼腫脹型　19%
混合型　16.3%

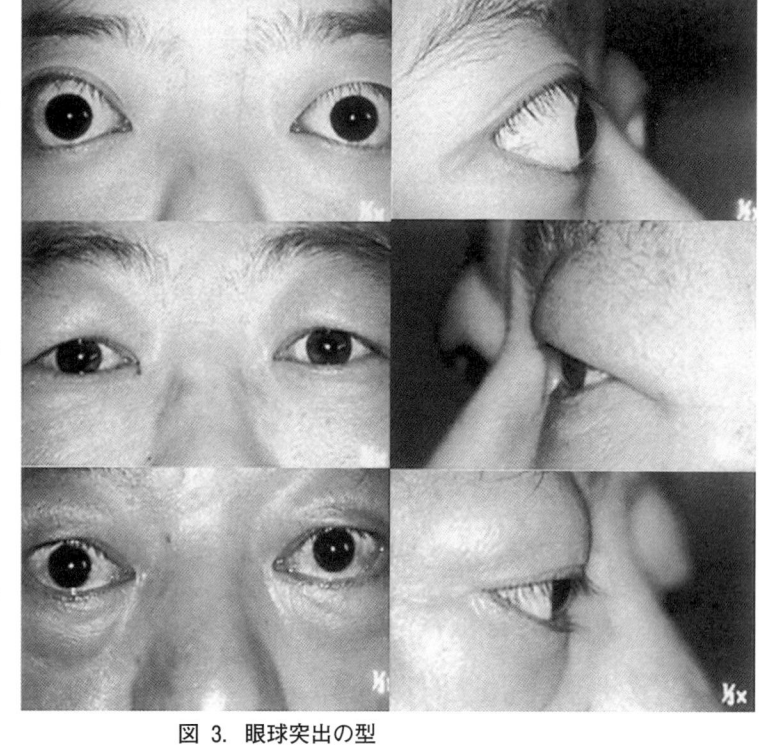

の鑑別が重要である。日常の臨床では Dalrymple sign（上眼瞼後退、lid retraction[6]）と Graefe sign（下方視における上眼瞼の下転不全または下転遅延：眼瞼遅滞、lid lag[6]）で判定する。既述のように、眼球突出を合併している場合は眼球突出が強調される。一方、上眼瞼後退のみの場合は、眼球突出と誤診されることが少なくない。眼球突出は、球後軟部組織の脂肪織および外眼筋腫大による。甲状腺機能の免疫異常にかかわる慢性炎症性病変で、眼窩症（orbitopathy）と呼ばれる。一方、上眼瞼後退は上眼瞼平滑筋ミューラー筋の異常緊張による。しかし近年画像診断の進歩から、上眼瞼挙筋、上直筋群 Levator-Superior rectus muscles（L-S Complex）の異常が関与していることが判明した[7]。そして、純粋にミューラー筋のみの例は30％強で、上眼瞼挙筋または上直筋および両者の腫大による上眼瞼後退が60～70％を占めていることが明らかになった[7]。

甲状腺機能が関与する眼球突出と上眼瞼後退を原発性眼障害とし、ほかの眼障害はその発現病態から続発性眼障害と定義している。したがって、後者の増悪はあくまで眼科的病態によるもので、甲状腺機能は直接的には影響しない。これらの関係を図4に示した。

2. 続発性眼障害

❶眼瞼障害

上眼瞼後退を除くほかの眼瞼障害では、下眼瞼の睫毛内反、眼瞼内反が特徴的所見であ

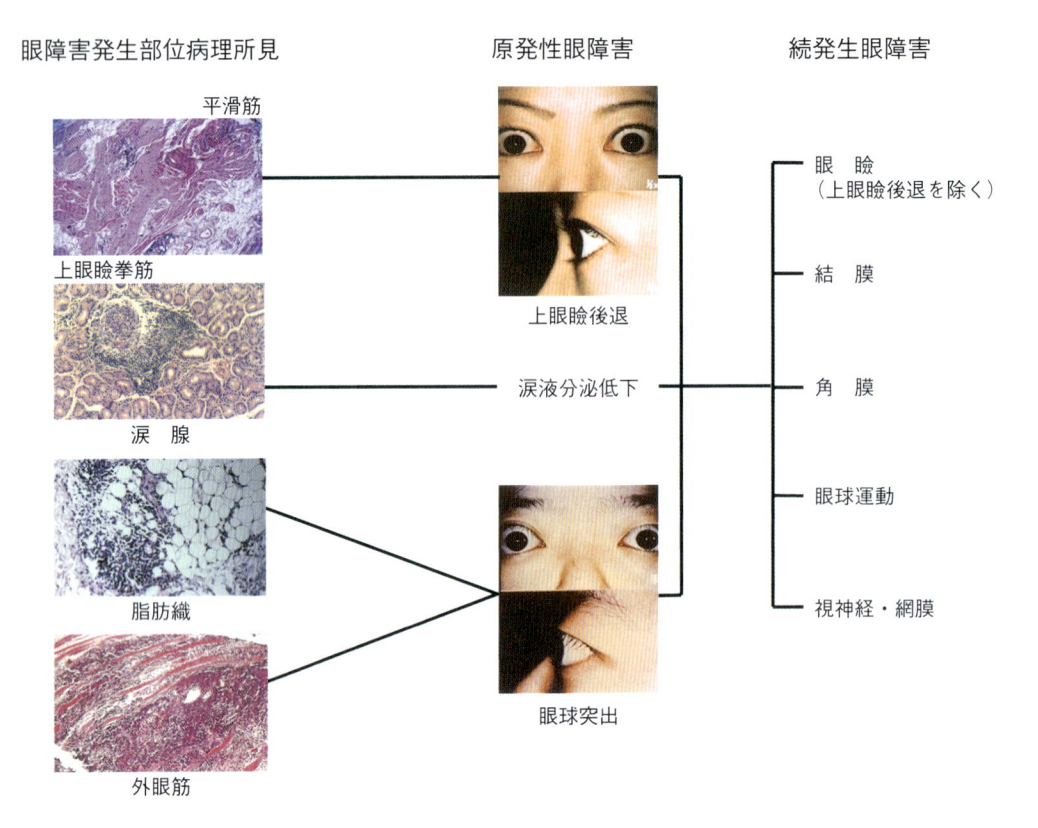

図 4. 眼障害病態関連図

る。この眼瞼の異常は角膜障害を誘発し、眼の異物感、眼痛、流涙を伴う。眼球突出の型により、下眼瞼開大例がある。下眼瞼平滑筋また下眼瞼後退筋の異常で下眼瞼が開大すると角膜障害を誘発する。眼瞼腫脹は主に脂肪織の増量によるもので上、下眼瞼に出現する。これらを眼球突出Ⅱ型と呼んでいる。

❷結膜障害

結膜の充血、浮腫は広く認められる所見で、球後組織圧上昇のためうっ血性の球後循環障害が関与している。したがって炎症性、刺戟性の充血と異なり改善し難い。軽症な例では、充血と結膜浮腫が瞼裂内に認められるが、浮腫が瞼裂外に露出すると、乾燥性変化のために炎症が増強して腫脹し、さらに瞼裂から露出拡大する悪循環を招くこととなる。

中等度障害として、上輪部角結膜炎(superior limbic keratoconjunctivitis；SLK)を取りあげているが、眼科的に興味のもたれる所見である。甲状腺眼症に頻度が高いが、無症状の場合が多い。

高度障害は、上強膜血管の拡張、充盈を Caput Medusae 様として定義している。上眼窩静脈のうっ血が原因で、球後組織圧を減圧しないと改善が難しい。

❸角膜障害

眼球突出により角膜が瞼裂から露出するためで、兎眼の際にも出現する。涙液の分泌低

表 1. 甲状腺眼障害の分類

種類		程度 軽度	中等度	高度
眼瞼	後退	眼瞼裂高 8〜10 mm 未満	10〜12 mm 未満	12 mm 以上
	腫脹	腫脹軽度	腫脹中等度	眼瞼睫毛内反、兎眼 腫脹高度
結膜		うっ血、充血、浮腫	上輪部角結膜炎 (SLK)	上強膜血管怒張 (カプトメデューサ様)
外眼筋		周辺視で複視	第1眼位以外で複視	第1眼位で複視
角膜		兎眼性浸潤 角膜全域に及ぶ浸潤	潰瘍	穿孔、壊死
視神経網膜		乳頭発赤 浮腫	球後視神経症	乳頭炎、乳頭周辺網膜のびまん性混濁、網脈絡膜皺襞、視力概ね 0.1 以下
眼球突出度		15〜18 mm 未満	18〜21 mm 未満	21 mm 以上

下が背景にある。角膜障害は角膜の6時の部に多く、流涙を伴う。殊に起床時に発症することが甲状腺眼症に特徴的である。夜間就寝時の閉瞼不全のため角膜浸潤、びらんが発生し、疼痛のため目が醒めることがある。放置して潰瘍化すると感染の起こることがある。高度障害として角膜穿孔、角膜壊死を定義しているが、極めて稀である。

❹複視・外眼筋障害

眼球運動の障害は、外眼筋の線維化による運動障害と考えられているが、外眼筋の癒着性病変が注目される。眼症にみられる眼球偏位は通常の斜視臨床では極めて稀で、甲状腺特有の病変である。麻痺性斜視に類似しているが、牽引試験が陽性を示すことから鑑別しうる。外眼筋自体の線維化病変よりも、筋鞘部の線維化さらに筋表面への線維性病変の伸展、および周囲組織の癒着性病変による。

眼球運動障害の診断としては、まず片眼性であるか両眼性であるかを判定する。次に、運動障害が単一の方向であるか複数方向であるかを鑑別する。一般に、単一型では上転障害が最も多く、下転障害、外転障害と続く。内転障害は、単一型では極めて稀である。複合型では外転障害が関与することが多く下外転、上外転障害の頻度が高い。次にそれぞれの運動障害の程度を判別する。周辺視での複視を軽症とし、固視点以外の複視を中等度障害とし、固視点まで複視の出現する型を高度障害と判定している。この判別は複雑で、複視の程度分類だけで実際の障害度、障害筋を鑑別することはできない。片眼か両眼か、次に単一筋か複合筋か、第三に複視の程度分類を行って、総合的に複視の診断を行う必要があり、眼科専門医でも経験を必要とする[8]。

❺視神経網膜症

眼症の際に出現する視神経症は症例の10%以下で、腫大した外眼筋による圧迫性視神経症で、球後視神経炎様の穏やかな病変もあるが、いずれも中心暗点による視力低下をきたす。この眼障害は球後病変、外眼筋炎の活動期に出現する。したがって、球後組織圧の

表 2. 眼障害の分布　　　　　　　　　　　　　　　　　　　　　眼数(%)

種類＼程度	総　数	軽　度	中等度	高　度
眼瞼開大	1,587(79.3)	792(39.6)	620(31.0)	175(8.7)
眼瞼腫脹	1,354(67.7)	958(47.9)	376(18.8)	20(1.0)
結　膜	642(32.1)	451(22.6)	170(8.5)	21(1.0)
外眼筋	447(22.3)	237(11.8)	74(3.7)	136(6.8)
角　膜	438(21.9)	428(21.4)	10(0.5)	0(0)
視神経・網膜	168(8.4)	147(7.4)	13(0.6)	8(0.4)

上昇からうっ血性病変が多彩に出現する場合が多い。また、多彩に出現した眼障害のために、視力低下を自覚せず重篤化することも少なくない。

　以上、原発性眼障害と続発性眼障害を述べてきたが、眼障害程度分類の一覧および1,000例、2,000眼における眼障害発生頻度を表1、2に示す。

2　眼症の治療

1．眼窩症の活動性

　眼球突出を含む眼障害が球後軟部組織の炎症性病変、眼窩症(orbitopathy)を背景に発現することが明らかにされている。その活動性を判別する手法として、臨床的に捉えられる眼障害の重篤性から判断する方法もあるが、眼障害の眼科的因子は必ずしも球後病変の指標とはならない。MRIを用いたT_2強調画像による所見が外眼筋炎の炎症像をよく捉えるため、T_2 relaxation timeが評価されている[9]。MRIの機種による差を考慮して、外眼筋のT_2値と同側大脳皮質の信号強度との比、SIRを用いることも有用である。活動期の眼窩症として視神経症を対象とした資料を図5に示す。これらの資料を用いることで、眼窩症の活動性を数量化して判断しうる。したがって、治療法も客観的に選択しうる。すなわち活動性の強い時点の眼障害と、不活動期の臨床所見を判別しうることとなる。

　治療法としては、保存的治療と、眼窩症に対する放射線療法と手術的治療に大別される[10]。

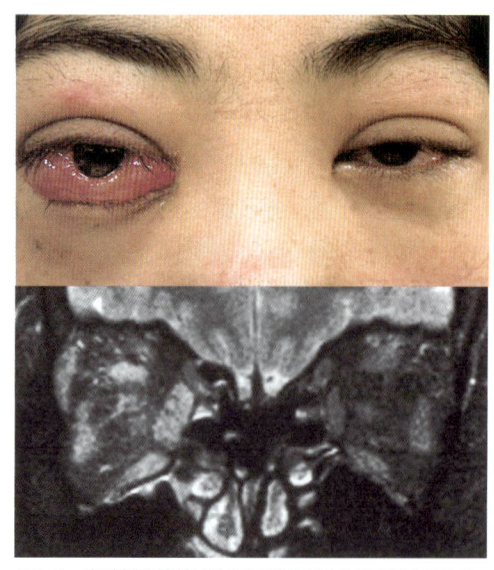

図 5. 視神経障害例の結膜浮腫と眼窩 MRI T_2 強調画像

2．保存的治療

　眼障害に対しては、局所療法と全身療法があり、症状に応じて、点眼、軟膏、結膜下注射、球後注射、点滴、内服を行う。

　上眼瞼後退に対してはαブロッカーであるグアネシジン点眼が有用であったが、製造中止とあり、塩酸ブナゾシン点眼薬（デタントール®）で代用している。濃度が薄いので数回の点眼を必要とする。無効例にはボトックス®の局所注射を行う。

　眼瞼腫脹には消炎剤の内服や、ステロイドの局所注射を行う。

　角結膜の障害は主として兎眼性の乾燥によるもので、障害程度により、角膜保護剤や抗生剤の点眼、軟膏を用いる。眼球突出や上眼瞼後退の強い症例で兎眼を認める場合は感染にも注意が必要である。

　眼球突出に対しては、眼窩症が活動期であればステロイドパルス療法が有用である。眼球突出を認めて既に数年経過している症例では保存的治療での改善はあまり期待できない。眼窩症の活動期に発症する視神経網膜症にはステロイド漸減療法と球後注射を併用する。再燃を繰り返すような難治例には後述する眼窩減圧術が適応になる。

　複視、眼球運動障害については、MRIで外眼筋に炎症を認める段階であれば、ステロイド内服や局所注射が有用であるが、既に眼球偏位が起こっている病期では眼窩症は不活動期にあるため、線維化病変が進んでいるのでほとんど奏効しない。ステロイド内服を長期に続けても複視は改善せず、副作用のみが増大するので注意が必要である。

3．放射線治療

　球後軟部組織の炎症性病変に対して甲状腺臨床では放射線療法を用いる[11]。リンパ球は放射線感受性が高く、球後病変の病態を破壊する目的で有用な手段と考えている。方法はLineacを用いて、1.5〜2.0 Gyを1日1回、連続10回照射する。活動性を示す病期では、結膜充血、浮腫などの炎症所見が出現するので、照射4回目、10回目の最終日に眼科検査を行って効果判定をする。

　この療法については、その効果を疑問視する報告もあるが、効果判定の基準に問題がある[12]。治療に適した病期を誤らなければ有効な治療法と考えている。ことにコルチコステロイドとの併用療法は、重篤な眼障害に対して有用である。眼症の初期段階では奏効する症例が多いが、線維化病変が出現する病期ではあまり効果は期待できない。残存病巣を破壊して手術適応時期を早めることもでき、バセドウ眼症の臨床では欠かせない手技と考えている。今回の症例では246例24.6％に施行されていた。

4．眼窩症の手術治療

　高度眼障害例は眼科手術の適応となるが、再燃する難治例も含まれる。前記1,000例について手術施行例をみると、86例、8.6％で、一般に10％前後である。

眼症における眼科的な病態は大凡解明されている。したがって個々の障害を的確に判断することにより、その治療計画も自ずと組み立てられる。現在、手術分野では、眼球突出に対する眼窩減圧術、複視に対する外眼筋手術、外眼部障害(結膜、角膜、眼瞼)に対する眼瞼手術に大別され、国際的にもその必要性が認められている[13]。しかし、その手術適応については国々により、また施設によりかなり異なり、手術術式も多岐に及ぶ。

❶眼瞼手術

適応となる外眼部障害については、保存的治療が広範に行われるので、手術を要する例は極めて特殊な例である。一般に角結膜の障害は兎眼をはじめ角結膜の乾燥症で、眼瞼結膜による被覆が不十分なことが多い。瞼々縫合、瞼板縫合による手技が求められる。一方、眼瞼については上眼瞼後退が最も多く、睫毛内反、眼瞼内反が散発する。1,000例で眼瞼

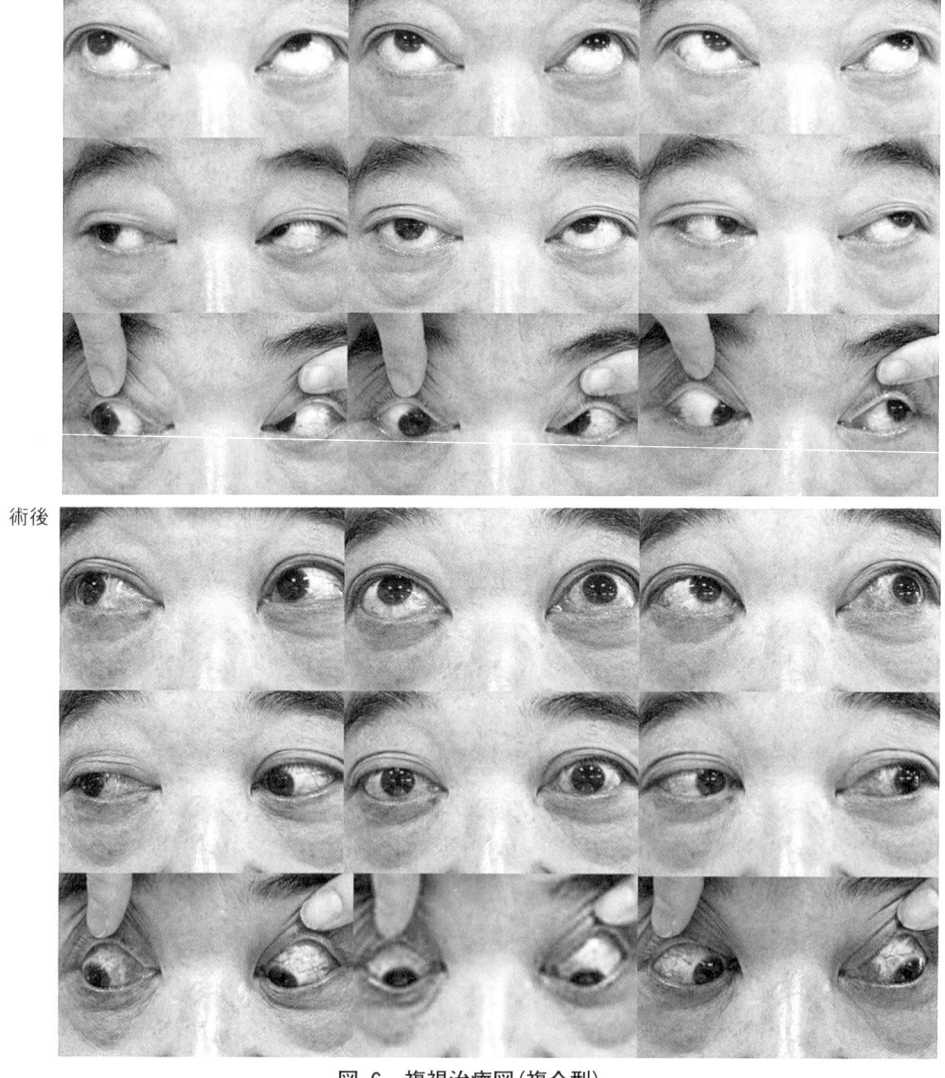

図 6. 複視治療図(複合型)

手術が施行された例は39例59眼であった。

❷複視治療

　中等度、高度の複視が対象となるが、線維化病態が明らかにされているため、病期を誤らずに適応を決めうる。すなわち、対象は眼筋の牽引試験が強陽性な例で、この種の症例はこの段階で眼球の偏位が始まる。図6に示すようにこれだけの偏位眼が術後に正常眼球運動へ恢復することは、一般の斜視臨床では考えられないことである。外眼筋自体の線維化は軽度で、外眼筋根部の癒着病変を的確に除去して、陽性化した牽引試験を陰性化することにより、驚くべき改善をみる。手術治療で問題となるのは手術量で、バセドウ病の複視手術については調節糸法を用いた特殊な配慮を必要とする。図のような両眼の複合筋障害型は、数回の手術処置を必要とする。高度の複視症例134例中手術に及んだ例は53例で、約39.6％程度である。90％以上の症例は術後両眼視が可能となっている。

❸眼窩減圧手術

　手術適応は高度な眼球突出例で、醜怪な眼球突出が対象となる。外見上の問題で社会復帰できない一群の症例もあり、適応選択上難しい問題がある。眼科機能の面では再燃を繰り返し、難治な視神経網膜症が対象となる。この眼障害は時期を誤ると中心暗点を残して視力が改善しなくなるので注意したい。視力が0.1以下に低下しない段階での処置が望ま

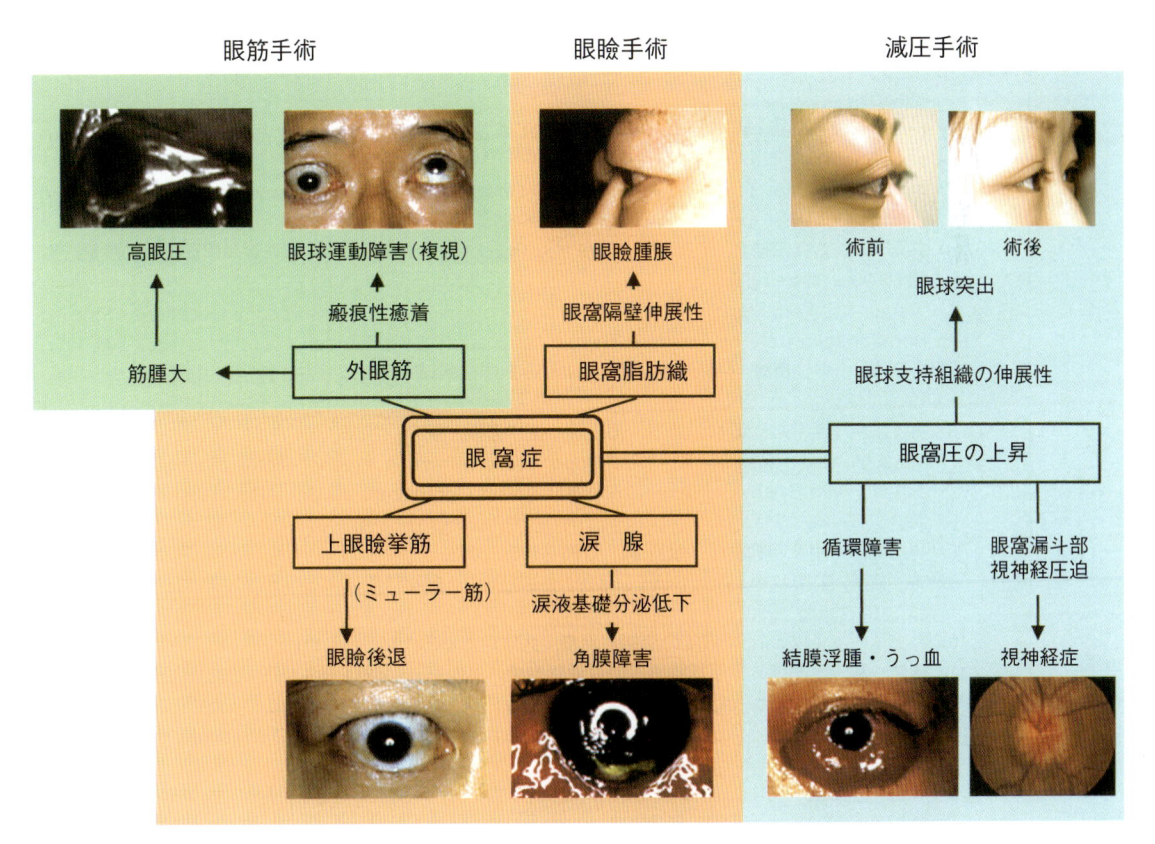

図 7. 眼科手術と眼障害

しい。幸いわが国では高度な眼球突出の頻度が低いので眼窩減圧術の適応は多くはない。それでも前記1,000例では19例27眼に減圧手術が施行されている。

　減圧手術では、術後の複視の発生が合併症として出現する。報告により発生頻度の差があるが、次第に改善するもので、手術矯正が必要となる例は少ない。

　眼瞼、外眼筋、眼窩減圧手術などの眼科手術は、眼障害の種類と程度により、単一手術では不足で、数種を組み合わせる複合型の手術が少なくない。基本的な眼障害と手術手技の関係を図7に示す。

■おわりに

　バセドウ病の眼障害は甲状腺機能が関与する原発型と、眼科的病態で発現する続発型の眼障害を理解することで、難解な眼症の管理を容易なものとしうる。さらに眼窩症の活動性を把握して、球後病変の病期を的確に判定することで、治療法の選択も自ずと決まっていくものである。高度に進行した眼障害に対しては、眼科手術治療の選択があるが、重症化させないためにも、内分泌科と眼科医の協力が欠かせない。初期症例の軽微な眼障害を見逃さない、きめの細かな対応が望まれる。

（井上洋一）

◆文献

1) Enzmann D, Marshall WH, Rosenthal AO, et al：Computed tomography in Graves' ophthalmopathy. Radiology 118：615-620, 1976.
2) Inoue Y, Inoue T, Ichikizaki K, et al：Computerized Orbital Tomography in Dysthyroid Ophthalmopathy. Jpn J Ophtahlmol 22：286-296, 1978.
3) 井上洋一, 皆良田研介, 越智利行, ほか：Dysthyroid Ophthalmopathyにおける眼球突出の病態. 眼臨 80：680-684, 1986.
4) Werner S C：Modification of the Eye Changes of Graves' Disease ; Recommendations of the Ad Hoc Committee of The American Thyroid Association. J Clin Endocrinol Metab 44：203-204, 1977.
5) 井上洋一, 伴 良雄, 伊藤国彦：眼所見よりみた悪性眼球突出症. 厚生省特定疾患研究班, 186-198, 1976.
6) 日本眼科学会（編）：眼科用語集. 第5版, 医学書院, 東京, 2005.
7) Inoue Y, Yu F, Kusanagi K, et al：Upper eyelid retraction superior rectus muscles complex in patients with dysthyroid ophthalmopathy. Invest Ophthalmol Vis Sci. ARVO（abstract）42：2524, 2001.
8) 神前あい：甲状腺眼筋症. 眼科 44：1785-1795, 2002.
9) 尤 文彦, 前田利根, 井上トヨ子, ほか：外眼筋のT2緩和時間による甲状腺視神経症の評価. 臨眼 55：1871-1875, 2001.
10) 井上洋一. ：Basedow眼症の病態と治療. 医学のあゆみ 197：213-216, 2001.
11) 御前 隆, 小西淳二：甲状腺眼症の放射線治療. あたらしい眼科 13：1809-1812, 1996.
12) Gorman CA, Garrity JA, Fatourechi V, et al：A Prospective, Randomized, Double-blind, Placebo-controlled Study of Orbital Radiotherapy for Graves' Ophthalmopathy. Ophthalmology 108：1523-1534, 2001.
13) Inoue Y, Tuboi T, Kouzaki A, et al：Ophthalmic Surgery in Dysthyroid Ophthalmopathy. Thyroid 12：257-263, 2002.

6 前脛骨部限局性粘液水腫の診断と治療

■はじめに

真皮あるいは毛包などの皮膚付属器にムチンが沈着する病態をムチン沈着症という。病変の分布から全身性と限局性に分類され、甲状腺機能異常を伴うものと伴わないものとがある[1]。本稿では、甲状腺機能亢進症(バセドウ病)に伴うことが多い前脛骨部限局性粘液水腫について診断と治療を中心に最近の知見を交えて解説する。

1 疫学的事項

本症の本邦報告例112例[2]について検討すると、男女比1:1.2であるが、バセドウ病が1:4.5と女性に多いことを考慮すると本症の発症率は男性にやや多いといえる。発症年齢は男性では40歳代、女性では50歳代にピークがあり、バセドウ病の好発年齢が20～30歳代であることを考慮すると発症率は中高年層に高い[2]。本症発症時に既にバセドウ病の診断を受けている症例が大半を占めるが、その先行期間は1ヵ月～20年とさまざまである。本症発症時にバセドウ病あるいはその既往を欠く症例も18例(16%)ある。このうちの9例(8%)はその後にバセドウ病を発症しているが、残りの9例(8%)はその後も甲状腺機能に異常はみられない[2]。稀に橋本病に伴う症例の報告もある。バセドウ病患者における本症の併発頻度は欧米で5%、本邦で0.5%とされ、比較的稀な疾患である。

2 病因

本症患者における前脛骨部由来線維芽細胞からのヒアルロン酸産生が、肩および陰茎包皮由来線維芽細胞に比べ亢進しており、病変部の組織化学染色により膠原線維束間にヒアルロン酸やコンドロイチン硫酸の貯留が証明されている[3]。線維芽細胞からのヒアルロン酸産生を刺激する因子として1970～1980年代にはlong acting thyroid stimulator (LATS)が注目されたが、LATSの検出と本症の重症度との相関は認められない[3]。近年ではinsulin like growth factor-1(IGF-1)などの成長因子の受容体に対するIgG抗体が産生され、線維芽細胞を刺激するとの説、血清TSHレセプター抗体のうちのTSH binding inhibiting immunoglobulin(TBII)が線維芽細胞を刺激するとの説が提唱されているが、いずれも病態を一元的に説明することは難しい[3]。

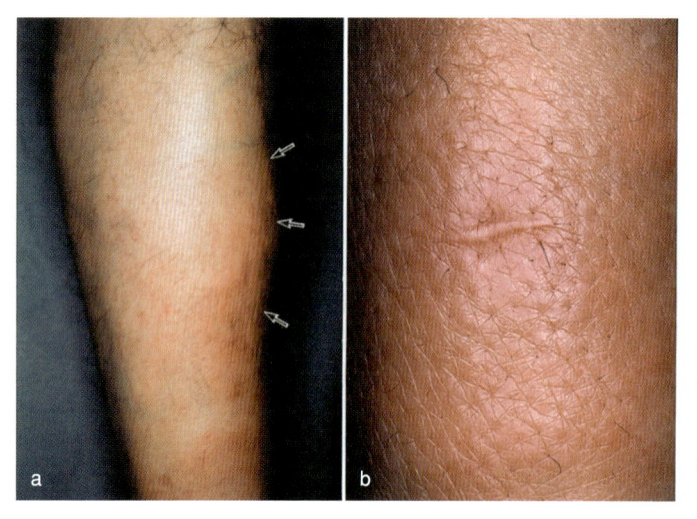

図 1. 38歳、男性
3年前バセドウ病と診断され、チアマゾールを減量投与中、2ヵ月前より下腿に硬結（a：矢印）が出現。表面は夏みかんの皮様外観を呈する（b）。

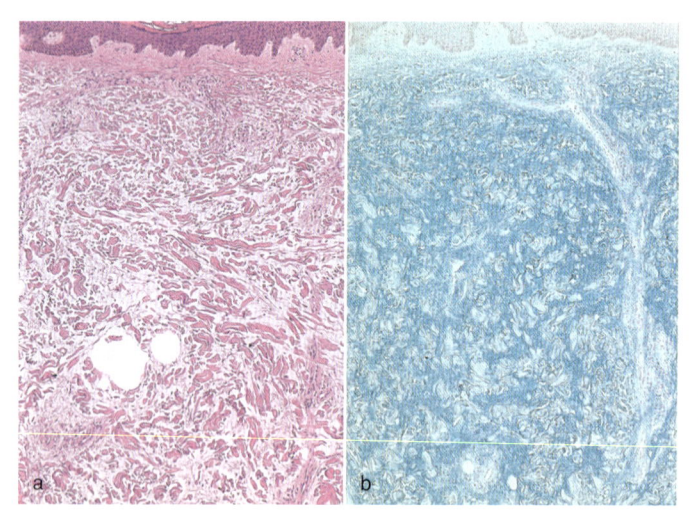

図 2. 病理組織所見
HE染色では膠原線維束間の開大が認められ（a）、アルシアン・ブルー染色に陽性を示す物質が沈着している（b）。

3 臨床症状

　前脛骨部を中心に淡紅色ないし淡紅褐色調の局面性病変がみられる（図1-a）。表面は毛孔が開大し夏みかんの皮（peau d'orange）様外観を呈する（図1-b）。沈着するムチンの量により透明感のある丘疹や水疱様を呈することがある[1]。稀に腫瘤状を呈する結節型もある。経過が長い症例では表面に鱗屑を伴い、象皮病様を呈することがある[4]。いずれのタイプも眼球突出症を伴うことが多い。

4 病理組織学的所見

　皮膚生検を行う際、切開を加えると粘液様物質が流出することがある。HE染色標本で

は表皮と真皮乳頭層には著変なく、真皮乳頭下層から網状層では膠原線維束間が開大し、結果として真皮の著明な肥厚が認められる(図2-a)。線維芽細胞は数に変化はないが、一部は星状の形態を呈する。アルシアン・ブルー染色(pH2.5)で膠原線維束間物質は青染され(図2-b)、ヒアルロニダーゼで消化され、ノイラミニダーゼには抵抗性を示すため、ムコ多糖のヒアルロン酸の沈着であると考えられる[1]。

5 臨床検査所見

本症発症時の甲状腺機能検査では機能亢進がみられる症例は約半数であり、バセドウ病治療によりむしろ機能低下を示す症例もある。末梢血におけるTSHレセプター抗体、TSH binding inhibiting immunoglobulin、甲状腺刺激抗体(LATS)などが高値を示すことが多い。

6 診断と鑑別診断

発症部位と皮膚症状に特徴があること、大半の症例でバセドウ病が先行していることから、臨床診断は比較的容易である。確定診断を行うためには皮膚生検を行い、ムチン染色によりヒアルロニダーゼで消化されることを確認する必要がある。鑑別診断として結節型の粘液水腫性苔癬、象皮病がある。前者は躯幹・四肢に結節が多発することから、後者は病理組織学的にムチン沈着を欠くことから鑑別が可能である。近年、肥満者の下腿にリンパ浮腫とムチン沈着がみられるchronic obesity lymphoedematous mucinosis[5]なる疾患が提唱されているが、甲状腺疾患には伴わない。pitting edemaを示す点でも前脛骨部粘液水腫とは異なる。

7 治 療

副腎皮質ホルモンの外用療法(主にドレニゾンテープ® による密封療法)、ケナコルトA® 局注療法(40 mg/回)、プレドニン® 内服療法(10～20 mg/日)が最もよく用いられ、一定の効果は得られるが、完治には至らないことが多い。このほか保険適応はないが、ヒアルロニダーゼ局注療法やγグロブリン大量療法[6]が有効とされている。後者は発症から時間を経た象皮病様の症例には無効と報告されている[7]。結節型では手術療法などが試みられる。最近の海外でのトピックスとしてはIGF-1抑制因子であるソマトスタチンのアナローグであるoctreotide[8,9]やIL-1によるグリコサミノグリカン産生を抑制するIL-1 receptor antagonist(IL-1ra)[10]、fibroblastの増殖や活性化を抑制するpentoxifyllineの内服[11]が本症とともにバセドウ病による眼球突出症に有効であるとの報告がある。

・メモ・ 眼球突出症、acropathy との関連性

　前脛骨部限局性粘液水腫 112 症例のうち 58 例(52%)に眼球突出症や外眼筋の癒着に伴う機能障害などの眼症が、28 例(25%)に四肢末端における太鼓ばち様の acropathy の合併が報告されている[2]。これらの合併症の発症機序には共通性が考えられる。すなわち、眼窩後組織や前脛骨部皮膚の線維芽細胞に TSH-receptor が発現され、これに対する自己抗体が産生される。サイトカインにより刺激された線維芽細胞が大量のムチンを産生し、眼球突出と前脛骨部粘液水腫を生ずるものと考えられる。前述のようなサイトカインの抑制剤が両病変に有効であることもこの考えを裏づける。しかし、これらの自己免疫反応が眼窩と前脛骨部に限局性に生ずる理由は不明である[3]。前脛骨部粘液水腫と acropathy については、バセドウ病患者の末梢血中に出現する IgG 抗体が共通因子と考えられ、皮膚線維芽細胞と結合し、ムチンの合成を促進する一方で、指端軟骨細胞を刺激して acropathy を生ずるものと考えられている[3]

（末木博彦）

◆文献

1) Shasky D, Nelson J : Pretibial myxedema. Arch Dermatol 94 : 658-660, 1966.
2) Ishizawa T, Sugiki H, Anzai S, et al : Pretibial myxedema with Graves' disease ; a case report and review of Japanese literature. J Dermatol 25 : 264-268, 1998.
3) 紫芝良昌：Basedow 病合併症の病因．医学のあゆみ 178 : 311-318, 1996.
4) Susser WS, Heermans AG, Chapman MS, et al : Elephantiasic pretibial myxedema ; a novel treatment for an uncommon disorder. J Am Acad Dermatol 46 : 723-726, 2002.
5) Tokuda Y, Kawachi S, Murata H, et al : Chronic obesity lymphoedematous mucinosis ; three cases of pretibial mucinosis in obese patients with pitting oedema. Br J Dermatol 154 : 157-161, 2006.
6) Antonelli A, Navarranne A, Palla R, et al : Pretibial myxedema and high-dose intravenous immunoglobulin treatment. Thyroid 4 : 399-408, 1994.
7) Terheyden P, Kahaly GJ, Zillikens D, et al : Lack of response of elephantiasic pretibial myxoedema to treatment with high-dose intravenous immunoglobulins. Clin Exp Dermatol 28 : 224-226, 2003.
8) Chang TC, Kao SCS, Huang KM : Octreotide and Graves' ophthalmopathy and pretibial myxoedema. BMJ 304 : 158, 1992.
9) Felton J, Derrick EK, Price ML : Successful combined surgical and octreotide treatment of severe pretibial myxoedema reviewed after 9 years. Br J Dermatol 148 : 825-826, 2003.
10) Tan GH, Dutton CM, Bahn RS : Interleukin-1 receptor antagonist and solubule IL-1 receptor inhibit IL-1-induced glycosaminoglycan production in cultured human orbital fibroblasts from patients with Graves' ophthalmopathy. J Clin Endocrinol Metab 81 : 449-452, 1996.
11) Pineda AMM, Tiauco EAV, Tan JB, et al : Oral pentoxifylline and topical clobetasol propionate ointment in the treatment of pretibial myxoedema, with concomitant improvement of Graves' ophthalmopathy. J Eur Acad Dermatol Venereol 21 : 1441-1443, 2007.

7 バセドウ病クリーゼの診断と治療

■はじめに

　生命を脅かすような甲状腺中毒状態を甲状腺クリーゼ(Thyrotoxic storm or crisis)と呼ぶ。多臓器における非代償性状態を特徴とし、高熱、循環不全、意識障害、下痢・黄疸などを呈する。しばしば感染、手術、ストレスなどを誘因として発症する。発症機序は不明である。甲状腺機能検査では通常の甲状腺中毒症と区別できず、臨床的症状・徴候に基づいて診断される。甲状腺ホルモンレベルが著明に高くない場合でも発症する。放置すれば死に至り、迅速な診断と治療によっても致死率は少なくとも10～20%に達すると考えられる[1]。

1 定　義

　甲状腺クリーゼとは、甲状腺中毒症の原因となる未治療ないしコントロール不良の甲状腺基礎疾患が存在し、これになんらかの強い身体的・精神的ストレスが加わったときに、甲状腺ホルモン作用過剰に対する生体の代償機構の破綻により複数臓器が機能不全に陥った結果、生命の危機に直面した緊急治療を要する病態をいう。あくまでも臨床症状に基づいて定義される症候群である。

2 発症機序

　発症機序は不明である。甲状腺ホルモンレベルが著明に高くない場合でも発症する。以下のような要因が関与していると考えられているが、不明な点が多い[2)-4)]。
　①急激な甲状腺ホルモンの放出(甲状腺切除術や放射性ヨード内照射治療など)
　②甲状腺ホルモン結合蛋白の低下または同結合阻害因子の存在(重症疾患などが誘因となる)
　③交感神経系活性化状態(同神経系抑制薬に治療効果がある)
　④甲状腺ホルモン標的細胞の感受性上昇または耐容性低下(低酸素状態・ケトアシドーシス・感染が誘因となったり、高齢者で陥りやすい)

3 基礎疾患と誘因

　甲状腺基礎疾患としてはバセドウ病が最も多いが、機能性甲状腺腫瘍[5]、破壊性甲状腺中毒症[6]、甲状腺ホルモン過剰摂取[7]、などに伴って発症した報告もある。かつてはバセド

ウ病の甲状腺亜全摘術後発症する外科的甲状腺クリーゼが多かったが、術前の甲状腺機能コントロールが厳格にされるようになった現在、内科的甲状腺クリーゼがほとんどである。

誘因としては感染が最も多いといわれている[4]。具体例に関しては、診断の項で紹介する(142頁表2の注1参照)。

4 疫 学

甲状腺クリーゼは稀な病態である。近年の早期診断と治療によって頻度は減少し、入院した甲状腺中毒症の1～2%を超えないといわれている[4,8]。わが国における発症率、死亡率に関する疫学データはほとんどない。

5 主要症候

①全身性症候、②臓器症候、③甲状腺基礎疾患関連症候、の3つに大別できる。全身性症候は、高体温、高度の頻脈や多汗、ショックなどが代表的である。臓器症候として、意識障害を中心とした中枢神経症状、下痢・嘔吐・黄疸などの消化器症状、心不全を中心とした循環器症状が特徴的である。これらの症状のうち、臓器症状では中枢神経症状の合併が最も多くかつ特異的であると考えられる[1]。また、これらの症状のいくつかが同時に出現する場合が多いが、各症状間の関連性は低いと考えられる。甲状腺基礎疾患関連症候としては、甲状腺腺腫や眼球突出が挙げられる。

6 検 査

1. 甲状腺機能検査

甲状腺ホルモンレベルを把握するために、FT_3、FT_4、TSHを測定する。但し、甲状腺クリーゼが強く疑われて全身状態が重篤である場合、ホルモン測定結果が出るまでに治療を開始すべきである。甲状腺疾患の合併が不明な場合、甲状腺エコーや甲状腺シンチグラフィが有用なときがある。

2. 一般検査

全身状態の把握のため、一般的な血液・生化学検査、胸部X線、心電図は必須である。しばしば、肝機能異常(黄疸を含む)や腎機能異常を伴い、それらの重症度は予後との関連が深い。一般的に、甲状腺クリーゼでは相対的副腎皮質機能低下状態になり、時には副腎皮質機能低下症を合併するので、電解質を必ずチェックする。誘因のある場合は、それに関する検査を併行して行う。

3. 臓器不全

循環不全、中枢神経障害、肝機能異常などの臓器不全については、各々専門的検査(心エコーや脳波など)を行う。

7 診断

あくまで臨床症状に基づいて診断される。

1. 従来の海外における診断基準

これまで最も参考にされてきた診断基準は、Burch & Wartofsky によるものである(表1)[4)9)]。この基準では、全身症状、3つの臓器症状(循環、中枢神経、消化器)をそれぞれスコア化し、その総計が61以上を確診例、45〜60を強く疑う例、25〜44を切迫状態としている。この診断基準の問題点として、①甲状腺機能検査が必須になっていないこと、②甲状腺クリーゼ以外の重症例でも陽性になる場合があること、③スコアの設定根拠が不明でエビデンスに欠けること、④煩雑であること、⑤治療法の選択や生命予後などとの関連が不明であること、などが挙げられる。

表 1. Burchらの甲状腺クリーゼ診断基準

症状	点数	症状	点数
1. 体温調節異常		4. 循環器症状	
体温 37.2〜37.7	5	脈拍数	
37.8〜38.2	10	99〜109	5
38.3〜38.8	15	110〜119	10
38.9〜39.3	20	120〜129	15
39.4〜39.9	25	130〜139	20
40.0〜	30	140〜	25
2. 中枢神経症状		心不全	
なし	0	なし	0
軽度(興奮)	10	軽度(下腿浮腫)	5
中等度(せん妄、精神異常、傾眠)	20	中等度(両下肺野のラ音)	10
高度(痙攣、昏睡)	30	高度(肺水腫)	15
3. 消化器症状		心房細動	
なし	0	なし	0
中等度(下痢、悪心、嘔吐、腹痛)	10	あり	10
高度(黄疸)	20	5. 誘因の存在	
		なし	0
		あり	10

評価:61以上は確診(highly likely)
45〜60点は強く疑う(likely)
25〜44点は切迫状態(impending)
24点以下は可能性が低い(unlikely)

(文献 4)9)より改変)

2. 日本における新診断基準

一方、2008年初めに、日本甲状腺学会および日本内分泌学会によって甲状腺クリーゼ診断基準(第1版)が作成された(表2)[10]。同診断基準は、以下のような基本方針で作成されている[1]。

①甲状腺中毒症の存在またはその疑いを必須とする。
②エビデンスにできるだけ基づく。
③致死率の高い疾患であるので偽陰性を避ける。

表2. 日本甲状腺学会の甲状腺クリーゼ診断基準(第1版)(2008年1月25日作成)

[定義]
　甲状腺クリーゼ(thyrotoxic storm or crisis)とは、甲状腺中毒症の原因となる未治療ないしコントロール不良の甲状腺基礎疾患が存在し、これになんらかの強いストレスが加わったときに、甲状腺ホルモン作用過剰に対する生体の代償機構の破綻により複数臓器が機能不全に陥った結果、生命の危機に直面した緊急治療を要する病態をいう。

[必須項目]
　甲状腺中毒症の存在(遊離 T_3 および遊離 T_4 の少なくともいずれか一方が高値)

[症状(注1)]
　1．中枢神経症状(注2)
　2．発熱(38℃以上)
　3．頻脈(130回/分以上)(注3)
　4．心不全症状(注4)
　5．消化器症状(注5)

[確実例]
　必須項目および以下を満たす(注6)。
　a．中枢神経症状＋他の症状項目1つ以上、または、
　b．中枢神経症状以外の症状項目3つ以上

[疑い例]
　a．必須項目＋中枢神経症状以外の症状項目2つ、または
　b．必須項目を確認できないが、甲状腺疾患の既往・眼球突出・甲状腺腫の存在があって、確実例条件のaまたはbを満たす場合(注6)。

(注1) 明らかに他の原因疾患があって発熱(肺炎、悪性高熱症など)、意識障害(精神疾患や脳血管障害など)、心不全(急性心筋梗塞など)や肝障害(ウイルス性肝炎や急性肝不全など)を呈する場合は除く。しかし、このような疾患の中にはクリーゼの誘因となるため、クリーゼによる症状か単なる併発症か鑑別が困難な場合は誘因により発症したクリーゼの症状とする。
　　このようにクリーゼでは誘因を伴うことが多い。甲状腺疾患に直接関連した誘因として、抗甲状腺薬の服用不規則や中断、甲状腺手術、甲状腺アイソトープ治療、過度の甲状腺触診や細胞診、甲状腺ホルモン薬の大量服用などがある。また、甲状腺に直接関連しない誘因として、感染症、甲状腺以外の臓器手術、外傷、妊娠・分娩、副腎皮質機能不全、糖尿病ケトアシドーシス、ヨード造影剤投与、脳血管障害、肺血栓塞栓症、虚血性心疾患、抜歯、強い情動ストレスや激しい運動などがある。
(注2) 不穏、せん妄、精神異常、傾眠、痙攣、昏睡。Japan Coma Scale(JCS)1以上またはGlasgow Coma Scale(GCS)14以下。
(注3) 心房細動などの不整脈では心拍数で評価する。
(注4) 肺水腫、肺野の50％以上の湿性ラ音、心原性ショックなど重度な症状。New York Heart Association (NYHA)分類4度またはKillip分類Ⅲ度以上。
(注5) 嘔気・嘔吐、下痢、黄疸を伴う肝障害
(注6) 高齢者は、高熱、多動などの典型的クリーゼ症状を呈さない場合があり(apathetic thyroid storm)、診断の際注意する。

また、内容に関して以下のような特徴を有する。

①臓器症状では中枢神経症状を重視(同症状の合併が最も多く特異的であることに着目)

②各症状に関して具体的な cut off を設定[発熱 38.0℃以上、脈拍(心拍数)130/分以上、中枢神経症状と消化器症状からそれぞれ興奮と腹痛を除外、心不全の重症度を NYHA 分類 4 度または Killip 分類Ⅲ度以上と規定]

③高齢者に関する配慮(**表 2** 注 6 参照)。

筆者らが甲状腺クリーゼの過去約 100 例の文献報告にこの診断基準を当てはめると、ほとんどすべて甲状腺クリーゼと診断され、疑い例にも入らないものは皆無であった。

今後、この診断基準に基づいて甲状腺クリーゼの全国疫学調査が実施される予定である。

8 治療

甲状腺診療における救急の代表例である。稀な病態であるが、放置すれば致死的である。甲状腺クリーゼの可能性のあるときは、疑診の段階でも治療を始めることが肝要である。

バセドウ病による甲状腺クリーゼの場合、具体的には以下の四本柱で治療する(**表 3**)[11]。

①甲状腺ホルモン産生・分泌の減弱

②甲状腺ホルモン作用の減弱

③全身管理

④誘因除去

である。バセドウ病による甲状腺クリーゼの場合、抗甲状腺薬投与は大量に行う[例：PTU 4～5 錠(200～250 mg)またはメルカゾール® 4 錠(20 mg)を 6 時間ごとに投与]。

抗甲状腺薬投与後 1 時間以上空けて、無機ヨードを投与する(例：ルゴール® 6 滴またはヨウ化カリウム® 50 mg を 6 時間ごとに投与)。投与した無機ヨード自身がホルモン合成の材料にならないためである。無機ヨードの治療効果は即効的であるが、エスケープ現象によって約 2 週間で消失する。PTU、副腎皮質ホルモン、β ブロッカーには T_4 から T_3 への変換抑制作用がある。

全身管理としては、一般的緊急処置、十分な輸液(ブ

表 3. 甲状腺クリーゼの治療

1. 甲状腺ホルモン産生・分泌の減弱
    - 大量の抗甲状腺剤：甲状腺ホルモン合成抑制
    - 無機ヨード：甲状腺ホルモン分泌抑制
    - 副腎皮質ステロイド：T_4 から T_3 への変換抑制

2. 甲状腺ホルモン作用の減弱
    - β ブロッカー*

3. 全身管理
    - 一般的緊急処置(呼吸管理、酸素吸入、鎮静薬など)
    - 輸液：脱水、電解質失調の改善
    - 高体温：解熱(身体の冷却、解熱薬)
    - 頻脈、心房細動：β ブロッカー*、ジギタリス
    - 心不全；心血行動態モニターに応じた治療、利尿薬など
    - 副腎皮質ステロイド：相対的副腎不全に対して
    - 中枢神経症状：鎮静薬、抗痙攣薬

4. 誘因除去

*気管支喘息では禁忌、心不全での使用は要注意。

ドウ糖、ビタミンも補給)と電解質補正、徹底した身体の冷却と解熱剤(アセトアミノフェン、例:アンヒバ® 坐剤200 mg/回)を行う。頻脈に対してはβブロッカーで心拍数をコントロールする(例:インデラル® 1〜2 mgをゆっくり静注、以後血圧と心電図モニター下に最大10 mgまで)。心房細動があればジギタリスを追加する。心不全を伴う場合は、厳格な心血行動態モニターとそれに応じた治療を行う。βブロッカーの過剰投与には注意が必要である。相対的副腎不全の状態にあるので、副腎皮質ステロイドを投与する(例:ソル・コーテフ® 初回200〜300 mg、以後8時間ごと100 mg静注)。中枢神経症状(せん妄、痙攣など)があるときは鎮静薬(例:セレネース®)や抗痙攣薬(例:セルシン®)を使用する。

　甲状腺クリーゼの誘因で対応可能な場合は適切な処置を施す。例えば、感染による場合は抗生物質の投与などを行う。

9 予　後

　現在においても致死率は高く、10〜75％といわれている[1,2,4]。その改善が急務である。

■おわりに

　甲状腺クリーゼは、バセドウ病の早期診断ならびに手術前後の管理の進歩により以前に比べて少なくなっていると考えられるが、いったん発症すると現在でも死亡率の非常に高い緊急治療を要する病態であり、臨床現場で遭遇する機会もある。特に、救急医や循環器内科など非甲状腺専門医以外に初めて受診する場合があり、早期の診断確定と治療が求められる。そのためには明快かつ汎用性のある診断基準が必要である。今回日本で作成された診断基準に基づいた全国疫学調査によって、甲状腺クリーゼの発症実態が明らかになるばかりでなく、診断基準の再評価もなされよう。それによって、より優れた診断基準の確立と診療ガイドラインの作成が期待される。

[謝辞]
　本稿の新診断基準に関する内容は、日本甲状腺学会と日本内分泌学会に設置された『甲状腺クリーゼの診断基準の作成と全国疫学調査』委員会で討議されたものに基づくものです。筆者が委員長を担当していますが、委員の佐藤哲郎、磯崎収、鈴木敦詞、脇野修、飯降直男、坪井久美子、門傳剛、幸喜毅諸氏にはその精力的な活動に心から感謝します。また、本委員会設立の発案とご尽力頂いた森昌朋先生や診断基準作成にご助言頂いた関係者の方々に深謝します。

(赤水尚史)

◆文献

1) 赤水尚史, 佐藤哲郎, 磯崎　収, ほか：甲状腺クリーゼ；わが国の診断基準作成. 内科 100：882-885, 2007.
2) Tietgens ST, Leinung MC：Thyroid storm. Med Clin North Am 79：169-184, 1995.
3) Gavin LA：Thyroid crises. Med Clin North Am 75：179-193, 1991.
4) Wartofsky L：Thyrotoxic storm. Werner & Ingbar's the Thyroid, Braverman L, Utiger R(eds), 9th ed, pp651-657, Williams & Wilkins, Philadelphia, 2005.
5) Scheithauer BW, Kovacs KT, Young WF Jr., et al：The pituitary gland in hyperthyroidism. Mayo Clin Proc 67：22-26, 1992.
6) Swinburne JL, Kreisman SH：A rare case of subacute thyroiditis causing thyroid storm. Thyroid 17：73-76, 2007.
7) Yoon SJ, Kim DM, Kim JU, et al：A case of thyroid storm due to thyrotoxicosis factitia. Yonsei Med J 44：351-354, 2003.
8) Dillmann WH：Thyroid storm. Curr Ther Endocrinol Metab 6：81-85, 1997.
9) Burch HB, Wartofsky L：Life-threatening thyrotoxicosis；Thyroid storm. Endocrinol Metab Clin North Am 22：263-277, 1993.
10) 赤水尚史, 佐藤哲郎, 磯崎　収, ほか：甲状腺クリーゼ　診断基準(第1版). 2008(http://thyroid.umin.ac.jp/flame.html).
11) 赤水尚史：甲状腺クリーゼ. 内分泌代謝専門医ガイドブック, 成瀬光栄, 平田結喜緒, 島津　章, ほか(編), pp136-138, 診断と治療社, 東京, 2006.

8 バセドウ病と妊娠・産後

■はじめに

バセドウ病と関連した妊娠・分娩時のリスクは、甲状腺機能を是正することによって回避できる。妊娠中は、生まれてくる子どもを念頭におきながら、原則として抗甲状腺薬で治療され、例外的に外科的治療が行われる。

産後は病態、病勢が変化することが多く、それを的確に把握する必要がある。

1 妊娠中

1. 診 断

バセドウ病と最も誤診されやすいのは、通常は無痛性甲状腺炎による一過性の甲状腺中毒症である。しかし妊娠中に発症したという報告はない。これに対して妊婦には、妊娠初期一過性甲状腺機能亢進症(gestational transient hyperthyroidism;GTH)、あるいは妊娠甲状腺中毒症(gestational transient thyrotoxicosis;GTT)と呼ばれている特有の甲状腺機能亢進症がある[1]。妊婦甲状腺機能異常のスクリーニングを行うと、妊娠初期にはバセドウ病より高率にみられる。

原因は絨毛性ゴナドトロピン(hCG)の甲状腺刺激作用で、最もよくみられるのは hCG 濃度の高い妊娠8～13週である。妊娠中期になると hCG 濃度の下降に伴って自然に回復し、治療を必要とする場合はめったにないので、バセドウ病と誤ってはならない。

バセドウ病と GTH の特徴を表1 に示す。鑑別法は以下のとおりである。

a) TSH 受容体抗体の測定：妊娠初期の患者で、TSH 結合阻害免疫グロブリン(TBII、通称 TRAb)が陽性ならバセドウ病である。甲状腺刺激抗体(TSAb)は GTH でも弱陽性になる可能性があるので鑑別には適さない。妊娠中期以降の甲状腺機能亢進症は TRAb が陰性でもまずバセドウ病である。

b) hCG の測定：hCG が 60,000 IU/m*l* 以下であればバセドウ病、それを超えていると GTH の可能性が高い(注意点1)。GTH の場合は 2～4 週間もすると hCG 濃度と並行して遊離サイロキシン(FT_4)も下降していることが多いので、これらは同時に測定することが重要である。

・注意点1・ TRAb が陽性で hCG が 60,000 IU/m*l* 以上の患者で

表 1. バセドウ病と GTH の特徴

	バセドウ病	GTH
妊娠中にみられる時期	さまざま	8～13 週が最多
甲状腺腫	＋	＋/－
眼症状	＋/－	－
TRAb(TBII)	＋時に－	－
TSAb	＋時に－	－時に＋
抗甲状腺抗体	多くは＋	－時に＋*
hCG 濃度	さまざま	60,000 IU/*l*＜

＊橋本病に併発した場合

は、バセドウ病とGTHが併存している場合がある。なお治療中のバセドウ病患者にGTHが合併した場合には、バセドウ病が悪化したようみえるので、TRAbが以前より上昇していないかどうか確認する必要がある。

c）抗甲状腺抗体の測定：TRAbが陰性でも抗甲状腺抗体が陽性であればバセドウ病のことが多い。但し橋本病患者にGTHが起きていると陽性を示す。**表1**にGTHで「時に＋」とあるのはこのためである。

d）経過観察：経過観察も鑑別に有用である。前述したように、GTHであれば2〜4週間もするとFT$_4$が正常あるいはそれに近くなる。

2. 治 療

❶妊娠初期

バセドウ病と関連した妊娠初期の問題は、甲状腺機能亢進（以下；亢進）による流産である。母体の亢進による奇形の発生も懸念されることがある。しかし甲状腺ホルモン過剰と奇形発生との関連性については、最近は否定的に考えられている。抗甲状腺薬も、催奇性を肯定するような統計学的な成績は得られていない（**重要事項1**）。胎児の問題としては、このほかに母体由来のTSH受容体抗体や抗甲状腺薬による甲状腺機能異常がある。しかし妊娠初期は甲状腺が未発達であるためにこの問題は起こらない。

> **・重要事項1・** 抗甲状腺薬は、通常みられる奇形の発生には関与しない。しかしチアマゾール(thiamazole；MMI)服用症例の児に頭皮欠損、後鼻孔閉鎖症、気管食道瘻、食道閉鎖症、臍腸管瘻などの稀な奇形が、単独あるいは合併してみられたとの報告があり、日本甲状腺学会のバセドウ病治療のガイドラインでは妊娠5〜8週はプロピルチオウラシル(propylthiouracil；PTU)を勧めている[2]。但し問題なく出生することが多く、MMIがかかわるとしても限られた場合であり、遺伝子など他の因子の関与もないと発生しない。PTUが副作用で使用できない場合や、変更によってコントロールの悪化が予測される場合、あるいは8週以降までMMIを続けていた妊婦には、奇形は一般の子どもにも出生時に0.8〜1.0％の頻度で見つかること、多くは他因子が関与して発生し、原因が特定できないものであるとの説明を欠かさないようにし、子どもに奇形があっても偶発だったと思えるように話しておく必要がある。

a）亢進状態で妊娠した患者

亢進が流産を誘発しないよう、機能の正常化を急ぐ必要がある。亢進が著しい場合はMMIがよいが、稀に発生する特殊な奇形の発生が否定できていないことを、十分説明して納得の上MMIを使うか、PTUの大量投与を開始して、効果が不十分なら8週を過ぎてMMIに替える。循環器の合併症や糖代謝異常がある患者には、機能の正常化が急がれるのでヨードを一時的に併用する。ヨードは即効性が期待できる（**メモ1**）。2週に1回程度検査して、遊離サイロキシン(FT$_4$)が正常になったら抗甲状腺薬単独とする。

妊娠初期の亢進症で、TRAb/TBIIが陰性で、しかも甲状腺腫が目立たない患者は、GTHである可能性が高い。これは治療を要さないことがほとんどであるが、ヨード薬で経過をみる方法もある（**メモ1**）。GTHであれば間もなく中止できるし、効き過ぎて甲状

腺機能低下(以下；低下)になることもない。いったん下降したFT₄が再び上昇してきたら、バセドウ病と考えて抗甲状腺薬を併用し、FT₄正常化後にヨード薬を中止して抗甲状腺薬単独とする。

> **・メモ1・** ヨードは1日10mg程度でも効果があり、即効性があるほか、副作用がないという利点もある。ヨード薬は、ヨウ化カリウム液を調剤する方法のほか、市販のヨウ化カリウ丸1錠(1丸50mgにヨード約38mgを含有)がある[3]。

b) 機能が正常化してから妊娠した患者の治療

妊娠初期はGTHが合併していることもある。FT₄が高値になった場合は、TRAb/TBIIが前より上昇していなければhCGによると考えて、増量した抗甲状腺薬が過量にならないように注意する。

妊娠8週までの患者で少量のメルカゾール®で機能が安定している場合は、PTUに変更しても問題ないことが多いが、副作用の検査のためにその後の通院回数が増える煩わしさがある。そこでヨードに変更したり、妊娠8週を超えるまでMMIを中止したりする場合もある。

❷妊娠中期以降

この時期は、流早産、妊娠高血圧症候群、また胎児の問題としては甲状腺機能異常がある。新生児の亢進症にも備える必要がある場合がある(**重要事項2**)。

> **・重要事項2・** 母体が手術や放射性ヨード治療で寛解していて、TRAb/TBII、TSAbが出産に至るまで著しく高いと、新生児に一過性の亢進症の発症をみることがある。TRAb/TBII、TSAbは妊娠の進行とともに下降することが多いが、高値が続いた場合には、胎児期から発症する可能性がある。妊娠末期にTRAb/TBIIが第一世代の測定で50％以上(第二、第三世代の測定で70％、80％以上)、TSAbが従来法＊で900％以上のどちらかを満たす場合は半数で、また両者を満たす場合はほぼ全例で発症する。どちらもこれらの値以下なら可能性はかなり低い。なお出産まで抗甲状腺薬を服用していた患者では、児の機能が出生時に正常でも母体から移行した抗甲状腺薬の効果が消失していくにつれて数日して亢進してくることもある。いずれにしても新生児に甲状腺機能異常が生じる可能性がある場合は、事前に小児科への情報伝達を行っておくことが重要である。
>
> ＊TSAbの測定は、従来の方法から高感度法になって、従来法よりかなり高値に測定されることが判明した。問題は、高感度法では今のところ胎児や新生児の亢進症の診断や予測の目安となる値が示されていないことである。しかしTSAbキットの販売元に依頼すると、従来法での測定が可能である。

a) 亢進状態の患者の治療

妊娠中期以降に亢進症と判明した場合は、メルカゾール®で母体の甲状腺機能をできるだけ早く正常化させることを心がける。亢進が著しく、合併症のある患者にはヨードを併用して正常化を早める必要がある。β遮断薬も禁忌ではない。

出産まで気づかれずにいたり、治療開始が遅れてコントロールがかなり不良であったりすると、分娩を契機に甲状腺クリーゼが生じる可能性がある(**注意点2**)。そこで分娩が迫り、緊急を要する場合は大量の抗甲状腺薬とヨード薬のほかに、プレドニゾロンを併用す

る。本剤は胎盤通過性が低い。なお妊娠中期を超えて中等度以上の亢進が続くと、児が中枢性の低下症となることがある(**重要事項3**)。

- **注意点2** クリーゼは寛解状態にある患者はもちろん、管理されていれば中等度の亢進状態でも起こることはない。感染症による発熱や頻脈も、バセドウ病患者にみられるとクリーゼの発症と判断されやすい。
- **重要事項3** 新生児のFT$_4$が低値で、TSHも低い値をとる。この時期のFT$_4$低値は児の精神神経学的発達に影響を及ぼすので、回復するまでチラーヂンS®で補充する必要がある。

b) 正常機能に達した患者の治療

ⅰ) 抗甲状腺薬治療中：妊娠中期以降は胎児の甲状腺が発達を増してくるので、母体から移行してくるTSH受容体抗体による亢進症が起こりうる。しかし抗甲状腺薬も胎盤を移行するので、母体の治療を行うことによって自然に治療できる(**メモ2**)。便利なことに、母児のFT$_4$値には良好な相関があるために妊婦のFT$_4$が胎児甲状腺機能の指標になる。但し抗甲状腺薬治療中は、胎児の機能の方がやや低い。また妊娠初期を過ぎると妊婦のFT$_4$の基準値は通常の基準値よりやや低くなる。母体のFT$_4$濃度を通常の基準値上限かやや上に維持すると、胎児のFT$_4$は正常になる。抗甲状腺薬の量とは関係がない。なお遊離トリヨードサイロニン(FT$_3$)は胎児甲状腺機能の指標として有用ではない(**重要事項4**)。

- **メモ2** 添付文書には、プロピルサイオウラシルには胎盤通過性について記載がなく、メルカゾール®には胎盤通過性があるので注意する必要があると記載されている。実際には、胎盤通過性があるからこそ胎児が亢進症を免れるのであり、またプロピルサイオウラシルもメルカゾール®と同様の通過性があることが確認されている[5]。添付文書の改訂が必要である。
- **重要事項4** 抗甲状腺薬服用中は、FT$_4$が通常の基準値内でもFT$_3$が基準値を上回っていることが少なくない。中にはかなり高値である場合もあり、こうした亢進状態は、妊娠高血圧症、糖代謝異常などの合併症の原因となりうる。そこで殊に前置胎盤、切迫早産などのリスク、高血圧や糖代謝異常のある場合は、母体のFT$_4$を十分正常にしておく必要がある。その結果児の甲状腺機能が抑制されたとしても、母体の機能が抑制されていない限り知能への影響を懸念する必要はまずない。このような活動性の高いバセドウ病から産まれた児では、出生後間もなくFT$_4$低値から正常機能となった後、逆に亢進症になることもある。しかし稀にFT$_4$が短期間で正常化しない場合もある。そこで新生児の甲状腺機能には十分注意し、低値の場合はチラーヂンS®を一時的に投与する必要がある。

ⅱ) 寛解している患者：抗甲状腺薬で寛解している場合は、妊娠中に悪化して治療が必要になるようなことはまずない。また胎児や新生児に亢進症が起こることはない。しかし前述したように、外科的治療や放射性ヨード治療で甲状腺機能が正常あるいは低下になってチラーヂンS®の補充が必要である患者では、稀ではあるが胎児期から亢進症に罹患することがある。問題は外科的治療や放射性ヨード治療は、抗甲状腺薬で副作用がみられたり、大量の薬でも機能が正常化しない症例のほか、TRAb/TBII、TSAbがなかなか下がらず寛解しにくい患者に行われることが多いことである。そのため治療後もこれらの抗体が陽性を示すことがあり、稀に強陽性のまま持続し胎児が亢進症に罹患することになる。

そこで妊娠20週になったらTRAb/TBII、TSAbを測定し、その可能性があればその後もこれらの値を追跡するとともに、胎児の心音数(FHR)を測定する必要がある。繰り返し行ったFHRが常に150～160/分を超えている場合は亢進症である可能性が高い。治療は母体に抗甲状腺薬を投与して行うが、ヨードが有効なこともある。これらを投与する場合には、母体が低下にならないようチラーヂンS®を開始あるいは増量する(メモ3)。

・メモ3・ 実際は、かなり亢進が著しい場合を除けば、胎児採血を行わないと確実な診断はできないが、これには危険を伴うので勧められない。かといって確実でない例に、母体に無用かつ副作用もありうる抗甲状腺薬を用いることは問題である。そこで筆者は、抗甲状腺薬の代わりにまずヨードを使い、FHRが明らかに減少しなかったり、再び増加したりした場合に、抗甲状腺薬を併用する方法をとっている。その際、メルカゾール®もプロピルサイオウラシルもこれまでの報告にあるように1日3錠使っている。この投与量には特に根拠はないが、これまでに出生した児の甲状腺機能はほぼ正常であった。いずれにしても出生時から新生児の甲状腺機能を密に観察することは欠かせない。

c) 抗甲状腺薬を中止する目安

抗甲状腺薬の中止が可能なのは、妊娠中期以降に、メルカゾール®1日おきに1錠、あるいはプロピルサイオウラシル1日1錠でコントロールできていて、TRAbが順調に弱陽性まで下降した場合である。中止後は機能の変化に注意する必要があることは言うまでもない。

d) 妊娠中の甲状腺亜全摘出術

妊娠中は抗甲状腺薬治療が原則であるが、副作用が発現したり、大量の抗甲状腺薬で効果が不十分の場合は甲状腺亜全摘出術を選択する(**重要事項5**)。時期は妊娠中期が最適である。この場合の問題は、術後の妊娠と同様、TRAb/TBII、TSAbが強陽性の患者に起こる胎児の亢進症である。

メルカゾール®で発疹が出た場合は、プロピルサイオウラシルに変更し、これで副作用が出ればヨードでコントロールし、場合により副腎皮質ステロイドを併用して手術にもっていく。重大な副作用の場合は、他剤に変更することなく手術が選択される。術後は機能低下を避けるためにチラーヂンS®を補充する。大量の抗甲状腺薬でコントロールがつきにくい妊婦の場合は、ヨードと副腎皮質ステロイドで手術が行われる。TRAb/TBII、TSAbは、亜全摘よりは全摘に近い切除を行う方が下降するので、これらが強陽性の場合は、胎児の亢進症を回避することを優先的に考えて、永続性の低下症を覚悟で全摘を目指した手術を行う。

このほか、産後の通院が容易でない患者で、殊に甲状腺腫が目立って大きい場合にも、手術が選択されることがあるが、TRAb/TBII、TSAbが強陽性の場合は、術後に胎児の亢進を生じる可能性を考えれば、できるだけ抗甲状腺薬で通すべきであろう。

・重要事項5・ バセドウ病であるという理由で人工中絶が必要になることはまずない。あるとすれば副作用のために抗甲状腺薬が使えずに手術をしたが明らかな再発をして妊娠した場合である。そうした中には、亢進の程度が軽く、ヨードでコントロールできる

例もある。しかし途中でヨードの効果が減弱する可能性があり、合併症や甲状腺クリーゼの危険を冒すことになりかねない。そこでヨードの効果が持続しているうちに中絶せざるを得ないことになる。しかし技術をもつ医師に依頼できれば、再手術を行って安全に出産にもっていくことも可能である。

2 産 後

1. 授乳

　プロピルサイオウラシルは、血中と乳汁中の濃度比が10：1であり、1日300mg、おそらくそれ以上でも、すべて母乳で哺育が行える[2]。メルカゾール®は血中と乳汁中の濃度がほぼ同じであるため、日本では服用中の授乳は禁忌であるとされることがあるが、実際に授乳した症例報告では、1日20mg服用してすべて母乳で哺育しても影響がなかったとの成績もある[8]。日本甲状腺学会では安全をみて1日10mgまでの服用であれば授乳の制限はないとしている[2]。なお、服用から6〜8時間もすると濃度はかなり低くなるので、濃度の高い間を人工栄養にしておけば、これより大量でも安全に授乳できる可能性がある。なお血中濃度と乳汁中の濃度は平行して下降するので、搾乳してから授乳する必要はない（メモ4）。

　・メモ4・ 抗甲状腺薬服用中の授乳については、添付文書の改訂が遅れており、不適切な記載になっている。

2. 産後の再発と対処

　バセドウ病は、妊娠初期に亢進が再発あるいは増強することがある。これは絨毛性疾患、あるいは一般妊婦にみられるのと同様のhCGの甲状腺刺激作用によるものであることは既に述べたとおりである。

　バセドウ病は妊娠が進むと軽快するとよくいわれる。妊娠に伴う免疫状態の変化によるものだとされているが、メカニズムは不明である。外科的治療後に寛解し、TRAb/TBIIが陽性を持続していた患者を対象にTRAb/TBIIの動きをみたものが図1である。これからわかるようにバセドウ病の全体の約2/3の患者で有意な下降がみられる。

　産後は、免疫の"rebound"現象が起きて、バセドウ病の再発あるいは悪化が起こりやすい[7]。産後のTRAb/TBIIの動きがこのことを裏づけている（図1）。妊娠中に下降する患者ほど産後の上昇が著しい。しかし産後6〜7ヵ月をピークに、その後緩やかな下降があり、産後1年もすると妊娠前とほぼ同じレベルに達する。こうしたことは、妊娠出産はバセドウ病の活動性を一時的に修飾することが多いものの、自然経過に影響を及ぼす可能性が低いことを物語っている。

　注意すべきは、バセドウ病の産後にはしばしば無痛性甲状腺炎の発症も絡んで、次に述

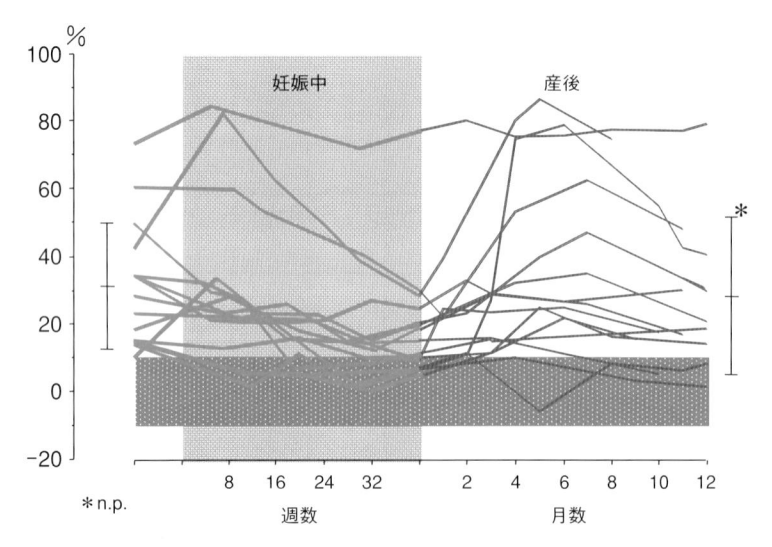

図 1. 手術後 TRAb/TBII 陽性で寛解しているバセドウ病患者の妊娠中と産後の TRAb/TBII の変化

べるようにさまざまなパターンの機能異常がみられることである[8]。

❶産後の亢進症のパターン

バセドウ病で寛解状態にある患者に起こる産後の亢進症には次のようなものがある[8]。

・バセドウ病の再発
・無痛性甲状腺炎(その後一過性の低下症を経過することもある)
・無痛性甲状腺炎後にバセドウ病が再発
・バセドウ病と無痛性甲状腺炎が混在

バセドウ病の再発は産後間もなくから産後6～7ヵ月までさまざまな時期に起こる。無痛性甲状腺炎で終わるもののほとんどは産後2～4ヵ月に見つかる。無痛性甲状腺炎の後にバセドウ病の再発が起こることもある。また両者が混在していることもある。いずれの場合も TRAb/TBII は図1に示すような経過をたどるので、無痛性甲状腺炎が起きると甲状腺機能と TRAb の値が合わないこともある。

❷鑑別診断

a) TRAb/TBII、TSAb：これらのどちらか一方でも陽性ならバセドウ病の可能性が高い。しかし再発の初期には陰性のことがある。またバセドウ病の既住があると無痛性甲状腺炎であっても弱陽性のことがある。

b) 放射性ヨード摂取率：バセドウ病と無痛性甲状腺炎の鑑別に最適なのは ^{123}I 摂取率である。但し ^{123}I を服用後48時間(7日との見解もある)は授乳を避ける必要がある。なお無痛性甲状腺炎が絡んでいる場合は、甲状腺機能が急速に変化するので、摂取率測定時の FT_4 値を確認する必要がある。FT_4 が高値で摂取率が正常なものは、バセドウ病と無痛性甲状腺炎の混在を意味する。

c) 経過観察：無痛性甲状腺炎の場合はほとんどが1ヵ月後には FT_4 が正常化に向かっ

ている。

❸対処法

バセドウ病が確実であれば抗甲状腺薬、無痛性甲状腺炎であったり診断が確定しない場合は経過観察となる。TRAb/TBII の上昇があっても、その後下降す可能性もあることを忘れず、患者を安心させ、余分な治療を長期に続けないことが重要である。

■おわりに

以上のように、バセドウ病による母児への影響とこれを回避する方法はかなり明らかになっており、活動性の高いバセドウ病であっても無事に出産し、健常児をもつことは難しいことではない。MMI の催奇性については日本で前向きの研究が始まったところである。一過性に生じる児の甲状腺機能異常の予測や予防、あるいは治療法になお進歩の余地はあるが、現時点でも内科、産科、小児科/新生児科の連携によって、ほとんどの場合生後の発達に悪影響を残さないよう対処することができる。

なお、バセドウ病の病態は、妊娠出産による免疫学的な変動によってしばしば修飾を受けるが、不可逆的な影響を受けるという証拠はない。

（百渓尚子）

◆文献

1) 百渓尚子：妊娠期一過性甲状腺機能亢進症の扱い方．内分泌・糖尿病科 20：354-358, 2005.
2) 日本甲状腺学会(編)：バセドウ病薬物治療のガイドライン 2006．南江堂，東京，2006．
3) 百渓尚子：ヨードについて．甲状腺疾患診療実践マニュアル，第 3 版，三村　孝，百渓尚子(編)，p244，文光堂，東京，2007．
4) Kempers MJE, et al：Central congenital hypothyroidism due to gestational hyperthyroidism ; detection where prevention failed. J Clin Endocrinol Metab 88：5851-5857, 2003.
5) Momotani N, et al：Effects of propylthiouracil and methimazole on fetal thyroid status in mothers with Graves' hyperthyroidism. J Clin Endocrinol Metab 82：3633-3636, 1997.
6) Azizi F, et al：Thyroid function in breast-fed infants whose mothers take high doses of methimazole. J Endocrinol Invest 25：493-496, 2002.
7) Momotani N, Noh J, Ishikawa N, et al：Relationship between silent thyroiditis and recurrent Graves'disease in the postpartum period. J Clin Endocrinol Metab 79：285-289, 1994.

9 抗甲状腺薬の胎児への影響

■はじめに

バセドウ病は妊娠可能女性に頻度の多い疾患であり、わが国においてはその大半がチアマゾール（MMI）やプロピルチオウラシル（PTU）などの抗甲状腺薬で治療されている。妊娠中の薬物療法の児への影響を考えるうえで、妊娠4週（最終月経日を0週0日とするのが一般的）から妊娠15週までの器官形成期における児への影響（いわゆる奇形）、それ以降の胎児甲状腺腫、胎児・新生児甲状腺機能低下症などの胎児毒性、行動奇形といわれる児の精神運動発達に分けて考える必要がある。1999年にClementiらによって、チアマゾールの曝露に特異的な奇形の表現型として"Methimazole Embryopathy"（後鼻孔閉鎖、食道閉鎖、気管食道瘻、頭皮欠損、顔貌異常、精神運動発達遅延などの単独あるいは複合奇形の存在が注目され[1]、わが国からも"Methimazole Embryopathy"と考えられる症例が報告されている[2]。一方、プロピルチオウラシルには奇形の報告がほとんどないことから、2006年の日本甲状腺学会のガイドラインでは妊娠を計画している女性および妊娠8週までは抗甲状腺薬の第一選択薬としてプロピルチオウラシルの使用を推奨した。実際には、プロピルチオウラシルはチアマゾールに比較して甲状腺機能亢進症に対する効果、副作用およびコンプライアンスの点において劣っていることから[3]、妊娠可能年齢や妊娠中のバセドウ病の治療にチアマゾールを使用する機会も多く、抗甲状腺薬の胎児への影響を理解することは甲状腺診療のうえで重要である。

1 抗甲状腺薬の催奇形性

1970年代より本邦も含め40例以上のチアマゾールに関連した頭皮欠損の報告がなされ[4,5]、家畜の飼料にチアマゾールが使用されそれを食肉として摂取したスペインの地域において、頭皮欠損の頻度が増加したという疫学的研究報告もあることから、チアマゾールと頭皮欠損の関連性は以前から疑われていた。

1985年に、Milhamらが頭皮欠損と臍腸管（卵黄嚢管）や尿膜管の残存といったumbilical duct defectsの組み合わせがチアマゾールの特異的な奇形症候群の一部である可能性を示唆し[6]、1999年にはClementiらがさらに複雑なチアマゾール曝露に特異的な奇形の表現型があることを示した[1]。彼らは、後鼻孔閉鎖、食道閉鎖および食道気管瘻、頭皮欠損、顔貌異常、精神運動発達遅延の組み合わせの合併を"Methimazole Embryopathy"として提唱した。これまでに、海外では50例以上のumbilical duct defects含めた"Methimazole Embryopathy"と考えられる症例が報告され[4-6]（**表1**）、わが国においては、会議録も含めると、2例の後鼻孔閉鎖例、2例の食道閉鎖・気管食道瘻例、16例の臍腸瘻など

表 1. チアマゾール曝露に関連して2例以上報告のある奇形（心室中隔欠損症、動脈管開存症を除く）

	本邦以外	本邦
後鼻孔閉鎖	15	2
食道閉鎖＋/－気管食道瘻	7	2
頭皮欠損	24	19
Umbilical defects（臍腸瘻など）	4	16
臍帯ヘルニア	4	15
乳腺欠損・低形成	5	1
尿道下裂	5	2
腹壁破裂	2	0
虹彩・網膜欠損	1	1
耳介奇形	0	2
指趾異常	3	0
総報告症例数	55	43

(Embase & Medline 1965～2008年8月；医学中央雑誌（会議録も含める）1983～2008年8月)

表 2. チアマゾールに関連した奇形とそれぞれの一般人口での頻度と発生に関連する時期

	一般人口での頻度（1万人あたり）	発生時期（妊娠週数：gw）
後鼻孔閉鎖	0～4*	胎生 35～38日（7 gw 0 d～3 d）
食道閉鎖・気管食道瘻	1～5*	胎生 4～5週頃（5～6 gw）
頭皮欠損	5**	(10(9)～15 gw***)
臍腸瘻または尿膜管残存	稀	胎生 5～8週頃（6～9 gw）
臍帯ヘルニア	0～6*	
▶腹壁形成障害説（腹壁形成不全説）		胎生 3～4週（4～9 gw）
▶中腸の腹壁内への還納障害説		胎生 8週頃（9 gw）

*international clearinghouse for birth defects surveillance and research annual report 2006 (with data for 2004) (www.icbdsr.org/filebank/documents/Report2006.pdf)
**Van Dijke, et al 1987 ; JAOG, 2004
***原因はさまざまと考えられ発生に関連する時期を特定できない。

の umbilical defects 例、19例の頭皮欠損を含めた 40例以上の "Methimazole Embryopathy" に合致する奇形の報告がある[2)7)]。本邦以外では、頭皮欠損、後鼻孔閉鎖、食道閉鎖の順に報告が多いが、本邦では臍帯ヘルニア、臍腸瘻などの報告が、後鼻孔閉鎖や食道閉鎖よりも多いのが特徴である（表1）。

"Methimazole Embryopathy" に関連する奇形の一般人口での発生頻度と奇形発生に関連する時期を表2に示す。これらの奇形の発生頻度はいずれも比較的稀ではあるが、抗甲状腺薬の関与なしにも発生するために、症例報告だけではこれらの奇形とチアマゾール服用とを関連づけることはできない。また、予想される発生時期は、食道閉鎖は妊娠5～6週、後鼻孔閉鎖は妊娠7週と考えられるが、臍腸瘻や尿膜管残存は妊娠6～9週、臍帯ヘルニアは妊娠4～5週か9週頃と広範囲に及び、頭皮欠損は頭皮進展説によると妊娠10～15週となるが、その前の時期から影響してくる可能性はある。

また、食道閉鎖および気管食道瘻が妊娠中期に甲状腺機能亢進症と診断され、妊娠14週からチアマゾールを使用された一卵性双生児の体重の少ない児に認められた報告があり、チアマゾールへの子宮内曝露ではなく、甲状腺機能亢進症が関連しているのではな

かと"Methimazole Embryopathy"に疑問を投げかけた報告もある[8]。

一方、プロピルチオウラシルではMethimazole Embryopathyと同様の奇形はCheronらの後鼻孔閉鎖の1例が報告されている[9]。その他は、プロピルチオウラシルに関連した奇形の報告は、問題視されていないためかほとんど認められない[5)10)]。

妊娠初期のチアマゾール内服と児の奇形に関するコホート研究で論文になっているものはこれまでに3つあるが[11)-13)]、いずれもチアマゾールに関する奇形の頻度が一般の頻度より高いことを示してない。これらの研究結果は無視できないが、いずれも250例以下の対象の小規模な研究であり、またこのうち2つの報告では交絡因子の検討がなされなかった。2001年のEuropean Network of Teratogen Information Servicesの報告は[12]、ヨーロッパの10ヵ月の奇形情報センターを訪れたチアマゾールを妊娠初期に内服してカウンセリングを受けた241例の報告であり、大奇形の発生率は奇形とは無関係といわれている薬を内服した1,089例の対照群と比較し、交絡因子も検討されている。この研究においては、大奇形の頻度に差はなかったが、チアマゾール群の2例に"Methimazole Embryopathy"と考えられる奇形(それぞれ後鼻孔閉鎖と食道閉鎖単独)を認めており、チアマゾールの催奇形性の可能性を示唆した。

以上のように、抗甲状腺薬を内服している妊娠可能バセドウ病女性が多いというわが国の状況、催奇形性以外の点ではプロピルチオウラシルよりもチアマゾールが優れていること、チアマゾールに特殊な奇形の報告はあるが、明確な因果関係を示した研究報告はいまだないことを考慮すると、現在、わが国で進行中である妊娠初期に抗甲状腺薬を内服した妊婦の胎児への奇形の影響についての大規模な前向き調査の結果が待たれる[14]。

2 抗甲状腺薬の胎児毒性

1. 抗甲状腺薬の胎盤通過性

妊娠20週以降には、胎児の甲状腺機能はほぼ完成されているため、抗甲状腺薬の胎盤通過性が問題になる。妊娠20週以前に治療的流産が行われた妊婦での報告において、プロピルチオウラシルはチアマゾールの約1/3の胎盤以降性であった[15]。しかし、その後、甲状腺機能亢進症で100～150 mgのプロピルチオウラシルを分娩前に内服している5名の妊婦において、分娩時に母体血中と臍帯血中のプロピルチオウラシルの濃度を測定したところ、臍帯血/母体血血清比は1.9と高く[16]、さらに還流ヒト満期胎盤小葉を用いたチアマゾールとプロピルチオウラシルの胎盤通過性の比較では差を認めず、現在では両薬の胎盤通過性は同等に良好と考えられる[17]。

2. 妊娠中の抗甲状腺薬曝露による胎児甲状腺腫や胎児・新生児甲状腺機能低下症

妊娠中の抗甲状腺薬の胎児移行による胎児甲状腺腫や新生児甲状腺機能低下症が問題となることがあるが、通常は軽度で無治療でも数日で改善する[18]。百渓らは母体のFT4値をやや高めになる抗甲状腺薬の量であれば児の甲状腺機能を正常に維持できると報告し[19]、チアマゾールもプロピルチオウラシルも胎児の甲状腺機能抑制効果に差はないことを報告した[20]。

3 妊娠中の抗甲状腺薬曝露が与える児の精神発達への影響

母親の甲状腺機能亢進症に対するチアマゾールやプロピルチオウラシルの胎内での曝露が与える児の精神発達への影響に関する小規模な研究は以前より行われているが、いずれも差を示したものはない[21]。近年、胎児の精神発達への甲状腺ホルモンの重要性が注目されているが、現時点では母体の甲状腺機能を妊娠中適切にコントロールすれば、抗甲状腺薬の児の精神発達への影響を心配する根拠はないであろう。

> **・重要項目・** チアマゾールを妊娠初期に内服せざるを得ない場合に必ず患者に説明しておくこととして次の項目を挙げられる。①妊娠中、甲状腺機能亢進症がコントロールできない場合、早産、胎児成長遅延、妊娠高血圧症候群、新生児甲状腺機能異常などを合併しやすいため、妊娠中のバセドウ病の治療は重要である。②健康である一般の妊婦において奇形（身体の一部の形の異常）をもった児が生まれてくる確率は1～3％といわれている。この確率はチアマゾールを内服していた場合にも健康な一般妊婦の場合と変わらない。③チアマゾールを妊娠初期に内服していた場合に児に一般的には頻度の少ない奇形（後鼻孔閉鎖、食道閉鎖、頭皮欠損など）の報告があるが、これらの奇形はチアマゾールを内服していなくても認められるものであり、その関連性は現時点では不明である。

■おわりに

妊婦への抗甲状腺薬使用に関する最大の問題点は、妊娠初期のチアマゾール使用が"Methimazole Embryopathy"の原因になり得るかどうかである。この点に関しては、現在症例報告を超えたエビデンスは見当たらないが、奇形の種類によっては児にとって一生を左右するものも含まれており慎重な対処が必要である。さらなるエビデンスが明らかになるまでは、妊娠初期の抗甲状腺薬の使用はプロピルチオウラシルを第一選択薬とし、副作用や難治性のためにプロピルチオウラシルが適当でない場合には、妊娠中の甲状腺機能のコントロールを優先し、第二選択薬としてチアマゾールを使用する。もし、該当する奇形に遭遇した場合にバセドウ病女性が自責することのないように妊娠前もしくは妊娠初期に十分な説明を行っておくことが重要である。

（荒田尚子）

◆文献

1) Clementi M, Di Gianantonio E, Pelo E, et al：Methimazole embryopathy；delineation of the phenotype. Am J Med Genet 83(1)：43-46, 1999.
2) 荒田尚子, 守本倫子, 川城信子, ほか：妊娠初期のチアマゾール(MMI)曝露との関連が疑われる先天性奇形3例の報告. 日本内分泌学会雑誌 81(Suppl)：37-40, 2005.
3) 中村浩淑：Basedow病の薬物治療；MMIとPTUはどちらが優れているのか, 最近の検討から. Annual Review 糖尿病・代謝・内分泌：162-167, 2008.
4) Briggs GG, Freeman RK, Yaffe SJ：Methimazole, Drugs in Pregnancy and Lactation. 8th ed, pp1165-1173, Lippincott Williams & Wilkins, Philadelphia, 2008.
5) Diav-Citrin O, Ornoy A：Teratogen update：Antithyroid drugs-Methimazole, carbimazole, and propylthiouracil. Teratology 65(1)：38-44, 2002.
6) Foulds N, Walpole I, Elmslie F, et al：Carbimazole embryopathy；An emerging phenotype. American Journal of Medical Genetics 132 A(2)：130-135, 2005.
7) Aramaki M, Hokuto I, Matsumoto T, et al：Iridic and retinal coloboma associated with prenatal methimazole exposure. American Journal of Medical Genetics Part A 139(2)：156-168, 2005.
8) Seoud M, Nassar A, Usta I, et al：Gastrointestinal malformations in two infants born to women with hyperthyroidism untreated in the first trimester. Am J Perinatol 20(2)：59-62, 2003.
9) Cheron RG, Kaplan MM, Larsen PR, et al：Neonatal thyroid function after propylthiouracil therapy for maternal Graves' disease. N Engl J Med 304(9)：525-528, 1981.
10) Briggs GG, Freeman RK, Yaffe SJ：Propylthiouracil, Drugs in Pregnancy and Lactation. 8th ed, pp1550-1553, Lippincott Williams & Wilkins, Philadelphia, 2008.
11) Wing DA, Millar LK, Koonings PP, et al：A comparison of propylthiouracil versus methimazole in the treatment of hyperthyroidism in pregnancy. Am J Obstet Gynecol 170(1 Pt 1)：90-95, 1994.
12) Di Gianantonio E, Schaefer C, Mastroiacovo PP, et al：Adverse effects of prenatal methimazole exposure. Teratology 64(5)：262-266, 2001.
13) Momotani N, Ito K, Hamada N, et al：Maternal hyperthyroidism and congenital malformation in the offspring. Clin Endocrinol(Oxf) 20(6)：695-700, 1984.
14) 荒田尚子, 村島温子, 百渓尚子, ほか：妊娠初期に投与された抗甲状腺薬の妊娠結果に与える影響に関する前向き研究(Pregnancy Outcome of Exposure to Methimazole Study)計画. 日本内分泌学会雑誌 83(2)：350, 2007.
15) Marchant B, Brownlie BE, Hart DM, et al：The placental transfer of propylthiouracil, methimazole and carbimazole. J Clin Endocrinol Metab 45(6)：1187-1193, 1977.
16) Gardner DF, Cruikshank DP, Hays PM, et al：Pharmacology of propylthiouracil (PTU) in pregnant hyperthyroid women；correlation of maternal PTU concentrations with cord serum thyroid function tests. J Clin Endocrinol Metab 62(1)：217-220, 1986.
17) Mortimer RH, Cannell GR, Addison RS, et al：Methimazole and propylthiouracil equally cross the perfused human term placental lobule. J Clin Endocrinol Metab 82(9)：3099-3102, 1997.
18) Low LC, Ratcliffe WA, Alexander WD：Intrauterine hypothyroidism due to antithyroid-drug therapy for thyrotoxicosis during pregnancy. Lancet 2(8085)：370-371, 1978.
19) Momotani N, Noh J, Oyanagi H, et al：Antithyroid drug therapy for Graves' disease during pregnancy. Optimal regimen for fetal thyroid status. N Engl J Med 315(1)：24-28, 1986.
20) Momotani N, Noh JY, Ishikawa N, et al：Effects of propylthiouracil and methimazole on fetal thyroid status in mothers with Graves' hyperthyroidism. J Clin Endocrinol Metab 82(11)：3633-3636, 1997.
21) Azizi F, Khamseh ME, Bahreynian M, et al：Thyroid function and intellectual development of children of mothers taking methimazole during pregnancy. J Endocrinol Invest 25(7)：586-589, 2002.

10 抗甲状腺薬服用の乳児への影響

■はじめに

　甲状腺疾患、特に甲状腺亢進症に用いる薬剤は2成分あり、チアマゾール(MMI)とプロピルチオウラシル(PTU)である。本剤の基本情報は表1に示す。本剤を服用した妊産婦のデータは数多く存在している。いくつか紹介しながら説明していこう。

1　抗甲状腺薬の毒性は？

　医療用医薬品添付文書(能書)ならびに関連資料にどのように記載されてるのか？

1．プロピルチオウラシルの毒性

　a）急性毒性[1]：表1(死亡率)を参照。

　b）亜急性毒性：ラットに52～109 mg/kgを14週間、また、モルモットに30 mg/kgを16週間経口投与した結果、両者とも甲状腺重量増加が認められた。また、ラットでは摂餌量低下に伴う体重減少と下垂体重量の若干の増加、副腎重量、肝重量、大腿骨長の若干の減少が認められたが投与中止により16週後には回復した[2,3]。

　c）慢性毒性：イヌに30 mg/kgを6.5～8ヵ月間経口投与した結果、甲状腺重量は無処置群に比し3.5倍に増加した[4]。

　d）生殖試験[5,6]：ウサギに22 mg/kgを妊娠11～25日間連日経口投与した結果、胎児甲状腺の体重比重量増加、胎児体重の減少が認められた。また、ラットの妊娠後期より0.025％、0.05％濃度混水投与し、さらに新生児期に30 mg/100 gを直接注射した結果、児の甲状腺重量増加、開眼時期および性成熟の遅延、性周期の延長が認められた。

2．チアマゾールの毒性

　a）単回投与毒性試験[7]：表2のチアマゾールのLD50値(mg/kg)を参照(LD50とは、lethal dose 50 percentの略で対象(症例)の50％が致死する用量を意味する)。

表 1．プロピルチオウラシルの急性毒性(死亡率)

投与量(mg/kg)	マウス(雄) 死亡数/対象数(　)内は％	ラット(雄)
500	0/3　(0％)	0/7　(0％)
750	1/4　(25％)	3/9 (33％)
1,000	2/2 (100％)	1/9 (11％)
1,250	—	3/5 (60％)

(文献1)による)

表 2．チアマゾールのLD50値(mg/kg)

動物種	マウス	ラット
経口投与	860	2,250
皮下投与	345	—

(文献7)による)

b）**反復投与毒性試験**[7]：ラットに 100〜200 mg/kg を 5 週間経口投与し、血液所見を観察したところ、200 mg/kg 投与群で赤血球、白血球、リンパ球、顆粒球の減少がみられた。

　c）**生殖発生毒性試験**[8]：チアマゾールの 0（蒸留水）、25、50、100、および 200 mg/kg/day をラットの胎児器官形成期に経口投与し、母動物、胎児の発生ならびに出生児に及ぼす影響を検討した。母動物所見としては、200 mg/kg 群で 20 例中 3 例が死亡、その他の個体にも削痩、流涎、立毛、脱毛などの一般状態の悪化が認められた。また、100 mg/kg 群でも削痩、流涎が認められた。体重および摂餌量は、投与翌日よりすべての投薬群において減少が認められた。また、妊娠期間の延長が 200 mg/kg 群で認められた。胎児所見として、すべての投薬群で体重の低下が認められた。胎児骨格検査において、200 mg/kg 群で骨格異常の発生率が 6.8%、骨格変異の発生率は 95.8% と、それぞれ有意に増加した。出生児では、離乳後にすべての投薬群で体重増加抑制がみられた。また、生殖機能検査に用いた 200 mg/kg 群の雄 3 例中 2 例に精巣萎縮および精巣上体形成不全が認められた。以上の結果より、胚致死作用は認められなかったものの、胎児発育および形態形成への影響が示唆された。母動物における一般毒性学的な無影響量は 25 mg/kg 以下、生殖機能に対する無影響量は 100 mg/kg、胎児および出生児の発達に対する無影響量は 25 mg/kg 以下と結論した。

　以上より、両薬剤共に何かしらの毒性を所持していることがわかるが、これらのデータをみてもどれほど毒性が高いものなのか、それとも低いものなのかわかりづらい。また、これらのデータがすべてヒトに投与したときに必ず現れるかどうかもわからない。
　そこで、まず一般的に薬剤がヒトの胎児や新生児へ影響するにはどのようなことが考えられるかを列挙してみる。

3．一般的に胎児、新生児への薬剤の影響は？[9]

❶薬剤の影響を及ぼす時期
下記のように分かれる。それぞれの各期の影響を示す。
①受精の可能性のある時期（男性に投与された時期）
②受精前〜妊娠 3 週末までに投与された時期
③妊娠 4〜7 週末（妊娠 2 ヵ月）までの時期
④妊娠 8〜15 週末（妊娠 3〜4 ヵ月）までの時期
⑤妊娠 16 週〜分娩までの時期
⑥授乳期

①受精の可能性のある時期（男性に投与された時期）：薬剤の影響を受けた精子は受精能力を失うか、受精しても着床せずに早期に流産して消失する。仮に出生した場合は、染色

表 3. 抗甲状腺薬一覧

一般名	代表的な薬品名（ ）内は企業名	分子式ならびに分子量	pH	蛋白結合率	適応症	用法用量（通常）	用法用量（小児）	用法用量（妊婦）	重大な副作用	その他の副作用
プロピルチオウラシル	プロパジール（中外）チウラジール（三菱ウェルファーマ）	$C_4H_6N_2S$ 114.17	記載なし	甲状腺機能正常者：76.2±1.2%（mean±S.D., n=12）甲状腺機能亢進症患者：76.6±1.3%（mean±S.D., n=10）	甲状腺機能亢進症	プロピルチオウラシルとして、通常成人に対して初期量1日300mgを3～4回に分割経口投与する。症状が重症のときは1日400～600mgを使用する。機能亢進症状がほぼ消失したなら、1～4週ごとに漸減し、維持量1日50～100mgを1～2回に分割経口投与する。	通常小児に対して初期量5歳以上～10歳未満では1日100～200mg、10歳以上～15歳未満では1日200～300mgを2～4回に分割経口投与する。機能亢進症状がほぼ消失したなら、1～4週ごとに漸減し、維持量1日50～100mgを1～2回に分割経口投与する。	通常妊婦に対しては初期量1日150～300mgを3～4回に分割経口投与する。機能亢進症状がほぼ消失したなら、1～4週ごとに漸減し、維持量1日50～100mgを1～2回に分割経口投与する。正常妊娠時の甲状腺機能検査値を低下しないよう、2週間ごとに検査し、必要に応じ、最低限量を投与する。	1. 無顆粒球症、白血球減少 頻度不明 咽頭痛、全身けん怠等（初期症状）があらわれることがあるので、本剤投与中に定期的に血液検査を行い、異常が認められた場合には投与を中止するなど適切な処置を行うこと。 2. 再生不良性貧血、低プロトロンビン血症、第VII因子欠乏症、血小板減少、血小板減少性紫斑病 頻度不明 3. 劇症肝炎、黄疸 頻度不明 劇症肝炎、黄疸等の重篤な肝障害があらわれることがあるので、定期的に肝機能検査を行うなど観察を十分に行い、異常が認められた場合には投与を中止し、適切な処置を行うこと。 4. SLE様症状 頻度不明	以下のような副作用が認められた場合には、減量・休薬など適切な処置を行うこと。肝臓 頻度不明 AST(GOT)上昇、ALT(GPT)上昇など 皮膚 頻度不明 痒感、色素沈着、そう痒感、紅斑など 消化器 頻度不明 悪心・嘔吐、下痢、食欲不振など 精神神経系 頻度不明 頭痛、めまい、末梢神経異常など 過敏症 注1）
チアマゾール	メルカゾール（中外）（アベンティス中外）	$C_4H_6N_2S$ POS 170.24	5.0～7.0（本剤1gを水に溶解した時）	記載なし	甲状腺機能亢進症	チアマゾールとして、通常成人に対して初期量は1日30mgを3～4回に分割経口投与する。症状が重症のときは、1日40～60mgを経口投与する。機能亢進症状がほぼ消失したなら、1～4週間ごとに漸減し、維持量1日5～10mgを1～2回に分割経口投与する。	通常小児に対しては初期量5歳以上～10歳未満では1日10～20mg、10歳以上～15歳未満では1日20～30mgを2～4回に分割経口投与する。機能亢進症状がほぼ消失したなら、1～4週間ごとに漸減し、維持量1日5～10mgを1～2回に分割経口投与する。	通常妊婦に対しては初期量1日15～30mgを3～4回に分割経口投与する。機能亢進症状がほぼ消失したなら、1～4週間ごとに漸減し、維持量1日5～10mgを1～2回に分割経口投与する。正常妊娠時の甲状腺機能検査値を低下させないよう、2週間ごとに検査し、必要に応じ、最低限量を投与する。	頻度不明 SLE様症状（発熱、紅斑、筋肉痛、関節痛、リンパ節腫脹、脾腫など）があらわれることがあるので、観察を十分に行いこのような症状があらわれた場合には投与を中止し、適切な処置を行うこと。 5. 間質性肺炎 頻度不明 発熱、咳嗽、呼吸困難、胸部X線異常等を伴う間質性肺炎があらわれた場合には投与を中止し、このような場合には適切な処置を行うこと。 6. 抗好中球細胞質抗体(ANCA)関連血管炎症候群 本剤投与中に急性進行性腎炎症候群（初発症状：血尿、蛋白尿等）や肺出血（初発症状：感冒様症状など）、多関節炎（初発症状：肘・膝等の関節痛など）、紫斑、上強膜炎等のANCA陽性血管炎症候群による障害を認めた場合には、直ちに投与を中止し、副腎皮質ホルモン剤の投与等の適切な処置を行うこと。	その他 頻度不明 CK(CPK)上昇、こむらがえり、筋肉痛 その他 頻度不明 眠気、関節痛、リンパ節腫脹、唾液腺肥大、浮腫、味覚減退 その他の副作用の注意 注1）このような場合には他の薬剤に切り換えること。症状が軽い場合は、抗ヒスタミン剤を併用し、経過を観察しながら慎重に投与すること。

(医療用添付文書ならびに医薬品インタビューフォームより抜粋)

体異常か遺伝子レベルの異常で、催奇形性のような異常は発生しない。また、薬剤に影響があるとすれば、精子形成期間はおよそ74日とされるので、受精前約3ヵ月以内に投与された薬剤である。いくつか男性に投与された場合に影響する薬剤があるが、今回取りあげられている抗甲状腺薬は該当しない。

　②受精前〜妊娠3週末までに投与された時期：受精後2週間(妊娠3週末まで)以内に影響を受けた場合は、着床しない、または流産して消失するか、あるいは完全に修復されて健児を出産する。したがって、この時期の薬剤投与にあたっては胎児への影響を基本的には考慮する必要がない。

　③妊娠4〜7週末(妊娠2ヵ月)までの時期：この時期は胎児の中枢神経、心臓、消化器、四肢などの重要な臓器が発生、分化するため、過敏な時期である。この時期の薬剤の投与は十分注意すべきである。

　④妊娠8〜15週末(妊娠3〜4ヵ月)までの時期：胎児の重要な器官形成は終わっているが、性器分化や口蓋閉鎖などは継続している。催奇形性の薬剤に関する感受性は次第に低下するが、薬剤の投与には慎重であるべきである。

　⑤妊娠16週〜分娩までの時期：薬剤の投与によって、奇形のような形態的異常は形成されない。問題は、胎児の機能的発育への影響や発育の抑制、子宮内胎児死亡であり、分娩直前にあっては新生児の適応障害や薬剤の離脱障害である。

　⑥授乳期：母乳中の薬剤の通過性は胎盤とほぼ同じと考えてよい。特に、生後1週間以内の新生児では薬物を代謝する能力が不十分であり、脳、血管関門が完成していない。また、母乳中の濃度が低くても哺乳量が大量(500〜1,000 ml)になるので注意が必要である。しかし、子宮内と異なり、児への移行は児の消化管を通して移行するため、子宮内とは異なった要因があるため、薬剤ごとに検討する必要がある。

4．薬物の母乳移行性に影響を及ぼす因子は[10]

❶薬物のpH

　血漿のpHは約7.4で乳汁中のpHは6.35〜7.65である。弱酸性の方が母乳中に移行しやすい。母乳中に移行した弱塩基性の薬物はイオン化され、脂溶性が低くなる。それ故濃度勾配変化によりいったん母乳中に移行した薬物は血漿中に戻りにくくなる。

❷脂溶性

　脂溶性が低ければ、脂質膜を通過する速度は遅く母乳中へ移行しにくい。脂肪性の高い薬物は母乳中に大量に取り込まれ、移行速度が大きいため容易に母乳中に移行する。

❸蛋白結合率

　血漿蛋白に結合した薬物はそのままの形では細胞膜を通過できない。血漿蛋白と結合率の高い薬物は移行性が低く、結合率の低い薬物は移行性が高い。

❹分子量

　分子量200以下の水溶性薬物は膜中の細孔を通り母乳中に移行する。高分子化合物は

ほとんど母乳中に移行しない。

❺その他

ほかにも母親側の要因としてストレスによる母乳量の変化や乳房の血流量に影響を与える薬物にも注意が必要である。腎機能が悪い母親であれば少量の薬物であっても母乳中へ高濃度で移行する。

また、乳児側の要因に新生児の臓器機能の未熟さがある。肝臓での代謝能や腎臓での機能によっては、影響を受けることがある。

2　文献などではどのように報告されているのか？

1. プロピルチオウラシル

❶妊婦側の文献

①Burrow GN[11]は、妊娠中、本剤を 400 mg/day まで投与しても新生児の知的発達に影響を与えなかったと報告している。

②Briggs GG[12]は、本剤に曝露された 7 人の新生児に先天性異常は報告されたが、この発生頻度は通常の発生頻度内であり、本剤と催奇形との因果関係は示唆されていない。また、本剤で治療した後の胎児の甲状腺腫発生頻度は、およそ 12％ である。

③Marchant B[13]は、胎児血清中濃度/母体血清中濃度が 0.27（妊娠 12 週）、0.35（妊娠 16 週）とする報告がある。

❷授乳側の文献

①Low LCK[14]は、本剤を 100 mg を単回投与し血中ならびに母乳中の放射活性を測定した結果、母乳中放射活性濃度は血清中より低かった。

②Kampmann JP[15]は、出産後 1〜8 ヵ月の 9 人の甲状腺機能の正常な授乳婦に本剤を 400 mg 単回投与した時の血清中濃度と母乳中濃度を測定した。その結果、平均母乳中総排出量は投与量の 0.025％ であった。

③百渓尚子[16]は、本剤を 50〜300 mg/day 服用中の授乳婦から授乳を受けていた生後 18 日〜8 ヵ月の乳児 10 例の甲状腺機能を調べた結果、甲状腺機能はすべて正常であった。母乳中へ移行する。但し、同効薬のチアマゾールに比すると、移行率は低い。

④Cooper DS[17]は、本剤を 125〜300 mg/day を投与している 6 人の母親から授乳を受けている乳児の甲状腺機能は正常だった。

2. チアマゾール

❶妊婦側の文献

①Mujtaba Q[18]と Milham S Jr[19]は、妊娠中の本剤による治療で 3 人が健常児、1 人が流産、2 人に先天性頭皮欠損が発生した。

②Mestman JH[20]は、本剤は、限られた数の妊婦の研究では早産や幼児の死亡の頻度は必ずしも増加させない。

③Marchant B[21]は、妊娠14週および16週の妊婦に35S—チアマゾールを経口投与した場合、約2時間後の胎児血清中濃度/母体血清中濃度比は各々、0.72、0.81 であった。

❷授乳側の文献

①Cooper DS[22]は、出産後3～6ヵ月の4人の健康な授乳婦に本剤を授乳後1回投与し、血清と母乳を時間ごとに測定した。投与後8時間までの平均血清中濃度と母乳中濃度はほぼ等しかった。平均母乳中総排出量は投与量の0.175%であった。

②Tegler L[23]と Johansen K[24]は、母乳/血清比が、1.16、0.92 という値が報告されている。

3．最近の文献から

❶妊婦側の文献

①Momotani N[25]は、妊娠初期にチアマゾールを服用していて児に奇形発症率の報告では、奇形がみられたのは243例中2例で、国内での奇形発症率と差がなく、服用量は5 mgと20 mgであり、服用量との関係も明らかではなかった。

②Wing DA[26]は、抗甲状腺薬を服用していた妊産婦の甲状腺機能正常化までの期間、奇形発生率、児の甲状腺機能低下発症率を調査した報告では、プロピルチオウラシル、チアマゾールそれぞれ母体の甲状腺機能が正常になるまでの期間は7週、8週であった。大奇形発生率は3.0%、2.7%でいずれも一般の発生率2～5%と差がなかった。

③Eisenstein Z[27]は、子宮内で抗甲状腺剤に曝露した児の知的発達障害をみた報告では、抗甲状腺薬に曝露した者と曝露しなかった者の間にI.Qに差がなく、チアマゾール(40～140 mg/週)、プロピルチオウラシル(250～1400 mg/週)で差がなかった。投与量でも差がなかった。

④Azizi F[28]は、妊娠中に母親がチアマゾール(5～20 mg/day)治療を受けた子どもと受けてない子どもを甲状腺機能と知的障害をみた報告では、T_4、T_3、TSHは正常、身長・体重も正常、I.Qも差がなかった。

❷授乳側の文献

①Momotani N[29]は、バセドウ病の母親がプロピルチオウラシル300～750 mg/dayを服用し、母乳のみで育てられた生後6日～9ヵ月の乳児11例の甲状腺機能を調べた文献では、11例中8例ではTSHが正常値であった。残りの3例のTSHは成人の基準値を上回っていたが、そのうち1例は正常値すれすれであった。300 mg/day以下のプロピルチオウラシルを服用している母親は乳児の甲状腺機能への悪影響はなく、授乳可能である。

②Azizi F[30]は、母親がチアマゾールを服用することは乳児にとって危険かどうかを調べた結果、88例の授乳婦とその子供のT_4、T_3、TSHをチアマゾール服用開始後、1、2、6、12ヵ月調べた。母乳で育てられた乳児のT_4、T_3、TSHは母体の治療前も治療中も全例で

正常であった。10 mg/day 以下のチアマゾール服用者は授乳可能である。

3 その結果わかったこと

妊婦、産婦、授乳婦などへの投与する際には、
- 妊娠中の投与に胎児に甲状腺腫、甲状腺機能抑制を起こすとの報告がある。
- 新生児に出生後しばらくは、甲状腺機能抑制、甲状腺機能亢進が現れることがあるので、観察を十分に行うこと。頭皮皮膚欠損症、臍帯ヘルニア、気管食道瘻を伴う食道閉鎖症、後鼻孔閉鎖症などが現れたとの報告がある（チアマゾール）。
- 本剤を大量に投与する場合は授乳を避けさせることが望ましい〔チアマゾール；ヒト母乳中へ移行（血清とほぼ同等レベル）、プロピルチオウラシル；ヒト母乳中へ移行（血清レベルの 1/10 程度）〕。
- 甲状腺機能抑制効果や副作用の面では、プロピルチオウラシルよりチアマゾールの方が優れているので、近い将来妊娠予定がない場合にはチアマゾールを選択することが多い。妊娠を予定した場合にはプロピルチオウラシルに変更しておくことを薦める。チアマゾール服用中に妊娠した場合には 8 週以前であればプロピルチオウラシルへ変更、8 週以降であれば変更はせずに、奇形の発生頻度が低いこと、単独服用での発生は考えにくいことなどを説明し、無用な不安を与えないことが大切です。
- 授乳中への抗甲状腺薬の移行率は、乳汁中チアマゾール濃度/血中チアマゾール濃度＝1、乳汁中プロピルチオウラシル濃度/血中プロピルチオウラシル濃度＝0.1 であり、チアマゾールよりプロピルチオウラシルの方が低い[31)32)]。母乳のみで育てる場合にはプロピルチオウラシルでの治療が安全である[29)31)]。また、プロピルチオウラシル 300 mg/day、チアマゾール 10 mg/day までであれば乳児甲状腺機能に影響しないと考える。

・重要項目・ 疾病をもった母親のことも忘れてならない。定期的に甲状腺機能検査を実施し、甲状腺機能を適切に維持するよう投与量を調節することも大切である。

（町田 充）

◆文献

1) 杉山 修：propylthouracil の急性毒性試験. 中外製薬基礎報告. 1975.
2) Benitz KF：Comparative studies on the morphologic effects of calcium carbimide, prophylthouracil, and disulfiram in male rats. Toxic Appl Pharmacol 7：128, 1965.
3) Brown MM：Effects of propylthiouracil on the growth of young male guinea pigs. Endocrinol 50：600, 1952.
4) Mayer E：Inhibition of thyroid function in beagle puppies by propylthiouracil without disturbance of growth or health. Endorinol 40：165, 1947.
5) Krementz ET：The effect on the rabbit fetus of the maternal administration of propylthiouracil. Surgery 41：619, 1957.

6) Bakke JL：The persistent effects of perinatal hypothyroidism on pituitary, thyroidal, and gonadal functions. J Lab Clin Med 76：25, 1970.
7) Brock N：Zur Pharmakologie des 1-Methyl-2-merkaptoimidazols. Arzneim Forsch 4(1)：20, 1954.
8) 津野達也：propylthouracil の生殖発生毒性試験. 中外製薬基礎報告, 1992.
9) 佐藤考道, 加野弘道, 林　昌洋, ほか：実践妊娠と薬. 第3版, pp8-10, 薬事時報社, 東京, 1993.
10) 菅原和信, 豊口禎子：薬剤の母乳への移行. 第3版, pp9-12, 南山堂, 東京, 2000.
11) Burrow GN：Intellectual develoment in children whose mother received propylthiouracil during pregnancy. Yale J Biol Med 51：151, 1978.
12) Briggs GG：Methimazole. Drugs in pregnancy and lactation. pp537-540, 1990.
13) Marchant B：The placental transfer of propylthiouracil, methimazole and carbimazole. J Clin Endocrinol Metab 45(6)：1187, 1977.
14) Low LCK, et al：Excretion of carbimazole and propylthiouracil in breast milk. Lancet 2：1011, 1979.
15) Kampmann JP：Propylthiouracil in human milk. Lancet 1：736-737, 1980.
16) 百渓尚子：プロピルサイオラシン服用中の授乳について, 児の甲状腺機能からの検討. ホルモンと臨床 33：309-312, 1985.
17) Cooper DS：Antithyroid durg；to breast-feed or not to breast-feed. Am J Obest Gyuecol 154：234-235, 1987.
18) Mujtaba Q：Treatment of Hyperthyroidism in Pregnancy With Proplthiouracil and Methimazole. Obeste Gynecol 46：282-286, 1975.
19) Milham S Jr：Scalp defects in infants of mothers treated for hyperthyroidism with methimazoie or carbimazole during pregnancy. Teratology 32：321, 1985.
20) Mestman JH：Hyperthyroidism and pregnacy. Arc Intern Med 134：434-439, 1974.
21) Marchant B：The placental transfer of propylthiouracil, methimazole and carbimazole. J Clin Endocrinol Metab 45(6)：1187-1193, 1977.
22) Cooper DS：Methimazole pharmacology in man, Studies using a newly developed, radioimmuno-assay for methimazole. J Clin Endocrinol Metab 58：473-479, 1984.
23) Tegler L：Antithyroid Drugs in Milk. Lancet 2(8194)：591, 1980.
24) Johansen K：Excretion of methimazole in human milk. Eur J Clin Pharmacol 23(4)：339-341, 1982.
25) Momotani N, et al：Maternal hyperthyroidism and congenital malformation in the offspring. Clin Endocrinol(Oxf)20：695-700, 1984.
26) Wing DA, et al：A comparison of propylthiouracil versus methimazole in the treatment of hyperthyroidism in pregnansy. Am J Obstet Gynecol 170(1 Pt 1)：90-95, 1994.
27) Eisenstein Z, et al：Intellectual capacity of subjects exposed to methimazole or propylthiouracil in utero. Eur J Pediatr 151：558-559, 1992.
28) Azizi F, et al：Thyroid function and intellectual development of children of mothers taking methimazole during pregnancy. J Endocrinol Invest 25：586-589, 2002.
29) Momotani N, et al：Thyroid function in wholly breast-feeding infants whose mothers take high doses of propylthiouracil. Clin Endocrinol(Oxf)53：177-181, 2000.
30) Azizi F, et al：Thyroid function in breast-fed infants whose mothers take high doses of methimazole. J Endocrinol Invest 25：493-496, 2002.
31) Tegler L, et al：Antithyroid drugs in milk. Lancet 2(8194)：591, 1980.
32) Kampmann JP, et al：Propylthiouracil in human milk. Lancet 1(8171)：736-737, 1980.

11 新生児バセドウ病（新生児甲状腺機能亢進症）

■ **はじめに**

新生児バセドウ病は、新生児甲状腺機能亢進症と同意語としてここでは解説したい。なぜなら、多くの新生児バセドウ病は母親から経胎盤的に移行した TSH 受容体抗体(**メモ 1**)により発症する一過性甲状腺機能亢進症と考えられる[1]。しかし、近年の新生児永続性甲状腺機能亢進症の病因が TSH 受容体遺伝子の機能獲得性変異(gain of function mutation)(**メモ 2**)によることが明らかにされた[2)-5)]。また、妊娠後期に母親から T_4 が児に移行して、出生時一過性に甲状腺機能亢進症(甲状腺中毒症)を呈する症例もある。ここではすべての新生児甲状腺機能亢進症について解説したい。

> **・メモ 1・** TSH 受容体抗体
> TSH 受容体に対する抗体(TRAb)で生物学的測定系として、①結合阻害抗体(TBII)、②刺激抗体(TSAb)、③刺激阻害抗体(TSBAb)に分けて測定される。①は I^{125}-TSH が TSH 受容体に結合するのを阻害する活性を測定する。②は甲状腺濾胞細胞膜の cyclic-AMP 産生を刺激する活性。③は外因性 TSH による cyclic-AMP 産生を阻害する活性として捉えられる。患者血清中には単クローン抗体ではなく、種々の抗体活性を有するポリクローンの抗体活性の総和として臨床症状を現すと考えられる。
>
> **・メモ 2・** 機能獲得性遺伝子変異(gain of function mutation)
> TSH 受容体遺伝子変異の結果、TSH 受容体活性の機能が獲得される遺伝子変異をいう。この逆が機能喪失性変異(loss of function mutation)である。

1 新生児甲状腺機能亢進症の病因

表 1 に新生児甲状腺機能亢進症の病因別の分類を示した。

表 1. 新生児バセドウ病(甲状腺機能亢進症)の病因的分類

1. 母親より経胎盤的に移行した TSH 受容体抗体
    1) 甲状腺機能亢進症の母親より経胎盤的に移行した TSH 受容体抗体
    2) 甲状腺機能低下症の自己免疫性甲状腺疾患の母親より経胎盤的に移行した TSH 受容体抗体による遅発性新生児甲状腺機能亢進症
2. 母親から T_4 が経胎盤性に移行する新生児一過性甲状腺中毒症
3. TSH 受容体遺伝子の機能獲得性遺伝子変異による持続性新生児甲状腺機能亢進症
4. 下垂体性甲状腺ホルモン不応症

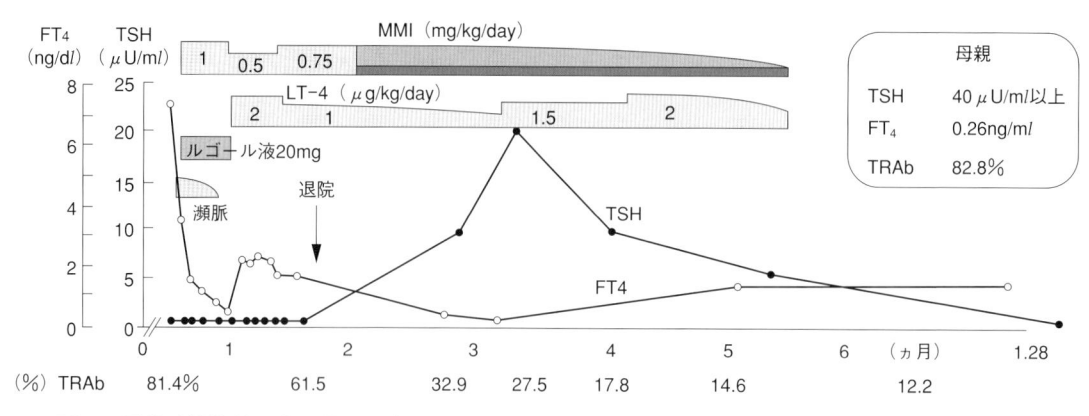

図 1. 甲状腺機能低下症を伴った自己免疫性甲状腺炎の母親から生まれた、遅発性の新生児甲状腺機能亢進症の経過図

在胎 34 週、生下時体重 1,794 g。生後 12 日目より頻脈が出現、甲状腺機能亢進症の診断で治療された。母親は機能低下症で治療を受けていた。

1. 母親より経胎盤的に移行した TSH 受容体抗体による一過性甲状腺機能亢進症

❶甲状腺機能亢進症の母親より経胎盤的に移行した TSH 受容体抗体

最も一般的な病型である。母親の多くは強い TSH 受容体抗体(TRAb)活性を有している[1]。TBII 活性 70％以上、TSAb 活性 500％以上のときに発症の可能性が考えられる。妊娠中の母親の治療状態にもよるが、日齢 5 日頃より症状を現す。妊娠中の母親の抗体活性で児の予後を予測する試みもあるが、治療により抗体活性は容易に変化するので、必ずしも確実な方法はない[1]。TSH 受容体阻害抗体による一過性甲状腺機能低下症の場合、抗体活性により確実に児の予後を予測することができるのと大きな違いである[6]。

❷甲状腺機能低下症の自己免疫性甲状腺疾患の母親より経胎盤的に移行した TSH 受容体抗体による遅発性新生児甲状腺機能亢進症

前述の①の機序によるものと比較すると、その頻度は著しく低い。自己免疫性甲状腺炎で甲状腺機能低下症で治療を受けている母親より出生した児が、やや遅れて甲状腺機能亢進症を発症する[7]。メモ 1 に示すように、自己免疫甲状腺疾患を有する母親の血清中には TSH 受容体刺激抗体、刺激阻害抗体などが混在している。母親の抗体活性は総和として甲状腺機能低下症になっているが、児に移行した抗体はその抗体活性が減衰してくる過程で、阻害活性がより早く活性を失い、結果として相対的に刺激抗体が強くなり遅発性に甲状腺機能亢進症を呈すると考えられる[7]。図 1 にわれわれが経験した症例の臨床経過を示す[8]。

2. 新生児一過性甲状腺中毒症

妊娠後期に母親が未治療、ないしコントロール不良の場合、母親から T_4 が児に移行して、

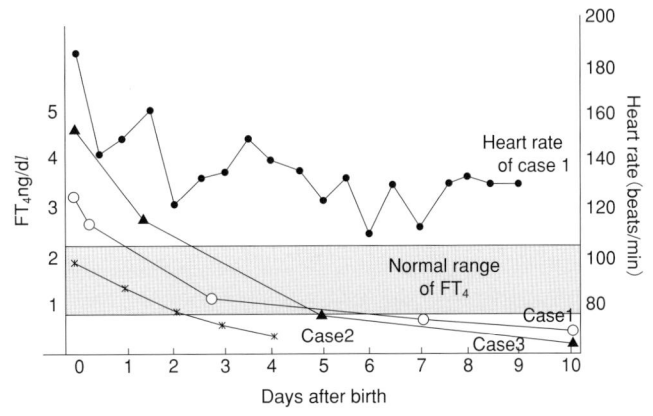

図 2. 新生児一過性甲状腺中毒症の経過

症例1は未治療バセドウ病で、甲状腺クリーゼの母親より緊急帝王切開で娩出した。出生時より多呼吸、頻脈を認め、直ちにルゴールなどで治療された。母親の甲状腺機能は FT$_4$ 5.4 ng/dl、TSH 0.005 μU/ml＞、TRAb 38.6％、臍帯血 FT$_4$ 3.1 ng/dl、TSH 0.005 μU/ml＞、TRAb 20.7％、TSAb 164％であった。日齢7には中枢性甲状腺機能低下症に陥り、L-T$_4$治療が開始された。症例2は文献9)、症例3は文献16)の症例を図示した。症例1～3のFT$_4$の半減期の平均は 49.6（40.8～55.2）時間であった。

出生時一過性に甲状腺機能亢進症の症状を呈する症例がある。図2にその臨床経過、FT$_4$値の推移を示した。出生時に頻脈、多呼吸、心不全の症状を認めるが、治療の有無にかかわらず日齢4日目頃より一過性中枢性甲状腺機能低下症に陥る。この病態は3ヵ月ほど続くので、診断後直ちにL-T$_4$の治療が必要である[9]。この病態をきたす母親の抗体はTRAb活性に関係なく、TSAb活性が弱いことである[1,9]。この病態は最近ヨーロッパからも報告された[10,11]。

3. TSH受容体遺伝子の機能獲得性遺伝子変異による持続性新生児甲状腺機能亢進症

体細胞機能獲得性遺伝子変異(somatic-activating tyrotropin receptor mutation)は非免疫性機能性甲状腺腺腫(Plummer病)の原因である。胚細胞機能獲得性遺伝子変異(germline-activating tyrotropin receptor mutation)は非免疫性家族性甲状腺機能亢進症の病因であることが明らかになった[2-5]。発症年齢は新生時期から成人まで広く分布し、その遺伝形式は常染色体性優性遺伝形式を呈する[2-5]。

4. 下垂体性甲状腺ホルモン不応症による新生児甲状腺機能亢進症

下垂体性甲状腺ホルモン不応症のため、正常のnegative-feedbackが働かず、TSH過剰分泌による甲状腺機能亢進症を呈する稀な疾患である[12]。

2 新生児甲状腺機能亢進症の症状

最も一般的な甲状腺機能亢進症の母親より経胎盤的に移行したTSH受容体抗体による一過性甲状腺機能亢進症を中心に述べる。本症は妊娠後期の母親血清TSH受容体抗体活性の強い母親から産まれた新生児に発症する。

1. 母親が抗甲状腺薬治療中の症例

通常は抗甲状腺薬を服用しているので、その薬物の半減期と刺激抗体の半減期の違いにより、日齢4〜5日頃に発症する。抗体活性の強い母親からの児は出生時しばしば眼窩の浮腫、眼球突出、甲状腺腫を認める(図3)。出生時は甲状腺機能低下症に陥っていることがあるが、日齢4〜5日頃からFT₄値は上昇し、頻脈、易刺激性次いで心不全の症状が出現してくる。低出生体重児の頻度が高く[13]、また低出生体重児の中に新生児甲状腺機能亢進症が存在することがあり、診断が難しい症例もある[14]。不適切の治療で骨成熟が促進し、頭蓋骨早期癒合(cranial synostosis)をきたすことがある。

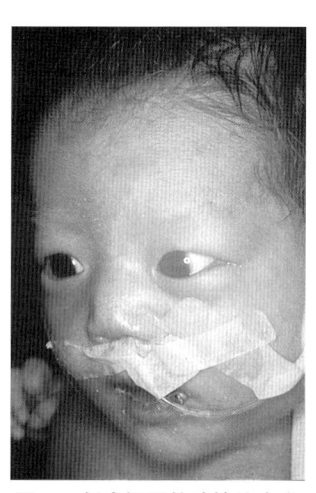

図 3. 新生児甲状腺機能亢進症の顔貌
眼窩の浮腫、軽度眼球突出を認める。

> **・メモ3・** craniosinostosis
> 新生児期に甲状腺機能亢進症が持続すると、化骨が促進して頭蓋骨縫合が早期に閉鎖してしまう。その結果、小頭症になり脳の発育が阻害される。治療のためには骨縫合を外科的に解離させることが必要になる。

2. 母親が未治療の場合

妊娠後期に発症、再発して、主治医が気がつかなかった場合と甲状腺亜全摘手術、¹³¹I療法を受けて母親の甲状腺機能が正常に維持されている場合がある。特に後者でTSH受容体抗体活性が強い場合は胎児期に甲状腺機能亢進症を発症することがあり非常に危険である[15]。胎児期に発症し、頻脈、心不全、胎児死亡に陥ることがある。また、多くは低出生体重児で、新生児早期に既に甲状腺機能亢進症の症状を呈している[14]。頻脈、心電図異常、心拡大、肝脾腫などを伴う。抗甲状腺薬で治療をすると、甲状腺機能低下症に陥り、これは中枢性甲状腺機能低下症の病態をとり、回復に3ヵ月くらい、時にはそれ以上の期間にわたり治療を要する症例がある[15)16]。胎児、新生時期の間脳-下垂体系の抑制が3ヵ月くらい継続すると考えられる。適切なL-T₄の補充が必要である。

3. その他の病因による本症の症状

　母親の治療の有無にかかわらず、極低出生体重児の新生児甲状腺機能亢進症の症状はしばしば見逃されることがあるので注意が必要である[14]。TBII 活性の強い甲状腺機能低下症の母親の妊娠には一過性甲状腺機能低下症の発症の可能性が強いが[6]、時には生後 2〜3 週以降に甲状腺機能亢進症の症状を呈する症例がある。TRAb の抗体活性の特性によると考えられる。TSH 受容体 gain-of-function mutation による新生児は家族性の集積があること、永続性であることが特徴で、新生時期の甲状腺腫を認める[2)-5)]。下垂体性甲状腺ホルモン不応症の場合、TSH 高値に伴う甲状腺機能亢進症である[12]。

3 新生児甲状腺機能亢進症の治療

　甲状腺機能の亢進症症状ならびに心不全の治療が中心になる。

1. 新生児甲状腺機能亢進症の治療

　最も速効性の薬物は無機ヨード(ルゴール®液)である。4〜5 滴(無機ヨードとして 30〜40 mg)を 1 日 3 回投与する。最も簡単な効果判定は安静時の脈拍数である。無機ヨード療法にはエスケープ現象といい、治療効果が薄れることがある。この場合、抗甲状腺薬であるプロピルチオウラシル(PTU)(5 mg/kg)、メルカゾール® (0.5 mg/kg)を用いる。症状により漸増、正常化すれば漸減する。新生時期は脳の分化に甲状腺ホルモンを必要とする時期なので、機能低下状態に陥れば、直ちに L-T$_4$を補充する。通常 3 ヵ月くらいの治療が必要である(図 4)。

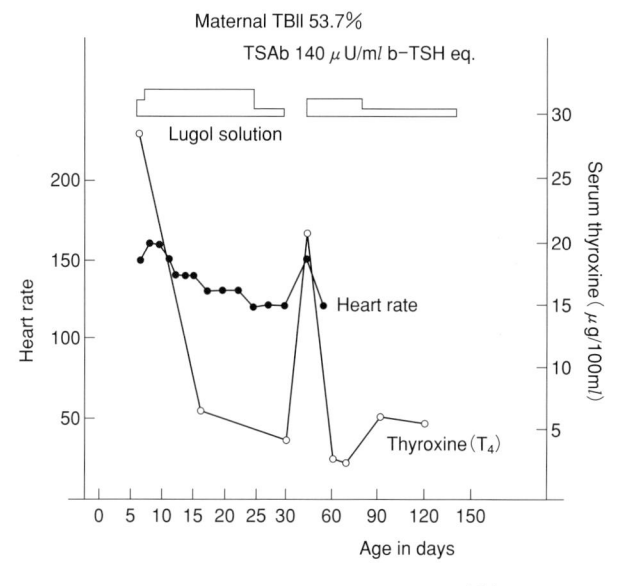

図 4. 新生児甲状腺機能亢進症の臨床経過

日齢 30 日で治療を中止したが再発をみている。血清の TRAb 活性が低下しても、3 ヵ月くらいの治療が必要である。

母親が未治療の場合、母親のTRAb活性が高い場合、新生児早期から甲状腺機能亢進症の症状、検査所見を示す。治療薬は前述のものと同じである。また、未治療の母親から生まれる場合、低出生体重児の割合が高い[13]-[15]。この場合、甲状腺機能低下症に陥ると、3ヵ月くらいの長期にわたり中枢性甲状腺機能低下症の病態が続く。血清FT$_4$が1.0 ng/dl以下に低下した場合、TSHが上昇してこない状態でも直ちにL-T$_4$を補充することが必要である[9][16]。

2. 心不全に対する治療

酸素投与、βブロッカー(Inderal 1 mg/kg)、強心剤を併用する。

3. その他の病因による本症の治療

TSH受容体遺伝子異常の治療にも抗甲状腺薬、D-thyroxineの薬物治療が有効であったと報告されている[12][17]。しかし、治療は長期に及び、怠薬により甲状腺機能亢進症が再燃する。この状態が続くと、甲状腺腫、特に多発性の結節を伴った甲状腺腫が出現する。この場合、甲状腺亜全摘または^{131}I療法が行われる。

4　新生児甲状腺機能亢進症の予後

母親が治療を受けている症例の治療、予後は悪くない。3ヵ月ほどの治療で症状は消失し、再発はない。craniosinostosis、小頭症に注意して経過を見る。

未治療の母親またはTSH受容体遺伝子異常による症例は胎児期から発症し、時に胎児死亡の原因となる。胎児期からの化骨促進の結果、craniosinostosis、小頭症をきたし精神運動発達遅滞をきたすことが報告されている。

■おわりに

バセドウ病、慢性甲状腺炎は共に女性に多い疾患であり、妊娠する機会も多い。妊娠中の母親の甲状腺機能低下症が児の知的発達に影響するとの報告が行われた[18][19]。これは母親からのT$_4$の経胎盤移行が胎児・新生児の中枢性神経系の分化に重要であることを明らかにしたものである。妊娠期間中、血清FT$_4$値を正常の上半分以上(1.5 ng/dl以上)に保つことが必要である。妊娠に伴う多様な症状が、甲状腺機能異常と混同され、未治療で放置されていることも多い。妊婦甲状腺機能異常のスクリーニングの普及が望まれる。

(松浦信夫)

◆文献

1) Matsuura N, Konishi J, Fujieda K, et al：TSH-receptor antibodies in mothers with Graves' disease and outcome in their offspring. Lancet 1：14-17, 1988.
2) Paschke R, Ludgate M：The throtropin receptor in thyroid disease. N Engl J med 337：1675-1681, 1997.
3) Krohn K, Fuhrer D, Holzapfel HP, et al：Clonal origin of toxic thyroid nodules with constitutively activating thyrotropin receptor mutations. J Clin Endocrinol metab 83：130-134, 1998.
4) Khoo DHC, Parma J, Rajasoorya C, et al：A germline mutation of the tyropropin receptor gene associated with thyrotoxicosis and mitral valve prolapse in a chinese family. J Clin Endocrinol Metab 84：1459-1462, 1999.
5) Tonacchera M, Agretti P, Rosellini V, et al：Sporadic nonautoimmune congenital hyperthyroidism due to a strong activating mutation of the thyropropin receptor gene. Thyroid 10：859-863, 2000.
6) Matsuura N, Konishi J, Harada S, et al：The prediction of thyroid function in infants born to mothers with chronic thyroiditis. Endocrinol Japon 36(6)：865-871, 1989.
7) Zakarija M, McKenzie JM, Hoffman WH：Prediction and therapy of intrauterine and late-onset neonatal hyperthyroidism. J Clin Endocrinl metab 62：368-371, 1986.
8) 松浦信夫，柴山啓子，横田行史，ほか：甲状腺機能低下症の母親から生まれた遅発性新生児甲状腺機能亢進症の1例．日本内分泌学会雑誌 77：245, 2001.
9) Matsuura N, Harada S, Ohyama Y, et al：The mechanism of transient hypothyroxinemia in infants born to mothers with Graves' disease. Pediatr Res 42：214-218, 1997.
10) Kempers MJ, van Tijn DA, van Trotsenburg AS, et al：Central congenital hypothyroidism due to gestational hyperthyroidism；detection where prevention fail. J Clin Endocrinol Metab 88：5851-5857, 2003.
11) Kempers MJ, van Trotsenburg AS, van Tijn DA, et al：Loss of integrity of thyroid morphology and function in children born to mothers with inadequately treated Graves' disease. J Clin Endocrinol Metab 92：2984-2991, 2007.
12) Blair JC, Mohan U, Larcher VF, et al：Neonatal thyrotoxicosis and maternal infertility in thyroid hormone resistance due to a mutaion in the TRβ gene(M313T). Clin Endocrinol 57：405-409, 2002.
13) Phoojaroenchananachai M, Sriussadaporn S, Peerapatdit T, et al：Effect of maternal hyperthyroidism during pregnancy on the risk of neonatal low birth weight. Clin Endocrinol 54：365-370, 2001.
14) Smith C, Thomasett M, Choong C, et al：Congenital thyrotoxicosis in premature infants. Clin Endocrinol 54：371-376, 2001.
15) Wallace C, Couch R, Ginsberg J：Fetal thyrotoxicosis；A case report and recommendations for prediction, diagnosis, and treatment. Thyroid 5：125-128, 1995.
16) Hashimoto H, Maruyama H, Koshido R, et al：Central hypothyroidism resulting from pituitary suppression and peripheral thyrotoxicosis in a premature infant born to mother with Graves' disease. J Pediatr 127：809-811, 1995.
17) Dorey F, Strauch G, Gayno JP：Thyrotoxicosis due to pituitary resistance to thyroid hormones, successful control with D-thyroxine；A study in three patients. Clin Endocrinol 32：221-228, 1990.
18) Matsuura N, Konishi J：Transient hypothyroidism in infants born to mothers with chronic thyroiditis-A nationwide study of twenty-three cases. Endocrinol Japon 37：369-379, 1990.
19) Haddow JE, Polomaki GE, Allan WC, et al：Maternal thyroid deficiency during pregnancy and subsequent neuropsychological development of the child. N Engl J Med 341：549-555, 1999.

12 小児バセドウ病の特徴

1 疫学

小児バセドウ病は成人発症例の5%以下と比較的稀であり、1年間あたり小児のおよそ10万人に0.8人の割合で発症する[1]。多くは11〜15歳の思春期前後に発症する。思春期前後の男女比は成人と変わらず、圧倒的に女性に多いが、低年齢になるほど性差は少なくなる。就学前の幼児での発症は稀であるが、乳幼児期の発症例も時にみられる[2]。

2 病因・病態

小児期発症のバセドウ病においてもその病因・病態は成人発症のものと違いはないと考えられる。

3 診断・鑑別診断

診断方法は成人と同じである。①びまん性の甲状腺腫大(触診ないし超音波検査により確認する)に、②甲状腺機能亢進症状を伴い、③FT_3、FT_4の高値、TSHの抑制を認め、④抗TSH受容体抗体(TRAb、TBII)ないし甲状腺刺激抗体(TSAb)が陽性であれば本症と確定する[3,4]。診断時、抗TSH受容体抗体(ブタTSH受容体を用いたradioreceptor assay)と甲状腺刺激抗体(CHO細胞にヒトTSH受容体を発現させた系を用いたbioassay)では陽性率に差はなく、陰性のものも10%程度存在する[5]が、ヒトリコンビナントTSH受容体を用いた第二世代のTRAb測定(DYNOtest TRAb Humanキット「ヤマサ」)では陽性率が上がる[6]。

低年齢発症のびまん性甲状腺腫を伴った甲状腺機能亢進症で甲状腺自己抗体が陰性の場合、TSH受容体[7,8]あるいはTSH受容体とカップリングし細胞内シグナル伝達に介在するGsα蛋白[9]の活性型変異による甲状腺機能亢進症を鑑別する必要がある。TSH受容体の活性型変異は胚細胞変異に由来する常染色体優性遺伝で、Gsα蛋白の活性型変異はMcCune-Albright症候群に伴う体細胞変異によるものが報告されている。Gsα蛋白変異によるものは結節性腫大であることが多い。これらの病態では抗甲状腺薬が有効であるが、甲状腺機能亢進症は永続的であるので手術や放射性ヨード治療による甲状腺の廃絶治療を選択し甲状腺薬の補充をする。

4 症状の特徴

1. 甲状腺ホルモン過剰による症状と所見

甲状腺機能亢進症(甲状腺ホルモン自体の過剰に由来するもの)による臨床症状は、成人のものと共通する[3)4)](**図1**)。小児期に特徴的なのは、精神神経症状が目立つことが多いことである。情緒不安、落ち着きがなくなり、学業成績の低下などがみられる。甲状腺腫の大きくないものでは診断されるまでに時間がかかることがあり、多動、情緒不安定のために問題児扱いされていたり、注意欠陥/多動性障害(ADHD)と誤られることもある。甲状腺機能の正常化により症状は改善する。

2. 発達への影響

3歳以前の発症例は非常に稀であるが、2歳未満発症の甲状腺機能亢進症では無治療の場合、言語発達遅滞から重症の精神運動発達遅滞、頭蓋早期癒合症が認められたと報告されている[2)]。治療後、これらの神経発達は改善傾向となるが精神発達遅滞を残すことがあり注意が必要である。

3. 成長への影響

甲状腺ホルモンは骨代謝を促進するため、思春期前発症のバセドウ病では成長加速が認

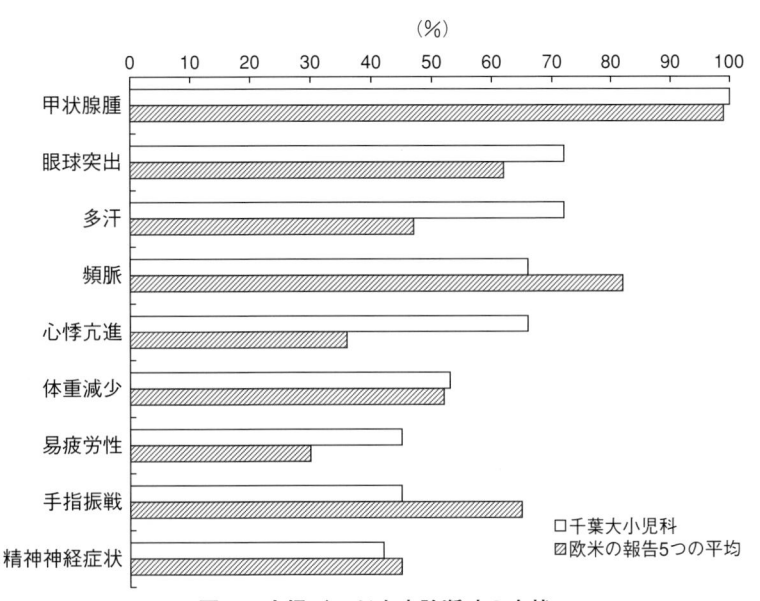

図1. 小児バセドウ病診断時の症状
(Segni M, et al: Special features of Graves' disease in early childhood. Thyroid 9, 1999 による)

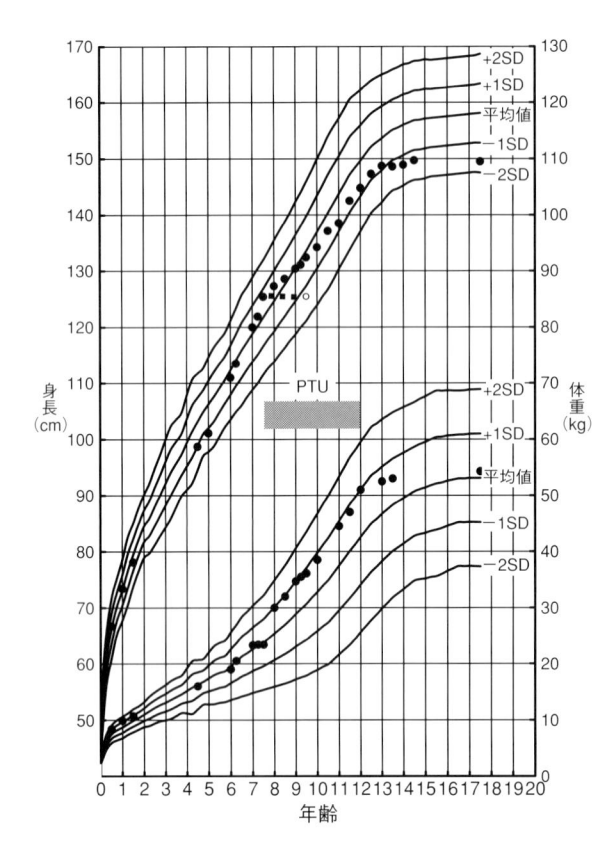

図 2. 小児バセドウ病と成長
7歳6ヵ月時診断されたバセドウ病の1女児例の成長曲線を示す。問診では6歳頃より、落ち着きがない、下痢、多飲、振戦、眼球突出を認めていたというが、身長は5歳時平均値より標準偏差1個分低かったものが(−1SD)、6歳時にはほぼ平均値に達している。症状に気づかれる半年前には潜在性甲状腺機能亢進症が存在していたことを示唆する。7歳6ヵ月診断時、身長は＋0.8SDであるが、骨年齢は促進し9歳6ヵ月であり9歳6ヵ月女児の身長としてみると−1.2SDである(図中○)。治療により甲状腺機能正常となり、成長率は低下している(治療期間を網かけバーで示す)。11歳より二次性徴を認め成長率は改善したものの、成長期のスパートはあまり目立たず、12歳6ヵ月で初経を認めている。成人身長は−1.5SD程度となっている。体重は7歳までは増加しているが、7歳以降は治療されるまで体重は横ばいである。治療による甲状腺機能の正常化に伴い、6ヵ月間で一気に標準体重を超え、肥満傾向となっている。

められ身長はやや大きくなる。しかし、骨端軟骨(成長板軟骨)の成熟も促進するため、骨年齢は身長相当であり、成人身長を高くすることはない[10]。**図2**に小児バセドウ病女児例の成長曲線を示す。甲状腺機能亢進症に伴い、成長加速が認められるが骨成熟は骨年齢で2年進行している。治療により生理的なcatch-down現象がみられ、成長率は年齢に比して一時的に低下する。また、甲状腺ホルモン過剰状態では骨吸収が骨形成を上回るため、骨量減少・骨粗鬆症が問題となる。思春期後20歳頃までは最大骨量(peak bone mass)獲得の重要な時期であり、この年齢での甲状腺機能亢進症は将来の骨粗鬆症の重大なリスクになると考えられる。

4．性発達への影響

思春期前に発症した場合、二次性徴は遅延する傾向にある[10]。また、初経発来後には、二次性無月経となることがある。

5．バセドウ病眼症

診断時、眼球突出症は60〜70％に認める(**図1**)。小児バセドウ病において特異的治療を要する眼症はほとんどない[10)-13)]。16歳以下のバセドウ病において約63％に眼症を認めたが、視覚機能に障害を認めたものは1例もなかった[13)]。バセドウ病眼症は交感神経活動亢

進による症状と眼窩内組織の変化によるものに分けられる。前者は甲状腺機能の正常化により消失するが、後者のうち炎症性の変化は改善するが器質的変化は改善しない[11]。結果として小児バセドウ病に伴う眼症は治療による甲状腺機能の正常化に伴い、やや改善するかほとんど進行しない。小児で悪性眼突出症をみることがない理由は明らかでない。

5 治療

1. 治療の選択

現在、日本での小児バセドウ病に対する治療の第一選択は抗甲状腺薬による内科的治療法である。抗甲状腺薬による治療を継続することが困難な場合に限り、甲状腺亜全摘ないし全摘、放射性ヨードによる治療を選択することが一般的である。一方、米国においては、成人バセドウ病に対して放射性ヨードによる治療が主流であり、小児に対しての適応も拡大されつつある[14]。その理由は、①抗甲状腺薬内服による寛解(薬物投与中止可能となること)率が低く、寛解後も再発のリスクがあること、②医療経済上の理由(安価であること、熟練した外科医を必要としない)からである。しかし、日本においては成人においてすら放射線に対する抵抗感が強いためにまだ一般的でなく、小児において放射性ヨード治療を選択することはあまりない。

外科的治療ないし放射線治療による甲状腺破壊を選択する場合の到達目標をどこにおくかが問題である。すなわち、再発のないことを目標とする場合、甲状腺全摘ないし甲状腺破壊に十分な量の放射性ヨードにより甲状腺組織の廃絶を目指す。甲状腺機能低下は必発であり、甲状腺ホルモンの内服による補充を一生必要とする。一方、甲状腺ホルモンの補充療法なしに寛解を望む場合には、甲状腺亜全摘ないしやや少なめに調節された量の放射性ヨードによる治療を選択するが、この場合にも、機能低下となることがあり、再発、甲状腺癌や腺腫の発症のリスクも残る。

2. 具体的治療方法

❶生活・食事指導

甲状腺中毒症状のみられる場合、入院治療を原則とする。安静とし、食事は高カロリー高蛋白とする。ヨード過剰摂取は薬物治療の効果を減弱させる可能性があるのでヨードを多く含む食物(のり、海草類)の摂取は多くならないようにする。症状が軽快したら、通院治療とし通学は許可するが、体育や運動は見学とする。長時間の入浴は避け、睡眠を十分とるよう指導する。FT_3、FT_4が正常化したら運動制限は徐々に解除し、普通の生活強度に戻す。食事も普通のものに戻していくが、中には肥満となる症例もあるので標準体重を超えることのないよう指導する。

❷薬物治療

 小児の場合、前述の如く第一選択は抗甲状腺薬による薬物療法である。抗甲状腺薬によって87〜100%が甲状腺機能を正常化できる。本邦においてはメチマゾール[MMI、メルカゾール錠®(5mg)]、あるいはプロピルチオウラシル[PTU、チウラジール®(錠50mg)、プロパジール®(錠50mg)]が使用可能である。それぞれの長所、短所については成人のものと変わらない。いずれの薬剤を用いるかについては特に大きな差はないが、最近PTUによる抗好中球細胞質抗体(antineutrophil cytoplasmic antibody；ANCA)関連疾患が副作用として報告され、小児においてもPTU治療中のバセドウ病ではMPO-ANCA陽性率が高く[15]、MMIを第一選択とすることが望ましいと考えられる。

 初期量はMMIでは1日0.5〜1.0mg/kg、PTUでは5〜10mg/kgである。初期治療では1日分を3分割して内服させる。最大量は成人ガイドラインに準じてそれぞれ30mg、300mgとするが、時にそれ以上を必要とする症例もある。甲状腺腫の大きいものでは、多めの量で開始するとよい。既に甲状腺濾胞細胞内に蓄積された甲状腺ホルモンの放出を阻害する効果はないため、十分な作用発現まで4〜6週間を要する。心血管症状が強い場合には、成人の場合と同様βブロッカーを併用するが、小児では必要となることは少ない。塩酸プロプラノロール(インデラール®ほか)1日0.5〜2.0mg/kgを3分割して投与する。

 4〜6週後に血清FT_3、FT_4が正常域に入ってくるので抗甲状腺薬を初期量の1/2〜2/3に減量する。血清TSH値の正常化はやや遅れる。以後はTSHが高値とならない(機能低下にしない)ように薬剤を減量し、維持量とする。維持量は初期量の1/6〜1/3であり、1日1錠ないし2錠に相当する。維持量で内服するときには1日1回の内服でよい。甲状腺腫の大きな症例では、抗甲状腺薬の減量により甲状腺機能亢進症の悪化がみられることが多いため慎重に減量する。血清TSHが上昇傾向となったら、抗甲状腺薬を減量せず、甲状腺薬[チラーヂンS®(散0.01%、錠0.025mg/0.05mg/0.1mg)]を1日1回25〜50μgより併用するとコントロールしやすい。また、成長途中にある小児では甲状腺機能低下症は成長障害の原因となるので注意が必要である。

 抗甲状腺薬の副作用については小児特有のものはない。**表1**にその発現頻度を示す[14]。副作用を認めた場合は、軽度のものでは経過観察ないし抗甲状腺薬の種類の変更で対応可能であるが、無顆粒球症などの重篤なものでは抗甲状腺薬による治療をあきらめなくてはならない。

 寛解および薬剤中止基準については成人バセドウ病と変わらないが、成人と比べ長めの投与期間とすることが多い。中止後1年間は再発の頻度が高くなるため、中止時期は受験や就職などのタイミングも考慮して決める。

❸甲状腺摘除術

 薬物療法において継続不可能となる重大な副作用の発現時、薬剤服用が困難(著しい怠薬を含む)である場合、頻回再発例などに適応になる。手術に伴う合併症と頻度を**表2**に

表 1. 小児バセドウ病(500例以上)における抗甲状腺薬の副作用と頻度

副作用	頻度(%)
肝逸脱酵素の軽度上昇	28
軽度白血球減少(2,500〜4,000/mm³)	25
発疹	9
顆粒球減少(1,000/mm³以下)	4.5
関節炎	2.4
嘔気	1.1
無顆粒球症	0.4
肝炎	0.4
味覚喪失	稀
トロンビン減少	稀
血小板減少	稀
再生不良性貧血	稀
ネフローゼ症候群	稀
死亡	稀

(文献14)による)

表 2. 小児バセドウ病(2,000例以上)における甲状腺摘除術の合併症と頻度

合併症	頻度(%)
疼痛	100
一過性低カルシウム血症	10
ケロイド	2.8
永続性副甲状腺機能低下症	2
声帯麻痺	2
一過性の嗄声	1
一時的気管切開	0.7
出血/血腫	0.2
死亡	0.08

(文献14)による)

示す[14]。合併症の頻度は手技の技能によるため、熟練した甲状腺外科専門医に依頼することが望ましい。亜全摘と全摘で合併症の頻度は変わらない。亜全摘は甲状腺機能を正常に保ち甲状腺薬の補充を必要としないことを期待して行うのであるが、60%は機能低下となり、甲状腺組織が残存している限り再発(10〜15%)および甲状腺癌、甲状腺腺腫の発症の可能性が残る[14]。全摘の場合にはこれらのリスクはほとんどなくなるが、甲状腺薬の内服は一生涯続けなくてはならなくなる。

また、非常に大きな甲状腺腫(80 g 以上)では、外科的治療がほかの治療法に優ると考えられる[14]。

❹放射性ヨード(^{131}I)治療

小児の適応について慎重とするべき理由は、甲状腺癌の発症リスクの問題、生殖腺への長期影響が不明であることによる。甲状腺癌のリスクに関しては、もともとバセドウ病では発癌リスクが高く、放射性ヨード(^{131}I)治療したものはむしろ抗甲状腺薬で治療したものと比較して癌発症率は1/5に低下する。これは、残存甲状腺組織に比例するものと考えられている。但し、小児におけるこうしたデータは不足しており、小児バセドウ病に対する放射性ヨード治療で発癌リスクがあがる証拠はない。Rivkeesらはチェルノブイリ原発事故における放射線外照射による(^{131}I の影響だけではないが)発癌のデータなどから理論的には5歳未満では発癌リスクが高くなるであろうと考えているが、10歳以上の小児においては第一選択として考えてもよいとしている[14]。また生殖腺への影響では、思春期までに放射性ヨード治療を受けた患者370例(うち77例は小児期の治療)に後に出生した児に奇形の発症率は高くならなかった[14]。

成人では放射性ヨード治療により眼症が悪化する可能性が指摘されているが、小児バセドウ病においてはもともと眼症の程度が軽く、薬物治療、外科治療、放射線治療のいずれを選択しても眼症の悪化するものはごくわずかである。

6 長期予後

　抗甲状腺薬による薬物治療において薬物投与を中止できる状態を寛解とする。大部分の再発は抗甲状腺薬中止後1年以内に起こるが、そのあとも甲状腺組織が残存している限りいつでも起こりうる。

　Rivkeesらの文献的検討[14]では、小児期での抗甲状腺薬内服による寛解率は長期治療後であっても30～40％である。若年発症のものほど寛解になりにくく、再発率も高い。Shulmanらの検討[12]では治療中止1年後の寛解率は思春期前発症では平均約6年間の抗甲状腺薬治療後で17％、思春期発症のものでは平均約3年の治療後で30％であったと報告している。また、寛解までの時間も前者では8年、後者では4年であった。

　甲状腺破壊的治療により甲状腺薬補充を行っている症例はもちろんのこと、甲状腺機能正常に保たれているものでも再発、機能低下、腫瘍の発生の可能性があり、定期的にフォローしていくことが望ましい。

（皆川真規、河野陽一）

◆文献

1) Perrild H, Brock-Jacobsen B：Thyrotoxicosis in childhood. Eur J Endocrinol 134：678-679, 1996.
2) Segni M, Leonardi E, Mazzoncini B, et al：Special features of Graves'disease in early childhood. Thyroid 9：871-877, 1999.
3) 新美仁男：甲状腺機能亢進症. 外来診療, 小児甲状腺疾患, pp72-80, ヒューマンティワイ, 東京, 1990.
4) 前坂機江：Basedow病. 小児内科 30：921-926, 1998.
5) Botero D, Brown RS：Bioassay ot the thyrotropin receptor antibodies with Chinese hamster ovary cells transfected with recombinant human thyrotropin receptor；Clinical utility in children and adolescents with Graves' disease. J Pediatr 132：612-618, 1998.
6) 小森明日香, 地曳和子, 山口伸之, ほか：ヒトrecombinant TSHレセプターを用いたTRAb測定キットの基礎的ならびに臨床的検討. 医学と薬学 46：563-570, 2001.
7) Polak M：Hyperthyroidism in early infancy；pathogenesis, clinical features and diagnosis with a focus on neonatal hyperthyroidism. Thyroid 8：1171-1177, 1998.
8) Duprez L, Parma J, Van Sande J, et al：Germline mutations in the thyrotropin receptor gene cause non-autoimmune autosomal dominant hyperthyroidism. Nat Genet 7：396-401, 1994.
9) Weinstein LS, Shenker A, Gejman PV, et al：Activating mutations of the stimulatory G protein in the McCune-Albright syndrome. N Engl J Med 325(24)：1688-1695, 1991.
10) Brown RS：The thyroid gland. Clinical Pediatric Endocrinology, 4th ed, Brook CGD, Hindmarsh PC (eds), pp288-323, Blackwell Science Ltd, Oxford, 2001.
11) Fisher DA：Thyroid disorders in childhood and adolescence. Pediatric Endocrinology, 2nd ed, Sperling MA(eds), pp187-209, Saunders, Philadelphia, 2002.
12) Shulman DI, Muhar I, Jorgensen EV, et al：Autoimune hyperthyroidism in prepubertal children and adolescents；comparison of clinical and biochemical features at diagnosis and responses to medical therapy. Thyroid 7：755-760, 1997.
13) Chan W, Wong GW, Fan DS, et al：Ophthalmopathy in childhood Graves' disease. Br J Ophthalmol

　　　 86：740-742, 2002.
14)　Rivkees SA, Sklar C, Freemark M：The management of Graves' disease in children, with special emphasis on radioiodine treatment. J Clin Endocrinol Metab 83：3767-3776, 1998.
15)　Sato H, Hattori M, Fujieda M, et al：High prevalence of antineutrophil cytoplasmic antibody positivity in childhood onset Graves' disease treated with propylthiouracil. J Clin Endocrinol Metab 85：4270-4273, 2000.

13 高齢者のバセドウ病の特徴

1 高齢者バセドウ病の頻度

　長い間バセドウ(Basedow)病は20歳代後半〜30歳代前半に最も多い疾患とされていた。その事実に変わりはないものの、少子高齢化社会の到来により日本人の年齢別人口分布が変化すると、臨床現場で遭遇する未治療バセドウ病患者の年齢は当然高くなることになる。2001年4月〜2003年3月までの2年間で、当院で新たに診断されたバセドウ病の年齢分布を図1に示すように、その半数は40歳以上であり、60歳以上が12％を占めている。また、年齢別発症率とは異なるが、バセドウ病の中には完治せず、薬の服用を続けなければならない患者もかなりおり、これらの患者がそのまま高齢者層に移行してくることも考えておかなければならない。

2 高齢者バセドウ病の臨床症状

　高齢者のバセドウ病は若い患者に比べて、典型的な症状に乏しく見逃されやすくmasked hyperthyroidismと呼ばれたこともある。心房細動を中心とした心臓の症状のみが前面に出ることもある。またapathetic hyperthyroidismという表現もあり、若い患者が興奮性、活動性が高いのに対し、衰弱した印象を受ける場合をいう。病勢は比較的おとなしいことが多く、Tc-99mの甲状腺取り込み率を調べても、高齢者のバセドウ病では取り込み率が異常に高い症例はほとんどない[1]。表1に典型的症状と高齢者の症状の違いを示す[2]。しかし、高齢のバセドウ病患者が常にそのような臨床症状を呈するわけではないので注意が必要である。ここで症例を示す。

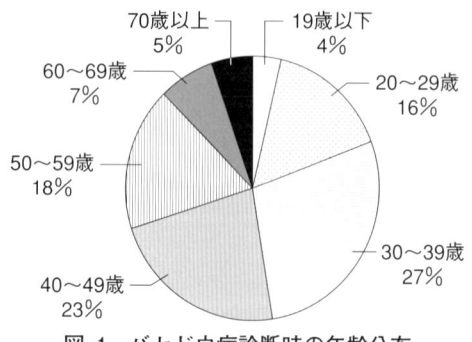

図 1. バセドウ病診断時の年齢分布

- 19歳以下 4%
- 20〜29歳 16%
- 30〜39歳 27%
- 40〜49歳 23%
- 50〜59歳 18%
- 60〜69歳 7%
- 70歳以上 5%

表 1. 高齢者バセドウ病の特徴

臓器	典型的症状	高齢者の症状
神経系	神経質、不眠、イライラ	無気力、倦怠
骨格筋	振戦	筋力低下
消化器	下痢、空腹感	便秘、食欲不振、体重減少
循環器	頻脈、動悸	狭心症、心不全、心房細動
眼	眼球突出	なし
甲状腺	甲状腺腫	なし
皮膚	局所性粘液水腫	なし

(文献2)より改変)

❶症例：69歳　女性

高血圧で通院中。

1年前の定期検査で総コレステロール：195 mg/dl

- 5ヵ月前に疲労しやすいとの訴えあり。
- このとき、随時血糖：160 mg/dl、HbA1c：5.4%、総コレステロール：140 mg/dl、血圧：143/81 mmHg
- 2ヵ月前から両下肢の浮腫が出現、胸部X線で異常なし。
- 随時血糖：210 mg/dl もHbA1c：5.4%
- この頃から動悸の訴えあり徐々にひどくなる。
- 1ヵ月前、下肢の浮腫増強
- 自転車で転倒して左側頭部打撲、皮下血腫で外科病院入院
- 脈：100回/分
- ECG洞性頻脈
- 入院中8kgの体重減少。1週間ほどで退院。
- 生化学データ総蛋白：6.3 g/dl、アルブミン：3.8 mg/dl、GOT：42、GPT：36、CK：62、総ビリルビン：0.8、ALP：354、LDH：316、γ-GTP：57、UA：5.1、FBS：97
- 診断2週間前、朝より様子が変と家族からの連絡。口を半開きの状態で朦朧とし、体幹の感覚鈍麻を訴え、手指振戦を認める。
- 血圧：143/70 mmHg、脈：107回/分
- 下肢の浮腫が増強していた。
- ここに至って、甲状腺ホルモンを測定したところ、TSH：0.002 μU/ml 以下、FT3：20 pg/ml 以上、FT4：12.0 ng/dl 以上、TSH受容体抗体：87.6%、内分泌内科を紹介される。
- 受診時落ち着きなく、イライラした様子。手指振戦を認める。
- 甲状腺腫なし、眼球突出なし。

・注意点・　この症例では、動悸を自覚するよりもずっと早く、疲れやすいと訴えて、総コレステロールが低下している。この段階で甲状腺機能を測定していれば、診断できたと思われる。

　バセドウ病の臨床症状は発症からその進行とともに変化していく。若年者においても早い段階ではバセドウ病の典型的症状はなく、進行すれば誰の目にも明らかとなる。高齢者のバセドウ病が典型的な臨床症状に乏しいとされるのは、なんといっても、眼球突出と甲状腺腫が目立たないためと思われる。

3 甲状腺機能亢進症が疑われた場合の検査の選択

　高齢者のバセドウ病は典型的な臨床症状に乏しいことが多いため、どうしても血液による甲状腺機能検査は"あまり強くは疑わないが念のため"に測定するケースが増えてくる。

表 2. 高齢者で甲状腺機能亢進症を疑うきっかけ

1. 心房細動
   高齢者に限ったことではないが、心房細動の患者では甲状腺機能をチェックしておくべきである。
2. 体重減少
   若い患者では甲状腺機能亢進となると食欲も亢進するので、時には体重が増えることさえある。しかし、高齢者の場合は食事で補う部分が十分でないのかやせが目立つ場合が多い。
3. 総コレステロールの低下
   一般にコレステロールは年齢とともに上昇するので、高齢者でコレステロールが低い場合、あるいはなんの理由もなく低下してきた場合は甲状腺機能亢進症を疑うべきである。

TSH が正常であれば甲状腺機能異常は否定的である。TSH が抑制された甲状腺機能亢進症で TSH 受容体抗体が陽性であればバセドウ病と診断され、TSH 受容体抗体が陰性の甲状腺機能亢進症であれば、放射性ヨードまたはテクネチウムによる甲状腺摂取率の測定が必要になることは若年者と同じである。

・見逃さないためのポイント・ 高齢者の場合は、高血圧、高脂血症、糖尿病、骨粗鬆症などで通院している患者が多い。また老人健診も広く行われているので、ほとんどの高齢者がなんらかの形で医療機関での検査を受けているはずである。それらの一般検査や臨床症状からバセドウ病を見逃さないことが重要である。高齢者の場合、甲状腺腫、眼球突出、手指振戦、頻脈、発汗増加などの臨床症状なくても甲状腺機能亢進症を次の場合疑うべきである(表2)。

4 治 療

1. 甲状腺に対する治療

わが国では抗甲状腺薬(チアマゾール：MMI、プロピルチオウラシル：PTU)による治療が最も広く普及していることは若年者も高齢者も同様である。副作用が出た場合や寛解が得られない場合の選択肢として放射性ヨードや手術療法があるが、高齢者では抗甲状腺薬による副作用が出た場合は手術ではなく、放射性ヨード療法が選択されるケースがほとんどである。最初から放射性ヨード療法を選択するケースも今後増えてくると考えられる。それぞれの治療法の詳細は若年者と同じである。抗甲状腺薬による治療の場合、初期投与量は若年者と同じでよい。血中甲状腺ホルモンの値をみながら適宜減量する。

2. 心房細動および心不全

高齢者では心房細動の合併する率が若年者よりも高い。気管支喘息や慢性閉塞性肺疾患(COPD)がなければ β ブロッカーが全身的的な交感神経刺激状態の改善とともに心拍数のコントロールに有効である。バセドウ病では β ブロッカーに対する感受性が高いので、少量から十分注意して投与する。心拍数をコントロールした方が心不全にも有効なことが多い。さらに心拍数のコントロールのためジギタリス製剤を使い、むくみがあれば心不全を考えて利尿薬を用いる。

3. 抗凝血薬療法

心房細動に抗凝血薬療法を行うべきかどうかは結論が出ていない[3]。多くの場合は甲状腺機能がコントロールされると洞調律に戻るため放置している。確立された根拠はないが少量のアスピリンを使っておくという方法も使われている。甲状腺機能亢進症による心房細動への対応については、ガイドライン（JCS 2006）にも示されている。

4. バセドウ病の長期予後と高齢者患者層の増加

バセドウ病の治療で抗甲状腺薬を中止できない場合は、終生抗甲状腺薬を服用し続けるか、アイソトープ治療や手術治療を行うことになる。アイソトープ治療や手術治療で、うまく甲状腺機能が正常となればよいが、そうでなければ甲状腺機能低下症として甲状腺ホルモンの服用を終生続けるということになる。これまでのアイソトープ治療では10年、20年といった単位でも年々甲状腺機能低下症の発生が増えてくる。日本人の寿命が伸びれば、過去にアイソトープ治療を受けた患者で、新しく甲状腺機能低下症となる患者も増えるはずである。長期間になるとなんとなく通院をやめてしまう患者もいるので、予後について患者に十分に説明しておくことは極めて重要である。

5. かかりつけ医での治療

当初専門の医療機関に通院していたバセドウ病の患者も、高齢となれば徐々に近くのかかりつけ医に移るようになるケースが多い。少量のMMIやPTUが降圧薬、高脂血症治療薬、糖尿病治療薬の中に埋もれてしまって患者も意識していないことも多い。これらの薬は生涯服用してもなんの問題もないとされていたが、最近ごく稀にPTUによるP-ANCAの出現が問題になっている。MMIまたはPTU1錠で甲状腺機能が正常にコントロールされ、TSH受容体抗体が陰性であれば中止も可能かも知れない。しかし、永久に寛解しているという保証はない。この点について患者に説明すると、いつ再発するか心配するよりもほかの薬と一緒に飲み続けることを選択する患者の方が多いようである。なお、常日頃から甲状腺機能が正常に保たれていれば、手術などで数日の中断があっても問題はない。

（江本直也）

◆文献

1) Kidokoro-Kunii Y, Emoto N, Cho K, et al：Analysis of the factors associated with Tc-99 m pertechnetate uptake in thyrotoxicosis and Graves' disease. J Nippon Med Sch 73：10-17, 2006.
2) Kennedy JW, Caro JF：The ABC of managing hyperthyroidism in the older patient Geriatrics 51：22-32, 1996.
3) Klein I, Danzi S：The cardiovascular system in thyrotoxicosis. The Thyroid, 9th ed, Braverman LE, Utiger RD（eds）, pp559-568, Lippincott Williams & Wilkins, Philadelphia, 2005.

14 甲状腺疾患と循環器異常

1 甲状腺機能亢進症でなぜ循環器が重要？

心筋細胞には甲状腺ホルモンの受容体(T_3R)が多く、交感神経に対する感受性が高いため循環系は他の臓器より甲状腺ホルモンの影響を受けやすい。また、全身臓器の代謝が高まり血流を要求するのに応じて心拍出量を増加させなければならない。これは心臓にとって負荷となり循環器の症状を出させることになる[1)2)]。このため"動悸"は甲状腺機能亢進症の初発症状となりやすく[3)]、スポーツを止めるなど日常生活への影響が大きい。さらに、著明な機能亢進症で入院治療が必要となる例は、頻拍や不整脈に加えむくみと呼吸困難など循環器の異常によることがほとんどで、機能亢進症の死因は循環器合併が多い[4)5)]。

2 甲状腺ホルモンの心筋細胞作用

図1に心筋細胞の収縮に関連する部位を示す。心筋細胞の収縮はCa^{2+}に依存する。細胞内Ca^{2+}動態は主として細胞膜のL-type Ca^{2+}チャネルからのCa^{2+}流入、ならびに筋小胞体にCa^{2+}を貯蔵するSERCA(Ca^{2+}-ATPase)によるCa^{2+}の取り込みによってコント

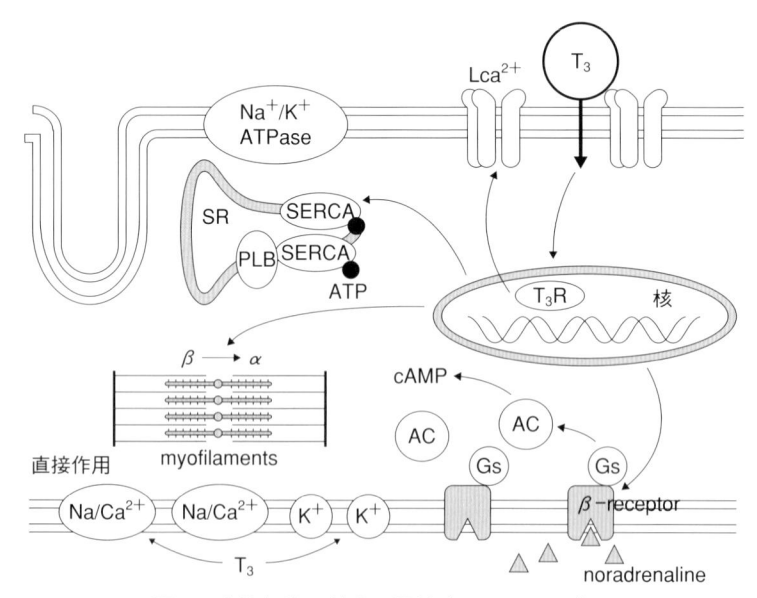

図1. 心筋細胞に対する甲状腺ホルモンの作用
T_3R：核内T_3受容体、SERCA：筋小胞体、PLB：ホスホランバン、AC：アデニレートシクラーゼ、Gs：G蛋白、β：βミオシンヘッド、α：αミオシンヘッド(収縮蛋白)。

ロールされている。甲状腺ホルモン(T₃)は核内のT₃受容体(T₃R)に結合して転写を調節し、L-type Ca²⁺チャネル蛋白(SERCA)の合成を促進する。一方でSERCAの働きを抑えるPLB(ホスホランバン)の合成を抑制する。これらの結果心筋内Ca²⁺濃度が上昇し、収縮力が増強する。心筋細胞のミオシンをβ型から収縮は速いがエネルギー効率の悪いα型へと転換する。T₃は交感神経系にも影響を持ち、血中のカテコラミン濃度は不変であるが、β受容体数を増加させる[6]。さらに近年の研究でT₃は"non-genomic"または"extra-nuclear"と呼ばれるT₃Rによる転写調節を介さない直接作用があることが明らかになった[7]。すなわちT₃は細胞膜上のNa/Ca交換系やK⁺チャネルに直接作用してその活性を増加させる。さらにT₃はミトコンドリアのATP輸送や糖と脂質の酸化機構にまで影響することが示されている。したがって機能亢進状態では細胞内Ca²⁺の増加により心筋細胞の収縮性が増加する一方で代謝効率が悪くなりエネルギー消費が上昇する。機能低下状態ではこれまで述べたことの逆が生じる。

3 甲状腺ホルモンの循環系全体に対する作用(図2)

T₃による心筋細胞の変化は直接的・間接的に心臓の収縮性を高め、拡張速度を速くし拡張時間を短くさせ、心拍数を上昇させる。またT₃は洞結節のペースメーカー細胞の活動電位の持続と再分極を短縮させる[6]。全臓器の代謝が亢進し、酸素需要が増大することに

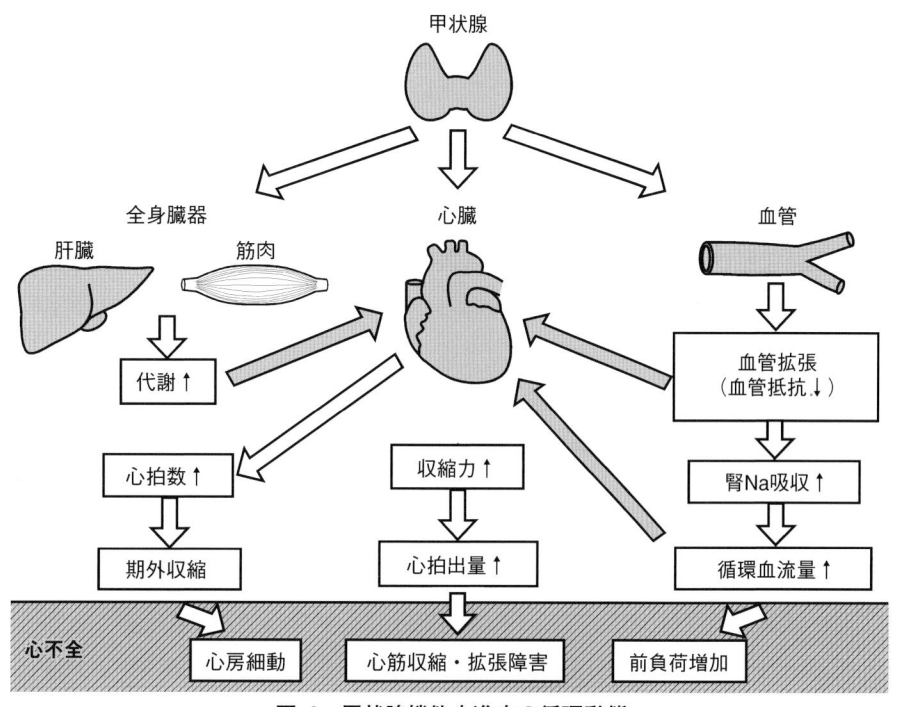

図 2. 甲状腺機能亢進症の循環動態

対応して臓器の血流量を増加させるため末梢血管抵抗が下がる(拡張期血圧が低下する)。さらにT₃は動脈の血管平滑筋や血管内皮細胞にも影響を及ぼし拡張させる。これを受けて腎でのNa吸収が増加し、循環血流量増加する。これらの相互作用で心拍出量は、正常時の5〜10倍にもなる[1,2,6]。この状態では患者は動悸や労作時の息切れ、易疲労性などを認めるものの通常は循環系の破綻は生じていない。(図2斜線部の上)

甲状腺機能亢進が著しくまた長期間に及んだ例、高齢者、高血圧、冠動脈硬化症、弁膜症などの基礎疾患をもつために循環系の予備力が小さくなっている例では期外収縮、心房細動、肝腫大、下腿浮腫、呼吸困難、さらには肺うっ血などを起こしてくる(図2斜線部分)。この状態が一般に"高心拍出性心不全"といわれる循環不全である。右心不全が前景となることが多く左室の収縮低下を示すことは少ない[5,6]。しかし重症例では右室の拡張末期圧上昇に加え左室の拡張末期圧も上昇し、左心不全を伴う両室不全となる[1,2,5,6]。心疾患によって起こる心不全では、一般に心拍出量は低下しているので、心拍出量が多い本疾患で左室不全になってくる詳細なメカニズムを事項で述べる。

4 収縮力がよく、心拍出量が多いのになぜ心不全？

"むくみ"や"肝腫大"などの右心不全の主体は三尖弁閉鎖不全が生じることによると思われる。肺動脈は循環血液量の増加に対して十分な拡張ができず、肺高血圧をきたしやすい[6]。機能亢進で肺動脈血管抵抗が上昇するという報告もみられる[8]。右室は容量負荷にも圧負荷に対しても左室より適応限界が低く、弁輪の変形をきたしやすいため循環血液量が増大すると三尖弁輪が拡大し三尖弁の逆流が生じ、右房圧が高くなる。右房圧の上昇は静脈の灌流を妨げ、頸静脈怒張と肝うっ血による肝腫大や下肢の浮腫が起こってくる(右心不全)。若年者や高齢者でも心疾患がなく左心室の予備力が損なわれていない場合はこの状態では左心室の心収縮力はそれほど低下していないことが多い。駆出率を心エコーで観察しても、心不全に陥る前よりは低下しているが、正常範囲に保たれており、心拍出量も正常よりはるかに多い。すなわち典型的な"高心拍出性心不全"状態である[5,6]。

しかし機能亢進が著明で長期にわたる場合や有意な弁膜異常や虚血性心疾患などを有する例では左心室の収縮・拡張障害を起こしてくる。左心室の不全を生じる原因の1つは冠動脈血流の特異性がある。心臓以外の臓器は、圧が高い収縮期に血液が多く流れるが、心臓では収縮期には心筋が縮むため冠動脈を圧迫するので流れづらくなる。すなわち冠動脈の血流は拡張期にのみ流れ込み、収縮期には逆流する特徴をもつ(図3)。心拍数が高くなると拡張期が短くなり、血液が流れる時間が減少し、さらに血流量が減る。心房細動を合併するとこの状態はさらに増悪する。また収縮回数が上昇するので心臓の仕事量が増加し、酸素の消費量が高まる。すなわち頻拍は心筋酸素消費量を上昇させ、心筋酸素供給量を低下させることとなり心筋の虚血状態を引き起こす。相対的な虚血状態に循環血液量の増大による前負荷の増加が加わり結果的に収縮と拡張の障害が生じる。前述した心筋細胞

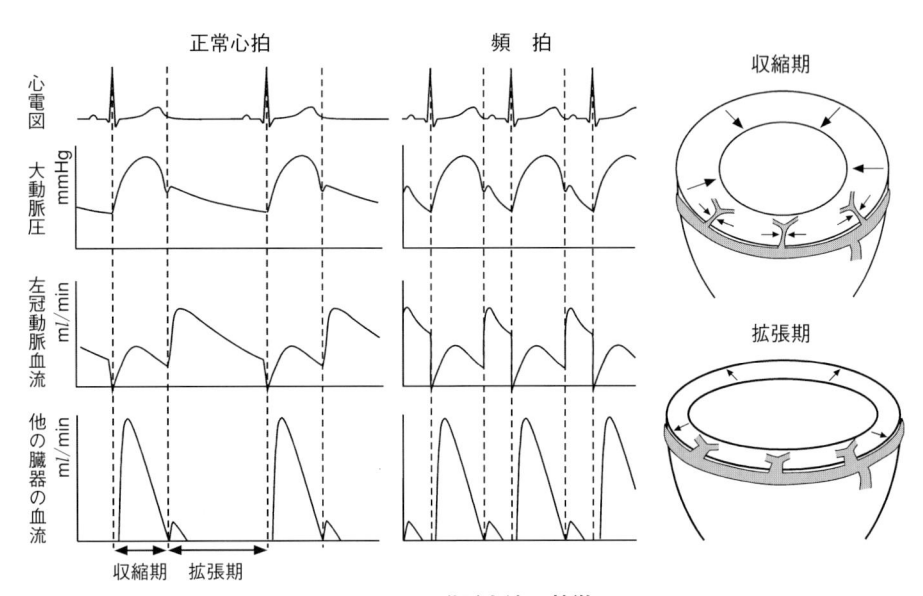

図 3. 冠動脈血流の特徴
冠動脈は心室の収縮によって潰されるため、血流は拡張期に依存する。

のミオシンの非効率な変化やミトコンドリアの酸化機構の障害も重要な因子である。

5 循環系異常を示す例での甲状腺に対する治療のコツ

　治療方針の基本はこの病態が甲状腺ホルモンの上昇によって続発的に出現したもので、重症にみえても心臓の器質的疾患による循環不全とは違うことを理解することである。したがって心臓への治療を開始するとともに甲状腺ホルモンを急速に低下させることがポイントである。抗甲状腺薬に加えてヨード剤を用いると血中ホルモンの減少が早い。

[甲状腺ホルモンを低下させる処方例]
・無機ヨード 80 mg/日、または内用ルゴール® 液 0.6 ml/日
・プロピルサイオウラシル(PTU) 600 mg/日
または、
・チアマゾール(MMI) 30 mg/日

　アイソトープ治療は心不全を伴っているときには施行すべきではない。アイソトープ治療ではアイソトープ服用前に抗甲状腺薬を中止する必要があり、またアイソトープによる甲状腺組織破壊に伴って甲状腺ホルモンが流出するため一過性のホルモン上昇を避けられないからである。しかし心不全がコントロールされた後は機能亢進の再燃と心不全を抑えるために積極的に考慮すべきと思われる。

6 循環系に対する治療のコツ

1. 期外収縮

心室性の期外収縮(VPC)を認める例があるが、VPCは正常者でも高頻度に認められるものである。また甲状腺ホルモンが正常化しても持続しているものが多く、その場合はもとから存在していた特発性のVPCと考えられる。図4に心室性期外収縮を認めた例の初診時とホルモン正常化後に施行した24時間ホルター心電図の推移を示す。全体でみると治療前後で期外収縮の数は変化していない。連発する場合を除き一般にβブロッカー以外の抗不整脈薬の投与は不必要で機能亢進のコントロールに重点を置く。

これに反し心房性の期外収縮(SVPC)は、機能亢進症によって誘発されたものが多い。図5に示すようにSVPCはホルモン正常化後に減少している。またSVPCを認める例でホルター心電図を施行すると中一過性ではあるが短時間の心房細動が頻発していることもあり、SVPCが多発する例や連発する例では心房細動の予備状態として治療する必要がある[9]。治療は心房細動に移行したときに著しい心拍数の上昇を起こさないように前もってジギタリス剤を開始することである。Caブロッカーもよい選択である。

[SVPC頻発例に対する処方例]
- ジゴキシン 0.125 mg/日または0.25 mg/日
- βブロッカー(インデラル®の場合)30〜60 mg/日
- Caブロッカー(ワソラン®の場合)80〜120 mg/日

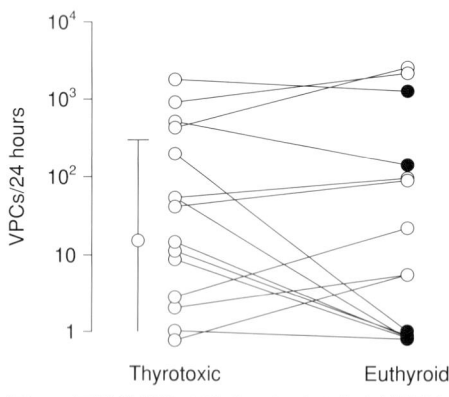

図 4. 甲状腺機能亢進症における心室性期外収縮(VPC)の転帰
VPCは治療後消失するものと不変なものがある。消失した例は機能亢進によって誘発されていたと考える。

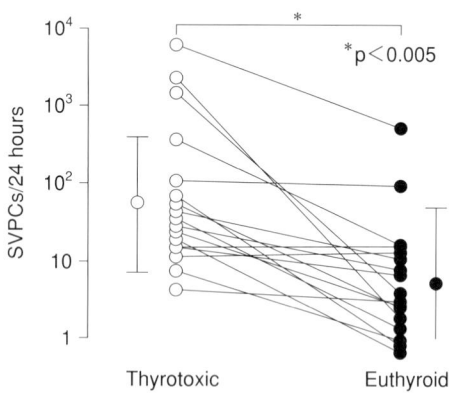

図 5. 甲状腺機能亢進症における上室性期外収縮(SVPC)の転帰
VPCと異なり治療後に減少している。

2. 心房細動

　心房細動は、近年の医療状況の改善などにより甲状腺機能亢進の診断と適切な治療がなされるようになり合併率が減少している。著者らの成績では全年齢を通じたものでは5％程度と少なくなっているが、高齢者や基礎心疾患をもつ例では高率に出現する[6,9-13]。また男性に頻度が高く、男性では甲状腺腫が目立たないことなどから、甲状腺機能亢進症の存在に気づかず心房細動が誘発されて初めて循環器科を受診する症例も多い。甲状腺機能亢進症で出現する心房細動では、ほかの原因で起こる心房細動よりはるかに心拍数が多く、心不全を誘発しやすい（図6）[5,6,9]。甲状腺ホルモンが高い時期には除細動をして洞調律に戻しても逆戻りするので、除細動治療を試みるよりもCaブロッカーやβブロッカーとジギタリス剤を用いて房室伝導を遅くして心拍数を低下させる。心房細動合併例ではほとんどの症例でむくみと肝腫大などの右心不全症状さらには肺うっ血などの左心不全症状を伴っている。その場合は利尿薬を併用する。抗凝固薬の開始も重要である[13,14]。

[心房細動合併例への処方例]
- ジゴキシン 0.125～0.25 mg/日
- フロセミド（ラシックス®）40 mg/日（むくみや呼吸困難の程度により増減）
- ベラパミル（ワソラン®）80～120 mg/日
- βブロッカー（インデラル®の場合）30～60 mg/日
- ワーファリン® 2～8 mg/日（＊プロトロンビン時間をINR：International Normalized Ratioで評価し治療域にする）

　出現したばかりの心房細動であれば利尿薬を使用し、心拍数をコントロールする。甲状腺機能亢進症の治療で甲状腺ホルモンが低下してくると比較的早期に洞調律に戻る。心房細動の発症が1年以内であれば血中のホルモン値が正常化された時点ではかなりの例で洞調律になる。しかし受診時期が遅れた例や甲状腺機能亢進症のコントロールが困難で亢進状態が長期にわたった症例では心房細動が慢性化する。心房細動慢性化例は心房細動が脳血栓の誘因となることや自覚症状などを考慮し、積極的に除細動を行って洞調律に戻すことが重要である[5,6,9]。甲状腺ホルモンが正常化した後3～4ヵ月経っても心房細動が持続する例は心房細動が慢性化したと診断できるので、除細動を行う。このような慢性化は約30～40％に起こる。甲状腺機能亢進症によって誘発された心房細動例は、心疾患による心房細動例とは異なり積極的に除細動するとその後の洞調律の維持率は著しく良好である[9,10,12]（図7）。除細動に効果がある薬剤としてはアミオダロンが知られているが本剤はヨードを含み、甲状腺機能異常をきたすことから使用しにくい。ヂソピラマイドも効果がある[5,11,12]。近年は新しい抗不整脈薬であるベプリジルの高い除細動効果が注目されている[14]。同剤にⅠcの抗不整脈薬を加えるとさらに除細動率が高まる成績もあるが[15]抗不整脈使用に伴うリスクを認識して使用すべきである。

　甲状腺機能亢進以外の心房細動に対する治療方針では除細動を行うべきか（**リズム治**

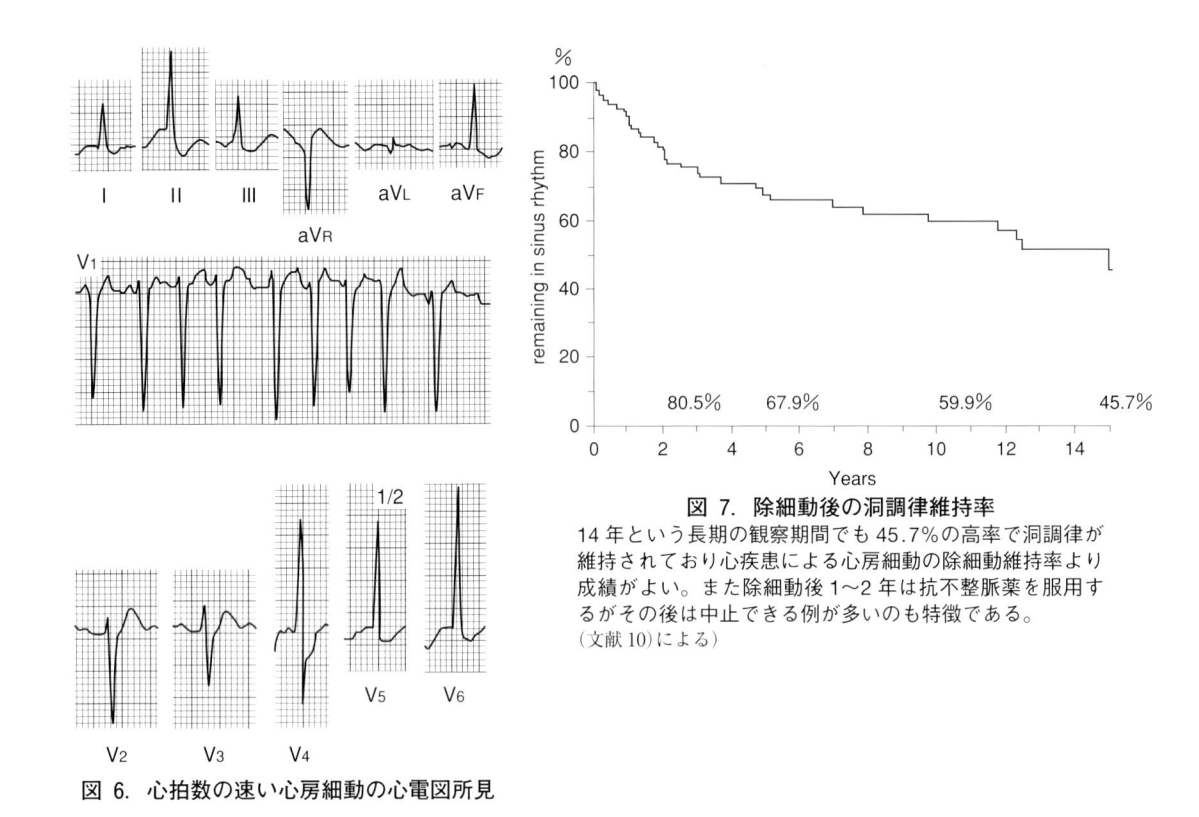

図 6. 心拍数の速い心房細動の心電図所見

図 7. 除細動後の洞調律維持率
14 年という長期の観察期間でも 45.7％の高率で洞調律が維持されており心疾患による心房細動の除細動維持率より成績がよい。また除細動後 1～2 年は抗不整脈薬を服用するがその後は中止できる例が多いのも特徴である。
（文献 10）による）

療)、薬剤で心拍数をコントロールする**レート治療**でよいかという点を明らかにする目的で米国とカナダで AFFIRM 試験が始まり、2002 年に発表された。結果は両者の予後には差がなかった[16]。この成績は強いインパクトをもって治療の選択を左右させることとなり、その後積極的な除細動施行を疑問視する傾向が出た。しかし AFFIRM 試験の対象者は平均年齢が 70 歳と高齢で 5 年間での累積死亡率が 20％以上に昇る重症者を含んでいる。しかも**リズム治療群**では追跡調査中に頻回に除細動治療を施行しなければならなかった例も多く、さらに強力な抗不整脈薬が使用されている。加えて発作性の心房細動と持続性のものを区別していない点など問題が多く、日本でのエビデンスを得るために 2002 年から J-RHYTHM 試験が開始され、中間報告ではあるが発作性の心房細動ではリズム治療の優位性が示されたところである[17]。さらに強調すべきことはこれらの心房細動例は発作性を含め心房細動を誘発させた原因疾患の完全な除去はできないが、甲状腺機能亢進によって生じた心房細動はホルモンの正常化によって根本原因を治療することが可能である。図 7 の高い洞調律維持率と年齢を考えると積極的に除細動を行う必要性は明白である。

3. 浮腫、肝腫大、呼吸困難、肺うっ血

　右心不全をきたしていても心拍出量は正常以上に保たれており比較的元気で家事や仕事

をこなしており、自覚症状を訴えない例があるので右心不全に対してはその存在を念頭において頸静脈怒脹、浮腫、肝腫大、肝の叩打痛などの注意深く身体所見をとる必要がある。心エコーでは三尖弁逆流と右心室中隔が左室側に突出する左心室の扁平化をみる。治療はほとんどの症例で心房細動を伴っているのでそれに準じるが、安静と減塩の指導が必要で利尿薬の増量を要する場合もあるため入院治療が望ましい。βブロッカーは原則としては中止するが、著しく心拍が多い例で肺うっ血が著明でなければ使用を勧める報告もある[18]。一般には甲状腺の治療が開始されれば比較的短期間に利尿薬は不要となるが、機能亢進の期間が長く高度な例では血中の甲状腺ホルモン値が正常化後もしばらく必要な場合もある[7]。左心不全を合併してくると呼吸困難や起座呼吸など肺うっ血の症状が加わり胸部X線写真で肺静脈の拡大と肺動脈の怒張が認められるようになる。左心不全は高齢者や基礎心疾患のある人に生じやすく予断を許さない。入院治療で急速に甲状腺ホルモンを低下させ、循環器専門医のコンサルテーションを受ける必要が出る例もある。

7 甲状腺機能低下症と循環器

　低下症では機能亢進と逆の変化が起こり、冷感、全身倦怠感などの全身症状に加えて洞徐脈、拡張期高血圧がみられる。また全身血管抵抗の上昇、心筋収縮力の減少、心嚢液の貯留などが生じる（図8）。さらに、全身の代謝低下に伴う肝臓でのコレステロール代謝活性の異常をきたしやすく、動脈硬化の進行が促進されることも問題となる。徐脈例では40/分以下になることは稀で、代謝も低下しており労作で増加するので徐脈自体は治療の対象とはならない。これらの諸症状は甲状腺ホルモンの補充によるホルモンの正常化によって速やかに改善され、高コレステロール血症による動脈硬化のリスク上昇も可逆的である。機能亢進症に比較すると治療が容易で、甲状腺薬を投与する[5,6]。甲状腺薬としてはT_3でなく服用時の血中濃度の変動幅が小さいT_4製剤を用いる。また急激に全身の代謝を亢進させると循環系の回復が追いつかないため少量から開始するのが原則である。合併症のない若年者では初期から維持量を投与できる。このように診断がつけば治療は容易であるが、初期症状が易疲労感や無気力、皮膚の乾燥などといった非特異的なものが多く疾患の存在が見逃されやすいことである。

・メモ1・　心房筋のリモデリングと心房細動持続（Af begets Af）

　心房細動（Af）のメカニズムとして、①異所性活動（急激な興奮が不応部を回避しながらも不規則に伝導する）、②多数の興奮旋回（複数のリエントリー）が存在する、③マクロリエントリー回路が存在する、という3つが提唱されている。また、生じたAf事態が心房をリモデリングしてAfを持続させる"Af begets Af"という現象があることが1995年にWijffelsらにより紹介された[19]。ウサギと山羊を用いた実験でAfや心房性頻拍を起こさせると構造的リモデリングと電気的リモデリングが生じる。構造的には心筋の繊維化、心房の拡大、心筋のギャップジャンクションに関与するコネキシンチャネルの変化など[20]である。電気的変化の主体は高頻度の興奮が細胞内Ca^{2+}の過負荷を起こすためそれを抑

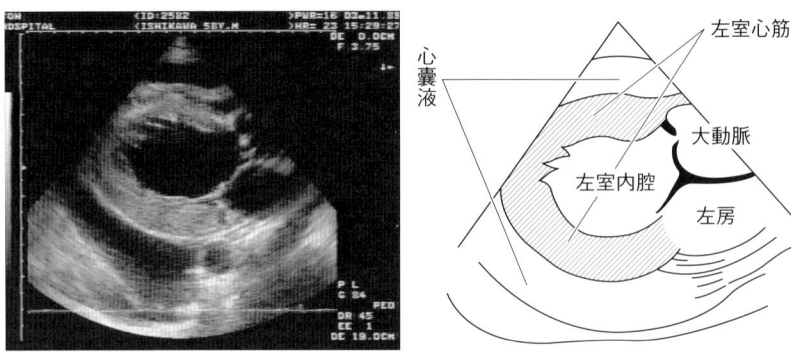

図 8. 甲状腺機能低下症による心嚢液貯留（心エコー長軸断層像）
大量の心嚢液貯留がみられるが心タンポナーゼの症状はなく、治療開始3ヵ月で消失した。

制するために Ca^{2+} チャネルがダウンレギュレーションされることによる。Ca^{2+} チャネルの現象が活動電位の持続を短縮させ、不応期を短くさせるため多数波興奮旋回による Af の持続をもたらす。

・メモ2・ 僧帽弁逸脱が合併する？

甲状腺機能亢進症では僧帽弁逸脱（プロラプス）と僧帽弁逆流を認める例が多い。循環血液量の増加、灌流量の増加なども関与する。

・メモ3・ 甲状腺機能亢進状態での洞性徐脈と陰性T波

機能亢進は頻拍を示す疾患であるが稀に房室ブロックや洞性徐脈などの徐脈を呈する例がある。高度な房室ブロックでは一次的ではあるがペースメーカーが必要となった例があるが、ブロックは一過性で甲状腺ホルモンのコントロールで軽快した。また、同様に稀ではあるが高度な機能亢進時に深い陰性T波を示すことがあり、心筋虚血の合併との鑑別が問題となることがあり可逆性であるが今後心筋シンチグラムなどを施行したメカニズムの解明が待たれる。

（中澤博江）

◆文献

1) Klein I, Ojamaa K：Thyroid hormone and the cardiovascular system. N Engl J Med 344：501-509, 2001.
2) Weetman AP：Graves'disease. N Engl J Med 343：1236-1248, 2000.
3) 浜田 昇：一般外来で遭遇しやすい甲状腺疾患の頻度，見分け方．臨床と薬物 16：287-290, 1997.
4) Franklyn JA, Maisonneuve P, Sheppard MC, et al：Mortality after the treatment of hyperthyroidism with radioactive iodine. N Engl J Med 338：712-718, 1998.
5) 中澤博江，清水妙子，伊藤公一：甲状腺ホルモン異常と心疾患．M えびお 20：89-92, 2003.
6) Klein I, Danzi S：Thyroid disease and the heart. Circulation 116：1725-1735, 2007.
7) Portman MA：Thyroid hormon regulation of heart metabolism. Thyroid 18：217-225, 2008.
8) Paran Y, Nimrod A, Goldin Y, et al：Pulmonary hypertention snd predominant right heart failure in thyrotoxicosis. Resuscitation 69：339-341, 2006.
9) 中澤博江：甲状腺ホルモンと心房細動．医学の歩み 207：217-220, 2003.
10) Shimizu T, Koide S, Noh JY, et al：Hyperthyroidism and the management of atrial fibrillation.

Thyroid 12：489-493, 2002.
11) Nakazawa H, Ishikawa N, Noh J, et al：Efficacy of disopyramide in conversion and prophylaxis of post-thyrotoxic atrial fibrillation. Eur J Clin Pharmacol 40：215-219, 1991.
12) Nakazawa H, Lythall DA, Noh J, et al：Is there a place for the late cardioversion of atrial fibrillation? A long-term follow-up study of patients with post-thyrotoxic atrial fibrillation [see comments]. Eur-Heart-J 21：327-333, 2000.
13) Nakazawa H, Sakurai K, Hamada N, et al：Management of atrial fibrillation in the post-thyrotoxic state. Am J Med 72：903-906, 1982.
14) Fujiki A, Inoue H：Pharmacological caridoversion of long-standing atrial fibrillation. Circ J (Suppl A)：A69-74, 2007.
15) Imai S, Saito F, Takase H, et al：Use of Bepridil in combination with Ⅰc Antiarrhythmic agent in converting persistent atrial fibrillation to sinus rhythm. Circ J 72：709-715, 2008.
16) AFFIRM Investigators：A comparison of rate control and rhythm control in patients with atrial fibrillation. N Engl J Med 347：1825-1833, 2002.
17) 小川　聡：リズムコントロールとレートコントロール；大規模臨床試験 J-RHYTM の結果を受けて. 日本内科学会雑誌 96：99-104, 2007.
18) Ventrella S, Klein I：Beta-adrenergic receptor blocking drugs in the management of hyperthyroidism. The Endocrinologist 4：391-399, 1994.
19) Wijffels MC, et al：Atrial fibrillation begets atrial fibrillation；A study in awake chronically instrumented goats. Circulation 92：1954-1968, 1995.
20) Nattel S：New ideas about atrial fibrillation 50 years on. Nature 415：219-226, 2002.

15 バセドウ病の心理的側面

■はじめに

バセドウ病の心理的側面はこの疾患が最初に報告された Parry(1825)、Graves(1835)、Basedow(1840)の当時から注目されていた。

しかし、甲状腺学の著しい進歩の陰に隠され、この方面の研究は一部の内分泌科医、精神科医によって続けられてきたもののあまり目立つものではなかった。

筆者はこの研究を紹介し、臨床面での大切さを訴えたいと思う。

1 バセドウ病の精神症状[1]-[8]

バセドウ病の症状は典型的な症状以外に多彩な精神症状を伴う。

❶感情の変化

感情が不安定で、神経過敏となり、不安を感じたり、イライラし、リラックスできず、怒りやすくなり、時に音に過敏になったり、びっくりしやすく、泣きやすくなる。そのときなぜ泣いているのかと聞くとなぜか涙が出るとか、なぜか悲しいと言い、時には明らかな抑うつもみられる。また、落ち着きがなく多弁で興奮しやすく、動き回り、躁病を思わせることもあるが、実際には躁病の診断基準に合致する人は極めて少ない(日中の活動性の低下が躁病との大きな違いである)。

❷睡眠障害

寝つきが悪い、途中で目覚める、悪夢をみる、また家人によって寝相が悪い、苦しそうに寝ているといわれることもある。

❸活動性の低下

疲れやすく、休息や昼寝をすることが多くなる。

家事が億劫になり、テレビばかりみていたり、また反対に何かをしようと家の中をうろうろするが、まとまったことを終わりまでやれない。

家事などをしても、不器用になり、物を落としたり、けつまずいたり、転倒したり、ぶつかりやすくなる。

❹知的機能障害

いろいろの心理検査で認知障害や知的機能障害を生じ、思考が遅く集中力が低下する。また、複雑な問題の解決能力も低くなる。そのため学校の成績が目立って落ちたりする。もの忘れしやすくなったり、従来興味をもっていたことへの関心が薄れたりする。

❺社会的活動

一般に減少がみられ、人の集まっているところを嫌い、外出を嫌ったりする。性欲も低

下する。

❻家族から患者をみると

以前より怒りっぽくなり、会話が少なくなったり、わがままになったり、外出を嫌うようになって、何か変と思われるようになる。

甲状腺腫や突出眼のようなバセドウ病特有の症状が目立たない場合は、患者のわがままや、怠けのせいにされて、圧力をかけられたり、精神疾患と誤認されて精神科を受診させられたりする。

❼一方、無欲性甲状腺中毒症(a-pathetic thyrotoxicosis)[9)-11)]といわれるバセドウ病の1型では

無欲、嗜眠、認知症、体重減少、抑うつが主となるという。このタイプは従来高齢者に多いといわれたが、若年者の報告もあるので、うつ病と間違わないよう注意が必要である。

2 バセドウ病の精神医学的診断

33例の甲状腺機能亢進症をDSM-Ⅲに基づいて診断すると10例はうつ病(仮面うつ病を入れると14例)不安障害は15例、13例はパニック発作と診断されるという[12)]。

また、未治療のバセドウ病13例を精神医学的に診断すると9例は大うつ病、8例は全般的不安障害、4例はパニック障害、3例は軽うつ病、強迫性人格障害2例、広場恐怖1例、強迫障害1例になるという[13)]。

最近は精神科医も甲状腺機能検査を行うことが多くなっている印象を受けるので、バセドウ病を精神疾患と誤診することは減っていると思うが、以上のことから精神科医がこのような状態のときバセドウ病を考慮に入れなければ誤診の危険性がある。

また、精神科以外の診療科を受診した場合でも、医師がバセドウ病を疑って甲状腺機能検査を行わないと患者は身体症状のみならず、その精神症状によっても苦しむので、早期の診断が求められる。

3 バセドウ病と精神疾患の合併

バセドウ病と精神疾患の合併の頻度は1～20％といわれているが[14)]、日本での報告では藤波[15)]が伊藤病院での経験から精神変調を呈した甲状腺疾患289例のうちバセドウ病は205例(全バセドウ病中1.46％)で最も多く、バセドウ病はほかの甲状腺疾患と比べて精神変調をきたしやすいと述べている。

その内訳は神経症状態40％、うつ状態28.3％、幻覚妄想状態9.8％、躁状態4.4％などであるが、これらの精神症状は甲状腺機能状態とは併行しておらず、機能亢進時33.7％、機能正常時55.1％、機能低下時11.2％で精神変調の原因を甲状腺ホルモンの過剰のみに帰することはできないと述べている。

このような精神疾患を合併している場合、バセドウ病の合併が発見されると家人はバセドウ病の治療により、精神疾患が治るのではないかという期待を抱いて医師を訪れる。このような場合にはバセドウ病の治療により、精神疾患がよくなることはない、過大な期待を抱かないよう説明しなければならない。

　一方、バセドウ病の精神症状として不安、抑うつ、そう状態などを呈している場合には、抗甲状腺薬、β遮断薬、向精神薬の適切な使用と、こうした場合一般に随伴する種々の心理的困難に対する理解と心理的支援によって比較的速やかに改善するものである。

　ただ、バセドウ病を伴う認知障害、知的障害などは甲状腺機能が正常化した後もかなりの程度で残るといわれているので、甲状腺ホルモン値が正常化した後に患者の訴える症状を軽視しない心得が医療者に求められる。

4 バセドウ病の発症経過はストレスが関係するか

　初期のバセドウ病の報告以来、ストレス後のバセドウ病の症例報告が多くなされた。

　しかし、昔の報告ではバセドウ病以外の甲状腺中毒症、すなわち無痛性甲状腺炎などは知られておらず、また検査も現在からみれば不正確なもの（例えばPBI）であり、バセドウ病の発病にストレスが関与するかどうかは結論が出ないままであった。

　近年Winsa[16]、Sonino[17]による厳密なコントロールスタディによって発病前1年間の間にストレスの多い生活史の出来事（ライフイベント）が発症に関与しているという報告がなされ、それ以後同様の報告が相次いでなされている[18]-[20]。

　当院のバセドウ病初診患者に発病になんらかの精神的きっかけがありますかというアンケート調査を行ったところ、バセドウ病患者215例中88例（40.9％）があると答えており、これを結節性甲状腺腫の患者250例に行って、あると答えた34例（15.6％）との間に明らかな有意差があり、発症にストレスが関与したと思っている人が実際に多いことがわかる。

5 深尾の研究[21]-[23]が示唆する心理的治療の方針

　深尾は一連のバセドウ病の心理的側面の研究を精力的に行っているが、その結果を要約するとバセドウ病患者では治療後甲状腺機能が正常化した後でも多くの例で神経症傾向（心気症、抑うつ症、精神衰弱症）がみられ、この傾向は甲状腺機能亢進の程度との関連は弱く、生活上のストレスとの関連が強いという。したがってストレスに対する対処力を高めるよう援助する必要があることがわかる。

　また、抗甲状腺薬で治り難い患者は交流分析の立場でいう、自我状態のA（Adult：合理的事実に基づいて物事を判断する大人の部分）が低く、AC（Adapted-child：人生早期に親の愛情を失わないために身に付けた過剰適応で感情を抑圧する傾向）が高いので合理的判断力を伸ばし、感情を自由に表現できるような工夫が必要となる。

また深尾はバセドウ病の難治例の失感情症傾向も指摘している。

失感情症（Alexythymia）は心身症の特徴とされている傾向で、正確な日本語訳は感情言語化障害とか感情表出障害とするのがよい[24]といわれているので、自由に感情を表現できる心理療法的場は、バセドウ病の治療においても有効かつ必要と思われる。

6 バセドウ病の心理的側面を配慮した診療の実際[25]

なんの病気でも病気になったこと自体が患者にとって大きなショックである。医療者は常に患者を人間として捉え、心理的側面の配慮を医学的治療と併行して行う必要があるのは言うまでもない。以下筆者がどのようにそれを実践しているかを書いてみることにする。

当院では初診時に渡すアンケート用紙（図1）の10．に甲状腺機能亢進、低下を含めた58の症状を挙げて丸印を付けてもらっている。

一般に丸印の多い人は精神的問題（ストレス）を抱えていることが多い。

私は初診のときに必ず「こんな病気になったことに何かストレスが関係しているように思いますか」とか、あるいは単刀直入に「何かストレスがありますか」と聞くことにしている。

時にはストレスだらけですと答える人もいて、そのときには少し時間がかかっても患者の話を遮ることなく生活上の困難を聞くことにしている。一般に最初にこのようなことをしておくと患者との間に信頼関係が築かれ、その結果、後の説明もよく受け入れてくれることが多いし、次回からは短時間の診察でも十分納得してもらえることが多い。

初期の時点で内科的、外科的、アイソトープ、各治療法の長所、短所、薬の副作用についてのインフォームド・コンセントを行うが、説明にあたって強調すべきことは妊娠、出産には大部分の場合支障のないこと、甲状腺機能が正常化するにつれてまったく普通の生活をしてよいこと、治療にある程度の期間がかかるので焦らないことを必ず述べることにしている。

また患者が若年者の場合には、ついてきた母親にこの病気の原因は基本的には不明であり病気になったことは母親の責任ではまったくないので無用の罪悪感に苦しまないよう告げることにしている。

初診時に患者の方から手術を強く望む場合には患者（および家族）が手術によって何を得たいと思っているのかを聞く必要がある。そうすると突眼の消失、疲れを知らない健康、精神的な安定、咽頭異常感などの不定愁訴の消失などを性急に求めていることが明らかになることが多い。この場合にはまず、抗甲状腺薬により治療し、甲状腺機能正常になるのを待ち、その状態が手術により得られる状態なので、それまで待つようすすめ、その間になぜそのような大きな期待を手術にかけるのかを聞いていくと時に思いがけない成育歴のトラウマや生活上の困難が語られ、これらのことから一挙に解放されたい患者や家族の想

医療法人 神甲会 隈病院
Kuma HOSPITAL

問 診 票

お名前　　　　　　　　　記入年月日　　　年　　月　　日

これは、当病院にはじめて受診させる方に、お答えいただくものです。
次の質問にお答え下さい。

1. 現在あなたが、身体のことで最も心配な事は何ですか。
   具体的に書いて下さい。（例えば、のどがはれる、体がだるい、顔がむくむ・・・・）

2. 誰が見つけたのですか。　　　　　　（医師・家族・本人・友人・知人・　　　　）
3. 今までに、甲状腺のことで医者にみてもらったことがありますか。　（はい・いいえ）
4. あなたの現在の身長・体重をお書き下さい。　身長　　　cm　体重　　　kg
5. 最近1週間は海草類を止めている。　　　　　　　　　　　　　　　（はい・いいえ）
6. アレルギー体質ですか。　　　　　　　　　　　　　　　　　　　（はい・いいえ）
   アレルギーの種類（薬・物：　　　　　　　　　　　　　　　　　　）
   　　　　　　　　（その他：　　　　　　　　　　　　　　　　　　）
7. あなたは、タバコを吸いますか。
   1) 毎日・・・・・　1日　　　本　　　年間
   2) 過去に吸っていた。・・・・・　年前にやめた。それまで1日　　本　　年間
   3) 全く吸わない
8. 今までに他に病気にかかったことがありますか。　　　　　　　　　（はい・いいえ）
   (はい、と答えた方にお伺いします。)

病　名	何才頃	病　名	何才頃

9. 現在、甲状腺以外の病気で医者にかかっている、または薬をのんでいる。（はい・いいえ）
   (はい、と答えた方にお伺いします。)
   病名

10. 次にあげる自覚症状のうち現在あるものに○をつけて下さい。
    ・首にしこりがある　　　　　　　　　・耳が遠くなった
    ・首に圧迫感がある　　　　　　　　　・いくら眠っても眠い
    ・首が腫れている　　　　　　　　　　・手足がむくみやすい

・首の腫れているところが痛い　　　　　・髪の毛が乱れたり抜ける
・心臓がドキドキする　　　　　　　　　・皮膚がかさかさになった
・暑がりになった　　　　　　　　　　　・寒がりになった
・汗が多くなった　　　　　　　　　　　・汗がほとんど出ない
・疲れやすい　　　　　　　　　　　　　・声がかすれる
　　　　　　　　　　　　　　　　　　　・あまり食べない
・よく食べるようになった　　　　　　　・体がふとってきた（　　ヶ月で　　kg→　　kg）
・体がやせてきた（　　ヶ月で　　kg→　　kg）
・下痢しやすい　　　　　　　　　　　　・便秘しやすい
・手足がふるえる　　　　　　　　　　　・顔や手足がむくむ
・微熱が出る　　　　　　　　　　　　　・物忘れが多くなった
・体がかゆい　　　　　　　　　　　　　・ぶり返りをおこしやすい
・足に力が入らず立てなくなったことがある　・何もする気になれない
・皮膚が黒ずんできた　　　　　　　　　・動作がにぶくなった
・神経質になってきた　　　　　　　　　・唾をのむとひっかかる気がする
・のどがかわく　　　　　　　　　　　　・のどのなかが痛い
・息切れがする　　　　　　　　　　　　・痰が出る
・かすんで見える　　　　　　　　　　　・せきが出る
・目が出てきた　　　　　　　　　　　　・頭が痛い
・二重に見える　　　　　　　　　　　　・耳なりがする
・目が痛い　　　　　　　　　　　　　　・めまいがする
・目が腫れる　　　　　　　　　　　　　・朝早く めがさめる
・眠れない　　　　　　　　　　　　　　・手足が冷える
・脇の下がかゆい　　　　　　　　　　　・胃の具合が悪い
・脇が腫れている　　　　　　　　　　　・気分がゆううつである
・まぶしい　　　　　　　　　　　　　　・不安感がある
・気持ちが落ちつかない　　　　　　　　・死にはしないかと不安である

11. 血のつながりのある方に甲状腺の病気の方がいらっしゃいますか。
    　　　　　　　　　　　　　　　　　　　　　　　　　　　　　　　

以下の質問は、女性の方だけ記入して下さい。
12. 月経についておたずねします。　閉経は　　　才
    初潮は　　　　　その時はじまった
    月経は毎月きちんとある・・・・・・・・・・・・・・・・・・・・・・・（はい・いいえ）
    月経がなくなった事がある・・・・・・・・・・・・・・・・・・・・・・（はい・いいえ）
    月経量は　　　　　　　　　　　　　　　　　　（同じ・少なくなった・多くなった）
    現在妊娠している・・・・・・・・・・・・・・・・・・・・・・・・・・（はい・いいえ）
    妊娠　　　ヶ月　　　出産予定日　　　年　　　月　　　日
    現在授乳している・・・・・・・・・・・・・・・・・・・・・・・・・・（はい・いいえ）
    妊娠　　　ヶ月　　　出産予定日　　　年　　　月　　　日
    今までの妊娠　　　回　　　出産　　　回
    　　　　　　流産　　　回　　　出産　　　回

ご協力ありがとうございました。

図1. 初診時に渡すアンケート用紙

いが明らかになることがある。

治療には^{131}I治療や手術の適応になる例でも抗甲状腺薬の内服が必要であるが、この場合服薬のコンプライアンスの問題が生じてくる。

バセドウ病で抗甲状腺薬治療を開始すると、しばしば体重が増加するため、患者はよく自分で勝手に内服量を減らす。こうした際には、薬の量を減らすより甲状腺機能亢進状態時に習慣化した過食を止め、適切な減食をするよう指導する。

薬剤への恐怖には、副作用の十分な説明で対処する必要があるが、マスコミによる医療情報から薬害に過敏となり、できるだけ薬を飲まないようにしている人がいる。そのような場合、どんな副作用があると患者が思っているか聞くことは大切である。そうすると多いのは「妊娠できなくなる」「奇形児が産まれる危険性がある」などである。それ以外にも、こちらが驚くようなことを聞くことがある。例えば「骨が溶ける」「癌になりやすくなる」「認知症になりやすくなる」など。このような考えに対しては、間違っていることをよく説明する。

薬を飲まない人、しばしば来院をさぼる人に対しては、そのことを叱るより、なぜそのような行動を取るのかを理解するよう聞くことが大切である。その根底には医療不信があることが多いので、それをよい意味での挑戦として、良好な医師-患者の信頼関係を築くよう努力すべきだろう。また薬を飲まない人に多いのは、「忙しくて飲む暇がない」という声である。このような患者にも、その人の生活を聞いてみると「毎日生きていくのが精一杯で、時間的に余裕がない」と言う。さらに聞くと、時間的余裕がないというよりは、その人の人生自体に余裕がなく、慢性的危機状態にあることがわかる場合がある。そうした状況を共感的に聞いていけば、薬を飲むことの必要性を納得してもらえることが多い。

7 面接の重要性

以上のようにバセドウ病の治療に際しても心理的側面を十分に配慮した面接が特に必要となることを述べたが、医師はこの方面の教育を受けていないことが多いし、またその必要性を自覚していない医師も多いと思われる。「はじめての医療面接」[26]という本の著者の斎藤が述べていることから面接に関して重要と思われる何行か引用してみたい。

・まず、最初に良好な医師患者関係をつくる必要があるが、そのための基本メッセージは「私はあなたに関心をもっています。私はできる限り貴方の役に立ちたいのです。どうぞ自由に自分を表現してください」といったものである。そして患者に「受容されている」「尊重されている」と感じてもらったら治療のよいスタートとなる。
・このためには傾聴が必要となるが、傾聴とは単に「聞く」ことではなく、肯定的な関心を態度で示しながら熱心に耳を傾けて「聴く」ことである。
・そして患者さんが部屋に入ってきたときよりも部屋から出て行くときの方が少しほっと

して表情が和らいでいるような状態をつくり出すことを目的とするという。

　筆者は常々医師は「安心」を処方するのが最大の努めの1つと思っているが、この小論文がバセドウ病患者への「安心」を含めた心理的援助の重要性を知ってもらう、薦めとなれば幸いである。

(隈　寛二)

◆文献

1) Whybrow PC, Bauer M：Behavioral and psychiatric aspects of thyrotoxicosis. Werner I Ingbar The Thyroid, 8th ed, pp 673-678, Lippimcott Williams & Wilkeins, Philadelphia, 2000.
2) Stern RA, Robinson B, Thorner AR, et al：A survey study of neuropsychiatric complaints in patients with graves'desease. J Neuropsychiatry Clin Neurosci 8：181-185, 1996.
3) Fahrenfort JJ, Wilterdink AML, Van der Veen EA：Long-term residual complaints and psychosocial sequelae after remission of hyperthyroidism. Psychoneuroendocrinology 25：201-211, 2000.
4) Bommer M, Eversmann T, Pickardt R, et al：Psychopathological and neuropsychological symptoms in patients with subclinical and remitted hyperthyroidism. Klin Wochenschr 68：552-558, 1990.
5) Paschke R, Harsch I, Schlote B, et al：Sequential psychological testing during the course of autoimmune hyperthyroidism. Klin Wochenschr 68：942-950, 1990.
6) Rockey PH, Griep RJ：Behavioral dysfunction in hyperthyrodism. Arch Intern Med 140：1194-1197, 1980.
7) Freedman M, Sala M, Faraj G, et al：Psychological changes during thyrotoxicosis. Thyroidol Clin Exp 5：25-28, 1993.
8) Perrild H, Hansen JM, Arnung K, et al：Intellectual impairment after hyperthyroidism. Acta Endocrinologica 112：185-191, 1986.
9) Teelucksingh S, Pendek R, Padfield PL：Apathetic thyrotoxiosis in adolescence. J Intern Med 229：543-544, 1991.
10) Wagle AC, Cpsych MR, Wagle SA, et al：Apathetic form of thyrotoxicosis. Can J Psychiatry 43：747-748, 1998.
11) Palacios A, Cohen MAA, Cobbs R：Apathetic hyperthyroidism in middle age. Int'l J Psychiatry Med 21：393-400, 1991.
12) Kathol RG, Delahunt JW：The relationship of anxiety and depression to symptoms of hyperthyroidism using operational criteria. Gen Hosp Psychiatry 8：23-28, 1986.
13) Trzepacz PT, McCue M, Klein I, et al：A psychiatric and neuropsychological study of patients with untreated graves'disease. Gen Hosp Psychiatry 10：49-55, 1988.
14) Hall RCW：Psychiatric effects of thyroid hormone disturbance. Psychosomatics 24：7-18, 1983.
15) 藤波茂忠：甲状腺機能異常と精神症状．医学のあゆみ 157：67-71，1991.
16) Winsa B, Adami H-O, Bergstrom R, et al：Stressful life events and Graves'disease. Lancet 338：1475-1479, 1991.
17) Sonino N, Girelli ME, Boscaro M, et al：Life events in the pathogenesis of Graves'disease；A controlled study. Acta endocrinol 128：293-296, 1993.
18) Kung AWC.：Life events, daily stresses and coping in patients with Graves'disease. Clin Endocronol 42：303-308, 1995
19) Yoshiuchi K, Kumano H, Nomura S, et al：Stressful life events and smoking were associated with Graves'disease in women, but not in men. Psychosom Med 60：182-185, 1998.
20) Metos-Santos A, Nobre EL, Garcia E, et al：Relationship between the number and impact of

stressful life events and the onset of Graves'disease and toxic nodular goiter. Clin Endocronol 55：15-19, 2001.
21）Fukao A, Takamatsu J, Tamai H, et al：Graves'disease patients with decreased neurotic reaction to emotional stress have more aggravated disease. Thyroid 7(Suppl. 1)：S30, 1997.
22）深尾篤嗣，高松順太，小牧　元，ほか：バセドウ病患者の自我状態と抑うつ傾向，アレキシサイミア傾向，および治療予後との関連についての前向き検討．心身医学 42：643-652, 2002.
23）深尾篤嗣，高松順太，佐々木一郎，ほか：バセドウ病患者に伴う神経症傾向と甲状腺機能；心理的ストレスとの関連についての前向き検討．心療内科 6：308-314, 2002
24）柏瀬宏隆：アレキシサイミア．新版　精神医学辞典, p23, 弘文堂，東京, 1993.
25）隈　寛二：提言　からだとこころ．医療の中の心理臨床, 成田善弘(監修), 矢永百合子(編), pp213-228, 新曜社，東京, 2000.
26）斉藤清二：はじめての医療面接．医学書院，東京, 2000.

16 抗甲状腺薬の副作用

■はじめに

バセドウ病の内服治療として用いられる抗甲状腺薬(ATD)には thiamazole(MMI)と propylthiouracil(PTU)があり、共に副作用が比較的多いことで知られている。副作用の種類としては皮膚症状、肝障害などが主であるが無顆粒球症という重篤な副作用もある。ATD を使用する医師は副作用の種類、出現時期、頻度、対処方法などを把握し副作用出現時に適切な対応ができるようにしたい。

1 抗甲状腺薬の副作用の内訳

MMI と PTU を併せた副作用の内訳と頻度を表1 に示す。軽度な副作用としては皮膚症状(発疹・痒みなど)(4～13%)が最も多く、続いて肝障害(2～16%)である。報告[1)2)]により頻度にばらつきがあるのは ATD を継続できる程度の副作用も含めるか否かということもあるかも知れない。重大な副作用としては無顆粒球症(0.2～0.5%)、MPO-ANCA 関連血管炎症候群(稀)、多発性関節炎(1～2%)、重症肝障害(0.1～0.2%)などがある。また妊娠初期に MMI を服用した患者の児に頭皮欠損や内臓の大奇形(後鼻孔閉鎖、食道気管瘻、食道閉鎖症など)が認められたとの報告[3)]もある(詳細は「Ⅱ-9. 抗甲状腺薬の胎児への影響」154 頁を参照)。

2 副作用の出現時期

ほとんどが開始3ヵ月以内に起こる[4)5)]。服用開始3ヵ月以内は2～3週ごとの診察で副作用のチェックを行うことで早期発見が期待できる。但し MPO-ANCA 関連血管炎症候群は服用開始1年以後にも起こり得る副作用であり注意を要する。

表 1 主な ATD による副作用の内訳・頻度

Ⅰ. 軽度な副作用
 1. 皮膚症状(発疹・痒み・蕁麻疹など)(4～13%)
 2. 肝機能障害(2～16%)
 3. 関節痛(1～5%)
 4. 味覚障害・胃腸症状(<1%)
 5. 関節炎(<1%)
Ⅱ. 重大な副作用
 1. 無顆粒球症(0.2～0.5%)
 2. MPO-ANCA 関連血管炎症候群(稀)
 3. 多発性関節炎(1～2%)
 4. 重症肝障害(0.1～0.2%)
 5. インスリン自己免疫症候群、再生不良性貧血、SLE 様症状

3 各々の副作用の特徴と対応

1. 皮膚症状

　甲状腺機能亢進症だけでも痒みが出ることがあるため、症状がいつから出現したのか確認する。また痒みを伴わない発疹は自然に消失することもある。痒みがある場合は軽度なら抗ヒスタミン薬で対応し、それでも改善がないようならもう一方のATDに変更する。明らかな薬疹の場合はすぐにATDを中止し、抗ヒスタミン薬を服用、症状がひどい場合はグルココルチコイドを投与する。

2. 肝機能障害

　甲状腺機能亢進症だけでも軽度の肝機能異常がみられることがある[6]ため、ATD開始前に肝機能(AST、ALT、γ-GTP、T-Bilなど)をチェックしておくことが大事である。ATD開始後ALTが正常値の2倍以上となれば薬物性肝障害を疑い[7]、AST、ALTが100以上なら中止した方がよい。ビリルビンが上昇している場合もATDを中止とする。ATD中止により肝機能は改善する。肝機能障害のタイプとしてはMMIでは胆汁うっ滞型[8]、PTUでは肝細胞障害型が多い。PTUでは一過性上昇が多いという報告[9]もあるが劇症肝炎の報告もあり重篤化しやすい[10]。重篤な肝障害が出現した場合早急にATDを中止し肝臓の専門医に紹介する。

3. 無顆粒球症

　無顆粒球症とは、好中球が500/mm³未満を指す。バセドウ病ではもともと軽度の白血球減少を認めることがある[2]のでATD開始前に白血球数、好中球数をチェックしておく。MMIとPTUで発症頻度には差がない[11]といわれている。初回投与でも再投与でも起こり得る。また開始後2～3ヵ月以内に発症しやすい[12]ためMMI添付文書でもATD開始(再投与も含め)2ヵ月間以内は白血球分画の2週に1回の定期検査が指示されている。しかし稀に服用開始数ヵ月経ってから発症する場合もある[13]ので2ヵ月以降も定期的に血液検査を行う。頻度そのものは少ないが重篤化しやすく、咽頭炎や38℃を超える発熱などで発見されることが多い。G-CSF使用については好中球100/mm³未満の重症無顆粒球症に対しては無効であるが、好中球100～500/mm³の軽症無顆粒球症では好中球数の回復期間を有意に短縮するとの報告[14]がある。現在日本ではATDによる無顆粒球症に対してはG-CSFの保険適応がないため適応疾患としての認可が待たれる。また従来から認められる急激な症状を伴って突然発症してくる典型例以外にも無症状の時期に発見されたり、ATD中止後に症状発現する場合もあることがわかった[11]。このことからも好中球数の定期検査により、特に無症状の無顆粒球症の早期発見につながると思われる。またATDに

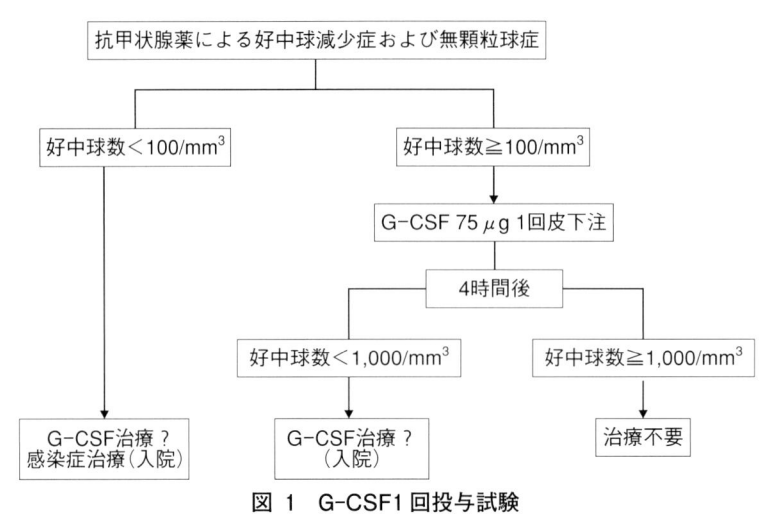

```
                  抗甲状腺薬による好中球減少症および無顆粒球症
                                    │
           ┌────────────────────────┴──────────────────────┐
      好中球数＜100/mm³                              好中球数≧100/mm³
           │                                              │
           │                                   G-CSF 75μg 1回皮下注
           │                                              │
           │                                           4時間後
           │                                              │
           │                              ┌───────────────┴────────────────┐
           │                       好中球数＜1,000/mm³              好中球数≧1,000/mm³
           │                              │                                │
           ▼                              ▼                                ▼
     G-CSF治療？                    G-CSF治療？                         治療不要
    感染症治療（入院）                 （入院）
```

図 1　G-CSF1 回投与試験
（田尻淳一：副作用をめぐる問題点．日本臨牀 64(12)：2251-2256，2006 より改変）

よる好中球減少症(好中球数 1,000/mm³未満)は無顆粒球症に比べると約 3 倍の頻度で認められる。好中球 100〜500/mm³の軽症無顆粒球症や好中球減少症に対して、ATD 中止後自然に顆粒球数が増えるのか否かを判定するのに G-CSF を 1 回投与し 4 時間後好中球数を確認するという方法[15]もある(**図 1**)。

4．関節痛

ATD を中止する。また重大な副作用(SLE 様症状、MPO-ANCA 関連血管炎症候群など)の可能性もあるため関節痛以外の他の症状がないかを確認する。発熱、紅斑、筋肉痛、リンパ節腫脹などを呈している場合は SLE 様症状を疑い、抗核抗体、抗 DNA 抗体、赤沈、CRP などを測定する(PTU による MPO-ANCA 関連血管炎症候群については「Ⅱ-17. PTU と MPO-ANCA」209 頁を参照)。

5．稀な副作用

インスリンに対する自己抗体により低血糖を起こすインスリン自己免疫症候群(MMIに特有)、MPO-ANCA 関連血管炎症候群、再生不良性貧血[HTLV-1 抗体陽性のバセドウ病例に MMI を投与した場合の HAU(HTLV-1 associated uveitis)[16]]などの副作用がある。また、HTLV-1 抗体陽性のバセドウ病患者における HAU(HTLV-1 associated uveitis)に MMI が関与しているとの報告がある[16]。該当する症状があれば精査し ATDを中止する。

4　ATD 2 剤の副作用に関する特徴からみた使い分け

軽度の副作用ではこれまで MMI と PTU で発現頻度に差がないという報告[5]もあった

が、日本で施行された未治療バセドウ病患者を対象に施行した初期投与量別のRCT[1]ではMMI 15 mg/日群およびMMI 30 mg/日群と比較して、PTU 300 mg/日群で有意に出現頻度が高かった。伊藤病院での検討[17]でも副作用の出現頻度は上記3群で有意差を認め、薬疹ではMMI 30 mg/日群、肝機能障害ではPTU 300 mg/日群が有意に高かった。

MMIの副作用出現頻度は用量依存性であると報告[1,17,18]されているが、PTUについてはよくわかっていない。従来ATD治療では初期大量投与後漸減するという方法が採られてきたが、副作用予防の面からはホルモン高値でなければMMI初期投与量は少量にすべきと思われる。近い将来妊娠予定がある場合はPTUを第一選択とする。

5 副作用出現後の薬剤変更について

副作用出現後休薬期間を経ずにATDを変更してしまうと次のATDにも副作用が出現したのかと迷うことがあるので、軽度の副作用であればATD中止後副作用の症状が改善してからもう一方のATDを開始する。その間甲状腺機能亢進症状悪化の可能性がある場合は無機ヨード(KI)を一時的に投与する。β遮断薬も必要に応じて併用する。軽症の副作用における2剤間の交差反応については賛否両論あるが、伊藤病院での検討[17]ではもう一方のATDに変更後の副作用出現頻度が増すということはなかった。無顆粒球症については交差反応ありという報告[19]があり、また重篤な副作用であるため出現時はもう一方のATDを使用しないでKIに変更し、無顆粒球症が回復してから放射性ヨード(RI)か手術を検討する。

ATD2剤ともに副作用が出現したときや重篤な副作用出現時は早めに専門医へ紹介すべきである。KIに変更した場合はエスケープ現象の出現にも注意する。

6 患者への説明

ATDは2種類しかないので本当に副作用かどうか見極めてから中止としたいが、中止する時期が遅れると重篤化することもある。重大な事態を防ぐためにはATD開始前に患者にパンフレットなどを用いて、副作用に関する十分な説明が必要である。その際、①副作用が出る可能性ある薬剤であること(副作用の種類、出現時期、頻度など含めて)、②定期検査通院の必要性、③副作用と思われる症状が出たら薬剤を中止し(特に高熱時)できるだけ早く受診すること、などを説明しておく。正しい情報提供がコンプライアンスの悪化を防ぎ、適切な治療につながる。

(大塚史子)

◆文献

1) Nakamura H, Noh JY, Itoh K, et al：Comparison of methimazole and propylthiouracil in patients with hyperthyroidism caused by Graves' disease. J Clin Endocrinol Metab 92：2157-2162, 2007.
2) Cooper DS：The side effect of antithyroid drugs. Endocrinologist 9：457-467, 1999.
3) Di Gianantonio E, Schaefer C, Mastroiacovo PP, et al：Adverse effects of prenatal methimazole exposure. Teratology 64：262-266, 2001.
4) Meyer-Gessner M, Benker G, Olbricht T, et al：Side effects of antithyroid therapy of hyperthyroidism；A study of 1256 continuously treated patients. Dtsch Med Wochenschr 114：166-171, 1989.
5) Werner MC, Romaldini JH, Bromberg N, et al：Adverse effects related to thionamide drugs and their dose regimen. Am J Med Sci 297：216-219, 1989.
6) Huang MJ, Li KL, Wei JS, et al：Sequential liver and bone biochemical changes in hyperthyroidism；prospective controlled follow-up study. Am J Gastroenterol 89：1071-1076, 1994.
7) 滝川 一, 恩地森一, 高森頼雪, ほか：DDW-J 2004 ワークショップ薬物性肝障害診断基準の提案. 肝臓 46：85-90, 2005.
8) Arab DM, Malatjalian DA, Rittmaster RS：Severe cholestatic jaundice in uncomplicated hyperthyroidism treated with methimazole. J Clin Endocrinol Metab 80：1083-1085, 1995.
9) Liaw YF, Huang MJ, Fan KD：Hepatic injury during propylthiouracil therapy in patients with hyperthyroidism. Ann Intern Med 118：424-428, 1993.
10) Williams KV, Nayak S, Becker D, et al：Fifty years of experience with propylthiouracil-associated hepatotoxicity；what have we learned? J Clin Endocrinol Metab 82：1727-1733, 1997.
11) Tajiri J, Noguchi S：Antithyroid drug-induced agranulocytosis；special reference to normal white blood cell count agranulocytosis. Thyroid 14：459-462, 2004.
12) Tajiri J, Noguchi S, Murakami T, et al：Antithyroid drug-induced agranulocytosis；The usefulness of routine white blood cell count monitoring. Arch Intern Med 150：621-624, 1990.
13) Tamai H, Takaichi Y, Morita T, et al：Methimazole-induced agranulocytosis in Japanese patients with Graves' disease. Clin Endocrinol(Oxf)30：525-530, 1989.
14) Tajiri J, Noguchi S：Antithyroid drug-induced agranulocytosis；how has granulocyte colony-stimulating factor changed therapy? Thyroid 15：292-297, 2005.
15) Tajiri J, Noguchi S, Murakami N：Usefulness of granulocyte count measurement four hours after injection of granulocyte colony-stimulating factor for detecting recovery from antithyroid drug-induced granulocytopenia. Thyroid 7：575-578, 1997.
16) Mizokami T, Okamura K, Kohno T, et al：Human T-lymphotropic virus type Ⅰ-associated uveitis in patients with Graves' disease treated with methylmercaptoimidazole. J Clin Endocrinol Metab 80：1904-1907, 1995.
17) 大塚史子, 吉村 弘, 清水妙子, ほか：未治療バセドウ病患者におけるMMI 15 mg/day, MMI 30 mg/day, PTU 300 mg/dayでの副作用の出現頻度と種類, 出現までの期間についての検討. 日本内分泌学会雑誌 81：143, 2005.
18) Reinwein D, Benker G, Lazarus JH, et al：A prospective randomized trial of antithyroid drug dose in Graves' disease therapy；European Multicenter Study Group on Antithyroid Drug Treatment. J Clin Endocrinol Metab 76：1516-1521, 1993.
19) Chen B, Lang R, Jutrin Y, et al：Recurrent agranulocytosis induced by two different antithyroid agents. Med J Aust 2：38-39, 1983.

17 PTU と MPO-ANCA

■はじめに

プロピルチオウラシル(PTU)は無顆粒球症や劇症肝炎などの重篤な副作用を引き起こす薬剤であり、その使用に際しては十分な注意を払う必要がある。PTU の副作用の多くは、内服開始後3〜4ヵ月以内に生じる。近年、PTU を長期間内服後に**抗好中球細胞質抗体**(anti-neutrophil cytoplasmic autoantibody；ANCA)陽性の血管炎を引き起こした例が報告された[1)2)]。これらの患者の症状は PTU 中止により改善しており、おそらく PTU の副作用であると推測される。しかしながら、ANCA と血管炎の直接の関連については、まだ疑問が残されている。

1 ANCA 関連血管炎症候群の症状

PTU 内服中の患者に生じる ANCA 関連血管炎症候群の初期症状として、四肢(特に肘または膝)の関節痛や紫斑がみられている。続いて多くの症例で急性進行性腎炎症候群(血尿、蛋白尿など)が報告されている。また、肺出血を合併する例も報告されており、肺出血は両側性・重症例が多い。初期症状に気づいた場合は、服薬を中止してすぐに主治医に受診するように十分な指導をしておく必要がある。

2 MPO-ANCA の出現は PTU 内服によるものなのか

未治療バセドウ病患者では Meloperoxidase(MPO)-ANCA は認められないことよりバセドウ病患者での MPO-ANCA の出現は PTU との関連が強く示唆される[3)]。しかしながら PTU の服用中1年数ヵ月して MPO-ANCA が弱陽性となった後に PTU 継続にもかかわらず MPO-ANCA が消失した例も報告されている(図1)。もし、PTU が原因だとするとこの現象の説明は難しい。

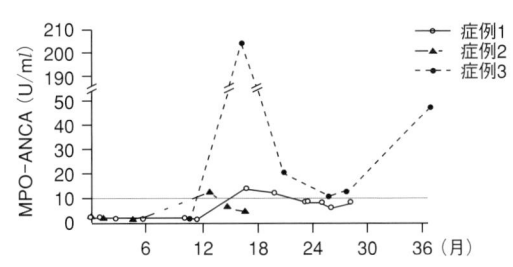

図 1. MPO-ANCA 陽性患者の MPO-ANCA の経過

3 MPO-ANCA が本当に血管炎を引き起こすのか

　MPO-ANCA が陽性であるにもかかわらず多くの症例では血管炎は起こっていない[4]。血管炎の生じた症例での MPO-ANCA の値は3桁以上の例が多く、2桁以下での発症はあまりない。この事実は健常人より得られた参考値として提示されている値が、血管炎を発症する値とは異なることを示唆している。また血管炎を起こした症例では、その前に感冒に罹患した例が散見されることより、血管炎を引き起こすには別の因子が必要なのかも知れない。また、MPO-ANCA にサブタイプが存在し、そのうちのあるサブタイプの高値の症例のみが血管炎を生ずるのかも知れない。

　MPO-ANCA を未治療時から経時的に測定し MPO-ANCA の出現と臨床症状の出現をみた報告は少ない。ほとんどの報告は臨床症状が出現してから MPO-ANCA が測定されており、いつの時期から陽性になっていたか不明である。もし、MPO-ANCA が血管炎の原因であるとするのならば時期的に血管炎発症の少し前に陽性になっていなければならない。未治療のバセドウ病患者で未治療時から経時的に測定された報告では[3]、MPO-ANCA の陽性時期と臨床症状の出現時期がほぼ同じであり、MPO-ANCA の強い関与が示唆される。しかしながら生じたのは血管炎ではなく pseudo SLE であった。PTU 以外に pseudo SLE を引き起こす薬剤でも MPO-ANCA が陽性になることが報告されている。これらの報告は MPO-ANCA と血管炎の直接的な関係に疑問を投げかけるものである。MPO-ANCA が *in vivo* で本当に血管炎を引き起こすのか否かの問題を解く鍵は、MPO-ANCA が高値のときに血管炎を発症し、PTU を中止したときに血管炎は消失したが、MPO-ANCA の高値が持続する症例が存在するか否かであろう。

4 現状では PTU 内服患者に定期的に MPO-ANCA を測定する必要があるのか

　PTU にて治療中の患者での ANCA の出現頻度は 4.1～25%[3,4]であるが、血管炎の発症頻度はさらに低いものと考えられる。MPO-ANCA 陽性でもなんの症状もない患者がほとんどであり、また血管炎の発症の時期に一定の傾向がない。以上の事実より、PTU 内服中の患者に定期的に MPO-ANCA を測定するのは、実際的ではないと考えられる。半年に1回ぐらいの検尿で経過をみるのが現実的であろう。

5 治　療

　できるだけ速やかに PTU を中止する。厚生科学研究難治性血管炎に関する調査研究班では、EBM に基づく ANCA 関連血管炎の治療指針を提唱した[5]。寛解導入療法は全身型

(肺腎症候群、肺出血、急速進行性腎炎を含む)と限局型に分けられ、全身型ではステロイドパルス療法を含むステロイド多量投与(プレドニゾロン 0.6～2 mg/kg/日)とシクロホスファミド(0.5～2 mg/kg/日)による併用療法を基本とし、限局型ではより少ない量のステロイド(プレドニゾロン 0.3～0.6 mg/kg/日)と免疫抑制療法(シクロホスファミドまたはアザチオプリン 0.5～1 mg/kg/日)の併用を基本としている。PTU による ANCA 関連血管炎はウェゲナー肉芽腫症などに比べて予後はよいようである。

・メモ・　ANCA はヒト好中球細胞質のライソゾームなどに対する自己抗体である。患者血清および蛍光色素標識抗ヒト IgG 抗体を健常人好中球を固定した切片上に作用させる間接蛍光抗体法にて観察した場合に、好中球細胞質がびまん性に顆粒状に染色される cytoplasmic staining patten(C-)ANCA と核の周辺のみが強く染色される perinuclear staining pattern(P-)ANCA に分けられる。

　C-ANCA の対応抗原の大部分は細胞質のアズール顆粒に含まれる 29kDa のセリンプロテアーゼ-3(PR-3)、P-ANCA の抗原の大部分はミエロペルオキシダーゼ(MPO)であることが明らかにされている。現在、ANCA 陽性の血管炎や腎炎は ANCA 関連血管炎、腎炎としてまとめられているが、一方 ANCA は対応抗原の違いから疾患特異性に差があることが知られている。C-ANCA(PR3-ANCA)はウェゲナー肉芽腫症に特異性が高い。P-ANCA(MPO-ANCA)は C-ANCA に比し、疾患特異性は低いが壊死性糸球体腎炎との関係が深く、特発性壊死性半月体形成性腎炎や顕微鏡的多発性動脈炎、アレルギー性肉芽腫性血管炎などで陽性例が多い。半月体形成性腎炎 crescentic glomerulonephritis では抗体価は疾患活動性と相関して変動し、細胞性半月体形成期には上昇するといわれる。

(吉村　弘)

◆文献

1) Stankus SJ, Johnson NT：Propylthiouracil-induced hypersensitivity vasculitis presenting as respiratory failure. Chest 102：1595-1596, 1992.
2) Dolman KM, Gans ROB, Vervaat TJ, et al：Vasculitis and antineutrophil cytoplasmic autoantibodies associated with propylthiouracil therapy. Lancet 342：651-652, 1993.
3) Jaeduk Yoshimura Noh, Noboru Hamada, et al：Frequency of the appearance of myeloperoxidase-antineutrophil cytoplasmic antibody (MPO-ANCA) in Graves'disease patients treated with propylthiouracil, and the relationship between MPO-ANCA and the clinical manifestations. Clinical Endocrinology 54：651-654, 2001.
4) Wada N, Mukai M, Kohno M, et al：Prevalence of serum anti-myeloperoxidase antineutrophil cytoplasmic antibodies(MPO-ANCA)in patients with Graves'disease treated with propylthiouracil and thiamazole. Endocr J 49：329-334, 2002.
5) 厚生省厚生科学特定疾患対策研究事業難治性血管炎に関する調査研究班(班長橋本博史)：難治性血管炎の診療マニュアル．厚生労働省厚生科学特定疾患対策研究事業難治性血管炎に関する調査研究班, p50, 2002.

18 抗甲状腺薬の服薬指導

■はじめに

バセドウ病の代表的な治療法の中に薬物療法があり、用いる薬剤には抗甲状腺薬、無機ヨード薬などがある。通常は抗甲状腺薬が使われることから、ここではこの薬を中心にその特徴と実践的服用法などを解説する。

1 抗甲状腺薬

1. 種類

抗甲状腺薬には、チオナミド系のチアマゾール(MMI：メルカゾール®)とプロピルチオウラシル(PTU：チウラジール®/プロパジール®)の2種類の錠剤がある。MMIは1956年、プロパジール®は1966年、チウラジール®は1968年に発売され非常に使用経験の長い薬剤である。外国には違う名称の薬がいくつかあるが、本質的には変わらない。当然この2種類の薬剤の構造式は異なっているが、その中でMMIにはSH基があり、PTUにはないことも特徴的な差である。

・ポイント・　両剤とも粉砕後の安定性はよく、散剤としての投与も可能であるが、味は苦い。

2. 作用機序

経口投与された抗甲状腺薬は、消化管から吸収されて血液中に移行し、甲状腺濾胞細胞に取り込まれる。細胞内では甲状腺ペルオキシダーゼ活性を阻害し、ヨードの有機化およびモノヨードチロニンとジヨードチロキシンの縮合反応の阻害を介して甲状腺ホルモンの生合成を抑制する[1)2)]。また、PTUは肝臓や腎臓などの末梢臓器にある5'脱ヨード酵素活性を阻害することで、サイロキシン(T_4)から生物活性の強いトリヨードサイロニン(T_3)への変換を抑制し、血中のT_3の濃度をより低下させると報告されている[3)]。しかし、この報告は短期間投与によるもので、診療で使っている限りではそのような印象はあまりないということである。むしろ、MMIの方が効果が的確な印象があることから、こちらが第一選択薬として多く処方されているのが実状である。そのほかに、両薬剤ともに免疫抑制作用があり[4)]、バセドウ病の直接的な治療に結びつくと考えられている。

・ポイント・
①抗甲状腺薬は甲状腺濾胞細胞内に取り込まれて甲状腺ホルモンの生合成をさまざまな段階で阻害する。

②抗甲状腺薬には免疫抑制作用の効果も期待されている。

3. 服用法

❶体内動態（表1）

　抗甲状腺薬のホルモン合成阻害効果は、甲状腺細胞内の濃度とそれが保たれる時間に左右される。MMIでは、甲状腺細胞内濃度は内服後3～5時間後に血中濃度の約5倍、17～20時間後には60倍に達し、その後約24時間はほぼ一定に保たれる。一方、PTUの甲状腺内濃度は、内服3時間後に血中濃度の10～18倍に達するが、その濃度は6～8時間しか維持されない[2]。したがって、ホルモン合成阻害効果でみる限りは、MMIは1日1回投与が可能であるが、PTUは2～3回の分割投与が好ましいということになる。

> ・ポイント・
> ①MMIは1日1回の内服でも大丈夫であるが、PTUは分割投与が好ましい。
> ②毎日同じ時間帯に服用する習慣を付けることは飲み忘れの防止に役立つことから、患者の生活習慣に合わせた服用回数、服用時間などの指導をすることが肝心である。

❷用法・用量

　通常、MMIは1日15～30 mg、PTUは1日300 mgから開始し、漸減していく方法をとる[5]。これは、甲状腺ホルモン過剰の状態をできるだけ速やかに正常化させるためである。その後は機能正常を維持しながら服用量を減量し、毎日または隔日1錠でTSH受容体抗体の正常化を確かめて、内服を中止する。ここに至るまでには通常2年以上を要する。

> ・ポイント・
> ①抗甲状腺薬は新たな甲状腺ホルモン合成を阻害はするが、分泌は抑制しない。そのため、当初は既に甲状腺内に貯蔵されていたホルモンが血中に出続けるため、機能正常化までにはある程度の時間が必要である。
> ②内服により甲状腺機能が正常化すると、亢進症状がなくなるが、寛解したと間違わないようによく説明する必要がある。
> ③1錠単位での服用ではうまくコントロールできない場合は、1錠と2錠を毎日交互などのように服用させる方法もある[6,7]。

表1. チアマゾールとプロピルチオウラシルの主な体内動態比較

一般名	チアマゾール（MMI）	プロピルチオウラシル（PTU）
最高血中濃度到達時間	1時間	1時間
血中半減期	4～5時間	1～1.5時間
作用発現時間	10～20日間	（2～4週間）＊
作用持続時間	24時間	6～8時間
胎盤通過	通過する	通過する
蛋白結合率	ほとんどない	約80%
母乳中への移行	乳汁中に分泌	乳汁中に分泌
血清濃度比	1	0.1

＊作用発現時間の資料がなく、臨床症状の改善でみたもの

4. 副作用および抗甲状腺薬の過量投与

　抗甲状腺薬による副作用の詳細は本書中の該当の項を参照のこと。ここでは副作用の早期発見のために行っている当院の対処法を記載する。抗甲状腺薬の初回投薬時は、副作用の具体的な症状とその際の対処法を記載したリーフレットを手渡している（**表2**）。また、抗甲状腺薬は同様の注意事項を裏面に印刷した専用の薬袋に入れている。しかし、副作用をあまりにも強調し過ぎると服用をためらう方が出てこないとも限らない。したがって、副作用が起きても適切な対処をすればまず大丈夫であることの説明は絶対に欠かせない。

　副作用ではないが、過量内服による甲状腺機能低下症により、むくみを伴う体重増加とこむら返りや首筋、脇腹の筋肉のひきつれや甲状腺腫が大きくなるなどの症状が現れるこ

表 2. 抗甲状腺薬服用中のご注意（伊藤病院）

1. 無顆粒球症（むかりゅうきゅうしょう）

　無顆粒球症は白血球の中で細菌感染を防ぐためになくてはならない「顆粒球」が極端に減るものです（結果として白血球数も減ります）。最も注意しなければならない副作用で、500～1,000人に1人くらいの割合で起こります。起こる場合は、ほとんどが薬を飲み始めて2、3週間～3ヵ月以内で、長期間服用を続けている場合はまず心配ありません。稀ですが、最初は起こらないで、再発してもう一度治療を始めたときに起こる場合もあります。

　この副作用が起こると細菌に感染しやすくなり扁桃腺炎などを起こします。そこで高熱が出て、のどが痛くなったら薬をすぐ止め白血球数を調べる必要がありますので、その日に来院して診察を受けてください。または、当院にお電話してください。状況をうかがったうえで近くの病院（白血球数がその場ですぐにわかる施設）で調べて頂くべきか指示致します。その際はこのパンフレットを忘れずに持参し、先方の病院の先生にお見せしてください。この副作用を起こした場合は入院して治療が必要です。
※同じような症状があっても白血球が減っていない場合は、この副作用ではありません。

2. 肝障害

　白目が黄色く（尿の色も急に濃くなります）なった場合は肝障害に伴う黄疸です。薬を中止して1両日中に来院して診察を受けてください。この場合も入院して治療する必要があります。このほかに血液の検査で肝機能検査値の異常が見つかることがあります。この場合、多くは薬の変更だけでよくなりますが、異常の程度によっては入院して治療することもあります。
〈無顆粒球症〉や〈肝障害〉の副作用、またはその疑いがあるときは至急下記までご連絡ください。

平日午前9時～午後5時	○○（○○○○）○○○○（副作用専用電話番号）
午後5時以降または休診日	○○（○○○○）○○○○（ナースステーション）

3. 薬疹（発疹）

　一番多くみられる副作用で、痒みを伴うのが特徴です。薬を飲み始めて3週間以内、多くは2週間前後に起こります。ひとまず服用を中止して、早めに（1週間以内）来院して診察を受けてください。軽い場合には抗ヒスタミン薬（痒み止め）と一緒に服用すると治まってしまいます。通常は急を要するものではありませんが、症状が強い場合はお電話してください。なお、甲状腺ホルモンが高いときには発疹を伴わない痒みが起こる場合もあります。

4. その他の副作用

　その他の副作用としては、関節痛、発熱、筋肉痛、脱毛、食欲不振、血尿などがあります。これらはいずれも大変稀ですが、薬を変えると治りますので、早めに来院して診察をお受けください。

〈その他のご注意〉
※何か異常を認めて他院におかかりになりましたら、ご本人かご家族の方、あるいは主治医の方から当院医師までご連絡をお願いします。
※電話によるお問い合わせは午前9時～午後5時までの間にお願いします。但し、緊急の場合はこの限りではありません。
　平日午前9時～午後5時 → ○○（○○○○）○○○○（代表）
　午後5時以降または休診日→○○（○○○○）○○○○（ナースステーション）

とがある。その場合は、減量や一時休薬などの対処が必要となる。

> ・ポイント・
> ①抗甲状腺薬には頻度は少ないとはいえ重篤な副作用がある。見逃さないための適切な指導が必要である。
> ②重篤な副作用を発現した薬剤は再投与により同様の副作用を起こす。副作用歴は必ず覚えておくような指導が必要である。

5．相互作用

　現在までに抗甲状腺薬との相互作用が報告されている薬剤はない。しかし、甲状腺機能が正常化することにより、併用薬のクリアランスなどが改善しその効果が減弱したり増強したりすることがある。クマリン系抗凝固薬、ジキタリス製剤などがこの種の薬剤である。ほかの医療機関を受診する際は、抗甲状腺薬を服用していることを医師に伝えるように説明する必要がある。

> ・ポイント・　抗甲状腺薬と併用注意の薬はないが、ほかの医療機関を受診する場合は服用していることを伝えるように説明する必要がある。

6．飲み忘れの対処

　抗甲状腺薬はその効果を発揮する甲状腺濾胞細胞内に長くとどまることを考慮すると、その日のうちに総投与量を服用できればよいわけである。そのため、飲み忘れに気づいたときはそれまで忘れていた当日分を服用し、次回より通常の服用に戻すよう指導をしている。但し、翌日に前日分の飲み忘れに気づいた場合には、前日分は服用せずに当日分のみを服用させる。また、飲み忘れとは違うが、海外旅行をする方から時差を考慮して服用した方がよいのかと聞かれる場合があるが、日本時間ではなく現地時間で服用するように説明している。

> ・ポイント・　抗甲状腺薬は1日に必要な総投与量をその日のうちに服用できればよい。

7．ヨード摂取との関連

　以前、ヨードの摂取量の増加に反比例して抗甲状腺薬治療での寛解率が低下したと報告されたことから、ヨードの摂取は控えた方がよいといわれることがある。しかし、これはもともとがヨード摂取量の少ない国での成績で、生まれつきヨードを過剰に摂取している日本人にも当てはまるかは確かめられていない。また、日本でヨード制限を続けていくことは日常生活にかなりのストレスがかかることになる。そのため、当院では海藻類などのヨード含有食品は、普通に摂取してもよいと指導している[8]。

8．その他

妊婦・授乳婦への投与に関すること、および抗甲状腺薬と甲状腺ホルモン薬の併用療法は本書中の該当の項を参照のこと。

2 無機ヨード薬

抗甲状腺薬ではないが、甲状腺機能亢進症の治療に状況によっては使われることのある無機ヨード薬についても触れておく。この薬は副作用はほとんどない。

ヨードには1日に6mg以上摂取すると甲状腺ホルモンの合成および分泌を抑制する作用がある。抗甲状腺薬にはないホルモン分泌抑制作用により血中の甲状腺ホルモンを急速に低下させる即効性を有するが、この作用は通常は約2週間で消出するのが弱点である。

無機ヨード薬には、ヨウ化カリウム丸®、ヨウ化カリウム、ヨウレチン®などがある。ヨウレチン®は1錠中のヨード含有量が50μgや100μgと少ないため、バセドウ病の治療には通常はヨウ化カリウム丸®を使用する。ほかに、内服用のルゴール液や院内で独自に調節したヨウ化カリウム液を用いることもある。

・ポイント・　無機ヨード薬は甲状腺ホルモンの合成および分泌を抑制する作用があり、その効果は即効性であるが短期間しか続かない。

3 β遮断薬

β遮断薬、中でもプロプラノロールは大量に使用すると甲状腺ホルモンの合成を抑制するが、その目的だけのために用いられることは通常ない。多くは甲状腺機能亢進状態に伴う交感神経の緊張により引き起こされる、頻脈、手指振戦などの症状を改善する目的で抗甲状腺薬と一時期併用される。

・ポイント・　β遮断薬は、甲状腺機能亢進症状（頻脈、手指振戦など）を改善する。症状の改善とともに減量、中止する。

4 炭酸リチウム

炭酸リチウムは甲状腺ホルモン分泌抑制作用があるが、無機ヨード薬と同様にその効果は長続きしない。しかも、本来、甲状腺機能亢進症は適応疾患ではないため、副作用などで抗甲状腺薬が使えず、無機ヨード薬も効果が消失しているなどの特殊な状況下で、短期にしか使用できない。

■おわりに

　バセドウ病の薬物治療には抗甲状腺薬が不可欠である。内服初期には重篤な副作用も起こりうることから、服用時期によって注意事項も異なる。しかし、適切に服薬指導することで安全な薬物治療が可能となる。

（野中榮夫）

◆文献

1) Taurog A：The mechanism of action of the thioureylene Antithyroid drugs. Endocrinology 98：1031, 1976.
2) Cooper DS：Antithyroid drugs. N Engl J Med 311：1353, 1984.
3) Chopra IJ：A study of extrathyroidal conversion of thyroxine（T_4）to 3,3',5-triiodothyronine *in vitro*. Endocrinology 101：453, 1977.
4) Ratanachaiyavong SR, et al：Immunosuppressive effects of antithyroid drugs. Clinics Endocrinol Metab 14：449, 1985.
5) 伊藤國彦：甲状腺疾患治療実践マニュアル. 第3版, p10, 文光堂, 東京, 2007.
6) 柏井　卓：バセドウ病. 医学と薬学 35(2)：281, 1996.
7) 吉村　弘：Graves病のマネージメント. 診断と治療 79(10)：2209, 1991.
8) 伊藤國彦：甲状腺疾患治療実践マニュアル. 第3版, p244, 文光堂, 東京, 2007.

19 内視鏡下バセドウ病手術

■はじめに

　バセドウ病は甲状腺機能亢進症の大半を占め、その治療は抗甲状腺薬による内科的治療、亜全摘を中心とした外科的治療、そしてアイソトープによる放射線治療に大別される。

　外科手術の適応は、現在までの適応は表1に示したようなものであるが、外科手術の長所はなんといっても早期寛解である。短所としては嗄声などの合併症が無ではないこと、頸部に手術瘢痕が残り、美容上も機能上(嚥下時の違和感など)も問題が残る場合がある。過去においては抗甲状腺薬が胎児に催奇形性をもたらすのではないかと危惧され、妊娠希望の若年女性には外科手術が多く勧められいていた時期があったが、現在はプロパジール®(PTU)であれば催奇形性をもたらすことはないとの事実から本疾患に対する外科手術の適応は少なくなっている。しかし、最近は抗甲状腺薬に対する副作用や巨大甲状腺腫、結節合併例さらに早期寛解希望例などの患者が手術を希望している。抗甲状腺薬治療の短所の1つとして治療期間が長くなる場合がある。また、白血球減少症などの重篤な副作用から手術適応となる場合や、これらの重篤な副作用を回避するために採血検査のために頻回の外来通院が必要となってしまいこれが若い女性の仕事や学業を圧迫し、早期寛解の道として外科手術を選択されることも少なくない。

　近年、内視鏡手術が発達し、頸部手術でも導入されるようになり、バセドウ病においても内視鏡下手術が行われ始めている。われわれが行っている腋窩、乳輪アプローチ内視鏡下甲状腺切除術(Axillar-areolar approach's endoscopic thyroid surgery；AAA-ETS)[1]や清水ら[2]が行っている内視鏡補助下頸部手術(video-assisted neck surgery；VANS)をmodifyした術式について述べる。

1 適応

　バセドウ病における外科手術の適応は表1に示したとおりであるが、内視鏡手術の場合、低侵襲も考慮しているもののむしろ美容上の観点からの適応となることが多い。われわれは、通常の外科手術適応例の中で若年女性でかつ甲状腺腫が大きくないものを適応としている。若年女性の場合、前胸部も露出することが多いためか、頸部襟状切開と前胸部に皮切

表1. バセドウ病の手術適応

1.	抗甲状腺薬副作用例
2.	コントロール不良例
3.	結節性甲状腺腫の合併
4.	巨大甲状腺腫
5.	呼吸困難などの圧迫症状
6.	早期寛解希望例(社会的適応)
7.	妊娠希望例(重症例のみ)

をおく内視鏡下手術には侵襲での差はともかく美容上という観点からはあまり差がないためかわれわれのところでは希望される患者がいなかった。また、男性例では希望者には低侵襲目的に内視鏡補助下手術である清水ら[2]のVANS法をmodifyした鎖骨下アプローチによる内視鏡補助下甲状腺亜全摘術を行っている。

2 内視鏡下バセドウ手術（両側 AAA-ETS）

われわれは両側の腋窩と乳輪からのアプローチで行う内視鏡下手術（AAA-ETS）を行っている。

1. 体位、皮切

両側腋窩を90°に開大し、両側腋窩に各2ヵ所の約1cm強の皮切をおく。さらに両側の乳輪の上外縁に約1cm強の弧状の切開をおく（図1）。その後、サブキューダイセクターを用い、それぞれの皮下を剝離しながら頸部にまで達する。それぞれの皮切より約10mmのトロッカーを挿入し、頸部皮膚は5〜6ヵ所を4-0のPDS糸にて牽引し術野をつくる。牽引糸の代わりにトロッカーにバルーンを装着し、5mmHg程度のCO_2を注入し頸部にドームを作成し作業を行う場合もある。腋窩外側のポートからは10mmのスコープ（0°、30°）を挿入し、ほかの2つのポートから5mmの鉗子と5mmの超音波凝固切開装置を使用して手術を行う（図2）。これらの操作は基本的には片側で行うが前もって対側の乳輪のポートを使えるようにしておくと、牽引や超音波凝固切開装置のミスト吸引用に使え便利である（図2）。

> **・メモ・** 超音波凝固切開装置の登場
>
> 頸部内視鏡手術では通常の結紮切離は困難で、本器機の開発によって頸部内視鏡手術が普及したといっても過言ではない。ほとんどの甲状腺の血管はこれのみで結紮切離可能であり、甲状腺実質も切離しても止血は十分である。頸部手術ではほとんどが鉗子型のco-agulating-shears型を使っており5mmと10mmがあるが最近は操作性のよさから5

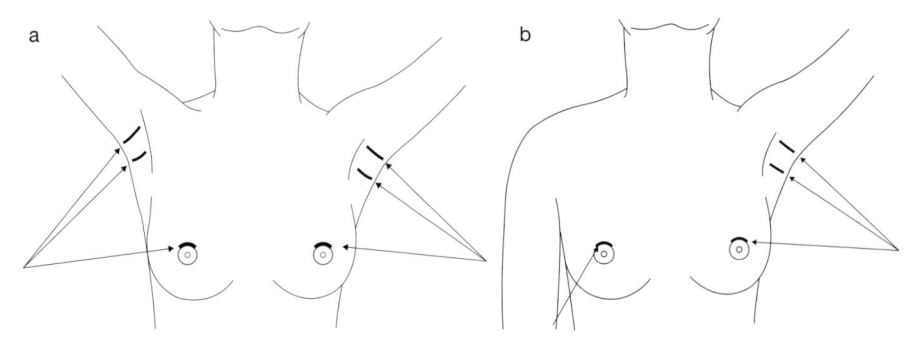

図 1. 内視鏡下バセドウ手術（両側 AAA-ETS）における皮膚切開位置
a：両葉全摘術、両葉亜全摘術。多くは対側腋窩は1ヵ所の皮切で済むことが多く、合計5ポートのことが多くなった。
b：片葉全摘他葉亜全摘術（4ポート）

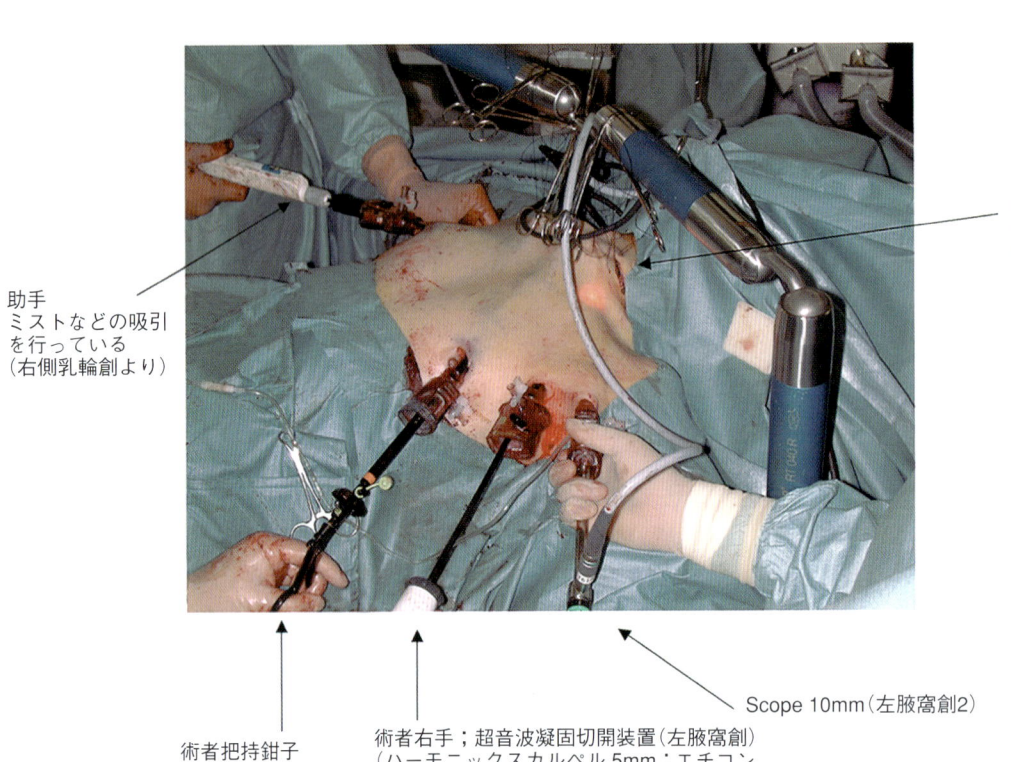

図 2. AAA-ETS

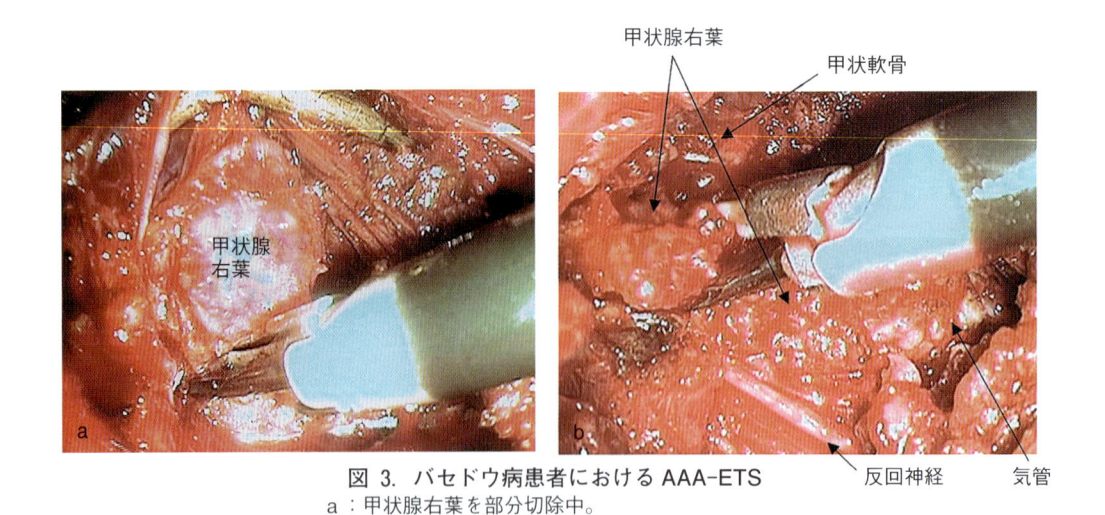

助手
ミストなどの吸引を行っている
(右側乳輪創より)

頸部
4-0PDSで牽引し
Working space を確保

Scope 10mm (左腋窩創2)

術者把持鉗子
(左側乳輪創より)

術者右手；超音波凝固切開装置(左腋窩創)
(ハーモニックスカルペル 5mm；エチコン
エンドサージェリー)

図 3. バセドウ病患者における AAA-ETS
a：甲状腺右葉を部分切除中。
b：残置量の調整のため甲状腺右葉を追加切除中。

甲状腺右葉
甲状軟骨
反回神経
気管

mm を使うことが多くなってきている。

2. 甲状腺切除

胸骨舌骨筋と胸骨甲状筋を一部縦切開し甲状腺を露出する。まず上甲状腺動静脈を超音

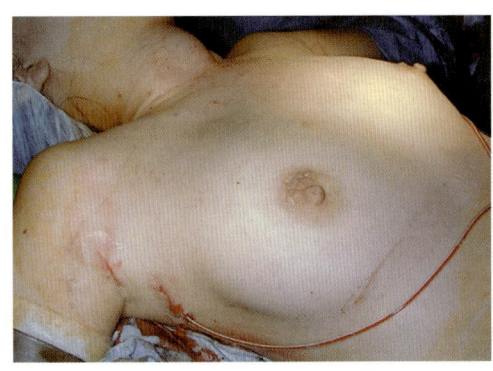

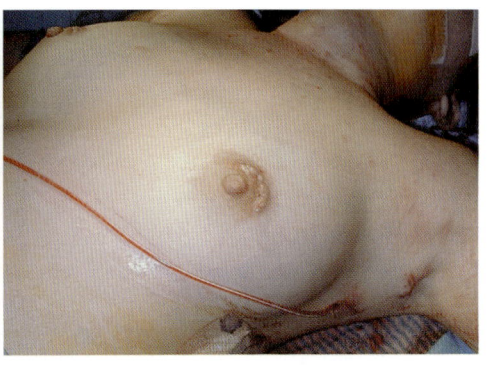

図 4. AAA-ETS（術終了時）
両側腋窩創下方より吸引チューブを両側気管傍に留置。皮膚はすべてダーマボンド® で閉創。頸部には糸でつり上げた箇所が点状に出血しているものの、数日で目立たなくなる。

波凝固切開装置にて結紮切離する。血管が怒張して太い場合にはヘモクリップを使用するがほとんどの場合超音波凝固切開装置のみで十分である。次に甲状腺外側を軽く剝離した後、下極の下甲状腺静脈、最下甲状腺動脈を同様に超音波凝固切開装置にて結紮切離し、気管前面を露出、確認の後、峡部を縦切する。その後超音波凝固切開装置にて通常の手術と同様に片葉亜全摘し、2～3 g を残す（図3）。残置量の推定には切除した甲状腺組織から2～3 g の残置モデルを作成し、これと同じ大きさに切ったスポンジを術野に挿入し微調整を行う。われわれは両側合計で5～6 g（平均5 g）を残している。

同様の手技を対側にも行う。

・注意点・ **残置量の決定**
　バセドウ病の再発を最も左右する因子は残置量である[3]。通常手術に比べ内視鏡下手術では十分な視野の確保ができにくいので、残置量の推定は慎重にしなければいけない。錐体葉の確認、切除も重要なポイントである。

3. 止血、閉創

切除後温生理食塩水で洗浄後十分な止血を行う。甲状腺断端は超音波凝固切開装置で切離するだけで概ね止血が可能であり、縫合する必要はない。念のためフィブリン糊をスプレーする場合もある。両側腋窩創から挿入した3 mm の吸引チューブをそれぞれ対側の気管傍に留置し閉創し、手術を終了する。この症例では皮膚縫合はダーマボンド®［ジョンソン・エンド・ジョンソン（株）］で行った（図4）。

4. 術後経過

頸部は牽引糸を使った場合、図5-a のように術後、糸の挿入部に若干点状出血斑がみられるが、前胸部の疼痛とともに術後数日で軽快消失する。乳輪創は一番目立たなく疼痛も少なく、その後授乳にもまったく問題はないようである。腋窩ドレーンおよび抜糸（ダー

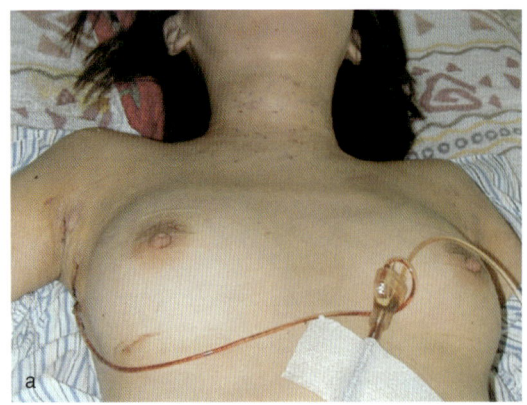

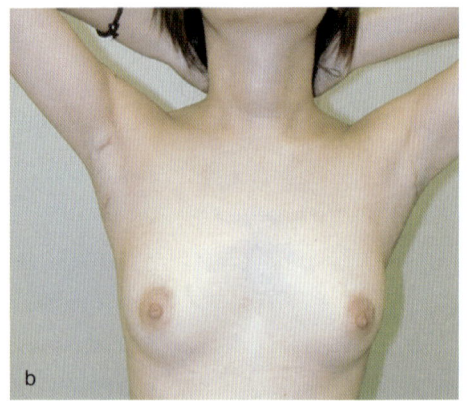

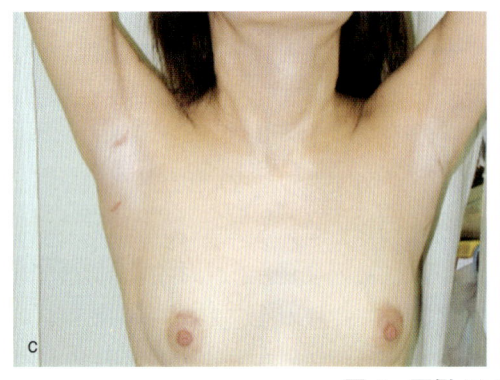

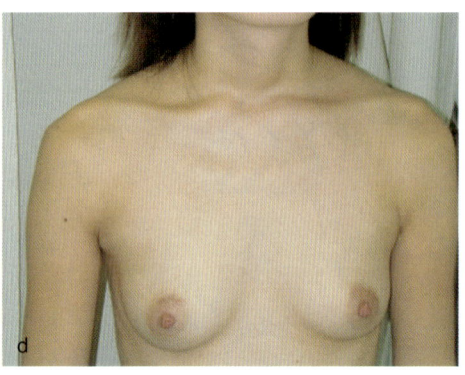

図 5. 両側 AAA-ETS 術後経過
a：術後1日目、b：術後1ヵ月目、局所疼痛や発赤はまったくなし。頸部は触診すると硬結あり。c：術後3ヵ月目頸部の硬結もとれる。d：術後3ヵ月目；このような姿勢ではほとんど傷跡はわからない。

マボンド®使用例は必要なし）は第2病日に行い、3日目以降に退院する。術後経過は**図5-b**の如く術後1ヵ月ではほとんどの疼痛や違和感は消失するが、頸部はまだ若干腫大し、硬くなっている。しかし、術後3ヵ月になると創部の硬結もとれて、ほとんど手術の影響はなくなる。両手を上げると腋窩創が若干目立つが乳輪や前胸部はほとんど気にならなくなる（**図5-c**）。また**図5-d**のようにすると腋窩の創も隠れ、美容上の効果は十分かと思われる。人によっては最も気になる乳輪に関しては、傷は最も目立たなく、また術後数人が授乳を経験しているがAAA-ETSの影響はまったくなかった。

- **・コツ・** キシロカインE® 皮下注

内視鏡下甲状腺手術における一番の問題は皮下に長いトンネルをつくるための術後の前胸部痛が危惧されたが、皮切をおく前に皮切予定線から頸部までの皮下にキシロカインE®入り生理食塩水を注入しあらかじめ液性剝離しておくと、術中は皮下からの出血が減少し、術後も皮下出血斑や疼痛が激減した。

5. 片葉全摘他葉亜全摘術

　対象が抗甲状腺薬による副作用の場合や片葉に甲状腺腫瘍が合併している場合には、片葉全摘、他葉亜全摘を行うことも少なくない。特に重篤な無顆粒球症を経験しかつ全摘を希望されない若年者には、再発時の再手術を考慮し片葉のみを残す本術式を選択している。
　葉全摘側に3ポート、対側乳輪に1ポートを挿入し、同側の葉切除後対側の亜全摘を同じポートから4〜5gの残置量を目標に行う(図1-b)[4]。

3　内視鏡補助下バセドウ手術(両鎖骨下アプローチ)

1. 体位・皮切

　内視鏡補助下では両鎖骨下にそれぞれ3〜4cmの皮切を作成し、あらかじめ0.33%キシロカインE®入り生理食塩水を甲状腺操作範囲の皮下に注入し、ペアンなどで甲状腺全範囲に皮下剝離を行い、前頸筋群を露出し、白線のところで縦切開する。清水らのVANSと異なるのは、頸部の牽引は広頸筋、前頸筋、胸鎖乳突筋などを4-0PDS[ジョンソン・エンド・ジョンソン(株)]糸で適宜吊り上げ、ユニトラックや吊り上げ鉤のようなアームに固定し吊り上げる。鎖骨下創からの筋鉤による牽引や、乳腺手術に使用するゴムつきフック(マンマフック)を皮膚縁に引っかけゴムの部分をフリーアームなどに固定する(図6)。
　右葉より処理し、上甲状腺動脈から超音波凝固切開装置で切離した。上極を十分に遊離し、峡部を気管前面で縦切開後、下甲状腺静脈など下極処理後、ツッペルにて外側を剝離した後、超音波凝固切開装置にて片葉亜全摘を行う。残置量は2〜3g、両葉で4〜6g残置させる。両葉ともAAA-ETSとは異なり残存甲状腺を手縫いで結紮・縫合することが可能であり、出血が心配な場合には縫合する。いつでも通常の器機で結紮・縫合ができるのがこの手術の1つの利点である。止血、洗浄後両側気管傍にSBチューブ[住友ベークライト(株)]を挿入して閉創する(図7-a)。
　術後の経過は順調であるが、鎖骨下の創部皮膚縁の挫滅や熱傷でやや肥厚性瘢痕となりやすかった(図7-b)が、最近はラッププロテクター[八光商事(株)]などを用いることで軽減できる。頸部に傷がないことから、頸部違和感はほとんどなく、より低侵襲な手術である。男性でも頸部に傷がなくてまた違和感などがないためか、術後、日常生活で甲状腺のことが気にならなくなるとの感想が多かった。

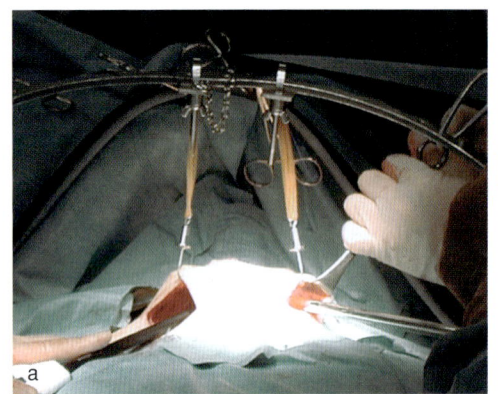

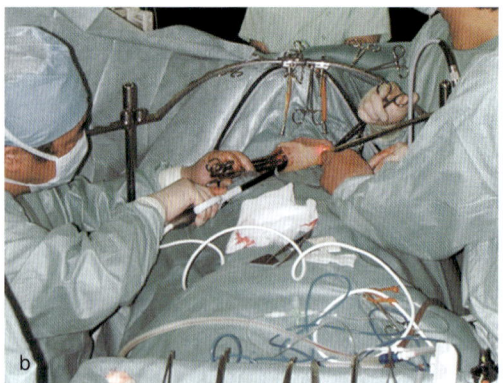

図 6. 内視鏡補助下バセドウ手術①

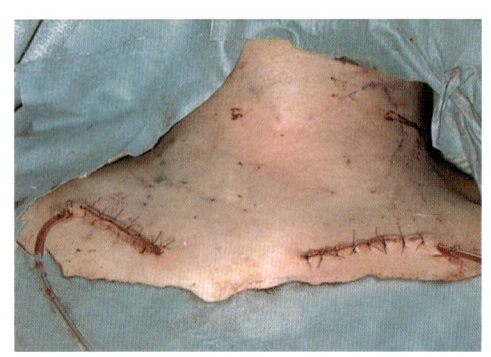

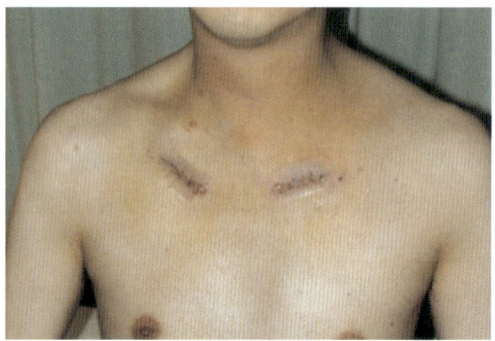

a：術直後　　　　　　　　　　　　　　b：術後3日目
図 7. 内視鏡補助下バセドウ手術②

4 考　察

　また、近年内視鏡手術が各臓器で発達し、頸部手術でも同様であり、甲状腺外科手術でも導入されてきている。中でも石井・大上らが行った、炭酸ガスを注入(以下、送気法)する前胸部からのアプローチによる鏡視下手術[5]、さらに清水らが行った前胸部に小切開をおき頸部皮膚を吊り上げる内視鏡補助下手術(VANS)[2]がある。いずれの手術も頸部に傷をほとんどつくらないという点で一致しており、女性特に頸部肥厚性瘢痕が目立ちやすい若年女性に絶好の適応といえる。しかし、これら内視鏡(補助下)手術はバセドウ病においてはその適応を限定しなければならない。なぜならば、バセドウ病の外科手術適応の1つに巨大甲状腺腫や難治性症例があるがこれらは易出血性、ワーキングスペース確保の点から極めて手術の遂行が困難となる。抗甲状腺薬の副作用例でかつ甲状腺腫が小さいものを選択する。大きいものは内視鏡補助下手術を勧める(実際そうすると当科の患者は襟状切開を選択する)。

しかし、逆に本術式が発展すれば内科治療で早期に緩解しない症例での適応拡大が図られてくるだろう。特に若年女性では頸部創が瘢痕になりやすいことが外科手術を躊躇させる要因の1つになっていた。

前胸部アプローチによる内視鏡下手術は石井・大上ら[5]が本邦で最初に行い、当初は多くの施設で追試されたようであるが手技の簡便性と柔軟性からか、最近は清水らのVANSを採用している施設が多いように思われる。その中で当初より山本ら[6]は石井・大上らの前胸部アプローチを用いたバセドウ病手術を行っているが、ほかの多くの施設ではわれわれと同様に、まず甲状腺良性腫瘍での経験を踏まえてからバセドウ病にも適応を拡大しているようである。これは患者の立場から考えても妥当な判断かと思われる[7]。

前胸部の傷が目立たないという点ではわれわれのAAA-ETSに、拡張性、操作性、難易度の点からは補助下手術であるVANSに軍配が上がると思われる[7]。

内視鏡手術を論ずるにあたって、整容性、低侵襲性もさることながら、通常手術で確立されてきた甲状腺の切除範囲が同じようにできなければいけない[7]。

実際の適応にあたっては患者の希望や甲状腺腫の程度によっても大きく左右されるであろう。甲状腺癌とは異なって、バセドウ病の場合内視鏡(補助)下手術が登場してその治療に対するストラテジーにも当然変化があると思われる。したがって、若年女性で抗甲状腺薬の服用が長い人や副作用にて服用ができない甲状腺腫の小さい症例では今後本術式が採用される機会が増えることと思われる。外科医のみならず、バセドウ病の診療にあたるものにとって、本術式も治療選択の1つに加え、患者のさらなるQOL向上に努めるべきではないかと思われる。

(鈴木眞一)

◆文献

1) 阿美弘文,鈴木眞一,福島俊彦,ほか：バセドウ病に対する内視鏡下甲状腺切除術(AAA-ETS)の限界.内分泌外科 18：165-169, 2001.
2) Shimizu K, Akira S, Tanaka S：Video-assisted neck surgery；Endoscopic resection of benign thyroid tumor aiming at scarless surgery on the neck. J Surg Oncol 69：178-180, 1998.
3) 阿美弘文,鈴木眞一,古河 浩,ほか：甲状腺機能亢進症の術後機能に及ぼす因子；S-phase fractionの検討.内分泌外科 14：119-125, 1997.
4) 鈴木眞一：バセドウ病内視鏡手術(両側からのアプローチ).内分泌外科の要点と盲点,第2版,幕内雅敏(監),小原孝男(編), pp178-181, 文光堂,東京, 2007.
5) 石井誠一郎,大上正裕,有澤淑人,ほか：前胸部アプローチ法による内視鏡下甲状腺切除術.日鏡外会誌 3：159-163, 1998.
6) 山本政秀,佐々木章,旭 博史,ほか：バセドウ病に対する内視鏡下亜全摘術.内分泌外科 16：117-121, 1999.
7) 鈴木眞一,福島俊彦,旭 修司,ほか：内視鏡下甲状腺手術.内分泌外科 20：42-46, 2003.

20 甲状腺機能亢進症のPEIT

■はじめに

　甲状腺機能亢進症に対する経皮的エタノール注入療法(PEIT)は、これまでのところ試行的な治療にとどまっているが、劇的な効果が期待できる症例や長期間甲状腺機能の安定した症例が認められることや、この治療の問題点、新たな可能性も明らかになってきた。筆者の経験を中心に甲状腺機能亢進症のPEITについて述べさせて頂く。

1 理論的背景

　組織内に注入された無水エタノールは血管に血栓を生じ、無水エタノールが浸透した組織は脱水固定され壊死に陥る(図1)。したがって、無水エタノールにより甲状腺組織を破壊してホルモンの過剰産生を改善させることが可能と考えられる。的確な注入がなされれば、PEITは放射性ヨード治療の"非侵襲性と周囲組織の機能温存性"と外科治療の"選択性"を併せ持つ方法となる。

2 治療適応

　PEITの主たる意義は、second line therapyであり、これには、①抗甲状腺薬の使用が困難か、抗甲状腺薬で甲状腺機能のコントロールが得られない症例で、かつ、外科治療やアイソトープ治療を望まない症例(特に若年者)、②甲状腺切除後の再発やアイソトープ治療に抵抗する症例、③外科治療やアイソトープ治療のハイリスク症例、④甲状腺機能亢進症に合併した結節の治療、⑤甲状腺腫の縮小を企てるための治療がある。

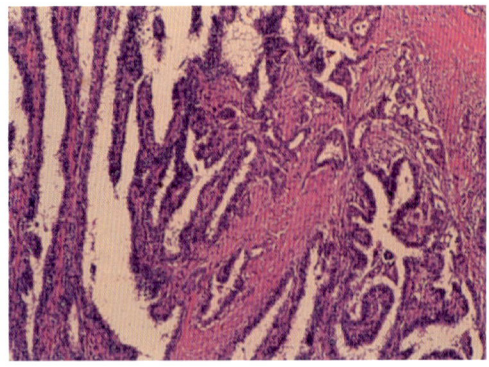

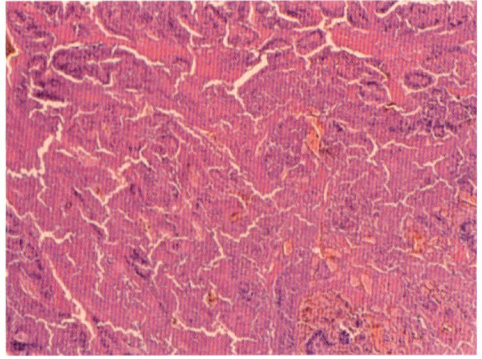

図1. PEITを施行した甲状腺乳頭癌の組織像
左が治療前。右は治療後。治療後の組織像では無水エタノール浸透部分は完全に壊死に陥っている。

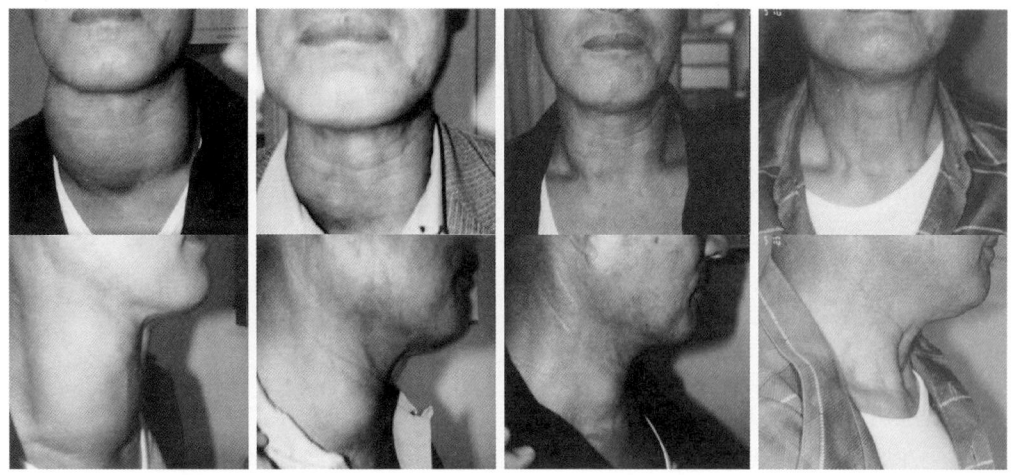

図 2. 巨大甲状腺腫を結有する甲状腺機能亢進症に対する PEIT 前後での頸部ポラロイド写真
一度アイソトープ治療を施行したが甲状腺機能は改善せず、甲状腺腫も縮小しなかった。また、仕事上の理由により冬期にしか入院できなかったので、毎年冬に PEIT を施行した。治療後 6 年目頃より抗甲状腺薬が不要となり、甲状腺腫縮小も著明であり、患者からも高い満足度が得られている。

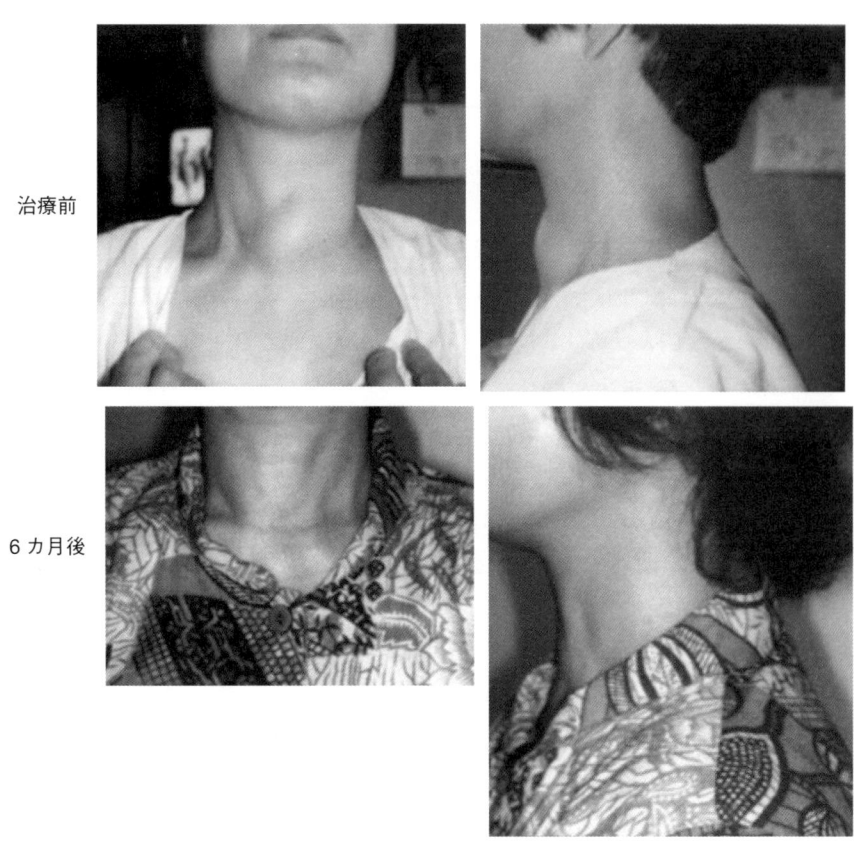

図 3. 50 歳代、女性。甲状腺機能亢進症の術後再発例
甲状腺亜全摘術後 2 年目に再発してメルカゾール®を服用していたが左葉が結節状に腫大してきた(上段)。再手術やアイソトープ治療を希望されなかったのでヨウ化カリウム丸を 2 週間前より投与しながら PEIT を施行した。左葉の重量は治療前 54 g、6ヵ月後には 11 g となって外見上平坦化した(下段)。治療後 20ヵ月よりチラージン S® 25γ/日を服用中。治療後 7 年目で甲状腺機能亢進症症の再燃は認められていない。

筆者は1993年からこれまでにバセドウ病54例（年齢18〜63歳、男性6例、女性48例）に対してPEITを行ってきた。PEITを施行した理由は、副作用のために抗甲状腺薬の継続が困難と考えられた症例が21例、甲状腺亜全摘術後の再発例が15例、アイソトープ治療に対する反応が不良で反復治療を望まなかった症例が6例、その他の理由が12例であった。その他、結節性病変を合併しバセドウ病11例に対してPEIT単独、ないしアイソトープ治療と組み合わせて治療を行ってきた。初期の頃は巨大甲状腺腫も対象としてきたが（図2）、その後の経験から、PEITの適応として、①甲状腺重量があまり大きくなく（60〜70g前後まで）、②既に抗甲状腺薬・手術・アイソトープなどの治療が行われている症例（図3）、③結節性病変を合併したバセドウ病、を考えている。特に術後の再発は、若年者が多く、残存甲状腺が結節状に腫大していたり、反回神経麻痺を伴っていたり、傷が肥厚性瘢痕になっていることがあり、そもそもの手術の理由が抗甲状腺薬の副作用であることが少なくない、などの理由よりPEITが適していると考えられる。PEITは繰り返し試行が可能であり、特に禁忌はなく、他の治療と組み合わせて試行することが可能である。

3 治療の実際

1. 治療前にしておくこと

　患者の疾患に対する希望、不安、家庭的および社会的背景を理解して、PEITの手技、治療効果、療後のフォロー、副作用とその対策についてわかりやすく十分に時間をかけて説明して同意を頂く。PEITによっても甲状腺機能のコントロールが困難な場合があること、治療のセッションを繰り返すことがあること、将来的に機能は低下になりうること、予想し得ない副作用の発現がありうることを説明しておく。用いるエコー装置はドプラモードと対表臓器用の高周波プローブが装備されいることが必須で、筆者は超音波装置はNemioないしXario、プローブは7.5ないし12 MHz、エタノールは無水エタノール注を用いている。注入針は特別なものは必要なく、23ないし25G針を1.0ないし2.5 mlのシリンジに装着して用いている。

2. 前処置

　甲状腺機能亢進症は正常の甲状腺に比べて腺内の血管の発達・拡張が著明であり、PEITに伴う副作用、例えば注入時の痛み・穿刺に伴う出血・エタノールの腺外漏出などが嚢胞性病変やAFTNに比べて生じやすく、豊富な血流に希釈されてエタノールの作用も減弱する傾向がある。事前に血管の退縮を図る目的で患者には無機ヨード剤をPEIT開始の1〜2週間前より服用してもらい、抗甲状腺薬内服中であれば薬剤を一時的に増量して、やや機能低下気味にしてからPEITを行っている。術後再発例ではPEITを行う前に反回神経麻痺・副神経麻痺・ホルネル症候群・嚥下障害あるいは気道狭窄の有無をチェックす

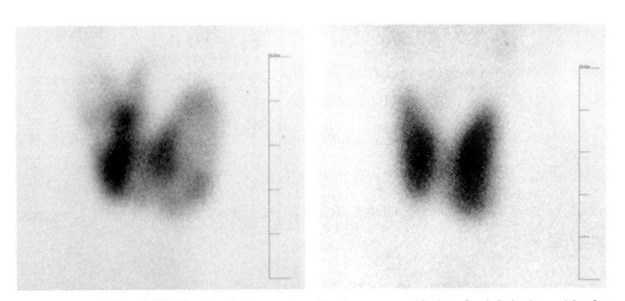

図 4. 甲状腺機能亢進症における PEIT 施行中(左)と、治療1年後(右)の Tc-99m 甲状腺シンチグラム
治療中の甲状腺シンチグラムでは腫大した両葉の峡部側を除いて不均一な取り込みの低下がみられ、無水エタノールの浸透範囲と考えられる。1 年後の再検査では甲状腺は縮小しているが、内部の取り込みは回復している。甲状腺機能は正常化し、投薬はされていない。

る。気管・総頸動脈・食道などに近接した部分にエタノールを注入せねばならないような場合は事前に生理食塩水や局所麻酔薬で試験注入を行ってその分布を確認し、注入によってどのような症状が生ずるのか確認しておくのも一法である。甲状腺機能検査・自己抗体のほかに副甲状腺ホルモン値・末梢血・凝固系・電解質・肝機能・腎機能の検査を行っておく。ワーファリン®、バイアスピリン®、パナルジン®、プレタール®その他の抗血小板薬を服用している場合は事前に休薬して頂く。

3. 注入量の決定

　エタノールの総注入量と terminating point をどうするかは PEIT において重要なポイントであるが、バセドウ病の場合はコンセンサスが得られていない。筆者は CT ないし US を用いて甲状腺の体積を求めてその 100～150% を注入の目安とし、1 回の注入量は 10 ml を超えないようにして数回に分割し、週 2～4 回の割合で注入している。原則として左葉上極に注入しない部分を残している。予定注入量の終了時あるいはそれに近い時点で甲状腺シンチグラムを撮影すると無水エタノールの浸透範囲を視覚化できる(図 4)。

4. 無水エタノールの注入方法(表 1)

　原則として静脈を確保して沈静をかける。注入部の皮膚を消毒して 1% キシロカインで局所麻酔を行う。沈静を行う場合は血圧、心電図、酸素飽和度をモニターして救急カートを用意しておく。筆者はイタリアの報告記されているような bolus 注入は行わず、multi-insertion method で、1 回の注入セッションにおいて際しても複数回穿刺している。毎回の最初の穿刺時には注入したい部位よりもやや深部に針先を置いて、0.2～0.5 ml の無水エタノールを 10～15 秒程度かけて注入し、針に沿った逆流、予期せぬ方向への流れ、甲状腺外への分布がないかどうかを確認してから、少しずつ穿刺ごとの注入量を増やして 1 回の穿刺で 1.5 ml まで増量していく。注入終了後、少し時間を置いてから(10 秒前後)、穿

刺針を抜去する。かなりゆっくり行っても、10 ml 程度の無水エタノールの注入は 15 分前後で終了する。針先が確認できなくなったときは無理に注入を続けず、日時を改めて行う。カラードプラで無水エタノール注入部の血流信号が消失したことを確認する

注入後にはステロイド(デキサメサゾン 2～8 mg・コハク酸メチルプレドニンナトリウム 80～250 mg・コハク酸ヒドロコルチゾンナトリウム 100～500 mg：注入量や甲状腺機能に応じて変えている)を投与している。これには確固としたエビデンスがあるわけではないが、ステロイドは PEIT に伴う甲状腺機能亢進の悪化、痛みや腫脹を緩和するのに役立ち、後述する TRAb の低下にも寄与しているのではないかと考えている。穿刺回数の多い場合、エタノールの漏れが多いと思われるときには甲状腺内やその周囲にステロイドを局注する場合がある。穿刺部位は圧迫して止血を確認する。

注入後はしばらくの間安静にして穿刺部位を冷却する。抗甲状腺薬や無機ヨード剤を服用しているときは、PEIT のセッション中は継続し、終了後に漸減して 3～6 ヵ月かけて休薬するようにしている。1 クールの PEIT セッション終了後、1 年以上して抗甲状腺薬や無機ヨード剤を休薬できない場合や、一度機能が正常化した後に再燃したときには再治療や他の治療の追加を考慮する。

表 1. 無水エタノール注入時の注意点
・穿刺針の先端を確認する。
・注入時したエタノールの分布・流れを確認。
・針先が確認できない場合は無理に注入を行わない。
・注入終了後少し時間を置いてから穿刺針を抜去する。
・圧迫止血を行う。

4 治療成績

1. 甲状腺機能

甲状腺機能亢進症の根治を目的として PEIT を行った 54 症例中、41 例は治療 1 年以上経過して経過を追えている。29 例(71%。投薬なし 14 例、チラージン S® の補充中 15 例)では抗甲状腺薬からの離脱が可能となり、このうち、20 例(69%)で治療前に陽性であった TRAb が正常化した。抗甲状腺薬不要となった 29 症例中、PEIT を 1 コースのみ施行したのは 20 例、2 コース以上行ったのは 9 例。最も甲状腺腫が大きかったのは約 300 g で(図 1)、治療後 15 年以上甲状腺機能が安定している症例が 4 症例みられている(図 5)。機能亢進状態が持続して抗甲状腺薬を服用しているのは 6 例(15%)であるが、全例で抗甲状腺薬の減量ができた。残る 6 例(15%)では、PEIT の後に手術ないしアイソトープ治療が行われた。いったん甲状腺機能が正常化した後の再燃は 8 例でみられ、1 例を除いて治療終了後 6～14 ヵ月の間に認められ、いずれも TRAb の再上昇を伴っていた。PEIT 後、特に 1 年半以内は再燃する可能性のあることを念頭に入れて経過観察すべきと考えられる。

結節を合併した バセドウ病に症例は原則的に手術の適応であるが、他の合併症によるハイリスク症例や嚢胞性腫瘤の合併例は PEIT とアイソトープ治療を組み合わせて行う

20 甲状腺機能亢進症の PEIT

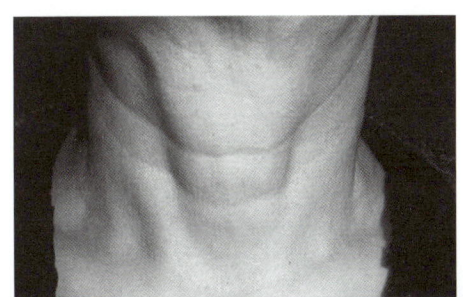

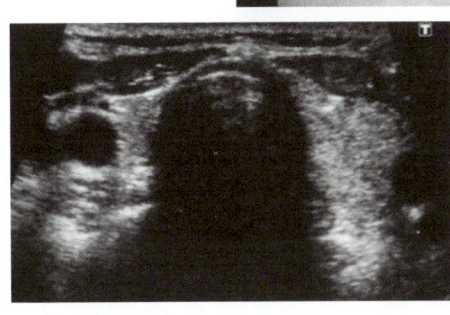

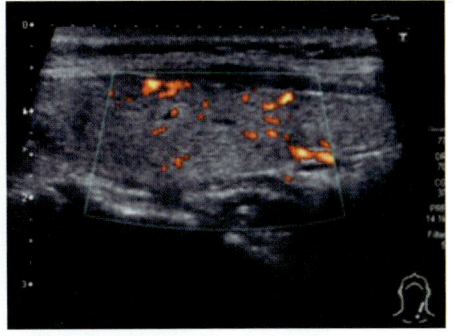

図 5. 60 歳代、女性。関節痛と筋肉痛のために抗甲状腺薬が使用できなかったバセドウ病。PEIT 後 15 年目の頸部写真と甲状腺超音波像

アイソトープ治療目的で紹介されたが、放射線に抵抗を示されたので 1993 年に無機ヨード剤を服用しながら PEIT を 1 コース施行。6 ヵ月目より無機ヨード休薬可能となって 15 年間経過観察されている。治療後 12 年目からチラージン S®の補充を開始し現在は 50γ/日を服用中。2008 年の頸部写真と甲状腺超音波像。外観的に甲状腺の腫大なく、TRAb も陰性化したままである。甲状腺エコーでは右葉の萎縮がみられる。左葉はサイズ、内部の血流ともにほぼ正常であった。

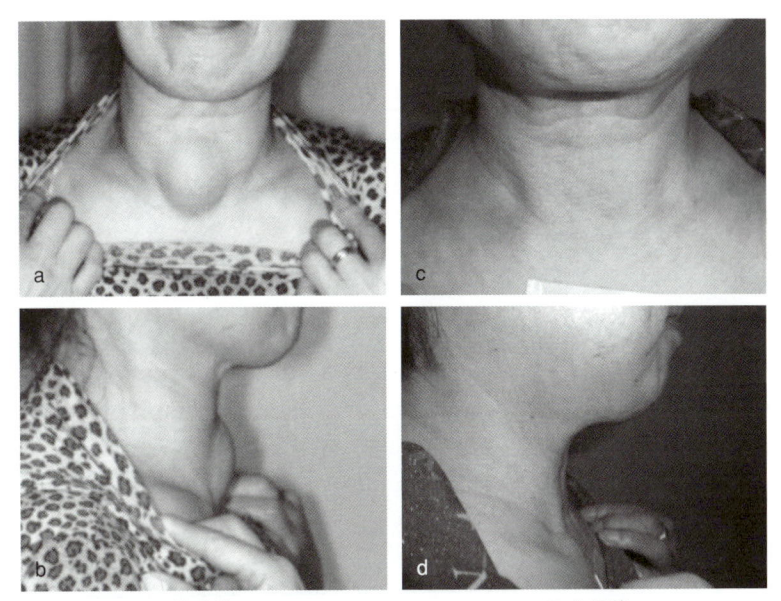

治療前　　　　　　　　　　　　　19 カ月後

図 6. 50 歳代、女性。SLE、血小板減少症、逆流性食道炎を合併したバセドウ病

I-131 治療と PEIT を組み合わせて治療を行った。治療前後の頸部写真(a〜d)と甲状腺超音波像および甲状腺甲状腺シンチグラム(e〜h)。
前医の採血では血小板は 4 万台で、甲状腺機能はメルカゾール® 30 mg/日服用下で FT$_3$ 10.4(pg/ml)、FT$_4$ 3.1(ng/dl)、TSH＜0.01、TRAb 89.2%とコントロール不良であった。峡部に 48.0×38.8 ×19.6 mm の嚢胞性腫瘤が存在し表面へかなり突出しており、甲状腺シンチでは cold であった。1 年間の間隔で I-131 治療と PEIT を 2 回施行、1 回目の治療後に血小板数は最低 4.3 万になったが回復し、2 回目の治療後には血小板減少は生じなかった。嚢胞性腫瘤は平坦化し、びまん性甲状腺腫も著明に縮小した。

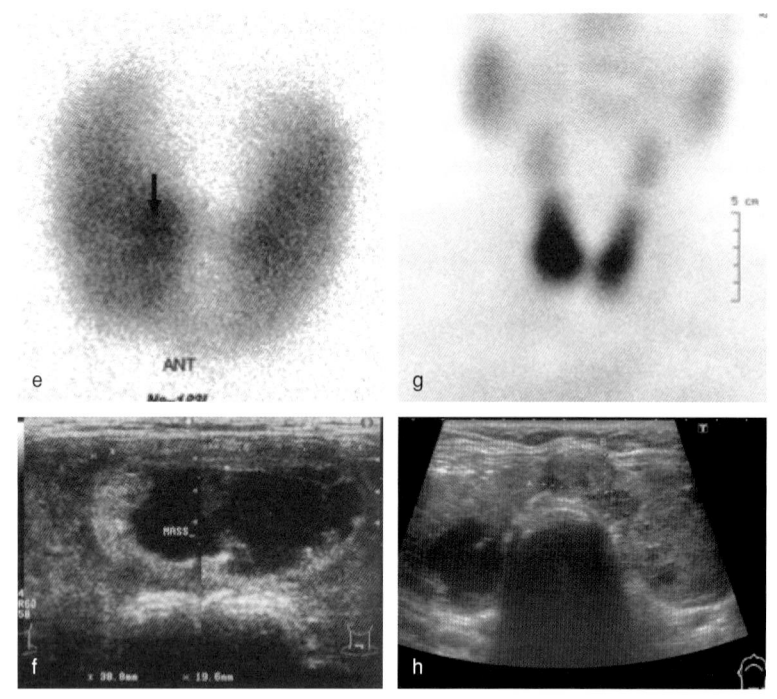

図 6. 続き

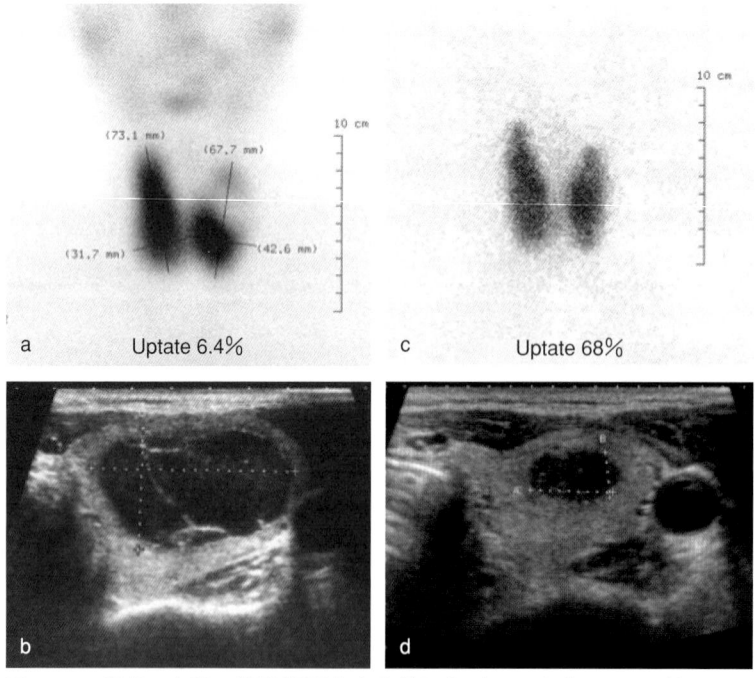

図 7. 50 歳代、左葉に囊胞性腫瘤を合併したバセドウ病。PEIT 前の Tc-99m 甲状腺シンチと超音波（a、b）および治療後の I-123 甲状腺シンチと超音波（c、d）

プロパジール 150 mg/日を服用中であったが、左葉上極部に長径 30 mm の囊胞性腫瘤を認め、Tc-99m 甲状腺シンチでは cold nodule になっている。
囊胞性腫瘤はアイソトープ治療に反応するとは考えにくく、また、左葉における均一な照射の妨げになると考えて、PEIT を先に施行した。PEIT 後には囊胞性腫瘤は 7 mm ほどの低エコー領域となり、アイソトープ治療時に撮影した I-123 甲状腺シンチでは cold nodule として認められなくなっている。

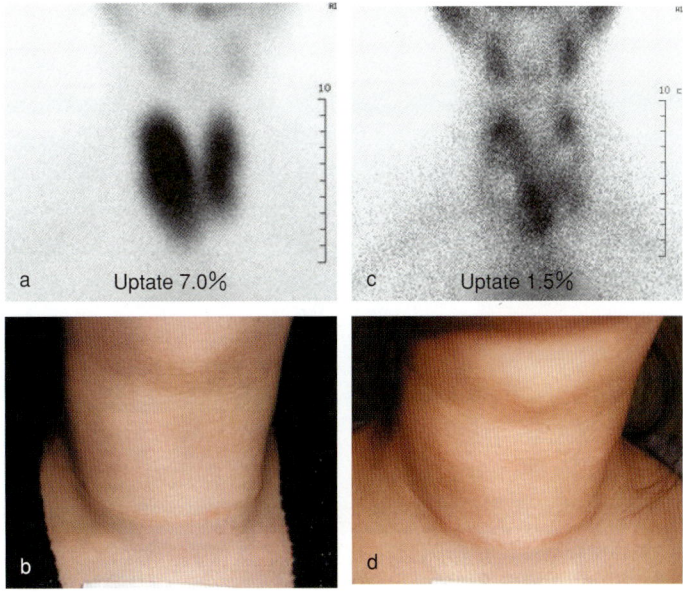

図 8. 20歳代、女性。バセドウ病術後再発。治療中と終了直前の
Tc-99m 甲状腺シンチグラム（a、c）と頸部写真（b、d）
　10歳代時に甲状腺亜全摘術を施行されたが4年目に再発し、残存甲状腺が結節状に腫大してきた。プロパジール®150 mg とヨウ化カリウム丸®2丸/日を服用中。リピオドール®と無水エタノールの混和液を注入した。治療終了直前の Tc-99m 甲状腺シンチでは残存甲状腺の上極部部と右葉の内側を除いて大半で RI 集積は消失し、摂取率（0.5〜3.5%）も正常化している。甲状腺機能は治療終了時は亢進状態であったが、3週後には TSH が高値となり、抗甲状腺薬を休薬できた。甲状腺腫大（b）も治療後2ヵ月目には縮小し始めている（d）。

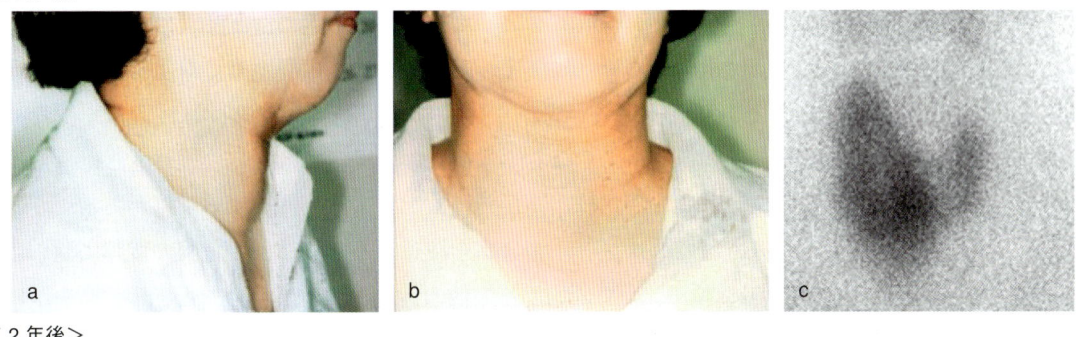

＜PEIT 前＞

＜2年後＞

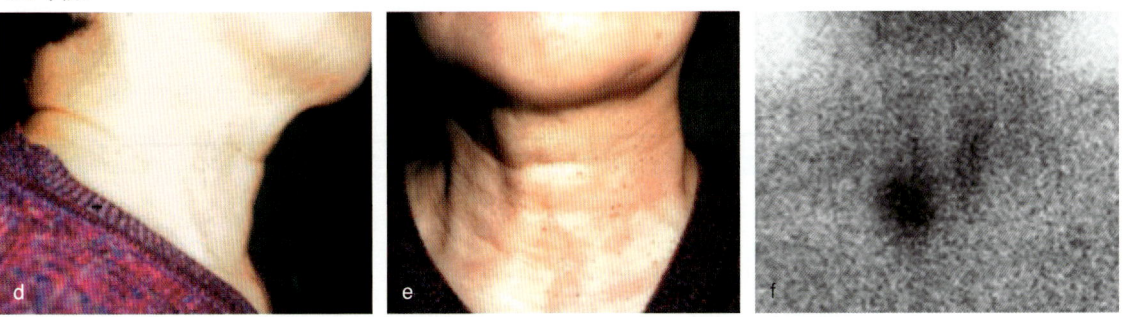

図 9. 60歳代、女性。バセドウ病。RA。重症筋無力症術後
　抗甲状腺薬は休薬できたが非対称性の甲状腺腫が残存（a、b）。外来的に I-131 治療を2回行ったが縮小なし。頸部違和感、圧迫感、肩凝りがある。鎖骨上の US で観察できる部分にエタノールをした。PEIT 後、Tl-201 甲状腺シンチグラムでは治療前にみられた右葉への集積（c）は上2/3で集積欠損になり（f）、外観上甲状腺腫は著明に縮小している（d、e）。現在 I-T₄ 25 μg/日服用中。

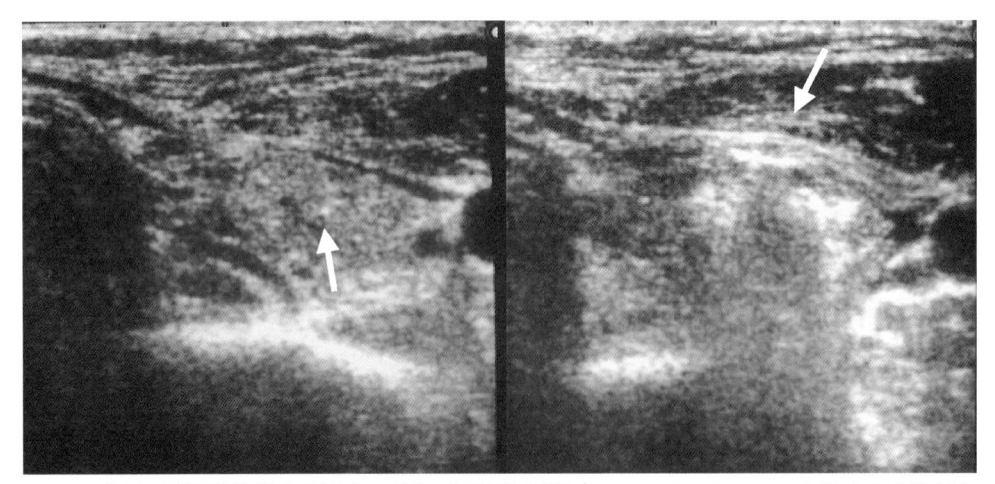

図 10. 術後再発甲状腺機能亢進症に対して甲状腺左葉に 1.6 ml のエタノールを注入する前(左)および後(右)の超音波横断像
針先は腺内にあるにもかかわらず(↑)、PEIT 後には左胸鎖乳突筋内には漏出したエタノールによると考えられる地図状の高エコー領域の出現が観察される(↓)。

ことで良好な結果が得られている(図6、7)。また、抗甲状腺薬が休薬可能となった後に甲状腺腫大だけが残ったバセドウ病に対して PEIT を行った症例でも甲状腺腫の縮小効果が得られている(図8、9)。

2. 副作用

PEIT による副作用として、①無水エタノールに起因するもの、②注入に起因するものがある。前者として、注入時の痛みや灼熱感がある。これらは肝腫瘍に対する PEIT の場合と同様、ほぼ必発であり、鎮痛剤や沈静で対処する。最初の1～2回は注入量を少なめにしておくと患者の tolerance がよくなる印象がある。後者には穿刺の繰り返しによる出血、浮腫、腫脹やエタノールの甲状腺組織からの漏出による周囲組織の障害がある。注入時に針先の位置と注入されたエタノールの分布を注意深く観察し、甲状腺の背側に漏らさないようにして(図10)、嗄声、嚥下障害、その他の神経症状が出現したときは、速やかにステロイド、ビタミン B_{12}、ATP の投与を行い症状が十分回復するまで継続する。また、術後再発の1例にのみ、治療後に低カルシウム血症を生じている。可能性のある副作用のついては十分に時間をかけて患者にわかりやすく説明して同意を頂く必要がある。

3. 良好な治療成績を得るための工夫

バセドウ病の PEIT には甲状腺腫瘍の PEIT とは異なる問題点が存在する(表2)。前述のように、治療の terminating point の至適化は重要であるが、FT_3、FT_4 ともには治療中に甲状腺組織の破壊によって上昇するので、甲状腺機能は PEIT 終了の指標とはならない。甲状腺シンチやドプラエコーは ablate されている範囲を把握するのに参考となるが、甲状腺への RI 集積や腺内の血流は治療後に回復してくるので、長期的効果の絶対的な指

表 2. 甲状腺機能亢進症の PEIT の問題点

甲状腺機能亢進症では甲状腺内の血管が発達し血流が豊富。したがって、
・注入されたエタノールは希釈される。
・注入されたエタノールの浸透範囲と破壊された範囲の正確な評価が困難。
・治療中に甲状腺機能は一過性に上昇する。
・エタノールの浸透の十分でない組織は回復し易い。
・出血と注入部周囲へのエタノールの漏出が生じやすい。
・痛みや局所の腫脹が明瞭化しやすい。

表 3. PEIT の副作用*

症状	頻度(%)	コメント
注入時の痛み・灼熱感	28/35(80.0)	ほぼ必発だが一過性
注入部の腫脹	18/35(51.4)	注入量が多いと生ずる・一過性・ステロイドで対処
皮下出血	17/35(48.6)	ルゴールの事前投与・細い注入針・局所の冷却で対処
嗄声	4/35(11.4)	ビタミン B_{12} と ATP で対処・一過性
嚥下障害	2/35 (5.7)	ビタミン B_{12} と ATP で対処・一過性
甲状腺機能亢進症状の増悪	2/35 (5.7)	ルゴールの事前投与やステロイドで予防可能
低カルシウム血症	1/35 (2.9)	術後再発の症例で生じ得る・一過性

*：ドロップアウト症例を含む

標とはならず、再発するリスクのある症例と長期にわたって機能が安定する症例を事前に区別することは難しい。治療後の follow up を慎重に行い、再治療の必要のある症例には早めに対応することが重要であろう。

　無水エタノールにリピオドールを混和して用いると非常に速やかに甲状腺ホルモン値の低下が得られる。総注入量を減らすことができるうえに皮下出血や局所の腫脹も軽度である(図8)が、数ヵ月後にリピオドールの洗い出しが認められ、それに伴って機能亢進が再燃してくる場合がある。筆者が当初考えていたように、手術やアイソトープ治療のように1回の PEIT セッションで絶対的治癒を目指すのではなく、初めから一定の間隔で数回のセッションを繰り返すのもよい方法かも知れない。また、無水エタノールやリピオドール®以外にも甲状腺内への局所注入によって効果の得られる可能性のある薬剤があるが、実際に応用できるかどうかは今後の検討課題である。RTA など他の局所治療も有望な可能性がある。

■おわりに

　バセドウ病に対する PEIT は、従来の治療法で対処の難しい甲状腺機能亢進症や、結節を合併した甲状腺機能亢進症の治療に有用であり、手技、効果、副作用、限界を理解して行えば甲状腺機能亢進症の治療の選択肢の拡大と management の向上に寄与すると考えられる。

(中駄邦博)

◆文献

1) Nakada K, Katoh C, Kanegae K, et al：Percutaneous ethanol injection therapy for autonomously functioning thyroid nodule. Ann Nucl Med 10：171-176, 1996.
2) Nakada K, Kasai K, Watanabe Y, et al：Treatment of radioiodine-negative bone metastasis from papillary thyroid carcinoma with percutaneous ethanol injection therapy. Ann Nucl Med 10：441-444, 1996.
3) 中駄邦博：甲状腺機能亢進症の無水エタノール注入療法. Medical Prctice 22：651-657, 2005.
4) Nakada K, Tsujisaki M, SHirato H, et al：Percutaneous ethanol injection in the management of bone metastasis from thyroid cancer. J Nucl Med 48：(Supple2)267, 2007.

21 バセドウ病以外の甲状腺中毒症

1 甲状腺機能亢進症と甲状腺中毒症の使い分け

　内分泌疾患では通常ホルモンの作用が過剰となったり不足したりして病態を形成する。一般に前者を機能亢進症、後者を機能低下症と呼ぶ場合が多く、「甲状腺機能亢進症」といった場合このホルモン作用過剰症の意味で使われることも多い。しかしホルモン産生臓器の機能という観点からいうとホルモン産生機能の亢進がなくても血中のホルモンが増加し、ホルモン作用の過剰がみられる場合がある。特に甲状腺では破壊性甲状腺炎や外来性甲状腺ホルモン摂取など、そのような病態が多い。甲状腺疾患では混乱を招かないようにこのような臓器機能をも考慮した用語が使われている。すなわち甲状腺ホルモンの作用が過剰な病態を甲状腺中毒症(thyrotoxicosis)という。このうちホルモン産生の亢進を伴ったものが甲状腺機能亢進症(hyperthyroidism)である(図1)。この2つのことばはきちんと使い分けるべきだが、臨床の現場では時に専門家でさえも(特に患者に説明する場合などに)混同して用いている場合があるので注意が必要である。両者とも視床下部下垂体における

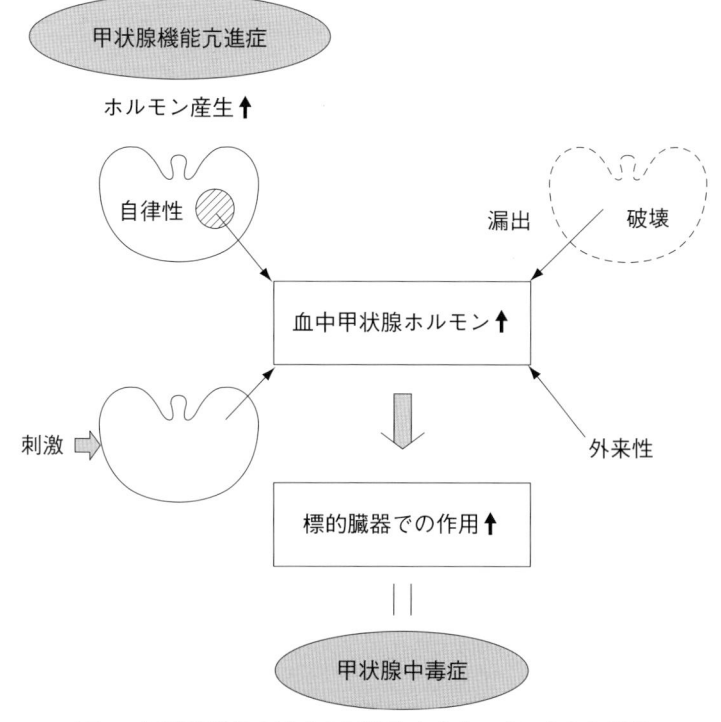

図 1. 甲状腺機能亢進症と甲状腺中毒症の成り立ちと関係

甲状腺ホルモン作用の過剰のため negative feedback により TSH 分泌は抑制され通常血中 TSH 濃度は低下するが、放射性ヨードやテクネシウムの取り込みは甲状腺機能亢進症では亢進するのに対し、機能亢進を伴わない甲状腺中毒症では逆に低下する。

2 バセドウ病以外の甲状腺中毒症をきたす疾患の分類（表1）

大きく分けると前述したように機能亢進を伴うもの、すなわちホルモン産生が亢進しているものと機能亢進を伴わないものに二分できる。前者はさらに甲状腺組織の自律性分泌能の亢進によるものと TSH 受容体抗体以外の甲状腺刺激物質によるものとに分けることができ、後者は破壊性甲状腺中毒症と外来性の甲状腺ホルモン摂取に分けることができる（図1）。これらのうち TSH 産生腫瘍と下垂体型甲状腺ホルモン不応症、破壊性甲状腺中毒症である無痛性甲状腺炎と亜急性甲状腺炎は別項に述べられているので、その他の疾患について表1の分類に従って診断と治療を含めて解説する。

表 1. バセドウ病以外の甲状腺中毒症

```
1  甲状腺機能亢進を伴うもの
   1）甲状腺自体に原因のあるもの
         機能性結節性病変（プランマー病）
         ヨード誘発性甲状腺機能亢進症（ヨードバセドウ）
         非自己免疫性甲状腺機能亢進症（家族性および孤発性）
         McCune-Albright 症候群
         （卵巣甲状腺；struma ovalii）
   2）外からの刺激によるもの
      TSH 依存性
         TSH 産生腫瘍
         下垂体型甲状腺ホルモン不応症
         上記以外の TSH 不適切分泌症候群（SITSH）
      hCG によるもの
         妊娠甲状腺中毒症
         胞状奇胎と悪性絨毛上皮腫

2  甲状腺機能亢進を伴わないもの
   1）破壊性甲状腺炎
         亜急性甲状腺炎
         無痛性甲状腺炎
   2）外来性甲状腺ホルモン摂取
         人為的甲状腺中毒症（factitious thyrotoxicosis）
         やせ薬、健康食品
         ハンバーガー甲状腺中毒症
```

3 機能性結節性病変（プランマー病）

腺腫や結節性過形成などの結節性病変が TSH 非依存性に自律性にホルモンを分泌する病態で、その量が多くなると甲状腺中毒症を呈するようになる。眼症状がなくバセドウ病とは異なる甲状腺機能亢進症として Plummer により報告された[1]。結節性過形成では単発性のものと多結節性甲状腺腫のうちのいくつかの結節が自律性をもつもの（中毒性多結節性甲状腺腫、toxic multinodular goiter；TMNG）がある。病理的には過形成だが非中毒性を含めなんらかの刺激に反応したものではなく自律性に増殖したものと考えられている。Autonomic functioning thyroid nodule（AFTN）という用語は、以前は機能性の単結節を指して使われることが多かったが、多結節の中の機能をもった結節を含めた自律性ホルモン分泌結節すべてに対しても使われるようになった。同じようにプランマー病という

病名も日本では単結節のものを指して用いられてきたが、本来は多結節のものも含めた機能性結節性病変による甲状腺中毒症全体を含有する。ヨーロッパではバセドウ病に匹敵するほど高頻度にみられるが、日本では中毒症を呈するものは極めて少なく結節性甲状腺腫のおよそ1%である[2]。ただ、甲状腺機能が正常でもシンチグラフィを行えばおよそ20%の症例で結節部への取り込み増加がみられる。日欧での差の原因としてヨード摂取が不足しているか充足しているかの違いが考えられている。

自律性のホルモン分泌にはTSH受容体からcAMPを介する分泌刺激伝達系の活性化が関与している。甲状腺ホルモンは通常TSHにより刺激を受けて分泌される。この系のいずれかが遺伝子の変異などにより活性化されたままでいればTSHの刺激を受けなくてもホルモン分泌刺激が持続することになる。特にヨーロッパの多くの症例でTSH受容体の活性型変異がみつかっている（詳しくはⅢ-17「甲状腺腫瘍における遺伝子変異」、438頁を参照）[3]。一部の症例では下垂体GH産生腫瘍で見つかったのと同じG蛋白（Gsα）の活性化変異が存在する。また、先天的Gsα活性化変異によるMcCune-Albright症候群はカフェオレ様皮膚色素沈着、思春期早発症、線維性骨異形成症を3主徴とする疾患だが、甲状腺の機能性結節を合併して甲状腺機能亢進症を呈することがある。

機能性結節性病変の診断にはヨードまたはテクネシウムを用いたシンチグラフィが最も有用である。機能亢進が軽度でTSHを抑制するに至っていない場合には周囲甲状腺にも取り込みがみられるworm nodule（図2-左）となり、機能亢進が強くなりTSHが抑制されると周囲組織への取り込みが低下するhot noduleとなり、さらには周囲の取り込みは消失して結節部のみに取り込まれる（図2-中央）。中毒性多結節性甲状腺腫ではいくつかの結節に取り込みがみられる（図2-右）。鑑別診断としてはバセドウ病が挙げられる。結節性病変であるからといってバセドウ病の合併を否定できない。非機能性の多結節性甲状腺腫（腺腫様甲状腺腫）の経過中中毒症を呈してくることがあるが、TMNGへの移行よりバセドウ病の併発を第一に考える。逆に長期にわたるバセドウ病では結節性の変化がみら

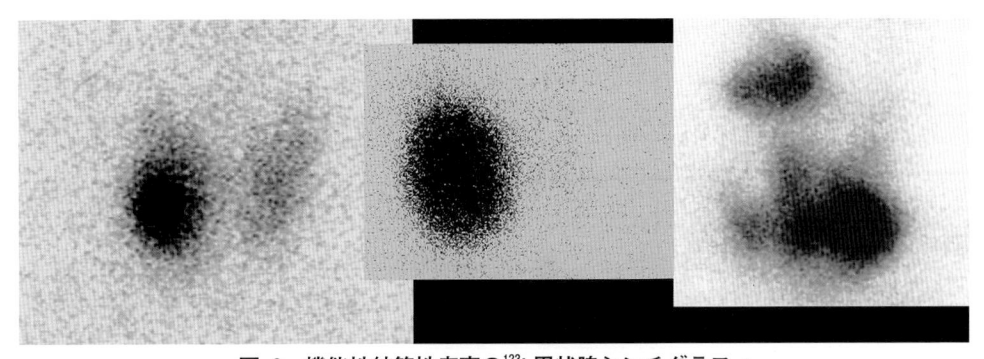

図2. 機能性結節性病変の^{123}I甲状腺シンチグラフィ
左）worm nodule：TSHが抑制されておらず周囲組織にも取り込みがみられる
中央）hot nodule：甲状腺中毒症を呈する例では周囲の取り込みは消失する
右）中毒性多結節性甲状腺腫：自律性にホルモン分泌する複数の結節に取り込まれる

れてくるが、一部で自律性をもつ場合がある。このようにバセドウ病に機能性結節を合併したものを Marine-Lenhart 症候群と呼ぶ。

　治療は手術による機能性結節の摘出が第一選択となる。抗甲状腺薬は効きにくいうえ根治療法とは成り得ない。放射性ヨード治療も有効だがバセドウ病に比べて大量を要する。Hot nodule の場合はその部分にのみ取り込まれ、正常部分には取り込まれないので後々機能低下症になりにくい。近年結節部へのエタノール注入療法(percutaneus ethanol injection therapy；PEIT)が導入され成果を上げている[4]。今後主流となっていくであろう。

　ヨード摂取後に甲状腺機能亢進症をきたすことがありヨード誘発性甲状腺機能亢進症とかヨードバセドウなどと呼ばれる。ヨード欠乏地域で食塩などにヨードを混入させて補給を開始すると集団発生する。長くヨード欠乏にさらされた甲状腺が結節性の変化をきたし、軽度の自律性ホルモン合成能を獲得していたところへ、不足していた原料であるヨードが供給されたために過剰のホルモンをつくり出したものと考えられている。ヨード欠乏のない地域でもお年寄りなどでヨードを含有する造影剤投与後やヨードを含んだ抗不整脈薬であるアミオダロン投与開始後に発症することがあるが、やはり基礎に結節性病変があることが多い。この場合放射性ヨードの取り込みは亢進しないことが多く、破壊性甲状腺炎と鑑別が難しいこともある。

4　TSH 受容体活性型変異による非自己免疫性甲状腺機能亢進症

　TSH 受容体の活性型変異が先天性に存在しても甲状腺機能亢進症を呈してくる。以前から甲状腺に対する自己免疫反応が検出できない常染色体優性遺伝の遺伝形式をとる家族性の甲状腺機能亢進症が知られていたが、1994 年 Duprez らによって TSH 受容体の活性型変異によるものであることが明らかにされた[5]。さらに家族性ではなく孤発性の症例も見つかってきている。家族性の例では同じ家族内でも発症年齢がまちまちであるのに対し、孤発例では新生児甲状腺機能亢進症を呈し、症状も重い。このことが家族性とならないことに関連している可能性がある。抗甲状腺薬に抵抗性であることが特徴の1つである。びまん性の甲状腺腫を有する甲状腺機能亢進症で TSH 受容体抗体をはじめとする甲状腺自己抗体が検出できず抗甲状腺薬に抵抗性の場合、家族内に同様の症例があれば遺伝性のものを疑い遺伝子診断により確定する。孤発性では新生児もしくは幼少期から非自己免疫性の甲状腺機能亢進症の患者で疑う。日本でも報告が散見されるようになってきた。治療は手術が第一選択となる。

5　卵巣甲状腺

　卵巣の嚢腫(dermoid cyst)や奇形腫の組織中に甲状腺組織が発現することがある。発現量が多くなると甲状腺ホルモン過剰となり中毒症を呈するがそこまでなるのは極めて稀で

ある。

6 妊娠甲状腺中毒症

　妊娠初期にみられる一過性の甲状腺中毒症で、数週間の経過で自然に消失する。妊娠悪阻(hyperemesis gravidarum)を伴っていることが多いが伴わない例もある。妊娠甲状腺中毒症(gestational thyrotoxicosis, gestational transient thyrotoxicosis；GTT、gestational transient hyperthyroidism；GTH)と呼ばれる。東洋人では白人より頻度が高く、妊娠8〜11週にTSHが抑制されFT$_4$が高値となる潜在性の甲状腺中毒症は正常妊婦のおよそ10％にも及ぶが、そのうちの一部で動悸などの明らかな中毒症状を呈してくる。原因としてhCGが考えられている。hCGはTSHと共通のα-subunitをもち、大量になると甲状腺刺激作用を発現する。しかし正常妊娠ではhCGはそれほど大量とはならず、また、甲状腺中毒症を起こしたものと起こさないものの差も明確でない。この点を補う説として妊娠甲状腺中毒症の患者のhCGは性状が少し異なりTSH受容体を刺激しやすくなっているというものがある。鑑別すべき疾患としてバセドウ病が挙げられるがTSH受容体の有無により鑑別する。通常は治療の必要はなく悪阻に対する対症療法を行っているうちに悪阻の軽快とともに自然に回復する。バセドウ病との鑑別に手間どる場合などには軽症の場合はヨード製剤を用い、重症の場合には抗甲状腺薬を用いることもある(Ⅱ-8「バセドウ病と妊娠・産後」、146頁参照)。

　hCGの質的な変化に対し受容体側の質的変化も妊娠甲状腺中毒症の原因となる。重症妊娠悪阻を伴った妊娠甲状腺中毒症を呈し、その母親にも同症の既往がある家族性の症例でTSH受容体のコドン183のリジンがアルギニンに置換した変異が報告されている[6]。この変異によりhCGに対する感受性が高まったためと考えられる。ただ、通常の妊娠甲状腺中毒症ではこのような変異が検出されなかったという報告がある。

7 胞状奇胎と絨毛性疾患

　hCGが著明に増加する胞状奇胎と悪性絨毛上皮腫でもしばしば甲状腺中毒症を呈する。正常妊娠では通常hCG濃度のピーク値は50 U/ml程度だが、胞状奇胎では常に100 U/ml以上であり、通常200 U/mlを超え、300 U/ml以上のことも稀でない。hCG濃度と血中甲状腺ホルモン濃度の間には相関がみられることからこれらの場合はhCGの量が多いために起こると考えられている。胞状奇胎では奇胎除去術によって原因が除かれれば甲状腺機能亢進症も速やかに治癒する。悪性絨毛上皮腫では甲状腺中毒症を起こすような例では転移もしていて腫瘍量が多い場合が多いので、原疾患の治癒が困難である。その場合は原疾患の治療に加えて抗甲状腺薬やアイソトープ治療などを行う。

8 外来性甲状腺ホルモン摂取

　治療に用いる甲状腺ホルモンが過剰となったときは当然だが、病歴上甲状腺ホルモン摂取がなくても甲状腺ホルモンを摂取している場合がある。1つは隠れて甲状腺ホルモンを服用している場合(factitious thyrotoxicosis＝人為的甲状腺中毒症)であり、医療従事者などが多い。日本ではあまりみられない。一方、やせ薬や健康食品の中に甲状腺ホルモンが混ざっているものがあり、社会問題化している。甲状腺機能亢進症を伴わない原因不明の甲状腺中毒症をみた場合には、何か健康食品などを摂取していないかよく聞き出す必要がある。また、ハンバーガーなどの挽き肉の中に甲状腺が混ざっていたために甲状腺中毒症が集団発生した事例が報告されており、ハンバーガー甲状腺中毒症と呼んでいる[7]。外来性のホルモン摂取の場合放射性ヨード摂取率は低下し、破壊性甲状腺中毒症との鑑別が問題となるが、甲状腺腫が通常認められないこと、サイログロブリンが低値なこと、トリヨードサイロニン(T_3)を摂取したときはFT_4が低値となること、などで鑑別する。

〔谷山松雄〕

◆文献

1) Plummer HS：The clinical and pathological relationship of simple and exophthalmic goiter. Am J Med Sci 146：790, 1993.
2) 隈　寛二, 深田修司：的確な診断と治療；Plummer病, 多結節性甲状腺中毒症. 内科 74：867-870, 1994.
3) Parma J, Duprez L, Van Sande J, et al：Somatic mutations in the thyrotropin receptor gene cause hyperfunctioning thyroid adenomas. Nature 365：649-651, 1993.
4) 福成信博：超音波ガイド下穿刺吸引細胞診と経皮的エタノール注入療法. 臨床外科 56：1313-1320, 2001.
5) Duprez L, Parma J, Van Sande J, et al：Germline mutations in the thyrotropin receptor gene cause non-autoimmune autosomal dominant hyperthyroidism. Nat Genet 7：396-401, 1994.
6) Rodien P, Bremont C, Sanson ML, et al：Familial gestational hyperthyroidism caused by a mutant thyrotropin receptor hypersensitive to human chorionic gonadotropin. N Engl J Med 339：1823-1826, 1998.
7) Hedberg CW, Fishbein DB, Janssen RS, et al：An outbreak of thyrotoxicosis caused by the consumption of bovine thyroid gland in ground beef. N Engl J Med 316：993-998, 1987.

22 潜在性甲状腺機能亢進症の全身への影響

1 潜在性甲状腺機能亢進症とは

　潜在性甲状腺機能亢進症(subclinical hyperthyroidism)とは血清 TSH 値が抑制され低値であるが、血中 T_3 および T_4 は正常である状態として認識されている。この状態は、甲状腺中毒症が明らかになる前の甲状腺ホルモンの正常範囲でのわずかな上昇に呼応して TSH 産生細胞が TSH の産生および分泌のスイッチをオフにするという事実を反映していると考えられる。事実、潜在性甲状腺機能亢進症では多くの症例において甲状腺ホルモンは正常上限近くに認められる。症状に欠けるのが本症の特徴と考えられるが、実は、重大な全身への影響を及ぼす可能性がありうる。

　主な潜在性甲状腺機能亢進症の原因および TSH 抑制のみられるその他の疾患を**表1**に示す[1)2)]。外因性の甲状腺ホルモン治療による潜在性甲状腺機能亢進症と内因性の軽度の T_3 および T_4 の過剰によって引き起こされる潜在性甲状腺機能亢進症に分けられる。T_4 の補充療法を受けている患者のホルモン投与がやや過剰であったり、甲状腺癌や結節などに対して TSH を抑制すべく T_4 を投与している例に Exogenous subclinical hyperthyroidism が認められる。後者の例では TSH の抑制が subclinical hyperthyroidism の潜在性の危険を凌ぐメリットがあると考えての治療と考えられる。一方、Endogenous subclinical hyperthyroidism は甲状腺のホルモン産生の自律性の獲得(autonomous functioning thyroid adenomas, multinodular goiter)や Grave's 病として、外科治療あるいは放射線治療後、薬物治療による寛解期、あるいは euthyroid Grave's 病などがある。

表 1. 潜在性甲状腺機能亢進症の主な原因(上段)およびその他の TSH が抑制される病態(下段)

外因性潜在性甲状腺機能亢進症(Exogenous subclinical hyperthyroidism)
甲状腺ホルモン補充量の過量
TSH 抑制療法
内因性潜在性甲状腺機能亢進症(Endogenous subclinical hyperthyroidism)
Thyroid gland autonomy
Graves' disease
Nonthyroidal illness(重症例)
薬物療法中(Dopamine, Corticosteorids, Amiodarone)の一部
中枢性甲状腺機能低下症(Central hypothyroidism)の一部

2 潜在性甲状腺機能亢進症の全身への影響

　潜在性甲状腺機能亢進症の生物学的影響を**表2**に示した[2)]。これらのうち、心房細動、骨粗鬆症、およびその他について以下に述べる[1)]。

表 2. 潜在性甲状腺機能亢進症の生物学的影響

骨格への影響
    骨密度　↓

骨ミネラル代謝に及ぼす影響
    血中オステオカルシン　↑
    尿中ピリジノリン、ハイドロキシプロリン　↑
    血中 carboxy-terminal-1-telpeptide　↑

心臓への影響
    心拍数　↑
    上室性期外収縮　↑
    心房細動　↑
    心収縮力　↑
    Pre-ejection period divided by LV ejection time　↓
    Isovolumetric contraction time　↓
    Left ventricular mass index, intraventicular septal, and posterior wall thickness　↑
    Left ventricular diastolic filling　↓

その他の影響
    全コレステロールおよび LDL コレステロール　↓
    赤血球ウアバイン結合能　↓
    血中アラニンアミノトランスフェラーゼ、グルタチオン S トランスフェラーゼ、
        ガンマグルタミルトランスフェラーゼ　↑
    血中クレアチンキナーゼ　↓
    尿中ナトリウム排泄および尿量の昼間と夜間の比　↓
    血中 sex hormone-binding globulin　↑
    睡眠時間　↓
    Mood（using multidimensional scale for state of well-being）　↑

1. 心房細動

潜在性甲状腺機能亢進症が心房細動のリスクファクターであるという最初のエビデンスは、60 歳以上の 2,007 名の患者の 10 年にわたるフォローアップによって初めの TSH の濃度と心房細動が起こる関係を分析したところ、61 名の TSH 低値(0.1mU/*l* 以下の)者のうち 13 名が心房細動になっていたという報告である[3]。同様の結果は最近の報告でも確認されている[4)5)]。甲状腺治療が不整脈のリスクを減少させると考えると、これまでの報告の 1 つによれば 4.2 人の潜在性甲状腺機能亢進症の患者を治療することで 1 人の心房細動を防ぐことができるという[6]。しかし、甲状腺の治療によって TSH が正常化した後に心房細動がどの程度除細動されたかについてはエビデンスは乏しい[7]。また、甲状腺中毒性心房細動は全身性塞栓症の危険率が高いと考えられているが、その危険率は報告によって大きく異なり、潜在性甲状腺機能亢進症の心房細動の危険率は不明である。

2. 骨粗鬆症

甲状腺機能亢進症が骨粗鬆症のリスクファクターであることは認識されているが、潜在性甲状腺機能亢進症に関してはそこまで明らかになっていない。Grave's 病の患者の治療中にたとえ甲状腺ホルモンが正常になっていても TSH が低値であるときの骨の代謝回転

は亢進していることが知られている[8]。また、潜在性甲状腺機能亢進症患者は年齢を合わせたコントロールの人々に比較し大腿骨頸部および撓骨の骨密度が有意に低いことが報告されている[9)10]。さらに印象的なものとしては、multinodular goiter の閉経後の潜在性甲状腺機能亢進症婦人は毎年 2％の骨密度の減少が認められ、それが治療によって TSH を正常化することで防ぎうるという報告がある[11)12]。66 歳以上の 686 例の女性について検討した結果では、潜在性甲状腺機能亢進症患者では股関節部の骨折のリスクが 3 倍、椎体の骨折のリスクが 4 倍になると報告され、TSH が正常であれば、甲状腺ホルモン治療自体は骨折のリスクに影響しないと報告されている[13]。

3．その他の影響

甲状腺ホルモンや抗甲状腺薬を服用していない 60 歳以上の 1,191 名について TSH を測定し、その後の死亡率を検討した報告によると、TSH が 0.1mU/l 未満を示した例（6％）では 2～5 年後にわたる死亡率が有意に高く、死亡率の増加は主に循環器疾患によるものであった[14]。また、3,121 名の心疾患患者において、潜在性甲状腺機能亢進症は心臓死を約 2.3 倍増加させるという報告がある一方[15]、65 歳以上の 3,233 名についての研究では 47 名の同症患者において心房細動のリスクは高まるが、冠疾患、脳血管障害、心血管やすべての死因による死亡率を増加させないという報告もある[4]。内因性の潜在性甲状腺機能亢進症患者 23 例においては、甲状腺機能亢進の症状や徴候、QOL の障害が認められ、心拍数の増加、左室壁の肥厚および拡張機能の障害が認められたとしている[16]。また、最近、内因性潜在性甲状腺機能亢進症に認知症の危険率が高いと報告されたが[17]、これはさらに確認を要すると思われる[18]。長期にわたり T_4 による TSH 抑制療法を受けている患者は心予備能および身体運動能力が低下していることが報告されている[19]。しかし、T_4 投与量を減らすことで、まだ潜在性甲状腺機能亢進症といわれるレベルであっても、これらの異常をなくすことができたとの報告もある[20]。

高齢者においては骨密度の減少や心房細動は重大な病態を引き起こす可能性があるので、潜在性甲状腺機能亢進状態は避けるべきである。甲状腺ホルモン補充を行う場合には、TSH を正常域に維持するように T_4 量を調節すべきである。甲状腺腫、甲状腺結節や甲状腺癌に対して TSH 抑制療法を行う場合には、目的に応じた必要最小限の投与量を選択すべきである。甲状腺腫または結節を有しない、あるいは症状を有しない内因性潜在性甲状腺機能亢進症で TSH の抑制が軽度のものは、一定の間隔で甲状腺機能をフォローすべきであろう。所見や症状を有する者や心疾患や骨粗鬆症のリスクの高い者（特に高齢者や閉経後婦人）に対しては、甲状腺の治療を考慮すべきである[21]。

（笠井貴久男、服部良之）

◆文献

1) Toft AD：Subclinical hyperthyroidism. N Engl J Med 345：512-516, 2001.
2) Ross DS：Subclinical thyrotoxicosis. Bravermann LE, Utiger RD(eds), Weremer and Ingbar's The Thyroid, pp1079-1085, Lippincott-Raven, Philadelphia, 2005.
3) Sawin CT, Geller A, Wolf PA, et al：Low serum thyrotropin concentrations as a risk factor for atrial fibrillation in older patients. N Engl J Med 331：1249-1252, 1994.
4) Cappola AR, Field LP, Arnold AM, et al：Thyroid status, cardiovascular risk, and mortality in older adults. JAMA 295：1033-1041, 2006.
5) Gammage MD, Parle JV, Holder RL, et al：Association between free thyroxine concentration and atrial fibrillation. Arch Intern Med 167：928-934, 2007.
6) Helfand M, Redfern CC：Screening for thyroid disease；an update. Ann Intern Med 129：144-158, 1998.
7) Forfar JC, Feek CM, Miller HC, et al：Atrial fibrillation and isolated suppression of the pituitary-thyroid axis；response to specific antithyroid therapy. Int J Cardiol 1：43-48, 1981.
8) Kumeda Y, Inaba M, Tahara H, et al：Persistent increase in bone turnover in Graves'patients with subclinical hyperthyroidism. J Clin Endocrinol Metab 85：4157-4161, 2000.
9) Mudde AH, Reijnders FJL, Kruseman AC：Peripheral bone density in women with untreated multinodular goitre. Clin Endocrinol(Oxf) 37：35-39, 1992.
10) Foldes J, Tarjan G, Szathmari M, et al：Bone mineral density in patients with endogenous subclinical hyperthyroidism；is this thyroid status a risk factor for osteoporosis? Clin Endocrinol (Oxf) 39：521-527, 1993.
11) Mudde AH, Houben AJ, Nieuwenhuijzen Kruseman AC：Bone metabolism during anti-thyroid drug treatment of endogenous subclinical hyperthyroidism. Clin Endocrinol(Oxf) 41：421-424, 1994.
12) Faber J, Jensen IW, Petersen L, et al：Normalization of serum thyrotrophin by means of radioiodine treatment in subclinical hyperthyroidism；effect on bone loss in postmenopausal women. Clin Endocrinol(Oxf) 48：285-290, 1998.
13) Bauer DC, Ettinger B, Nevitt MC, et al：Risk for fracture in women with low serum levels of thyroid-stimulating hormone. Ann Intern Med 134：561-568, 2001.
14) Parle JV, Maisonneuve P, Sheppard MC, et al：Prediction of all-cause and cardiovascular mortality in elderly people from one low serum thyrotropin result；a 10-year cohort study. Lancet 358 (9285)：861-865, 2001.
15) Iervasi G, Molinaro S, Landi P, et al：Association between increased mortality and mild thyroid dysfunction in cardiac patients. Arch Intern Med 167：1526-1532, 2007.
16) Biondi B, Palmieri EA, Fazio S, et al：Endogenous subclinical hyperthyroidism affects quality of life and cardiac morphology and function in young and middle-aged patients. J Clin Endocrinol Metab 85：4701-4705, 2000.
17) Kalmijn S, Mehta KM, Pols HA, et al：Subclinical hyperthyroidism and the risk of dementia；the Rotterdam Study. Clin Endocrinol(Oxf) 53：733-737, 2000.
18) Roberts LM, Pattison H, Roalfe A, et al：Is subclinical thyroid dysfunction in the elderly associated with depression or cognitive dysfunction? Ann Intern Med 145：573-581, 2006.
19) Biondi B, Fazio S, Cuocolo A, et al：Impaired cardiac reserve and exercise capacity in patients receiving long-term thyrotropin suppressive therapy with levothyroxine. J Clin Endocrinol Metab 81：4224-4228, 1996.
20) Mercuro G, Panzuto MG, Bina A, et al：Cardiac function, physical exercise capacity, and quality of life during long-term thyrotropin-suppressive therapy with levothyroxine；effect of individual dose tailoring. J Clin Endocrinol Meta 85：159-164, 2000.
21) Surks MI, Ortiz E, Daniels GH, et al：Subclinical thyroid disease；scientific review and guidelines for diagnosis and management. JAMA 291：228-238, 2004.

23 橋本病の自然経過

■はじめに

　橋本病は、甲状腺に慢性の炎症を起こす臓器特異的自己免疫疾患で、甲状腺機能低下症の主な原因となることが知られている。しかし、橋本策博士が最初に報告した4例は明らかな病理学的所見を有していたにもかかわらず臨床的には機能正常であった。すなわち橋本病患者のすべてが甲状腺機能低下症になるわけではない。そこで本稿では最初に、橋本病の自然経過についてこれまで報告された論文をレビューし、その考えをまとめてみる。

　次に橋本病の自然経過を知ることが臨床現場で大切になってくるポイント、すなわち橋本病患者を診察したときの経過観察の仕方について、わが国のデータを中心に述べる。

1　橋本病の自然経過

　橋本病は、甲状腺へのリンパ球浸潤から始まり、次に抗体が産生され、潜在性の甲状腺機能低下症から顕性の甲状腺機能低下症に進むとDayanは彼の総説の中で書いている[1]。確かに、橋本病を全体としてみればそのように考えられなくもないが、橋本病といってもその経過は多様で、詳細は不明である。例えば、橋本病によって甲状腺機能低下症が引き起されるメカニズムについても明らかでない。組織の破壊が進んで機能低下症になっている症例があるのは間違いないが、前述の如く典型的な橋本病になっても機能が低下するとは限らず、それほど組織の変化が強いとは思えない症例でも機能低下症が生じることがある。またいったん甲状腺機能低下症になっても自然に回復する症例が多いことから、橋本病では組織学的な変化に加えて甲状腺機能を低下させるなんらかの因子が働いていると考えられる。このように橋本病の甲状腺内で生じていることが正確にわかっておらず、これまで報告されている橋本病の自然経過に関する論文も主に甲状腺機能の変化をみたもので、機能の変化と組織の変化の両方を分析した論文はない。このように橋本病の自然経過の詳細は不明で、またすべての症例の自然経過が同じように進むのかどうかも明らかでない。

　このような状況の中で、これまでに報告された橋本病の自然経過に関する報告をまとめてみる。最もよく知られたものは英国で行われた地域住民を対象にしたウィッカム研究である[2,3]。4年間の経過をみると、抗甲状腺抗体が陽性でTSHが上昇していたものでは、17.5%が顕性の機能低下症になっているが、抗体陽性か、TSH上昇のいずれか一方だけであったものは、4年間の経過で1例も機能低下症になるものはなかった[2]。しかし、20年間の経過をみると、抗体陽性だけであったものでも27%が機能低下症になり、TSH上昇だけのものも33%が機能低下症になっている。抗体が陽性、かつTSHが上昇していたも

のは、20年で55%が機能低下症になった[3]。これ以外の報告は対象症例の少ないものが多いが、やはり甲状腺機能正常の橋本病の甲状腺機能が低下してくるのには歳月がかかるが潜在性甲状腺機能低下症から顕性甲状腺機能低下症になるのは早いとしている[4]-[8]。例えば、Geulらは[6]機能正常の橋本病患者406人を10年間経過観察してTSHが上昇したのは19人、4.6%としており、Rosenthalらは[4]、34名の潜在性甲状腺機能低下症を4年間経過観察して、そのうち3割が、FT_4が低下したことを、Parleらは[7]、潜在性甲状腺機能低下症73名の経過をみて1年後に13名、17.8%が顕性の甲状腺機能低下症になったと報告している。

わが国の報告では、長谷川らは[9]、甲状腺腫を有する橋本病の5年間の経過をみて機能正常から潜在性甲状腺機能低下症になるものは18%で、潜在性甲状腺機能低下症から顕性甲状腺機能低下症になるのは32%としている。また池本らは[10]、機能正常の橋本病の10年間の経過をみて、潜在性と顕性を合わせて機能低下症になったのは15.9%としている。やはり甲状腺機能正常の橋本病が甲状腺機能低下症になるのには、かなりの歳月を要するようである。筆者のデータでも機能正常の橋本病122人を5年間経過観察したところ機能低下症になったのは4.6%であった[11]。

以上の報告は成人を対象にしたものであるが、11～18歳の若年の橋本病50人を対象に20年間の経過をみたものでも、34%が機能低下症になったと報告されており[12]、さらに平均9.1歳の機能正常の小児橋本病105例を対象に5年間経過観察した成績でも、21%でTSHが正常上限値の2倍以上に、9%が顕性の機能低下症になったという報告があり[13]、小児でも成人と同様に進展すると考えられる。

最初に書いたように、すべての橋本病が同じように経過していくとは考えられないが、一応全体として、リンパ球浸潤から始まり、抗体が陽性になり、潜在性から顕性の機能低下症になっていくと捉えて、それにどのくらいの歳月を要するのかを考えてみた(図1)。Dayanは[1]、潜在性甲状腺機能低下症の半数が顕性甲状腺機能低下症になるのに要する歳

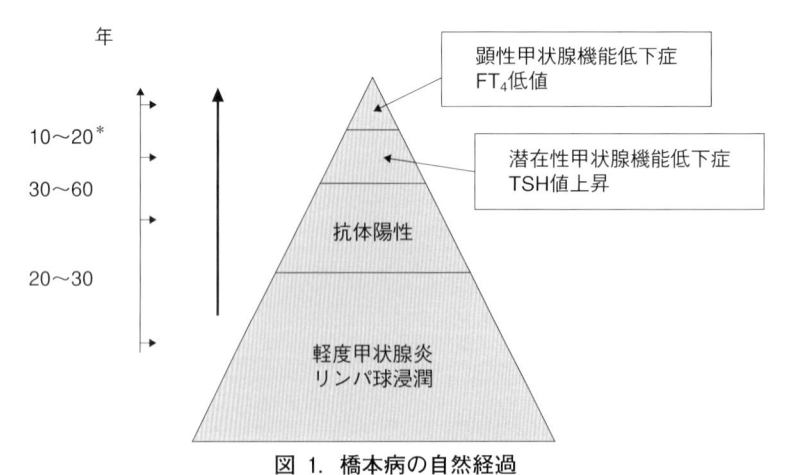

図 1. 橋本病の自然経過
*数字はそれぞれの段階のものの半数が次の段階に進むのに要する年月。

月は、20年としているが、ウイッカム研究以外のものから推定すると5～10年であろう。潜在性甲状腺機能低下症から顕性甲状腺機能低下症になるのは割合早いと思われる。一方、機能正常の橋本病の半数が潜在性甲状腺機能低下症になるのにはかなりの歳月がかかるようで、30～60年くらいと推定される。それでは、抗体が陰性で甲状腺にリンパ球浸潤がみられるのみの軽度の甲状腺炎から抗体が陽性となる橋本病になるまでに要する歳月はどのくらいであろうか。これを直接調べた研究はない。しかし、剖検女性例の甲状腺炎の頻度を年齢別に調べた研究では10歳代で既に20％近くが甲状腺炎をもっているにもかかわらず[14]、抗体の陽性率が20％になるのは60歳代であることから[3]、Dayanは甲状腺炎の発症からその半数が抗体陽性になるのに約30年間かかると推定している。ただ、Dayanが引用している年齢別の抗体陽性率は、凝集反応によって測定したものでよるもので、RIAによるTgAb、TPOAbの年齢別陽性率を見ると陽性率の上昇はもう少し早く[15]、30歳代から15％くらいになっているので20年くらいではないかと思われる。以上からすると、軽い甲状腺炎をもった人の10％（25％）が顕性の機能低下症になるまでには理論的に30年（50年）以上要するということになる。実際10年くらいの間隔で2回生検をして橋本病の甲状腺組織を調べた報告はあるが、組織の所見の進行は非常に緩やかである[16)17]。まとめると、橋本病をもっていても甲状腺機能低下症になるまでにはかなりの歳月を要するので、多くの人が永続的な機能低下症にならないで一生を終える可能性が高い。しかし、いったんTSHが上昇し始めると顕性甲状腺機能低下症になりやすい、ということである。

橋本病の自然経過に影響を与える因子としては、出産、ストレス、過剰のヨードなどがある。ヨードの影響については、剖検でみた甲状腺炎の頻度は欧米よりも日本で少ないにもかかわらず甲状腺機能低下症の頻度が日本で高いこと[14]、さらにヨードの摂取量が抗甲状腺抗体陽性者の発生率、甲状腺機能低下症の発生率に与える影響について調べた論文によると[18]、ヨードの摂取量が増えるとTgAb陽性患者の発生率が上がること、甲状腺機能低下症の発生率が高くなることが報告されている。しかし、ヨード負荷により機能低下症になった橋本病ではヨードを制限するだけで甲状腺機能が正常化することがあることから、ヨードが橋本病の自然経過に影響を与えているかどうかは明らかではない。

2 橋本病の経過観察のポイント

わが国のデータをもとに、橋本病の経過観察のポイントを述べる。

1．甲状腺機能正常の橋本病の予後

甲状腺機能が正常の橋本病患者76名を半年ごと10年間観察した池本らの報告では[10]、経過を通じて甲状腺機能が正常で経過したものは29例、38.2％であり、残りの47名、61.8％は甲状腺機能になんらかの変化がみられている。しかし、47名のうち永続性の機能低下症になったものは12例で全体の15.8％、後の35例は一過性に甲状腺機能の変動

はみられたが、10年後の時点では甲状腺機能は正常に戻っている。この結果から、橋本病患者の甲状腺機能は非常に変動しやすいこと、10年間観察しても永続性の甲状腺機能低下症になる症例はそれほど多くないことがわかる。

次に、1996年に伊藤病院を受診した甲状腺機能正常の橋本病患者のうち2001年まで6ヵ月ごとに経過観察ができた122名について、その経過をまとめたわれわれのデータを紹介する(**表1**)[11]。経過を通じて甲状腺機能が正常であったのは73.7%で、残りの約30%の症例ではなんらかの甲状腺機能の変動がみられた。その機能の変動を細かくみてみると、一過性の甲状腺機能低下症が9例で、無痛性甲状腺炎が12例でみられ、バセドウ病になる例も5例あった。無痛性甲状腺炎後にもTSH値の上昇をみることがあるので、一度でもTSH値の上昇をみたものは19例、15.6%であった。しかし、機能低下症のために甲状腺ホルモンの投与が開始されたのは、潜在性甲状腺機能低下症の3例と顕性甲状腺機能低下症の3例、合わせて6例、4.9%とそれほど多くなかった。甲状腺機能正常の橋本病のうち5年後に顕性甲状腺機能低下症になったのは、2.5%である。橋本病の甲状腺機能は非常に変動しやすいが、永続性の機能低下症になる症例は多くないことがわかる。前半に書いたように、機能正常の橋本病が永続性の機能低下症になるのには、かなりの歳月がかかるということである。

表 1. 甲状腺機能正常の橋本病患者122例の自然経過(半年ごと5年間の観察)

	患者数	%
経過を通じて甲状腺機能正常	90	73.7
一過性の甲状腺機能低下症	9	7.4
無痛性甲状腺炎	12	9.8
潜在性甲状腺機能低下症	3	2.5
顕性甲状腺機能低下症	3	2.5
バセドウ病になったもの	5	4.1

《まとめ》橋本病患者の甲状腺機能は非常に変動しやすいが、永続性の甲状腺機能低下症になる頻度は高くない。

2. 甲状腺機能正常の橋本病患者を経過観察するうえでの注意点

前述の如く、橋本病の経過を観察していると一過性の甲状腺機能低下症や無痛性甲状腺炎を頻発することがわかる。大事なことは、それらの症例を永続性の甲状腺機能低下症であるとか、バセドウ病による甲状腺機能亢進症と間違わないことである。**表1**に示した研究で、一過性の甲状腺機能低下症を示した症例のTSH値をみると全例9μU/ml以下であった。またバセドウ病になった症例と無痛性甲状腺炎の症例のFT$_4$値を比較してみると(**図2**)、バセドウ病では明らかな高値を示しているのに対して無痛性甲状腺炎では全例3ng/dl以下の

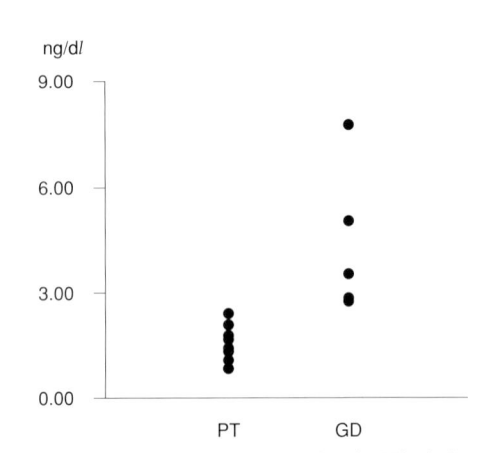

図 2. 甲状腺機能正常の橋本病の経過観察中にみられた**無痛性甲状腺炎(PT)**例とバセドウ病(GD)例のFT$_4$値

値をとっていた。すなわち、TSH 値の上昇がみられても、9 μU/ml 以下のときはすぐに治療を開始しないで経過観察をする、FT$_4$ 値の上昇がみられてもその上昇が軽度であれば、無痛性甲状腺炎の可能性を考えて検討を進めることが大切である（メモ1）[11]。しかし、TSH 値が 10 μU/ml 以上であるから一過性の甲状腺機能低下症でないとか、あるいはFT$_4$ 値が 3 ng/dl 以上であるから無痛性甲状腺炎ではないということではない。

・メモ1・　橋本病患者の経過観察法

［注意点］
- 一過性の甲状腺機能低下症、無痛性甲状腺炎の発症など、甲状腺機能は多彩に変化する。
- TSH 値の上昇がみられても 10 μU/ml 以下の場合は経過観察とする。
- TSH 値が低値となっても、TSH 受容体抗体が陰性で FT$_4$ の上昇が軽度であれば経過観察とする。

［観察の間隔］
- 予後不良因子として、男性、50歳以上、硬い甲状腺腫、サイロイドテスト 6,400 倍以上、マイクロゾームテスト 25,600 倍以上が考えられる。
- 予後不良因子の多いものでは半年に1回、少ないものでは1～2年に一度の経過観察とする。
- 甲状腺機能異常の症状があれば受診するように指導する。

3. 甲状腺機能正常の橋本病患者の経過観察はどのくらいの間隔で行えばいいか

　甲状腺機能正常の橋本病患者をみたときに、すべての症例について、数ヵ月ごとに甲状腺ホルモンを測定すれば、機能異常を見逃すこともないであろう。しかし、患者の経済的、社会的負担は大きくなる。逆に、あまり間隔をあけて経過観察をすると機能低下症を見逃してしまう可能性がある。この問題を解決するためには、どのような患者が機能低下に陥りやすいかという予測が必要になる。

　そこで甲状腺機能正常の橋本病患者のうち 10 年後に機能低下症になったものとならなかったものについて、甲状腺腫の性状と抗甲状腺抗体価を比較してみた。その結果甲状腺腫の硬いもの、サイロイドテストが 6,400 倍以上、マイクロゾームテストが 25,600 倍以上のものが機能低下症になりやすいことがわかった。この3つを予後不良因子として、予後不良因子の数と 10 年後の機能低下症の頻度との関係をみてみると、予後不良因子の数が2個以上の患者の6割以上が機能低下症になっていた[11]。このほかに、男性、50歳以上も予後不良因子とされている[10]。これらのことから、予後不良因子が多いものでは、半年に1回は甲状腺機能を観察する、逆に予後不良因子の少ないものでは1～2年に1回の経過観察でよいと考えている。

　もちろん、この定期的な経過観察以外に、甲状腺機能亢進や低下の症状があれば来院するように指導しておくことが大切である。表1の研究でも、治療が必要になった症例は明らかな自覚症状が認められている。

4. 顕性甲状腺機能低下症を呈する橋本病の予後

　橋本病の甲状腺機能は非常に変動しやすいことを述べたが、橋本病ではFT$_4$が低値となる顕性甲状腺機能低下症になっても、甲状腺機能が正常に回復することがある。われわれの検討でも、甲状腺腫を有する甲状腺機能低下の橋本病患者87例を5年後に観察すると、30％は甲状腺機能は正常に戻っていた[9]。また池本も[10]、123例の機能低下症患者のうち74例は機能低下が永続性であったが、49例、39.8％の症例では10年後に甲状腺機能が正常化したと報告している。このように甲状腺機能低下症になっていても回復する例があることは間違いない。したがって、甲状腺機能低下症患者をみたときにすべての患者に対して甲状腺ホルモンを処方し続けるのは間違いである。では甲状腺機能が回復する例としない例の鑑別はどのようにすればよいのであろうか。

5. 顕性甲状腺機能低下症をみたとき、その機能低下が一過性か永続性かの鑑別法

　顕性甲状腺機能低下症が一過性であったものと永続性であったものとの間で、年齢、T$_3$、T$_4$、TSH値を比較してみた。その結果、TSH値、T$_4$値には差はなかったが、永続性のものでは一過性のものに比較して年齢が高く、T$_3$値が低値であった。またサイロイドテストが6,400倍以上のもの、マイクロゾームテストが10万倍以上のものも永続性になりやすいことがわかった[9]。このほかに、両者を鑑別するものとして、放射性ヨード甲状腺摂取率が有用であることが報告されている[19]。すなわち、顕性甲状腺機能低下症のうち24時間放射性ヨード摂取率が35％以上のものでは、ヨード制限により53例中52例で甲状腺機能が回復したのに対して、摂取率が10％以下のものでは50例中1例も回復が認められなかった。摂取率が高ければ全例で甲状腺機能が正常にまで回復するとはいえないが、放射性ヨード摂取率が参考になることは間違いない。

　さらに病態から考えて一過性の甲状腺機能低下症を呈するものがある。出産後に発症したもの、過剰なヨード摂取によるもの、無痛性甲状腺炎後などである。**メモ2**に鑑別のポイントをまとめた。橋本病による甲状腺機能低下症患者を診たとき、その機能低下症が一過性か、永続性かを考えて経過観察することが大切である。

・メモ2・ 一過性甲状腺機能低下症と永続性甲状腺機能低下症の鑑別のポイント

［永続性が疑われるもの］	［一過性が疑われるもの］
・理学的所見で機能低下症による変化が明らか	・出産後の発症
・コレステロールが高値	・過剰のヨード摂取
・50歳以上	・無痛性甲状腺炎後
・T$_3$が低値	・TSBAbによる機能低下症例で、TSBAbの消失
・サイロイドテストが6,400倍以上	・放射性ヨード甲状腺摂取率が35％以上
・マイクロゾームテストが10万倍以上	
・放射性ヨード摂取率が10％以下	

（浜田　昇、岡本泰之）

◆文献

1) Dayan CM：The natural history of autoimmune thyroiditis；How normal is autoimmunity? Proc R Coll Physicians Edinb 25：419-433, 1996.
2) Tunbridge WM, Brewis M, French JM, et al：Natural history of autoimmune thyroiditis. Br Med J (Clin Res Ed) 24；282(6260)：258-262, 1981.
3) Vanderpump MP, Tunbridge WM, French JM, et al：The incidence of thyroid disorders in the community；a twenty-year follow-up of the Whickham Survey. Clin Endocrinol(Oxf) 43(1)：55-68, 1995.
4) Rosenthal MJ, Hunt WC, Garry PJ, et al：Thyroid failure in the elderly；Microsomal antibodies as discriminant for therapy. JAMA 10；258(2)：209-213, 1987.
5) Lazarus JH, Burr ML, McGregor AM, et al：The prevalence and progression of autoimmune thyroid disease in the elderly. Acta Endocrinol(Copenh) 106(2)：199-202, 1984.
6) Geul KW, van Sluisveld IL, Grobbee DE, et al：The importance of thyroid microsomal antibodies in the development of elevated serum TSH in middle-aged women；associations with serum lipids. Clin Endocrinol(Oxf) 39(3)：275-280, 1993.
7) Parle JV, Franklyn JA, Cross KW, et al：Prevalence and follow-up of abnormal thyrotrophin(TSH) concentrations in the elderly in the United Kingdom. Clin Endocrinol(Oxf) 34(1)：77-83, 1991.
8) Gordin A, Lamberg BA：Spontaneous hypothyroidism in symptomless autoimmune thyroiditis；A long-term follow-up study. Clin Endocrinol 15：537-543, 1981.
9) 長谷川真, 飯野史郎, 伊藤國彦, ほか：橋本病における甲状腺機能の経年変化と抗甲状腺抗体(TGHA, MCHA)について. 日内分泌会誌 66：207, 1990.
10) 池本久美子：橋本病の予後とその予測に関する研究. 日内分泌会誌 66：615, 1990.
11) 浜田　昇(編著)：甲状腺疾患診療パーフェクガイド. 診断と治療社, 東京, 2007.
12) Rallison ML, Dobyns BM, Meikle AW, et al：Natural history of thyroid abnormalities；prevalence, incidence, and regression of thyroid diseases in adolescents and young adults. Am J Med 91(4)：363-370, 1991.
13) Radetti G, Gottardi E, Bona G, et al：The natural history of euthyroid Hashimoto's thyroiditis in children. J Pediatr 149(6)：827-832, 2006.
14) Okayasu I, Hara Y, Nakamura K, et al：Racial and age-related differences in incidence and severity of focal autoimmune thyroiditis. Am J Clin Pathol 101：698-702, 1994.
15) 今野則道：高感度抗甲状腺ペルオキシダーゼ抗体および抗サイログロブリン抗体測定による自己免疫性甲状腺疾患のスクリーニング. 日内分泌会誌 73：451-461, 1997.
16) Vickery AL, Hamlin E Jr.：Struma lymphomatosa (Hashimoto's thyroiditis)；Observations on repeated biopsies in sixteen patients. N Engl J Med 264(2)：226-229, 1961.
17) Hayashi Y, Tamai H, Fukata S, et al：A long term clinical, immunological, and histological follow-up study of patients with goitrous chronic lymphocytic thyroiditis. J Clin Endocrinol Metab 61(6)：1172-1178, 1985.
18) Li Y, Teng D, Shan Z, Teng X, et al：Antithyroperoxidase and antithyroglobulin antibodies in a five-year follow-up survey of populations with different iodine intakes. J Clin Endocrinol Metab 93(5)：1751-1757, 2008.
19) Okamura K, Sato K, Ikenoue H, et al：Reevaluation of the Thyroidal Radioactive Iodine Uptake Test, With Special Reference to Reversible Primary Hypothyroidism With Elevated Thyroid Radioiodine Uptake. J Clin Endocrinol Metab 67：720, 1988.

24 橋本病と妊娠、産後の異常

1 橋本病と妊娠

橋本病で甲状腺機能低下症になっている場合、妊孕性の低下、流産率の増加がみられるが、機能低下を是正すれば正常妊婦と変わらない経過をとる。甲状腺ホルモン薬の補充は、T_4製剤(チラーヂン S®)で行い、TSH の値を妊娠初期には $2.5\,\mu U/ml$ 未満、妊娠中期・後期には $3\,\mu U/ml$ 未満に保つように調節する[1]。妊娠中には需要量が増えるため、妊娠4～6週までに30～50%増量しなければならないことが多い。甲状腺腫の大きさ、マイクロゾーム抗体価などの自己抗体価は、妊娠中は減少し、出産後増加する[2](図1)。

2 橋本病と産後の異常

妊娠前、妊娠中甲状腺機能正常であった橋本病患者(甲状腺自己抗体陽性で甲状腺腫大を伴う)のみならず、潜在性自己免疫性甲状腺炎患者(甲状腺自己抗体陽性のみで甲状腺腫大を伴わない)の過半数が、出産後増悪して種々のタイプの甲状腺機能異常症を発症する。甲状腺機能低下症のみならず、甲状腺中毒症も発生することから、すべてをまとめて出産後自己免疫性甲状腺症候群あるいは出産後甲状腺機能異常症と呼ばれている[3]。

1. 病型

病型は5つの型に大別できる(図2)。①出産後3～6ヵ月より永続性甲状腺中毒症(バセドウ病)を示すもの(稀に一部の症例では出産後1～3ヵ月に破壊性甲状腺中毒症が先行する)、②出産後2～4ヵ月に一過性甲状腺中毒症を示すもの(無痛性甲状腺炎とバセドウ病が混在)、③出産後1～3ヵ月に破壊性甲状腺中毒症(無痛性甲状腺炎)を示し、それに引き続き一過性または永続性甲状腺機能低下症を示すもの、④出産後1～2ヵ月より一過性甲状腺機能低下症を示すもの、⑤永続性甲状腺機能低下症を示すもの。病型①と②の一部は出産後バセドウ病と考えられ、②の残りと③～⑤は、橋本病の出産後増悪と捉えることができる。

2. 頻度

全産後女性の約20人に1人に、出産後なんらかの甲状腺機能異常が生じる。前述のように患者は、出産前から潜在性の自己免疫性甲状腺炎をもつのであるが、潜在性の自己免疫性甲状腺炎の若年女性での有病率は約8%と高率であり、その約6割で出産後に甲状腺

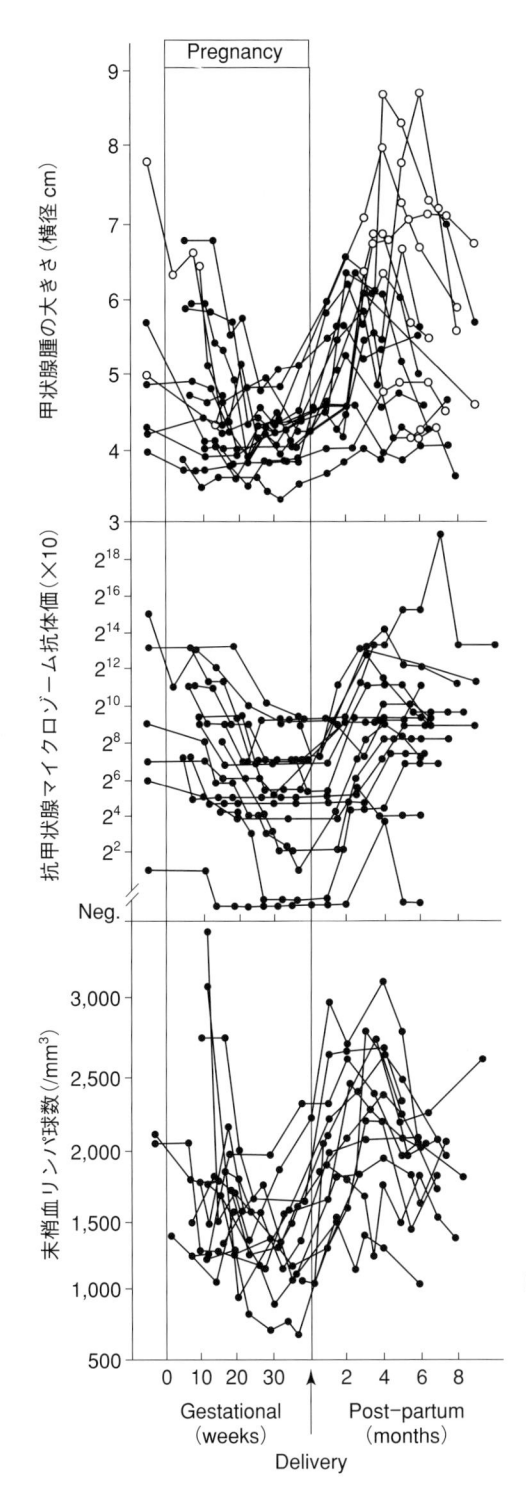

図 1. 橋本病患者の妊娠中、出産後の甲状腺腫の大きさ。抗甲状腺マイクロゾーム抗体価、末梢血リンパ球数の経時的変化
白ぬき丸は計測時 TSH が 10 mU/*l* 以上を示す。
(Amino N, Tada H, Hidaka Y：Thyroid disease after pregnancy；Post-partum thyroiditis. Oxford Textbook of Endocrinology and Diabetes, Wass JA, Shalet SM, (eds), Oxford University Press, New York, 2002 による)

図 2. 出産後甲状腺機能異常症の分類
(Amino N, Tada H, Hidaka Y : Thyroid disease after pregnancy ; Post-partum thyroiditis. Oxford Textbook of Endocrinology and Diabetes, Wass JA, Shalet SM(eds), Oxford University Press, New York, 2002 による)

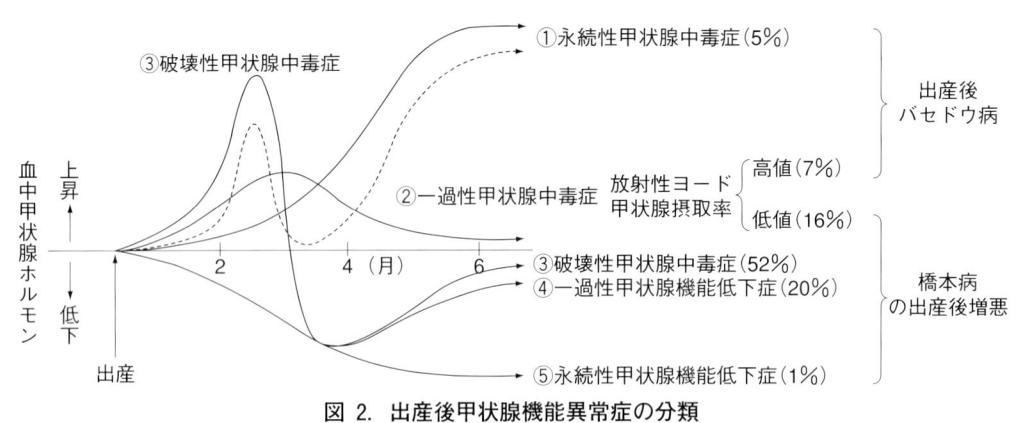

機能異常が起こる。各病型の比率は図2のとおりである。出産後の甲状腺中毒症は、無痛性甲状腺炎が多くを占め、バセドウ病との鑑別が必要である。そのバセドウ病は全体の出産後機能異常の1割を占めるが、出産後発症では一過性に起こって自然軽快するものが約半数あるのが特徴である。一般のバセドウ病女性でももともとの発症がこの時期にさかのぼれる症例が少なくなく、出産を経験した症例の約4割が該当する。

3. 診 断

出産後半年以内に、甲状腺機能異常を疑わせる症状があれば、本症を疑って甲状腺機能検査を行う必要がある。また産後の肥立ちの悪い例や、育児ノイローゼ気味の母親も一度は検査を行うべきである。出産後甲状腺機能異常が起こり、甲状腺自己抗体陽性から自己免疫性甲状腺炎の存在が確認されれば、出産後自己免疫性甲状腺症候群と診断できる。甲状腺中毒症があれば、無痛性甲状腺炎かバセドウ病かの鑑別が必要である。出産後1～3ヵ月の比較的早い時期に発症するものの多くは無痛性甲状腺炎である。一方、出産後3～6ヵ月より起こり、TSHレセプター抗体陽性であればバセドウ病と考えられる。両者の鑑別が困難な場合、授乳を中止して甲状腺放射性ヨード摂取率を確認(バセドウ病高値、無痛性甲状腺炎低値)するか、対症療法で経過を追い、3ヵ月経っても甲状腺ホルモン高値が続けばバセドウ病として治療を開始する。甲状腺機能低下症の診断は、血中甲状腺ホルモン低値、TSH高値から容易である。

4. 治 療(表1)

出産後のバセドウ病の治療は母乳中への移行の少ないプロピルチオウラシル(PTU)をできれば使用する。PTUが使用できない場合にはチアマゾール(MMI)を使用する。PTU 300 mg/日、MMI 10 mg/日までであれば乳児の甲状腺機能に影響しないとされている[4]。それより多い場合は、安全に授乳するために乳児の甲状腺機能を調べるか、乳汁中の濃度

表 1. 出産後甲状腺機能異常症の治療

出産後バセドウ病の治療
・母乳中への移行の少ないプロピルチオウラシルをできれば使用する。
・プロピルチオウラシルが使用できない場合にはチアマゾールを使用する。
・プロピルチオウラシル 300 mg/日、チアマゾール 10 mg/日までであれば乳児の甲状腺機能に影響しない。
・それより多い場合は、安全に授乳するために乳児の甲状腺機能を調べるか、乳汁中の濃度が高い服用後の数時間(6 時間程度まで)を人工栄養とする。

(例) チウラジール® 150～300 mg/日 分 3 毎食後
　　 メルカゾール® 5～10 mg/日 分 1 就寝前の授乳直後

出産後無痛性甲状腺炎の治療
・βブロッカー投与中は授乳を休止しなければならないので、甲状腺中毒症状が強い場合のみ使用する。

(例) インデラル® 30 mg/日 分 3 毎食後

出産後甲状腺機能低下症の治療
・TSH<10 μU/ml なら経過観察でもよい。
・TSH>10 μU/ml あるいは TSH<10 μU/ml でも次の妊娠を予定している場合や甲状腺機能低下症の症状がある場合には甲状腺ホルモン薬を補充する。
・一過性のことが多いので、血中 TSH が正常化したら甲状腺ホルモン薬の減量、中止を試みる。

(例) チラーヂン S® 25～125 μg/日 分 1 朝食後

が高い服用後の数時間(6 時間程度まで)を人工栄養とすることが勧められている。無痛性甲状腺炎では、甲状腺自体でのホルモン合成は低下しているので、甲状腺中毒症に抗甲状腺薬を用いてはならず、甲状腺中毒症状が強い場合にはβブロッカーを用いて、対症的に治療する。但し、薬剤添付文書に従い、βブロッカー投与中は授乳を休止する必要がある。出産後の甲状腺機能低下症は通常一過性なので、甲状腺機能低下症が軽度(TSH が 10 μU/ml 未満)であれば経過観察でもよい。しかし甲状腺機能低下症が著しい場合(TSH が 10 μU/ml 以上)あるいは TSH が 10 μU/ml 未満でも次の妊娠を予定している場合や甲状腺機能低下症の症状がある場合には甲状腺ホルモン薬を補充する。なお一過性のことが多いので、血中 TSH が正常化したら甲状腺ホルモン薬の減量、中止を試みる必要がある。多くの症例では甲状腺ホルモン薬を中止できる。

5. 発症メカニズム

妊娠中、出産後の免疫の変化はいまだ明らかでない点も多いが、自己免疫疾患の出産後の増悪は、妊娠中生理的に抑制されていた免疫系の出産後の亢進によるのであろうと考えられている。妊娠時には種々のホルモンや妊娠特異蛋白、胎児側の免疫抑制因子が働いて、胎児を拒絶されずに妊娠が継続されるが、出産後はこれらの抑制が急に取り除かれるので、ちょうどステロイド剤を急に中止したときのような"はね返り"現象として各種免疫応答が亢進すると考えられる。実際に甲状腺自己抗体の抗体価は妊娠中低下し、出産後増加する。末梢血リンパ球も妊娠中低下し、出産後増加するが、出産後の動きでは、細胞傷害に関係する 1 型ヘルパー T 細胞(Th1)および細胞傷害性 T 細胞などは出産後 1 ヵ月頃より増加し、2～4 ヵ月にピークとなるのに対し、抗体産生に関係する 2 型ヘルパー T 細胞

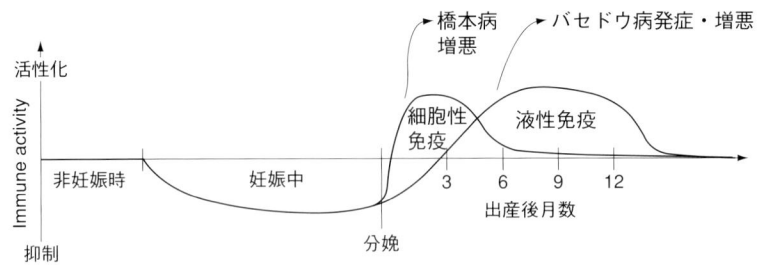

図 3. 出産後の免疫機能のリバウンドと自己免疫性甲状腺疾患の増悪・発症
(Amino N, Tada H, Hidaka Y：Thyroid disease after pregnancy；Post-partum thyroiditis. Oxford Textbook of Endocrinology and Diabetes, Wass JA, Shalet SM (eds), Oxford University Press, New York, 2002 による)

(Th2)およびB細胞は遅れて3ヵ月頃より増加し、6〜10ヵ月にピークとなる。これは、出産後の早い時期に橋本病の増悪が起こりやすく、遅れてバセドウ病が起こり出す病型のパターンによく一致している(**図3**)[3]。

(日高　洋、網野信行)

◆文献

1) Abalovich M, Amino N, Barbour LA, et al：Management of thyroid dysfunction during pregnancy and postpartum；An endocrine society clinical practice guidline. J Clin Endocrinol Metab 92：S1-S47, 2007.
2) Amino N, Tada H, Hidaka Y：Thyroid disease after pregnancy；Post-partum thyroiditis. Oxford Textbook of Endocrinology and Diabetes, Wass JA, Shalet SM(eds), pp 527-532, Oxford University Press, New York, 2002.
3) Amino N, Hidaka Y：Chronic (Hashimoto's) thyroiditis. Endocrinology, 5th ed, DeGroot LJ, Jameson JL(eds), pp 2055-2067, Elsevier Saunders, Philadelphia, 2006.
4) 百渓尚子, 日高　洋：Ⅶ　特殊なバセドウ病患者　1. 妊婦・授乳婦. バセドウ病薬物治療のガイドライン 2006, pp 117-126, 南江堂　東京, 2006.

25 新生児一過性甲状腺機能低下症

■はじめに

　先天性甲状腺機能低下症(クレチン症)の新生児スクリーニングは、わが国で開発された甲状腺刺激ホルモン(thyroid stimulating hormone；TSH)を測定する方法[1)-3)]によって1979年に開始された。その結果、クレチン症の早期発見・治療が可能となった[4)]。しかし一方で、一過性甲状腺機能低下症[5)]などのクレチン症の周辺疾患も発見されるようになった。これらのクレチン症周辺疾患と永続的なクレチン症の明確な区別は決して容易でない。また、これらの周辺疾患がクレチン症と混同して扱われていることもある。そこで、本稿では新生児一過性甲状腺機能低下症についてその定義、病因・病態、診断法を詳細に解説する。

1 定　義

　新生児期に甲状腺機能低下症を発症するが、自然または治療により経過中に甲状腺機能が正常化し、以後の治療を必要としないもの。

2 頻　度

　わが国の新生児スクリーニングでは、甲状腺機能低下症は約5,000出生に1人の割合で発見される[4)]。その中で、新生児一過性甲状腺機能低下症の頻度はおよそ15%と報告されている[6)]。一方、海外での報告でも同様に、新生児スクリーニングで発見された原発性甲状腺機能低下症164例中24例(約15%)が一過性甲状腺機能低下症であった[7)]。したがって、本症の頻度は決して稀ではないといえる。

　•重要項目• 永続的な甲状腺機能低下症として現在治療している患者であっても、一過性甲状腺機能低下症の可能性を鑑別する必要がある。

3 原因とその頻度

　新生児一過性甲状腺機能低下症を起こす病因はさまざまであるが、**表1**に示すような原因が現在考えられている。原因別の頻度は、わが国の調査では、原因不明が43.5%で最も多く占め、次に母体からのTSH結合阻害抗体の移行(23.1%)、胎児造影による胎児のヨード過剰摂取(12.8%)、早産児(12.8%)であった[6)]。イタリアからの報告では、40例の新生児一過性甲状腺機能低下症のうち、23例がヨードの過剰摂取、11例が母体からの移行抗

体、残りの6例が原因不明であった[8]。

表 1. 新生児一過性甲状腺機能低下症の原因

- ヨード過剰：母体、胎児、新生児の過剰摂取
- ヨード摂取不足：母体、新生児の摂取不足
- 母体からの移行抗体
- 抗甲状腺薬の母体からの移行
- 母体の甲状腺機能亢進症
- 甲状腺ホルモン合成障害
- TSHレセプター異常
- 低出生体重児
- その他原因不明

4 原因別の病態の解説

1. ヨードの過剰または不足

　過剰のヨードは胎児・新生児の甲状腺ホルモン合成を阻害する(Wolff-Chaikoff効果)。この効果は成人であればエスケープ現象が起こり機能低下から比較的早期に回復するが、胎児・新生児ではこのエスケープ現象が起こり難いといわれている。そのため、機能低下が長期間続くことがある。さらに、胎児・新生児期の甲状腺はヨードを活発に摂取していること、尿中へのヨード排泄能が低いことなどの理由で、比較的少量のヨードの曝露でも容易に甲状腺機能が影響を受ける。

　具体的には、母体が食事などで過剰にヨードを摂取すると、胎児にヨードが移行して胎児・新生児の甲状腺機能に影響を与える。また、胎児・新生児の皮膚は薄くヨードを吸収しやすい。そのため、周産期に使用されるヨード含有外用医薬品(造影剤、消毒剤)から過剰にヨードを摂取する可能性がある。近年は超音波検査法の進歩で胎児造影検査が実施されることはなくなったが、ヨード含有消毒剤は現在でも頻繁に使用されている。その結果、新生児の甲状腺機能が影響を受け、マス・スクリーニングの陽性率が高くなることが知られている[9]。また、比較的稀ではあるが、抗不整脈薬の塩酸アミオダロン(アンカロン®)には多くのヨードを含むため、母体が不整脈のために本剤で治療を受けているときには、胎児・新生児にヨード過剰症を起こす。

　過剰ヨードに曝露された後には甲状腺機能低下症となるが、ヨードの影響がなくなれば甲状腺機能は正常に回復する。

　一方、周囲を海で囲まれたわが国ではヨード不足は起こり得ないが、内陸国家ではヨード不足による甲状腺機能低下症の報告がある。

2. 母体からの移行抗体

　バセドウ病または慢性甲状腺炎患者の血中には、TSHのレセプターに結合する抗体(TSH receptor antibody；TRAb あるいは TSH binding inhibitory immunoglobulins；TBII)があり、甲状腺を刺激する甲状腺刺激抗体(thyroid stimulating antibody；TSAb)

と、逆に TSH の甲状腺刺激作用を阻害する甲状腺刺激阻害抗体 (thyroid stimulation blocking antibody; TSBAb) がある。これらは IgG 分画に属する免疫グロブリンなので、妊娠後期になると胎盤を通して胎児に移行する。TSBAb が胎児に移行すると、抗体の影響で出生した新生児は甲状腺機能低下症となる[10]。抗体の半減期は約 10 日なので、通常甲状腺機能は数ヵ月以内に改善する。

3. 抗甲状腺薬の母体からの移行

母体の甲状腺機能亢進症を抗甲状腺薬で治療すると、薬剤は胎盤を通して胎児に移行する。その結果、胎児・新生児の甲状腺機能低下症をきたすことがある。通常の治療では、母体からの TSAb 移行による胎児の甲状腺機能亢進症も同時に治療できるため、胎児の甲状腺機能は正常である。しかし、母体より胎児の方が抗甲状腺薬の影響を受けやすいので、胎児の甲状腺機能低下症を予防するためには、母体の甲状腺ホルモン、すなわち血中遊離型サイロキシン (free thyroxine; FT_4) をやや高く維持する必要がある[11]。なお、抗甲状腺薬の胎盤通過性はプロピルサイオウラシル (PTU) とメチマゾール (MMI) ではほとんど差がないといわれている[11]。薬剤の半減期は数日と短いが、TSAb の半減期は長いので、出生後に薬剤の影響がなくなれば甲状腺機能低下症は改善するが、その後に TSAb の効果で甲状腺機能亢進症となることがあるので注意が必要である。

・注意点・ 母体が甲状腺機能亢進症で抗甲状腺薬を服用しているときには、新生児に一過性の甲状腺機能低下症と亢進症を順次起こすことがあるので、対応が遅れないようにする。

4. 甲状腺ホルモンの母体からの移行

母体が未治療またはコントロール不良の甲状腺機能亢進症の場合には、中枢性の新生児一過性甲状腺機能低下症を起こすことがある。すなわち、妊娠後期に母体から T_4 が経胎盤的に移行し、胎児に高 T_4 血症をもたらす。その結果、ネガティブフィードバック機構により胎児の下垂体からの TSH 分泌を抑制する。そして TSH の分泌抑制状態が出生後も持続し、中枢性の甲状腺機能低下症を起こすと考えられている[12]。出生後どの程度の経過で甲状腺機能が回復するかは症例により異なる。

5. 甲状腺ホルモン合成障害

甲状腺ホルモンの合成に関与する酵素に異常が存在すれば通常は永続的な甲状腺機能低下症となる。しかし、酵素活性の低下が軽微である場合には、甲状腺ホルモンの需要が増大する新生児期、思春期、女性の妊娠時にのみ甲状腺機能低下症を起こす可能性がある[13]。具体例として、酵素遺伝子の変異がヘテロ接合体で、新生児一過性甲状腺機能低下症を呈した症例が近年報告された[14]。このように酵素障害が原因の場合には、家族性に新生児一過性甲状腺機能低下症を発症する可能性がある。また、診断のためには長期間の甲状腺機

能の監視が必要である。

6．TSHレセプター異常

　TSHのレセプター構造に異常を起こすとTSHに不応性となる[15]。この不応性の程度が重篤でなければ、新生児は軽症の甲状腺機能低下症を起こす。そして、甲状腺ホルモンの需要が少なくなれば、甲状腺機能低下症は代償され一過性甲状腺機能低下症となる。このような例は、甲状腺ホルモン合成障害と同様に、家族性に発症する可能性がある。また、成長後に再度甲状腺機能低下症となる危険があるため、長期の経過観察が必要となる。

7．低出生体重児

　古くより低出生体重児では新生児一過性甲状腺機能低下症の頻度が高いことが知られていた[5]。わが国でも同様の傾向が報告されている[16]。低出生体重児で本症の頻度が高い正確な理由は不明だが、ヨーロッパではヨードの欠乏が、わが国ではヨードの過剰がその原因となっている可能性がある。低出生体重児では、ヨード過剰により鋭敏に反応して甲状腺機能低下症になる可能性が高い。したがって、低出生体重児ではより細かい甲状腺機能のチェックが必要であり、新生児スクリーニングにおける低出生体重児の再採血の勧告に従い、最低限2回の血液濾紙採血が必要である[17]。

　一方、低出生体重児ではTSHの上昇を伴わない一過性の低T_4血症を起こす頻度も高いことが知られているが、この状態が甲状腺機能低下症としてT_4補充療法が必要な病態であるかどうかの結論は得られていない。今後T_4補充の比較対照試験の結果を集積させて結論を出す必要がある。

　・注意点・　未熟児の新生児スクリーニングでは、濾紙血を出生直後と生後1ヵ月、体重が2,500gに達した時期、退院する時期のいずれか早い時期に最低2回採取することが重要である。
　・メ　モ・　低出生体重児の一過性低T_4血症に対する治療の是非については、今後の検討が必要である。

8．その他

　ダウン症ではもともと甲状腺疾患を合併する頻度が高く、新生児一過性甲状腺機能低下症の頻度も高い。しかし、その原因に関しては不明である。ダウン症も繰り返し甲状腺機能のチェックが必要である。

5　診　断

　新生児一過性甲状腺機能低下症の診断は、通常の新生児甲状腺機能低下症と同様である。すなわち、新生児期にTSH上昇およびT_4またはfT_4の低下を認めれば診断される。甲状

腺機能低下症が一過性か永続性かは血中ホルモン濃度からは鑑別不可能である。また、TSH 上昇を認めるが T$_4$ と FT$_4$ が正常の場合には、高 TSH 血症と呼ばれる。さらに、高 TSH 血症が一過性のものは筆者らにより発見され乳児一過性高 TSH 血症と定義づけられている[18)19)]。しかし、これらの疾患の中に代償された新生児一過性甲状腺機能低下症が含まれている可能性もあるので、注意深い経過観察によって最終的に診断を下す必要がある[20)]。一方、TSH 正常で T$_4$ または FT$_4$ の低下を認めるときの甲状腺機能低下症の診断には困難を伴う。この場合には、中枢性の甲状腺機能低下症あるいは低出生体重児の一過性低 T$_4$ 血症の可能性がある。前者の場合には、母体の甲状腺疾患の有無で推測できる。しかし、後者の場合には現時点では甲状腺機能低下症と診断する根拠が存在しない。

6 治療

原因の如何にかかわらず、甲状腺機能低下症と診断した段階で T$_4$ の補充療法を開始する。特にその後の精神発達に重要な時期である乳児期は治療を続け、1 歳以降に T$_4$ 補充を中止して観察する。原因がはっきりし、一過性甲状腺機能低下症の可能性が高い症例では、さらに早期に治療を中止して観察してもよい。重要なことは新生児の甲状腺機能低下症の一部は新生児一過性甲状腺機能低下症であり、既に T$_4$ 治療が不必要な症例に漫然と補充療法を続けないことである。

・注意点・ 新生児スクリーニングで発見されるクレチン症の一部は新生児一過性甲状腺機能低下症なので、T$_4$ 補充療法を開始した後に一律に長期治療をするのは問題である。

7 予後

本症の予後は原因により異なるが、たとえ一過性の甲状腺機能低下症であっても、精神・運動発達障害を認める可能性があると指摘されている[21)]。したがって、甲状腺機能低下症の早期発見・治療の重要性について異論を挟む余地はない。さらに、胎児の甲状腺機能低下症状態が知能予後に影響する可能性があることから、今後は胎児の甲状腺機能の評価と対応の検討が必要である。

■おわりに

新生児一過性甲状腺機能低下症は決して稀な疾患ではない。そのため、いつもこの疾患の存在を念頭において、甲状腺機能低下症の診断・治療を適切に実施する必要がある。

(楠田　聡、宮井　潔)

◆文献

1) Irie M, Enomoto K, Naruse H：Measurement of thyroid stimalating hormone in dried blood spot. Lancet ⅱ：1233-1234, 1975.
2) Miyai K, Oura T：TSH determination for screening test of neonatal hypothyroidism. N Eng J Med 294：904, 1976.
3) Kusuda S, Tsuruhara T, Hase Y, et al：Neonatal hypothyroid screening using enzyme immunoassay of thyrotropin；Comparison with radioimmunoassay. Acta Paediatr Jpn 30：686-691, 1988.
4) 猪股弘明, 中島博徳, 佐藤浩一, ほか：マス・スクリーニングで発見された先天性甲状腺機能低下症の知能予後；第2回全国調査成績および通算成績. 日児誌 94：33-38, 1994.
5) Delange F, Doion J, Wolter R, et al：Transient hypothyroidism in the newborn infant. J Pediatr 92：974-976, 1978.
6) 佐藤浩一, 中島博徳：マススクリーニングで発見された先天性甲状腺機能低下症とその周辺疾患の第7次および第8次全国調査成績. 日児誌 93：1152-1158, 1989.
7) Coakley JC, Francis I, Gold H, et al：Transient primary hypothyroidism in the newborn；Experience of the Victorian Neonatal Thyroid Screening Programme. Aust Paediatr J 25：25-30, 1989.
8) Weber G, Vigone MC, Rapa A, et al：Neonatal transient hypothyroidism；aetiological study. Arch Dis Child Fetal Neonatal Ed 76：F70-F72, 1998.
9) 原田正平, 市原 侃, 松浦信夫, ほか：クレチン症マススクリーニング精密検査時の尿中ヨウ化物イオン濃度測定の有用性. 日児誌 99：1924-1931, 1995.
10) Matsuura N, Yamada Y, Nohara Y, et al：Familial neonatal transient hypothyroidism due to maternal TSH-binding inhibitory immunoglobulins. N Eng J Med 303：738-741, 1980.
11) Momotani N, Noh JY, Ishikawa N, et al：Effects of propylthiouracil and methimazole on fetal thyroid states in mothers with Graves' hyperthyroidism. J Clin Endocrinol Metab 82：3633-3636, 1997.
12) Matsuura N, Harada S, Ohyama Y, et al：The mechanisms of transient hypothyroxinemia in infants born to mothers with Graves' disease. Pediatr Res 42：214-218, 1997.
13) Nose O, Harada T, Miyai K, et al：Transient neonatal hypothyroidism probably related to immaturity of thyroidal iodine organification. J Pediatr 108：573-576, 1986.
14) Moreno JC, Bikker H, Kempers MJE, et al：Inactivating mutations in the gene for thyroid oxidase 2 (THOX2)and congenital hypothyroidism. N Eng J Med 347：95-102, 2002.
15) Sunthornthepvarakul T, Gottschalk ME, Hayashi Y, et al：Resistance to thyrotropin caused by mutations in the thyrotropin-receptor gene. N Eng J Med 332：155-160, 1995.
16) 原田正平, 市原 侃, 藤枝憲二, ほか：クレチン症マススクリーニングで発見された新生児一過性甲状腺機能低下症の病因. 日児誌 99：1079-1085, 1995.
17) 戸苅 創、楠田 聡：低出生体重児の新生児マス・スクリーニング検体の採血時期に関する指針. 日本未熟児新生児学会雑誌 16：230, 2004.
18) Miyai K, Amino N, Nishi K, et al：Transient infantile hyperthyrotropinaemia；Report of a case. Arch Dis Child 54：965-967, 1979.
19) Miyai K, HaradaT, Nose O, et al：Transient infantile hyperthyrotropinemia. Thyroid Research Ⅷ, Stockigt JR, Nagataki S(eds), p33-36, Australian Academic Science, Canberra, 1980.
20) Miki K, Nose O, Miyai K, et al：Transient infantile hyperthyrotropinemia. Arch Dis Child 64：1177-1182, 1989.
21) Rapaport R：Congenital hypothyroidism；expanding the spectrum. J Pediatr 136：10-12, 2000.

26 先天性甲状腺機能低下症の診断と治療

■はじめに

　先天性甲状腺機能低下症は俗称でクレチン症とも呼ばれている。昔は精神薄弱をきたす代表的な疾患であった。甲状腺ホルモンは乳幼児期の神経髄鞘形成に不可欠のホルモンであり、この時期の甲状腺ホルモン不足は非可逆的な知能障害を残すため、早期発見・早期治療の重要性がいわれていた。しかし、新生児および乳児期の本症の症状は非特異的であって、しばしば発見が遅れていた。そこで、すべての新生児に対するマススクリーニング（以下：MS）が1979年から全国的に実施されるようになって、知能予後は飛躍的に改善した。

　新生児MSの方法と診断および治療、MS実施日齢よりも早い早期新生児期に症状を呈した例での診断、MSでは発見されない症例に対する臨床的な診断、などを知っておく必要がある。

1 新生児MS以前と以後のクレチン症の知能予後

　新生児MSが実施される前のクレチン症の全国調査では、知能指数（IQ）が90以上のものが33.3％しかなかった。それでも、1歳以上で発見された場合には28.2％しかIQ 90以上がなかったのに比べ、生後3ヵ月未満では59.3％と、早期発見により知能障害の改善は示されていた[1]。

　新生児MSで発見されたクレチン症の知能予後の第2回全国調査成績（1981～85年度出生例）では、IQは平均99.9と良好で、90以上は75.5％とMS以前に比べて著しい改善を

表1. マススクリーニングで発見されたクレチン症のIQ値（1981～85年度症例）

	第2回調査成績
症例数	n=151
全尺度IQ	99.9±13.7
言語性IQ	99.8±14.0
動作性IQ	100.1±14.4
全尺度IQの分布	n
60～69	1
70～79	9
80～89	27
90～99	30
100～109	45
110～119	29
120～129	9
130～139	1

（文献2）による）

表2. 各年齢における発達/知能指数（1994～99年度症例）

		n	DQ/IQ値	範囲
1歳時	*1	80	104.2±16.4	30～167
	*2	79	104.5±16.3	30～167
2歳時	*1	119	104.1±19.7	55～180
	*2	115	105.0±19.2	62～180
3歳時	*1	64	103.2±17.0	57～143
	*2	61	105.1±14.8	70～143
4歳時	*1	39	102.3±14.3	60～125
	*2	37	104.1±12.3	68～125
5歳時	*1	19	106.4±15.2	78～138
	*2	18	107.3±15.1	78～138

*1：全症例
*2：重大合併疾患を有する症例を除く
（文献4）による）

認めている(表1)。しかし、初診時(平均30.9日齢)の甲状腺機能低下の程度が将来のIQに影響している結果も得られ、より早期の治療開始および初期治療量の増量が望まれた[2]。その後の全国調査成績(1994～1999年度出生例)では、IQまたはDQ(発達指数)は104.1～107.3とさらに改善しており(表2)、初診時の甲状腺機能の重症度と相関がなかった。それは、MSのシステムが円滑化し、初診時日齢が直接精査例で17.3日、再採血例でも25.8日と早くなったこと、初期治療がガイドライン[3]に沿った量で行われる症例が増えたことによるものと思われる[4]。

2 新生児MSにおける診断

産科において、日齢4～6に新生児の足底を穿刺して濾紙に血液を浸み込ませた血液濾紙を地域の検査センターへ郵送する。濾紙から血液を抽出してTSHを測定する。先天性甲状腺機能低下症マススクリーニングのガイドライン(1998年版)[3]に基づいて作成したフローチャート[5](図1)の解説をする。濾紙血液TSHが異常高値のものは、産科に連絡して直ちに精密検査機関へ紹介される(直接精査)。軽度高値のものは再採血を産科で行い、再度異常の場合は精密検査機関に紹介される。

精査機関では、フローチャートにあるような家族歴、周産期歴、診察を行い、大腿骨遠位端骨核(DFC)のX線検査、甲状腺エコー検査、血清TSH・遊離T_4(FT_4)・遊離T_3(FT_3)の採血を行う。クレチン症の原因検索は行わずに、以下の基準に合致するものはクレチン症と診断して治療を開始する。直接精査例では、①甲状腺エコーが異常(正常位置に描出されないか腫大している)、②濾紙血TSHが30μU/ml全血以上、③チェックリストスコアが1点以上、④DFCが未出現、のいずれかを、再採血後の精査例では、①甲状腺エコーが異常、②再採血濾紙TSH値が初回のTSH値よりも上昇、③再採血TSH値が20μU/ml全血以上、のいずれかを満たす場合は直ちに治療開始をする[6]。血清ホルモン結果が判明し、すべて基準値以内であったら正常と診断し、治療開始したものは中止する。TSH、FT_4ともに異常値であればクレチン症と診断して治療を継続する。FT_4が基準値内であってもTSHが30μU/ml以上なら治療をする。TSHが10～30μU/mlという軽度高値の場合は、代償性甲状腺機能低下症なのか下垂体での反応閾値の未熟性によるものなのかの鑑別は困難であり、治療すべきか否かのエビデンスはないので、図2のような管理指針を提案した。小児期の血清甲状腺ホルモン値は成人と異なるので注意が必要である(表3)。

3 クレチン症の原因(病型診断)と頻度

図1の後半に示したように、一時的に治療を中止しても神経発達に支障がない3歳以上で行う。投与中のレボサイロキシン(L-T_4)を半減期の短いリオチロニン(L-T_3)に変更し、4週間後にL-T_3も中止して、採血とヨード甲状腺摂取率およびシンチグラムを実施する。

26 先天性甲状腺機能低下症の診断と治療

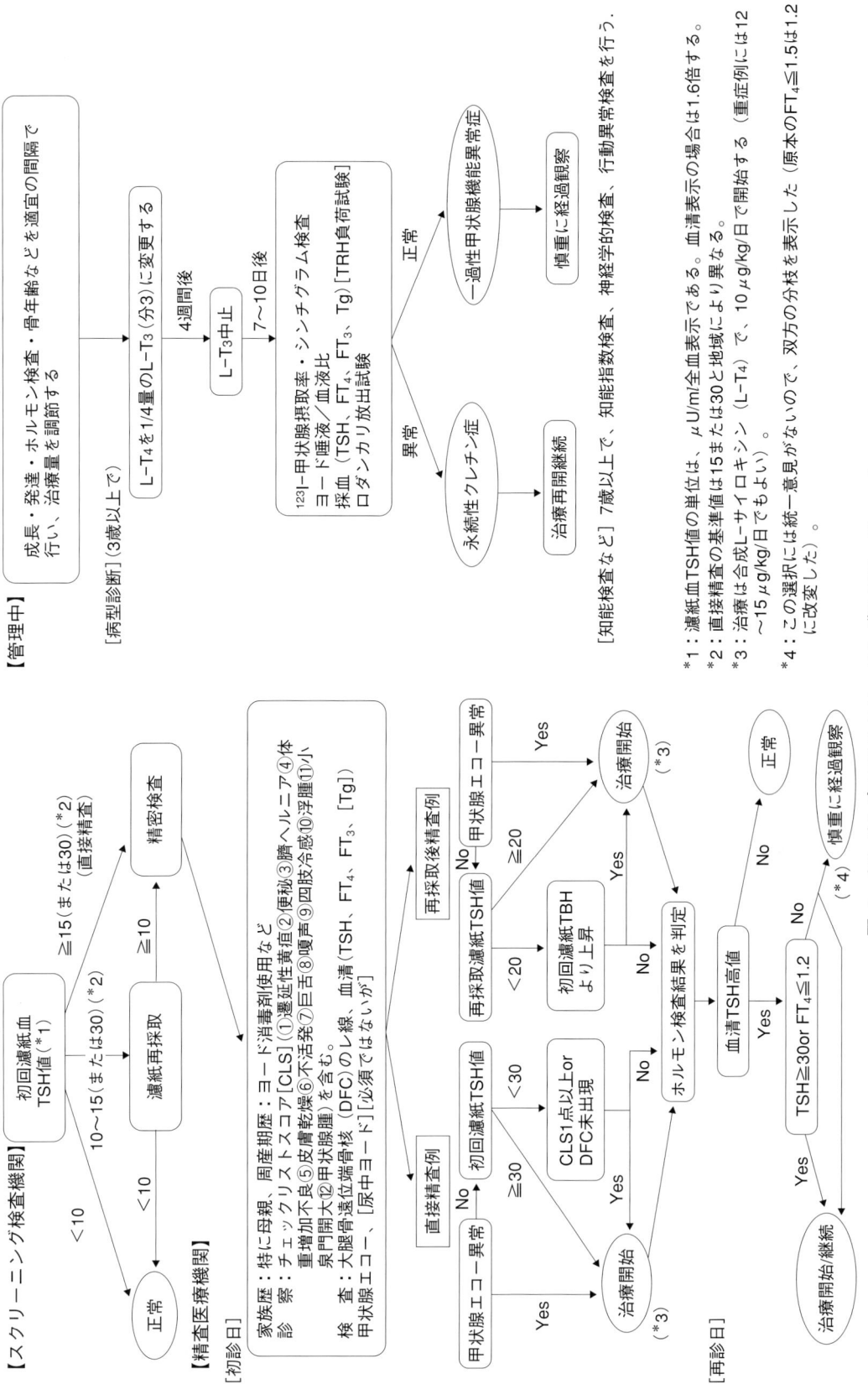

図1. クレチン症マススクリーニングのフローチャート
(猪股弘明，ほか：平成12年度厚生科学研究報告書，2001 より一部改変)

[知能検査など] 7歳以上で、知能指数検査、神経学的検査、行動異常検査を行う。

*1：濾紙血TSH値の単位は、μU/ml全血表示である。血清表示の場合は1.6倍する。
*2：直接精査の基準値は15または30と地域により異なる。
*3：治療は合成L-サイロキシン（L-T4）で、10μg/kg/日で開始する（重症例には12〜15μg/kg/日でもよい）。
*4：この選択には統一意見がないので、双方の分枝を表示した（原本のFT4≦1.5はFT4≦1.2に改変した）。

図 2. 精密検査時血清 TSH 軽度高値例（10 μU/m*l* 以上 30 μU/m*l* 未満）の管理方針（猪股私案）

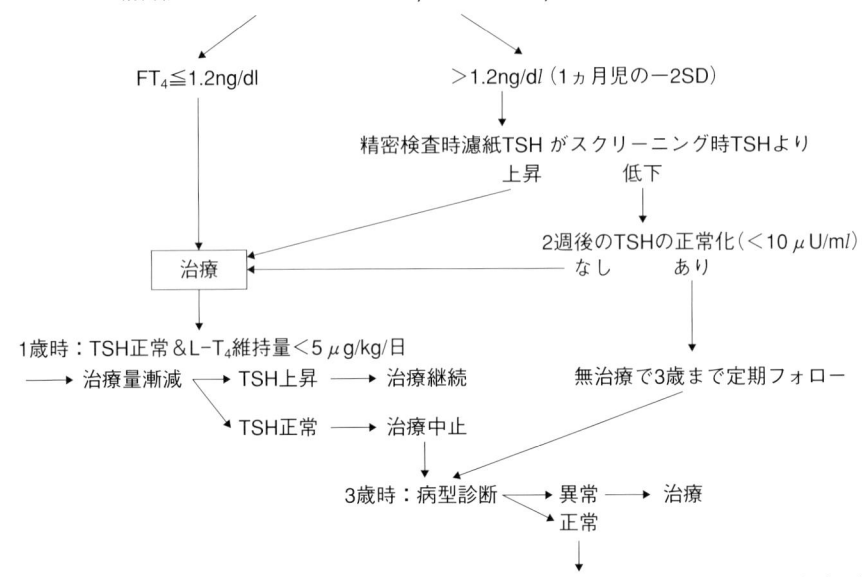

表 3. 小児血清甲状腺ホルモンなどの基準値と L-T₄ 投与量

	TSH (μU/m*l*)	T₄ (μg/d*l*)	T₃ (ng/d*l*)	FT₄ (ng/d*l*)	FT₃ (pg/m*l*)	TBG (μg/m*l*)		L-T₄ 投与量 (μg/kg/日)
臍帯血	1.9〜30.2	10.5±2.0	56±20	1.11±0.27	0.4±0.3		新生児	10
日齢 5	0.5〜13.8	15.1±2.4	164±35	1.90±0.37	2.0±0.3		乳児	5〜10
月齢 1	1.2〜 9.6	11.1±2.1	200±30	1.62±0.18	4.1±0.6	33.3±7.4	1〜 5 歳	5〜7
乳児	0.9〜 5.4	12.9±1.3	222±32	1.60±0.23	4.7±0.6		5〜12 歳	4〜6
1〜15歳	0.6〜 5.3	9.1±1.6	166±24	1.39±0.21	3.9±0.7	26.7±5.8	12〜15 歳	3〜4
成人	0.1〜 7.8	8.8±1.4	146±27	1.33±0.27	3.3±0.5	23.0±2.9		

TSH 以外は平均±SD

採血は、血清 TSH、FT₄、FT₃、サイログロブリンの測定（TSH が基準値上限で判定に迷う場合には TRH 負荷試験）を行う。

ヨード摂取率検査では、ヨードの唾液/血液比およびロダンカリ（またはパークロレート）放出試験も行う。検査結果の判定は図 3 を参照されたい。

クレチン症の原因疾患を表 4 に記した。日本の新生児 MS は TSH を指標に行っているので、甲状腺性（原発性）と末梢性とが発見される。近年、クレチン症の原因遺伝子が多数報告されるようになった。表現型から原因遺伝子を推測するためにアルゴリズムを図 4 にまとめた[7)8)]。

千葉県の成績（1991〜2000 年度例）(表5)では、甲状腺性クレチン症は約 4,000 人に 1 人（疑い例を含めると 3,500 人に 1 人）、一過性甲状腺機能低下症または一過性高 TSH 血症が 3,400 人に 1 人の頻度で発見されている。異所性甲状腺によるものが 47%、ホルモ

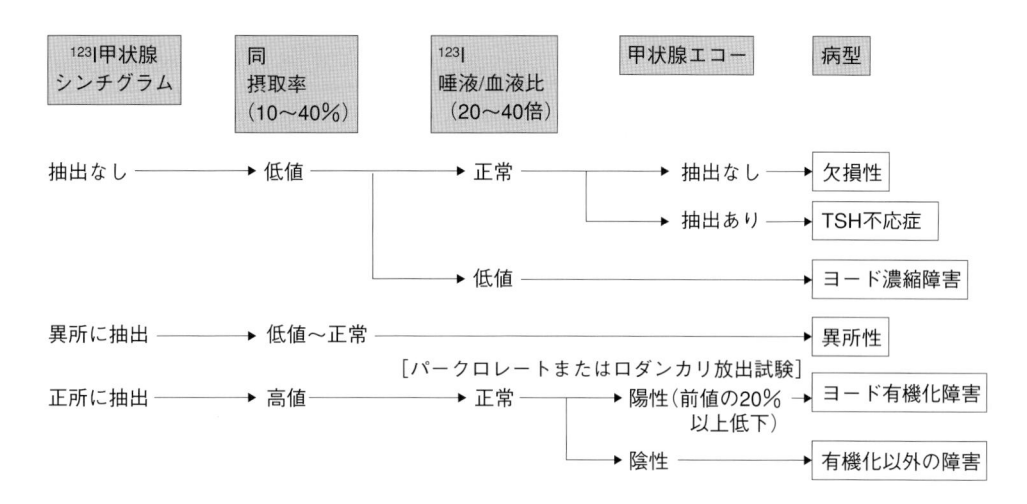

```
┌─────────────┐  ┌─────────────┐  ┌─────────────┐  ┌─────────────┐  ┌─────────┐
│123I甲状腺   │  │   同        │  │  123I       │  │ 甲状腺エコー │  │  病型   │
│ シンチグラム │  │ 摂取率      │  │ 唾液/血液比 │  │             │  │         │
│             │  │ (10〜40%)   │  │ (20〜40倍)  │  │             │  │         │
└─────────────┘  └─────────────┘  └─────────────┘  └─────────────┘  └─────────┘
```

抽出なし ─→ 低値 ─┬→ 正常 ─┬→ 抽出なし ─→ 欠損性
                  │   └→ 抽出あり ─→ TSH不応症
                  └→ 低値 ─────────────────→ ヨード濃縮障害

異所に抽出 ─→ 低値〜正常 ──────────────────→ 異所性

                    [パークロレートまたはロダンカリ放出試験]
正所に抽出 ─→ 高値 ─→ 正常 ─┬→ 陽性(前値の20% ─→ ヨード有機化障害
                            │   以上低下)
                            └→ 陰性 ──────────→ 有機化以外の障害

注：治療中の患者の場合
　　L-T4を1/4量のL-T3(分2〜3)に変更して3週間、T3も中止してヨード制限食として、7〜10日後に行う。

図 3. 甲状腺性(原発性)クレチン症の病型診断の手順と判定

表 4. 先天性甲状腺機能低下症の病因

甲状腺性(原発性)
1．甲状腺形成異常
1) 甲状腺欠損または形成不全
2) 異所性
2．甲状腺ホルモン合成障害(甲状腺腫性)
1) ヨード濃縮障害
2) ヨード有機化障害
3) ヨードチロシン脱ヨード化障害
4) サイログロブリンおよびヨードサイロニンの合成障害
①ヨードチロシン縮合障害
②サイログロブリンの欠損
③サイログロブリンの構造異常
3．地方性
4．TSH 不応症
1) 偽性副甲状腺機能低下症
2) TSH 受容体遺伝子異常
5．大量のヨード
6．胎盤の移行物質によるもの
放射性ヨード、抗甲状腺薬、ヨード、阻害型 TSH 受容体抗体

下垂体性(二次性)
1) TSH 単独欠損症
2) 先天性下垂体ホルモン複合欠損症(PIT1 異常症)

視床下部性(三次性)
TRH 単独欠損症

末梢性
甲状腺ホルモン不応症

ン合成障害性が35％、欠損性が16％であった[9]。中枢性(下垂体性および視床下部性)のクレチン症は日本の MS では発見対象外であるが、一部地域での TSH・FT4両者によるスクリーニングでは2〜9万人に1人の頻度で発見されている。

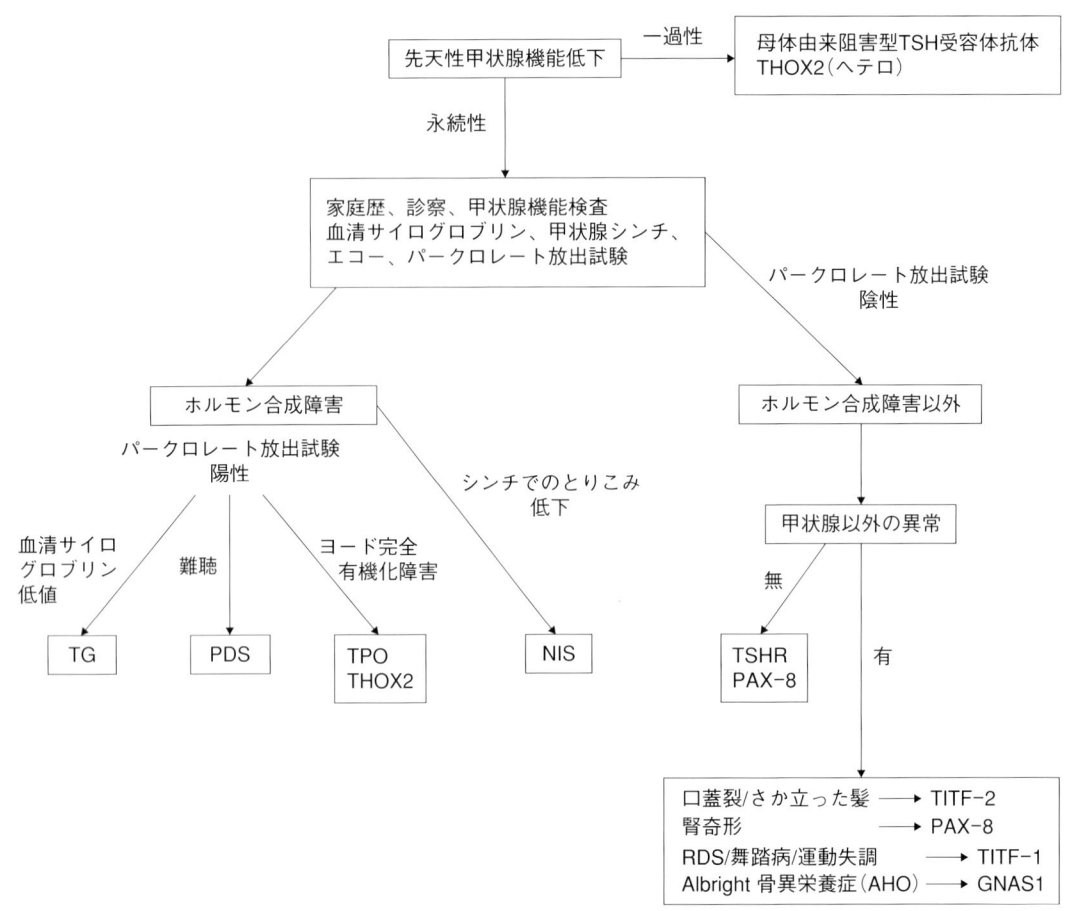

図 4. 先天性甲状腺機能低下症の原因遺伝子を推測するためのアルゴリズム

TG：サイログロブリン遺伝子　PDS：Pendred 症候群遺伝子（ペンドリン遺伝子）　TPO：甲状腺ペルオキシダーゼ遺伝子　THOX2：甲状腺酸化酵素 2　NIS：Na$^+$/I$^-$ シンポーター遺伝子　TSHR：TSH 受容体遺伝子　PAX-8：ヒト Pax-8 遺伝子　TITF-2：ヒト TTF-2 遺伝子　TITF-1：ヒト TTF-1 遺伝子　GNAS：G 蛋白 α サブユニット遺伝子
（文献 7)8)より改変）

表 5. 千葉県新生児 MS でのクレチン症発生頻度と病型（1991〜2000 年度例）

診断名	例数	頻度
1. CH	130 例	1/3,916 人
2. CH 疑い	16 例	1/32,893 人
3. T. Hypo	92 例	1/5,544 人
4. T. HTSH	57 例	1/8,971 人
1+2	146 例	1/3,499 人
3+4	149 例	1/3,426 人
スクリーニング総数		510,309 人

CH：クレチン症
T. Hypo：一過性甲状腺機能低下症
T. HTSH：一過性高 TSH 血症

クレチン症の病型		
欠損・低形成	8 例	16.3%
異所性	23 例	46.9%
合成障害	17 例	34.7%
その他	1 例	2.0%
合計	49 例	

（文献 9)による）

4 MS以外で発見されるクレチン症の診断

❶早期新生児期での診断

甲状腺機能低下が重症の例では、日齢4でのMS実施前から症状を呈して発見されることがある。早期新生児期にみられる症状・所見を表6にチェックリストとして示した。

❷新生児以降での診断

新生児MSはほぼ100％の児が受検しているので、受検しないでクレチン症として発見される例は稀有である。しかし、受検して正常であっても後で発見される症例があることを知っておく必要がある。現在までに35例が見つかっている[10]。27例はMSのときは正常だったと考えられ、TSHの遅発上昇型クレチン症と称される。MSを受検したからと

表 6. 新生児期のクレチン症チェックリスト

早期新生児期	生後1ヵ月頃
1. 胎便排泄遅延	1. 遷延性黄疸
2. 不活発	2. 便秘
3. 哺乳不良	3. 臍ヘルニア
4. 低体温	4. 体重増加不良
5. 徐脈	5. 皮膚乾燥
6. 呼吸障害	6. 不活発
7. 腹部膨満	7. 巨舌
8. 黄疸	8. 嗄声
9. 末梢チアノーゼ	9. 四肢冷感
10. 浮腫	10. 浮腫
11. 小泉門開大	11. 小泉門開大
12. 甲状腺腫（病型により）	12. 甲状腺腫（病型により）

表 7. 病態生理からみた臨床症候

臓器	病態	臨床症候（新生児・乳児）	臨床症候（年長児）
全身的	代謝低下	低体温 不活発	寒がり 不活発
神経	蛋白合成低下 髄鞘形成不全	精神運動発達遅延	知能障害 小脳失調
下垂体	成長ホルモン分泌低下	成長不良	低身長
心臓	心機能低下 心拍出量低下	徐脈	徐脈
肝臓	ビリルビン排泄能低下	黄疸遷延	
筋肉	間質浮腫 筋容量増大 筋線維増大 筋質変性	筋緊張低下 巨舌 臍ヘルニア 腹部膨満	筋緊張低下 Kocher-Debré-Semelaigne syndrome
骨	骨化成熟障害	骨成熟遅延	低身長
消化器	腸管運動低下	便秘	便秘 食欲低下
皮膚	真皮：ヒアルロン酸沈着 表皮細胞萎縮 角質層の角化	浮腫（粘液水腫） 皮膚乾燥	浮腫（粘液水腫） 皮膚乾燥

（甲状腺ホルモン分泌・作用低下）

クレチン症を否定せずに、病態生理からみた臨床症候(表7)[11]から臨床的診断を忘れてはならない。

5 治 療

治療薬剤は L-T$_4$ の内服で食前 1 日 1 回でよい。MS で発見されたクレチン症には、10 μg/kg/日から開始する。重症例には 12～15 μg/kg/日で開始してもよい。MS 以外での発見例には表1の年齢による治療量で開始する。MS で発見され治療開始された例では、通常 1 週間後には血清 FT$_4$ は正常化し、血清 TSH は遅れるが 4 週後までには正常化する。正常化がさらに遅れている例には治療量を増量する。その後は、血清 TSH を正常範囲になるように調節する。FT$_4$ は正常上限くらいになる。適正維持投与量は年齢が進むとともに体重あたりの量は漸減する。過剰投与の症状として、頻脈、多汗、易刺激性、下痢、発熱などに注意をする。

6 患者・家族への説明と指導

出生直後に先天性の病気を宣告されることは両親にとって大変ショックなことである。しかし、スクリーニングで陽性になっても精査で正常ということも多々あること、たとえクレチン症となっても早期発見によって正常な予後が得られることを説明して安心させることは肝要である。クレチン症であったら、治療は一生続けなくてはいけないことを納得してもらうが、誰でも食事でいろいろな栄養素を摂らなくてはいけないように、患児はそれに甲状腺ホルモンという栄養素を追加して摂取してもらうだけであると説明している。また、躓かないように道路の穴を埋めているようなものであり、穴をほどよく埋めておけばほかの子どもとまったく同じ生活ができること、予防接種も風邪などの治療もすべて普通にできること、などを親に説明する[12]。

最後に、近年アメリカ小児科学会などからのガイドラインが発表されたのでご参照頂きたい[13]。

(猪股弘明)

◆文献

1) 中島博徳, 牧野定夫：本邦におけるクレチン症の実態調査成績(マススクリーニング以前). 小児科 21：65-71, 1980.
2) 猪股弘明, 中島博徳, 佐藤浩一, ほか：マス・スクリーニングで発見された先天性甲状腺機能低下症の知能予後；第 2 回全国調査成績および通算成績. 日児誌 98：33-38, 1994.
3) クレチン症マス・スクリーニング・ガイドライン作成委員会：先天性甲状腺機能低下症マススクリーニングのガイドライン(1998 年版). 日児誌 102：817-819, 1998.

4) 猪股弘明, 青木菊麿：クレチン症マススクリーニングの全国追跡調査成績(1994～1999 年度). 日本マス・スクリーニング学会誌 13：27-32, 2003.
5) 猪股弘明, 立花克彦, 青木菊麿, ほか：クレチン症マススクリーニングのフローチャート. 厚生科学研究「マススクリーニングの見逃し等を予防するシステムの確立に関する研究」平成 12 年度研究報告書, pp490-492, 2001.
6) 上瀧邦雄, 新美仁男, 猪股弘明, ほか：クレチン症マススクリーニング陽性者の精検初診時における治療開始基準の検討；千葉県の成績に基づいて. 日本マス・スクリーニング学会誌 7：80, 1997.
7) Park SM, Chatterjee VKK：Genetics of congenital hypothyroidism. J. Med Genetics 42：379-389, 2005.
8) 染谷知宏, 猪股弘明：特集　新生児内分泌疾患の診断とその治療；新生児甲状腺機能障害. 周産期医学 35：1617-1622, 2005.
9) 猪股弘明, 皆川真規, 渡辺智之, ほか：千葉県新生児マススクリーニングにおけるクレチン症の発見頻度；2002 年調査報告. 第 166 回日本小児科学会千葉地方会, 千葉, 2003.
10) 猪股弘明, 中島博徳, 青木菊麿, ほか：新生児マススクリーニングで発見されなかった先天性原発性甲状腺機能低下症 35 例の解析. ホルモンと臨床 49：1141-1145, 2001.
11) 猪股弘明：小児疾患診療のための病態生理. 先天性甲状腺機能低下症, 小児内科 29(増刊号)：539-543, 1997.
12) 猪股弘明：先天性甲状腺機能低下症. 今日の治療指針(第 12 版), 矢田純一, 柳澤正義, 山口規容子, ほか(編), pp162-163, 医学書院, 東京, 2000.
13) American Academy of Pediatrics, et al：Update of newborn screening and therapy for congenital hypothyroidism. Pediatrics 117：2290-2303, 2006.

27 中枢性甲状腺機能低下症の診断と治療

■はじめに

甲状腺の機能は、主に視床下部-下垂体-甲状腺系により定常状態に制御されている(図1)。視床下部より分泌された甲状腺刺激ホルモン放出ホルモン(Thyrotropin-releasing homorne；TRH)が下垂体門脈系を介し下垂体前葉の甲状腺刺激ホルモン(Thyrotropin；TSH)産生細胞を刺激し、下垂体より TSH が分泌される。そして、TSH は、甲状腺を刺激し甲状腺ホルモンが分泌される。一方、分泌された甲状腺ホルモンが、視床下部 TRH、下垂体 TSH の合成分泌を抑制しフィードバック系を確立している。

甲状腺機能低下症は、この系のいずれの障害によっても起こりうるが、実地臨床では甲状腺を原因とする原発性甲状腺機能低下症が多い。しかし、稀ではあるが下垂体を病因とする二次性(下垂体性)甲状腺機能低下症や視床下部に原因のある三次性(視床下部性)甲状腺機能低下症が存在する。しかし、二次性ならびに三次性甲状腺機能低下症は、血中の TRH の測定系が確立されていないなど病態生理学的にも判別が困難であることから中枢性甲状腺機能低下症と一括されてきた。

多くの中枢性甲状腺機能低下症では血清 TSH 値は正常であり、血清遊離 T₄値が低値で血清 TSH の上昇していない症例をみたらこの疾患を疑うことが肝心である[1]。

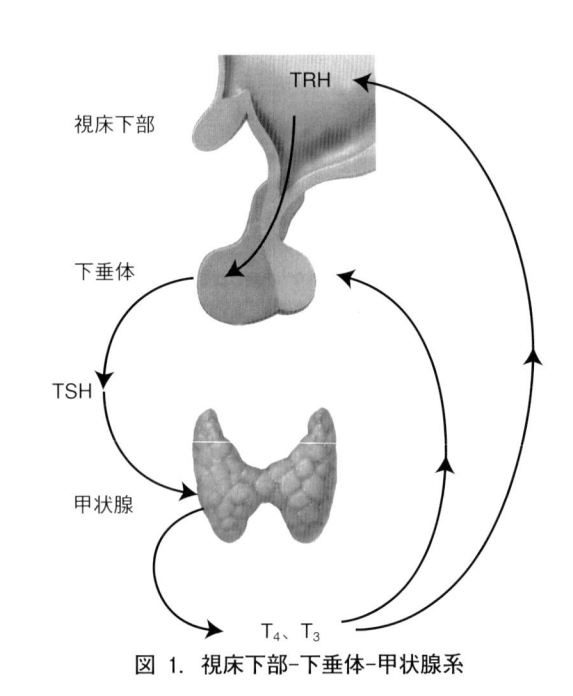

図 1. 視床下部-下垂体-甲状腺系

1 原因

下垂体性甲状腺機能低下症の原因として、表1に示すように腫瘍(下垂体腺腫、頭蓋咽頭腫など)、血管障害(Sheehan 症候群、ショック)、医原性(放射線療法、手術)、感染症、肉芽腫性疾患(サルコイドーシス、ヒスチオサイトーシスなど)、リンパ球性下垂体前葉炎、薬剤(副腎皮質ホルモン、ドパミン、成長ホルモン製剤、RXR アゴニストなど)などがある。これらの原因により、下垂体前葉における TSH 合成分泌不全をきたし甲状腺機能低下症に陥る。これらの原因からわかるように、多くの TSH 分泌不全は単独で認められるので

表 1. 中枢性甲状腺機能低下症の原因疾患

下垂体性	視床下部性
腫瘍	腫瘍
下垂体腺腫、頭蓋咽頭腫	下垂体腺腫の視床下部浸潤
転移性腫瘍、ラトケ囊胞、など	頭蓋咽頭腫、など
血管性	血管性
Sheehan 症候群	医原性
下垂体卒中　など	放射線照射
リンパ球性下垂体前葉炎	手術
医原性	感染症
放射線照射	肉芽腫
手術	TRH 単独欠損症
感染症	TRH 受容体異常症
結核	頭部外傷後
トキソプラズマ症、など	くも膜下出血後
肉芽腫	特発性
サルコイドーシス	
Histiocytosis	
薬剤性	
副腎皮質ホルモン、ドパミン、成長ホルモン、カルバマゼピン、RXR アゴニスト、など	
遺伝子異常	
先天性遺伝性 TSH 欠損症(*TSHβ* 遺伝子異常)	
PIT-1 遺伝子異常、*PROP* 遺伝子異常、*LHX3* 遺伝子異常	
HESX1 遺伝子異常	

なくほかの下垂体前葉ホルモンの分泌低下と付随して認められることが多い。

ほかに稀な先天性の病態として、GH やプロラクチンなどほかの下垂体前葉ホルモン分泌不全を伴う *PIT1* や *PROP1*、*LHX3*、*HESX1* 遺伝子異常による複合下垂体機能低下症がある。

TSH 単独の欠損病態としては先天性のものとして TSHβ の遺伝子異常による先天性遺伝性 TSH 欠損症がある。

視床下部性甲状腺機能低下症の原因としては、腫瘍、外傷、血管障害、放射線療法後、手術後、感染症、肉芽腫性疾患などが挙げられる。これらの原因により、視床下部 TRH 合成分泌が低下し、下垂体前葉における TSH の合成分泌不全をきたし、甲状腺機能低下症が発症する。また、TRH 単独欠損症は数例が報告されているがこれまで遺伝子異常の明らかとなった症例はない[2]。また、TRH の標的である TRH 受容体遺伝子異常症も報告されている[3]。

最近では意識障害を伴った頭部外傷後(TBI)や、くも膜下出血後に起こる下垂体前葉機能低下症の一症状としての中枢性甲状腺機能低下症も注目されている。外傷後 10 年以上を経過して単独の中枢性甲状腺機能低下症が発症した例も報告されている[3]。

表 2. 甲状腺疾患診断ガイドライン（第 7 次案）より抜粋

中枢性甲状腺機能低下症
　a）臨床所見
　　無気力、易疲労感、眼瞼浮腫、寒がり、体重増加、動作緩慢、嗜眠、記憶力低下、便秘、嗄声などいずれかの症状
　b）検査所見
　　遊離 T₄ 低値で TSH が低値～正常

中枢性甲状腺機能低下症
　a）および b）を有するもの
　　除外規定
　　　甲状腺中毒症の回復期、重症疾患合併例、TSH を低下させる薬剤の服用例を除く

　付記
　　1．視床下部性甲状腺機能低下症の一部では TSH 値が 10 μU/ml くらいまで逆に高値を示すことがある。
　　2．中枢性甲状腺機能低下症の診断では下垂体ホルモン分泌刺激試験が必要なので、専門医への紹介が望ましい。

2　臨床症状

　先天性の中枢性甲状腺機能低下症の場合、知能低下、発育不全などクレチン症状を示す重度の甲状腺機能低下症をきたすものから、TRH 受容体異常症などのように軽度の甲状腺機能低下症により低身長のみを主訴とする症例もある。

　・メモ1・　PIT1 異常症、先天性 TSH 単独欠損症では、母親の甲状腺機能が正常の場合、一般のクレチン症と同様に出生時には異常が認められず、新生児期に次第に発症する。したがって、正常妊婦の胎児への甲状腺ホルモンの移行が、胎児の発育に十分であることがわかる。

　成人発症の中枢性甲状腺機能低下症では特異的な甲状腺機能低下症状はなく、**表 2** に示すように、無気力、易疲労感、眼瞼浮腫、寒がり、体重増加、動作緩慢、嗜眠、記憶力低下、便秘、嗄声などの症状を呈する[4]。一般に中枢性甲状腺機能低下症では甲状腺腫は認めないが、認める場合は慢性甲状腺炎の合併も考慮しなくてはならない。

　これらの甲状腺機能低下症そのものによる症状に加えて、その原因が腫瘍や炎症、肉芽腫などによる場合は、他の下垂体ホルモン分泌不全も合併し、性腺機能低下症や副腎皮質不全症、成長障害あるいは尿崩症を同時に認めることもある。逆に成長ホルモン分泌不全症として小人症を主訴とする症例の中に TSH 分泌不全を伴うものも多い。

　また、先端巨大症やプロラクチノーマなどの機能性下垂体腺腫による種々の下垂体ホルモン機能亢進症状や視床下部からのドパミンの抑制によるプロラクチン分泌亢進による乳汁分泌や月経不順なども認められることもある。

　・メモ2・　リンパ球性下垂体炎の約 1/3 でプロラクチンの上昇を認める。

　占拠性病変や炎症の波及による視野障害や頭痛、髄膜刺激症状を認めることもある。さ

らに、病変が視床下部の場合、体温の調節障害などいわゆる視床下部症候群を呈することもある。

・メモ3・ 先天性のPIT1遺伝子変異の患者でも10歳代から緩徐に進行する症例もあり注意を要する。

3 診断

1. 問診、診察

一般の甲状腺機能低下症の症状に加えて、合併する視床下部や下垂体機能異常に伴う症状(性腺機能、乳汁分泌、成長障害、視野異常など)を詳細に問診、診察することが重要である。先天性で成長ホルモンの欠損を伴う場合、特徴的な顔貌(前頭部突出、鞍鼻、顔面正中部の低形成など)を呈する。

家族歴では遺伝性のTSH単独欠損症、PIT1異常症などはその家族歴から明らかとなることもある。遺伝形式は常染色体劣性遺伝を示すものが多いが、PIT1異常症には優性遺伝形式をとるものもある。

・メモ4・ TSH単独欠損症は日本においては、同一の遺伝子変異が数家系報告されており、いずれも愛媛県を中心とした地域の出身者であり、同一祖先に由来していることが推定されている[4]。

2. 生化学的、血清学的検査

中枢性甲状腺機能低下症ではFT_4値は低値であるにもかかわらず、TSHが低値から正常を示す。中枢性甲状腺機能低下症の原因の約60%を占める下垂体腫瘍では、約75%で血清TSHは正常であり、残りの約25%が低値を示す。

先天性のTSH単独欠損症では、その変異の部位と測定法によりTSH値は、測定感度以下あるいは正常の場合もある。後者では生物学的活性が消失している。

また、視床下部性甲状腺機能低下症では、血清TSH値は10 U/mlくらいまで高値を示すこともあり、血中TSHの糖鎖の付加に異常があり生物学的活性が低下している[6]。Sheehan症候群でも、血清TSHの軽度上昇する症例が散見される。

また、血中TSH値には日内変動があり、正常では夜間にピークを示すが、中枢性甲状腺機能低下症では、このピークが欠如することで診断可能な症例もある。

先天性の中枢性甲状腺機能低下症例においても血中TSHは著明には上昇せず、クレチン症の濾紙法を用いたTSHの新生児マススクリーニングでは検出できず、FT_4におけるスクリーニングが必要である。

その他、原発性の甲状腺機能低下症で認められるように、血清コレステロール値やクレアチニンホスホキナーゼ値などが高値を示す。また、一般に、中枢性甲状腺機能低下症で

は甲状腺自己抗体は認めないが、陽性の場合は慢性甲状腺炎の合併なども考慮しなければならない。

3．TRH試験

正常者のTRH試験では、血清TSHの反応のピークは30分以内にあり5〜30μIU/mlを示す。また、血中T_3値(あるいはFT_3値)は、上昇したTSHに反応して120分後には前値の20％以上(平均32％)の上昇を示し、血中TSHの生物学的活性の指標となる。

このTRH試験は、中枢性甲状腺機能低下症ではTSHは無反応〜低反応あるいは遷延反応を示すことが多いが、正常反応のこともある。逆にTRH試験が正常でも中枢性甲状腺機能低下症は否定できない。

特殊な例として正常者ではプロラクチンも分泌反応を示すが、TRH受容体異常症ではまったく反応が認められない。

4．遺伝子診断

先天性TSH単独欠損症、PIT1、PROP1、LHX3、HESX1遺伝子異常症、TRH受容体異常症における遺伝子異常が明らかとなっており遺伝子診断が可能である。適切な遺伝カウンセリングの後に遺伝子診断を行う。

5．その他の検査、刺激試験、画像検査など

表1で挙げた種々の原因検索のため、画像検査として頭部MRIやCT検査が有用である。腫瘍や炎症などの所見のほか、典型的なリンパ球性下垂体炎では特徴的な均一に造影される下垂体や下垂体茎の腫大所見が認められる。古いリンパ球性下垂体炎やSheehan症候群の所見としてEmpty sellaの所見が認められることもある。

他の下垂体前葉ホルモンの分泌異常の評価には下垂体ホルモンの基礎値の測定に加えて種々の下垂体ホルモン分泌刺激試験が行われ総合的に評価される。

・重要項目・ 中枢性甲状腺機能低下症例ではCRHあるいはACTHの分泌不全による続発性副腎皮質機能不全を合併する例もあり、副腎皮質機能の評価は重要である。

また、リンパ球性下垂体炎では、抗下垂体抗体が認められることもある。

4　治　療

腫瘍、感染症、肉芽腫などの原因により、中枢性甲状腺機能低下症が発症している場合は、甲状腺機能低下症の治療と同時に原因疾患そのものへの手術、抗生物質の投与などが行われる。リンパ球性下垂体炎で下垂体や下垂体茎の腫大が著明で、腫瘤による視野障害や圧迫障害がある場合は、副腎皮質ホルモン製剤の投与を試みる。改善が認められない場合は腫瘤の部分切除による減圧も必要となる。また、薬剤が中枢性甲状腺機能低下症の原

因として疑わしい場合は可能なら中止し経過観察する。

中枢性甲状腺機能低下症の治療には、本来は欠損部位に対応するTRHあるいはTSHの投与が理想であるが、持続的な投与が不可能であることなどより甲状腺ホルモン製剤（Levothyroxine、L-T$_4$、チラーヂンS®）を投与する。投与量などに関しては、原発性甲状腺機能低下症に準ずるが、中枢性甲状腺機能低下症の場合は、視床下部―下垂体―甲状腺フィードバック機構に障害があり、TSH値は治療効果の判定には使用できない。したがって、遊離T$_4$値を正常範囲内〜正常上限に維持し、臨床症状の改善を目標に投与量を調節することになる。また、正常時の血清コレステロール値やクレアチニンホスホキナーゼ値が測定してあれば、ある程度の指標となる。

・禁忌・　中枢性甲状腺機能低下症では副腎皮質機能不全を合併する症例も多く、そのような症例に甲状腺ホルモン薬のみを投与すると代謝が亢進し副腎皮質機能不全を悪化させる恐れがある。必ず副腎皮質ホルモン製剤を最初に投与し、少なくとも1週間後より甲状腺ホルモン製剤の投与を開始しなくてはならない。

・注意点・　他の甲状腺機能低下症の加療と同様に高齢者や虚血性心疾患合併例では、少量の甲状腺ホルモン製剤から（L-T$_4$ 12.5μg）開始し、症状をみながら漸増することも重要である。

クレチン症のスクリーニングあるいは乳児、小児期で発見された症例には成長障害、知能障害の発症する前の一刻も早い時期からの甲状腺ホルモン製剤の投与が望まれる。

他の成長ホルモン、ゴナドトロピンなどの下垂体ホルモン機能低下症に関しても、婦人科や泌尿器科などと協力して適切な補充療法が必要である。また、成長ホルモンや性ホルモンの投与前後での甲状腺機能の変化にも注意が必要である。

（山田正信、森　昌朋）

◆文献

1) Yamada M, Mori M：Mechanisms related to the pathophysiology and management of central hypothyroidism. Nat Clin Pract Endocrinol Metab 12：683-694, 2008.
2) Niimi H, Inomata H, Sasaki N, et al：Congenital isolated thyrotrophin releasing hormone deficiency. Arch Dis Child 57：877-878, 1982.
3) Collu R, Tang J, Castagne J, et al：A novel mechanism for isolated central hypothyroidism ; inactivating mutations in the thyrotropin-releasing hormone receptor gene. J Clin Endocrinol Metab 82：1561-1565, 1997.
4) Schneider HJ, Kreitschmann-Andermahr I, Ghigo, et al：Hypothalamopituitary dysfunction following traumatic brain injury and aneurysmal subarachnoid hemorrhage ; a systematic review. JAMA 298：1429-1438, 2007.
5) Miyai K：Congenital thyrotropin deficiency ; from discovery to molecular biology, postgenome and preventive medicine. Endocr J 54：191-203, 2007.
6) Beck-Peccoz P, Amr S, Menezes-Ferreira M, et al：Decreased receptor binding of biologically inactive thyrotropin in central hypothyroidism ; Effect of treatment with thyrotropin-releasing hormone. N Engl J Med 312：1085-1090, 1985.

28 潜在性甲状腺機能低下症の全身への影響

■はじめに

　甲状腺機能が低下すると、まず最初に脳下垂体前葉から産生される甲状腺刺激ホルモン(TSH)が上昇する。TSHの上昇のみで、甲状腺ホルモン(T_4/FT_4)値が基準値内に保たれている状態を潜在性甲状腺機能低下症(subclinical hypothyroidism；SCH)というが、正確には「最も軽微な甲状腺機能低下症」というべきであろう。さらに甲状腺機能が低下すればFT_4が基準値を下回り、著しく低下するとFT_3も低下する。顕性甲状腺機能低下症では、心臓や骨格筋を始めとする全身臓器の機能低下と併せて動脈硬化が進行することが知られている

　SCHでは、自覚症状はなく、通常の血液生化学検査などにも異常はないことが多い。しかしながら、TSHの上昇は上位中枢では甲状腺ホルモン不足と認識している証拠であり、組織ないし細胞レベルでの甲状腺機能低下症が存在するか否か議論が続いている。

1 病因と頻度

　表1にSCHをきたす疾患を示す。SCHは、多くは慢性甲状腺炎(橋本病)によるものであるが、永続的な甲状腺機能低下症患者(バセドウ病アイソトープ治療後、亜全摘術後、橋本病、汎下垂体機能低下症など)に対する甲状腺ホルモンの補充が十分でない場合も含まれる。SCHの頻度は非常に高く、一般住民を対象としたWhickham Survey[1](1977)では、女性の7.5%、男性の2.8%に"mild hypothyroidism"を認めている。本邦では、40歳以上の人では男性5.3%、女性3.4%との報告があるが、ほかの検討では男性0.44%、女性2.12%であった。その他世界各国での疫学調査では、0.7%〜9.0%と報告されている(表2)。慢性甲状腺炎の有病率が女性に有意に高いため、女性で高齢者ほどSCHの頻度が高い。Whickham Surveyでは75歳以上の女性では17.4%であり、イタリアでは65歳以上の女性で11.3%であった。

> **・メモ1・** ヨード過剰摂取によるSCH：食品や医薬品(造影剤、アミオダロン)からヨードを過剰に摂取すると、甲状腺機能が抑制されSCHないし機能低下症になることがある。ヨード摂取を制限すれば、正常化することが多い。

表1. 潜在性甲状腺機能低下症をきたす疾患

1. 慢性甲状腺炎
2. バセドウ病：アイソトープ治療後、亜全摘術後、抗甲状腺薬過剰
3. 甲状腺機能低下症に対する不十分なホルモン補充
4. ヨード過剰摂取
5. 薬剤(リチウム、アミオダロン、造影剤、IFNαなど)

表 2. 疫学調査による潜在性甲状腺機能低下症の頻度

公表年	国	対象年齢	全体(%)	男性(%)	女性(%)
1977	イギリス	17歳以上	5.3	2.8	7.5
1979	アメリカ	60歳以上	14.4	8.2	16.9
1987	アメリカ	60歳以上	13.2	9.5	16.2
1987	日本	40歳以上	4.2	5.3	3.4
1988	ノルウェー	70歳以上	6.3	4.8	7.0
1995	アメリカ	18歳以上	9.0	—	—
1999	イタリア	17歳以上	4.7	3.4	6.1
1999	デンマーク	41歳以上	0.7	0.2	1.2
2000	オーストリア	30歳以上	1.1	0.6	1.6

2 甲状腺機能低下症への移行

Whickham survey によると、SCH を有す人は顕性の甲状腺機能低下症になる確率が高く、特に甲状腺自己抗体陽性の人では 4.3%/年、あるいは TSH 正常、甲状腺自己抗体陰性の人の 38 倍もの頻度であった。自己抗体陰性の SCH および TSH 正常で自己抗体陽性者でも、将来甲状腺機能低下症に進行する頻度が 2.6%/年および 2.1%/年と高値であった。

3 SCH の全身への影響

SCH の全身への影響については、あるとする報告とないとする報告があり、必ずしも一致した見解が得られているわけではない。SCH と一言でいっても、原因疾患、TSH 値、罹病期間などに大きな差があるためであろう。特に TSH<10μU/ml で甲状腺自己抗体陰性の SCH には、ただ TSH が基準値を超えているだけの健常人も含まれている可能性もある。表3 にこれまで報告された SCH における異常を示した。これらは、必ずしも確認されているわけではない。一番よく検討されているのは、SCH の血清脂質に及ぼす影響である。これは、動脈硬化促進因子として冠動脈疾患や脳血管障害の大きなリスクファクターであるからである。

表 3. 報告された SCH による異常

1. 高脂血症
2. 心筋梗塞・動脈硬化
3. 心機能異常
4. 筋肉代謝異常
5. 末梢神経異常
6. 認知、記銘力低下
7. うつ状態
8. 眼圧上昇
9. 不妊

1. SCH と血清脂質

1年間 SCH 患者に L-T₄ ないしプラセボの投与を行った Cooper らの検討では、総コレステロール(TC)値は 5% 減少したが有意ではなかった。同様の調査を行った Nyström ら

の報告でも、TC値は3%減少したが有意ではなかった。TSH≦10μU/mlのSCHを対象としたKongらの検討でも、L-T₄の効果を認めなかった。一方、Aremらの検討では、TC値およびLDLコレステロール(LDL)値は治療前後で各々10%および17%減少し、HDLコレステロール(HDL)値は11%増加した。Miuraらの検討[2]では、TSHが10μU/ml未満のSCHでは血清脂質には有意の変動を認めなかった。しかし10μU/ml以上ではTCないしLDLは有意に治療後に低下した。この傾向はTSHが高くなるほど明瞭であった。すなわち、TSH値が高いほど甲状腺ホルモンの補充効果はよいといえる。平均TSH値11.7μU/mlのSCHを対象としたBasel Thyroid Study[3]でも、LDLがL-T₄投与にて有意に低下し、臨床症状も軽快したと報告している。同様の結果が2007年にRazviらにより報告されているが、彼らのSCH患者の平均TSH値は6.6μU/mlであった。Daneseら[4]のメタアナリシスでも、治療前のTC値が高いほど、またL-T₄の補充が不十分な患者ほど治療効果はよいと結論している。HDLおよび中性脂肪は治療前後で有意な変化はないと思われる。Diekmanらは、TC値異常で紹介された患者を調べたところ、4.2%にSCHの合併を認め、TSH 10μU/ml以上の患者のみで治療によりTC・LDL値が減少したと報告している。また、35歳以上の人に5年ごとに行う高脂血症のスクリーニング項目にTSHを追加しSCHの有無を調べ、その後の医療費に及ぼす費用対効果を統計的に解析した報告がある。それによると、女性におけるTSH測定は乳癌や高血圧のスクリーニングと同様な費用対効果があり、特に高齢女性の場合に最も有効であった。

2．SCHと心疾患

近年行われた大規模な調査(Rotterdam Study)[5]では1,149名の高齢女性(69.0±7.5歳)のうち10.8%にSCHを認め、SCHを有す人では大動脈の動脈硬化および心筋梗塞ともに高い頻度で認められた。この調査では、高齢女性ではSCHは動脈硬化や心筋梗塞のリスクファクターとなると結論している。一方、最近のメタアナリシス[6]では、65歳以下の比較的若い女性のSCH患者でのみ、有意に虚血性心疾患の頻度や死亡率が高いと結論している。

従来からSCHでは、安静時ないし運動負荷時の心筋収縮力が低下しており、L-T₄補充により改善されるという報告が多い。ドプラエコーを用いた検討でも、SCHは心収縮力や心筋の厚みなどに影響するとする報告や、拡張期左室機能が低下しているとする報告がある。また少人数のSCH患者を用いた検討では、冠動脈の内膜中膜肥厚がSCH患者では有意に高いと報告された。さらに、SCH患者では血管内皮機能が低下しているとする報告が複数ある。これらの異常はL-T₄投与にて改善され、SCHによる動脈硬化の進行や心機能への影響が示唆されている。またRodondiらのメタアナリシスでも、SCHは心疾患のリスクを増加させるとしている[7]。

以上のように心疾患とSCHの関係を指摘する報告は多いが、実際SCHが冠動脈死にどれだけ関与しているかを明らかにするには、今後の大規模な疫学調査が必要である。

3．SCHと神経筋肉疾患

　SCHでは、筋肉におけるエネルギー代謝に異常を認め、運動量が多くなるほどその程度が著しくなるという報告がある。この異常は、TSH値よりもSCH罹病期間と相関していた。Monzaniらは、SCHでは神経筋肉症状の頻度が有意に高く、筋電図にも異常を認めたと報告している。彼らは、SCHではイオン化Ca値が基準値以内であるが有意に対照より低下しており、症状の頻度やTSH値との間に有意の逆相関を認めた。これらの異常もL-T$_4$投与にて正常化した。一方、同じグループは後にSCH患者では筋力が健常者より有意に低下し、運動負荷の際の筋肉内の物質代謝も明らかに異なるとしているが、1年間程度のL-T$_4$補充にては改善を認めなかったと報告している。

4．SCHとその他の異常

　SCHでは、甲状腺機能正常対照に比して、さまざまな愁訴が多く、その症状は治療により有意に改善されたと報告されている。また、SCHでは不安やうつ状態になりやすく、認知能力も低下すると報告されているが、否定的な報告もある。SCHを治療すると眼圧が低下した、末梢神経機能が改善された、卵巣機能障害を有すSCHでは不妊が改善されたなどという報告もある。

4　SCHの治療

　SCHは、前述したように治療すべきか否かの結論は出ていない。今までの知見より、偶然発見されたTSH<10 μU/mlのSCHでは、L-T$_4$補充療法はあまり効果がないかも知れない。しかし、甲状腺自己抗体陽性でTSHが常に10 μU/ml以上のSCHであれば補充を考慮した方がよいと思われる。L-T$_4$の補充により各種の異常値が改善されるとすれば、SCHはTSH上昇によって代償された正常状態というより、最小限ではあるが紛れもなく甲状腺機能低下症であるとする考えの方が妥当と思われる。補充はL-T$_4$（チラーヂンS®）を25〜50 μg/日より開始し、TSH値を指標とし増減すればよい。但し、虚血性心疾患を有する人では12.5〜25 μg/日より開始した方が安全であろう。

（飯高　誠）

◆文献

1) Tunbridge WMG, et al：The spectrum of thyroid disease in a community；the Whickham Survey. Clin Endocrinol(Oxf) 7：481, 1977.
2) Miura S, et al：Disturbed lipid metabolism in patients with subclinical hypothyroidism；effect of L-thyroxine therapy. Intern Med 33：413, 1994.
3) Meier C, et al：TSH-controlled L-thyroxine therapy reduces cholesterol levels and clinical

symptoms in subclinical hypothyroidism ; A double blind, placebo-controlled trial (Basel Thyroid Study). J Clin Endocrinol Metab 86 : 4860, 2001.
4) Danese MD, et al : Effect of thyroxine therapy on serum lipoproteins in patients with mild thyroid failure ; A quantitative review of the literature. J Clin Endocrinol Metab 85 : 2993, 2000.
5) Hak AE, et al : Subclinical hypothyroidism is an independent risk factor for athelosclerosis and myocardial infarction in elderly women ; the Rotterdam Study. Ann Intern Med 132 : 270, 2000.
6) Razvi S, et al : The influence of age on the relationship between subclinical hypothyroidism and isehemic heart disease ; a meta-analysis. J Clin Endocrinol Metab 93 : 2998, 2008.
7) Rodondi N, et al : Subclinical hypothyroidism and the risk of coronary heart disease ; a meta-analysis. Am J Med 119 : 541, 2006.

29 甲状腺ホルモン薬の服薬指導

■はじめに

　医薬品の適正使用とは、患者個々について、的確な診断に基づき患者の状態にかなった最適の薬剤、剤形と適切な用法・用量が決定されること、これに基づき調剤されること、患者に薬剤についての説明が十分理解されること、正確に使用されること、その治療効果や副作用が正確に評価されること、からなる一連の作業を示す。薬剤師による薬剤管理指導業務、いわゆる服薬指導業務とその診療報酬は、元来、医薬品の適正使用の推進を目的として、期待を込めて薬剤師に附与された経緯をもつ。したがって、本業務は、患者への服薬指導等々のみがその対象ではなく、高度の薬学的観点から医師の診療を支援すべきとする大きな目標も併せ持っている。本稿では、甲状腺ホルモンの生合成経路と体内動態、甲状腺ホルモンを用いた治療を概説したうえで、甲状腺ホルモン薬の服薬指導について説明する。なお、甲状腺ホルモン薬は、ほぼ以下の薬剤に限定されている。いずれも甲状腺ホルモンの補充療法として用いられる。

- レボチロキシンナトリウム(チラーヂン S®)　別名：チロキシン　T_4
- リオチロニンナトリウム(サイロニン®、チロナミン®)　別名：トリヨードチロニン　T_3
- 乾燥甲状腺(チラーヂン®)

1　甲状腺ホルモンの生合成経路と体内動態

1. 甲状腺ホルモンの生合成(合成、貯蔵、放出、転換)

❶ヨウ素の取り込み

　甲状腺は能動的に血中ヨウ素イオンを取り込む。この輸送は甲状腺刺激ホルモン(thyroid-stimulating hormone；TSH)によって促進されるが、甲状腺内のヨウ素含量によっても制御されている。

❷チオグロブリンのヨウ素化

　取り込まれたヨウ素は甲状腺ペルオキシダーゼにより酸化される。この際、酸化剤として H_2O_2 が利用される。続いて、濾胞細胞中で合成した糖蛋白チオグロブリンのチロシンがペルオキシダーゼの作用によりヨウ素化される。

❸T_4とT_3の合成

　ヨウ素化されたチロシンはチオグロブリン内で縮合し、チオグロブリン上で T_4、T_3 が合成される。

❹チオグロブリンの分解とT₃、T₄の血中への放出

チオグロブリンはコロイドとして濾胞中に貯蔵されているが、TSHの作用により濾胞細胞に再吸収されリソソームで分解され、このとき遊離したT₄、T₃が血中へ放出される。

❺末梢組織でのT₄からT₃への転換

T₃は甲状腺からも分泌されるが、血中の約80％は肝臓などの末梢組織において、T₄から脱ヨウ素化されて産生される。T₃はT₄よりホルモン作用が強い。

2．甲状腺ホルモンの血中での輸送

血中の甲状腺ホルモンは、ほとんどが血漿蛋白（主にチロキシン結合グロブリン）と結合して存在する。ごくわずかの非結合型が各組織に移行し生理作用を発揮する。

3．甲状腺ホルモンの分解と排泄

T₄の血中半減期は6〜7日であるが、甲状腺機能低下症では9〜10日に延長する。T₃は蛋白質との結合力が弱いため、半減期はおよそ1日である。代謝は主に肝臓でグルクロン酸抱合され胆汁中に排泄された後、腸肝循環し、再吸収または結腸で加水分解され遊離型として便中に排泄される。

2　甲状腺ホルモンを用いた治療

1．甲状腺ホルモンの作用

- 甲状腺ホルモンは核内受容体に結合し、遺伝子の転写と蛋白質の合成を調節する。T₃はT₄より受容体への親和性が高い。
- 脳の発達をはじめ器官の成長と発育に不可欠である。
- 酸素消費量を増加させ、熱産生を促進することにより体温保持に関与している。
- 心臓に対して直接的、間接的に作用する。
- 蛋白同化の促進、コレステロールの胆汁酸への代謝の促進や脂肪分解の促進、肝グリコーゲンの分解促進、水あるいは電解質の排出を促進する。

2．甲状腺ホルモンの適用

甲状腺ホルモンの分泌が低下すると新陳代謝が低下し倦怠感、無力感、便秘、皮膚乾燥などの症状を示す。さらに高脂血症やCK、肝酵素の上昇を認め心肥大や貧血を呈することもある。

甲状腺ホルモンが不足している疾患として下記のような疾患がある。

甲状腺機能低下症は、組織に甲状腺ホルモンが作用しないことにより起こる病気である。血中の遊離甲状腺ホルモンの欠乏、あるいは組織が甲状腺ホルモンに反応しないことが理

由であるが、一般には前者が原因となっている。また、自己免疫による慢性甲状腺炎(橋本病)や萎縮性甲状腺炎(粘液水腫)、甲状腺機能亢進症の治療後(放射線や手術)も甲状腺ホルモンの適用対象となる。なお、クレチン病は甲状腺の発育障害あるいは甲状腺ホルモンの合成障害によって起こる。

その他にTSHによる甲状腺刺激が減少している下垂体疾患や視床下部疾患、甲状腺炎の合併や重度の甲状腺ホルモン合成障害による甲状腺腫なども適用対象となる。

3．甲状腺ホルモンによる治療

一般的には経口投与となる。投与の目標はTSHが正常値に維持されることである。甲状腺ホルモンの不足を補充する場合は、生涯の服用が必要となることが多い。

4．各薬剤の特徴および各薬剤の用法、用量(表1)

❶レボチロキシンナトリウム(T_4)

T_4は持続性がよいため第一選択薬となる。経口投与されたT_4は小腸で吸収され吸収率は50～75％である。空腹時の方が吸収率は増加する。半減期は甲状腺機能低下症では9～10日と長くなるため、1日1回の投与となる。投与量を変更してもTSHに反映するのに4～6週間かかる。

少量(25～50μg)から開始し、TSHの正常化をみながら50～150μgの維持量まで漸増していく。虚血性心疾患や不整脈がある場合や高齢者では12.5μgからはじめ2～4週ごとに12.5～25μgずつ増量する。

❷リオチロニンナトリウム(T_3)

生理活性はT_3がT_4の約5倍強いが、T_3の血中半減期は約1日と短く血中濃度の変動が大きいため、通常は維持療法には用いない。効果の発現が早いため粘液水腫性昏睡の治療や甲状腺癌の治療に^{131}I療法を行うときなど迅速な作用が必要なときに用いられる。また

表 1．甲状腺ホルモン薬の分類、用法用量、作用時間

一般名	商品名	含量 mg	適用	1日の投与量	Tmax	T1/2	持続時間
乾燥甲状腺	チラーヂン乾燥甲状腺	原末	粘液水腫、クレチン病、甲状腺機能低下症、甲状腺腫、慢性甲状腺炎、甲状腺機能障害による習慣性流産および不妊症	投与開始量：15～40 mg 維持量：40～200 mg	4～6時間		4～10週
	チレオイド	錠：50 mg					
リオチロニンナトリウム(T_3)	チロナミンサイロニン	錠：5、25μg	粘液水腫、クレチン病、甲状腺機能低下症、慢性甲状腺炎、甲状腺腫	初回量：5～25μg 維持量：25～75μg		2～3日	
レボチロキシンナトリウム(T_4)	チラーヂンS	錠：25、50、100μg	粘液水腫、クレチン病、甲状腺機能低下症、甲状腺腫	投与開始量：25～100μg 維持量：100～400μg	6～10時間	6～7日(正常者) 9～10日(甲状腺機能低下症)	1ヵ月

T_4からT_3への変換が障害されているLowT$_3$症候群にも用いられる。

初回量1日5〜25μg、1〜2週間間隔で漸次増量し、維持量1日25〜75μgに増減する。通常1日2〜3回に分けて服用する。

❸乾燥甲状腺

ウシやブタの甲状腺の粗抽出物であるため、ホルモン含有量にバラツキが多くあまり使用されない。

1日15〜40mgより開始し維持量1日40〜200mgとする。

❹特殊な投与方法

甲状腺ホルモンは継続して投与される必要があり、経口が不可能な場合には注射あるいは坐剤での投与が必要となるが、市販されておらず院内製剤として下記の処方例がある。

・L-チロキシンナトリウム注射液：100μg/ml液

  L-チロキシンナトリウム・5H$_2$O(試薬) 11.12mg

  0.1mol/l水酸化ナトリウム   1ml

  注射用水   全量 100ml

・チラーヂンS®坐剤：100μg/個

  チラーヂンS®錠(50μg)   30錠

  ホスコ E-75   15g

  ホスコ H-15   15g 15個分

5．効果の評価方法

自覚症状の改善と検査値(FT$_4$、FT$_3$、TSH)の正常化が目標となる(表2)。

表2．甲状腺機能の検査値

	基準値	
FT$_4$	0.9〜1.7 ng/dl	(ECLIA法)
FT$_3$	2.3〜4.3 pg/ml	(ECLIA法)
TSH	0.5〜5.0 μIU/ml	(ECLIA法)

6．薬剤相互作用

表3に示す。また甲状腺機能に影響を与える薬剤を表4、5に示す。

スクラルファートやコレスチラミン、鉄剤、アルブミン水酸化物などの薬剤は腸管でのT_4の吸収を妨げるので、同時に服用しないようにする。甲状腺ホルモンに影響を与える薬剤があるので併用薬の確認が大切であり、また用量の調節が必要となることもある。ヨードを含む食品(ノリ、ワカメ、コンブなど)の大量摂取にも注意が必要である。

7．副作用

表6に示す。甲状腺ホルモン薬では大きな副作用はほとんどみられない。しかし、過量投与では副作用の症状が現れやすくなる。

表 3. 甲状腺ホルモン薬の相互作用

薬剤名	臨床症状	機序・危険因子	措置方法
クマリン系抗凝血剤（ワルファリンカリウムなど）	クマリン系抗凝血剤の作用増強	甲状腺ホルモンがビタミンK依存性凝血因子の異化を促進する	PTなどを測定しながらクマリン系抗凝血剤の用量を調節する
交感神経刺激剤（エピネフリン、ノルエピネフリン、エフェドリン・メチルエフェドリン含有製剤）	交感神経刺激剤の作用を増強し、冠動脈疾患のある患者に併用すると冠不全のリスクが増大する	甲状腺ホルモンがカテコールアミン類のレセプターの感受性を増大する	慎重に投与
強心配糖体製剤（ジゴキシン、ジギトキシンなど）	甲状腺機能亢進状態では血清ジゴキシン濃度が低下し、甲状腺機能低下状態では上昇する	強心配糖体製剤の吸収率、分布容積、肝代謝、腎排泄速度などの増減が関与している	甲状腺機能亢進状態では通常より多量の、甲状腺機能低下状態では通常より少量の強心配糖体製剤を投与を必要とすることがあり、血中濃度をモニターするなど慎重に投与
血糖降下剤（インスリン製剤、スルフォニル尿素系製剤など）	血糖降下剤を投与中、本剤の投与にて血糖コントロールの条件が変わる	糖代謝全般に作用し血糖値を変動させる	血糖値その他患者の状態を十分観察しながら両剤の用量を調節する
コレスチラミン、コレスチミド、鉄剤、アルミニウム含有制酸剤、炭酸カルシウム	同時投与により本剤の吸収が遅延または減少する	消化管内で本剤と結合し吸収を抑制する	本剤との投与間隔をできる限りあける
フェニトイン製剤	フェニトインは本剤の血中濃度を低下させる	フェニトインが甲状腺ホルモンの異化を促進する	本剤を増量する

表 4. 甲状腺機能に影響を与える薬剤

薬品	FT$_4$	FT$_3$	TSH
ヨード	減少	減少	増加
放射線造影剤	増加	減少	増加
アミオダロン	増加	減少	増加または変化なし
フェニトイン	減少	減少	変化なし
カルバマゼピン	減少	減少または変化なし	変化なし
フェノバルビタール	減少	減少または変化なし	変化なし
アスピリン	増加	増加	減少または変化なし
フェンクロフェナク	減少	減少	変化なし
フェニルブタゾン	増加	増加	減少または変化なし
プロプラノロール	増加	減少	変化なし
リチウム	変化なし	変化なし	増加または変化なし
糖質ステロイド	減少または変化なし	減少または変化なし	減少
エストロゲン	変化なし	変化なし	増加または減少または変化なし
ヘパリン	増加	増加	減少

（文献4）による）

・メモ・ やせ薬と称する健康食品の中には甲状腺ホルモンが含まれているものがあり、甲状腺ホルモンが過剰となる結果、食欲不振や体重減少が起きる。しかし循環器系の重大な副作用をきたす危険性があり、使用が規制されている。

表 5. 甲状腺機能に影響を与える副作用をもつ薬剤

薬品		副作用症状
オランザピン		甲状腺機能亢進症
塩酸セルトラリン		甲状腺機能低下症
フマル酸クエチアピン		T_4減少、T_3減少、甲状腺疾患
ボリコナゾール		甲状腺機能亢進症、甲状腺機能低下症
ペグインターフェロンアルファ-2a	リバビリン	慢性甲状腺炎
ペグインターフェロンアルファ-2b		甲状腺機能異常
タルチレリン		TSHの変動、甲状腺ホルモン(T_3、T_4)、プロラクチンの上昇
リュープロレリン酢酸塩		甲状腺機能異常
ソマトロピン		T_3値の増加および減少、T_4値の増加および減少、TSH上昇および低下、甲状腺機能低下症
シクロホスファミド		甲状腺機能亢進
サキナビル		甲状腺機能低下症、TSH増加
ロピナビル・リトナビル		甲状腺機能低下

表 6. 甲状腺ホルモン薬の副作用

	副作用	症状	対処
重大	狭心症	胸痛、息切れ、冷や汗	減量または休薬
	肝機能障害、黄疸	AST(GOT)、ALT(GPT)、γ-GTPなどの著しい上昇、発熱、倦怠感	中止
	ショック	目の前が暗くなる、動悸	
	うっ血性心不全	息切れ、体のむくみ	減量または休薬
その他	過敏症	発疹など	中止
	肝臓	肝機能検査値異常	減量または休薬
	循環器	心悸高進、脈拍増加、不整脈	過剰の恐れがあるので減量または休薬
	精神神経系	振戦、不眠、頭痛、めまい、発汗、神経過敏・興奮・不安感・躁うつなど	
	消化器	食欲不振、嘔吐、下痢	
	その他	筋肉痛、月経障害(錠)、体重減少、脱力感、皮膚の潮紅、発汗、発熱、倦怠感	

表 7. 甲状腺ホルモンの投与に注意を要する患者

	対象患者	理由	投与方法
禁忌	新鮮な心筋梗塞のある患者	基礎代謝の亢進により心負荷が増大し、病態が悪化することがある	投与しない
慎重投与	狭心症、陳旧性心筋梗塞、動脈硬化症、高血圧症などの重篤な心・血管系の障害のある患者	基礎代謝の亢進による心負荷により、病態が悪化する恐れがある	少量から開始し、通常より長期間をかけて増量し維持量は最小必要量とする
	副腎皮質機能不全、脳下垂体機能不全のある患者	発熱、倦怠感、肝機能検査の異常副腎クリーゼを誘発し、ショックなどを起こすことがある	副腎皮質機能不全の改善(副腎皮質ホルモンの補充)を十分にはかってから投与する
	糖尿病患者	血糖コントロールの条件が変わることがある	血糖コントロールも十分配慮する
	高齢者	一般に高齢者では生理機能が低下しており、本剤を投与すると基礎代謝の亢進による心負荷により、狭心症などをきたす恐れがある	少量から投与を開始するとともに投与間隔を延長するなど患者の状態を観察しながら慎重に投与する

表 8. 服薬指導を行うためのポイント

	患者に対して	薬学的管理
①服用開始に際して	服用方法と作用の説明 ―服用時間、作用時間、服用意義など	患者背景の把握 甲状腺ホルモンの使用目的の把握
	併用薬剤の聞き取り	相互作用のある薬剤をチェック
	食事内容の聞き取り	ヨードを含む食品をチェック
②服用の継続を維持		FT_4、FT_3、TSH をチェック
服用開始して、また増減量してしばらくの間	効果が現れるのに時間がかかることを説明	コンプライアンスの維持を図る
投与量の変更	服用量や用法が理解されているかを確認	処方と違う量を服用すると効果不十分あるいは過剰の症状を示す可能性がある
③問題があるとき		
TSH コントロール不良	確認と改善 ・服薬の意義を理解しているか ・なぜ服薬ができないか(服用時間の問題、飲み忘れ時の対応) ・一定の時間に服用できているか	コンプライアンス不良が疑われ、原因を確認し対処する
妊娠や授乳	服用の継続を指導	甲状腺ホルモンは胎盤通過性および母乳への移行性はわずかであり胎児・乳児に大きな影響を及ぼさないため母体の甲状腺機能の正常化が大切である
飲み忘れ時の対応	気づいたときに服用するが、2回分を一度に服用しない	一般に T_4 は作用時間が長く1日1回の服用であり、T_3 は作用時間が短く1日3回の服用となることが多い
他の疾患に罹ったとき	自己判断で甲状腺ホルモンの使用を止めないよう指導	甲状腺機能に影響のある疾患か、併用薬の相互作用があるか、経口の継続が可能かを確認

8. 投与に注意を要する患者

表7に示す。甲状腺疾患はさまざまな疾患を合併していることが多いため注意が必要である。

3 甲状腺ホルモン薬の服薬指導

甲状腺ホルモン薬を用いた治療においては、甲状腺機能の安定が目標であり、コンプライアンスの維持が何よりも大事となる。しかしながら、多くの場合で生涯の服用が余儀なくされており、このことからノンコンプライアンスが起こる可能性が高い。したがって、その他の疾患と比較して、服薬指導業務の重要度が高いと考えられ、特に、患者への十分な説明が理解されることが肝要となる。以下に服薬指導を行うためのポイントを表8にまとめた。

■おわりに

甲状腺ホルモン薬は比較的副作用が少なく安全な薬とされているが、長期のまたその多くは生涯の服用が必要となる。その間、他の疾患の合併や、特に女性では妊娠・出産など

多くのイベントが発生することが考えられるが、コンプライアンス不良や過不足量の服用などを回避して、甲状腺機能を維持することが重要である。

(濱名則子)

◆参考文献

1) グッドマン・ギルマン薬理書．第9版，下巻，pp1825-1845，廣川書店，東京，1999.
2) 市川和夫：甲状腺機能低下症．診断と治療 89(2)：266-272，2001.
3) 濱名則子，ほか：内分泌・代謝疾患；甲状腺疾患治療薬．看護のための臨床講座，第28巻薬物療法，pp181-184，pp56-58(主要薬剤便覧)，中山書店，東京，2002.
4) Davies PH, et al：The effects of drugs on tests of thyroid function. Eur Clin Pharmacol 40：439-451, 1991.
5) 日本病院薬剤師会(監)：病院薬局製剤．第6版，p53，p210，薬事日報社，東京，2008.

30 甲状腺ホルモン不応症の診断と治療

1 甲状腺ホルモン不応症とは

　体内に甲状腺ホルモンが十分量あるにもかかわらず、そのホルモンレベルに応じた作用効果がみられない病態をいう。1967年Refetoffによって初めて報告された。甲状腺ホルモンの生物活性や代謝に異常はないことから、当初から標的臓器におけるホルモン作用機構上の問題、特に甲状腺ホルモン受容体(thyroid hormone receptor；TR)の異常が想定されてきた。TRの遺伝子解析が可能になった後、実際多くの不応症患者から*TR*遺伝子異常が同定された。このため甲状腺ホルモン不応症は先天的な甲状腺ホルモン受容体異常症と同義に取り扱われるようになったが、その後臨床的に甲状腺ホルモン不応症と診断される症例でTR異常の認められないケースも存在することが明らかとなった[1,2]。したがって現時点では、甲状腺ホルモン不応症を"甲状腺ホルモンの作用機構上の異常のため、標的組織において甲状腺ホルモンが十分作用効果を発揮できない症候群"と定義するのが妥当と考えられる。大部分の症例は先天性の*TR*遺伝子異常によるが、作用機構におけるTR以外の異常、例えばコアクチベーターなどの異常による症例が、今後見つかってくる可能性は高い。

2 病　態

　正常時には血中甲状腺ホルモン濃度は、下垂体から分泌される甲状腺刺激ホルモン(TSH)の作用と甲状腺ホルモン自身によるTSH抑制作用のバランスによって、ある一定の正常域に維持されている。TRに異常があると、甲状腺ホルモンが下垂体のTSH産生細胞において*TSH*遺伝子を正しく抑制できないため、TSHは相対的に過剰分泌となる。甲状腺は刺激され、より多くのホルモンを産生する。その結果、血中の甲状腺ホルモン濃度は正常より高く、そのくせTSHは抑制されていないという、いわゆる不適切TSH分泌状態(SITSH)となる。甲状腺ホルモンは高値であっても、TR異常のために末梢組織におけるホルモン作用も障害されているため、バセドウ病やTSH産生腫瘍で通常認めるような明らかな甲状腺中毒症状はない。また「受容体異常症」から連想される強い機能低下症状も稀である。これは血中の甲状腺ホルモン高値と末梢組織での甲状腺ホルモンに対する不応性とがちょうど釣り合い、代謝状態が正常範囲に入っていることが多いためである。このバランスは、下垂体での甲状腺ホルモンによるTSH抑制作用と、末梢組織でのホルモン作用によって決まるため、両者の均衡が崩れた症例では機能低下、場合によっては亢進

の症状が現れ得る。

3 臨床像

　前述したように、大部分の症例では強い機能低下症状も亢進症状もみられない。しかし、末梢組織での不応性が非常に強い症例では甲状腺機能低下症状が表れ、小児において知能、成長、骨発育に障害を認めた例もある。逆に、頻脈、手指振戦、発汗、体重減少といった症状がみられ、いくつかの検査データからも末梢組織の軽度の代謝亢進が示される症例もある。これは SITSH に比し相対的に末梢での不応性が軽い症例と考えられ、臨床的に下垂体型不応症という診断名が付けられる。全身型不応症でも、心機能などでは部分的な亢進症状を認めることが多い。病因の項で述べるように、2種類の TR (α_1 と β) の機能、分布などの違いによって、臓器の不応性が必ずしも均一でないことによる。

表 1. 厚生省特定疾患ホルモン受容機構異常調査研究班「甲状腺ホルモン不応症診断の手引き（平成4年）」中村による修正版

＜甲状腺ホルモン不応症にみられる所見＞
①血中遊離甲状腺ホルモン濃度と全身の代謝状態が合致しない。
②血中遊離甲状腺ホルモンに不相応な TSH 分泌がみられる。
③甲状腺ホルモン投与による代謝状態の変化が乏しい。
④甲状腺ホルモン投与による TSH 分泌の抑制が不十分。
⑤甲状腺ホルモン受容機構遺伝子異常が認められる。
[診断基準]
　上記所見のうち、①②③④を満たすものは甲状腺ホルモン不応症である。
　臨床症状、所見がはっきりしないものでも⑤が認められれば本症である可能性が高い。
[参考所見]
　1）大部分の患者は代謝状態が正常で、ほとんど臨床症状はない。軽度のびまん性甲状腺腫を認める。
　2）不応性が強いと機能低下症状がみられる。重篤な症例では、発育遅延、感音性難聴、骨発育不全を伴うことがある。知能障害は顕著ではない。甲状腺ホルモンに対する不応性の強さが臓器間で異なるため、機能低下と機能亢進様症状が混在して認められることがある。
　3）動悸、体重減少、手指振戦、精神症状など代謝亢進症状が前面に出た症例を下垂体型不応症と診断して、全身型と区分することが行われてきたが、病因的には同一であり、この鑑別にとらわれる必要はない。
　4）多くの場合家族発生がみられる。
[診断の進め方]
　血中遊離 T_4、遊離 T_3 濃度の高値[注1]
　TSH が正常ないし高値[注2]
　　　↓
　TRH 負荷試験を行い、TSH 分泌抑制が不完全であることを確認[注3]
　TSH 産生腫瘍の除外
　　　↓
　末梢代謝状態の評価[注4]
　　　↓
　T_3 を段階的に漸増投与し、末梢代謝状態、TSH 分泌の反応を検討
　　　↓
　甲状腺ホルモン受容体遺伝子検索

[注1] バセドウ病、TBG 増加症、異常アルブミン、抗 T_4、T_3 抗体の除外。
[注2] 抗 TSH 抗体、HAMA (human anti-murine antibody) 除外。
[注3] TSH 生物活性の確認（外因性 T_3 投与時の T_4、サイログロブリン値の低下、甲状腺腫の縮小などを参考）
[注4] 参考となる検査項目：睡眠脈拍、体重、systolic time interval、血中コレステロール、トリグリセライド、アルカリフォスファターゼ、性ホルモン結合グロブリン (SHBG)、フェリチン、クレアチニンキナーゼ、尿中ピリジノリン、尿中デオキシピリジノリン

ほとんどの症例でびまん性甲状腺腫がみられる。バセドウ病眼症はない。

4 診断の進め方(表1)

　甲状腺ホルモンが高値であるのに甲状腺中毒症状がはっきりせず、TSH が抑制されていない状態(SITSH)を見つけることが、最も重要である。注意すべきは、TSH は必ずしも高値でなく正常域のことも多いことで、あくまで甲状腺ホルモンレベルとの対比で捉える必要がある。TSH 分泌状態を把握するのには TRH 試験が有用である。また外因性に T_3 を段階的に漸増投与し、そのときの TSH 分泌と末梢組織の反応性を調べる検査が臨床的に診断するうえで最も重要である。Refetoff が提唱する方法[3]を図1に掲げる。

5 鑑別診断

　バセドウ病と誤診される例が非常に多い。TSH が抑制されていないこと、バセドウ病眼症がなく甲状腺中毒症状に乏しいこと、抗 TSH 受容体抗体が陰性なこと、がポイントである。
　臨床的に下垂体型が疑われる場合は、TSH 産生下垂体腫瘍との鑑別が必要となる。下垂体の CT、MR 所見、α サブユニットと TSH のモル比(TSH 産生下垂体腫瘍では相対的に α サブユニット過剰となり、多くは1以上となる。不応症では1以下)、T_3 投与や TRH 試験における TSH 分泌の変化の有無(いずれも TSH 産生腫瘍では反応する例が少なく、

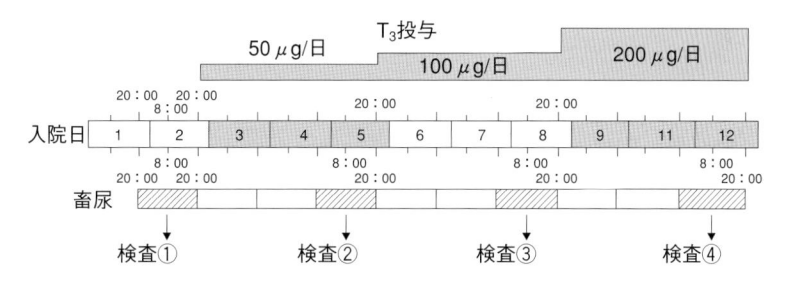

図 1. 甲状腺ホルモン作用に対する反応性の検査方法

1. T_3 服用：50 μg/日、100 μg/日、200 μg/日を 20 時、8 時に分割服用する。入院2日目20時から服用開始。
2. 24 時間蓄尿：20 時〜翌日の 20 時まで。入院1日目20時から開始。
3. 食事摂取カロリー：毎日計算。体重：毎日朝食前測定。
　睡眠脈拍：毎日2〜4時の間に測定。
4. 採血および TRH 試験：入院2、5、8、11 日目、T_3 服用 15 分後に施行。
　TRH 試験：0、30、60、90、120 分に採血。TSH、PRL、T_3、FT_4 測定
5. 測定検査項目
　血液：コレステロール、トリグリセリド、アルカリフォスファターゼ、性ホルモン結合グロブリン(SHBG)、フェリチン、クレアチニンキナーゼ、尿：ピリジノリン、尿中デオキシピリジノリン systolic time interval、基礎代謝率

(Refetoff S, et al：The syndromes of resistance thyroid hormone. Endocr Rev 14：348, 1993 より改変)

不応症では部分的にせよ変化を示すものが多い)、その他の下垂体前葉機能検査(TSH産生腫瘍では障害されていることがあるが、不応症では正常)が鑑別に有用である。

6 治療

　多くの症例は代謝状態が正常であり、治療は必要ない。バセドウ病と誤診し誤った治療をしないことが最も大切である。甲状腺の予備能が低下している症例や高度重症例では、甲状腺ホルモン投与が必要である。血中TSHレベルの正常化、末梢代謝状態を反映するいくつかのマーカーを指標にT_4の投与量を決める。

　動悸、頻脈、手指振戦、精神不安などを訴える症例には、βブロッカーや抗不安薬で症状の改善を図る。末梢代謝の亢進状態が強い症例では、TSH分泌を抑制し甲状腺ホルモンレベルを下げなければならないが、困難なことが多い。ブロモクリプチンやソマトスタチン誘導体の成功率は低く、副作用の出現もある。比較的よく用いられるのがT_3誘導体のtriiodothyroacetic acid(TRIAC)で、TSH分泌の抑制に成功した報告が多い。TRIACはT_3に比べ代謝が早く、TRα_1よりTRβに対する親和性が高いとされる。

7 病因

　ヒトの機能的TRにはα_1とβがあり、両者の機能には本質的な差はない。しかし興味深いことに、これまで甲状腺ホルモン不応症から見い出された異常は全例TRβに限られ、しかも異常のほとんどすべてがエクソン8、9、10に集中している。したがってTR遺伝子の検索をする場合、TRβのこれら3つのエクソンを調べればまず通常の異常は見い出せるであろう。2例を除き全例ヘテロ接合体異常であるが、約10%は *de novo* の異常といわれる。

　TRα_1の異常が見つかっていない理由はなお未解決であるが、ノックインマウスの知見[4]からは、TRα_1異常は出生率が低くなり発生頻度が少ない可能性や、甲状腺ホルモン不応症とは異なった臨床像(SITSHがみられない、成長障害や徐脈が前面に出るなど)を示すため発見されていない可能性、が指摘されている。したがって今後 *TRα_1* 遺伝子異常も見つけられるかも知れない。また臨床的に明らかな甲状腺ホルモン不応症でTRの異常が見つからない例も存在する。TR以外の、例えばコアクチベーターなどの異常の関与が指摘されている。

〔中村浩淑〕

◆文献

1) Pohlenz J, Weiss RE, Macchia PE, et al：Five new families with resistance to thyroid hormone not

caused by mutations in the thyroid hormone receptor beta gene. J Clin Endocrinol Metab 84：3919-3928, 1999.
2) Reutrakul S, Sadow PM, Pannain S, et al：Search for abnormalities of nuclear corepressors, coactivators, and a coregulator in families with resistance to thyroid hormone without mutations in thyroid hormone receptor beta or alpha genes. J Clin Endocrinol Metab 85：3609-3617, 2000.
3) Refetoff S, Weiss RE, Usala SJ：The syndromes of resistance to thyroid hormone. Endocr Rev 14：348-399, 1993.
4) Kaneshige M, Suzuki H, Kaneshige K, et al：A targeted dominant negative mutation of the thyroid hormone a1 receptor causes increased mortality, infertility, and dwarfism in mice. Proc Natl Acad Sci 98：15095-15100, 2001.

（これ以外の甲状腺ホルモン不応症一般に関する参考文献）
5) Refetoff S, Weiss RE, Usala SJ, et al：The syndromes of resistance to thyroid hormone；update 1994. Endocrine Rev（Monogragh） 2：336-343, 1994.
6) Cheng SY：Thyroid hormone receptor mutations and disease；beyond thyroid hormone resistance. Trends Endocrinol Metab 16：176-182, 2005.
7) Refetoff S：Resistance to Thyroid Hormone (Chapter 16D). THYROID DISEASE MANAGER, (http://www.thyroidmanager.org/).
8) 中村浩淑：甲状腺ホルモン不応症．最新内科学大系，内分泌疾患2，甲状腺疾患，井村裕夫，尾形悦郎，高久史麿，ほか（編），pp287-299，中山書店，東京，1993.
9) 中村浩淑：甲状腺ホルモン受容体とその異常．最新内科学大系プログレス2，内分泌・代謝疾患，pp290-298，井村裕夫，ほか（編），中山書店，東京，1997.
10) 中村浩淑：甲状腺ホルモン不応症．日本臨床別冊内分泌症候群Ⅰ：516-518, 2006.

31 TSH産生腫瘍の診断と治療

■はじめに

　TSH産生腫瘍(TSH-secreting pituitary tumor)は下垂体腺腫によりTSHの過剰産生が起こり、二次性または中枢性の甲状腺機能亢進症を呈する。また、甲状腺ホルモンが上昇しているのにかかわらずTSHの抑制が認められない不適切TSH分泌(inappropriate secretion of TSH; SITSH)を示す病態の1つであり、日常診療においても鑑別のための知識が必要とされる。

　TSHの高感度測定法が一般に広く用いられる前はTSHの測定値の信頼性が低く、バセドウ病として治療されていた可能性や、非機能性の下垂体腫瘍などとして加療を受けていた可能性もある。しかし、ホルモン測定法の進歩と頭部MRIによる診断の進歩により、TSH産生下垂体腺腫(TSH-producing pituitary adenoma; TSHoma)の報告はこの20年で飛躍的に多くなってきている[1)-4)]。また、甲状腺ホルモン不応症との鑑別や甲状腺ホルモン受容体やその関連蛋白とTSHomaの発生の関連が明らかかとなるなど、新たな知見も得られている。保険適応はないがオクトレオチドの除放剤が治療に使用が可能となっている。また、その効果とソマトスタチン受容体の発現の関連が明らかになるなど、いくつかの進歩がもたらされているが、その診断、治療における臨床的課題も多く残されている。

1 TSHomaの頻度は増加している

　TSHomaは下垂体腫瘍の約0.5%であり、比較的稀である[1)-4)]。しかし米国においてもこの20年間にその報告数は約3倍の報告となっており[1)-4)]、当院でもこの8年間に9例の手術例を経験しており[5)]、その症例数は増加している。その理由としてTSHの測定法が改善され、いわゆる第三世代の超高感度TSH測定法が広く用いられるようになったことがその要因とされる。以前の測定法では原発性の甲状腺機能亢進と正常者の区別はTSHの値では判別不能であったが、高感度アッセイでは両者が明確に区別され、甲状腺機能の評価でTSHの測定値が最も重要視されるようになっている。よって甲状腺中毒症患者においてTSHの抑制が認められなかった場合はバセドウ病や無痛性甲状腺炎ではなくTSH産生下垂体腫瘍または甲状腺ホルモン不応症が想定され、下垂体MRIを含むさらなる検索が進められ、正しく診断されるようになり、患者が増加したと考えられている。

2 TSHomaの病理

　TSHomaはBrenner-Gati & Gershengornらの下垂体腫瘍の国際分類ではIAに分類

される。Beck-Peccoz ら[1]は 280 例の報告例を検討して、TSH のみ産生のものは 202 例であり、78 例が同時に他のホルモンも産生しており、44 例が GH、30 例がプロラクチン、4 例が FSH/LH を過剰産生していたが、ACTH を産生していた症例の報告はない。しかし、免疫染色で ACTH が陽性であった症例は 8 例報告されている。

TSHoma の腺腫細胞は 2 種類の細胞、α サブユニットのみ産生するものと TSH と α サブユニットを同時に産生する細胞より構成されており、前者は全細胞のうち 5% 以下と報告している。他のホルモン産生腫瘍においてもかなりの頻度で α サブユニットの産生が認められる。ACTH 産生腫瘍では異所性クッシング症候群である下垂体以外の腫瘍からの産生が認められるが、異所性 TSHoma の報告は 1 例のみである。

3 TSHoma の臨床症状

TSHoma はいかなる年齢にも発症し、特に女性に多いということはない[1]-[4]。当科では 9 症例中 8 例が男性であった[5]。甲状腺機能亢進症の症状はほぼ全例で認められ、症状は軽度のことが多く、機能亢進症状のみより TSHoma を発見することは困難である。よって、TSH と FT_4 および FT_3 を同時に測定する必要性が強調される。甲状腺腫は約 9 割以上の患者で認められると報告されている。甲状腺自己抗体は一般人コントロールと同様に約 8% の患者で認められている。TSH 受容体抗体は理論的には陰性であるが、バセドウ病症例もあり注意が必要である。バセドウ病眼症に類似した両側性や片側性の眼球突出症の報告があり、浸潤性の腫瘍による圧迫のために生じたものであった。しかし、前頸骨粘液水腫を含むいわゆるバセドウ病の皮膚症状の合併し報告はない[1]。

性腺機能異常の合併はよく認められ、多いものでは約 1/3 の症例で月経異常が認められる。そのほかにも、中枢性の性腺機能低下症、思春期遅発症、性欲の低下が男性患者で報告されている。

腫瘍の鞍上部進展や浸潤のため下垂体機能不全の症状が前面になり、甲状腺機能亢進症の症状が隠れてしまう例も存在する。視野欠損は約半数の患者で認められる。副甲状腺機能亢進症を合併していた患者は 4 例報告されており、多内分泌腺腫瘍症 I 型と診断されている[1]。

4 検査所見

1. 血中遊離型甲状腺ホルモンは高値を示すが TSH は必ずしも正常上限を超えない

甲状腺ホルモンが高値を示すのにかかわらず TSH が抑制されていないことが、TSH 産生腺腫による甲状腺機能亢進症の特徴である。甲状腺ホルモンが高値にかかわらず TSH

表 1. 甲状腺ホルモンが高値にかかわらず TSH が抑制されない状態(SITSH)を呈する疾患

1. 甲状腺ホルモン輸送蛋白の増加(TBG、アルブミン、プレアルブミン)
2. 家族性異常アルブミン症(familial disalbuminemia hyperthyroxinemia)
3. 異常プレアルブミン症
4. 抗 T_4、T_3 抗体症
5. 新生児期
6. 全身疾患
7. 急性精神疾患
8. 薬剤(アミオダロン、アンフェタミン、経口造影剤)
9. l-サイロキシン治療中
10. TSH 産生下垂体腺腫
11. 甲状腺ホルモン不応症

表 2. FT_3、FT_4 および TSH の測定に影響を及ぼし不適切 TSH 分泌状態と同様な検査所見を呈する血中因子

1. 抗 T_3、T_4 抗体
   T_3、T_4 の測定に影響を与え異常高値を示す。
2. 異常アルブミンまたはプレアルブミン(transthyretin)
   Familial dysalbuminemic hyperthyroxinemia(FDH)
3. ヘテロフィリック抗体
   イムノメトリックアッセイに使用されるマウスモノクローナル抗体と干渉するマウスγグロブリンに対する抗体
4. 抗 TSH 抗体または TSH と交差反応をもつ抗体

が抑制されていない状態はいくつかあり表1に示した。ここで注目すべき点は表2に示すように FT_3 および FT_4 の測定は血中結合蛋白や抗体の影響を受けることがあり、注意が必要である。以前の RIA キットは T_3 抗体や T_4 抗体の影響を受けにくい手法が用いられていたが、最近多く用いられている短時間で測定結果が出る電気化学発光法を用いた自動分析器ではかなりの頻度でこのような抗体の影響を受ける可能性があり、特に注意が必要である。また、TSH の測定値も heterophilic 抗体や抗 TSH 抗体により上記のような自動測定機では高値を示すことがあり、臨床所見と対比することも必要である。

・用語解説・ 異好性抗体(heterophilic antibody)異種動物の抗原と反応する抗体であり、患者血中に存在するとサンドイッチ ELISA をはじめとするイムノアッセイで、偽陽性反応を引き起こす原因となる。特にマウス IgG 抗体による測定値の異常が多い。

・ポイント・ TSH 産生腺腫では血中 TSH は必ずしも正常上限を超えない。甲状腺ホルモンは高値であるが、TSH は正常値未満に抑制されていないことが重要である。

2. αサブユニットの測定

下垂体ホルモンのうち TSH、LH、FSH は共通の α サブユニットと各ホルモンに特異的な β サブユニットよりなる。正常下垂体細胞では等モルに調節されているサブユニットの産生が障害され α が過剰に産生されることや、α サブユニット産生腫瘍細胞が混在するため、血中の α サブユニットの上昇をきたす。

α サブユニットの測定は表3に示すように TSH、LH、FSH の値によって基準値が異な

表 3. 血中下垂体ホルモンαサブユニットの測定と基準値

- 測定法：本来は米国 NIH より供与の標準品と抗体を用いて^{125}I にて標識（ヨード化）を行い測定する。しかし、国内でルーチンに測定しているところはない。検査会社（SRL など）を介して米国の検査会社に依頼する。または測定キットを購入して測定する。費用は保険適応外であり、患者に請求することはできない。

- 基準値は TSH および LH、FSH の値により異なる。

TSH、LH、FSH 正常	1.1 ng/ml 以下
TSH 正常、LH、FSH 高値	4.2 ng/ml 以下
TSH 高値、LH、FSH 正常	5.0 ng/ml 以下
TSH、LH、FSH 高値	6.2 ng/ml 以下

- αサブユニット TSH 比（モル比）の算出法：[αサブユニット(ng/ml)/TSH(μU/ml)]×10

TSH LH、FSH 正常	5.7 以下
TSH 正常、LH、FSH 高値	29.1 以下
TSH 高値、LH、FSH 正常	0.7 以下
TSH、LH、FSH 高値	1.0 以下

ることに注意を要する。

3. 甲状腺ホルモンの末梢作用パラメーター

血中甲状腺ホルモンは軽度の上昇にとどまることが多い。性ホルモン結合グロブリン（sex hormone binding globulin；SHBG）の測定が 80％で上昇を認めるとされているが、日本においては保険適応になっていない。診断が困難な症例では有用な可能性もある。骨吸収マーカーやアルカリファスファターゼ（Al-P）および骨型の Al-P などの有用性が報告されているが、どの程度の診断価値があるかは不明である。

4. TRH 刺激試験

TRH は 1 アンプル 500 μg ではなく 200 μg を用いて行う。しかし、嚢胞性の巨大腺腫の場合は下垂体卒中の可能性があり行わない。TSHoma では TSH の反応は 90％の患者で認められない。しかし、約 10％では反応が認められることが報告されており、その一部の患者では甲状腺ホルモン受容体の変異が報告されており、腫瘍の発生または進展に腫瘍細胞の甲状腺ホルモン不応状態が関与している可能性が示唆されている[6)-8)]。しかし、約 60％の患者では抗甲状腺薬の投与で TSH の上昇が認められ、TSH は正常下垂体組織より分泌されるか、腺腫細胞が甲状腺ホルモンの低下に反応して分泌すると考えられている。しかし、T$_3$抑制試験では TSH の低下は認められない。このように甲状腺ホルモンが高い状態ではネガティブフィードバック機構が作用しないが、甲状腺ホルモンが低値の状態ではポジティブフィードバック作用が認める可能性がある。よって甲状腺全摘や RI 治療により機能低下症にすると血中 TSH が上昇するのと同時に TSH 産生腺腫細胞の増殖性も高まる可能性があり、注意が必要である。

5．T₃抑制試験

T₃投与によるTSHの分泌抑制はTSHomaの患者においては報告がない。しかし、長期間のT₃の投与により20％弱の患者でTSHの基礎値が軽度抑制される。このようにT₃抑制試験は有用とされているが、虚血性心疾患をもつ患者や高齢者では禁忌である。通常は75μg/日のT₃(チロナミン®)を分3で7日間投与し、前後でTRH試験を行うようになっている。しかし、T₃投与前のTRH試験でTSHが無反応の場合はT₃投与後のTRH試験は不要である。TSH産生腺腫ではT₃に対するTSHの反応性が欠如しており、理論的にはT₃により部分的に抑制が認められる甲状腺ホルモン不応症と鑑別が可能である。

6．画像診断

下垂体MRIにより下垂体腫瘍の診断は可能であるがミクロアデノーマ(微小腺腫)では造影が必要である。TSHomaの90％以上はマクロアデノーマでありその2/3は鞍上部進展や海綿静脈洞への浸潤が認められる。TSHomaの頻度は年々上昇しており、最近の報告では全下垂体腺腫の10％を占めるとするものもある。他のホルモン産生腺腫と異なり腫瘍の大きさと血中TSHの値の間の相関は認められない。しかし、非機能性の下垂体腺腫の頻度はかなり高いため、下垂体腫瘍の存在は必ずしもTSHomaとの診断ではないことに注意する。

　・ポイント・　ミクロアデノーマの診断や腫瘍進展の判定には造影MRIが必要であるが、その施行にあたっては禁忌事項がないか確認する。

5　鑑別診断は必ずしも容易ではない

図1に甲状腺ホルモンが高値にかかわらず、TSHが感度以上である患者の鑑別診断のためのダイアグラムを示した。一番重要なことは遊離甲状腺ホルモンの測定が正しいかを確認することであり、甲状腺ホルモン抗体などによる測定への影響をメーカーなどに確認することが重要である。また、最近用いられている測定法ではTSHの測定もなんらかの干渉を受けている可能性があることに留意すべきである。

SITSHが確認された場合には甲状腺ホルモン不応症(THR)との鑑別が必要である。臨床的に甲状腺機能亢進症があるかどうかを判定するとともに、下垂体MRI検査を行い下垂体病変部の有無を確認することが現実的である。マクロアデノーマの存在が確認された場合にはTSHの産生の有無にかかわらず、腫瘍摘出の適応となる。ミクロアデノーマの場合には甲状腺ホルモン不応症と鑑別を進める。甲状腺機能亢進症の症状が明らかであり、TRH試験でTSHが無反応または低反応の場合はTSHomaの可能性が高く、αサブユニットの測定は診断の助けとなる。TRHに反応するTSHomaも10％存在することより、甲状腺機能症状が軽度である場合にはT₃抑制試験を行い、TSHの抑制が認められな

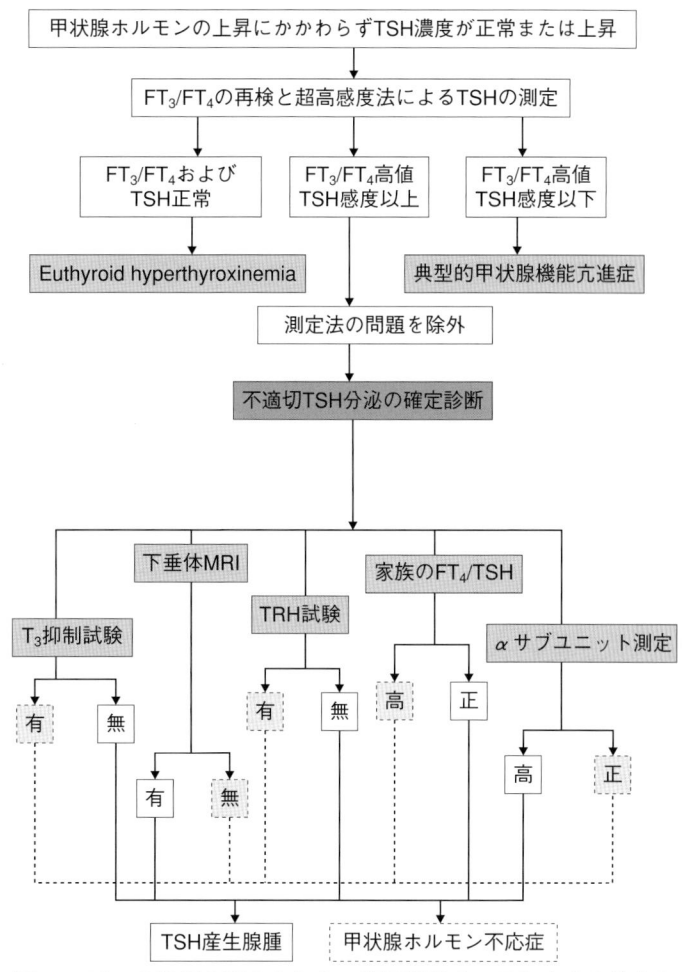

図 1. TSH の抑制の認められない高甲状腺ホルモン血症の検査の進め方

　いことを確認する。下垂体型を含む甲状腺ホルモン不応症の診断には家族のホルモン測定が参考になる。孤発例についても遺伝子解析は有用である。手術後に下垂体腫瘍部の組織におけるTSHの免疫染色は確認のため重要である。また、腫瘍組織は凍結保存し、mRNAを抽出する。TRβの遺伝子変異解析は甲状腺ホルモン不応症によるTSHoma[6]-[8]と下垂体型の甲状腺ホルモン不応症の鑑別に有用である。また、一部は後述のようにオクトレオチドに対する反応を予測するためソマトスタチン受容体サブタイプの解析に用いる[9]。

　図1のシェーマに全例当てはまるわけではなく、MRIで下垂体の腫瘍性病変が認められず、TRH試験でTSHが無反応の場合も存在する。このような場合はT$_3$抑制試験を行いTSHの抑制が認められない場合には発見できなかった下垂体TSHomaの可能性を考え再度MRI検査を行う。また、測定上の問題によるSITSHの除外は実際には困難な症例もあるが、治療可能なTSHomaを見逃すことのないように定期的な経過観察も重要である。

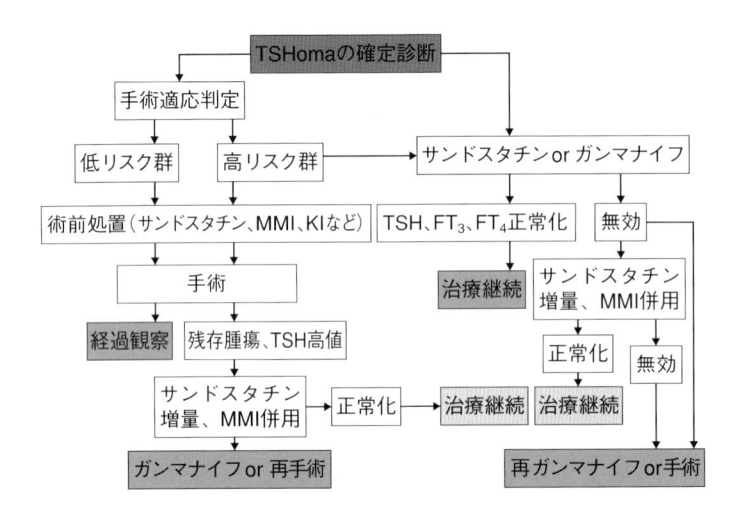

図 2. TSH 産生下垂体腺腫治療のアルゴリズム

6 TSHoma に対しては手術、薬物療法、ガンマナイフによる集学的治療が必要である

　下垂体病変が確認された TSHoma の治療は原則的には手術による腫瘍摘出である[1)-3)8)]。いくつかの治療のプロトコールが提唱されている[3)8)]。しかし、その90%はマクロアデノーマであり、2/3 は周囲の組織に浸潤が認められ完全摘出は困難なことが多く、手術での治癒率は40%程度とされている[3)]。よってソマトスタチンの誘導体であるオクトレオタイドとガンマナイフを併用してすることが多くの症例で必要となり、そのフローチャートを図2に示した。TSHoma による甲状腺機能亢進症の程度は軽いとされているが抗甲状腺薬やヨウ化カリウムは効きにくいことが多いため注意を要する。術後の甲状腺機能亢進症のコントロールは理論的にはオクトレオチドであるが無効例も存在し、その効果予想に腫瘍におけるソマトスタチン受容体発現解析が有用である[9)]。甲状腺の手術や RI 治療による甲状腺機能低下症は、TSH の分泌を促進するとともに下垂体腫瘍細胞の増殖および悪性化を促進する可能性がある。また、抗甲状腺薬の長期使用も同様な理由から避けるべきとされている[1)]。オクトレオタイドは副作用のないことが確認された後は持続製剤の使用も可能であり、月1回の筋注を行う。1～2ヵ月ごとに甲状腺ホルモンと TSH を測定して投与量を調節する。GH 同時産生腫瘍以外は保険適応がないことに注意する。手術および放射線照射により下垂体機能が低下することがあり、術後および照射後に下垂体機能を評価し、必要な場合は補充療法を行う。1～6ヵ月ごとに TSH、FT$_4$、FT$_3$を再検すると伴に、ACTH、コルチゾールも測定して遅発性下垂体機能不全のチェックを行う。また、下垂体 MRI も術後3ヵ月、6ヵ月、1年およびその後は経過順調なら1年ごとに再検する必要がある。当院の経験では最終的には9例中5例で術後の再発が3年以内に認められた[5)]。このように長期間の経過観察と治療の継続が必要である。

・ポイント・ ①腫瘍の増殖を刺激するため抗甲状腺薬、甲状腺全摘、RI 治療により甲状腺機能低下症にすることは避ける（適切なホルモン補充を行う）。
②オクトレオチド（サンドスタチン®）は保険適応ではないため、適切に処理をする。
③術後の副腎機能低下症の発症に注意し、適切な補充療法を行う。甲状腺機能亢進症との合併により副腎クリーゼの危険性が高くなる。

■おわりに

TSHoma の診断は必ずしも容易ではないが、SITSH を呈する患者で見逃しがないように常にその可能性を考慮する。また、手術成績や薬物療法の効果も必ずしも良好ではないが、脳外科医、ガンマナイフの専門医と協力して集学的治療と忍耐強いフォローを行う必要がある。

（磯崎　収、吉原　愛）

◆文献

1) Beck-Peccoz P, et al：Thyrotropin-secreting pituitary tumors. Endocrine Review 17：610, 1996.
2) McDermott MT, Ridgway EC：Central hyperthyroidism. Endocrinol Metab Clin North Am 27：187-203, 1998.
3) Melmed S, Kleinberg D：Thyroid-Stimulating Hormone. Kronenberg HE (ed), Williams textbook of endocrinology, 11th ed, pp284-290, WB Saunders Company, Philadelphia, 2007.
4) Beck-Peccoz P, Persani L：TSH-producing tumor, Thyroid disease manager 2008 (http://www.thyroidmanager.org/Chapter13/13 A-frame.htm).
5) Ishigaki S, Yoshihara A, Isozaki O, et al：Clinical characteristics and treatment of nine cases of TSH-producing pituitary adenomas at a single institute Program & Abstract. pp2-771, 90th Endocrine meeting, San Francisco, 2008.
6) Ando S, Sarlis NJ, Oldfield EH, et al：Somatic mutation of TR beta can cause a defect in negative regulation of TSH in a TSH-secreting pituitary tumor. J Clin Endocrinol Metab 86：5572-5576, 2001.
7) Ando S, Sarlis NJ, Krishnan J, et al：Aberrant alternative splicing of thyroid hormone receptor in a TSH-secreting pituitary tumor is a mechanism for hormone resistance. Mol Endocrinol 15：1529-1538, 2001.
8) 磯崎　収, 吉原　愛：TSH 産生下垂体腫瘍. ホルモンと臨床 51(3)：221-233, 2003.
9) Yoshihara A, Isozaki O, Hizuka N, et al：Expression of type 5 somatostatin receptor in TSH-secreting pituitary adenomas；a possible marker for predicting long term response to octreotide therapy. Endocrine J 54：133-138, 2007.

32 急性化膿性甲状腺炎の診断と治療

■はじめに

　急性化膿性甲状腺炎は細菌感染による甲状腺の急性化膿性炎症である。甲状腺は外界との交通をもたない内分泌腺であるので、なんらかの背景因子がなければ感染は生じがたい。背景と感染経路としては、①遺残する下咽頭梨状窩瘻を通じての感染、②甲状腺腫瘍の穿刺による感染、③嚢胞や壊死を伴う甲状腺腫瘍の感染（しばしば糖尿病やエイズなどの易感染性を伴う）、などがある。最も多いのは経梨状窩瘻性甲状腺炎である。

1 臨床像

　経梨状窩瘻性急性化膿性甲状腺炎と甲状腺腫瘍の感染とは臨床像が少し異なる。

❶経梨状窩瘻性急性化膿性甲状腺炎の臨床像[1]

　症状は前頸部の甲状腺側葉に一致する部位の腫脹・疼痛・発熱であり、嚥下痛を伴う。これは突然にあるいは上気道炎や扁桃腺炎に引き続いて起こる。亜急性甲状腺炎と誤ってステロイドを投与すると増悪する[2]。

　　・注意点・　亜急性甲状腺炎と誤診しないこと
　　・禁　忌・　ステロイド剤の投与

　炎症が進行すると局所の皮膚の発赤・浮腫を生じ、自潰して排膿する。稀には縦隔炎や咽後膿瘍を形成する。通常は抗生物質の投与や切開排膿によって、炎症は比較的容易に消退し、難治性の外瘻を形成することは稀である。しかし、梨状窩瘻を摘出しないと高率に炎症が再発する[1]。炎症再発までの期間はさまざまであり、間欠期はまったく無症状である。症例の約70％は12歳以下の小児期に発症するが成人になって発症することもある。なぜか左側（95％）が圧倒的に多い。

　成人や年長児では炎症所見が乏しく、一見奇妙な悪性腫瘍を疑わせる前頸部の腫脹をきたすことがある。

　　・注意点・　甲状腺悪性腫瘍との誤診

　一方、新生児や乳児では嚢胞状に拡張した梨状窩瘻のために気道の圧迫症状をきたすとかミルクを飲むと吐乳することがある。

❷甲状腺腫瘍内感染の臨床像

　以前から存在した甲状腺腫瘍が急激に増大し、疼痛・発熱を生じる。尿路感染症などの感染病巣から血行性に感染する場合と（この場合には両病巣の起炎菌が一致する）穿刺吸引細胞診が感染のきっかけとなる場合[3]がある。いずれも嚢胞変性や壊死を伴う甲状腺腫瘍に感染が生じたものであり、中年から高齢者にみられる。未分化癌との鑑別が問題とな

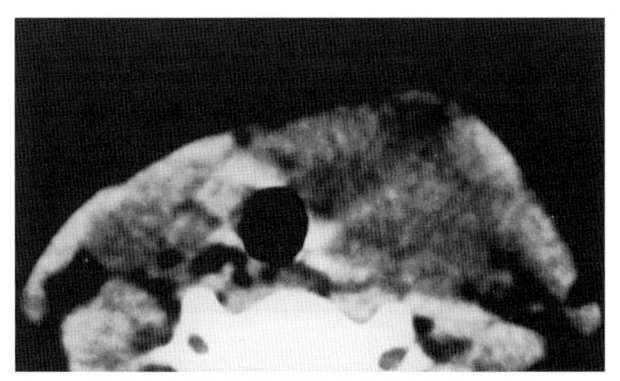

図 1. 経梨状窩瘻性急性化膿性甲状腺炎症例の頸部 CT 像
甲状腺左葉の破壊とその外側に広がる低密度域がみられる。

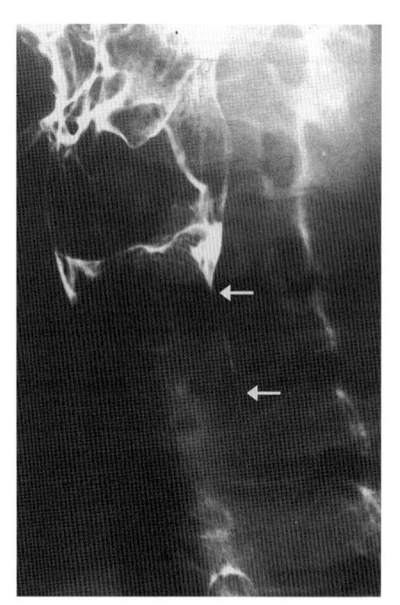

図 2. 咽頭食道透視
左梨状窩の先端から下降する瘻孔(矢印)を認める。

ることがある。

2 検査成績と診断

　一般検査では炎症の程度に応じて白血球増多、血沈の亢進、CRP陽性などがみられ、甲状腺シンチグラフィでは患側葉の集積の低下がみられる。血中甲状腺ホルモン値は大部分の症例では正常、一部の症例で一過性に甲状腺ホルモンやサイログロブリン値が上昇することがある。甲状腺の破壊が高度であると明らかな破壊性甲状腺中毒症をきたすこともある[4]。

　超音波検査では甲状腺側葉とその周囲に炎症や膿瘍形成に一致した境界不明瞭な低エコー帯がみられる。炎症の部位の解剖学的な位置関係はCTスキャンの方がよりわかりやすい。CTスキャンでは患側葉の破壊とその周囲の低密度域がみられ(図1)、しばしばその中に空気が存在する。

　膿瘍の部位を穿刺すると膿汁が得られ、細胞診で多数の好中球を含む膿の所見であり、細菌培養で起炎菌が同定される。しばしば複数の細菌の混合感染であり、嫌気性菌が認められることもある。口腔や咽頭の常在菌が認められることも経梨状窩瘻性甲状腺炎の特徴である。

　最も診断上重要な検査は咽頭食道透視であり、下咽頭の梨状窩の先端から下方に伸びる瘻孔(図2)を証明することである。瘻孔は極めて細いので、炎症が強い時期には証明できないことがある。炎症の消退を待って再検する。

3　治療と予後

経梨状窩瘻性甲状腺炎の急性炎症は抗生物質の投与と切開排膿によって比較的容易に消退する。炎症が治まって3ヵ月以上間をあけて瘻孔摘除術を行う。瘻孔を完全に摘出すれば炎症が再燃することはない。抗生物質の投与や切開排膿のみでは炎症の再発率は少なくとも38％以上と高率である[1]。但し、瘻孔が非常に細い症例では炎症による肉芽により瘻孔が閉塞し自然治癒することもあると思われる[1]。

4　炎症発症の誘因

瘻孔は先天性のものであり、炎症の発症まではまったく症状はない。炎症発症の誘因としては、①上気道炎や扁桃腺炎の瘻孔への波及、②食物などの異物の迷入による瘻孔の損傷ないし閉塞、③過度の咽頭内圧による瘻孔の破綻、および④直接の外傷、が考えられている[1]。

・手術とそのコツ1・　甲状腺周囲は癒着が高度であるので丁寧な剥離操作を行う。著者は20万倍ボスミン®入り生理的食塩水を適宜注入し止血と液性剥離に役立てている。皮膚切開は通常の甲状腺の手術より頭側の輪状軟骨の高さに置き、甲状腺側葉を露出し、上甲状腺動静脈を結紮切離し、甲状腺側葉の上極を脱転し、輪状甲状筋の前面を輪状甲状関節に向かって剥離する。同関節のすぐ内側で下咽頭収縮筋を貫通する瘻孔を見い出し、この筋肉を分けて根部で瘻孔を結紮切離する[1]。瘻孔を周囲の筋肉や結合組織から剥離し、管状の粘膜層のみの状態にして、これを牽引して根部で結紮するのがコツである。単に下咽頭収縮筋の外で結紮しただけでは再発することがある。分けた筋肉を縫合して断端を覆う。瘻孔は通常甲状腺側葉の上1/4付近で甲状腺側葉の後内側面に付着しているので側葉の上1/3を瘻孔とともに切除する。単純な小手術ではあるが、炎症の後の線維性癒着の中

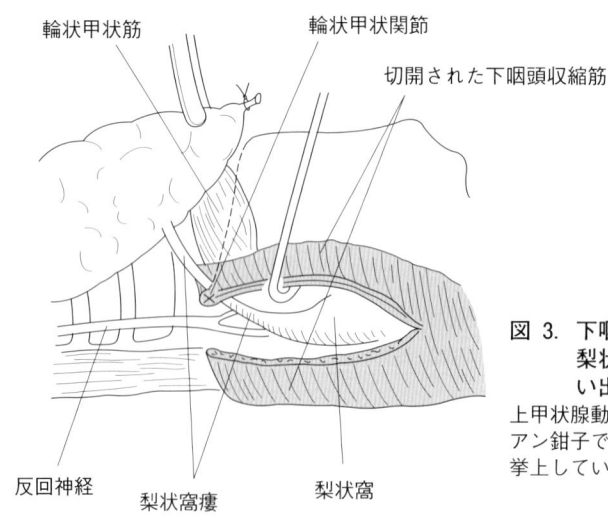

図 3. 下咽頭収縮筋を切開し、漏斗状の梨状窩の先端につながる瘻孔を見い出す

上甲状腺動静脈を結紮切離し、左葉上極をペアン鉗子で把持し、甲状軟骨外縁を細い鉤で挙上している。

で瘻孔を見い出すのは容易ではない。著者は他施設による手術後の再発例を何例か再手術した。

・手術とそのコツ2・ 上述の方法で瘻孔が確認できない場合には甲状軟骨の外縁に沿って下咽頭収縮筋を切開し、漏斗状の梨状窩を求め、その先端にある瘻孔を同定し摘出する[5]（図3）。反回神経がすぐ近くを通るので注意する。また、梨状窩の粘膜を傷つけないように注意する。梨状窩の粘膜を切開するのではなく、漏斗状の梨状窩を周囲から剥離しその先端につながる瘻孔を見い出すのである。瘻孔摘出の後は切開した下咽頭収縮筋を縫合する。洗浄の後、ドレーンを挿入して閉創する。

5 病理と発生学

❶病理所見

瘻孔の内面は重層扁平上皮、多列円柱上皮あるいは線毛上皮に覆われ、壁には粘液腺、甲状腺濾胞細胞、胸腺組織、リンパ装置が認められることがある。

甲状腺には濾胞の大小不同、充実性濾胞などの再生像、間質の線維化および肉芽などかつて存在した炎症の痕跡が認められる。瘻孔はしばしば甲状腺に入って分枝する。免疫組織化学的に調べると瘻孔の近傍に限局してC細胞（カルシトニン分泌細胞）が密集して存在することがしばしば認められる[6]。

❷下咽頭梨状窩瘻の発生学

この瘻孔の解剖学的位置関係、大部分の瘻孔は甲状腺側葉の上極から1/4尾側の後内側面に付着すること、およびC細胞との関係から、梨状窩瘻は胎生期に第4鰓嚢の尾側に生じる鰓後体（C細胞の源基）の甲状腺へ遊走に伴って引き延ばされた咽頭粘膜が遺残したものと推定されている[6]。

(宮内　昭)

◆文献

1) Miyauchi A, Matsuzuka F, Kuma K, et al：Piriform sinus fistula；An underlying abnormality common in patients with acute suppurative thyroiditis. World J Surg 14：400-405, 1990.
2) 宮内　昭, 西原永潤, 工藤　工, ほか：グルココルチコイドを投与された下咽頭梨状窩瘻・急性化膿性甲状腺炎症候群10症例の特徴. ホルモンと臨床 55(増刊)：88-92, 2007.
3) Nishihara E, Miyauchi A, Matsuzuka F, et al：Acute suppurative thyroiditis after fine-needle aspiration causing thyrotoxicosis. Thyroid 15：1183-1187, 2005.
4) Fukata S, Miyauchi A, Kuma K, et al：Acute suppurative thyroiditis caused by an infected piriform sinus fistula with thyrotoxicosis. Thyroid 12：175-178, 2002.
5) Nonomura N, Ikarashi F, Fujisaki T, et al：Surgical approach to pyriform sinus fistula. Am J Otolatyngol 14(2)：111-115, 1993.
6) Miyauchi A, Matsuzuka F, Kuma K, et al：Piriform sinus fistula and the ultimobranchial body. Histopathology 20：221-227, 1992.

33 甲状腺癌に対するエタノール注入療法

■はじめに

　甲状腺癌は進行が遅く、通常は根治切除によって予後良好である。ところが骨転移や肺転移を伴い、かつ局所に病変をもつ症例や局所の腫瘍が根治切除不能となった症例では、腫瘍の増殖が遅いがために却って患者やその家族などの周囲の人々を長期にわたって苦しめることになる。

　当院ではこういった患者に対し、QOLの向上のため、1992年頃からエタノール注入療法(Ethanol Injection Therapy；EIT)と術中照射(Intraoperative Radiation Therapy；IORT)を主軸として、姑息的手術、^{131}I アイソトープ治療(Radioactive Iodine Treatment；RIT)、動脈内注入化学療法(Arterial Infusion Chemotherapy；AIC)を適時組み合わせての集学的治療を施行している。

1 集学的治療の適応となる症例

　当院における集学的治療の適応は、①局所の病変が切除不能である症例、②遠隔転移を認め、局所の病変に対する手術によってQOLが低下すると判断される症例、③高齢もしくは重篤な合併症などによって根治手術が不能である症例、④手術を拒否された症例、などである。

　これらの症例に対する一貫した集学的治療法はまだ確立されていない。また各症例がそれぞれさまざまな病状を示すため、各症例ごとに最適な治療法を適時慎重に検討してゆく必要がある。

　以下に集学的治療におけるEITについて説明する。

　1992～1999年までにEITを適応した症例は29例であり、内訳として上記、①16例、②9例、③2例、④2例であり、全症例の臨床経過は治療効果あり、または不変が14例、病状が進行した症例が15例であった。

2 EITの合併症

　甲状腺癌(乳頭癌)に対するEITでは腫瘍の性状によってエタノールの拡散の程度がさまざまであり、また思わぬ方向へ漏出することもしばしばである。

　　・重要項目・　よって腫瘍に隣接する頸部の重要臓器に対しての副作用については事前に十分に検討しておく必要がある。

　前述の29例では、一時的な局所の疼痛、周囲組織の浮腫：全例、反回神経麻痺、Horner

症候群：3例、一時的な嚥下困難：2例であった。
　特に頸動脈への浸潤が疑われる症例では大出血の可能性もあるため、さらに慎重な検討が必要と思われる。

3　エタノール注入療法の方法

1．当院でのEITの一般的な手技

1．治療30分前にボルタレン®座剤(25〜50 mg)を投与。
2．小プローベに手術用手袋の指先部分をかぶせて患部とプローベをイソジン®消毒。
3．体外式超音波(US)下で22〜23G普通針または深部に対してはカテラン針を用いて皮下から腫瘍周辺に局所麻酔。
4．無水エタノールの入ったシリンダーには延長チューブを付けておく。針は上記と同様。
5．同様に(US)下で腫瘍へ穿刺し、注意深く観察しながら適量を注入する。10〜20 mm程度の病変であれば0.5〜1 ml、大きな腫瘍であれば複数の場所から穿刺注入を繰り返すこともある。

　　・重要項目・　5．の際、疼痛の訴えなどがあればエタノールが腫瘍外へ漏出したと考えられるため中止するか、穿刺部位を変える必要がある。
　　・重要項目・　穿刺部位からエタノールが腫瘍外へ漏出して皮下組織や皮膚を壊死させることを防ぐため、刺入した針は数分間そのまま留置して腫瘍内圧を十分減じてから抜針する。

　入院の場合は1週間に2〜3回施行しているが、1回投与量は腫瘍の性状や大きさによってさまざまである。総投与量はCT、MRI、TIシンチの評価で十分な効果が得られるまでとしている。
　また治療後は上記に加えてサイログロブリンの変化で経過をみている。
　当院での治療経験のうち最近の症例を呈示する。

　　❶症例1、83歳、女性(副咽頭間隙再発症例)(図1、2)
・1986年3月、初回手術。
・1989年、1991年、1997年、頸部再発により手術。1999年2月、肺転移の診断で以後アイソトープ治療2回施行。
・2000年11月、左副咽頭間隙に再発を認め、肺転移があり高齢であることからEIT(7回、計12.5 ml)施行。
・2001年10月、腫瘍の再増大あり、EIT(4回、計2.5 ml)施行。
・2002年10月、脳梗塞により他院入院中であるが、追加治療を必要としない状態。

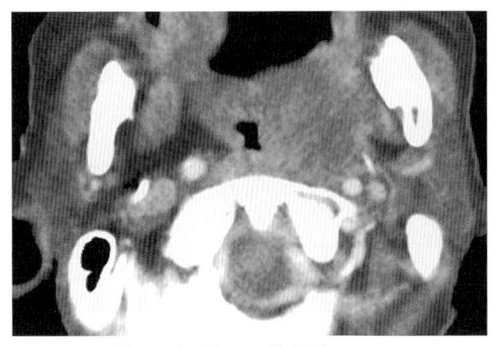

図 1. 初回 EIT 施行前の CT
咽頭腔の狭窄がみられ、放置すれば気道閉塞や摂食不能の可能性あり。

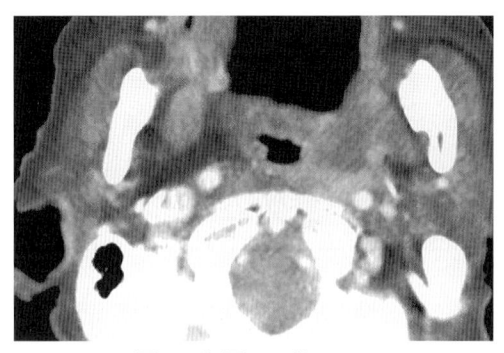

図 2. 初回 EIT 後の CT
咽頭腔の狭窄の改善がみられ、腫瘍内部は壊死によって LDA（低信号域）となっている。

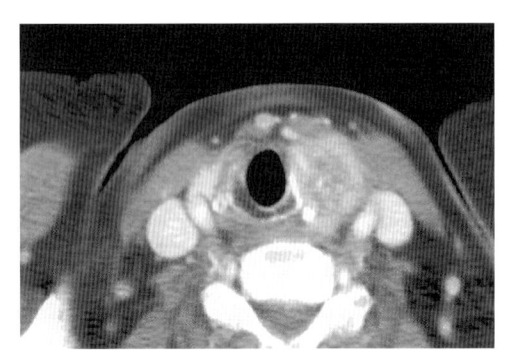

図 3. EIT 前の CT
喉頭への浸潤がみられる。

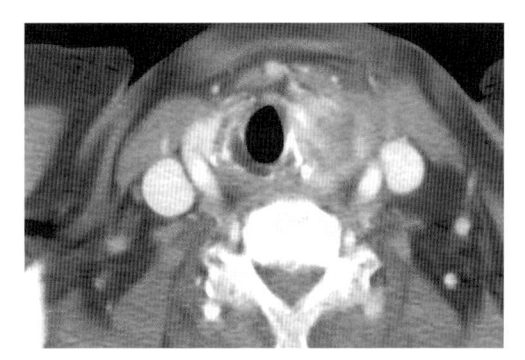

図 4. EIT 後の CT
腫瘍径に変化はないが、内部に LDA を認めている。

❷症例2、78歳、女性（喉頭浸潤、手術拒否症例）（図3、4）

・2001年7月、初診。
・甲状腺左葉上極に発生し、喉頭へ浸潤する約3cm の腫瘍を認め、細胞診では乳頭癌。遠隔転移なし。
・喉摘を勧めたが、本人、家族ともに拒否されたため EIT（9回、計9ml）施行。
・以後外来で経過観察中であり、2002年10月の時点で腫瘍の増大はみられない。

❸症例3、64歳、女性（巨大甲状腺癌非根治症例）（図5、6）

・2001年8月、初診。
・頸部全体を占める巨大な腫瘍で喉頭では完全閉塞を認め、他院で気管切開が施行されていた。
・本人の強い希望により集学的治療開始。
・2001年8月、IORT（20 Gy）、EIT（3回、8 ml）、AIC（パラプラチン® 300 mg）施行。
・以後 2001年11月、IORT（20 Gy）、EIT（4回、6 ml）、2002年3月、IORT（20 Gy）、7月、EIT（4回、5 ml）、9月、EIT（3回、2.5 ml）を施行している。

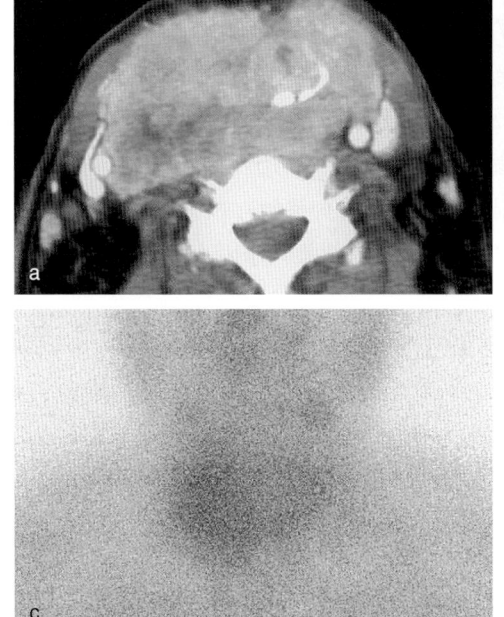

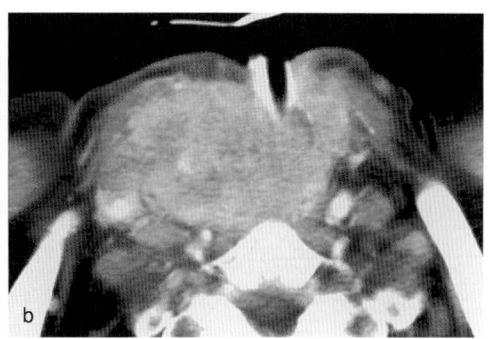

図5. 初診時のCTおよびTIシンチ
広範囲な腫瘍で喉頭の閉塞がみられる。

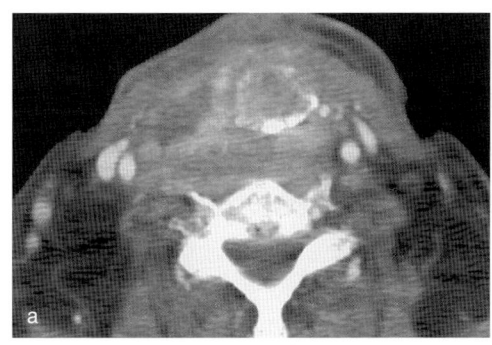

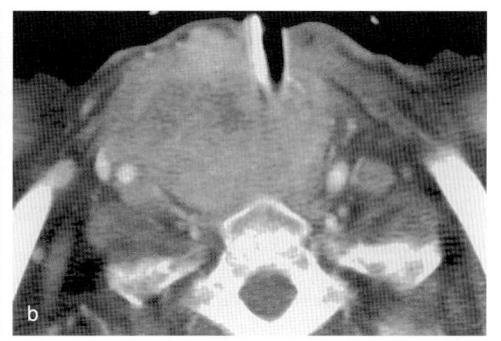

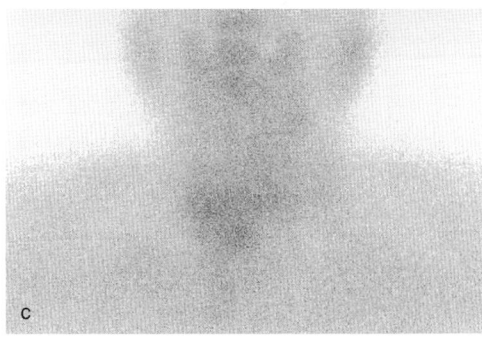

図6. 治療開始1年後のCTおよびTIシンチ
腫瘍全体が縮小したとこで患者本人のもっていた不安感は著明に軽減され、積極的な日常生活を送ることが可能となった。

ほとんどの甲状腺癌は進行していても根治手術が可能である場合が多く、良好な予後が得られる。永原らは正中部に浸潤したTNM分類におけるStage Ⅲ、Ⅳの甲状腺癌の治療成績は10年生存率で60〜70%であったと報告しており、拡大合併切除を推奨している[1]。しかし他臓器へ浸潤する再発症例などで手術侵襲が大きく、著しくQOLが損なわれることが予想されるときには根治術を躊躇することも事実である[2)-5)]。また一部の高度に進行した症例においては、高齢のため手術適応とならない症例もある。これらの症例では、ほかの頭頸部癌に比べると予後がよいため、却って長期間の担癌生活を強いられることとなる。

　これらの症例に対してEITは腫瘍を縮小することで気道狭窄を軽減して窒息死を回避し、気管切開や喉摘に代わってQOLの低下を防ぐことができる。また頸部の目立った腫瘍を縮小することで患者の不安感を減じて精神面におけるQOLを向上させることができる。

　現在、甲状腺癌に対するEITに関する報告は内外に散見され、各々十分な治療効果が報告されている[6)-12)]。

4　当院でのEITによる治療経験のまとめ

1．EITの限界

1．エタノール注入時の分布が不均一である。
2．エタノールが腫瘍外へ漏出することで隣接臓器が傷害されることがある。
3．腫瘍が隣接臓器に浸潤している場合、その腫瘍を壊死させることによって瘻孔や出血を生じることがある。
4．悪性度の極めて高い症例では無効。

2．EITのよい適応となる症例

1．高齢であり手術を拒否。
2．病巣でのエタノールの分散が良好。
3．隣接臓器への影響が少ない。
4．臨床的に悪性度が低い。

■おわりに
　重症甲状腺癌患者に対する集学的治療の目的は、いかにして患者のQOLを低下させることなく予後を改善するかである。しかし症例によってその腫瘍の性状や進行度が異なるため、一律の治療方針を決定するのは困難である。よってこの目標は個々の症例に応じて設定されるべきであり、さらに経時的に変化する患者の状況に対応して目標もまた変化さ

せる必要がある．一人ひとりの患者にとっての最善の治療法を考えるとき EIT などの保存的治療法は重要な選択肢であると考えられる．

(渡辺　紳)

◆文献

1) 永原國彦：進行した分化癌の拡大根治手術．内分泌外科 12：115-120，1995．
2) 尾崎修武，伊藤國彦：再発甲状腺癌の手術適応と術式．外科診療 30(10)：1340-1344，1988．
3) 藤本吉秀：再発甲状腺癌の外科的治療．手術 41(8)：1183-1189，1987．
4) 飯田　太：再発甲状腺癌の治療．手術 41(3)：351-359，1987．
5) 小原孝男：甲状腺癌再発の病態と治療．外科 52(10)：978-983，1990．
6) 杉浦勇人，末永昌宏，国場良和，ほか：甲状腺分化癌手術不能症例に対する腫瘍内エタノール注入療法．内分泌外科 12(3)：275-277，1995．
7) 石原　隆，服部尚樹，日野　恵、ほか：巨大な甲状腺腫を呈した乳頭癌の1例におけるエタノール注入療法の効果．ホルモンと臨床 39(12)：53-56，1991．
8) 山内泰介，野口志郎，村上信夫，ほか：甲状腺分化癌の手術不能例に対するエタノール腫瘍内注入療法の試み．癌の臨床 37(10)：1035-1038，1991．
9) 渡辺　紳，野口志郎，村上信夫，ほか：非根治甲状腺分化癌に対する集学的治療；エタノール注入療法について．外科 58(6)：695-700，1996．
10) Goletti O, Lenziardi M, De NF, et al：Inoperable thyroid carcinoma；palliation with percutaneous injection of ethanol. Eur J Surg 159：639-641, 1993.
11) Nakada K. Kato C. Kanegae K, et al：Percutaneous injection therapy(PEIT)；A new intervention for thyroid cancer. Eur J Nucl Med 21：S148, 1994.
12) 甲状腺エタノール注入療法(甲状腺 PEIT 研究会記録)．第 1-5 巻．1997-2001．

34 甲状腺髄様癌とMEN-2型の診断と治療

■はじめに

　甲状腺髄様癌(MTC)は神経稜に起源を有する傍濾胞細胞(C細胞)から発生し、カルシトニン生成、分泌することで知られている。甲状腺髄様癌は次の4種に分類される。①散発性、②多発性内分泌腫瘍症(MEN)2A型、③多発性内分泌腫瘍症(MEN)2B型、④非MEN家族性髄様癌(FMTC)。髄様癌の頻度は全甲状腺癌の1〜3％と稀である。手術が基本的な治療方針で、放射線、化学療法、ホルモン療法は効果が少ない。髄様癌は腫瘍学的にユニークな存在であり、よく病態を理解したうえで適切な処置を行う必要がある。

　MEN-2型とFMTCは遺伝性(家族性)であり、その原因遺伝子である*RET*癌遺伝子が明らかになり、その病態が確立されてきた。これらはすべて常染色体優性遺伝であり、*RET*は第10染色体q11.2に位置している。

1 概念・病態

　MEN-2型の構成疾患とその頻度の概略を表1に示す。MEN-2Aは髄様癌、副腎褐色細胞腫、副甲状腺過形成よりなり、MEN-2Bでは副甲状腺過形成がみられず、その代わり粘膜神経腫、マルファン様体型などがみられる。浸透率は40歳でほぼ100％と考えられている。

　筆者らの調査で634例中、散発性髄様癌は61％(390例)、MEN-2Aが28％(175例)、FMTCが8％(49例)、MEN-2Bが3％(20例)を示した[2,3]。男女比はMEN-2Aで1：1.7であり、MEN-2Bを除き、全体に女性がやや多い。

　MEN-2Aでは髄様癌がまず発症し、次いで褐色細胞腫が認められることが多い。副甲状腺機能亢進症は軽度である。MEN-2Bでは粘膜神経腫による口唇や舌の肥厚・小結節、マルファン様体型がまず現れるため、子どものときに診断されやすい。甲状腺では極めて早期では癌腫になる以前の過形成の段階のものもある。

　*RET*癌遺伝子は末梢白血球よりDNAを抽出し、PCRで増幅し、SSCP法などにより変異を検出する。発端者の変異部位がわかれば家族各個人については発端者と同じ変異の有無を検索すればよい。効率的な検査法として、MEN-2A、FMTCを疑う場合にはエクソン10、11を、またMEN-2Bを疑う場合には*Fok* Iを用いた制限酵素法でエクソン16

表1．MEN-2型の構成疾患と頻度

MEN-2A型	
甲状腺髄様癌	100
副腎褐色細胞腫	80
副甲状腺過形成	20
MEN-2B型	
甲状腺髄様癌	100
副腎褐色細胞腫	60
粘膜神経腫	100
副甲状腺過形成	0
マルファン様体型	60
大腸憩室	30
巨大結腸	70

(数値は％を示す)

の Met918Thr をまず検索する。これらの3エクソンの検索で大部分の RET 遺伝子の変異は検出可能である。

　MEN-2型の予後は髄様癌と褐色細胞腫によって決まるが、褐色細胞腫はほとんどが良性であり、突然死は血圧を適切にコントロールすれば避けられる。したがって、MEN-2型の死因、合併症は髄様癌によるものが大部分となる。

　髄様癌の予後は、FMTC が最もよく、次いで MEN-2A、散発性髄様癌、MEN-2B となる。われわれの成績[2)3)]では術後5年生存率は、MEN-2A：96.2%、FMTC：100%、MEN-2B：75.2%、散発性：90.8%であった。MEN-2A：175症例でみると、50歳以下の患者の予後は50歳以上より有意（p=0.227）によく、女性は男性より予後はよく、術後血清カルシトニン陰性群は陽性群より有意（p=0.001）に予後がよかった。病期の進行とともに予後不良となった。また、リンパ節転移陰性のステージ1・2とリンパ節転移陽性で遠隔転移陽性症例も含んだステージ3・4の間では、前者は後者より有意に（p<0.001）予後良好であり、リンパ節転移は予後に影響を与えた。

2　診断方法

　髄様癌に特有な触診所見はない。明らかに癌腫と思われるものが多いが、中には腺腫様甲状腺腫を疑わせるものまで多彩である。

　髄様癌に特徴的な超音波所見は、辺縁平滑で、乳頭癌や濾胞癌に比べて浸潤所見に乏しく、かつ粗大・密集した石灰化像を伴いやすい（図1）。穿刺吸引細胞診（ABC）では細胞質は広く、よく染まり多形性で、核は大小不同で、クロマチンが増殖し、粗顆粒状でごつごつした感じで不均等に分布している。核小体も肥大している。免疫組織学的に癌細胞でカルシトニンが染色できれば確実である（図2）。^{131}I-MIBG シンチグラムは髄様癌組織、褐色細胞種などの神経内分泌腫瘍で集積しやすい。術後、高カルシトニン血症を呈した症例で、CT、超音波検査で転移が確認できない症例でも、^{131}I-MIBG は転移リンパ節、再発腫瘍に一致して集積する傾向にある。

　カルシトニンと CEA は臨床的に極めて有用な甲状腺髄様癌の腫瘍マーカーである。特に、カルシトニンは、もし高値を示せば患者を診ることなくして甲状腺髄様癌と診断できるほど特異性が高い。C 細胞の過形成や術後微小な遺残・再発の疑いのある患者で血中カルシトニンの基礎値が正常域であっても、カルシウムやペンタガストリンによる負荷試験でカルシトニン値が上昇すれば、過形成や微小な遺残・再発腫瘍が存在すると考えてよい。このカルシトニン刺激試験はカルシトニン値が正常値上限より2～3倍上昇すれば陽性と考えるのが一般的である。

　RET 癌遺伝子検査は髄様癌患者には必須で、遺伝性髄様癌と診断されれば家系内の早期発見に役立つほか、発症前診断、出生前診断の道を開き、予防的（prophylactic、preventive）甲状腺手術を行うことができ、髄様癌の完治が可能である。

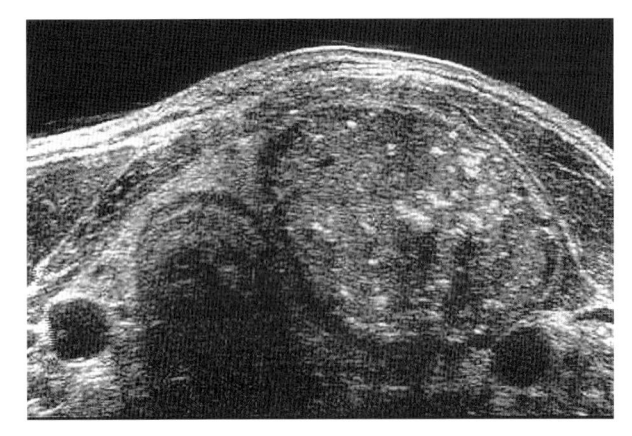

図 1. 甲状腺左葉髄様癌の超音波所見
点状、ボタン状の石灰化を認めることが多いが、石灰化のみられない症例も30〜40％あり、一見良性腫瘍を思わせる場合がある。

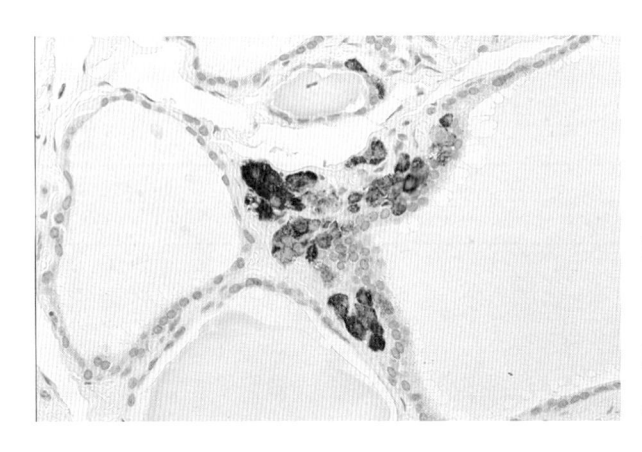

図 2. 遺伝性の甲状腺傍濾胞細胞（C細胞）過形成のカルシトニン免疫染色（×20）
カルシトニンがC細胞に染色され、C細胞原発の過形成であることが証明される。さらに進行するとC細胞癌である髄様癌になる。

表 2. RET癌遺伝子の変異部位

病型	家系数	コドン	エクソン 10				11	13	16	その他	合計
			609	611	618	620	634	768	918		
生殖細胞性変異											
MEN-2A	52		0	1	5	11	35	0	0	0	52
FMTC	5		0	0	2	1	0	2	0	0	5
MEN-2B	6		0	0	0	0	0	0	6	0	6
その他[1]	11		0	0	1	1	6	1	2	0	11
体細胞性遺伝											
散発性髄様癌	12		0	0	0	0	2	0	9	1	12

[1] 3名以下の髄様癌家系で、FMTCと診断できない家系

　表2は著者らのRET癌遺伝子変異の検査結果である。MEN-2型ではこのようにRET癌遺伝子検査が一般化してきたため、RET癌遺伝子の変異部位と病態・表現型との関連が注目され、変異部位により悪性度が異なることもわかってきた。
　エクソン11、コドン634は浸透率90％以上であり、エクソン10の種々の変異よりも悪性度が高い。Frank-RaueらはMEN-2型において、コドン634はほかの変異部位より有意に褐色細胞腫（p＝0.004）と副甲状腺機能亢進症（p＝0.016）を合併しやすいと述べている[4]。

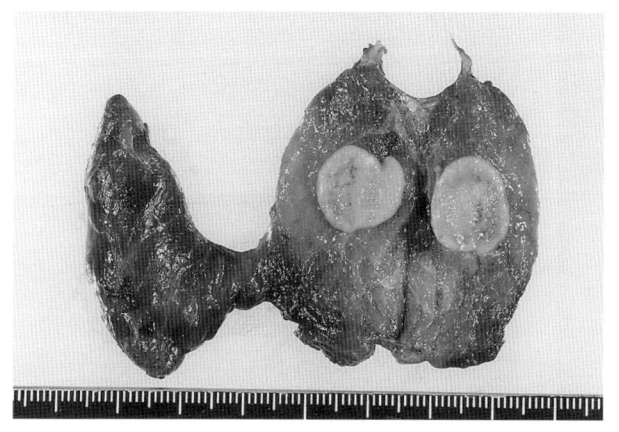

図 3. 遺伝性甲状腺髄様癌による甲状腺全摘標本
甲状腺左葉の上中 1/3 の部に髄様癌組織がみられる。

MEN-2B は MEN-2A より 20 年ぐらい早く発症し、多くは *de novo* 発症である。

3　治療

　手術術式は散発性、遺伝性に限らず甲状腺全摘が欧米では一般的であるが、日本では散発性では葉切除、亜全摘が一般的である。遺伝性では必ず甲状腺全摘を行う(図3)。リンパ節郭清は必要であるが、気管傍だけでよいか、側頸部まで必要であるかは明確にされていない。しかし、散発性髄様癌は乳頭癌よりも若干予後不良で、リンパ節転移率が高いことを考えると、遺伝性で遺伝子検査により極めて早期に手術される症例を除き、側頸部までのリンパ節郭清が必要であろう。リンパ節転移は予後因子の1つと考えられる。

　MEN-2 型の髄様癌では、遺伝子検査と手術を受ける時期、その手術術式が問題となる。*RET* 癌遺伝子検査陽性のときは5歳までに手術を行い、特に悪性度の高い MEN-2B では出生時に手術するのが合理的であるという報告が主流を成している。手術時期に関しても、欧米ではその時期は早まる傾向にある。カルシトニン刺激試験の結果を問うことなく議論が進んでいる。

　Brandi ML ら[5]による MEN-2 型に対する診断と治療のガイドラインを抜粋すると、①褐色細胞腫に対する治療法の第一選択は腹腔鏡下手術である。②悪性度は *RET* コドンの部位と家系の合併疾患の有無により3つのレベルに分かれる。レベル1：最も悪性度が高い MEN-2B、*RET* codon 883、918、922 は、生後6ヵ月、できれば1ヵ月以内に手術すべきである。レベル2：中間であり、*RET* codon 611、618、620、634 が相当し、5歳以下の甲状腺全摘が必要である。予防的気管周囲のリンパ節郭清は論議がある。レベル3：*RET* codon 609、768、790、791、804、891 であり、髄様癌はレベル2より発症と増殖が遅く、良好と考えられるが、手術が5歳か10歳以内が適切かという点では議論がある。

　手術術式について若干述べる。通常の甲状腺切除は頸部を数 cm 以上切離し、広頸筋と前頸筋の間を剥離し、皮弁を作成する。さらに、前頸筋を切離し、甲状腺に達する。ここ

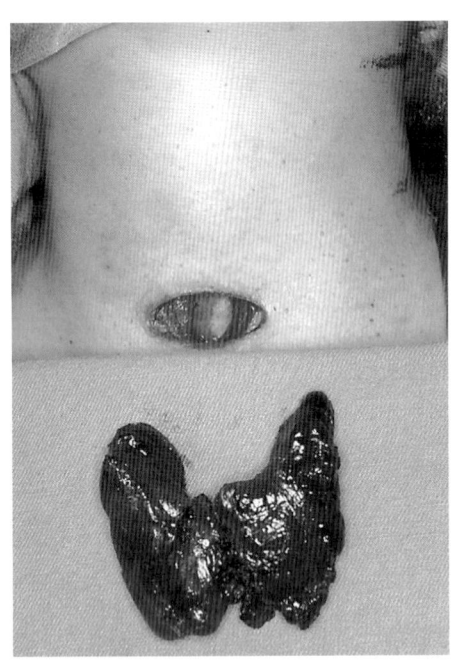

図 4. 低侵襲性小切開法（切開創 3 cm）による甲状腺全摘術
3 cm の切開創からこのような甲状腺が一塊となって摘出できる。

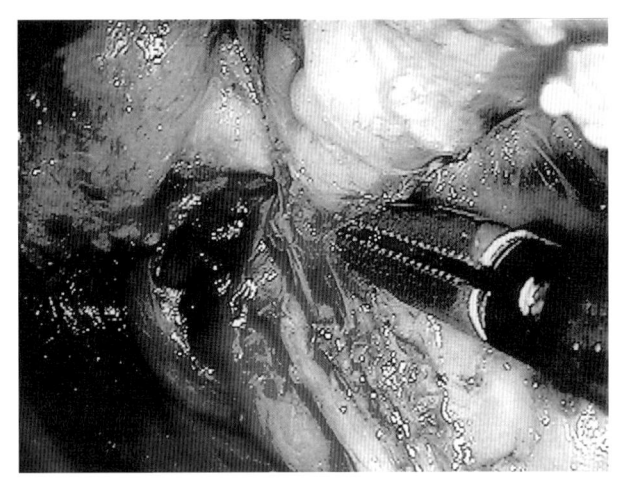

図 5. 内視鏡下に甲状腺右葉切除を行っている

で、十分な視野を保つために大きな操作腔を作成する。しかし、患者への侵襲は大きく、術後の疼痛、違和感などの種々の症状を呈する。また、首には切開瘢痕ができ、美容上問題がある。

このような状況から、近年低侵襲性手術が出現してきた。この低侵襲性手術には小切開法と内視鏡下手術、内視鏡補助下手術とがある。

図4は典型的な小切開法である。切開創3 cm で低侵襲性甲状腺全摘術を行う。皮弁を作成せず、手術操作腔も微小であり、患者にとり極めて侵襲が少なく、QOL の高い術式といえる。

図5は内視鏡下手術(甲状腺右葉切除術)である。腋窩に3 cm の切開創をおき、完全に内視鏡のみで甲状腺手術を行う。頸部の筋肉を切離することなく、手術操作腔も小さく、患者は術後3ヵ月もすると手術をしたことを忘れてしまうほどである。

■おわりに

散発性髄様癌に関しては甲状腺葉切除以上の術式でよいと考える。

MEN-2型に属する遺伝性髄様癌では、遺伝子検査により保因者を早期にかつ確実に発見し、手術を行うことにより、少しでも完治に近づけることが重要である。近年、低侵襲性手術が行われつつある。

（高見　博）

◆文献

1) Takami H, Thosen T, Shirahama S, et al：Does the syndrome of familial medullary thyroid carcinoma describe a distinct clinical entity? Eur J Cancer 34：1639-1640, 1998.
2) Takami H：RET proto-oncogene mutation analysis for multiple endocrine neoplasia, type 2. Arch Surg 133：679, 1998.
3) Takami H, Hosoda Y：Current status of inherited medullary thyroid carcinoma in Japan. Oncol Rep 3：943-946, 1996.
4) Frank-Raue K, Hoppner W, Frilling A, et al：Mutations of the ret protooncogene in German multiple endocrine neoplasia families；relation between genotype and phenotype. J Clin Endocrinol Metab 81：1780, 1996.
5) Brandi ML, Gagel RF, Angeli A, et al：Guidelines for diagnosis and therapy of MEN type 1 and type 2. J Clin Endocrinol Metab 86：5658, 2001.

35 甲状腺未分化癌の診断と治療

■はじめに

　一般的に予後のよい甲状腺癌の中にあって、甲状腺未分化癌は際立って悪性度の高い、特殊な悪性腫瘍と捉えられている。また、発生頻度も少なく、1施設で多数例の経験が難しいこともあり、治療法も確立されていない。

　急速に発育し、初診時には既に周辺臓器に浸潤し、遠隔転移をきたしている場合も少なくない。また、高齢者に多いことが、強力な治療を阻む要因にもなっている。本稿では甲状腺未分化癌について自験例も交えて、診断と治療について概説する。

1　頻度と症状

　発生年齢は高齢者が多く、性差は女性が男性の2〜3倍くらいの頻度である(**図1**)。全国の主要施設から寄せられた症例の甲状腺癌登録委員会の集計によると2005年度の未分化癌の発生頻度は全甲状腺癌に対する割合が1.3%であった。近年、未分化癌の発生が少なくなったかのように感じていたが、顕著な減少は示していないものの1990年代に比較すると2000年代になり確実に減少してきている(**図2**)。

　前頸部に急速に増大する腫瘤を訴えて来院する場合が多い。腫瘤に気がついて1〜2ヵ月の経過で急激に増大するものが多いが、中には10年以上長期間にわたり変化のなかっ

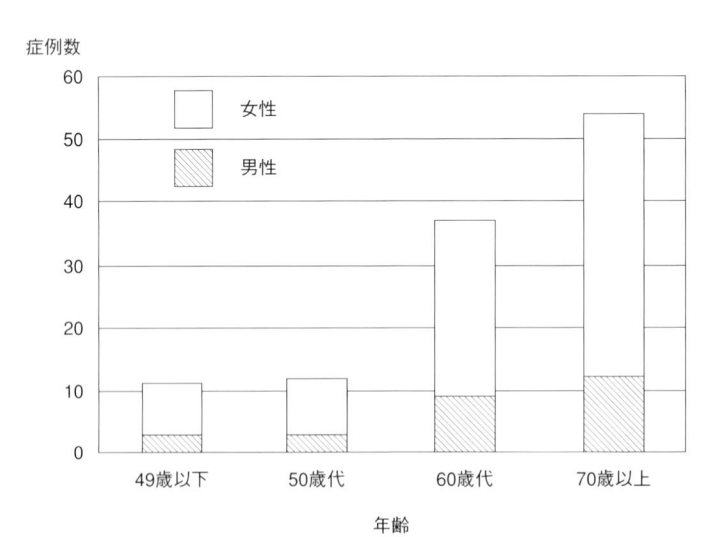

図1．未分化癌症例の年齢別頻度と性差(1989年〜2007年の伊藤病院における未分化癌症例の集計)
高齢者に多く、男性より女性に多い傾向がある。

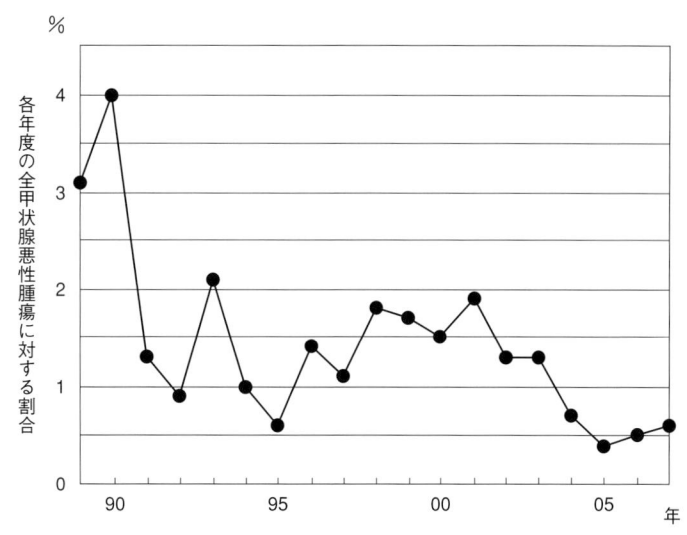

図 2. 未分化癌の発生頻度の推移(1989 年～2007 年の伊藤病院における集計)
各年度の甲状腺全悪性腫瘍に対する割合の推移を示す。2000 年代になり減少傾向がみられる。

　た腫瘍が短期間に増大したことで来院することもある。長期間にわたり分化癌を有していると未分化転化(anaplastic transformation)を起こし、急激な腫瘍の増大をきたすことがある。これは、手術で切除された未分化癌組織を検索すると、石灰化した部分が存在したり、分化癌組織に未分化癌の部分が混在することがあることから、分化癌が未分化癌に転化したものと考えられている。本機転は不明なことも多いが、癌抑制遺伝子 *p53* の変異が関与しているという報告もある。

　症状は単に前頸部の腫瘤のみを訴えて受診する患者も多いが、病状がさらに進むと、腫瘤に疼痛を感じたり、発熱を生じたり炎症所見を認めることもある。また、周辺臓器に浸潤してくると気道浸潤、狭窄による呼吸困難や喀血、反回神経麻痺による嗄声、食道狭窄による嚥下障害などを訴えて受診することもある。初診時、既に遠隔転移をきたしていることもあり、肺転移による呼吸促迫や喀血、骨転移による疼痛、神経麻痺などをきたしていることもある。通常、ほかの甲状腺癌と異なり、初診時の現病歴だけで未分化癌を疑うことが可能である。

2　診　断

　診断方法の基本は甲状腺腫瘍と同様に、質的診断として触診、頸部エコーそして穿刺吸引細胞診で行う。腫瘍の拡がりを診断するために、CT スキャン(頸部、胸部)や場合により骨シンチグラフィにて原発巣の拡がり、および遠隔転移の有無を確認する。未分化癌を疑ったならば、まずは質的診断を急ぐ必要があり、診断法が前後し、錯綜しないように組

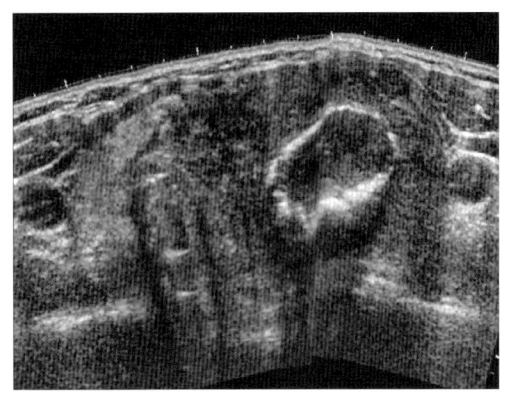

図 3. 未分化癌症例の超音波像
辺縁不整で、内部エコーの減弱、不均一である。内部に石灰化を有することもあり、分化癌からの未分化転化を思わせる。

み立てる必要がある。甲状腺腫瘍性病変においては急いで診断を付けねばならない事態はそうあるわけではないが、未分化癌の場合は早急に診断し、適切な処置を講じなければならない。

触診所見は、進行度にもよるが、通常はまったく可動性のない、硬い、境界不明瞭な大きな頸部腫瘤として認められることが多い。稀に、可動性が若干認められ、境界も明瞭な結節として認められることもある。前者の場合、触診だけで未分化癌を大いに疑う必要が出てくるが、後者の場合、囊胞性結節（腺腫様甲状腺腫など）と考えてしまう場合もあり得る。前述のように未分化癌は増大速度が速く、膨張性（expansive）に増殖してくることがある。表面の所見は進行した乳頭癌のそれと異なり、意外に平滑であることがある。大きな腺腫様甲状腺腫の結節が、囊胞化し、内部に出血などを起こした場合でも急速に増大し、疼痛を伴い、張ったような硬さをもっていることがあり、触診所見での鑑別上注意を有する。

頸部エコーでは不整型の、境界不明瞭な結節として描出され、内部はしばしば低エコーで、不均一な内部エコーを有することが多い（図3）。内部には分化癌からの転化を思わせる、石灰化像もみられることも多い。後方エコーは減弱し、境界エコーも不鮮明であることが多い。しばしば、前頸筋や気管への浸潤や狭窄を疑わせる所見もみて取れる。

穿刺吸引細胞診（FNABC）の所見では壊死性物質を背景とし、大小不同の腫瘍細胞が混在し、核は大型で異型性が強く、核小体も目立つ。甲状腺原発の扁平上皮癌も未分化癌に含まれる。腫瘍が大きいこともあり、variable な細胞が採取されれば、確実に診断できる。しかし、しばしば内部に壊死を伴うことがあるので、FNABC でも診断可能な細胞が採取されてこない場合もあり得るので、注意を要する。最終的な診断は手術なり、生検なりによる病理組織診断により行わねばならない。細胞診だけでも診断は可能であり、組織生検は不要との意見もある。しかし、患者にとって予後や治療法などを大きく左右するものであるので、やはり病理組織診断をもって未分化癌の最終診断としたい。

頸部 CT スキャン像では、周囲組織に浸潤する大きな不整形な甲状腺結節として描出される（図4）。造影剤で enhance されることは少ない。中心部に石灰化陰影を伴うことも多い。

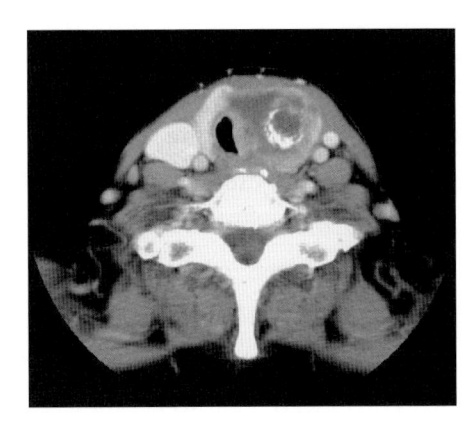

図 4. 未分化癌のCT像
辺縁不整の造影されない、腫瘤影である。
気管、食道への浸潤が疑われた。

血液検査では血沈の亢進、白血球増加など炎症を思わせる所見が認められる。これは腫瘍より colony stimulating factor などの cytokine が分泌されるためと考えられている。通常、病期が進んだ状態で認められることが多く、初診時に既に同所見がみられるような場合、予後はさらに悲観的である[1]。一般的には甲状腺機能は正常であることが多い。

以前はガリウム(^{67}Ga)によるシンチグラフィを行われていた時代もあったが、診断的価値はあまりない。ほかのシンチグラフィも診断的価値はあまりない。

3 治　療

いかなる治療方法をとっても、今のところ十分な予後の改善を見込める治療方法はない。しかし、今のところ考えられる治療法は、手術、放射線外照射、化学療法であろう。治療にあたっては、もちろん患者の救命、予後の改善を目指すべきであるが、どの治療を行っても完治にもっていくことは不可能に近い。よって、患者の人格を尊重し、いかに余生を快適に過ごせるかを考えつつ、治療法を選択することが肝要である。

1. 手　術

未分化癌は初診時既に周辺組織、臓器に浸潤し進行癌の状態で受診することが多い。外科的に頸部腫瘤を切除するのがよいのか、生検のみで終わらせ、ほかの治療に委ねるのがよいのか、議論が多い。筆者は可及的にでも頸部原発巣を切除し、局所のコントロールをよくしておいた方がよいと考えている。しかし、患者のQOLを悪くしてまで、気管、喉頭や食道などを合併切除し、根治的手術を目指す必要はないと考えている。基本的には高齢者に多いので、体力的なことも考えると姑息的手術さえもはばかる場合も多々あろう。近い将来に起こる可能性のある気道狭窄や窒息を回避するため、せめて生検の際に気管前面の腫瘍を切除し、気管切開を起きやすいようにする。予後の項で述べるが、切除できるものは切除した方が予後はよい[2)-4)]。

2. 放射線治療

未分化癌は放射線感受性がある腫瘍といわれている。通常、総線量50〜60 Gyのリニアック照射を行う。かつては1日1回1.5〜2 Gyを頸部に照射する放射線治療を行ってきたが、未分化癌の増殖は速く、このような方法では照射中に腫瘍の増大することもある。そこで、頻回分割照射(accelerated hyperfractionated radiotherapy)を行うことで、腫瘍の早い増殖速度に合わせて照射することで、より効果を上げるよう工夫されている[5]。通常、1 fractionあたり1.2 Gyを、1日2回照射する。照射による粘膜障害が強いときは、粘膜保護剤や含嗽剤で対処するが、食事摂取が困難になる場合、照射回数を減らしたり、照射を一時延期したりなどの処置を取らざるを得ないこともある。また、放射線増感剤radiosensitizerとして少量のアドリアマイシン($10 mg/m^2$)を併用するとより効果的であるといわれている。言うまでもないが、分化癌で行われている放射性ヨードによる内照射療法の効果はまったくない。

3. 化学療法

未分化癌に対する抗腫瘍薬による化学療法のregimenについて昔から報告されているものの、今のところ著効があるものはないといってよい。今までの報告で未分化癌に用いられた化学療法剤は5-FU、bleomycin(ブレオ®)、methotraxate(メソトレキセート®)、doxorubicin(アドリアシン®)、cisplatin(ランダ®、ブリプラチン®)、VP-16(ラステット®、ペプシド®)などである。多種の薬剤を用いて治療が試されたが、残念ながら有効な薬剤はなかった。しかし、筒井らはcisplatin、doxorubicin、VP-16を組み合わせて、多数の奏功例を認めたと報告した[6](EAP療法、表1)。白血球減少、悪心は必発なのでG-CSF(ノイトロジン®、グラン®、ノイアップ®)、ステロイドや5HD3レセプターアンタゴニスト(カイトリル®、セロトーン®、ゾフラン® など)を使う。また、doxorubicinを除いたEP療法でも同様な効果が得られ、かつ副作用が少ないといわれている。

表1. 甲状腺未分化癌に対する化学療法(EAP法)

前日	19時(4時間)	生理食塩水 500 ml×2	(点滴)
1日	8時(3時間)	生理食塩水 500 ml	(点滴)
		ラシックス 1 A	(側管注)
	10時30分	生理食塩水 100 ml+セロトーン 1 A +デカドロン 8 mg	(側管点滴)
	11時(3時間)	20%マニトール 500 ml	(点滴)
		生理食塩水 20 ml+ADM $30 mg/m^2$	(側管注)
		生理食塩水 500 ml+CDDP $80 mg/m^2$	(側管点滴)
	14時	生理食塩水 500 ml	(点滴)
		生理食塩水 100 ml+セロトーン 1 A +デカドロン 8 mg	(側管点滴)
	17時	ソリタT_3 500 ml+VP-16 $60 mg/m^2$	(点滴)
2〜5日	10時	ソリタT_3 500 ml+VP-16 $60 mg/m^2$	(点滴)

近年、乳癌などで用いられているタキサン系薬剤(タキソール®、タキソテール®)について効果があるという報告もあるものの、まとまった成績は発表されておらず、これから報告されてくると思われる。参考までに、当院での現在導入している未分化癌に対する化学療法のregimenはタキサン系薬剤と白金製剤との組み合わせである。第1週にcarboplatin(パラプラチン®)6AUC、paclitaxel(タキソール®)80 mg/m^{2}を投与し、第2、3週にタキソール® 80 mg/m^{2}のみを投与する。これを2クール行い、効果を評価する。いまだ施行した症例数が少なく、結論を出すには至っていない。

化学療法を行うか、否かは治療にあたる主治医と患者や家族と十分に話し合って施行を決めることは言うまでもない。主治医の話し方次第では未分化癌患者ないしは、その家族は予後不良の現実に対し、藁をもつかむ思いで化学療法を受けることになるかも知れない。しかし、現行の抗腫瘍薬では効果を望むべくもなく、多大な副作用の中で死を迎える可能性が大きいと言わざるを得ない。現在、筆者は未分化癌患者に対して積極的な化学療法を勧めていない。

以上、未分化癌に対して選びうる、治療法の概略を述べた。実際の治療においては、これらを組み合わせて行う。この3つの治療法の順序についても諸家の報告により異なり、一定の順序はない。どの方法がよいのか暗中模索の状態なのである。筆者の施設では、まず局所のコントロールを最優先し、まず手術により可及的に切除し、その後頻回分割照射による放射線療法を行っている。化学療法は患者の希望により上述のregimenで行っている。Swedenのグループ[7]は、まず頸部の腫瘍に対し分割頻回照射を行い、その後手術を行うというプロトコールを報告している。しかし、放射線治療後といえども必ずしも手術で完全に切除できるとは限らない。そこで、手術でできるだけ切除し、その後に放射線照射を行う方が腫瘍量の減少という面では効率的と考えている。

一方、術前分化癌と診断され手術を行い、術後病理検査で原発巣ないしはリンパ節転移巣に未分化癌の小病巣が混在している場合が時にある。このような小さな未分化癌では後述するが、通常の未分化癌と比較して予後はよい。しかし、通常の乳頭癌よりも予後不良であり、術後に通常の未分化癌と同様に放射線外照射を行っておく方がよい。再発した場合に局所の治療として打つ手がなくなるので、放射線治療はそのときのために残しておきたいという考え方もあろう。しかし、再発したときには既に手遅れであり、できることは早めに行っておいた方が効果があるはずである。

4 予後

未分化癌の予後は惨憺たるものである。最近の報告でも平均生存期間は3～6ヵ月くらいであった。2年以上生存した例も多くても10%くらいである[2,3] (**表2**)。

最近10年の当院での治療例を検討し、治療成績、予後について考察したい[4]。

1989～1999年までの間に組織学的に診断された甲状腺未分化癌症例は63例であった。

表 2. 最近の未分化癌報告例

Series	年	例数	生存期間(月)	生存例(2年以上)
Tan	95	21	4.5	3(14%)
Kobayashi	96	37	NR	3(8%)
Nillsson	98	81	4.3	8(10%)
Lo	99	28	2.3	1(4%)
Haigh	01	33	3.8	5(15%)

表 3. 未分化癌症例の予後

	例数	1年生存数(%)	2年生存数(%)
Ordinary	29	12(41.4)	3(10.3)
生検	14	3(21.4)	0
Rad(−)	3	0	0
Rad(＋)	11	3	0
手術＊	15	9(60.0)	3(20.0)
Incidental	11	8(72.7)	5(45.5)
Rad(−)	6	5	4
Rad(＋)	5	3	1

Rad：放射線外照射
Ordinary：通常の肉眼的未分化癌
Incidental：組織学的にわかる微小未分化癌
＊：全例術後放射線外照射を行った

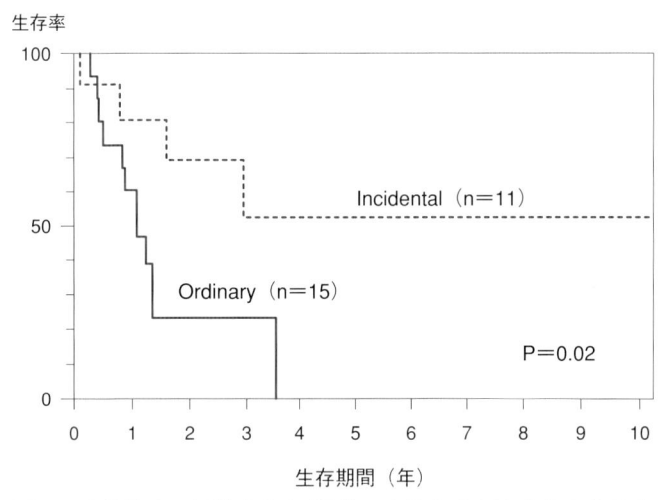

図 5. 未分化癌の累積生存率(通常の未分化癌と微小な未分化癌の比較)
通常の未分化癌に比較して組織学的に認められる微小な未分化癌の予後は良好である。しかし、通常の分化癌に比較すると不良である。

　これらのうち初診時に遠隔転移を既に有していたものが23例あった。また、11例は術前分化癌の診断で手術し、術後病理検査で一部に未分化癌病巣を認めた症例であった。これらの累積生存率を示す(図5)。微小未分化癌、初診時遠隔転移のない症例で生存期間が長かった。初診時遠隔転移の有無、病巣の大きさ、治療法別の1年および2年生存例数を示す(表3)。微小未分化癌でも2年以上生存した例は半数以下であった。90年代前半は局所の治療は放射線治療のみで行い、後半では姑息的でも可及的にでも切除し、放射線治療を行うことにした。通常の未分化癌では手術と放射線治療を行った症例で長い生存期間を認めた。初診時遠隔転移がなかった29例のうち、可及的切除と放射線治療を組み合わせた症例と試験切除と放射線治療を行った症例で累積生存率を検討した(図6)。姑息的手術と放射線治療を組み合わせた例で有意に予後が良好であった。初診時遠隔転移を有してい

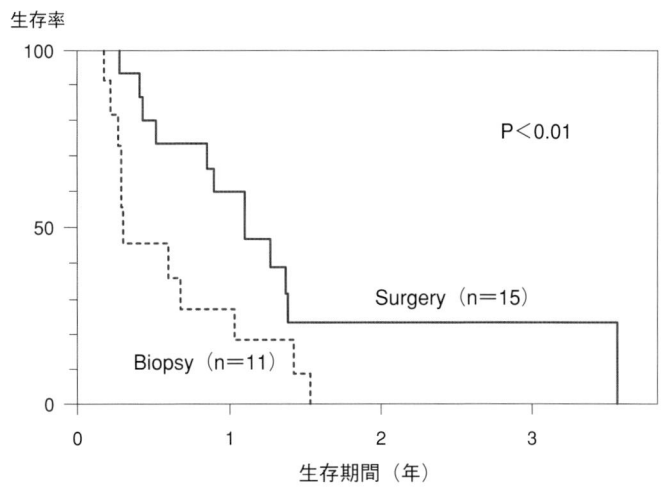

図 6. 初診時に遠隔転移は認めなかった未分化癌の累積生存率
（手術施行例と生検のみ施行例の比較）
手術施行例の予後は有意に良好であった。手術施行例の方が局所の進行度がより軽かったというわけではなく、90年代前半において手術的切除はしない方針であった。

た例においても手術を行った例の予後が良好であった。

　化学療法の効果は、先に紹介したEAP療法も含め、奏功した例がまったくなく、予後の改善は認められなかった。筒井らはEAP療法の奏功率が65％と報告している。

　以上から、現行では通常の未分化癌に対しては手術による可及的切除を行い、放射線外照射を分割頻回照射で行うことで予後の改善につながる。微小な未分化癌病巣も侮れない。やはり、手術後に放射線外照射を行っておくことが必要であろう。

　死因については自験例においてほぼ全例が遠隔転移で死亡している。さらなる予後の改善を図るには、奏功しうる新しい抗腫瘍薬の開発ないしは遺伝子治療など新たな治療の開発を待つしかない。

■おわりに

　未分化癌は現行の治療法を組み合わせても治癒を望むことができない。以前は治療することすら無意味で、残った余命を患者の希望に添うように過ごしてもらった方がいかに有益かと考えたこともある。基本的に未分化癌患者に病名を告げることはしていない。しかし、残された患者の時間を医師の判断のみで無意味してはならない。患者家族の同意を得たうえで、患者にすべてを告知することもあり得るであろう。

　いささか、独断的かつ散文的になってしまったが、現状の未分化癌の治療の現場では定まった治療法がなく、個々の症例で最良の治療を決めていくことが重要であると考える。

（杉野公則）

◆文献

1) Sugitani I, Kasai N, Fujimoto Y, et al：Prognostic factors and therapeutic strategy for anaplastic carcinoma of the thyroid. World J Surg 25：617, 2001.
2) Haigh PI, Ituarte PHG, Wu HS, et al：Completely resected anaplastic thyroid carcinoma combined with adjuvant chemotherapy and irradiation is associated with prolonged survival. Cancer 91：2335, 2001.
3) Machens A, Hinze R, Lautenschläger C, et al：Extended surgery and early postoperative radiotherapy for undifferentiated thyroid carcinoma. Thyroid 11：373, 2001.
4) Sugino K, Ito K, Mimura T, et al：The important role of operations in the management of anaplastic thyroid carcinoma. Surgery 131：245, 2002.
5) Kobayashi T, Asakawa H, Umeshita K, et al：Treatment of 37 patients with anaplastic carcinoma of the thyroid. Head & Neck 18：36, 1996.
6) 筒井一哉：甲状腺未分化癌の化学療法．内分泌外科 12：133, 1995.
7) Nilsson O, Lindeberg J, Zedenius J, et al：Anaplastic giant cell carcinoma of the thyroid gland；Treatment and survival over a 25-year period. World J Surg 22：725, 1998.

36 甲状腺原発悪性リンパ腫

■はじめに

　甲状腺原発悪性リンパ腫は橋本病を背景に発生する非常に稀な悪性腫瘍である。B細胞性非ホジキンリンパ腫がほとんどで、化学療法と放射線療法の併用療法が治療として導入された後、予後が飛躍的に改善し全体として限局期では5年全生存率は約80％以上が期待できるものと考えられる。適切な治療が行われれば予後は良好であり見逃してはならない。一方で、依然として一部に原病死・再発を認め、進行期では予後不良であることよりさらなる原因解明や新たな治療の探求が望まれている。

1 疫学

　甲状腺原発悪性リンパ腫は節外性悪性リンパ腫の1〜7％、甲状腺悪性腫瘍の1〜5％を占めるとされ稀である[1,2]。男女比は1：3〜4で平均年齢は60歳代で中高年女性に好発する[3]。甲状腺原発悪性リンパ腫では橋本病が背景となる場合が多く90％に橋本病を認める。橋本病患者での発症は年間0.01％、橋本病患者の生涯にわたるリスクは0.2〜0.4％と算出されその危険度については一般人口に比し70〜80倍との報告がある[4,5]。橋本病の男女比は1：20〜30であることから類推すると悪性リンパ腫は女性よりも男性に発症しやすい傾向がある。

　・メモ・　節外性悪性リンパ腫の多くは被膜をもたないリンパ組織を母地とし慢性炎症を背景に発症するとされる。甲状腺原発悪性リンパ腫は慢性炎症として橋本病を背景とする。発症機序としては橋本病における自己免疫異常にも基づくリンパ球浸潤と慢性リンパ球刺激による形質転換により、悪性化クローン細胞の増殖が惹起され増大する腫瘤を形成するとの仮説が提唱されている[6]。組織学的に、低悪性の粘膜関連リンパ組織(mucosa-associated lymphoid tissue；MALT)リンパ腫と中等悪性のびまん性大細胞型B細胞リンパ腫(diffuse large B-cell lymphoma；DLBCL)の混合型が存在することや免疫グロブリン軽鎖の解析により低悪性から中等悪性のリンパ腫へtransformationする[6]と考えられている。しかし橋本病の一部でのみ発症する理由や *de novo* の系が存在するかなど、詳細な機序は解明されていない。また、稀にリンパ球浸潤のみられるバセドウ病から発症することもある。

2 診断

1. 臨床症状

ほとんどの症例で頸部腫大を自覚し約70％で増大傾向を伴い20〜30％で周囲への圧排症状として嗄声・呼吸苦・嚥下困難などを認めるが、発熱・盗汗・体重減少といった全身性のB症状は10％に満たない。診断の契機には局所症状が重要である。

2. 血液検査

特異的検査所見はなく、橋本病に特有な抗甲状腺抗体の陽性や血沈や血清LDH、可溶性インターロイキン2受容体抗体(sIL-2R)の上昇を認める。診断時の甲状腺機能は多くの場合は正常で約10〜40％に機能低下症を認める。

3. 画像検査

❶超音波検査(図1)

比較的均一な低エコーまたは斑点状の内部エコーを呈する。両側性病変では橋本病との鑑別が困難な場合があり急速な増大傾向を認める場合は甲状腺原発悪性リンパ腫の可能性を考慮する。

❷CT(図2)

単純CTでは等吸収または低吸収、造影CTで低吸収域を腫瘍内に認めることが多い。一般に質的診断はCT

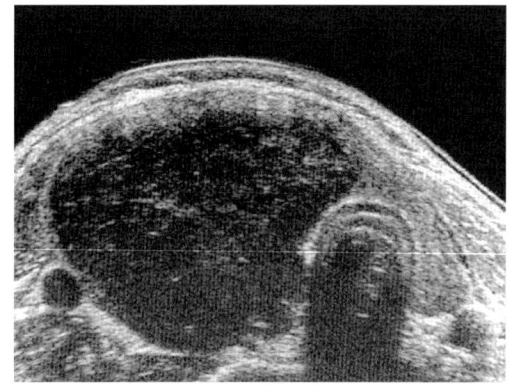

図1. 超音波検査
比較的均一な低エコーまたは斑点状の内部エコーを呈する。

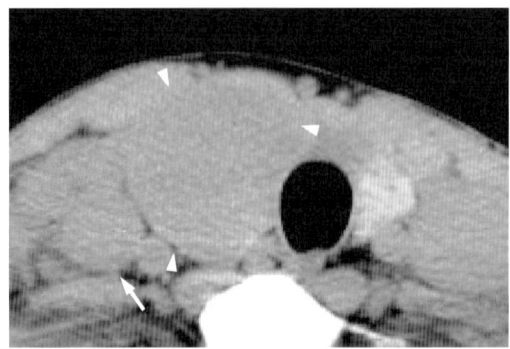

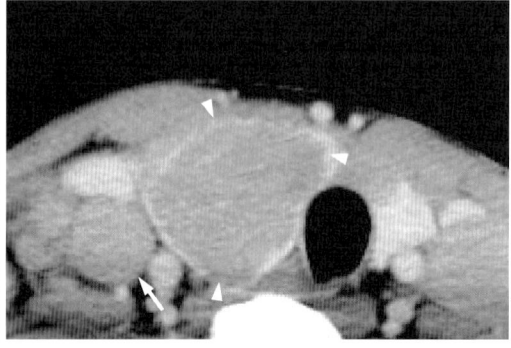

図2. CT
単純CTで等〜低吸収域、造影CTで低吸収域に描出されている(矢頭)。また、頸部リンパ節を認める(矢印)。

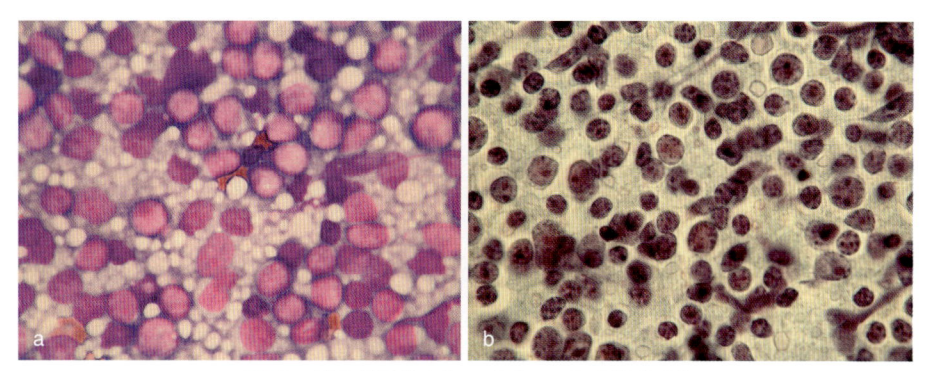

図 3. ギムザ染色(a)、パパニコロウ染色(b)
幼弱なリンパ球が多数出現しておりクロマチンが不均等分布し核小体が著明な像を呈する。核に切れ込みなどを伴う所見もみられ DLBCL の所見である。

より超音波検査の方が鋭敏であるとされるが、正確な病期分類、特にリンパ節病変の評価に必須である。

4. 穿刺吸引細胞診(図3)

著明な核小体、核形不整をもつ異型リンパ球が特徴的である。疑いも含めると穿刺吸引細胞診で 90% 近くが診断できる。悪性度の高い DLBCL では診断されやすいが、悪性度の低い MALT では診断困難例があり注意を要す。

5. 生 検

細胞診とフローサイトメトリーや免疫染色を併用すると診断率が向上するとの報告[7)8)]もみられるが、低悪性のリンパ腫では判定不能例が多くなること、病理分類により治療方針が大きく異なることから現時点では生検が必須であると考える。生検後、細胞形態の特徴のほか白血球共通抗原の LCA (leukocyte common antigen)、B 細胞マーカーの L26 (CD20)、T 細胞マーカーの UCHL-1 (CD45) といった免疫染色を併用し診断の確定とサブタイプの決定を行う。橋本病の反応性病変との鑑別が困難な場合、免疫グロブリン重鎖の再構成を解析し monoclonality を検討する。

3 分 類

1. 病理分類

甲状腺原発悪性リンパ腫は B 細胞性非ホジキンリンパ腫がほとんどであり、低悪性の MALT、中等悪性の DLBCL とこれらの混合型で中等悪性である mixed type (本稿では Mix と記載する) に大別される (図4)。頻度は MALT が 20〜30%、Mix および DLBCL が各々 30〜40% とされる[3)9)]。なお、follicular lymphoma、T-cell lymphoma、Hodgkin's

| a：MALT | b：Mix | c：DLBCL |

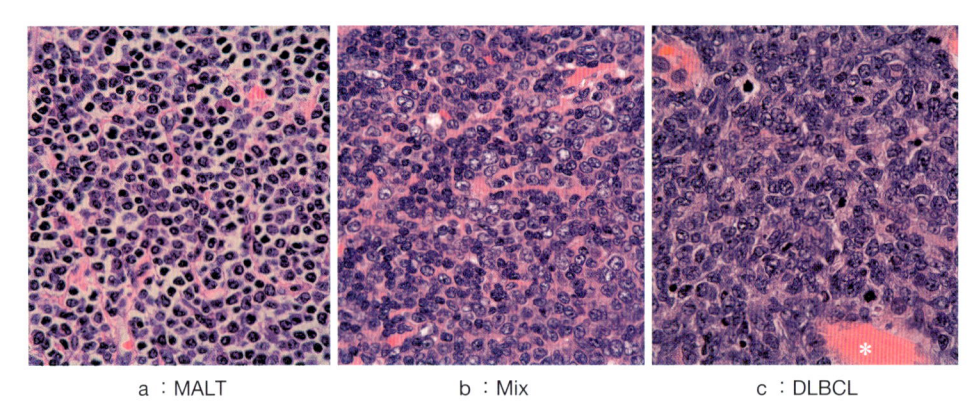

図 4. 各病理分類の組織像
a：MALT では小型で異型性の乏しいリンパ球（centrocyte-like cells）のびまん性増殖がみられる。
b：Mix では大型〜小型異型リンパ球が混在し増殖している。
c：DLBCL では大型腫瘍細胞のびまん性増殖からなる。DLBCL では破壊性増殖が強くしばしば周囲組織や前頸筋（＊）への浸潤を認める。

表 1. 甲状腺悪性リンパ腫の病期分類

ⅠE：	甲状腺に限局した病変があるもの
ⅡE：	甲状腺に限局した病変と横隔膜の頭側のリンパ節に病変があるもの
ⅢE：	甲状腺に限局した病変と横隔膜の両側のリンパ節、およびまたは、脾臓に病変があるもの
ⅣE：	甲状腺に加えてリンパ節以外の臓器に病変があるもの

lymphoma は稀であり特殊な症例として別個に取り扱うべきであると考えられている。

・メモ・ 1983 年に MALT リンパ腫の概念が提唱された[10]後、2001 年に新 WHO 分類が発表され、甲状腺原発悪性リンパ腫もこれに則して統合される方向にあり本邦の甲状腺癌取扱い規約（甲状腺外科研究会（編）：第 6 版．金原出版，東京，2005）も改訂された。

2．病期分類

病期分類は Ann Arbor 分類に基づき行う（表1）。頻度はⅠE 期が 30〜50％、ⅡE 期が 40〜60％と限局期がほとんどを占めⅢE・ⅣE 期は 5％程度である[3)9)]。

・ポイント・ 頸部を含め進展度の評価には CT が優れており、頸部から骨盤部までの全身 CT、およびガリウムシンチグラフィ、骨髄穿刺・生検を含む全身検索を行う。進行期のⅢE・ⅣE 期では甲状腺に存在するリンパ腫が転移性病変である可能性もあり、病変が甲状腺原発であるか転移性病変であるかは、病変の拡がりを総合的にみて判断することが重要である。

・メモ・ 2-deoxy-2-(^{18}F)fluoro-D-glucose を用いた positron emission tomography（FDG-PET）は節性悪性リンパ腫の分野では、感度、特異度、肝・脾・骨髄など評価困難で過少評価されることのあった部位の検出、組織サブタイプ、治療反応性、予後予測の判定などの点で有用性が報告され、ガリウムシンチグラフィに代わる検査となってきている。今後甲状腺原発悪性リンパ腫における FDG-PET の有用性が示されるものと思われる。甲状腺リンパ腫症例での FDG-PET 像を示す（図5）。なお、橋本病でも両側性にびまん性に集積することがある。

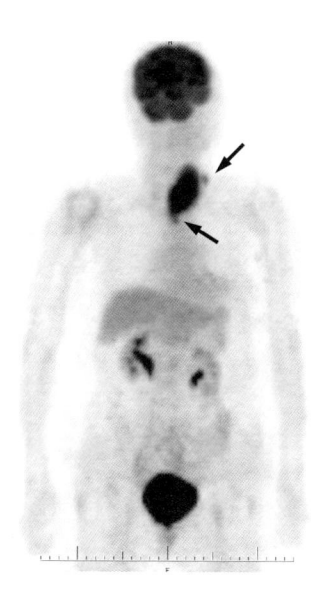

図 5. FDG-PET 検査
84 歳、女性。stage ⅡE の症例で PET では小さいリンパ節病変が検出された（→）。standardized uptake value の最大値（Max-SUV）は 4.79 と低値で組織型は MALT リンパ腫であった。

4 治療

1. 治療方針

　病理分類を重視し、現状として低悪性の MALT では ⅠE、ⅡE 期とも 30～45 Gy の放射線療法（radiation therapy；RT）単独が、中等悪性の Mix、DLBCL では化学療法と放射線療法の併用（combination therapy；CMT）が治療として推奨されている。なお、ⅢE・ⅣE 期の進行期では CHOP 療法を 6～8 コース行うが、全身性病変と判断し血液内科に委ねる方がよい。

> ・メモ・　甲状腺リンパ腫においては ⅠE と診断され局所療法が施行された場合 30% に遠隔再発があったとの報告があり[11)12)]、これまで照射野外側での再発や高頻度の遠隔転移が大きな問題となっていた。このことから悪性度の高い DLBCL および Mix では ⅠE 期でも CMT が推奨される。節外性 MALT リンパ腫に対する RT 単独治療についての検討では 5 年全生存率（overall survival；OS）は 98%、5 年無病生存率が 77% と報告されており RT 単独での有効性が示されている[13)]。

2. RT

　悪性リンパ腫は放射線感受性が高い。放射線の局所照射線量は 1 日 2 Gy、総量約 40 Gy を目標とする。効果判定後追加照射の有無を検討する。

3. CMT

　CMT としては 3 週間ごと 3 コースの CHOP 療法（表 2）の後に約 40 Gy の RT が併用される。

表 2. CHOP療法

薬剤	投与量	投与法	投与日 1	2	3	4	5
CPA	750 mg/m²	div	↓				
ADR	40 mg/m²	div	↓				
VCR	1.4 mg/m² (max 2.0 mg/body)	div	↓				
PSL	100 mg/day	po	↓	↓	↓	↓	↓

CPA：Cyclophosphamide　ADR：Doxorubicin　VCR：Vincristine　PSL：prednisolone　div：経静脈投与　po：経口投与
＜rituximabを併用する場合＞第1日目に、rituximab 375 mg/m²(div)を投与し、CHOP療法は上記と同様の日程か、CPA・ADR・VCRを第2日目に変更して投与する。

・メモ・　本疾患は稀であり大規模な前向き研究はなされていないため、節性の悪性リンパ腫の臨床試験の結果が参考となる。節性の限局期DLBCLのランダム化比較試験では3コースのCHOP療法と局所放射線療法によるCMTとCHOP8コースのCHOP単独療法では5年progression free survivalはCMT：77％、化学療法単独：64％で、CMTが勝り治療関連毒性が軽減をもたらすこと、9年目以降の長期予後に差はなったこと[14]、また6年無病生存率はCMT：73％、RT単独：56％との報告[15]がありCMTの有用性が示されている。われわれはこれらの報告を踏まえCHOP3コース後にRTを行うCMTを基本とし、良好な成績を得ている[9]。近年キメラ型CD20モノクローナル抗体であるrituximab併用の有用性が示され、節性の限局期DLBCLではrituximab併用CHOP療法(R-CHOP療法)が日常診療で選択されるようになっており甲状腺原発悪性リンパ腫でも有用性が期待されている。

4. 副作用などに関する注意事項

治療によく反応し限局期では予後良好であることや治療に関連する副作用を、本人および家族に説明しインフォームド・コンセントを行う。化学療法の副作用として骨髄抑制、末梢神経障害、高尿酸血症・出血性膀胱炎、心筋障害、消化器症状に注意を要する。

❶骨髄抑制

好中球数の低下が1～2週間後に認められ感染予防、G-CSF投与を要する場合がある。予想される好中球減少に初回から予防的G-CSF投与を行うことは推奨されていないが、発熱性好中球減少や好中球減少の遷延により化学療法の開始が遅れる場合は次コースの予防的G-CSFも考慮する。

❷神経毒性

Vincristineによる末梢神経障害として手指の痺れや便秘が認められる。高齢者や便秘症患者では治療開始前から緩下剤を使用し高度の場合、減量、中止を考慮する。

❸高尿酸血症・出血性膀胱炎

初回治療後に腫瘍崩壊に伴う高尿酸血症を生じることがある。特に腫瘍が大きい場合に問題になることがありallopurinolを開始し腫瘍総量が減少した時点で中止する。出血性膀胱炎はCyclophosphamideの代謝産物による膀胱上皮の障害によって起こる。経口ま

たは点滴により十分に水分を補給し1日尿量2,000 m*l* 以上を目安にする。尿pH 7以下では炭酸水素ナトリウム(メイロン®)を追加し尿のアルカリ化を行う。

❹心筋障害

Doxorubicinでは心筋障害があり総投与量300 mgに達したら心電図・心エコーで心筋障害の評価を行い、500 mgに達したら中止する。

❺消化器症状

抗がん剤による嘔気や放射線治療に伴う嚥下痛、咽頭痛などには対症的に輸液、制吐剤(5-HT$_3$拮抗薬、ステロイド)、粘膜保護剤、H$_2$拮抗薬などを使用する。

5 経過観察

再発の可能性があることを説明し6ヵ月ごとの経過観察を行う。放射線治療後の甲状腺機能低下に対し甲状腺ホルモンの補充療法が必要となる。

6 予後

1．予後

以前RT単独が主な治療であった場合、5年OSは50％前後、ⅠE期での5年OSは70％前後、ⅡE期では30～70％と不良であったが、近年CMTが積極的に用いられた場合5～8年のOSが実に75～100％、ⅠE期では90％以上、ⅡE期では80％以上と改善を認めている[9)16)17)]。これらは小規模な研究もあり検討の必要を残しているが、ⅠE、ⅡE期の限局期では5年OSは約80％以上が期待できるものと考えられ、悪性腫瘍としては予後良好と考えられる。なお、ⅢE、ⅣE期の5年OSは30～40％程度とされ進行期の予後は依然不良である。病理分類別の予後は5年のdisease-specific survivalはMALT 100％、Mix 78％、DLBCL 71％で、MALTでは予後良好である[3)]。

2．予後因子

10 cm以上の巨大病変、腫瘍の増大・周囲への圧排症状、病期(ⅡE以上)、DLBCLおよびMix、縦郭リンパ節腫大およびinternational prognostic indexなどが報告されているが、報告による不一致もみられ今後遺伝子解析などによってさらに生物学的予後因子などが解明されていくことが期待される。

■おわりに

現状としては限局期甲状腺原発悪性リンパ腫では全体としての5年OSは80％以上が期待でき悪性リンパ腫としては予後良好と考えられる。しかしながら一部には依然、原病

死・再発を認め進行期では予後不良であることからさらなる原因の解明、新たな治療法の探求が望まれる。今後は、R-CHOP 療法などの抗体療法の有用性の検討、病期診断におけるFDG-PETの有用性検討、胃 MALT リンパ腫の除菌療法に匹敵する原因療法の究明が期待される。予後についての最近の検討では節性の DLBCL を表面マーカーで胚中心 B 細胞(germinal-center B-cell；GCB)型と非胚中心 B 細胞型に分類し GCB 型の方が予後良好であることが報告されている[18)19)]。今後甲状腺原発悪性リンパ腫においても細分化した予後予測の確立、リスクや治療方針の個別化が望まれる。

(渡邊奈津子、伊藤公一)

◆文献

1) Ansell SM, et al：Primary thyroid lymphoma. Semin Oncol 26：316, 1999.
2) Freeman C, et al：Occurrence and prognosis of extranodal lymphomas. Cancer 29：252, 1972.
3) Derringer GA, et al：Malignant lymphoma of the thyroid gland；a clinico-pathologic study of 108 cases. Am J Surg Patholol 24：623, 2000.
4) Penderson RK, et al：Primary non-Hodgkin's lymphoma of the thyroid gland；a population based study. Histopathology 28：25-32, 1996.
5) Kato I, et al：Chronic thyroiditis as a risk factor of B-cell lymphoma in the thyroid grand. Jpn J cancer Res 76：1085-1090, 1985.
6) Kossev P, et al：Lymphoid lesion of the thyroid review of the revised European-American lymphoma classification and upcoming World Health Organization classification. Thyroid 9：1273, 1999.
7) Young NA, et al：Diagnosis of lymphoma by fine needle aspiration cytology using the revised European-American classification of lymphoid neoplasm. Cancer 87：325, 1999.
8) Cha C, et al：Primary thyroid lymphoma；can the diagnosis be made solely by fine needle aspiration? Ann Surg Oncol 9：298, 2002.
9) 山本奈津子，ほか：甲状腺原発悪性リンパ腫；新病理分類と長期予後の検討．日本内分泌学会雑誌 82：102, 2006.
10) Issacson P, et al：Malignant lymphoma of mucosa-associated lymphoid tissue；A distinctive type of B-cell lymphoma. Cancer 52：1410, 1983.
11) Holm LE, et al：Cancer risks in patients with chronic thyroiditis. N Engl J Med 321：601, 1985.
12) Doria R, et al：Thyroid lymphoma；the case for combined modality therapy. Cancer 73：200, 1994.
13) Tang RW, et al：Localized mucosa-associated lymphoid tissue lymphoma treated with radiation therapy has excellent clinical outcome. J Clin Oncol 21：4157-4164, 2003.
14) Miller TP, et al：Chemotherapy alone compared with chemotherapy plus radiotherapy for lacalized intermediate and high-grade Non-Hodgkin's lymphoma. N Engl J Med 339：21-26, 1998.
15) Horning SJ, et al：Chemotherapy with or without radiotherapy in limited-stage diffuse aggressive Non-Hodgkin's lymphoma；Eastern cooperative oncology group study184. J Clin Onc 22：3032-3038, 2004.
16) Matsuzuka F, et al：Clinical aspects of primary thyroid lymphoma；Diagnosis and treatment based on our experience of 119 cases. Thyroid 3：93, 1993.
17) Belal AA, et al：Primary Thyroid Lymphoma；a retrospective analysis of prognostic factors and trestment outcome for localized intermediate and high grade lymphoma. Am J Clin Oncol 24：299-305, 2001.
18) Rosenwald A, et al：The use of Molecular profiling to predict survival after chemotherapy for diffuse large-B-cell lymphoma. N Engl J Med 346：1937-1947, 2002.
19) Hans CP, et al：Confirmation of the molecular classification of diffuse large B-cell lymphoma by immunohistochemistory using a tissue microarray. Blood 103：275-282, 2004.

III 甲状腺の臨床
基 礎 編

1 甲状腺ホルモンの生成機構とそのコントロール

■はじめに

　甲状腺の機能は組織、臓器が必要とする甲状腺ホルモンを適量産生することである。甲状腺ホルモンは構造にヨードを有する唯一のホルモンで、最も主要な甲状腺ホルモンはサイロキシン(T_4)であり、次にトリヨードサイロニン(T_3)とリバースT_3(rT_3)の3種類である(**図1**)。生理活性が最も高いのはT_3で、T_4の約30倍である。rT_3は甲状腺ホルモンとしての生理作用をもたない。T_4とT_3は甲状腺濾胞腔内に存在するサイログロブリン(Tg)のチロシン残基のヨード化と縮合により生成される。甲状腺が産生するT_4は1日約100nmolで、T_3は1日5nmol、rT_3は1日2.5nmolである。T_3およびrT_3は末梢組織中で脱ヨード化により産生される量の方が甲状腺で産生される量よりはるかに多く、T_3は1日35nmol、rT_3は1日145nmolが脱ヨード化によりT_4から産生される。

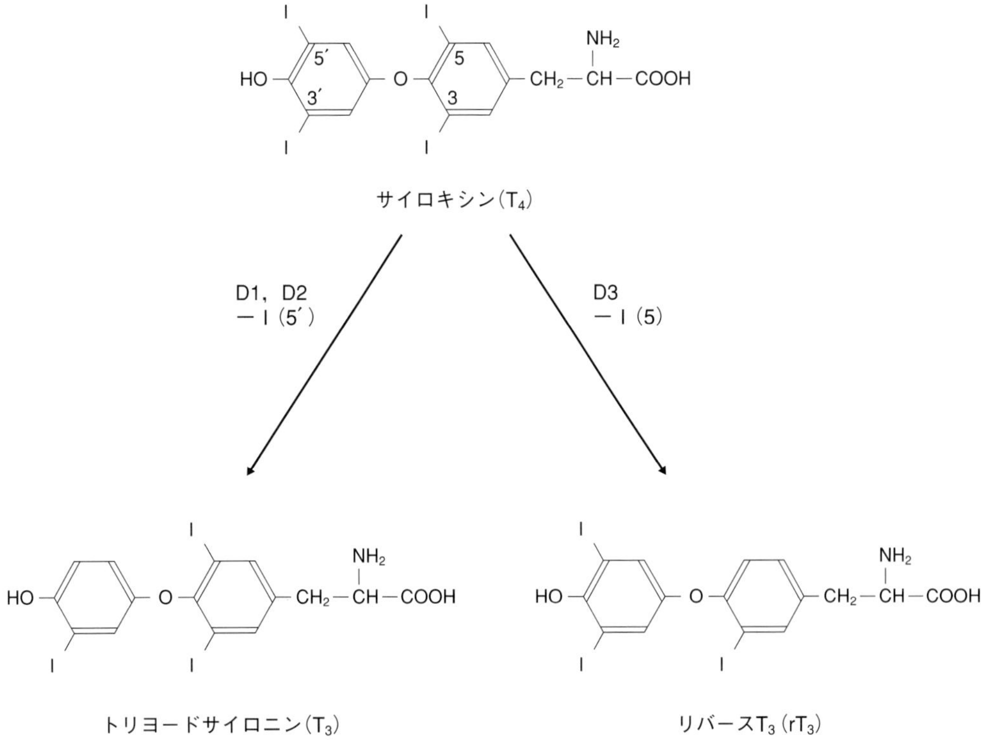

図1. 甲状腺ホルモンの構造と脱ヨード化による生成
D1：脱ヨード酵素1型　D2：脱ヨード酵素2型　D3：ヨード酵素3型

1 ヨード代謝

ヨードの必要量は1日100～150 μg といわれ、約120 μg が甲状腺に取り込まれ、80 μg が T_4、T_3 として甲状腺から分泌され、40 μg がヨードのまま細胞外液に放出される。分泌された T_4、T_3 は肝臓などの組織で代謝され、1日あたり60 μg のヨードを細胞外液に放出する。細胞外液に放出されたヨードの大部分は尿中に排泄され、一部は胆汁中に排泄されるが回収され少量が糞便中に排泄される。

1日ヨード摂取量は地理的要因により大きく左右される。日本人の平均ヨード摂取量は1日500 μg 前後と報告されている。

2 甲状腺ホルモンの生成機構

甲状腺ホルモンの生成、貯蔵、分泌の各過程は高度に調節されており各段階に分けて記す。下記の1～9の段階は図2中の(1)～(9)に対応する。

1. ヨードの取り込み

ヨードは甲状腺ホルモン合成過程で律速基質となる。甲状腺濾胞細胞基底膜側に存在するナトリウム/ヨードシンポーター(NIS)が能動的にヨードを甲状腺濾胞細胞内に取り込

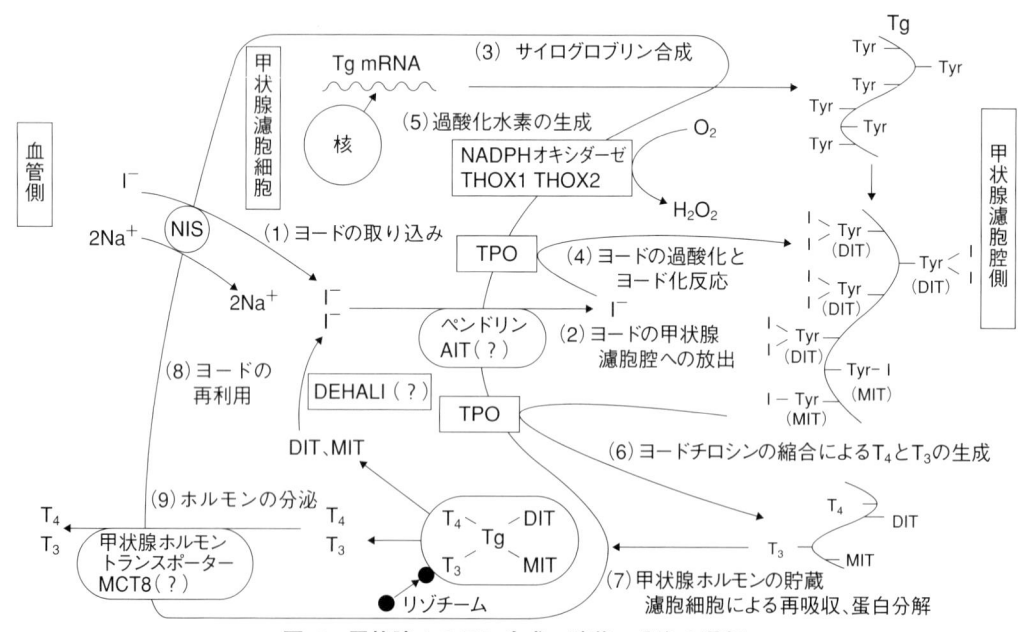

図 2. 甲状腺ホルモン生成、貯蔵、分泌の過程

NIS：ナトリウム/ヨードシンポーター　AIT：Apical ioddide　Tg：サイログロブリン　Tyr：チロシン　TPO 甲状腺ペルオキシダーゼ　MIT：モノヨードチロシン　DIT：ジヨードチロシン　DEHAL1：iodotyrosine dehalogenase 1　MCT8：Monocarboxylate transporter 8

む。NISは643アミノ酸残基からなる膜13回貫通型の構造をもち、1分子のヨードイオンと2分子のナトリウムイオンを同時に取り込む。血中ヨード濃度は0.3μg/dl程度であるが、能動輸送により甲状腺内のヨード濃度は血中ヨード濃度と比べ20〜40倍高値になる。

2. ヨードの甲状腺濾胞腔への放出

甲状腺濾胞腔内側へのヨード放出機序は、基底膜におけるヨード取り込み機序に比して不明な点が多いが、ペンドリンと apical iodide transporter（**用語解説**）の2つがヨードの濾胞腔内側への放出機構として考えられている。

・用語解説・　**ペンドリンと Apical iodide transporter**

ペンドリンは、遺伝性の感音性難聴と甲状腺ホルモン生成障害を合併するペンドレッド症候群の責任遺伝子としてクローニングされた。ペンドリンは780アミノ酸残基からなる膜11回貫通型の構造をもつ膜蛋白質で、甲状腺濾胞細胞の濾胞腔側に発現しヨードとクロルのトランスポーターと考えられている。詳細はペンドレッド症候群の章を参照のこと。

Apical iodide transporter は腎臓の cDNA ライブラリからクローニングされた610アミノ酸残基からなる膜蛋白質で甲状腺濾胞細胞の濾胞腔側に発現し、NISと46%の相同性をもつ。ヨードの受動輸送を行うと考えられている[1]。

3. サイログロブリン合成

Tg は 660kDa、沈降係数 19S の巨大な糖蛋白質で、甲状腺濾胞内に存在し、T_4とT_3生成の基質になるとともに、甲状腺ホルモンとヨード貯蔵の場としての作用がある。甲状腺濾胞細胞内で Tg の mRNA は翻訳された後、小胞体に輸送され、そこで立体構造をとり糖鎖の修飾を受ける。完成した Tg は分泌顆粒により甲状腺濾胞腔側に輸送され濾胞腔内に分泌される。

4. ヨードの過酸化とヨード化反応

Tg 中に存在するチロシン残基のヨード化は、甲状腺ペルオキシダーゼ(TPO)が過酸化水素(H_2O_2)の存在下に触媒する。TPO は H_2O_2 の存在下にヨードを酸化し、Tg のチロシン残基に結合させる。ヨードチロシンには、ヨードが1分子結合したモノヨードチロシン(MIT)と、ヨードが2分子結合したジヨードチロシン(DIT)の2種類がある。この MIT と DIT が合成される過程を organification という。

5. 過酸化水素の生成

TPO のヨード過酸化に必要な H_2O_2 は、濾胞腔内に面した細胞膜に存在するカルシウム依存性 NADPH オキシダーゼにより生成され、細胞質側での NADPH → NADP の酸化により、濾胞腔内での O_2 → H_2O_2 への還元反応が起こると考えられている。甲状腺内の

NADPH オキシダーゼとして THOX1、THOX2(それぞれ DUOX1、DUOX2 とも呼ばれる)が知られている。

過剰なヨードは DUOX2 を抑制し、Wolff-Chaikoff 効果(**用語解説**)の誘因になると示唆されている[2]。

> **・用語解説・** Wolff-Chaikoff 効果
> 大量のヨードは甲状腺ホルモンの生成と分泌を抑制する効果を有し、これを Wolff-Chaikoff 効果という。しかしこの効果は一時的である。

6. ヨードチロシン(MIT と DIT)の縮合による T_4 と T_3 の生成

Tg 上で 2 個の DIT が縮合すると T_4 が生成され、1 個の MIT と 1 個の DIT が縮合すると T_3 が生成される。これらの縮合は TPO によって触媒される。また、効率的な T_4 と T_3 の生合成には Tg が必要である。

> **・ポイント・** TPO は Tg チロシン残基のヨード化とヨードチロシン縮合作用により甲状腺ホルモン生成に重要な役割を果たす酵素である。TPO は甲状腺濾胞細胞のミクロゾーム分画に含まれる主要抗原であり、リコンビナントヒト TPO は、慢性甲状腺炎の血清中に存在する抗 TPO 抗体の検出に用いられている。

7. 甲状腺ホルモンの貯蔵、濾胞細胞による再吸収、蛋白分解

T_4 と T_3 は Tg に結合した形でコロイドとして濾胞内に貯蔵される。正常なヒト甲状腺には、甲状腺組織 1 g あたり約 250 μg の T_4 が貯蔵され、貯蔵総量は約 50 日分の T_4 必要量に相当する。

Tg に結合した甲状腺ホルモンは必要に応じて分泌される。最初に Tg が濾胞腔内からエンドサイトーシスによって細胞膜に包み込まれ、甲状腺濾胞細胞内に再吸収され顆粒を形成する。次に、この顆粒はリソゾームと融合する。リソゾーム中に存在する蛋白分解酵素により Tg は蛋白分解され、T_4、T_3、rT_3、MIT、DIT は細胞質中に遊離する。この蛋白分解酵素にはカテプシン D、B、L、H がある。

8. ヨードの再利用

Tg の蛋白分解により遊離したヨードチロシン MIT と DIT は、大部分がヨードチロシン脱ハロゲン酵素により脱ヨード化され、わずかな量が血中に放出される。この反応によりヨードチロシンから遊離したヨードは濾胞腔内に取り込まれ再利用される。このヨードチロシン脱ハロゲン酵素の 1 つとして Idothyronine dehalogenase 1(DEHAL1)が考えられているが詳細は不明である[3]。

9. ホルモンの分泌

リソゾームによる Tg の蛋白分解の結果、遊離した T_4、T_3 は血中に放出されるが、それ

が能動輸送なのか拡散なのか、機序には不明な点が多い。近年、甲状腺に存在する甲状腺ホルモン・トランスポーター Monocarboxylate Transporter 8 (MCT8)が甲状腺濾胞細胞内の T_4、T_3 を甲状腺濾胞細胞内から放出させる可能性が示唆されている[4]。

3 甲状腺ホルモン生成機構における甲状腺刺激ホルモンの役割

下垂体前葉から分泌される甲状腺ホルモン刺激ホルモン(TSH)は、前述した(1)〜(9)の甲状腺ホルモン合成、放出の全ての段階を促進する。

TSH は α サブユニットと β サブユニットから構成され、α サブユニットは TSH、黄体形成ホルモン(LH)、卵胞刺激ホルモン(FSH)、ヒト絨毛性ゴナドトロピン(hCG)に共通し、β サブユニットが TSH 作用を示す。T_3 は TSHα および β サブユニットの転写を 30 分以内に抑制し、視床下部から分泌される甲状腺刺激ホルモン放出ホルモン(TRH)は α および β サブユニットの転写を促進する。

4 甲状腺ホルモンの血中存在様式

血中に放出された T_4、T_3 は水との親和性が低く、したがって大部分は血中の蛋白質と可逆的に結合して存在する。遊離 T_4、遊離 T_3 はそれぞれ、わずか 0.03％、0.3％である。

血中の甲状腺ホルモンを結合する蛋白質は、①サイロキシン結合グロブリン(TBG)、②トランスサイレチン(transthyretin；TTR)(以前はサイロキシン結合プレアルブミンと称されていた)、③アルブミン、の 3 つである。TBG は T_4、T_3 に対する親和性が最も高く、T_4 の 70〜75％が TBG と結合している。TBG は妊娠やエストロゲン投与により増加し、血中の総 T_4、総 T_3 の値も増加するが、遊離 T_4、遊離 T_3 の値は変わらない。

5 甲状腺ホルモン代謝

甲状腺から分泌された T_4、T_3 は他の組織で代謝される。その経路は、①T_4 の脱ヨード化反応、②グルクロン酸や硫酸との抱合体形成、③脱アミノ化や脱炭酸化などの側鎖の変化、がある。最も重要な代謝経路は、脱ヨード化反応である。

1. T_4 の脱ヨード化反応

T_4 は甲状腺のみで合成、分泌される。その脱ヨード化反応はヨードが 1 つ取れる反応で、5'の位置の脱ヨードにより T_3 が、5 の位置の脱ヨードにより rT_3 が生成される(図 1 参照のこと)。

生理活性が最も高い T_3 が生成される脱ヨード化反応が重要である。脱ヨード化反応を触媒する脱ヨード酵素にはⅠ型、Ⅱ型、Ⅲ型の 3 種類ある。T_4 の 5'の位置の脱ヨードによ

りT_3生成を触媒するのは脱ヨード酵素Ⅰ型とⅡ型であり、T_4の5の位置の脱ヨードによりrT_3生成を触媒するのが脱ヨードⅢ型である。

2．その他の代謝

　脱ヨード化反応以外の甲状腺ホルモン代謝には、前述したとおり、グルクロン酸や硫酸との抱合体形成や側鎖の変化がある。抱合体形成は主として肝で行われ、グルクロン酸抱合体は、胆汁中に分泌される。側鎖の形成は主として腎で行われ、脱アミノ、酸化的脱炭酸反応がある。

（佐藤温洋）

◆文献

1) Rodriguez AM, Perron B, Lacroix L, et al：Identification and Characterization of a Putative Human Iodide Transporter Located at the Apical Membrane of Thyrocytes. J Clin Endocrinol Metab 87：3500-3503, 2002.
2) Morand S, Chaaraoui M, Kaniewski J, et al：Effect of Iodide on Nicotinamide Adenine Dinucleotide Phosphate Oxidase Activity and Duox2 Protein Expression in Isolated porcine Thyroid Follicles. Endocrinology 144：1241-1248, 2003.
3) Gnidehou S, Caillou B, Talbot M, et al：Idothyronine dehalogenase 1（DEHAL1）is a transmembrane protein involved in the recycling of iodide close to the thyroglobulin iodination site. FASEB 18：1574-1576, 2004.
4) Friesema ECH, Ganguly S, Abdalla A, et al：Identification of Monocarboxylate Transporter 8 as a Specific Thyroid Hormone Transporter. J Biol Chem 278：40128-40135, 2003.

2 バセドウ病の発症機序

■はじめに

　バセドウ病では甲状腺がびまん性に腫大し、頻脈、振戦、発汗過多、体重減少など、主に甲状腺ホルモンの過剰による症状とともに、眼球突出症、前頸骨部粘液水腫などの甲状腺外症状が随伴する。Graves や Basedow らにより初めて記載されたこの疾患は、その後の多くの研究により甲状腺を刺激する抗 TSH レセプター自己抗体により惹起されることが明らかにされたが、通常、ホルモンや神経伝達物質のレセプターに対して抗体が産生される場合はホルモンの作用を阻害するように働くことが多く、その意味ではバセドウ病は疾病論的にも極めて特異な疾患といえる。また、これらが判明するまでにさまざまな仮説が提唱されてきた。ここでは、これらを概説するとともに、バセドウ病の病因についてどこまでわかってきたのかを解説したい。

1 TSH レセプター抗体説以前の諸仮説

❶自律神経説

　1800 年代、交感神経・副交感神経の機能が明らかにされると、バセドウ病の発症に交感神経が関与する可能性が指摘された。バセドウ病では、基礎代謝率の亢進とともに頻脈、振戦、発汗過多もあり、確かに交感神経緊張状態と重なる部分も多い。現在、バセドウ病の治療開始にあたって、抗甲状腺薬とともに β ブロッカーを併用することが一般的であり、後者により多くの症状が軽減することは、甲状腺中毒症の一部はアドレナージックレセプターを介していることを示すものである。病因ではなく二次的な結果ではあるが、バセドウ病の症状との関連が深いことは、現在でも留意すべき事項である。

❷甲状腺過形成説

　もう 1 つの考え方は、甲状腺自身に問題があり過形成となる、というものである。甲状腺の細胞が分裂・増殖し、200〜300 g にも及ぶ甲状腺腫を形成し、甲状腺ホルモンの過剰産生をきたす状態は、甲状腺自身が自律性の増殖能の亢進、機能異常をきたした状態と考えられ、この背景にはなんらかの腫瘍性病変が想定されていた。バセドウ病の甲状腺は現在でも"過形成"であることには違いなく、甲状腺亜全摘などで症状が軽快したことなどより、このような考えが続いたのも無理はないように思える。しかし、甲状腺抽出物を投与しても眼球突出などを惹起することはできず、甲状腺機能の調節機構が明らかになるにつれ、次第に次の下垂体説にとってかわられるようになった。

❸下垂体原因説

　1900 年代のはじめ、甲状腺の機能を刺激する物質(TSH)が下垂体に存在することが明

らかにされつつあり、事実下垂体抽出物の投与により甲状腺の過形成とホルモンの過剰産生が起こることより、バセドウ病では甲状腺刺激ホルモンの過剰で起こるとの考えが提起された。下垂体よりはTSH以外にも多くの内分泌腺の刺激物質が放出されていることも判明したため、眼球突出なども、下垂体よりなんらかのホルモンが過剰に分泌されている（exophthalmos producing substance）と考えられ、下垂体に含まれるホルモンをクロマトグラフィで分離し、得られた分画を金魚鉢に加えて金魚の眼突が起こるか、などという検討が盛んに行われた。この説はびまん性に甲状腺が腫大し、甲状腺ホルモンが過剰に産生されるというバセドウ病の病態と一致するものであり、後にラジオイムノアッセイ（放射免疫測定法；RIA）にて正確にTSHが測定されるまで続いた。しかし、RIAの結果はバセドウ病患者血清中ではTSHは決して高値ではなく、むしろ測定できないくらい低値であることが判明し、TSHの過剰がバセドウ病の病因ではないことが明らかとなった。しかし、甲状腺はなんらかの刺激を受けているとの考えは、甲状腺刺激物質研究に引き継がれていった。

2 TSHレセプター抗体説の成立

　1956年、バセドウ病の病因の解明にとって最大ともいえる発見がAdamsらによりなされた[1]。彼らはあらかじめ放射性ヨード投与しておいたモルモットにバセドウ病患者血清を投与すると、モルモット甲状腺からの放射性ヨードが放出され、しかもTSHを投与した場合より、より長時間持続することを見い出し、long acting thyroid stimulator（LATS）と名づけた。この結果はバセドウ病の原因が甲状腺自身であるという説を明確に否定するものであり、患者血清に甲状腺を刺激する原因があることを示すものである点、画期的なものであったが、LATSの発見ははじめから脚光を浴びていたわけではなかった。それは、LATSの陽性率が未治療バセドウ病でも30％程度であり、甲状腺機能亢進症状との相関もはっきりしなかったためでもある。しかし、この頃橋本病患者血清中には抗サイログロブリン抗体が存在することが発見され、甲状腺は自己免疫の標的臓器であることが判明しつつあったこと、LATSの測定法にも改良が加えられ陽性率が次第に高まっていったこと、さらに1964年、この活性がIgG分画にあることがKrissらにより明らかにされたことなどにより、バセドウ病の原因は患者血中に存在して甲状腺にホルモンを過剰に産生させるIgG、すなわちなんらかの抗体、おそらくはTSHレセプターに対する抗体、が原因ではないかと考えられるようになっていた。

　1974年、Smithらにより標識TSHの甲状腺細胞膜への結合を測定する（ラジオレセプターアッセイ）系を確立し、バセドウ病患者IgGがその結合を阻害することを発見した[2]。これはTSHの結合を阻害するという意味で、TSH binding inhibitory immunoglobulin（TBII）と呼ばれ、現在臨床的にTSHレセプター抗体という場合、この活性を指していることが多い。TBIIは未治療バセドウ病患者で90％近く陽性で感度・特異性とも高く、キッ

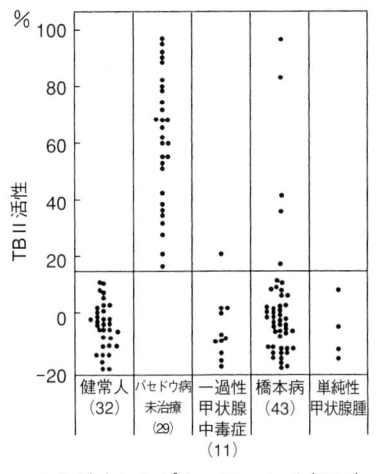

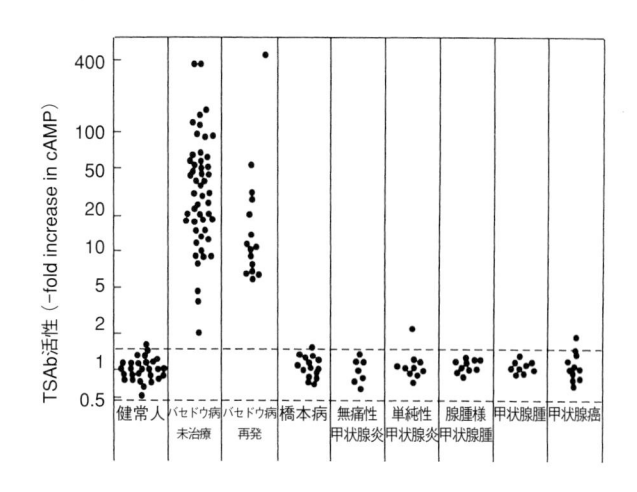

図 1. 種々の甲状腺疾患における TSH レセプター抗体活性
a：ラジオレセプターアッセイ(TBII)での頻度
b：バイオアッセイでの刺激活性(TSAb)の頻度
(Adams DD, et al：Abnormal responses in the assay of thyrotropin. Univ Otago Med School Proc 36：11, 1956 による)

ト化され簡単に測定できるようになったため、急速に臨床の場に普及した。図1-a に各種甲状腺疾患での TBII 測定結果を示す。未治療バセドウ病で極めて陽性率、抗体価が高いことは明らかである。これらの結果は、バセドウ病の主因は TSH レセプター自己抗体であることを強く示唆するものとなった。

　Smith らの TBII はラジオレセプターアッセイであるため、この抗体が甲状腺を刺激することを示すものではなく、これらを検出しようとの試みは LATS 以来続けられ、甲状腺の細胞膜、スライス、培養細胞などを用いて、患者 IgG の cAMP の上昇作用指標に刺激活性をみようとするものが主流となっていった。これらは、thyroid stimulating immuno-globulin(TSI)、thyroid stimulating antibody(TSAb)などと呼ばれ、現在は培養細胞を用いたものが一般的であり、通常 TSAb といえばこの活性を指す。この活性もバセドウ病に極めて特異性が高く(図1-b)、バセドウ病患者の IgG が甲状腺を刺激することを明瞭に示すものであった。一方、これらの研究過程において、ある種の IgG は TSH の甲状腺細胞刺激作用を阻害することも明らかにされ、thyroid stimulation blocking antibody (TSBAb、阻害抗体)と呼ばれた。阻害抗体は TSH のみならず、刺激抗体(TSAb)の作用をも阻害し、これらはともに cAMP を測定している点からも各々の活性を正確に測定することは難しく、バセドウ病の経過中に TSAb 陽性から急速に TSBAb 陽性に移行する例や、両者がともに測定できる例などもあり、TSAb は刺激抗体と阻害抗体のネットとしての刺激活性を測定していることになる。いずれにせよ、TSH レセプターの生物活性は多様であること、TBII とこれらの抗体活性は同一とはいえないことなどが明らかにされた。さらに、これらは TSH レセプターを介した作用であること実証したわけではなく、あくまでも TSH レセプターを介するであろうとの仮説であった。

なお、このTSHレセプター自己抗体仮説が実証されるのは、TSHレセプターcDNAがクローニングされるまで待たなければならなかった。1989年、Vassartらのグループによりイヌのレセプター cDNAがクローニングされ[3]、続いてヒト、ラットのそれが単離された。これらにより、抗サイログロブリン抗体や抗甲状腺ペルオキシダーゼ抗体などに影響を受けることなく、純粋にTSHレセプター抗体の作用が検討可能となり、バセドウ病患者IgGがTSHレセプターと結合し、甲状腺を刺激することによりホルモン過剰産生することが確認されたのである。

3　バセドウ眼症の病因

　眼球突出症はバセドウ病に極めて特徴的であり、メルセブルグの三徴、すなわち甲状腺腫、頻脈、眼球突出症、の1つでもある。古くより目をみればバセドウ病はすぐわかるといわれた由縁である。以上のようなLATSに始まるTSHレセプター自己抗体説は、甲状腺機能亢進症の原因を極めて明解に説明したが、これでは眼球突出症がなぜバセドウ病に随伴するかはまったく説明できないで経過していた。

　この眼球突出症の成因に関しては、TSHレセプター自己抗体説が主流を占めるようになっても2つの考えが併存していた。1つは、TSHレセプター抗体以外の眼球突出症に特異的な抗原/抗体系が別に存在し、これがバセドウ病に高頻度に出現する、とするものであった。バセドウ病の全例に眼球突出症が随伴するわけではなく、本邦ではおよそ半数であることを考えると、十分可能性のある説であり、慢性関節リウマチにシェーグレン症候群が合併しやすいが、この両者の合併した状態を新たな病名で呼ぶような状態である。この説の代表はWallらの外眼筋に存在する64 kD蛋白に対する自己抗体説であった。この抗体は確かに眼球突出症を有するバセドウ病に陽性率が高く、病勢とも一致するとされたが、橋本病患者ならびに正常者にも検出されることがあり特異性に欠けていた。最近、これら64 kD蛋白の一部がクローニングされ、その1つがsuccinate dehydrogenaseであることが判明した。これはミトコンドリア酵素であり、球後組織の炎症の結果とはなり得ても、triggerとはなり得ないことは明らかである。

　他方、exophthalmos producing substanceに代表されるように、眼球突出症はバセドウ病そのものであり、甲状腺機能亢進症の原因と同一であるに違いないとする考えであり、LATS以前の古くより継続するものであった。もし甲状腺機能亢進症の原因がTSHレセプター抗体であり、これが、眼球突出症の原因でもあるならば、TSHレセプターが球後組織などの甲状腺以外の組織にも存在しなければならない。

　これが実は存在していたのである。特に脂肪組織では単位RNAあたり甲状腺とほぼ同じ量のTSHレセプター遺伝子が発現しており、さらにこのcDNAをクローニングしてその一次構造を甲状腺のTSHレセプターと比較しても、まったく同一のものであることが明らかにされた[4]。すなわち、TSHレセプターは甲状腺に特異的に発現しているのでない

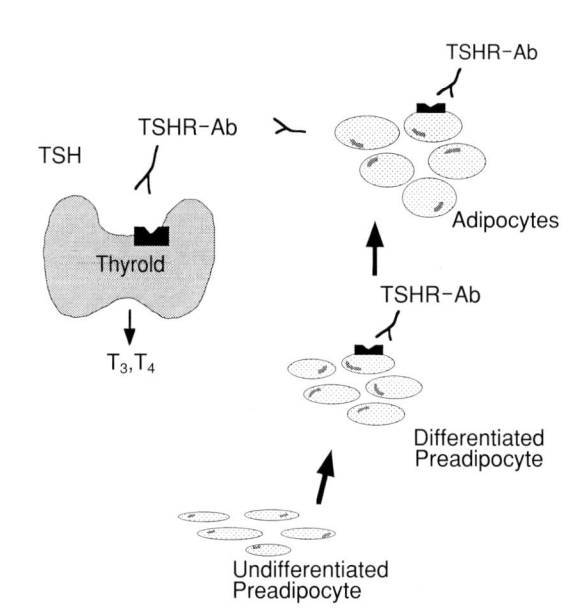

図 2. バセドウ眼症と TSH レセプター (TSHR) 抗体
脂肪細胞は分化とともに TSHR を細胞膜表面に発現させ、TSHR 抗体と抗原—抗体反応を起こす。

ことは判明した。この後、TSH レセプターは胸腺の上皮、心筋、リンパ球などにも発現が報告され、いったん TSH レセプター抗体が産生されれば、この自己抗体は甲状腺以外に発現している TSH レセプターにも結合しうることを示すものである。また、ヒトの球後組織は外眼筋を除いては主に脂肪組織が存在する。したがって、眼球突出症などの随伴症がバセドウ病にのみ出現し橋本病で認められないことも、抗体のバセドウ病における特異性を考えればしごく当然であり（図 2）、眼症を含めてもバセドウ病の諸症状は TSH レセプター抗体により惹起されると考えられるようになった。

その後ヒト球後組織よりの脂肪細胞でも TSHR が発現していることは多くの施設より報告され[5)6)]、さらに Bahn らは脂肪細胞より分泌される Frizzled-Related Protein-1 が脂肪の増生や TSHR の発現に関与し、バセドウ眼症の病因に関与している可能性を示唆している[7)]。TSHR 抗体はバセドウ眼症のリスクファクターであり、重症度や臨床経過の予測に有用であるとの報告もなされた[8)]。

4 TSH レセプター抗体産生機序の解明への試み

以上のようにバセドウ病は TSH レセプターを抗原とする自己免疫疾患であることが明らかとなったが、どのような機序で自己である TSH レセプターに対して抗体が産生されるのか、という点が病因に関する次の焦点である。この解明は容易ではない。それは抗核抗体や抗 DNA 抗体の産生機序に関してもいまだ不明であり、エリテマトーデスなどに代表される自己免疫疾患に共通の課題でもある。しかし、バセドウ病に関しては、モデル動物の作成の試みの中で、その機構が解明が始まった。

1989 年、TSH レセプター cDNA がクローニングされその一次構造が判明した後、TSH

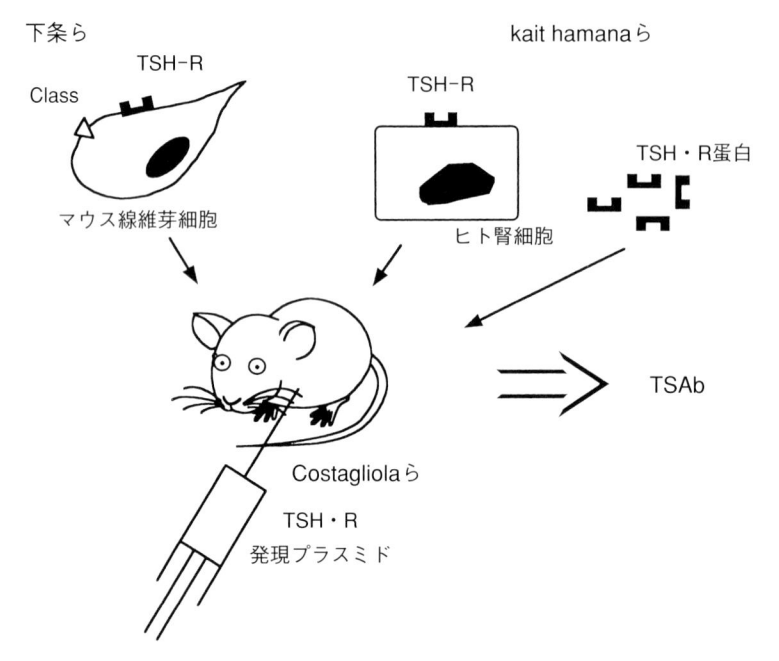

図 3. 種々のバセドウ病モデル動物の作成法

レセプターの細胞外領域に相等する合成ペプチドを作成して、ニワトリやウサギに免疫すると、免疫された動物に甲状腺刺激抗体(TSAb)が産生され、さらにこれらペプチドを免疫された動物の血中甲状腺ホルモンが上昇し、甲状腺中毒症が惹起されることが報告され[9]、バセドウ病モデル動物の試みがスタートしたが、この場合には甲状腺に著明な腫大やリンパ球浸潤は認められなかった。

1996年、下条らはMHC class II抗原(I-A^k)を既に強制発現させてあるマウス線維芽細胞にヒトTSHレセプターを安定的に発現させ、これを同一class I、class IIを有するAKR/Nマウスに免疫したところ、リンパ球浸潤は認められないものの甲状腺が腫大し、一部に刺激抗体TSAbが産生されたこと、class IIが発現していない細胞にTSHレセプター発現させて同様にAKR/Nマウスに免疫してもTSAbが産生されない旨を報告した[10]。この場合にも甲状腺にはリンパ球浸潤は認められなかったが、甲状腺は著明に腫大していた。この結果は、Daviesらによっても追試され、ほぼ同様の結果であった。これらの実験系は、TSHレセプター抗体産生、特にTSAb産生にはTSHレセプターとともに細胞膜上にclass II抗原の共存していることが重要性であることを示唆した(図3)。

一方、Costagliolaらのグループは、ヒトTSHレセプター発現プラスミドを直接外部より骨格筋細胞に注入し、ここでTSHレセプターを強制発現させることにより、マウス全例にTSBAb(阻害抗体)が産生されること、また20％にはTSAb(刺激抗体)が産生され甲状腺中毒症が発症したと報告した[11]。さらに、彼らは後眼窩組織にバセドウ眼症類似の組織変化を認めたという。この系では、眼症を伴う点でバセドウ病により近い病態をつくり

出しており、甲状腺にリンパ球浸潤を認める点もヒトの病態に類似するが、抗体の力価は比較的低くしかも TSBAb が優位に産生されている点で下条モデルと異なる。何より、通常は class II 抗原が発現していない骨格筋にヒト TSH レセプターを異所性に発現させるのみで TSH レセプター抗体が産生されたことが注目される。前述のように、TSH レセプターは甲状腺のみで発現しているわけではなく、脂肪細胞などにも発現しているのであるから、このモデルの際にどのような形で TSH レセプターが抗原として提示されたかが重要であるが、この点は不明であり、下条モデルとの関連、すなわち class II 抗原との関連も明らかではない。

さらに、Kaithamana らは、TSH レセプターの細胞外領域をヒト細胞である 293 腎細胞に発現させてマウスに免疫したところ、ほぼ 100％に TSAb 産生と甲状腺中毒症を発症させることができたことを報告した。さらに、TSH レセプターの細胞外領域の蛋白のみの免疫でも、同様な結果を得られることを示した[12]。この系では TSH レセプター蛋白を発現させた細胞はヒト由来であり、この細胞の MHC 抗原が抗体産生に関与しているとは考え難い。

2002 年、Nagayama らは Adenovirus-TSHR を用いてマウスに免疫することにより甲状腺機能亢進症と TSAb が産生されることを報告し新たなバセドウ病モデルを提唱した[13]。彼らはこの系を用いて IL-4 を投与するとバセドウ病様病態の発症が抑制されること[14]、また IL-10 はその発症を促進すること[15]などを明らかにし、このモデルにおけるサイトカインの関与や Th1/Th2 バランスについて検討している。一方、IL-4 knockout mice を用いて Adenovirus-TSHR を感染させるとやはりバセドウ状態の発症が抑制されてしまうこと[16]や、このマウスでは TSHR 発現リンパ腫細胞の免疫にてもバセドウ病状態が発症してこないことも判明している[17]。また、この Adenovirus-TSHR モデルでは使用するマウスのストレインが関与することも明らかにされている[18]。このように次第にモデル動物での TSHR 抗体の産生機構が判明しつつあるが、これらがこのモデルに特有なものなのか、さらにヒトのバセドウ病での TSHR 自己抗体産生機構といかなる関連を有するかなどはこの後の課題である。

発現プラスミドやアデノウィルスなどで免疫することにより TSAb や TBII が産生されることを利用しマウス TSAb モノクローナル抗体の産生に成功したとの報告が相次いでいる[19)20]。これらの中にはエピトープが TSHR の領域がある程度限定されているものもあるが、正確には特定されていないものも多い。しかし、重要なのはモノクローナル抗体でありながらそのレセプターに対する結合が患者よりの TSAb や TSBAb(Blocking antibody)で共に displace されることである。患者血清中には TSAb と TSBAb は混在していることも多く、これのみで断定はできないものの、TSAb と TSBAb は異なるエピトープであろうとの従来の仮説についても再考を迫られるかも知れない。いずれにせよ、これらモノクローナル TSHR 抗体は、バセドウ病での TSHR 自己抗体の機能やレセプターの構造について重要な知見をもたらすものと期待される。

一方、TSHレセプター抗体の産生機序の解明とは少し趣が異なるが、赤水らはバセドウ病患者よりのTSHレセプター抗体遺伝子をクローニングし、これをマウスに遺伝子導入することにより、バセドウ病状態をつくり出した。TSHレセプター抗体が産生された後の病態の解明には有用であろう。

　このように種々の実験系を用いて動物レベルでTSHレセプター抗体を再現する試みが成されているが、各々の系で使用する細胞、動物、系統が一定でなく、その比較は難しく、いまだ統一的見解が得られていないのが現状である。しかし、TSHレセプター抗体産生機序が個体レベルで解析されるようになった意義は大きく、さらに綿密な実験系の構築により各々の分子の役割が明らかになるに違いない。

■おわりに

　バセドウ病が疾患単位として認識され、多くの仮説を経てTSHレセプター抗体説に至り、これを実証し臨床に応用してきたことは、甲状腺学の輝かしい成果であることは疑いない。これらによりバセドウ病の診断ははるかに容易になった。一方、治療に関しては、相変わらず抗甲状腺薬中心に行われ、さほど進歩したようには思われない。最近、CD20モノクローナル抗体であるRituximabにてB細胞を除去することにより、抗甲状腺薬中止後の再発を抑制できたとの報告[21]や、ステロイド抵抗性のバセドウ眼症に効果があったとの報告もあり[22]、新たな試みも開始されつつある。幸い種々の方法にてバセドウ病モデル動物を作成することが可能となり、これらにより抗体産生機序の解明が進み病因に基づいた最良の治療法が確立されることを願うものである。

〈遠藤登代志〉

◆文献

1) Adams DD, Purves HD：Abnormal responses in the assay of thyrotropin. Univ Otago Med School Proc 36：11, 1956.
2) Smith BR, Hall R：Thyroid stimulating immunoglobulins in Graves' disease. Lancet 2：427, 1974.
3) Parmentier M, Libert F, Maenhaut G, et al：Molecular cloning of the thyrotropin receptor. Science 246：1620, 1989.
4) Endo T, Ohta K, Haraguchi K, et al：Cloning and functional expression of a thyrotropin receptor cDNA from rat fat cells. J Biol Chem 270：10833-10837, 1995.
5) Agretti P, De Marco G, De Servi M, et al：Evidence for protein and mRNA TSHr expression in fibroblasts from patients with thyroid-associated ophthalmopathy(TAO)after adipocytic differentiation. Eur J Endocrinol 152：777-784, 2005.
6) Kumar S, Coenen MJ, Scherer PE, et al：Evidence for enhanced adipogenesis in the orbits of patients with Graves' ophthalmopathy. J Clin Endocrinol Metab 89：930-935, 2004.
7) Kumar S, Leontovich A, Coenen MJ, et al：Gene expression profiling of orbital adipose tissue from patients with Graves' ophthalmopathy；a potential role for secreted frizzled-related protein-1 in orbital adipogenesis. J Clin Endocrinol Metab 90：4730-4735, 2005.
8) Eckstein AK, Plicht M, Lax H, et al：Thyrotropin receptor autoantibodies are independent risk

factors for Graves' ophthalmopathy and help to predict severity and outcome of the disease. J Clin Endocrinol Metab 91：3464-3470, 2006.
9) Endo T, Onaya T：Analysis of the interaction of thyrotropin receptor with the ligands by using its synthetic peptides. Endocrine J 40：625-631, 1993.
10) Shimojo N, Kohno Y, Yamaguchi K, et al：Induction of Graves-like disease in mice by immunization with fibroblasts transfected with the thyrotropin receptor and a class II molecule. Proc Natl Acd Sci USA 93：11074-11079, 1996.
11) Costagliola S, Many M, Denef J, et al：Genetic immunization of out bred mice with thyrotropin receptor cDNA provides a model of Graves' disease. J Clin Invest 105：803-811, 2000.
12) Kaithamana S, Fan J, Osuga Y, et al：Induction of experimental autoimmune Graves' disease in BALB/c mice. J Immunol 163：5157-5164, 1999.
13) Nagayama Y, Kita-Furuyama M, Ando T, et al：A novel murine model of Graves' hyperthyroidism with intramuscular injection of adenovirus expressing the thyrotropin receptor. J Immunol 168：2789-2794, 2002.
14) Nagayama Y, Mizuguchi H, Hayakawa T, et al：Prevention of autoantibody-mediated Graves'-like hyperthyroidism in mice with IL-4, a Th2 cytokine. J Immunol 170：3522-3527, 2003.
15) Saitoh O, Mizutori Y, Takamura N, et al：Adenovirus-mediated gene delivery of interleukin-10, but not transforming growth factor beta, ameliorates the induction of Graves' hyperthyroidism in BALB/c mice. Clin Exp Immunol 141：405-411, 2005.
16) Nagayama Y, Saitoh O, McLachlan SM, et al：TSH receptor-adenovirus-induced Graves' hyperthyroidism is attenuated in both interferon-gamma and interleukin-4 knockout mice；implications for the Th1/Th2 paradigm. Clin Exp Immunol 138：417-422, 2004.
17) Dogan RN, Vasu C, Holterman MJ, et al：Absence of IL-4, and not suppression of the Th2 response, prevents development of experimental autoimmune Graves' disease. J Immunol 170：2195-2204, 2003.
18) Chen CR, Aliesky H, Pichurin PN, et al：Susceptibility rather than resistance to hyperthyroidism is dominant in a thyrotropin receptor adenovirus-induced animal model of Graves' disease as revealed by BALB/c-C57BL/6 hybrid mice. Endocrinology 145：4927-4933, 2004.
19) Gilbert JA, Gianoukakis AG, Salehi S, et al：Monoclonal pathogenic antibodies to the thyroid-stimulating hormone receptor in Graves' disease with potent thyroid-stimulating activity but differential blocking activity activate multiple signaling pathways. J Immunol 176：5084-5092, 2006.
20) Costagliola S, Bonomi M, Morgenthaler NG, et al：Delineation of the discontinuous-conformational epitope of a monoclonal antibody displaying full *in vitro* and *in vivo* thyrotropin activity. Mol Endocrinol 18：3020-3034, 2004.
21) El Fassi D, Clemmensen O, Nielsen CH, et al：Evidence of intrathyroidal B-lymphocyte depletion after rituximab therapy in a patient with Graves' disease. J Clin Endocrinol Metab 92：3762-3763, 2007.
22) Salvi M, Vannucchi G, Campi I, et al：Treatment of Graves' disease and associated ophthalmopathy with the anti-CD20 monoclonal antibody rituximab；an open study. Eur J Endocrinol 156：33-40, 2007.

3 橋本病の発症機序

■はじめに

　橋本病は臓器特異的自己免疫性疾患の1つである。病因・病態の特徴は、甲状腺特異的自己抗体の産生と甲状腺細胞障害である。前者はバセドウ病とも共通するが、バセドウ病の原因となる自己抗原がTSHレセプターであるのに対して、橋本病ではサイログロブリンや甲状腺ペルオキシダーゼが挙げられているが病因との関連は明確でない。後者に関しては、バセドウ病では甲状腺過形成による甲状腺機能亢進症が典型的であるのに対し、橋本病では甲状腺細胞死による甲状腺機能低下症が主要な病態である。

　橋本病の発症は、三段階に分けて考えられる。すなわち、

　①基礎的病因

　②発症の契機

　③甲状腺細胞障害

である。以下、この順に最近の知見を含めて述べる。また、追加の関連項目として橋本病の重要な役割を果たしていると考えられる

　④甲状腺浸潤T細胞

を取りあげた。

　なお、内容上本書の他稿と重複する箇所は省略した。文献に関しても、紙面の都合上なるべく総説をもって代用させて頂いたことを前もって断っておく。

1 橋本病の基礎的病因

　橋本病は、ほかの自己免疫疾患と同様に、複数の遺伝因子や環境因子などによって引き起こされる多因子病である（図1）[1,2]。遺伝因子に関しては、本書の他稿（自己免疫性甲状腺疾患の疾患感受性遺伝子）に詳細に述べられているので省かせて頂く。環境因子に関してこれまで取りあげられているものは、ヨードやセレニウムの摂取量、感染、薬物や毒物などである[3]。

　食事中ヨードが橋本病の環境的危険因子であることを示す報告は多い[1,4]。ヨードが直接的に免疫能に影響を与えるという報告もある。ヨード過剰摂取によって甲状腺機能低下症を呈した患者において、甲状腺リンパ球浸潤や甲状腺自己抗体の陽性率が高いとの報告もある。例えば、長期のヨード曝露によるサイログロブリンのヨード化増大がその抗原性を高めて自己免疫反応を生じさせるという可能性がある。また、ヨードの大量摂取が甲状腺機能低下を引き起こすこともよく知られている。ヨードを多量に含む抗不整脈薬アミオダロン投与によって、自己免疫性甲状腺疾患の発症が引き起こされたとの報告も多い。セ

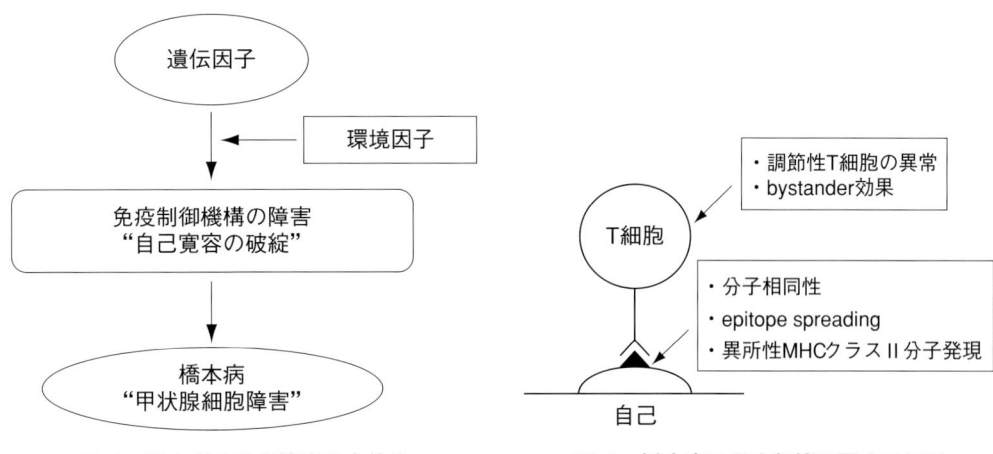

図 1. 橋本病の発症機序の全体像
(赤水尚史, 森　徹:自己免疫性甲状腺疾患. 内科 80:804, 1997 より改変)

図 2. 橋本病の発症契機に関する仮説
(Sakaguchi S, et al：Key controllers of immunologic self tolerance. Cell 26(101)：455, 2000 より改変)

レニウム欠乏は、グルタチオン過酸化酵素などのセレノ蛋白活性を低下させる。そのため、水素濃度を上昇させ、炎症を引き起こすと考えられる。

感染に関しては、レトロウイルス(HIV、HTLV-1)、EBウイルス、エルシニア腸内細菌感染や溶連菌A型ワクチンとの関連の報告がある。自己免疫の契機として感染が重要である可能性は後述のように十分考えられるが、特異的な病原体との関連や発症機序への関与の分子機構については今後の検討が必要である[4)5)7)]。

薬物としては、前述のアミオダロン以外にインターフェロン投与が挙げられる[3)]。肝炎などの治療にインターフェロンα、βが繁用されているが、投与後甲状腺自己抗体陽性率や活性の上昇がしばしば認められる。その中には、臨床的に甲状腺機能異常を呈する場合も少なくない。特に、投与以前から自己免疫異常や甲状腺自己抗体を有する患者に発症リスクが高いので、投与前の自己抗体スクリーニング検査が勧められる。毒物として、タバコ、ポリ塩化ビフェニル、ある種の溶剤や金属が自己免疫反応や炎症との関連が示唆されている。

その他の病因として、性、加齢のような内因性因子が挙げられる[4)]。橋本病が女性に多く、加齢とともに増加することが疫学的に明らかである。性については女性ホルモンの関与、加齢については環境因子への曝露や老化による生体免疫機構の変化などが要因と考えられている。

2　橋本病の発症機構

従来からさまざまな発症機構の仮説が提唱されているが、いまだ詳細な分子機構は明らかではない。自己免疫疾患全般において考えられている機構が橋本病にも当てはまる(図2)[1)2)4)-7)]。

1. 分子相同性、epitope spreading、bystander 効果

　細菌やウイルスに感染した場合、病原体成分と甲状腺自己抗原との分子相同性によって自己免疫性甲状腺疾患が起こることは重要な仮説の1つである。しかしながら、橋本病においては分子相同性をもたらす病原体の具体的な候補はほとんどない。

　感染や炎症によって自己免疫疾患が発症する機構は、単に病原体と自己抗原との立体構造的な相同性のみならず、死細胞から放出されることによって初めて隠れた抗原決定基 (cryptic epitope) が曝露されることも含んでいる。このように抗原決定基が変化・拡散していく現象を epitope spreading と呼んでいる[1)6)]。

　また、感染は活性化された非特異的免疫反応が甲状腺特異的免疫反応を引き起こす可能性がある (bystander 効果や polyclonal activation と呼ばれる現象) が、この点に関しても橋本病に関しては具体的な検討報告はあまりなく可能な仮説にとどまっている。

2. 異所性 MHC クラス II の発現

　橋本病に即して検討されている発症機構として異所性 MHC クラス II の発現がある。甲状腺において異所性に MHC クラス II が発現されると、甲状腺細胞が抗原提示細胞として機能して自己反応性 T 細胞の活性化や炎症反応の遷延化をもたらすことが予想される[1)4)-7)]。インターフェロンγによって異所性 MHC クラス II の発現が増強するので、この仮説は感染を契機とした発症機構との関係も深い。これに関連する最近の報告として、甲状腺特異的にインターフェロンγを発現したトランスジェニックマウスにおいて、重症の甲状腺機能低下症が認められたという報告がある[8)]。

3. 調節性 T 細胞の異常

　調節性 T 細胞の異常についても従来から検討されてきた。甲状腺特異的"抑制性" T 細胞の欠失のため、甲状腺に対する特異的免疫反応が生じて橋本病などの自己免疫性甲状腺疾患が発症するという考えである[1)2)4)-7)9)10)]。本来、自己に反応する T 細胞の大部分は胸腺の負の選択によって除去されるが、自己反応性 T 細胞の一部には末梢に逃れるものもある。このような末梢に存在する自己反応性 T 細胞を除去または無反応にする機能を有する T 細胞の存在が次第に明らかにされつつあり、調節性 T 細胞と呼ばれている。特に、CD4$^+$CD25$^+$を表面マーカーとしてもつ調節性 T 細胞が注目されており、このような T 細胞を除去すると、多腺性臓器特異的自己免疫性疾患 (橋本病、アジソン病、I 型糖尿病などが合併) やほかの自己免疫疾患が発症することが知られている[9)10)]。この系で橋本病のみが単独に発症したとの報告はないが、甲状腺特異的調節性 T 細胞の異常による同病発症の可能性は十分あると考えられる。最近、バセドウ病モデル動物において調節性 T 細胞を除去すると甲状腺内リンパ球浸潤が引き起こされて甲状腺機能低下症が発症するという報告がある[11)]。この結果から、調節性 T 細胞がバセドウ病から橋本病への移行に関与して

いるのではないかと推察されている。

3 甲状腺細胞障害の機構

従来から、橋本病における甲状腺細胞障害機構として、自己抗体の関与と細胞障害性T細胞の直接作用が中心的に考えられていた[4)5)]。前者は細胞壊死(necrosis)をもたらすが、後者はアポトーシス(apoptosis)をきたすと考えられている。最近、死レセプター(death receptor)を介した新たなアポトーシス機構が注目を浴びている(図3)[1)6)]。

1. 自己抗体の関与

自己抗体が関与して細胞障害を引き起こす機構として、抗体依存性細胞障害と免疫複合体沈着による2つが考えられる[4)-6)7)]。抗甲状腺ペルオキシダーゼ抗体は補体結合能を有するので、抗体依存性細胞障害の候補の1つとして挙げられている。サイログロブリンに関しては、マウス投与によって実験的甲状腺炎が引き起こされることからやはり有力な抗原の1つと考えられてきた。但し、抗サイログロブリン抗体には補体結合能が見い出されておらず免疫複合体沈着による細胞障害の可能性が高い。実際、自己免疫性甲状腺炎の自然発症モデルであるObese strain(OS)chickenにおいて、発症初期に甲状腺にサイログロブリンと抗サイログロブリン抗体の免疫複合体が沈着することが報告されている。

ほかの自己抗体として、抗TSHレセプター抗体や抗Na/I symporter抗体の関与も否定できないが、陽性率やタイターはあまり高くなく、関与を裏づける報告も現在のところほとんどない。

2. 細胞障害性T細胞の活性化

自己免疫反応による炎症が起こると、甲状腺細胞はMHCクラスⅡ分子を表面に発現する。これによって、甲状腺細胞は細胞障害性T細胞の標的となりうる。すなわち、T細胞は、T細胞レセプター/抗原ペプチド/MHCの3分子の相互作用下で標的細胞を認識し、パーフォリン(perforin)を含む顆粒を細胞外に放出して標的細胞を殺す(図3-b)。このような仮説を支持するものとして、橋本病の甲状腺組織から得られたT細胞クローンが、自己の甲状腺細胞に特異的に細胞障害作用を示すという報告がいくつかある。細胞障害性T細胞の表面マーカーとしては、CD4$^+$もCD8$^+$も両方存在する。

3. 死レセプターを介したアポトーシス

最近注目されているのが、死レセプターの1つであるFasの不適切な発現が臓器特異的自己免疫疾患の共通した病態機構である、という仮説である[6)]。この仮説は橋本病において最初に提唱された[12)]。橋本病の甲状腺濾胞細胞表面上にはFasが発現されているが、正常甲状腺濾胞細胞には認められない。橋本病の甲状腺で大量に産生されるIL-1βは、正常

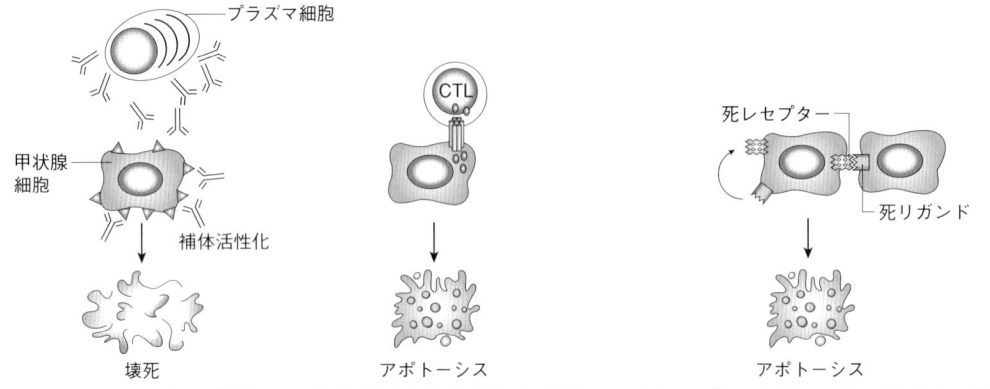

a：自己抗体を介する機構　　b：細胞障害性T細胞を介する機構　　c：死レセプターとそのリガンドを介する機構

図 3．橋本病の甲状腺細胞障害機構
(Stassi G, et al：Autoimmune thyroid disease. Nat Rev lmmunol 2：195-204, 2002 による)

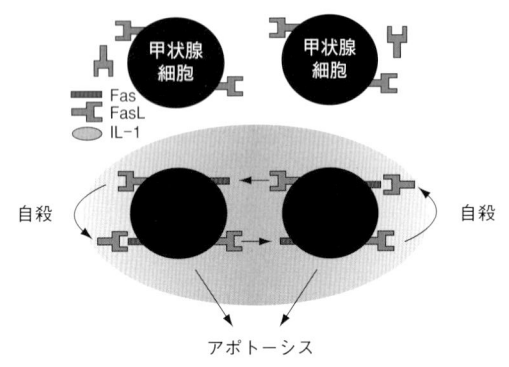

図 4．死のキス
元来 Fas-L を有する甲状腺細胞上に IL-1 によって Fas が発現されることによって細胞死が起こる。
(Sakaguchi S, et al：T cellmediated maintenance of natural self-tolerance. J Autoimmun 9：211, 1996 による)

甲状腺濾胞細胞の Fas 発現を誘導する。また、前述のインターフェロンγはインターロイキン(IL)-1β の発現を著しく増強する。一方、Fas リガンドは橋本病・正常問わず甲状腺濾胞細胞に恒常的に発現しており、Fas と結合すると標的細胞にアポトーシスを誘導する。具体的には、caspase 活性化によって細胞内のいくつかの基質が蛋白分解されて細胞死を引き起こす。すなわち、橋本病の甲状腺細胞において、Fas と Fas リガンドによる細胞自殺が生じている可能性がある(図 3-c、図 4)。Fas リガンド以外の死レセプターのリガンドである TNF-α や TRAIL もまた甲状腺細胞死に関連しているという報告もあり[13]、これらアポトーシス関連蛋白が協調して甲状腺細胞排除に関与している可能性がある。また、甲状腺浸潤 T 細胞は Fas を発現しており、甲状腺細胞の Fas リガンドとの相互作用でアポトーシスに陥っていることが想定され、病態にも関連していよう。一方、抗アポトーシス遺伝子である BCL2/BCL-XL の発現が橋本病の甲状腺細胞において減少(バセドウ病の甲状腺細胞では増加)している報告もあり、アポトーシスの制御の病態における重要性がさらに強調されている。

4 甲状腺浸潤T細胞について

　これまで述べたように、橋本病の発症においてT細胞はさまざまな重要な役割を果たしている。自己抗体の産生、甲状腺障害、サイトカインの産生、調節細胞としての免疫抑制などである。したがって、T細胞に関する検討が橋本病の発症機序研究において注目されてきた[1)2)4)]。

1. T細胞サブセットについて

　橋本病患者末梢血において、CD8$^+$T細胞数の減少と一部のCD4$^+$CD8$^+$T細胞数の増加が報告されているが、その意義については不明である。一方、橋本病の甲状腺に浸潤しているT細胞は、主にCD4$^+$T細胞であり、MHCクラスIIを発現していることが知られている。MHCクラスIIの発現は、活性化T細胞の存在を示唆している。甲状腺自己抗原に特異的なT細胞クローンの樹立が試みられてきたが、CD8$^+$T細胞のみの報告であり、病態との関連も確立していない[1)]。

　CD4$^+$ヘルパーT細胞は、サイトカインの発現パターンによってTh1とTh2細胞に分類される。Th1細胞は主にIL-2、インターフェロンγ、腫瘍壊死因子(tumor-necrosis factor(TNF)-β)を産生し、Th2細胞はIL-4、IL-5、IL-6、IL-13を産生する。Th1とTh2細胞がそれぞれ細胞免疫と体液性免疫に関連するという仮説に基づくと、橋本病はTh1細胞優位、バセドウ病はTh2細胞優位の疾患であるといえ、実際それを支持する報告がある[1)6)]。また、サイトカイン分泌は前述のアポトーシス関連分子の発現にも重要な影響を与え、発症以後の病態にも重要である[1)12)]。今後、Th1/Th2細胞二分化と橋本病の発症や病態の進行との関連について、さらなる詳細な検討が期待される。

2. T細胞クローナリティについて

　T細胞レセプターの検討では、自己免疫性甲状腺疾患の甲状腺浸潤リンパ球においてT細胞レセプター可変部遺伝子(V)断片の使用に限定があることが報告されている[4)7)14)]。橋本病の同リンパ球において、CD8$^+$T細胞のT細胞レセプターV遺伝子の限定使用が認められるが、CD4$^+$T細胞ではないとの報告があり、いまだ結論が出ていない点もある。ほかの自己免疫疾患でも、T細胞クローナリティが存在する報告が多く、MHCとの関連から病因的意義は高いと考えられる。しかしながら、特定のMHCに反応するT細胞は個々によって異なることを示唆しており、自己反応性T細胞の除去という治療の観点からは繁用性を難しくすると考えられる。

■おわりに

　自己免疫性疾患の病因・病態研究には、モデル動物が必須であるといっても過言ではな

いだろう。例えば、I 型糖尿病における NOD マウスや多発性硬化症における実験的アレルギー性脳脊髄炎マウスの存在が果たしている役割は極めて大である。自己免疫性甲状腺疾患においても、橋本病に類似した病変を呈する自己免疫性甲状腺炎の動物モデルがあり、自然発症するタイプと実験的に甲状腺炎を誘発するタイプの2種類があるが、詳細は本書の他稿に譲る。

　橋本病の発症機序に関して不明な点は多々あるが、高い発症頻度、確実な診断、容易な甲状腺へのアクセス、などを考えると、研究上有利な点が多い。橋本病において最初に抗サイログロブリン抗体が自己抗体として発見されたように、橋本病研究が今後も自己免疫疾患研究の先導的役割を果たしていくことを願っている。

（赤水尚史）

◆文献

1) Marrack P, Kappler J, Kotzin BL：Autoimmune disease；why and where it occurs. Nat Med 7：899, 2001.
2) 赤水尚史, 森　徹：自己免疫性甲状腺疾患；病因・病態の最新の理解と展望. 内科 80：804, 1997.
3) Duntas LH：Environmental factors and autoimmune thyroiditis. Nat Clin Pract Endocrinol Metab 4：454-460, 2008.
4) Weetman AP, McGregor AM：Autoimmune thyroid disease；further developments in our understanding. Endocr Rev 15：788, 1994.
5) Dayan CM, Daniels GH：Chronic autoimmune thyroiditis. N Engl J Med 335：99, 1996.
6) Stassi G, De Maria R：Autoimmune thyroid disease；new models of cell death in autoimmunity. Nat Rev Immunol 2：195-204, 2002.
7) Tomer Y, Davies TF：Infection, thyroid disease, and autoimmunity. Endocr Rev 14：107, 1993.
8) Caturegli P, Hejazi M, Suzuki K, et al：Hypothyroidism in transgenic mice expressing IFN-gamma in the thyroid. Proc Natl Acad Sci USA 97：1719, 2000.
9) Sakaguchi S：Regulatory T cells；key controllers of immunologic self-tolerance. Cell 26(101)：455, 2000.
10) Sakaguchi S, Toda M, Asano M, et al：T cell-mediated maintenance of natural self-tolerance；its breakdown as a possible cause of various autoimmune diseases. J Autoimmun 9：211, 1996.
11) McLachlan SM, Nagayama Y, Pichurin PN, et al：The link between Graves' disease and Hashimoto's thyroiditis；a role for regulatory T cells. Endocrinology 148：5724, 2007.
12) Giordano C, Stassi G, De Maria R, et al：Potential involvement of Fas and its ligand in the pathogenesis of Hashimoto's thyroiditis. Science 275：960, 1997.
13) Mitsiades N, Poulaki V, Mitsiades CS, et al：Apoptosis induced by FasL and TRAIL/Apo2L in the pathogenesis of thyroid diseases. Trends Endocrinol Metab 12：384, 2001.
14) Davies TF, Martin A, Conception ES, et al：Evidence of limited variability of antigen receptors on intrathyroidal T cells in autoimmune thyroid disease. N Engl J Med 325：238, 1991.

4 自己免疫性甲状腺疾患の遺伝要因と環境要因

■はじめに

　自己免疫疾患は複数の遺伝要因・環境要因の相互作用により発症する多因子疾患である。遺伝・環境要因は、免疫システムの応答において質的・量的な影響を及ぼすことで自己免疫疾患への感受性を増大させ、どの抗原/臓器が自己免疫の対象となるかの決定にも深く関与すると考えられる。甲状腺特異的な自己免疫疾患である自己免疫性甲状腺疾患（autoimmune thyroid disease；AITD）は、自己免疫疾患の中では最も頻度が高く、疫学的研究から疾患の成立には遺伝要因が強く関与することが示唆されている。甲状腺機能亢進の症状を呈するバセドウ病（Graves' disease；GD）は、甲状腺刺激ホルモンレセプター（thyroid stimulating hormone receptor；TSHR）に対する自己抗体がTSHRを刺激し、結果的に甲状腺ホルモンが過剰分泌されることにより発症する。甲状腺機能低下症を呈する橋本病（Hashimoto's thyroiditis；HT）は、リンパ球の甲状腺への浸潤、細胞障害性T細胞による甲状腺組織の破壊によるものであり、thyroid peroxidase（TPO）やthyroglobulinなどに対する二次的な自己抗体の産生により特徴づけられる。

1 AITDと遺伝要因

1. AITDに遺伝要因が関与する根拠

　多因子疾患における遺伝要因の関与を示唆する指標として、①家系内集積性（多発家系の存在）、②疾患の発端者関連一致率が一卵性双生児群において二卵性よりも顕著に高いこと、が挙げられる。AITDでは、GD、HT共に多発性家系が多い。GDとHTが混在する家系も含まれることから、両疾患に共通の遺伝要因も存在すると考えられる。家系内集積性の指標となるλs（発端者の兄弟・姉妹が発症する頻度/一般集団の頻度）は、GDでは15という高い値も報告されている[1]。デンマークの双生児研究でのGDにおける一卵性と二卵性の発端者関連一致率は35%と3%で、GD発症における遺伝要因の関与は79%と推定されている[2]。HTでは、調査対象の症例数は少ないが一卵性と二卵性の発端者関連一致率は55%と0%との報告もある[3]。これらのことはAITD発症への遺伝要因の強い関与と同時に（一卵性での一致率が完全ではないことから）環境要因の関与も示唆している。但し、免疫システムにおける遺伝子再構成と免疫担当細胞のレパトア形成は一卵性でも一致しない点を考慮する必要がある。

2. 第一の遺伝要因：HLA(MHC)

多数の自己免疫疾患において、疾患感受性を規定する第一の遺伝要因として主要組織適合抗原遺伝子複合体(MHC：ヒトではHLA)が示唆されている。HLA-class I 分子は基本的にすべての細胞表面に、HLA-class II 分子は抗原提示細胞の表面に発現している。T細胞受容体(T cell receptor；TCR)が抗原提示細胞上のHLA分子に提示された抗原ペプチドを認識する過程は、胸腺内におけるT細胞の分化・成熟において重要な役割を果たすと同時に、末梢における免疫応答の中核を成している。HLA遺伝子は高度に多型性を示し、特定のタイプのHLA分子のみがある種の自己抗原あるいは外来抗原由来のエピトープを結合する。これをTCRが認識する場合に、そのHLA分子をもつ個人は自己免疫疾患に感受性あるいは抵抗性を示すことになると考えられる。各種の自己免疫疾患においてHLAの特定のアリルやハプロタイプとの関連が報告されているが、関連アリル・ハプロタイプは人種により異なる場合が多い。日本人集団におけるAITDとHLA-class I 遺伝子との関連は、GDおよびHTとHLA-A*02について報告されている[4)-6)]。HLA-class II 遺伝子との関連は、GDとHLA-DPB1*0501(DP5)、HTとHLA-DRB4*0101(DR53)について報告されている[4)-6)]。白人(Caucasian)集団では、HLA-class II 遺伝子領域のHLA-DRB1*03-DQA1*0501-DQB1*02(DR3)ハプロタイプとGDとの関連が多数のグループにより報告されている[7)]。関連するHLA分子に提示される抗原ペプチド、その生物学的意義については解明が十分にはなされておらず、今後のさらなる解析が重要であると考えられる。

用語解説　HLA遺伝子

HLA遺伝子群はヒト第6染色体短腕(6p21.31)上の約3.6Mbの領域に存在する。HLA-class I 遺伝子群は、class I a 遺伝子(*HLA-A、B、C*)とclass I b 遺伝子(*HLA-E、F、G*など)に分類され、class I a 遺伝子が高度な多型性を示す。HLA-class II 遺伝子座には*DR、DQ、DP*の3種類があり、それぞれHLA-class II 分子のα鎖をコードするA遺伝子と、β鎖をコードするB遺伝子からなる。機能的な蛋白をコードするものは*DRA、DRB1、DRB3、DRB4、DRB5、DQA1、DQB1、DPA1、DPB1*の9種類である(下線を付した7遺伝子が顕著な多型性を示す)。HLA対立遺伝子は例えばHLA-DPB1*0501のように、アスタリスクの後に続く4桁の数字で区別される。はじめの2桁は血清学的命名法に対応し、続く2桁は塩基配列決定により細分化された対立遺伝子を示す。

3. HLA以外のAITD感受性遺伝子

自己免疫疾患の遺伝要因はHLA多型だけですべて説明できるわけではない。GDにおけるHLA領域の遺伝的寄与率は20%程度と推定している報告もある[8)]。HLA以外のAITD関連遺伝子(表1)の同定は、発症メカニズム解明ならびに治療法開発の基盤情報として極めて重要である。

表 1. 本稿で紹介した AITD 関連遺伝子（非 HLA 遺伝子）

分類	遺伝子名	コードされる蛋白
①複数の自己免疫疾患に共通する感受性遺伝子	CTLA4 FCRL3 PTPN22	cytotoxic T lymphocyte antigen-4 Fc receptor-like 3 protein tyrosine phosphatase-22
②甲状腺特異的遺伝子	TG TSHR	thyroglobulin thyroid stimulating hormone receptor
③ゲノムワイド解析で同定された遺伝子	ZFAT CD40	C2H2 zinc-finger and AT hook protein CD40

❶複数の自己免疫疾患に共通する感受性遺伝子

　CTLA4（cytotoxic T lymphocyte antigen-4）は抗原提示により活性化した T 細胞表面に発現し、活性化抑制シグナルの伝達に関与する分子である。I 型糖尿病（TID）および AITD と *CTLA4* 遺伝子の連鎖・関連が複数報告されていたが、*CTLA4* 遺伝子の 3' 非翻訳領域に存在する SNP（一塩基多型、single nucleotide polymorphism）が白人集団の AITD と関連し、その感受性アリルをもつと膜貫通領域をもたない放出型 CTLA4 の産生が減少するという報告がなされた[9]。この関連は日本人集団でも確認された[10]。*CTLA4* 多型と全身性エリテマトーデス（SLE）や関節リウマチ（RA）との関連も報告されており、*CTLA4* は自己免疫疾患に広く共通の感受性遺伝子であることが示唆される。免疫システムにおける抗原提示細胞と T 細胞の相互作用がいかに重要であるか認識させられる。

　筆者らは理化学研究所との共同研究により *FCRL3*（Fc receptor-like 3）遺伝子のプロモーター領域内 SNP（-169 C/T）を RA、SLE、AITD に共通の感受性 SNP として同定し、この SNP と自己抗体産生量との関連を見い出した[11]。FCRL3 は FcγR と高い相同性をもち、発現パターンから B 細胞のシグナル伝達に関与することが推察される。AITD と *FCRL3* 遺伝子との関連は日本人以外の集団でも確認されている[12]。

　TCR シグナルの抑制性制御を行う分子をコードする *PTPN22*（protein tyrosine phosphatase-22）遺伝子の R620W 多型は、白人集団では RA、SLE、TID、AITD と関連していることが報告されている。日本人集団においては R620W SNP は多型性を示さないが、*PTPN22* 遺伝子近傍の別の SNP と GD との関連が報告されている[22]。

❷AITD 感受性を示す甲状腺関連遺伝子

　Thyroglobulin をコードする *TG* 遺伝子内 SNP と AITD の関連が白人集団で報告されており、日本人集団では HT との関連が確認された[7]。また、弱いながらも *TSHR* 遺伝子内 SNP と GD との関連が白人集団を対象とした複数の大規模関連解析（文献 12）など）ならびに日本人集団を対象とした関連解析[7]で検出されている。

❸ゲノムワイド解析で同定された AITD 感受性遺伝子

　筆者らは日本人の AITD 罹患同法対（123 組）を対象としたゲノムワイド連鎖解析を行い、第 5 染色体長腕の 5q31-q33 領域、第 8 染色体長腕の 8q23-q24 領域での強い連鎖（maximum lod score＞3）を検出した[13]。8q24 領域を対象とした関連解析・連鎖不平衡解

析により疾患感受性領域を約60kbに狭小化することに成功し、この領域に位置する*ZFAT*(zinc-finger gene in AITD susceptibility region)遺伝子をAITD感受性遺伝子として同定した（詳細は文献14)、15)を参照）。ZFATはB細胞・T細胞で発現している転写関連因子で、複数の免疫関連遺伝子の転写制御（免疫系ネットワーク）に関与することを示す知見を得ている[21]。

白人集団での連鎖領域の1つの詳細解析から*CD40*がAITD感受性遺伝子として同定されており、日本人集団でもGDとの関連が報告されている[7]。

2 AITD発症率の男女差

臓器特異的自己免疫疾患では患者に占める女性の割合が高く、AITD罹患率の男女比は米国での調査では5:1程度となっている[16]。この男女差は性ホルモンの影響と遺伝的要因が複雑に絡んだ結果生じていると考えられる[16,17]。性ホルモンの免疫系に対する直接的制御と視床下部-下垂体-副腎系ホルモンを介した間接的制御に加えて、ホルモン因子の発現量・機能を規定する遺伝的多型の関与も考えられる。自己免疫疾患の罹患率の男女差を説明し得るさらなる要因として挙げられるのがfetal microchimerism[17,18]で、妊娠中に胎児由来細胞が母体内に移動し母体血中あるいは組織中に長期間存在する状態を指す。出産後の母体に生着した胎児由来細胞によるgraft-versus-host反応が自己免疫疾患の病因に関与する可能性が考えられている。GDおよびHTで甲状腺組織でのfetal michrochimerismが対照群に比べて高頻度に検出されたという報告が一報ずつある[17]。

3 AITDと環境要因

AITD発症の引き金と考えられ疫学研究の対象となった非遺伝要因は多数ある。ヨード摂取量、セレン摂取量、性ホルモン（性差）、経産回数、fetal microchimerism、ストレス、アレルギー、喫煙、甲状腺への放射線障害、ウイルス・細菌感染、衛生環境（衛生仮説）、などが挙げられる[17,19]。これらの要因が直接的・間接的にAITD発症に関与している可能性が考えられるが、さらなる疫学データの蓄積が必要と思われるものも多い。

1. ヨード摂取

ヨードは甲状腺ホルモンの生合成に必須の元素である。中国の3つの地域に居住する合計3,018人を対象とした5年間の長期フォローアップ研究では、ヨード摂取量欠乏、正常、過剰の地域で、潜在的甲状腺機能低下症(subclinical hypothyroidism)の罹患率が0.2%、2.6%、2.9%、HTの罹患率が0.2%、1.0%、1.3%であった[20]。この研究結果はヨード過剰摂取が甲状腺機能低下や橋本病発症の引き金となることを強く示唆しており、さらにAITD動物モデルを用いた実験でも同様の結果が示されている。

2. 感 染

ウイルス・細菌感染は自己免疫疾患の引き金になると考えられており、その機構として、分子相同性(molecular mimicry)、細菌性スーパー抗原による T 細胞のポリクローナルな活性化、HLA 分子の発現量亢進などがいわれている。例えば TID では Coxsackie B ウイルスの感染が発症の引き金となることを示唆する報告が複数ある[17]。AITD では、Yersinia enterocolitica という細菌の感染との関連について最も多く調べられているが、肯定的あるいは否定的な報告が混在している[17]。

4 まとめ

本稿で紹介したように、AITD の発症には複数の遺伝要因と環境要因が関与している(図1)。ゆっくりした進展ではあるが AITD 感受性遺伝子の情報はここ数年で確実に増加している。50 万個以上の SNP をタイピングできるアレイシステムの登場後、全ゲノム関連解析(genome-wide association study;GWAS)により続々と多因子疾患の感受性遺伝子が報告されている。この手法を AITD に適応することで新たな発見が期待でき、筆者らも日本人 GD 集団を対象とした GWAS を進めている。AITD の遺伝要因の同定が進むことで、それらの疾患発症への機能的関与、複数の遺伝要因間の相互作用、さらには遺伝要因と環境要因との相互作用などの検証が可能となるであろう。顕著に発症リスクを上昇させるような特定の遺伝要因と特定の環境要因の組み合わせを同定することは、AITD

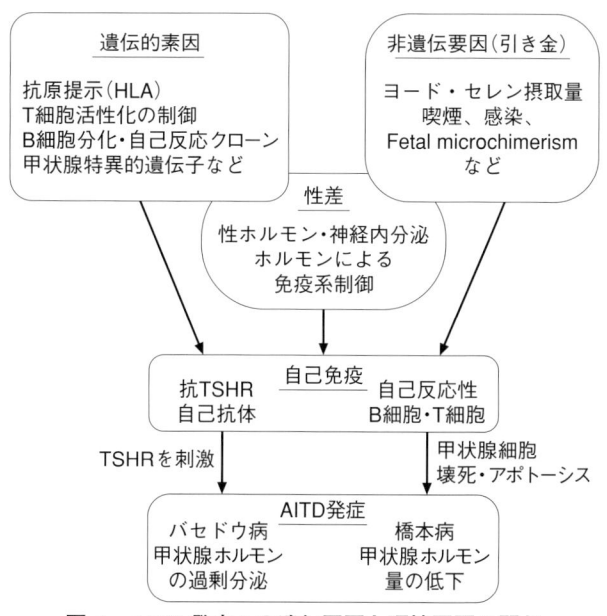

図 1. AITD 発症への遺伝要因と環境要因の関与

発症の予防を可能にするという観点から極めて重要であると考えられる。

　GWAS、再現性を確認するための独立集団を対象としたSNP関連解析（replication study）、因子間相互作用の検討、などのいずれの局面でも、統計的検出力を高く保つためには十分に大きなAITD集団を対象とした研究デザインが必要であり、多施設間の協力に基づく検体収集体制の確立が今後一層重要になると考えられる。

（中林一彦、白澤専二）

◆文献

1) Vyse TJ, Todd JA：Genetic analysis of autoimmune disease. Cell 85：311-318, 1996.
2) Brix TH, Kyvik KO, Christensen K, et al：Evidence for a major role of heredity in Graves' disease ; a population-based study of two Danish twin cohorts. J Clin Endocrinol Metab 86：930-934, 2001.
3) Brix TH, Kyvik KO, Hegedüs L：A population-based study of chronic autoimmune hypothyroidism in Danish twins. J Clin Endocrinol Metab 85：536-539, 2000.
4) Dong RP, Kimura A, Okubo R, et al：HLA-A and DPB1 loci confer susceptibility to Graves' disease. Hum Immunol 35：165-172, 1992.
5) Wan XL, Kimura A, Dong RP, et al：HLA-A and-DRB4 genes in controlling the susceptibility to Hashimoto's thyroiditis. Hum Immunol 42：131-136, 1995.
6) Takahashi M, Yasunami M, Kubota S：HLA-DPB1*0202 is associated with a predictor of good prognosis of Graves' disease in the Japanese. Hum Immunol 67：47-52, 2006.
7) Ban Y, Tomer Y：Susceptibility genes in thyroid autoimmunity. Clin Dev Immunol 12：47-58, 2005.
8) Vaidya B, Imrie H, Perros P, et al：The cytotoxic T lymphocyte antigen-4 is a major Graves' disease locus. Hum Mol Genet 8：1195-1199, 1999.
9) Ueda H, Howson JM, Esposito L, et al：Association of the T-cell regulatory gene CTLA4 with susceptibility to autoimmune disease. Nature 423：506-511, 2003.
10) Furugaki K, Shirasawa S, Ishikawa N, et al：Association of the T-cell regulatory gene CTLA4 with Graves' disease and autoimmune thyroid disease in the Japanese. J Hum Genet 49：166-168, 2004.
11) Kochi Y, Yamada R, Suzuki A, et al：A functional variant in FCRL3, encoding Fc receptor-like 3, is associated with rheumatoid arthritis and several autoimmunities. Nat Genet 37：478-485, 2005.
12) Wellcome Trust Case Control Consortium ; Australo-Anglo-American Spondylitis Consortium (TASC), Burton PR, et al：Association scan of 14,500 nonsynonymous SNPs in four diseases identifies autoimmunity variants. Nat Genet 39：1329-1337, 2007.
13) Sakai K, Shirasawa S, Ishikawa N, et al：Identification of susceptibility loci for autoimmune thyroid disease to 5q31-q33 and Hashimoto's thyroiditis to 8q23-q24 by multipoint affected sib-pair linkage analysis in Japanese. Hum Mol Genet 10：1379-1386, 2001.
14) Shirasawa S, Harada H, Furugaki K, et al：SNPs in the promoter of a B cell-specific antisense transcript, SAS-ZFAT, determine susceptibility to autoimmune thyroid disease. Hum Mol Genet 13：2221-2231, 2004.
15) 白澤専二：自己免疫性甲状腺感受性遺伝子の探索. 日本臨牀 64：2208-2214, 2006.
16) Whitacre CC：Sex differences in autoimmune disease. Nat Immunol 2：777-780, 2001.
17) Prummel MF, Strieder T, Wiersinga WM：The environment and autoimmune thyroid diseases. Eur J Endocrinol 150：605-618, 2004.
18) Ando T, Davies TF：Clinical Review 160 ; Postpartum autoimmune thyroid disease ; the potential role of fetal microchimerism. J Clin Endocrinol Metab 88：2965-2971, 2003.
19) Davies TF：Infection and autoimmune thyroid disease. J Clin Endocrinol Metab 93：674-676, 2008.
20) Teng W, Shan Z, Teng X, et al：Effect of iodine intake on thyroid diseases in China. N Engl J Med

354：2783-2793, 2006.
21) Koyanagi M, Nakabayashi K, Fujimoto T, et al：ZFAT expression in B and T lymphocytes and identification of ZFAT-regulated genes. Genomics 91：451-457, 2008.
22) Ichimura M, Kaku H, Fukutani T, et al：Associations of protein tyrosine phosphatase nonreceptor 22(PTPN22)gene polymorphisms with susceptibility to Graves' disease in a Japanese population. Thyroid 18：625-630, 2008.

5 自己免疫性甲状腺疾患とSNPs

■はじめに

バセドウ病や橋本病などの自己免疫性甲状腺疾患(autoimmune thyroid diseases；AITDs)は糖尿病や高血圧症などと同様に、多因子病と呼ばれ、複数の遺伝因子と複数の環境因子がその発症や経過にかかわっている。同じ遺伝子が原因で発症していたとしても、薬剤の効果や副作用の程度、寛解の得られやすさや再燃の有無など各個人で異なる場合がある。この違いは遺伝子の個人差、つまり遺伝子多型が原因と考えられている。

1 一塩基多型(SNP)とは

人の顔が各個人で異なるように、人のゲノムの塩基配列も各個人で微妙に異なっている。こうした各個人の遺伝的な違いを多型(polymorphism)と呼ぶ。塩基配列の違いによるDNA多型には、1塩基が他の塩基に置換されている場合(single nucleotide polymorphism；SNP、スニップ)、ある長さの塩基配列の欠失/挿入されている場合(insertion/deletion)、塩基の反復配列の繰り返し回数が異なる場合(マイクロサテライト多型など)などがある。マイクロサテライト多型の1例を示すと、CTという2塩基配列のマイクロサテライト多型はCTCTを示す人、CTCTCTを示す人、(CT)nを示す人などがいる。

この中で数が最も多く、多因子病の疾患感受性遺伝子の探索に有用であろうと考えられているのがSNPである。SNPは400塩基対から1,000塩基対に1ヵ所程度存在し、ヒトゲノム配列上に300万〜1,000万のSNPsが存在すると推定されている。これに対し、今までに数が多いとしてさまざまな疾患感受性遺伝子のクローニングに利用されてきたマイクロサテライト多型などは、数万のオーダーである。このように、SNPはゲノム上に密に存在するマーカーとしての意義が大きい。

ゲノム配列のうち、アミノ酸をコードする領域(coding region)と遺伝子発現調節領域(regulatory

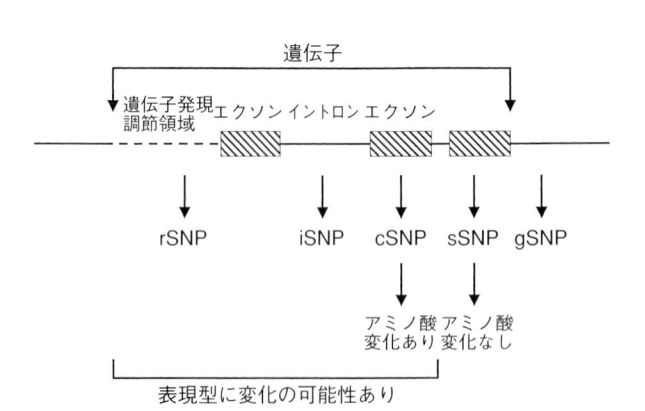

図1. SNPの分類

rSNP：regulatory SNP　iSNP：intron SNP
cSNP：coding SNP　sSNP：silent SNP　gSNP：genome SNP
(中村祐輔(編)：SNP遺伝子多型の戦略. 中山書店, 東京, 2001より改変)

region)は遺伝子の機能や発現量に直接関係する。coding region はエクソンといい、この配列により、アミノ酸が決定される。エクソン間には、意義が明らかでない配列(イントロン)がある。図1に示す如く、これらのいずれにも SNP がみられる[1]。SNP は、NCBI ホームページ(http://www.ncbi.nlm.nih.gov/sites/entrez)や日本人の場合、JSNP データベース(http://snp.ims.u-tokyo.ac.jp)などのデータベースで検索できる。

AITDs において、疾患感受性候補遺伝子として、概ね一致しているものでは、HLA クラスⅡ遺伝子、*CTLA-4* 遺伝子などがある。ほかに、*CD40* 遺伝子、*PTPN22* 遺伝子、サイログロブリン遺伝子、TSH 受容体遺伝子なども候補遺伝子として注目されている[2]。

2 ヒト主要組織適合抗原(HLA)遺伝子(6q21)

T 細胞受容体(T cell receptor；TCR)が抗原提示細胞上の HLA 分子に提示された抗原ペプチドを認識する過程は胸腺内における T 細胞の分化、成熟において重要な役割を果たすと同時に、末梢における免疫応答の中核をなしている。自己免疫疾患が基本的には T 細胞依存性であること、および TCR が HLA により提示された抗原ペプチドを認識するという抗原特異的かつ HLA 拘束性の反応を考慮するならば、HLA/抗原ペプチド/TCR の相互作用が自己免疫疾患の成立において重要な役割を果たすことが推定される。言い換えれば、HLA 分子には個人差(多型)が存在し、特定の HLA 分子のみがある種の自己抗原あるいは外来抗原に由来するエピトープを結合し、これを T 細胞の TCR が認識する場合に、この HLA 分子をもつ個人は自己免疫疾患に感受性あるいは抵抗性を示すことになると考えられる(図2)[3]。

各種の自己免疫疾患において、HLA の特定のアリル、ハプロタイプとの関連が報告されているが、関連するアリル、ハプロタイプは人種により異なる場合が多い。AITD においても、関連する HLA のハプロタイプは人種により異なるが、HLA との関連は確立されている。欧米白人バセドウ病では、B8、DR3 との関連が比較的一致して報告されている[4,5]。橋本病では、バセドウ病ほど一致したアリル、ハプロタイプの報告はない。日本人 AITD に関しては、いくつかの HLA のアリルとの関連が報告されているが、一致したものはない。特徴的なことは、HLA との関連はそのほかに報告されている感受性遺伝子の関連と比較して非常に強いことである。

HLA クラスⅡ分子群は非常に多型性があり、例えば、

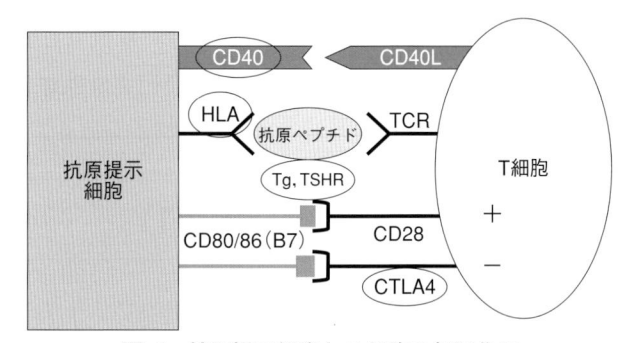

図 2. 抗原提示細胞と T 細胞の相互作用
(白澤専二：バセドウ病における病因論の進展；自己免疫性甲状腺疾患感受性遺伝子の探索. 日本臨牀 64：2208-2214, 2006 より改変)

HLA-DR3のみでも、25以上のサブタイプが存在する。しかし、現在まで、DRb1鎖に存在するバセドウ病との疾患感受性を示すアミノ酸配列は知られていなかった。一方、1型糖尿病などの他の自己免疫性疾患は、DRB1およびDQ遺伝子に存在する疾患と関連する特定のアミノ酸配列が報告されている。そこで、われわれはバセドウ病患者208名と正常対照者149名の*HLA-DRB1*遺伝子のアミノ酸配列を決定し比較したところ、DRb1鎖の第74コドンに存在するアミノ酸残基がアルギニンである場合(DRb1-Arg74)、それが疾患感受性に働くことを初めて報告した[6]。イングランドのグループでも同様の報告がなされた[7]。さらに、われわれは、DRb1鎖の第74コドンに存在するアミノ酸残基がグルタミンである場合(DRb1-Gln74)、それが疾患抵抗性に働くことも示した[6]。これらの結果から、DRb1鎖の第74コドンはバセドウ病の疾患関連性に重要な役割を果たしているものと考えられる。

3 Cytotoxic T lymphocyte antigen-4(*CTLA-4*)遺伝子(2q33)

抗原提示細胞上のHLA分子により提示された抗原ペプチドをTCRが認識しT細胞反応が惹起されるが、そのシグナルだけでは不十分であり、第二のシグナルとして、抗原提示細胞のco-stimulatory分子とT細胞のco-receptor分子との相互作用が必要となる(図2)[3]。最も強力な補助刺激分子であるCD80/CD86(B7)はT細胞のCD28と相互作用してT細胞活性化に関与する。一方、活性化されたT細胞はCTLA-4を細胞表面上に発現し、そのCD80/CD86に対するアフィニティがCD28よりはるかに高いためにCD80/CD86はco-receptor分子であるCTLA-4と相互作用し、T細胞活性化を抑制する(図2)[3]。CTLA-4はT細胞におけるこのような抑制性のシグナルに関与するが、機能的に異なる2つの転写産物(膜結合型と分泌型ペプチド)が存在することが知られていた。

1型糖尿病、AITDとCTLA-4との関連は連鎖解析、関連解析のいずれにおいても複数の報告がなされていたが、その原因となるSNPの同定には至っていなかった。CTLA-4の3'UTRに存在するSNPが白人集団のAITDと関連し、その感受性アリルをもつと、膜貫通領域をもたない放出型のCTLA-4の産生が減少することが報告され[8]、日本人集団においても関連が確認された[9,10]。一方、CTLA-4 SNPは、全身性エリテマトーデス(SLE)、関節リウマチ(RA)などの他の自己免疫疾患においても関連が報告されていることから、自己免疫疾患に共通の感受性遺伝子であることが示唆される。

4 *CD40*遺伝子(20q11)

CD40はTNF受容体(TNFR)のファミリーの1つで、主に活性化T細胞上に発現しているCD40リガンド(CD40L)との結合を介して、B細胞の活性化とTh2への偏位を促す(図2)。また、マウスの実験において、CD40とCD40Lの結合を阻害することにより、実

験的自己免疫性甲状腺炎の発症を抑制することも知られており、AITD の発症機構や病態に影響を与えていると考えられている。米国の白人 AITD 102 家系を対象とした全ゲノムスキャン[11]とイングランドの白人バセドウ病 123 家系の罹患同胞対を対象とした連鎖解析[12]で、バセドウ病感受性遺伝子座(20q11)に CD40 遺伝子が含まれることから、同遺伝子がバセドウ病感受性遺伝子であることが示唆された。白人バセドウ病患者 154 名と正常対照者 118 名を対象とした CD40 遺伝子のプロモーター領域の SNP(CD40 C/T(-1)SNP)の関連解析において、バセドウ病と同 SNP との間に関連を認めた[13]。同様な疾患関連性が、朝鮮人集団[14]、ポーランドの白人集団[15]、日本人集団[16,17]でも報告された。さらに、最近の CD40 遺伝子の機能解析により、CD40 C/T(-1)SNP の C アレルは、CD40 mRNA の翻訳の効率を高めることにより、疾患感受性に働くことが示されたことから、同遺伝子がバセドウ病の有力な感受性遺伝子であることが示唆される[18]。

5 Protein tyrosine phosphatase-22 (PTPN22) 遺伝子 (1p13.3-p13.1)

　PTPN22 遺伝子は、免疫システムを制御しているフォスファターゼの一種 lymphoid tyrosine phosphatase(LYP)をコードしている。正常な状態では免疫機能、特に T 細胞が過剰に活性化するのを抑制する負の調節を行っている。Begovich らは、白人集団において RA と PTPN22 遺伝子内の第 620 コドンに存在する Arg620Trp(R620W、C1858T)SNP との疾患関連性を初めて報告した[19]。その後、白人集団において、SLE[20]、1 型糖尿病[21,22]、バセドウ病[23]など種々の自己免疫疾患との関連が報告されたが、日本人では同部位に多型性を認めなかった[24]。

6 サイログロブリン遺伝子(8q24)

　サイログロブリン(Tg)遺伝子は、①抗 Tg 抗体が多くの AITD 患者で陽性であり、②マウスに Tg を免疫したときに甲状腺炎を起こすこと、③自己免疫性甲状腺炎の自然発症モデルである obese strain(OS)chickin において発症初期に甲状腺に Tg と抗 Tg 抗体の免疫複合体が沈着すること、から AITD の発症に重要な役割を果たしていると考えられている。一方、米国の白人 AITD102 家系[11]と日本人 AITD123 家系の罹患同胞対[25]を対象とした全ゲノムスキャンで、Tg 遺伝子は AITD 感受性遺伝子座(8q24)に含まれることから、AITD 感受性遺伝子であることが示唆された。また、米国の白人 AITD102 家系を対象として、Tg 遺伝子内にある 2 つのマイクロサテライト多型(Tgms1、Tgms2)を用いた連鎖解析にて、Tgms2 と AITD との間に有意な連鎖を認め、白人集団 AITD 患者 224 名と正常対照者 134 名を対象とした関連解析においても AITD と Tgms2 との間に関連を認めた[26]。同様な関連がイングランドの白人集団においても報告され[27]、さらに Tg 遺

伝子のSNPの関連解析において、AITDと第33エクソンのSNP(Tg-E33SNP)との間に強い関連を認め[28]、白人集団のAITDにおいてTg遺伝子の疾患感受性が強く示唆された。一方、日本人橋本病患者においても、Tgms2との関連が認められ[29]、TgがAITD疾患感受性遺伝子であることが示唆された。

7 甲状腺刺激ホルモン受容体(*TSHR*)遺伝子(14q31)

バセドウ病は甲状腺刺激ホルモン受容体(TSHR)に対する自己抗体によって惹起されると考えられている。当然、その自己抗原である*TSHR*遺伝子もバセドウ病の疾患感受性候補遺伝子として、以前より同遺伝子の細胞外ドメインに存在する2つのSNP(P52T、D727E)や細胞内ドメインに存在するSNP(D727E)が主に解析されてきた[30)-32]。最近、日本人集団において、*TSHR*遺伝子の第7イントロンに存在するSNPのハプロタイプが強い関連を示すことが報告された[33]。一方で、イングランドの白人集団においても、同遺伝子の第1イントロンに存在するSNPのハプロタイプで強い関連を示した[34]。

■おわりに

ゲノム解析技術の飛躍的な進歩、ヒトゲノムの塩基配列情報の公開、HapMapプロジェクトの著しい進展、SNPタイピングの費用対効果の改善によって、SNPタイピングによるゲノムワイドな疾患感受性遺伝子探索が可能な状況になってきた[35]。一方で、稀な(minor allele頻度が5％未満)SNPの検出[36]や構造多型についての情報[37]などについても、今後の研究の展開が待たれるところであり、これらが疾患ゲノム解析に取り入れられることが期待される。

しかしながら、疾患感受性遺伝子を同定したとしても、その遺伝子変異が単独で表現型(発症)に結びつくことは起こらないと考えられるため、将来的には同定された複数の遺伝要因同士の相互作用や、どのような環境要因がそれらの遺伝要因をもっている個人に対して発症に関与するかを総合的に解析し、病因の解明とその理解に立脚した治療法、予防法の開発が行われることが期待される。

（伴　良行）

◆文献

1) 中村祐輔(編)：SNP遺伝子多型の戦略．中山書店，東京，2001．
2) Jacobson EM, Tomer Y：The genetic basis of thyroid autoimmunity. Thyroid 17：949-961, 2007．
3) 白澤専二：バセドウ病における病院論の進展；自己免疫性甲状腺疾患感受性遺伝子の探索．日本臨牀 64：2208-2214, 2006．
4) Farid NR, et al：Graves' disease and HLA；clinical and epidemiologic associations. Clin Endocrinol (Oxf) 13：535-544, 1980．

5) Zamani M, et al：Primary role of the HLA class II DRB1*0301 allele in Graves' disease. Am J Med Genet 95：432-437, 2000.
6) Ban Y, et al：Arginine at Position 74 of the HLA-DR β1 Chain is Associated with Graves' Disease. Genes Immun 5(3)：203-208, 2004.
7) Simmonds MJ, et al：Regression mapping of association between the human leukocyte antigen region and Graves' disease. Am J Hum Genet 76：157-163, 2005.
8) Ueda H, et al：Association of the T-cell regulatory gene CTLA-4 with susceptibility to autoimmune disease. Nature 423：506-511, 2003.
9) Furugaki K, et al：Association of the T-cell regulatory gene CTLA-4 with Graves' disease and autoimmune thyroid disease in the Japanese. J Hum Genet 49：166-168, 2004.
10) Ban Y, et al：Association of a CTLA-4 3' untranslated region (CT60) single nucleotide polymorphism with autoimmune thyroid disease in the Japanese population. Autoimmunity 38：151-153, 2005.
11) Tomer Y, et al：Common and Unique Susceptibility Loci in Graves' and Hashimoto's Diseases；Results of Whole Genome Screening in a Dataset of 102 Multiplex Multi-Generational Families. Am J Hum Genet 73：736-741, 2003.
12) Pearce SH, et al：Further evidence for a susceptibility locus on chromosome 20q13.11 in families with dominant transmission of Graves disease. Am J Hum Genet 65：1462-1465, 1999.
13) Tomer Y, et al：A C/T single-nucleotide polymorphism in the region of the CD40 gene is associated with Graves' disease. Thyroid 12：1129-1135, 2002.
14) Kim TY, et al：A C/T polymorphism in the 5'-untranslated region of the CD40 gene is associated with Graves' disease in Koreans. Thyroid 13：919-925, 2003.
15) Kurylowicz A, et al：Association of CD40 gene polymorphism (C-1T) with susceptibility and phenotype of Graves' disease. Thyroid 15：1119-1124, 2005.
16) Mukai T, et al：A C/T polymorphism in the 5' untranslated region of the CD40 gene is associated with later onset of Graves' disease in Japanese. Endocr J 52：471-477, 2005.
17) Ban Y, et al：Association of a C/T single-nucleotide polymorphism in the 5' untranslated region of the CD40 gene with Graves' disease in Japanese. Thyroid 16：443-446, 2006.
18) Jacobson EM, et al：A Graves' disease-associated Kozak sequence single-nucleotide polymorphism enhances the efficiency of CD40 gene translation；a case for translational pathophysiology. Endocrimology 146：2684-2691, 2005.
19) Begovich AB, et al：A missense single-nucleotide polymorphism in a gene encoding a protein tyrosine phosphatase (PTPN22) is associated with rheumatoid arthritis. Am J Hum Genet 75：330-337, 2004.
20) Kyogoku C, et al：Genetic association of the R620W polymorphism of protein tyrosine phosphatase PTPN22 with human SLE. Am J Hum Genet 75：504-507, 2004.
21) Bottini N, et al：A functional variant of lymphoid tyrosine phosphatase is associated with type I diabetes. Nature Genet 36：337-338, 2004.
22) Smyth D, et al：Replication of an association between the lymphoid tyrosine phosphatase locus (LYP/PTPN22) with type 1 diabetes, and evidence for its role as a general autoimmunity locus. Diabetes 53：3020-3023, 2004.
23) Velaga MR, et al：The codon 620 tryptophan allele of the lymphoid tyrosine phosphatase (LYP) gene is a major determinant of Graves' disease. J Clin Endocrinol Metab 89：5862-5865, 2004.
24) Ban Y, et al：The codon 620 single nucleotide polymorphism of the protein tyrosine phosphatase-22 gene does not contribute to autoimmune thyroid disease susceptibility in the Japanese. Thyroid 15：1115-1118, 2005.
25) Sakai K, et al：Identification of susceptibility loci for autoimmune thyroid disease to 5q31-q33 and Hashimoto's thyroiditis to 8q23-q24 by multipoint affected sib-pair linkage analysis in Japanese. Hum Mol Genet 10：1379-1386, 2001.
26) Tomer Y, et al：Thyroglobulin is a thyroid specific gene for the familial autoimmune thyroid

diseases. J Cli Endocrinol Metab 87 : 404-407, 2002.
27) Collins JE, et al : Association of a rare thyroglobulin gene microsatellite variant with autoimmune thyroid disease. J Clin Endocrinol Metab 88 : 5039-5042, 2003.
28) Ban Y, et al : Amino acid substitutions in the thyroglobulin gene are associated with susceptibility to human and murine autoimmune thyroid disease. Proc Natl Acad Sci USA 100 : 15119-15124, 2003.
29) Ban Y, et al : Association of a thyroglobulin gene polymorphism with Hashimoto's thyroiditis in the Japanese population. Clin Endocrinol(Oxf)61 : 263-268, 2004.
30) Tonacchera M, et al : Thyrotropin receptor polymorphisms and thyroid diseases. J Clin Endocrinol Metab 85 : 2637-2639, 2000
31) Cuddihy RM, et al : A polymorphism in the extracellular domain of the thyrotropin receptor is highly associated with autoimmune thyroid disease in females. Thyroid 5 : 89-95, 1995.
32) Allahabadia A, et al : Lack of association between polymorphism of the thyrotropin receptor gene and Graves' disease in United Kingdom and Hong Kong Chinese patients ; case control and family-based studies. Thyroid 8 : 777-780, 1998.
33) Hiratani H, et al : Multiple SNPs in intron 7 of thyrotropin receptor are associated with Graves' disease. J Clin Endocrinol Metab 90 : 2898-2903, 2005.
34) Dechairo BM, et al : Association of the TSHR gene with Graves' disease ; the first disease specific locus. Eur J Hum Genet 13 : 1223-1230, 2005.
35) Wellcome Trust Case Control Consortium : Association scan of 14,500 nonsynonymous SNPs in four diseases identifies autoimmunity variants. Nat Genet 39 : 1329-1337, 2007.
36) Gibbs R : Deeper into the genome. Nature 437 : 1233-1234, 2005.
37) Check E : Patchwork people. Nature 437 : 1084-1086, 2005.

6 自己免疫性甲状腺疾患に合併する自己免疫疾患

■はじめに

臓器特異的自己免疫疾患である自己免疫性甲状腺疾患には全身性(臓器非特異的)自己免疫疾患である全身性エリトマトーデス(systemic lupus erythematosus；SLE)などの膠原病および類縁疾患との合併例が知られている。本稿では自己免疫性甲状腺疾患に合併する自己免疫性疾患についてまとめる。

1 自己免疫性甲状腺疾患と自己抗体

自己免疫性甲状腺疾患は臓器特異的自己免疫性疾患の中で最も頻度の高い疾患であり、人口の3～11%に認める。女性に好発し、加齢とともに発症率は高くなる[1,2]。甲状腺に発現している自己抗体には、抗ミクロソーム抗体、抗甲状腺刺激ホルモン(thyroid stimulating hormone；TSH)受容体抗体などが挙げられる。コロイド成分に存在するチログロブリンを抗原とする自己抗体は、抗チログロブリン抗体(antithyroglobulin antibody；TGAb)、甲状腺上皮細胞成分に対する自己抗体は抗マイクロソーム抗体とそれぞれ呼ばれる。上皮細胞の細胞膜に存在するTSHに対する抗体は抗TSH受容体抗体であり、抗TSH受容体抗体の中にはthyroid stimulating antibody(TSAb)とthyrotropin stimulation blocking antibody(TSBAb)と呼ばれる抗体が存在する。TSAbはTSH受容体に結合してTSH様の作用を発揮するが、逆にTSBAbはTSHとTSH受容体の結合を阻害してTSHの作用を抑制する。また、ホルモンに対する抗体として抗T_3、抗T_4、抗TSH抗体が認められる例がある。

2 自己免疫性甲状腺疾患に合併する自己免疫性疾患

甲状腺疾患には自己免疫性疾患を合併することが多い。ここでは、主な自己免疫性疾患と甲状腺疾患の合併について述べる。

❶関節リウマチ(rheumatoid arthritis；RA)

RAは、関節滑膜を主病変とする炎症性疾患である。活動期には、発熱、体重減少、貧血などの全身症状を引き起こす。関節の炎症は、多発性、対称性、移動性であり、手に好発する。炎症初期は、関節の朝のこわばり、熱感、腫脹、発赤、疼痛を認めるが、遷延すると関節の骨・軟骨破壊に至り、さまざまな程度の身体障害を被るのが特徴である。また、関節外の症状として皮下結節、心膜炎、胸膜炎などを合併することがある。自己抗体としては、80%の例に変性IgGに対するIgM型抗体であるリウマトイド因子が検出されるが

特異度は低い。近年、環状シトルリン化ペプチド(cyclic citrullinated peptide；CCP)に対する抗体(抗CCP抗体)の測定が可能となり、特異度の高い自己抗体として注目されている[3]。なんらかの原因で甲状腺機能が低下する例や橋本病との合併はRA患者の約30%に認めたとの報告があり、これは変形性膝関節症などの対照群の罹患率11%と比べて約3倍高率であった[2]。

❷全身性エリテマトーデス(SLE)

SLEは、原因不明の臓器非特異的自己免疫性疾患である。若い女性に好発し、活動期には発熱、体重減少などの全身症状が認められる。そのほか、関節炎、胸膜炎、腎障害、精神障害など多彩な症状をきたす。顔面の蝶形紅斑と全身のディスコイド疹は特徴的な皮膚病変であり、また白血球減少、血小板減少、溶血性貧血なども合併しうる。SLE患者では抗核抗体、抗2本鎖DNA抗体、抗Sm抗体などの多彩な自己抗体を有しているのが特徴である。SLE患者の甲状腺自己抗体陽性率は12〜21%と報告されている[4,5]。ほかの膠原病と比べて甲状腺機能低下症の合併頻度は低いが、TSH高値を示すsubclinicalな機能異常を呈する例もある。橋本病、バセドウ病のいずれも合併例が報告されているが、橋本病の方が多く認められている[6]。

❸シェーグレン症候群(Sjögren syndrome；SS)

SSは、唾液腺、涙腺などの外分泌腺の原因不明の慢性炎症性疾患である。全身の外分泌腺が障害されるため、乾燥性角結膜炎、口内乾燥症などの乾燥症状を認める。また、発熱、関節炎などのさまざまな腺外症状を認める。SSでは、リウマトイド因子や抗核抗体が陽性だが、抗Ro/SS-A抗体、抗La/SS-B抗体などの特徴的自己抗体が知られている。SSに合併する甲状腺疾患は約30%の頻度で認められるが、慢性甲状腺炎あるいは橋本病がほとんどでありバセドウ病は少ない。また、膠原病に合併したSSを二次性または続発性SSと呼び、原発性SSと区別しているが、自己免疫性甲状腺疾患の合併は同頻度で認める。SS患者の抗甲状腺抗体の陽性頻度は13〜42%と報告されている[7]。

❹全身性硬化症(強皮症)(systemic sclerosis；SSc)

SScは、皮膚硬化を主症状とする全身性の結合組織病である。皮膚病変が肘関節より末梢および顔面、頸部までに限局して出現し、臓器障害が軽度のものと(限局性皮膚硬化型)、皮膚硬化が四肢末梢から体幹に及び、臓器病変の強いもの(広汎性皮膚硬化型)とに分類される。皮膚硬化のほかに、Raynaud現象、関節炎、肺線維症、消化器病変などを認める。特に、肺高血圧合併例は予後不良である。自己抗体は抗トポイソメラーゼI抗体(抗Scl-70抗体)が広汎性皮膚硬化型に、抗セントロメア抗体が限局性皮膚硬化型に検出される。さらに抗核小体抗体や抗U1-RNP抗体なども認められる。橋本病との合併率は13%認められている。それ以外にも、SScでは甲状腺の線維化による甲状腺機能低下症も認められるが、これは自己免疫性甲状腺疾患とは病因のうえで区別される。

❺多発性筋炎/皮膚筋炎(polymyositis/dermatomyositis；PM/DM)

PM/DMは筋炎を主症状とする全身性自己免疫疾患で、特徴的な皮膚症状を有する場合

表 1. 種々の自己免疫疾患の疾患特異性自己抗体

自己免疫疾患	自己抗体
関節リウマチ	リウマトイド因子、抗 CCP 抗体
全身性エリテマトーデス	LE 因子、抗 2 本鎖 DNA 抗体、抗 Sm 抗体
シェーグレン症候群	抗 Ro/SS-A 抗体、抗 La/SS-B 抗体、リウマトイド因子
全身性硬化症	抗トポイソメラーゼ I（抗 Scl-70 抗体）、抗核小体抗体、抗セントロメア抗体
多発性筋炎/皮膚筋炎	抗 Jo-1 抗体
重複症候群	抗 Ku 抗体、抗 PM-Scl 抗体
混合性結合組織病	抗 U1-RNP 抗体
重症筋無力症	抗アセチルコリン受容体抗体

を DM と呼ぶ。特異的自己抗体としては、抗アミノアシル tRNA 合成酵素抗体の中の抗 Jo-1 抗体がよく知られており、間質性肺炎合併例に多く検出される。橋本病などの合併も少なくないが、特に甲状腺機能低下症を合併した場合は血中筋原性酵素が増加することから、PM/DM の鑑別診断としても甲状腺疾患が重要である。なお、SSc と PM の重複症候群には抗 Ku 抗体や抗 PM-Scl 抗体が認められる。

❻混合性結合組織病（mixed connective tissue disease；MCTD）

MCTD は、臨床的に SLE 様、SSc 様、多発性筋炎様の症状が混在し、また、抗 U1-RNP 抗体の高力価陽性を特徴とする疾患である。Raynaud 症状が初発症状であることが多く、ほぼ全例に認められる。また、ソーセージ様手指腫脹は特徴的な症状である。これに SLE 様所見（多関節炎、顔面紅斑、心外膜炎など）、SSc 様所見（手指硬化、肺線維症など）、多発性筋炎様所見（筋力低下、筋原性酵素上昇、筋電図異常など）を伴う。MCTD としての特徴的な自己抗体は前述した抗 U1-RNP 抗体であり、これは MCTD では必須である。MCTD 患者の抗甲状腺抗体の陽性率は、23％との報告がある[4]。この報告では、16％に甲状腺機能異常を認め、全例が機能低下症であった。

❼重症筋無力症（myasthenia gravis；MG）

MG は、骨格筋の易疲労性、脱力をきたす疾患で症状の日内変動（朝よりも夕方に強くなる）や日差変動が特徴的である。神経筋接合部の後シナプス膜にあるニコチン性アセチルコリン受容体（AChR）に対する自己抗体が認められる。この抗体により、神経筋伝達が障害される自己免疫性疾患である。眼症状（複視と眼瞼下垂）のみを示すタイプや骨格筋の脱力も伴う全身型がある。MG は、甲状腺機能亢進症、低下症が合併することが知られており、合併率はそれぞれ 5〜10％、1.9％であり、機能亢進例が若干多く認められる[8,9]。

■おわりに

以上、自己免疫性甲状腺疾患に合併する自己免疫性疾患についてまとめた。なお、各疾患にはそれぞれの自己免疫性疾患に特徴的な自己抗体が認められる（表1）。本稿に挙げた疾患以外でもインスリン依存型糖尿病、クローン病なども自己免疫性甲状腺疾患を合併す

ることが報告されている。臨床の場で自己免疫性甲状腺疾患または全身性自己免疫性疾患のいずれかを診断したときには、相互に合併している可能性を常に意識して診療にあたるべきである。

(川合眞一、山本竜大)

◆文献

1) Nordyke RA, Gilbert FI Jr., Miyamoto LA, et al：The superiority of antimicrosomal over antithyroglobulin antibodies for detecting Hashimoto's thyroiditis. Arch Intern Med 153：862-865, 1993.
2) Shiroky JB, Cohen M, Ballachey ML, et al：Thyroid dysfunction in rheumatoid arthritis；a controlled prospective survey. Ann Rheum Dis 52：454-456, 1993.
3) Kitahara K, Takagi K, Kusunoki Y, et al：Clinical value of second and third generation assays of anti-cyclic citrullinated peptide antibodies in rheumatoid arthritis. Ann Rheum Dis 67：1059-1060, 2008.
4) Hameenkorpi R, Hakala M, Ruuska P, et al：Thyroid disorder in patients with mixed connective tissue disease. J Rheumatol 20：602-603, 1993.
5) Kausman D, Isenberg DA：Thyroid autoimmunity in systemic lupus erythematosus；the clinical significance of a fluctuating course. Br J Rheumatol 34：361-364, 1995.
6) Miller FW, Moore GF, Weintraub BD, et al：Prevalence of thyroid disease and abnormal thyroid function test results in patients with systemic lupus erythematosus. Arthritis Rheum 30：1124-1131, 1987.
7) 市川幸延, 福田竜基：自己免疫性甲状腺疾患を伴うシェーグレン症候群の臨床と病理. 日本臨牀 53：187-192, 1995.
8) Kiessling WR, Pflughaupt KW, Ricker K, et al：Thyroid function and circulating antithyroid antibodies in myasthenia gravis. Neurology 31：771-774, 1981.
9) 高橋光雄, 西本和弘, 上山勝生：内分泌・代謝疾患に伴う神経障害について. 綜合臨牀 43：537-540, 1994.

7 甲状腺細胞の機能とサイトカイン

1 サイトカインの定義と役割

　サイトカインはリンパ球などの免疫担当細胞から分泌される液性の化学情報伝達物質で、糖蛋白あるいは糖鎖のないポリペプチドから成り、それぞれの受容体を介して免疫系の細胞の発生、分化、成熟、機能に中心的な役割を果たす。しかし、従来から知られているインターロイキン(IL)や腫瘍壊死因子(TNF)、インターフェロン(IFN)などのサイトカインは発見された当初は免疫担当細胞での産生、ほかのリンパ球などの免疫系細胞への作用が中心に考えられていたが、その後古典的な内分泌細胞でも産生されることがわかり、また内分泌細胞に対してもさまざまな作用をすることが明らかにされてきた。現在、サイトカインとして分類されるのは、IL-1～IL-37、TNF-α,-β、IFN-α,-β,-γ、さらにGranulocyte Colony-stimulating Factor (G-CSF)、Macrophage (M)-CSFやGM-CSFなどの造血系コロニー刺激因子、monocyte chemotactic protein (MCP)、oncostatin-M、leukemia-inhibitory factor (LIF)などのケモカインであるが、広い意味ではtransforming growth factor (TGF)、epidermal growth factor (EGF)、insulin-like growth factor (IGF)、platelet derived growth factor (PDGF)などの増殖因子も含まれる。サイトカインはホルモンのように血液中に放出されて標的細胞の受容体を介して働く内分泌作用のほかに隣接した細胞に拡散して働くパラクライン paracrine、あるいは分泌細胞自体に働くオートクライン autocrine 作用、さらには直接受容体を介して細胞間情報伝達を行う juxtacrine という作用もある[1]。サイトカインの作用は炎症反応でみられる場合が典型的なように、その作用も失活も急速である。これはサイトカインの作用が局所で作用するパラクライン的な役割を果たしていること、またそのmRNAが不安定であること、サイトカイン受容体の細胞外ドメインが可溶性サイトカイン受容体として存在し、そのサイトカインの作用を阻害することなどによると考えられる。またサイトカインが別のサイトカインの産生を促進あるいは抑制することにより複雑なネットワークをつくっていることが特徴である。甲状腺においても、最初、甲状腺細胞に対するサイトカインの作用が明らかにされたが、それとともに甲状腺細胞におけるサイトカインの発現も証明されるようになった。サイトカインの甲状腺細胞に対する作用としては、①甲状腺ホルモンの合成、②甲状腺上皮細胞の増殖、③甲状腺上皮細胞の細胞死(アポトーシス)、④甲状腺上皮細胞を標的細胞、時には抗原呈示細胞(APC)として免疫応答に関与させる、などが挙げられる。サイトカインの供給源としては、①甲状腺外のリンパ系組織、②甲状腺に浸潤したリンパ球、③甲状腺内繊維芽細胞、そして④甲状腺濾胞上皮細胞自体、が考えられる。

2 自己免疫性甲状腺疾患における血中サイトカインの動態

　前述のように種々のサイトカインが甲状腺細胞の機能・増殖に関与している。どのような疾患で血中あるいはリンパ球におけるサイトカインの増減がみられるかというと、バセドウ病や無痛性甲状腺炎など破壊性甲状腺炎の甲状腺機能亢進症において表1に挙げたようなサイトカインの増加がみられる。血中濃度が低いことなどにより、通常の測定では検出感度以下のサイトカインも多く、括弧に示したサイトカインについては意見の一致をみていない。増加したサイトカインは破壊された甲状腺組織よりの漏出、急性炎症に伴う全身性の反応としての炎症性サイトカインの甲状腺内外の組織における産生亢進、そして甲状腺ホルモン過剰に伴うリンパ系組織からの二次的な反応が考えられる。甲状腺浸潤リンパ球から産生されるサイトカインが循環血中に流出・拡散した場合には末梢血でより緩徐な動きとしてみられるが、甲状腺ホルモン高値をきたす病態により二次的に末梢血におけるサイトカインが増加する場合もあり区別が必要である(図1)。一方、自己免疫による慢性の炎症性疾患においても一部の血中サイトカインの増加が認められる。表1に示したように慢性甲状腺炎(橋本病)における血中サイトカインの増加の報告は少ないが、動物モデルでは多種のサイトカインの甲状腺内での増加が報告されている。自己免疫性甲状腺疾患のうちバセドウ病と橋本病ではそれぞれのリンパ球から産生されるサイトカインに違いがみられ、特に活性化したリンパ球では前者は主として IL-4、IL-5、IL-6、IL-10、IL-13

表 1. 甲状腺細胞とサイトカイン

[1] 甲状腺疾患において増加するサイトカイン
　1) バセドウ病
　　　IL-5、IL-6、IL-8、IL-12、IL-13、IL-18、(IL-4)、(IL-10)、(IFN-γ)、(TNF-α)、sCD30
　2) 破壊性甲状腺炎(亜急性甲状腺炎、無痛性甲状腺炎など)
　　　IL-6、IL-12、IL-18
　3) 慢性甲状腺炎(橋本病)
　　　IL-2、IL-5、IFN-γ、TNF-α

[2] 甲状腺細胞において産生されるサイトカイン
　　IL-1、IL-2、IL-4、IL-5、IL-6、IL-8、IL-10、IL-12、IL-13、IL-15、IL-18、INF-γ、TGFα、TGFβ、GM-CSF、MCP-1、(TNF-α)、(LIF)

[3] 甲状腺細胞のホルモン合成に作用するサイトカイン
　　IL-1α、IL-1β、IL-2、IL-6、TNFα、IFN-γ、IFN-α

[4] 甲状腺細胞の増殖・細胞死(アポトーシス)に働くサイトカイン
　1) 増殖
　　　IL-1β、IL-6、IL-8
　2) アポトーシス
　　　a) 誘導因子(橋本病): IFN-γ、TNF-α
　　　b) 回避因子(バセドウ病): IL-4、IL-10

[5] 甲状腺細胞とリンパ球間における免疫応答を修飾・増幅させるサイトカイン
　　IL-1β、IL-4、IL-6、IL-8、IL-10、IL-12、BCGF(IL-14)、IFN-γ、IP-10、Mig

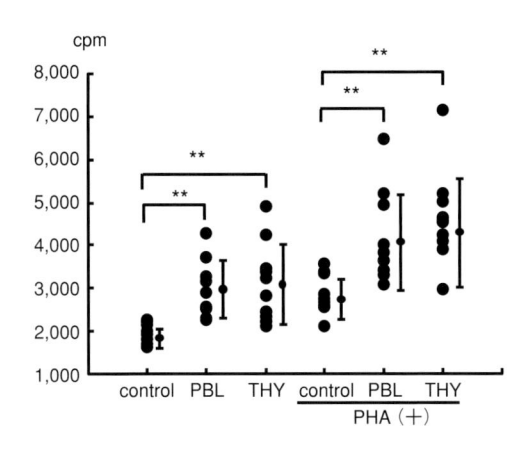

図 1. BCGF（IL-14）反応性 KS-3
F10 細胞の増殖能を指標とした末梢血（PBL）および甲状腺内浸潤 T 細胞（THY）からの非刺激時および PHA 刺激時の BCGF（IL-14）産生量。
**$p<0.005$
（Goto Y, Itoh M, Ohta Y, et al：Increased production of B-cell growth factor by T lymphocytes in Graves' thyroid；possible role of CD4$^+$CD19$^+$ Cells. Thyroid 7：567-573, 1997 より転載）

などの T$_H$2 サイトカインが、後者からは IL-2、IFN-γ などの T$_H$1 サイトカインが産生される（メモ1参照）。末梢血でもこれらの変化は認められるが、甲状腺内に浸潤したリンパ球はさらに顕著なサイトカインの偏りが認められる[2]。一般には T$_H$1 は細胞性免疫に、T$_H$2 は液性免疫に関与するとされるが、橋本病では主として CD4 陽性および CD8 陽性 T 細胞が働くのに対して、バセドウ病では B 細胞からの抗 TSH レセプター抗体などの抗甲状腺刺激抗体が主たる病因を成すことを反映していると考えられる。しかしながら、T$_H$1/T$_H$2 平衡は固定的なものではなく、治療などにより病態が変化するとこのバランスも変化し、例えばバセドウ病では眼球突出の有無によりサイトカイン産生に差がみられ、また眼窩内浸潤リンパ球の産生するサイトカインプロフィルも病態の進行により T$_H$1 から T$_H$2 に変化していくとされる。対照的な2つの自己免疫性甲状腺疾患の橋本病とバセドウ病における T$_H$1 サイトカインと T$_H$2 サイトカインの違いはアポトーシスを介した甲状腺腫の成因の違いに関係している可能性があり、この点は後の章で述べる。

> **・メモ1・** T$_H$1 と T$_H$2
> 　免疫応答において中心的な役割を担うヘルパーT細胞（T$_H$）は分泌するサイトカインにより大きく2種類に分けられる。すなわち T$_H$1 は主として IFN-γ、IL-2 を分泌して細胞性免疫に関与し、T$_H$2 は主として IL-4 を分泌して B 細胞をヘルプして液性免疫に関与する。T$_H$1 と T$_H$2 は両方のサイトカインを分泌する T$_H$0 から分化するとされるが独立した機能をもつとの考えもある。1型糖尿病や橋本病は T$_H$1 優位な疾患とされ、一方気管支喘息やアトピー性皮膚炎は T$_H$2 優位な疾患とされる。さらに T$_H$1 優位な状況では抗原特異的 B 細胞から IgG2a が、T$_H$2 優位な状況では IgG1 と IgE が産生される。

3 甲状腺細胞に対するサイトカインの作用

　甲状腺疾患、特に自己免疫性甲状腺疾患では、甲状腺内へのリンパ球の浸潤によりサイトカインが産生され、①甲状腺細胞のホルモン合成、②甲状腺細胞の増殖、③甲状腺細胞死（アポトーシス）、④甲状腺細胞―近接リンパ球間の相互作用、など多彩に甲状腺細胞の

機能を修飾する。また、サイトカインは甲状腺細胞のホルモン合成にさまざまなレベルにおいて作用する。図2に示すようにサイトカインはまず視床下部-下垂体-甲状腺軸を介して甲状腺の機能に影響する[1]。IL-1βとTNF-αは視床下部におけるTRHと下垂体におけるTSH産生を抑制し、延いては甲状腺からのT_4とT_3の産生を低下させる。TNF-α、IL-6とIFN-γには人甲状腺組織のtype 2の5'-deiodinaseを阻害する作用[3]が報告されている。さらにIL-1βやIFN-γは肝臓におけるtype 1の5'-deiodinaseを抑制する。IL-6やTNF-αは酵素活性は抑制しないが、酵素のプロモータ活性を抑制する[4]とされる。甲状腺に対する直接作用では、IL-1αおよびβ、IFN-γとTNF-αはNa/ヨードシンポーター(NIS)の発現と活性を抑えてヨードの取り込みを抑制する[5]。IL-1βやIFN-γにはサイログロブリン合成の抑制、TNF-αおよびIFN-γには甲状腺のTSHに対する脱感作用や阻害作用も報告されている。IL-1α、IL-1β、TNFα、IFN-γにはTSHによる甲状腺ペルオキシダーゼ(TPO)のmRNAの発現誘導を抑制する作用がある。IL-1αとIFN-γはNO合成酵素(NOS II)を介してNO産生を増加し甲状腺細胞を障害する。これらの働きはいずれもサイトカイン産生の増加を伴う炎症性疾患におけるnonthyroidal illnessの成因に関与していると考えられている。

　サイトカインの作用には甲状腺細胞に主要組織適合抗原(MHC)の発現を増強させて免疫応答を誘導するものがある(図2)。IFN-γは甲状腺濾胞上皮細胞にclass Iおよびclass IIのMHCの発現を増強する作用がある。MHCを発現した甲状腺細胞はT細胞に認識され免疫応答を生じる。サイログロブリン、TPOあるいはTSH受容体といった甲状腺特異的自己抗原はMHCとともに胸腺で呈示され、高親和性を有するT細胞は負の選択を受けるが、低親和性のT細胞は自己抗原を無視するか末梢での不活化やdominant suppressionを受けて免疫寛容が成立している。しかし、自己免疫性甲状腺疾患ではこの制御機構に破綻があり、自己反応性T細胞が末梢血中に存在して、MHCを発現した甲状腺細胞と反応する。抗原提示細胞(APC)とT細胞間の免疫応答においては、抗原-MHC複合体をT細胞受容体(TCR)が認識するだけでは不十分でCD80・CD86とCD28/CTLA-4、CD40 L/CD40などの副刺激の存在がないとこの免疫応答は増幅・持続できない。またこの際にもさまざまなサイトカインが働き、これらの反応を助長したり、収束に向かわせたりする。特にIFN-γとIL-12はT_H1の方向に、IL-4はT_H2の方向に免疫応答を傾けるとされる。さらに、IFN-γとTNF-αをサイログロブリンとともにマウスに免疫すると甲状腺へのリンパ球の浸潤とともに甲状腺濾胞上皮細胞のアポトーシスの増加がみられる[6]ことから、おそらく人においても同様な機構で橋本病における甲状腺炎と線維化、やがて機能低下へと進む過程が進行すると考えられる。実際、自己免疫性甲状腺疾患である橋本病もバセドウ病も共に甲状腺上皮細胞にも浸潤リンパ球にもCD95(FasあるいはApo-1)とCD95 Lの発現があるが、両者の差はIFN-γは橋本病甲状腺細胞に対しては、CD95を介したアポトーシス誘導シグナル伝達系のカスパーゼ活性を増強し、一方バセドウ病甲状腺細胞に対してはIL-4あるいはIL-10がcFLIPと$Bcl-X_L$というアポトー

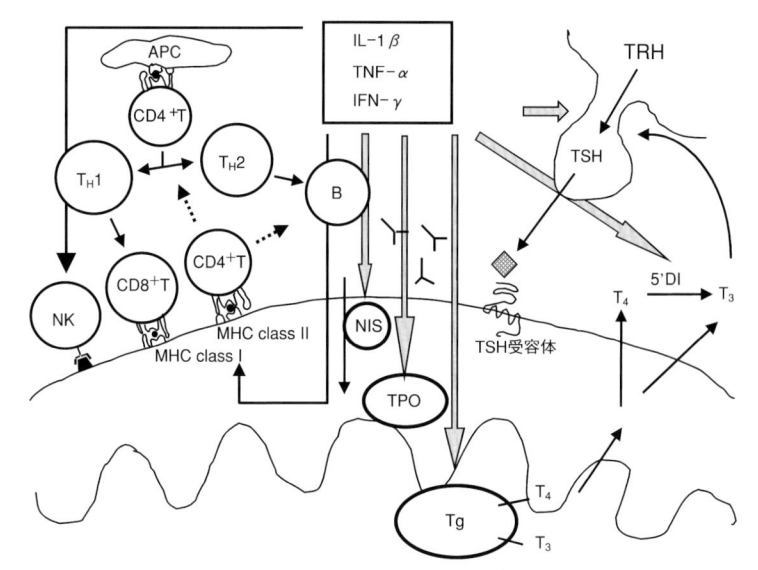

図 2. サイトカイン(IL-1β、TNF-α、IFN-γ)の甲状腺細胞に対する多彩な作用

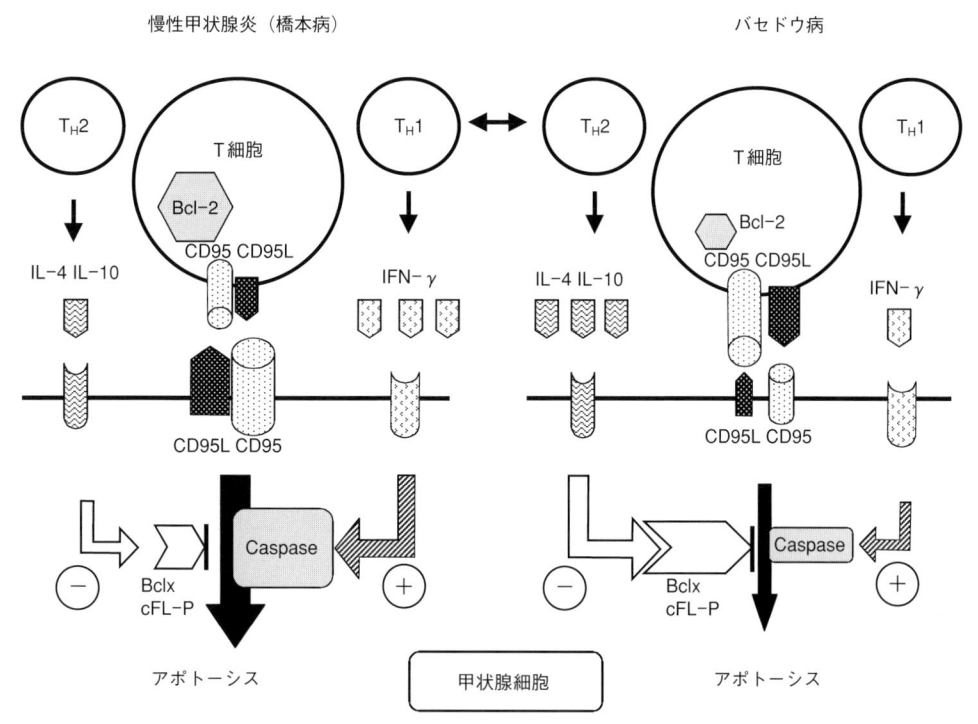

図 3. サイトカインによる慢性甲状腺炎(橋本病)およびバセドウ病甲状腺細胞のアポトーシスへの影響

シス回避シグナルを増強させることで2つの自己免疫性甲状腺疾患の甲状腺細胞の大きさをコントロールしている[7]とされる(図3)(メモ2参照)。最近治療としてさまざまなサイトカインの人への臨床応用が盛んである。特によく用いられるIFNは甲状腺細胞に直接

的に、またリンパ球などの免疫担当細胞を介して間接的に作用する。IFN-α治療後の甲状腺機能異常は多数報告され、その機序も明らかにされてきている。IFN-αおよびIFN-βはTSHによるTg、TPO、NISの甲状腺細胞での発現を抑制する[8]。IL-2、IFN-α、IFN-βおよびIL-12はNK細胞を活性化し、甲状腺細胞に結合したFc部分に結合して抗体依存性細胞性細胞毒性(ADCC)活性を発揮する[9]。

> **・メモ2・** アポトーシスとシグナル伝達系
>
> アポトーシスはさまざまなシグナルにより誘導されて不要になったり老化した細胞を除去するプログラムされた細胞死の機構である。Fas/FasLやTNF/TNFRなどを介するシグナルはBax, Bad, Bikなどのアポトーシス誘導Bcl-2ファミリー蛋白を変化させ、これらはBH3 death domainと呼ばれる構造を有し、アポトーシス抑制蛋白のBcl-2、Bcl-X_LのBH3部位に結合してそれらの成長促進作用を阻害する。アポトーシス誘導蛋白とアポトーシス抑制蛋白のバランスの上にアポトーシスは決定づけられる。アポトシース誘導蛋白はミトコンドリアからのチトクローム c の流出を生じApaf-1を活性化し、さらにカスパーゼカスケードを稼働させてアポトーシスを生じる。

4 甲状腺上皮細胞におけるサイトカインの産生とその役割

ところで、甲状腺細胞自体において発現しているサイトカインはどのような役割を果たしているのであろうか。IL-1の増加はさらにIL-6の誘導を生じ、炎症を増幅させる作用がある。また、IL-6やIL-8はリンパ球以外にも甲状腺濾胞上皮細胞でも産生されるが、MCP-1やM-CSFの発現を増強してリンパ球をリクルートする化学誘引物質(chemoattractant)として働かせる。IFN-γによるIFN-inducible protein(IP)-10やmonokine induced by IFN-γ(Mig)の増加はCXCR3などのケモカイン受容体をもつリンパ球を集める[10]。さらに甲状腺上皮細胞とリンパ球にはそれぞれ対応する接着因子の増強がみられ、ケモカインにより集まったリンパ球と甲状腺細胞の間の相互作用を補助する。これまでの in vivo ならびに in vitro における成績から考えられるサイトカインの役割を集約すると、①甲状腺内へプロフェッショナルな免疫担当細胞を集めて、②周辺のリンパ球と相互作用する、あるいは③分泌したサイトカイン自体が甲状腺細胞に作用する autocrine 的な役割、④免疫応答を調節し、収斂させる働き、などが挙げられる。ただ多くのサイトカインは甲状腺濾胞上皮細胞における発現はごくわずかであり、mRNAレベルでもRT-PCRなどを用いて漸く検出できるが感度の劣るNorthern blottingや蛋白レベルでは検出できないものもあり、in vitro でのデータが必ずしも生体内において役割を果たしていることの証明にはならない。また、in vivo でも薬理学的量のサイトカインによりほかのサイトカインの産生が認められるなど生理学的役割については疑問符がつく場合もある。しかしながら、特に急性炎症などのような局所での集簇した活性化リンパ球から高濃度のサイトカインが分泌され、その結果、甲状腺細胞に作用してサイトカインの誘導産生が促進される可能性は十分考えられる。そこで、急性炎症下で誘導されるサイトカインと慢性の自己反応

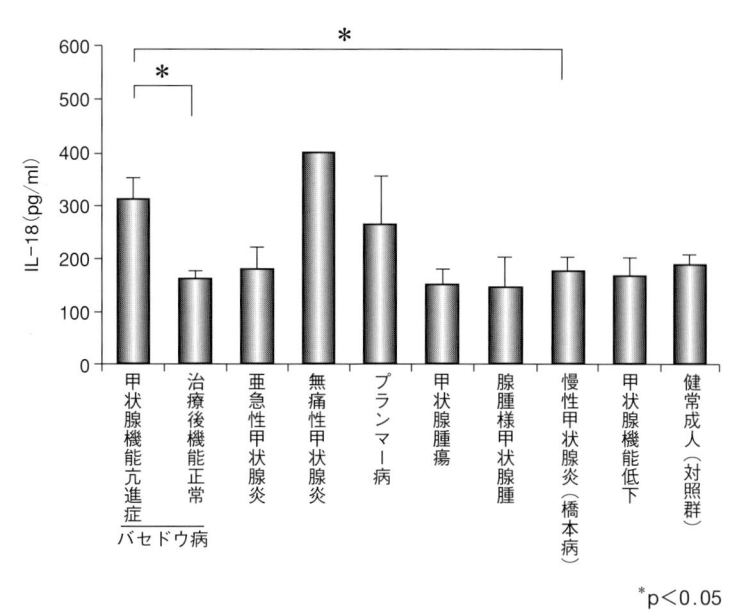

図 4. 各種甲状腺疾患における末梢血 IL-18 値

性リンパ球により生じる炎症において産生されるサイトカインのパターンには違いがないのであろうか。向炎症性サイトカインと呼ばれる IL-1、TNFα、IL-6 などは急性炎症を伴う破壊性甲状腺炎において増加するが、最近これらの炎症性サイトカインは接着因子やケモカインの発現誘導を生じて動脈硬化の進展に関与していることが明らかにされつつあり注目されている。IFN-γ の誘導因子である IL-18 も炎症性サイトカインであり IL-6、TNFα、IFN-γ を介して動脈硬化促進作用が推定されている。IL-18 も甲状腺機能亢進症で増加するが、橋本病では増加を認めず、さらにバセドウ病と破壊性甲状腺炎ではその分泌動態に差が認められる(**図 4**)。今後炎症進行過程の各相におけるサイトカインの役割が一層明らかにされるであろう。

■おわりに―甲状腺におけるサイトカイン研究の将来への展望―

最近の研究では RT-PCR などを用いて甲状腺細胞では多種のサイトカインが産生されうることが示された。また癌などに対する治療として用いられたサイトカインにより甲状腺機能にさまざまな影響がもたらされることも明らかにされた。一方で各種の自己免疫疾患に対して、サイトカインに対する抗体融合蛋白やサイトカイン受容体拮抗剤を用いた治療も始まっている。バセドウ病や橋本病などの自己免疫性甲状腺疾患はこれまで甲状腺ホルモンの合成阻害や不足した甲状腺ホルモンの補充による治療が行われてきた。大多数の患者は経済的にみても薬剤の副作用などのコンプライアンスを考えてもこれらの治療は合理的である。しかしながら一部の症例では眼球突出や巨大な甲状腺腫、繰り返す増悪・再発など従来の治療法では限界がある病態も存在する。後眼窩で起こる炎症や甲状腺細胞の増殖、間質の増生などにサイトカインネットワークが関与するとするならば、そしてまた

病態とともに変化していくならばこれらのネットワークの歪みを解明し、正常化することもまた大切な治療法となる。

(伊藤光泰)

◆文献

1) Casey ML：Cytokines and immune-endocrine interactions. Textbook of Endocrine Physiology, 4th ed, Chap 4, Griffin JE, Ojeda SR(eds), pp89-112, Oxford University Press, New York, 2000.
2) Itoh M, Uchimura K, Yamamoto K, et al：Distinctive response of thyroid-infiltrating mononuclear cells to B cell activation through CD40 and interleukin-4 in Graves' patients. Cytokine 19：107-114, 2002.
3) Molnar I, Balazs C, Szegedi G, et al：Inhibition of type 2, 5'-deiodinase by tumor necrosis factor α, interleukin-6 and interferon γ in human thyroid tissue. Immunol lett 80：3-7, 2002.
4) Jakobs TC, Mentrup B, Schmutzler C, et al：Proinflammatory cytokines inhibit the expression and function of human type I 5'-deiodinase in HepG2 hepatocarcinoma cells. Eur J Endocrinol 164：559-566, 2002.
5) Ajjan RA, Kamaruddin NA, Crisp M, et al：Regulation and tissue distribution of the human sodium iodide symporter gene. Clin Endocrinol 49：517-523, 1998.
6) Wang SH, Bretz JD, Phelps E, et al：A unique combination of inflammatory cytokines enhances apoptosis of thyroid follicular cells and transforms nondestructive to destructive thyroiditis in experimental autoimmune thyroiditis. J Immunol 168：2470-2474, 2002.
7) Stassi G, Di Liberto D, Todaro M, et al：Control of target cell survival in thyroid autoimmunity by T helper cytokines via regulation of apoptotic proteins. Nature Immunology 1(6)：483-488, 2000.
8) Caraccio N, Giannini R, Cuccato S, et al：Type I interferons modulate the expression of thyroid peroxidase, sodium/iodide symporter, and thyroglobulin genes in primary human thyrocyte cultures. J Clin Endocrinol Metab 90：1156-1162, 2005.
9) Muller AF, Drexhage HA, Berghout A：Postpartum thyroiditis and autoimmune thyroiditis in women of childbearing age；Recent insights and consequences for antenatal and postnatal care. Endocr Rev 22：605-630, 2001.
10) García-López MÁ, Sancho D, Sánchez-Madrid F, et al：Thyrocytes from autoimmune thyroid disorders produce the chemokines IP-10 and Mig and attract CXCR3+ lymphocytes. J Clin Endocrinol Metab 86：5008-5016, 2001.
11) Goto Y, Itoh M, Ohta Y, et al：Increased production of B-cell growth factor by T lymphocytes in Graves' thyroid；possible role of CD4⁺CD29⁺ cells. Thyroid 7：567-573, 1997.

8 甲状腺細胞の機能と成長因子

1 甲状腺細胞の機能

　TSH受容体を刺激された甲状腺細胞は、細胞内に無機ヨード(I)を取り込み、甲状腺ホルモン(T_3、T_4)を合成して分泌する(図1)。細胞内に取り込まれた無機ヨードはperoxidaseの作用によりサイログロブリン内にあるチロジン基と結合して、monoiodotyrosine (MIT)やdiiodotyrosine(DIT)となる(これをヨードの有機化と称する)。さらに、peroxidaseの作用によりMITやDIT同士が縮合して、3,5,3'-triiodothyronine(T_3)や3,5,3',5'-tetraiodothyronine(T_4)が合成される。T_3やT_4を含んだサイログロブリンは蛋白分解酵素により消化され、T_3、T_4のみが血中に分泌される。これらの反応(ヨードの取り込み、ヨードの有機化、T_3、T_4の合成・分泌)はすべてTSHによって促進される。cDNA microarray法にてTSHの作用を解析すると、TSHは夥しい数の遺伝子(糖代謝、脂質代謝、細胞増殖関連遺伝子)の発現を促進して、甲状腺ホルモンの合成～分泌が促進するように作用していることがわかる[1]。

　TSHによる甲状腺機能刺激作用は極めて強力であり、甲状腺濾胞へのヨードの取り込みは、低濃度のヒトTSH($0.1\mu U/ml$)で促進される(図2)。また、甲状腺ホルモンの合成～分泌は、$0.3～10\mu U/ml$の間で濃度依存性に刺激される[2]。一般に正常人のTSHは$0.4～4.0\mu U/ml$であるので、甲状腺ホルモンの合成～分泌は、正常範囲のTSHにより絶妙にコントロールされていることがわかる。

　以上の如く、甲状腺はヨードを原料にして甲状腺ホルモンを合成～分泌するために存在している内分泌腺である。したがって、甲状腺癌などのために甲状腺を全摘しても、適当量の甲状腺ホルモンを内服してしていけば、一生涯、健康に過ごしていくことができる。

2 甲状腺腫大とTSH受容体刺激

　バセドウ病ではびまん性の甲状腺腫がほとんどすべての症例に認められる。TSHが甲状腺細胞のTSH受容体を持続的に刺激すると、甲状腺細胞の増殖が起こる。最近、TSH受容体にgain of function mutationが起こり、このためTSH受容体が恒常的に活性化された結果、甲状腺機能亢進症と甲状腺腫大が生じた症例が報告された[3]。バセドウ病患者血中の免疫グロブリン(thyroid-stimulating antibody；TSAb)もTSH受容体を長期間にわたり刺激して甲状腺細胞の増殖を促進するので、びまん性の甲状腺腫大が生じる。

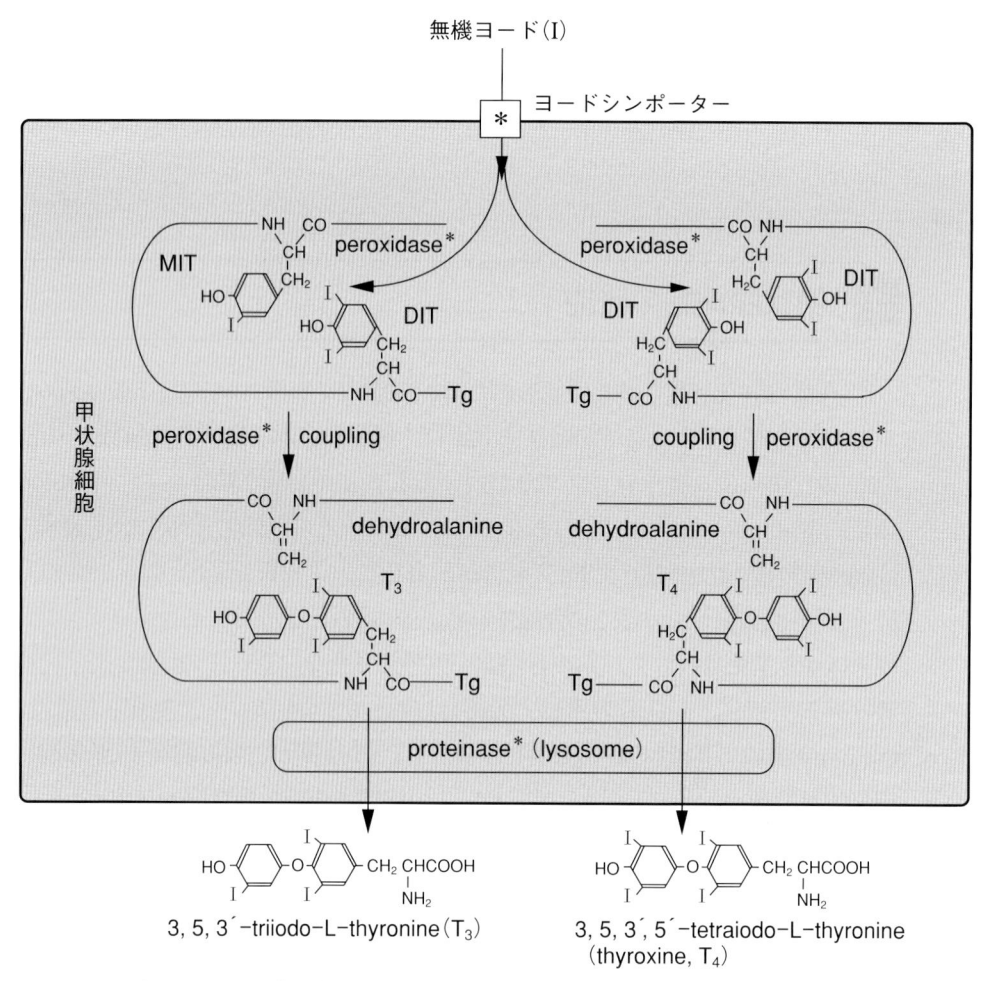

図 1. ヨード代謝産物と甲状腺細胞内における甲状腺ホルモン合成過程

甲状腺内に取り込まれた無機ヨード(I)は、サイログロブリン(TG)内のチロジンをヨード化して monoiodotyrosine(MIT)や diiodotyrosine(DIT)を合成する(この反応をヨードの有機化と称する)。さらに peroxidase の作用により MIT と DIT、DIT と DIT が結合して(この反応を coupling という)、各々、T_3 と T_4 が合成される。その後、サイログロブリンは蛋白分解酵素(proteinase)により分解されて、血液中に T_3 と T_4 が分泌される。
* は TSH により刺激される部位を示す。

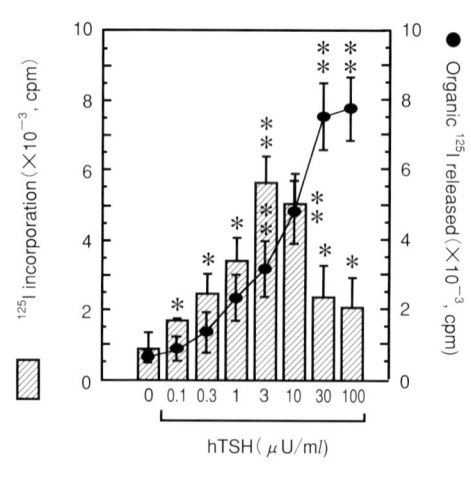

図 2. TSH によるヨード取り込みと甲状腺ホルモン合成・分泌

バセドウ病患者の甲状腺亜全摘術時に得られた甲状腺より甲状腺濾胞を採取し、ヒト TSH を添加して ^{125}I を含んだ培養液中で 3 日間培養したもの。甲状腺濾胞内に取り込まれた ^{125}I(^{125}I incorporated)をカラム(▨)で、de novo に合成・分泌された有機 ^{125}I(organic ^{125}I released)(つまり ^{125}I-T_3 + ^{125}I-T_4)を丸印(●)で示してある。ヒト TSH は、正常範囲内で、ヨードの取り込みを刺激して、甲状腺ホルモンの合成および分泌を刺激していることがわかる。

(Yamazaki K, Sato K, Shizume K, et al：Potent thyrotropic activity of human chorionic gonadotropin variants in terms of ^{125}I incorporation and *de novo*-synthesized thyroid hormone release in human thyroid follicles. J Clin Endocrinol Metab 80：473-479, 1995 による)

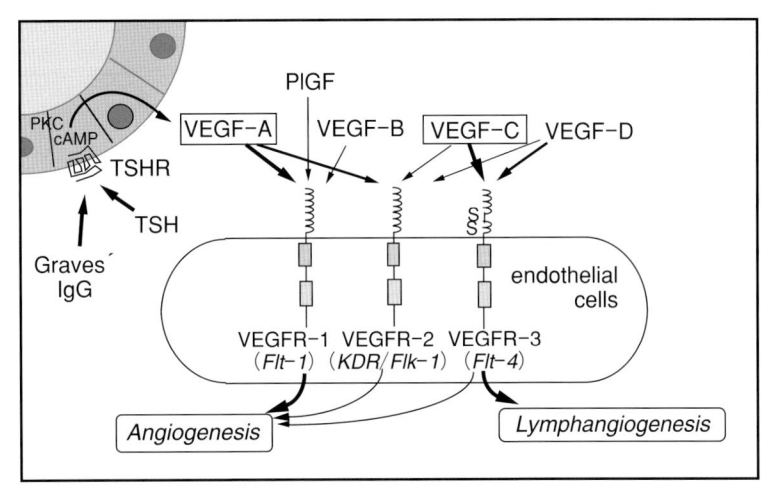

図 3. VEGF が甲状腺の血管造成とリンパ管造成に及ぼす役割
TSH やバセドウ病 IgG により TSH 受容体(TSHR)が刺激されると、種々の VEGF が産生される。VEGF-A は血管内皮細胞(endothelial cell)膜上に発現している VEGF 受容体(主に VEGFR-1 と VEGFR-2)を刺激して、血管形成(angiogenesis)に促進的に作用する。甲状腺乳頭癌では VEGF-C の産生が亢進している。VEGF-C は主にリンパ管内皮細胞膜上に発現している VEGF 受容体(VEGFR-3)を刺激して、リンパ管形成(lymphangiogenesis)を促進し、リンパ行性転移に関与していると推測される。

(Sato K : Vascular endothelial growth factors and thyroid diseases. review Endocrine J 48 : 635-646, 2001 による)

3 バセドウ病の甲状腺腫と血管内皮細胞増殖刺激因子

　バセドウ病患者の甲状腺は血流量が豊富である。このため、聴診器を甲状腺部位に当てると、ゴーゴーと大河が急峻に流れているような血管雑音(bruits、ブルイ)が聴取される。その一因は、TSH 受容体が刺激されると甲状腺細胞内で血管内皮細胞の増殖刺激因子(vascular endothelial growth factor；VEGF)が産生されるためである[4]。甲状腺細胞内で産生された VEGF は甲状腺細胞外に分泌され、paracrine 的に作用して毛細血管の内皮細胞の増殖を刺激する(図3)。増殖した血管内皮細胞は、お互いに癒合するので血管内腔は拡大する。さらに、甲状腺機能亢進症では心拍出量も多いので、甲状腺には大量の血液が流れ、バセドウ病甲状腺に特徴的な血管雑音となる。

　VEGF は血管内皮細胞の増殖を刺激するが、そのサブタイプ(VEGF-C)はリンパ管形成を促進することが明らかになってきている(図3)。バセドウ病甲状腺では VEGF-C の産生も亢進しており、大量のリンパ液が産生されると推測される。また、リンパ行性転移を起こしやすい甲状腺乳頭癌は VEGF-C を発現しており、リンパ節転移との関連が注目されている[5]。

　大量の無機ヨードを添加して培養したヒト甲状腺濾胞に発現した全遺伝子を microarray にて解析すると、VEGF 系統の遺伝子の発現は減少する(図4)[6]。また、周知の如く

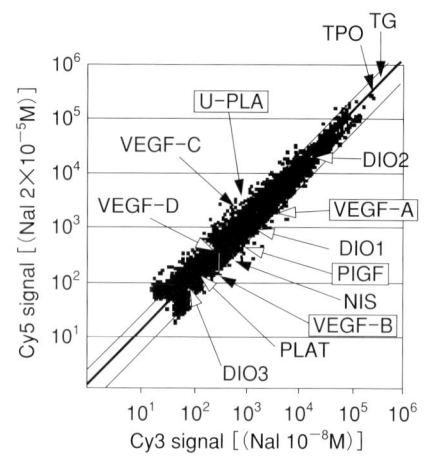

図4 無機ヨードによるVEGF family 遺伝子の抑制
ヒト甲状腺濾胞を浮遊状態で低濃度のヨードを含んだ培養液(10^{-8} M)で培養しておき、高濃度のヨード(10^{-5} M)を含んだ培養液で2日間ほど培養した場合に増減した遺伝子を scattered plot で示した。全遺伝子の発現は米国 NIH 研究所が管理している Gene Expression Omnibus(http://www.ncbi.nlm.nih.gov/geo/query/acc.cgi?acc=GSE12244)に登録済みである。
TG：thyroglobulin, TPO：peroxidase, DIO2：type Ⅱ deiodinase, DIO1：type Ⅰ deiodinase, NIS：sodium-iodide symporter, U-PLA：urokinase-type plasminogen activator.
(Yamada E, Yamazaki K, Takano K, et al：Iodide inhibits vascular endothelial growth factor(VEGF)-A expression in cultured human thyroid follicles；a microarray search for effects of TSH and iodide on angiogenesis factors. Thyroid 16：545-554, 2006 による)

NIS をはじめとして甲状腺ホルモンの合成に関与している遺伝子の発現はすべて抑制される。バセドウ病の術前に大量の無機ヨードを投与すると血流量が減少することが内分泌外科医には古くから経験的に知られていたが、その機序は VEGF-A、VEGF-B、PlGF mRNA などの angiogenesis factor の発現が抑制されるためであることが明らかになった。

4 成長因子と甲状腺腫

末端肥大症では organomegaly があり、甲状腺も腫大していることが多い。

末端肥大症では、insulin-like growth factor Ⅰ (IGF-1)が高値である。IGF-1 には甲状腺細胞増殖刺激作用がある。末端肥大症では IGF-1 が高値なほど大きな甲状腺腫が認められる[7]。そのほか、甲状腺では TGF-β や FGF なども発現しており、ヨード代謝や甲状腺腫の形成に関与していることが示唆されている。さらに最近では、バセドウ病患者 IgG 中には抗 TSH 受容体抗体のみならず抗 IGF-1 受容体抗体も存在しており、TSH 受容体と IGF-1 受容体を刺激された甲状腺細胞は増殖傾向が強力になることも見い出されている[10]。

(佐藤幹二、山田恵美子)

◆文献

1) Yamazaki K, Yamada E, Kanaji Y, et al：Genes Regulated by TSH and iodide in cultured human thyroid follicles；analysis by cDNA microarray. Thyroid 13：149-158, 2003.
2) Yamazaki K, Sato K, Shizume K, et al：Potent thyrotropic activity of human chorionic gonadotropin variants in terms of ^{125}I incorporation and *de novo*-synthesized thyroid hormone release in human thyroid follicles. J Clin Endocrinol Metab 80：473-479, 1995.
3) Duprez L, Parma J, Van Sande J, et al：Germline mutations in the thyrotropin receptor gene cause non-autoimmune autosomal dominant hyperthyroidism. Nat Genet 7：396-401, 1994.
4) Sato K, Yamazaki K, Shizume K, et al：Stimulation by thyroid stimulating hormone and Graves' immunoglobulin G of vascular endothelial growth factor mRNA expression in human thyroid follicles *in vitro* and flt mRNA expression in the rat thyroid *in vivo*. J Clin Invest 96：1295-1302, 1995.
5) Fellmer PT, Sato K, Tanaka R, et al：Vascular endothelial growth factor-C gene expression in papillary and follicular thyroid carcinoma. Surgery 126：1056-1062, 1999.
6) Yamada E, Yamazaki K, Takano K, et al：Iodide inhibits vascular endothelial growth factor (VEGF)-A expression in cultured human thyroid follicles；a microarray search for effects of TSH and iodide on angiogenesis factors. Thyroid 16：545-554, 2006.
7) Miyakawa M, Saji M, Tsushima T, et al：Thyroid volume and serum thyroglobulin levels in patients with acromegaly；correlation with plasma insulin-like growth factor I levels. J Clin Endocrinol Metab 67：973-978, 1988.
8) Pisarev MA, Gärtner R：Autoregulatory actions of iodine. Werner & Ingbar's The Thyroid, A fundamental and Clinical Text, 8th ed, Braverman LE, Utiger RD (eds), pp85-90, Lippincott Williams & Wilkins, Philadelphia, 2000.
9) Sato K：Vascular endothelial growth factors and thyroid diseases. review Endocrine J 48：635-646, 2001.
10) Tsui S, Naik V, Hoa N, et al：Evidence for an association between thyroid-stimulating hormone and insulin-like growth factor 1 receptors；a tale of two antigens implicated in Graves' disease. J Immunol 181：4397-4405, 2008.

9 Na⁺/I⁻シンポータとその異常

■はじめに

 Na⁺/I⁻シンポータ(NIS)は血中のヨードイオンを能動的に甲状腺に取り込む、甲状腺ホルモン合成の最初で律速の段階を司る。現在まで、NIS異常症と考えられる疾患は、ヨード濃縮障害(Iodide Transport Defect；ITD)のみである。不活化型変異による。ITDは57例(31家系)が知られている。われわれおよび藤原らによって初めて同定されたT354P変異を中心に既に世界で32例のITDにおいてNIS変異が同定されている。変異の分布を図1に示す。

1 T354P変異・臨床像の多様性

 筆者らは、ITD本邦症例においてNIS変異を初めて同定した。われわれが7例、藤原らが2例、上瀧らが1例同定した。ITD日本人患者においては、T354P変異の頻度が高い。ホモ接合患者は、本邦症例で変異が同定されたものの16例中10例に達する。本邦外では、T354P変異は同定されていない。T354P変異はfounder effectにより広まった可能性が強い。ヨード摂取量が多く、ITDの症状が出にくいと考えられる日本人で、本症が多いのもT354P変異頻度が高いためと思われる。T354Pの発現実験では、ヨード取り込みが著しく低下しており、T354Pが患者においてITDの直接病因であることが証明できた。

 同一のT354Pホモ接合性変異をもつ患者でも臨床像は多彩である。乳児期早期から甲状腺機能の著しい低下を示した例から、成人まで機能正常を保つ例まである。甲状腺腫についても、まったく存在しないもの、巨大なびまん性甲状腺腫のあるもの、腺腫形成したものまでさまざまである。ヨード摂取量は、明らかに甲状腺機能に影響を及ぼす。ヨード含量の少ない人工乳であった例では1歳未満でクレチン症を発症している。

 甲状腺腫は通常年長時期以降に生じる。6〜20歳の間にびまん性甲状腺腫により診断された症例は6例あるが、すべて日本人例であった。これらの患者では、ヨード摂取量が多く、甲状腺機能が長期にわたり維持されたものと推測される。常食下で機能変動が著しいものもある。一過性かつ頻回のTSH上昇が甲状腺腫形成の主因だろう。

 甲状腺腫なく、機能低下で診断され、ホルモン剤で治療された患者も次第に甲状腺腫を伴ってくることが多い。一方、長年にわたって甲状腺腫を発生しない例もある。この差は、服薬コンプライアンス低下によるTSH上昇による可能性もある。ITDの甲状腺は正常範囲のTSHに対しより感受性が強いという考えもある。しかし、治療開始以前ではなく、以降に甲状腺腫が出現してくるのは不可解である。また、治療前から甲状腺腫が存在した

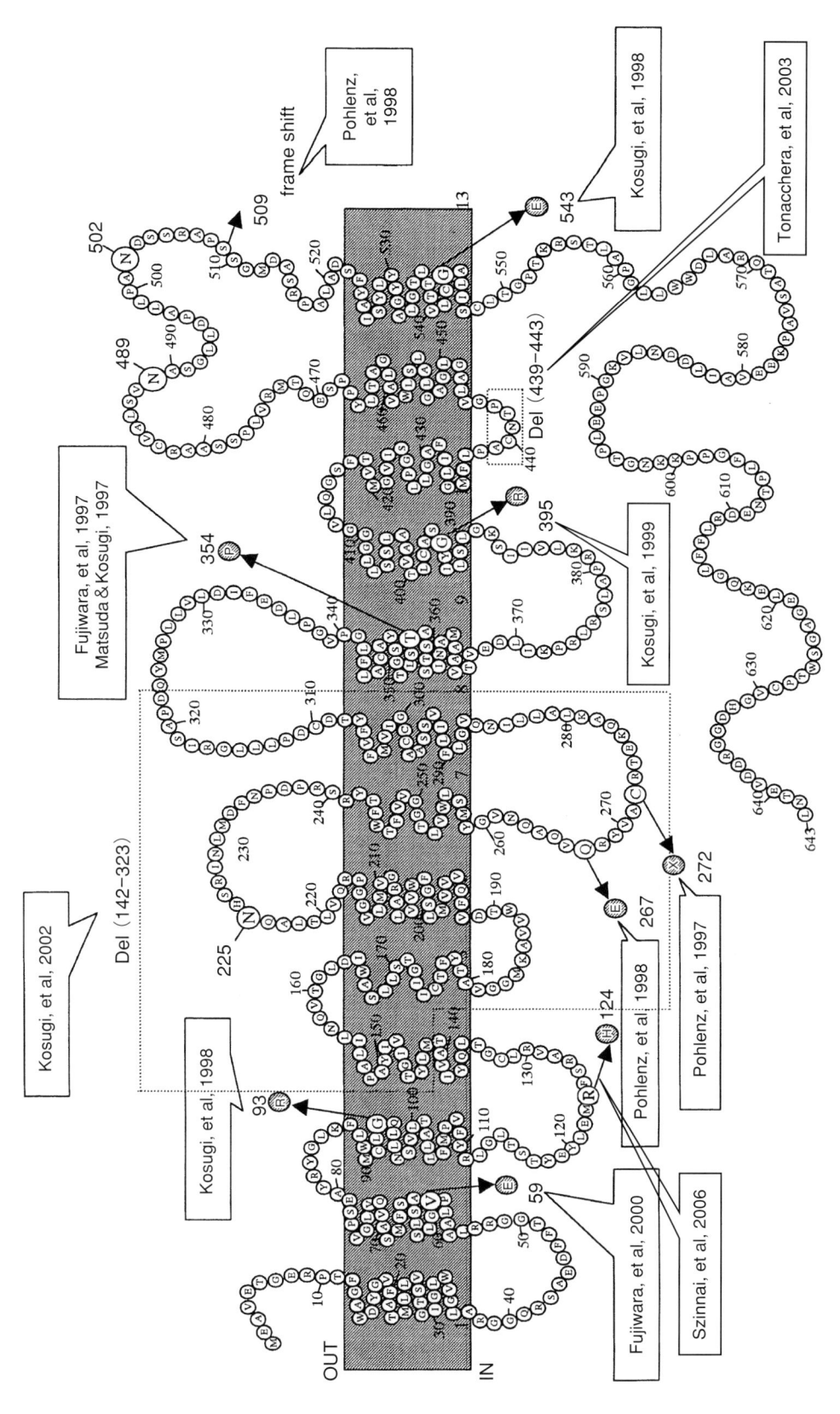

図 1. NIS の二次元構造と、ヨード濃縮障害 (ITD) でこれまでに同定された NIS 変異の分布

表 1. ヨード濃縮障害が見逃されている可能性のあるケース
1. 甲状腺シンチで取り込みがなく、甲状腺腫もないので無形成と診断されている。
2. 新生児クレチン症スクリーニングで発見されたが、病型診断がなされていない。
3. 新生児スクリーニングを受けたが、正常とされている。
4. 年長児・成人で、びまん性・結節性の甲状腺腫があり、甲状腺剤投与または無投薬で経過観察されているが、甲状腺シンチを行ったことがない。

表 2. ヨード濃縮障害を見逃さないためには
1. 甲状腺腫がなくても、結節性でもびまん性でも、必ず甲状腺シンチを行う(テクネシウムでよい。投薬の中止は必要ない)。
2. シンチで甲状腺への取り込みが減少しており、唾液腺の描出がなけば、疑わしい。
3. 無形成診断は必ずエコーで行う。

表 3. ヨード濃縮障害の確定診断法
1. ^{123}I 甲状腺シンチを通常の方法(ヨード制限下、投薬中止)で行い、甲状腺摂取率が低下、唾液腺の描出がない。
2. 1. が確認されれば、血清と唾液の採取を同時に行い放射能を計測する。
3. この際、ヨード制限を行っているので、T_3、T_4、TSH を測定しておくと診断に役立つ。

例で、ホルモン投与により甲状腺腫がまったく消失した例と縮小するも消失はしない例がある。治療、ヨード摂取量による TSH 値が甲状腺腫形成に関与していることは疑いないが、ほかの因子についても今後の検討が俟たれる。

2 新生児クレチン症マススクリーニングと ITD の診断

新生児クレチン症マススクリーニングが始まって以降の症例報告は多くない。注意すべきことは、スクリーニングを受けても直ちに機能低下症の治療を受けていないケースが多い。これは、特に日本人患者において、スクリーニング時の TSH 値があまり高くない場合が多いこと、再検時には TSH はさらに下がっていて、一過性高 TSH 血症と診断されていることがあるためと思われる。この現象はほかの甲状腺ホルモン合成障害でもみられるといわれており、診断が確定する前にホルモン補充を開始して、甲状腺機能低下による障害を未然に防止しなければならない。

3 ITD の頻度と診断上の注意

ITD は稀な疾患であるが、日本人では症状がマスクされている可能性が高く、T354P 変異が高頻度に存在するので、かなりの数が未診断と予想される。本邦における頻度を計算したところ、現在までに報告された数の少なくとも数倍の患者の存在が予想される。**表 1〜3** に診断の際の留意点についてまとめた。

(小杉眞司)

10 甲状腺とヨード

1 甲状腺とヨード

1. 甲状腺ホルモンの構造

甲状腺ホルモンの65.3%はヨードである。したがって、ヨードと甲状腺機能とは密接かつ複雑な関係がある[1)-3)]。図1のようにヨードが4個あればテトラヨードサイロニン(T_4)で、別名サイロキシンと呼ばれる。3、5、3'の位置に3個あるのが活性型のトリヨードサイロニン(T_3)である[1)3)]。ベンゼン核が2つ特異的に並んだ構造は諸臓器の核内受容体に結合するのに適している。成長期の心身の発育や代謝の維持、さらに両生類の変態に

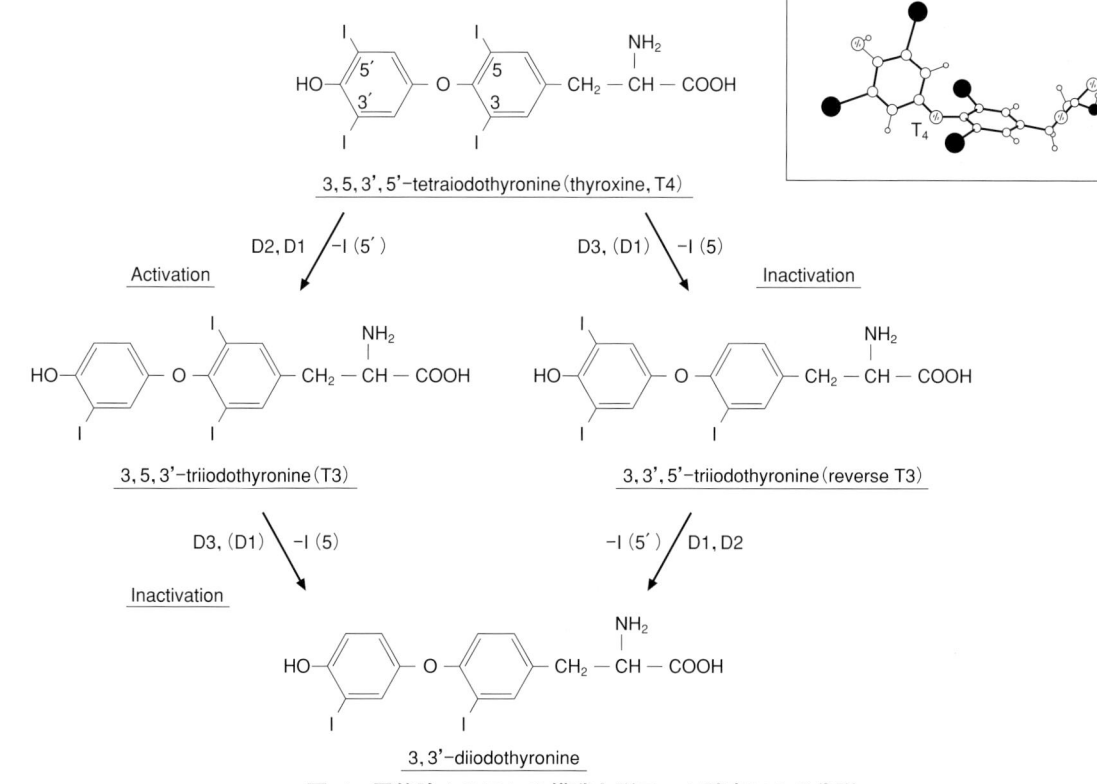

図1. 甲状腺ホルモンの構造と脱ヨード酵素による代謝

外側のベンゼン核の3'、5'部位から脱ヨードして主に活性化する酵素(D1:Ⅰ型脱ヨード酵素、D2:Ⅱ型脱ヨード酵素)と内側のベンゼン核の3、5部位から脱ヨードして不活性化する酵素(D3:Ⅲ型脱ヨード酵素)。

(岡村 建,藤川 潤,萬代幸子:Consumptive hypothyroidism;Ⅲ型脱ヨード酵素の重要性.ホルモンと臨床 54:641-648,2006 による)

重要なホルモンである。

> **・ポイント1・** 甲状腺ホルモンはヨードを含んでいる！

2．ヨウ素の発見

ヨウ素 I_2 は 1811 年に偶然 Bernard Courtois によって発見された。ギリシャ語で violet color を意味する"iode"と名づけられ、後に英語で iodine（ヨウ素）と呼ばれるようになった。ドイツ語では Jod で、日本語でもヨードと呼ばれるが、英語では iodine（ヨウ素）と iodide（ヨウ化物）と区別される。

3．ヨウ素の酸化力

ヨウ素は元素の周期表で塩素（Cl）などと同じ第 7 族に属し、1 価の陰イオンになりやすい。すなわち、相手から電子を取りやすく、酸化力が強い。水に不溶で、ヨウ化カリウム水溶液に溶解した褐色液はうがい液、アルコールに溶解したヨードチンキは消毒に使われる。地球上のヨードはほとんどが iodide や iodate（ヨウ素酸塩）として海藻に含まれている。

4．無機ヨードの有機化

無機の I^-（iodide）が甲状腺の中に取り込まれて有機化され、T_4 合成に使われる。いわゆるヨウ素デンプン反応はらせん形をしたデンプンの中にヨウ素 I_2 が入って青変させる反応であるが、KI などのヨウ化物にはその作用はない。したがって、ヨウ化カリウムデンプン液は無色であるが、酸化剤を加えると I^- が I_2 となり濃青色となる。

ヨードは塩素と同様殺菌作用が応用され、さらに造影剤やアミオダロンなどの抗不整脈薬にも含まれている。

5．甲状腺へのヨードの能動輸送による取込み

甲状腺は免疫機構の発生と同様、ヤツメウナギ頃より認められる。進化の過程で Na のみならず、ヨードも積極的に取り込み保持する必要が生じた。その適応の結果、甲状腺は血中よりも 10〜50 倍、必要に応じて数百倍以上にヨードを濃縮する機構が発達した。1995 年に Carrasco らによって Na とヨードを一緒に取り込む Na^+/I^- シンポーター（NIS）が同定された。

6．甲状腺ペルオキシダーゼと H_2O_2 生成系

甲状腺の中に取り込まれた無機のヨードは直ちにほとんどが有機化され、サイログロブリン（Tg）という T_4 合成に適した特異的蛋白のチロシン基をヨード化する。そのために、まず入ってきた無機のヨードを酸化状態にしなければならない。それが甲状腺ペルオキシダーゼ（TPO）の作用である。TPO 活性には過酸化水素 H_2O_2 が必要で NADPH 酸化酵素

によるH_2O_2生成系が備わっている。

2 甲状腺機能の調節

1．甲状腺機能の恒常性

甲状腺機能を正常に保つための調節機序が主に3つある。
①視床下部・下垂体・甲状腺系のフィードバック feedback 機構
②甲状腺の自己調節機構 autoregulation
③末梢での脱ヨードによる活性化・不活性化機構
である。

2．ヨード欠乏

古くよりアルプス・ヒマラヤ・アンデスなど高山地方や米国の五大湖付近に地方性甲状腺腫がみられた[4]。低身長、寒がり、知能低下などクレチン症、すなわち先天性の甲状腺機能低下症や難聴を伴った。これらの地方性甲状腺腫は食卓塩にヨードを添加することによって改善し、ヨード欠乏性甲状腺腫であると考えられた。

3．ヨード欠乏に対する適応

ヨード欠乏になるとさまざまな適応を生じる。①T_4より活性が強いT_3の優先的合成、②T_4低下に伴う下垂体からのTSH分泌、③そのTSH刺激による甲状腺腫大、④T_3も低下することによるTSHのさらなる上昇、⑤NIS発現増加による著明なヨード摂取率上昇、⑥これらの適応が力尽きると著明な機能低下状態に陥る[5]。

4．ヨード欠乏の胎児への影響

胎児の中枢神経系の発育はT_4に依存しているので胎生期にT_4が低下することはできるだけ避けないといけない[1]。ヨード欠乏対策として大切なことは、若い女性のヨード欠乏を妊娠前に是正しておくことである[6]。

5．ヨード必要量

欧州での1日ヨード必要量は0〜59ヵ月児で90μg、6〜12歳で120μg、思春期・成人で150μg、妊娠・授乳中婦人で200μgとされている。WHOの学童における基準では尿中ヨードが100μg/l未満ならヨード欠乏、100〜199μg/lなら適切、200〜299μg/lなら適切以上、300μg/l以上なら過剰といわれる。

6. 日本でのヨード摂取量

日本では海藻を含む食べ物から数 mg に及ぶヨードが摂取される。九州の私どもの外来では約 55% が 0.1〜1 mg/日、40% が 1〜10 mg/日、5% が 10 mg/日以上と推測された[2]。ワカメの消費量から日本人のヨード摂取量は平均 1.2 mg/日と推測されている[7]。

7. ヨード過剰—Wolff-Chaikoff 効果

Chaikoff 門下の Wolff は、過剰のヨードを投与すると血中のヨードがある閾値より高い場合には甲状腺内のヨード有機化が起こらないことを示した。すなわち過剰ヨードによる有機化障害（Wolff-Chaikoff 効果）である（図 2）[8]。δ-iodolactone や α-iodohexadecanal などによる H_2O_2 生成系の抑制のためと考えられている。

・ポイント 2 ・ ヨードは欠乏しても過剰でも甲状腺ホルモンがつくれない—過ぎたるは及ばざるが如し！

8. ヨード過剰への適応—escape 現象

過剰のヨード投与を続けて血中ヨードが高値を続けても有機化が再開することがわかった。これを escape 現象と呼ぶ。これは NIS の発現抑制による甲状腺内へのヨードの能動輸送の抑制による。

この escape 現象のため、一般には健常人が過剰のヨードを摂取続けても機能低下症にはならない。

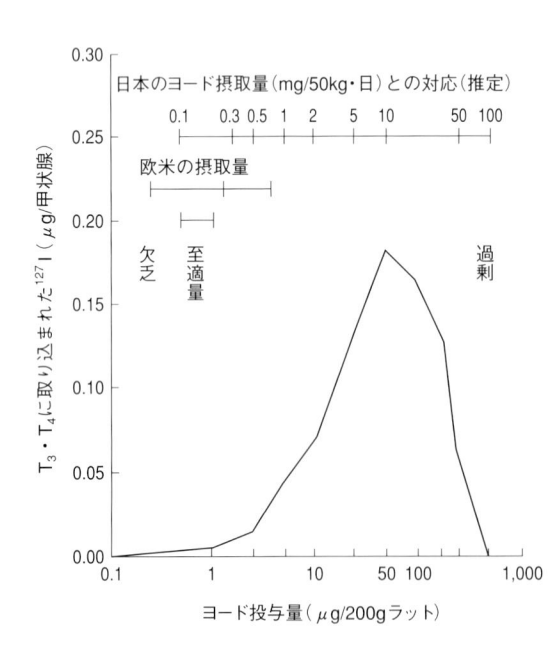

図 2. Wolff-Chaikoff 効果の模式図
ヨード十分のラットに異なった量のヨードを負荷し、新たに生成された甲状腺ホルモンに含まれるヨード量を示す。50 μg 投与をピークとして有機化障害が示される。ヒトにおける至適量（100〜200 μg）と欧米および日本におけるヨード摂取量との対応を推定して表示した。ヨード欠乏地域では、過剰でないヨード摂取量増加により新たなホルモン合成が増加する。日本では、過剰ヨード摂取量増加によりホルモン合成が一般に抑制される。
（岡村 建，藤川 潤，萬代幸子：甲状腺疾患とヨード摂取量；甲状腺機能亢進症・慢性甲状腺炎・結節性甲状腺腫等での具体的取り扱い．ホルモンと臨床 55：569-576，2007．Nagataki S：Effect of excess quantities of iodide. Handbook of physiology 7 Endocrinology, Vol Ⅲ Thyroid, Greer MA, Solomon DH (eds), pp329-344, American Physiological Society, Washington, 1974 による）

9. 体内でのヨード代謝と尿中への排泄

私たちの身体のヨードの大半（約10 mg）は甲状腺の中にある。毎日、約200 μg のヨードが主に尿中へ排泄される[9]。したがって、尿中のヨード排泄量を測定することによってヨード摂取量を推定できる。腎機能が正常であれば数日で比較的速やかに排泄される。

10. 脱ヨードによる甲状腺ホルモンの活性化・不活性化

T_4 の外側のベンゼン核から1個脱ヨードされ T_3 になると生物活性が非常に高まるが、内側のベンゼン核から1個脱ヨードされ 3, 3', 5'-T_3 になると生物活性がなくリバース T_3 と呼ばれる（図1）。これらの脱ヨードはそれぞれの組織で3種類の脱ヨード酵素（D1、D2、D3）によって行われる。

11. 脱ヨードによる代謝調節

飢餓状態のようにエネルギーを節約しないといけない状態では血中の T_3 は低下、リバース T_3 が増加し、ホルモンの不活性化が起こる。胎生期の脳は部位によって T_3 を必要とする時期が異なるため、各組織での脱ヨード酵素を調節することによって生成する T_3 量を部位別に変化させていることもわかってきた。すわなち、血中レベルのみではなく、各臓器の受容体レベルで T_3 が適切になるよう巧妙な調節を受けている[1]。

・ポイント3・　甲状腺ホルモンの作用は脱ヨード酵素によって微妙に調節される！

12. なぜヨードが必要か？

甲状腺ホルモンとしての作用にヨードは必須ではない。3,5-dimethyl-3'-isopropyl-L-thyronine という、ちょうど T_3 のヨードの位置にメチル基やイソプロピル基をもったものは T_3 よりも強い作用をもつ。私たちの身体がヨードを利用し始めたのは、単に発達や代謝維持の為に強い生理活性を必要としたのみではなく、その作用を必要に応じて微妙に調節しやすいようにヨードを利用し始めたと推察される。

3　ヨード過剰と臨床

1. 過剰ヨードによる可逆性甲状腺機能低下症

私たちは過剰ヨードによる可逆性甲状腺機能低下症を詳細に検討し報告した[10]。すなわち Wolff-Chaikoff 効果がヒトでも起こり得ることが示された。その特徴は、①体重増加、倦怠感など典型的粘液水腫症状、②著明な血中 T_4 の低下と TSH の上昇、③甲状腺腫大、④ヨード摂取率高値、⑤無機のヨードを放出させる $KClO_4$ 放出試験強陽性、⑥過剰な海藻摂取の病歴、⑦腎障害の合併、⑧海藻制限のみで甲状腺機能の正常化、⑨100 mg のヨウ化

11 Pendred(ペンドレッド)症候群

1 疾患概念

　高度の先天性感音性難聴とヨードの有機化障害を伴う甲状腺腫を合併する遺伝子疾患である。SLC26A4/PDS 遺伝子の変異によって起こる。1896 年にイギリスの開業医だった Vaughan Pendred が先天性の難聴と巨大甲状腺腫の合併の姉妹例を Lancet に Deaf mutism and goiter[1]として報告した。甲状腺ホルモンはヨード化された 2 つのチロシンが縮合してつくられる。これに先立ち甲状腺に取り込まれた無機ヨードは 1〜2 時間のうちに甲状腺濾胞内でペルオキシダーゼの作用によってサイログロブリン内のチロシン残基に結合する。これをヨードの有機化という。ヨードの有機化の障害があると甲状腺に取り込まれたヨードは無機のまま残りパークロレイトを投与すると再び甲状腺外へ放出されるので臨床的に検出できる。この方法によって 1958 年には Morgans らが部分的なヨードの有機化障害が存在することを明らかにした[2]。その後 Fraser が 207 家系を詳細に調べ常染色体劣性遺伝の形式をとることを確認し、Pendred 症候群と呼ぶことを提唱した[3]。欧米では先天性難聴の 10% と原因として最も多く、10 万人あたりおよそ 7.5〜10 人の頻度である。日本ではこれよりかなり少ないと推測されている。後述するように SLC26A4/PDS 遺伝子の変異があって甲状腺腫を合併しない先天性難聴があることが明らかにされ、Pendred 症候群はより大きな疾患単位のうちの一部というように疾患概念が変わってきている。

2 病因

　1997 年、Everett らによりポジショナルクローニングの手法により原因となる遺伝子の異常が発見された[4]。彼らはこの遺伝子を PDS 遺伝子と名づけ、PDS 遺伝子の産物を Pendrin と命名した。その後 pendrin 蛋白は溶質輸送体(solute carrier)ファミリー SLC26 に分類され、SLC26A4 と命名され、遺伝子は SLC26A4 と表記されるようになった(本稿では SLC26A4/PDS と表記)。

　Pendrin は陰イオン交換体で甲状腺では Cl^- とヨードの輸送を行い[5,6]、内耳では Cl^- と $HCOO^-$(蟻酸)の交換を行いリンパ液量の調節を行っていると考えられている[7]。腎臓にも発現し、$Cl^-/OH^-/HCO_3^-$ の交換を行い HCO_3^- の排出を行っていると考えられている。甲状腺では上皮細胞(濾胞細胞)の濾胞側の細胞膜(apical membrane)に存在し、Na-I symporter(NIS)によって血液から細胞内に取り込まれたヨードを濾胞腔へ排出する(図 1)。

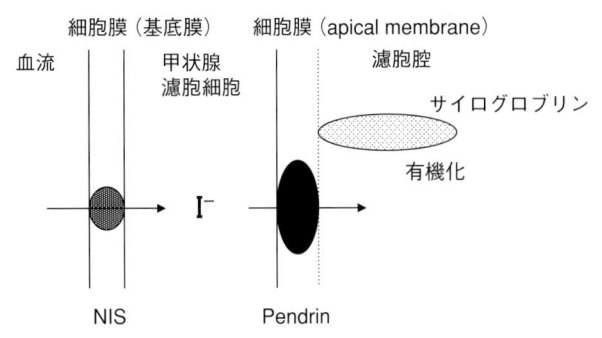

図 1. Pendrin の局在と機能

　変異遺伝子からつくられた変異蛋白の多くは小胞体(Endoplasmic Reticulum)にとどまり細胞膜へ達せずヨード輸送機能を失っている[8]。一部の変異蛋白は膜に達しヨード輸送の機能を有しているものもある。一方 *SLC26A4/PDS* 遺伝子の exon8 を除去したノックアウトマウスでは内耳奇形を伴う聾がみられたが、甲状腺の異常は検出されなかった[9]。ヒトの Pendred 症候群でも甲状腺の障害は軽度であるが、甲状腺からのヨードの排出には pendrin 以外の蛋白も関与しているためと考えられている。

　Pendred 症候群と同じく感音性難聴が劣性遺伝するのに甲状腺腫のない非症候群性難聴(non-syndromic deafness)のうち DFNB4 は遺伝子座位が Pendred 症候群と同じ 7q31 であった。そこでこの家系の *SLC26A4/PDS* 遺伝子を調べたところ変異が検出された[10]。日本でも宇佐美らにより家族性の non-syndromic deafness で *SLC26A4/PDS* 遺伝子変異が検出された[11]。Pendred 症候群の家系中にも甲状腺腫のない症例が混在することは以前から指摘されていた。すなわち Pendred 症候群とこれらの non-syndromic deafness は同一の原因で起こる疾患群の表現の違いということになる。これまでに Pendred 症候群と non-syndromic deafness を合わせて 150 以上の *SLC26A4/PDS* 遺伝子変異が見つかっている。日本人では Pendred 症候群と non-syndromic deafness 共に H723R 変異が多く、検出された変異のおよそ 75％を占める。

　ところで Pendred 症候群と *SLC26A4/PDS* 遺伝子の異常による non-syndromic deafness(DFNB4 or EVA)では、劣性遺伝であるにもかかわらず一方のアレルにだけにしか変異が見つからない症例も少なからず存在する。その原因としてまだ検討されていない promotor 領域などに変異があるのではと推定されていた。Yang らはこれらの患者に pendrin の発現調節の異常をきたす2種の遺伝子変異を見い出した[12]。1つは予想どおりの *SLC26A4/PDS* 遺伝子プロモーター領域の変異で、転写因子 FOXI-1 の結合部位の変異により転写活性が消失する。もう1つは counter part である *FOXI-1* 遺伝子の変異でやはり *SLC26A4/PDS* 遺伝子の転写が低下する。Non-syndromic deafness 例では機能蛋白遺伝子とその遺伝子の発現を調節する遺伝子の2つの遺伝子のそれぞれの heterozygous な変異が合わさって発症する(double heterozygous model)という遺伝病としてユニークな例として注目される。

3 症状と検査所見

　難聴は幼少期に始まり増悪と寛解を繰り返しながら進行してゆく。補聴器使用の時期を経て全聾になる例が多い。発語前に難聴が高度な場合には、以前はPendredの報告例のように聾唖となっていた。内耳の異常の特徴の1つにMondini Cochleaがある。これは蝸牛の螺旋構造を形成する内壁が消失し1つの空洞と化してしまったもので、1791年のMondiniのラテン語の記載に基づいている。Mondini Cochleaは難聴が早期から高度な症例にみられるが、Pendred症候群があってもみられない症例も多い。これに対し前庭水管の拡大(図2)はMRIで調べるとほぼすべての症例にみられる特徴である[13]。さらにSLC26A4/PDS遺伝子変異のみつかったnon-syndromic deafnessにもみられる。逆に前庭水管の拡大はnon-syndromic deafnessで最もよくみられる耳器の異常で、SLC26A4/PDS遺伝子変異がない症例も多数存在するので、SLC26A4/PDS遺伝子変異による聴力障害に特異的な異常ではない。

　甲状腺腫は通常思春期前後に発現し徐々に大きくなってゆく。一部の症例では幼少期からみられる。甲状腺腫の大きさはまちまちである。初期にはびまん性の腫大だが、進行すると多結節性となる。気管を圧迫するほど大きくなり手術を要することもある。超音波所見では多結節性甲状腺腫(腺腫様甲状腺腫)に合致した所見を呈する。ほかの腺腫様甲状腺腫を呈する疾患に共通したことだが血中サイログロブリンが高値となり、甲状腺癌を合併することがある。甲状腺機能は正常、もしくは潜在性機能低下症がほとんどでホルモン補充療法を要するような機能低下症は稀である。パークロレイト放出試験では10%以上、通常20%以上となるが、完全なヨード有機化障害はみられず部分的なものにとどまっている。甲状腺腫を合併しない難聴例でも軽度の有機化障害がみられることがある。

　これまで述べてきたように同じPDS遺伝子の変異にもかかわらず甲状腺の障害の程度には症例ごとに大きな違いがある。なぜこのような違いが生じるのだろうか。まず考えられるのは遺伝子変異の種類によって機能異常が異なり、表現型が異なってくるのではないかというものである。Non-syndromic deafnessだけに検出されPendred症候群ではみられない変異ではヨードの輸送の障害がなかったという報告がある。2つめとしてpendrin機能の量的な違いも考えられる。パークロレイト放出試験できちんと評価すると、

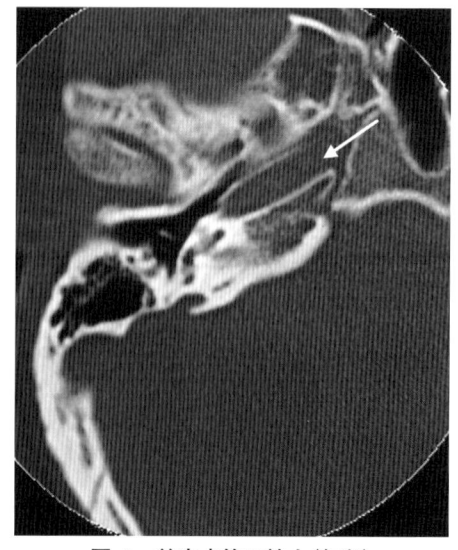

図 2. 前庭水管の拡大(矢印)

```
                先天性感音性難聴
                      ↓
              前庭水管拡大・Mondini 蝸牛
                      ↓
```

	パークロレイト放出試験		甲状腺腫
陽性	陰性		
Pendred 症候群	non-syndromic deafness (*PDS* 遺伝子変異による？) ＋ 他の甲状腺疾患	あり	甲状腺腫
PDS 遺伝子変異による non-syndromic deafness*	non-syndromic deafness (*PDS* 遺伝子変異による？)	なし	

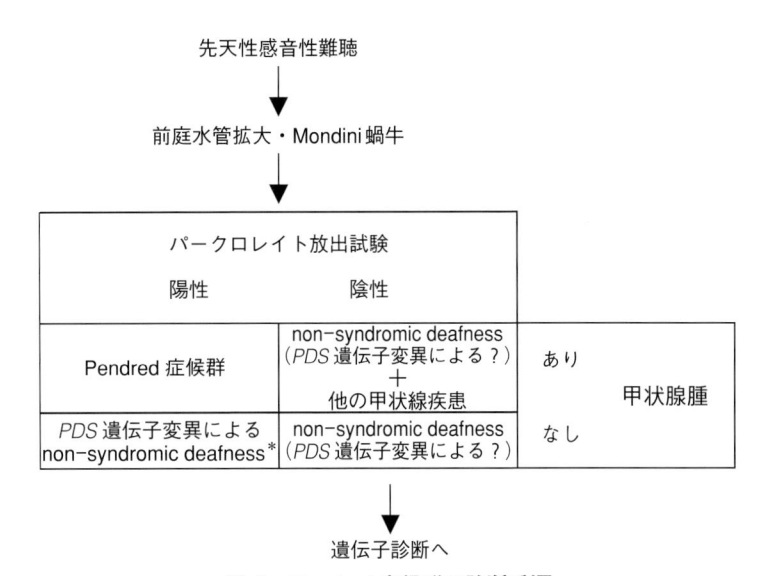

```
                      ↓
                  遺伝子診断へ
```

図 3. Pendred 症候群の診断手順
*のちに甲状腺腫が出現する可能性がある。その場合は Pendred 症候群となる。

　甲状腺の異常のある Pendred 症候群では両アレルに異常があるのに対し甲状腺の異常のない EVA 症例では両アレルに変異のあるものはないという報告もある[14]。これには前述した *FOXI-1* の異常による転写活性の量的変化も関与し、発現量によって表現型が異なる dosage-dependent model を形成している。さらに同じ変異をもちながら甲状腺の障害には程度の差があることも多い。この原因として *PDS* 遺伝子以外の遺伝的要因、ヨード摂取量などの環境因子、ほかの甲状腺疾患の合併などが関与していると考えられる。

4　診　断

　Pendred 症候群に限れば感音性難聴と甲状腺腫の合併がこの疾患を疑うスタートである。しかし同じ遺伝子の異常による甲状腺腫のみられない難聴例(DFNB4 など)が存在するのでこれらを合わせた診断手順を述べる(図3)。これまでのところ *SLC26A4/PDS* 遺伝子変異によるヨード有機化障害を伴う甲状腺腫で難聴のない症例は見つかっていないので感音性難聴は必須と考えてよい。先天性の感音性難聴の患者では MRI または CT で前庭水管の拡大と Mondini Cochlea を検索する。これらがみられなければ Pendred 症候群および *SLC26A4/PDS* 遺伝子変異による non-syndromic deafness はほぼ否定的である。次にパークロレイト放出試験を行う。^{123}I 摂取率3時間値を測定後、パークロレイト1gを内服させ、1時間後に再度摂取率を測定する。放出率10%以上を陽性とする。Pendred 症候群では通常20〜80％となる。前庭水管の拡大とパークロレイト放出試験陽性があればたとえ甲状腺腫がなくてもほぼ *SLC26A4/PDS* 遺伝子の変異によるものと考えてよい。甲状腺腫はあとから出現してくる可能性もある。但しパークロレイト放出試験陽性

はPendred症候群に特異的ではない。その他のヨード有機化障害を起こす先天性甲状腺疾患のほかに，橋本病でも陽性になることがあるので甲状腺腫がある場合には注意が必要である。逆に甲状腺腫があってパークロレイト放出試験が陰性の場合は他の原因による甲状腺腫である可能性が高い。最後に可能なら十分なインフォームド・コンセントと遺伝カウンセリングの準備のもと遺伝子検査を行いプロモーター領域を含めた*SLC26A4/PDS*遺伝子の変異を検出すると診断は確定する。感音性難聴と甲状腺腫が合併し，パークロレイト放出試験陽性で臨床的にPendred症候群と診断されていた症例で遺伝子の変異を検出できなかったものが少なからず存在するが，その多くは橋本病を併発していて，また前庭水管の拡大もみられなかった[15]。前庭水管の拡大を伴う先天性のnon-syndromic deafnessでパークロレイト放出試験が陰性のものでは，遺伝子変異を検出することで診断する。但し，遺伝子検査も完全ではないことに注意しておく必要がある。*FOXI-1*を含めて変異が1つしか見つからない場合には見逃されている変異があるのか，保因者なのかを遺伝子だけでは区別できない。このような場合劣性遺伝形式が診断の決め手になる。さらにたまたま検出できない変異を2つもつものでは遺伝子検査では陰性とされてしまうことになる。このような危険性を知っておく必要がある。

5 治療

甲状腺腫の進行を予防する目的で甲状腺ホルモンを投与する。特にTSHの上昇した潜在性機能低下症を呈している場合には必須である。放置すると甲状腺腫大が著明となり，気管を圧迫して呼吸困難を呈し甲状腺摘出術を必要とすることもある。甲状腺癌の発症を検出するため，定期的に超音波による検査を行う。難聴に対しては今のところ有効な治療法はなく，補聴器の使用で対処しているが，人工内耳なども臨床応用されてきている。

〔谷山松雄〕

◆文献

1) Pendred V：Deaf-mutism and goiter. Lancet ii：532-533, 1896.
2) Morgans ME, Trotter WR：Association of congenital deafness with goiter；the nature of the thyroid defect. Lancet Ⅰ：607-509, 1958.
3) Fraser PD：Association of congenital deafness and goiter(Pendred syndrome)；A study of 207 families. Ann Hum Genet 28：201-249, 1965.
4) Everett LA, Glaser B, Beck JC, et al：Pendred syndrome is caused by mutations in a putative sulphate transporter gene(PDS). Nat Genet 17：411-422, 1997
5) Scott DA, Wang R, Kreman TM, et al：The Pendred syndrome gene encodes a chloride-iodide transport protein. Nat Genet 21：440-443, 1999.
6) Yoshida A, Taniguchi S, Hisatome I, et al：Pendrin is an iodide-specific apical porter responsible for iodide efflux from thyroid cells. J Clin Endocrinol Metab 87：3356-3361, 2002.
7) Kopp P, Pesce L, Solis-S JC：Pendred syndrome and iodide transport in the thyroid. Trends in

Endocrinol and Metab 19：260-268, 2008.
8) Taylor JP, Metcalfe RA, Watson PF, et al：Mutations of the PDS gene, encoding pendrin, are associated with protein mislocalization and loss of iodide efflux；implications for thyroid dysfunction in Pendred syndrome. J Clin Endocrinol Metab 87：1778-1784, 2002.
9) Everett LA, Belyantseva IA, Noben-Trauth K, et al：Targeted disruption of mouse Pds provides insight about the inner-ear defects encountered in Pendred syndrome. Hum Mol Genet 10：153-161, 2001.
10) Li XC, Everett LA, Lalwani AK, et al：A mutation in PDS causes non-syndromic recessive deafness. Nat Genet 18：215-217 1998.
11) Usami S, Abe S, Weston MD, et al：Non-syndromic hearing loss associated with enlarged vestibular aqueduct is caused by PDS mutations. Hum Genet 104：188-192, 1999.
12) Yang T, Vidarsson H, Rodrigo-Blomqvist S, et al：Transcriptional control of *SLC26A4* is involved in Pendred syndrome and nonsyndromic enlargement of vestibular aqueduct(*DFNB4*). Amer J Hum Genet 80：1055-1063, 2007.
13) Phelps PD, Coffey RA, Trembath RC, et al：Radiological malformations of the ear in Pendred syndrome. Clin Radiol 53：268-273, 1998.
14) Pryor SP, Madeo AC, Reynolds JC, et al：*SLC26A4/PDS* genotype-phenotype correlation in hearing loss with enlargement of the vestibular aqueduct(EVA)；evidence that Pendred syndrome and non-syndromic EVA are distinct clinical and genetic entities. J Med Genet 42：159-165, 2005.
15) Fugazzola L, Mannavola D, Cerutti N, et al：Molecular analysis of the Pendred's syndrome gene and magnetic resonance imaging studies of the inner ear are essential for the diagnosis of true Pendred's syndrome. J Clin Endocrinol Metab 85：2469-2467, 2000.

12 TBG 異常症

1 血中甲状腺ホルモン結合蛋白

　甲状腺から血中に分泌されたT_4、T_3および末梢組織でT_4より産生され血中に分泌されたT_3は、血中甲状腺ホルモン結合蛋白と結合して存在している。主要な血中甲状腺ホルモン結合蛋白は、サイロキシン結合グロブリン(thyroxine-binding globulin；TBG)、サイロキシン結合プレアルブミン(thyroxine-binding prealbumin；TBPA あるいは transthyretin；TTR)とアルブミン(Albumin)の3つである(表1)。アルブミンは TBG の2,000倍のモル濃度で、TBPA は20倍の濃度で存在するが、TBG のT_4に対する親和性は、アルブミンの7,000倍、TBPA の50倍であり、その結果、血中T_4の75％が TBG と、20％が TBPA と、5％がアルブミンと結合して存在している。一方、血中T_3は、75％が TBG と、20％がアルブミンと、残りは TBPA などと結合して存在している。すなわち、血中T_4、T_3の大部分は血中甲状腺ホルモン結合蛋白に結合して存在しており、遊離のT_4、T_3はわずか0.03％、0.3％である。こうした遊離のホルモンが細胞に取り込まれる。血中甲状腺ホルモン結合蛋白の第一の機能は、脂溶性のT_4、T_3を血中に可溶化し、ホルモンの尿中への排泄を抑制し、血中にホルモンを貯留することである。TBG の血中半減期は約5日で、TBG に結合したT_4、T_3の血中半減期は、遊離ホルモンに比較して数倍に増加する。第二の機能は、結合蛋白の強い親和性で血中遊離T_4、T_3濃度を維持し、各組織へのホルモン運搬を均一にすることである。TBG、TBPA、アルブミンのそれぞれにおいて、遺伝子異常が報告され、結合蛋白のホルモンに対する親和性あるいは量が増加する場合には血中総ホルモン値の増加が、また低下する場合には総ホルモン値の低下が起こるが、いずれも遊離甲状腺ホルモン濃度は一般的には変わらない。

表1. 甲状腺ホルモン結合蛋白

	TBG	TBPA	アルブミン
構造	単量体	4量体	単量体
ホルモン結合部位	1	2	複数
結合定数 Ka(M^{-1})			
T_4	1×10^{10}	1×10^8	1×10^6
T_3	1×10^9	1×10^6	1×10^5
血中濃度($\mu g/ml$)	16	250	46,000
相対的な分布(％)			
T_4	75	20	5
T_3	75	5＞	20

正常血中濃度：　　T_4：5〜12 $\mu g/dl$、　　T_3：80〜180 ng/dl
　　　　　　遊離T_4：0.8〜2.2 ng/dl、遊離T_3：2.2〜4.1 pg/ml

2 TBG

　TBGは肝臓で合成、分泌される、分子量54kDaの酸性糖蛋白質である。TBG1分子に1つのホルモン結合部位が存在し、通常およそ1/3のTBGが甲状腺ホルモンと結合している。TBG遺伝子はX染色体の長腕中央部(Xq22.2)に存在し、4つのcoding exonと1つのnoncoding exonより構成される。そのcDNAは1,245bpで、アミノ酸20個のシグナルペプチドが外れてアミノ酸395個よりなるTBGとなり、4つのアスパラギン結合型糖鎖が結合して、血中に分泌される。糖鎖の修飾は蛋白の適切な折り畳み(folding)や分泌、血中半減期に重要である。アスパラギン結合型糖鎖の末端にはシアル酸(sialic acid)が結合しており、シアル酸の数の増加により血中半減期が増加する。脱シアル酸化TBGはasialo-glycoprotein receptorを介して肝に取り込まれ、その血中半減期は著明に短縮する。TBGはserine protease inhibitor(serpin)ファミリーに属する。TBGは、蛋白分解酵素エラスターゼにより359番目のスレオニンと360番目のフェニルアラニンの間で切断され、結合している甲状腺ホルモンを遊離する[1]。実際血中エラスターゼが増加する敗血症や妊娠末期の臍帯血で、エラスターゼで切断された分子量49kDaのTBGが検出され、局所への甲状腺ホルモンの輸送という新しいTBGの役割が示唆されている[2]。

3 血中TBG濃度が異常値を示す疾患・病態・薬剤

　TBGは妊娠12週の胎児血中で検出され、新生児から2～3歳児まで成人の約1.5倍ほどの高値を示す。先天性に血中TBG濃度が異常値を示す疾患として、遺伝性TBG異常症があり、これには増加症と減少症・欠損症がある(後述)。後天性には、表2に示したさまざまな疾患・病態あるいは薬剤で血中TBG濃度が変化することが報告されている。この際、血中総T_4、T_3値も変動するが遊離甲状腺ホルモン濃度は一般的には変わらない。甲状腺機能低下症ではTBG分解の減少により、亢進症ではその増加により、血中TBG濃度が変動する。妊娠やエストロゲン投与によるTBGの増加は、シアル酸数の増加により

表 2. 血中TBG濃度が異常値を示す疾患・病態・薬剤

	増加	減少
先天性	遺伝性TBG増加症	遺伝性TBG欠損症 遺伝性TBG減少症
後天性	甲状腺機能低下症、妊娠、急性肝炎、肝癌、慢性活動性肝炎、AIDS、急性間欠性ポルフィリア、燕麦細胞癌、神経血管性浮腫、薬剤(エストロゲン、ヘロイン、メサゾン、ペルフェナジン、5-フルオロウラシル、クロフィブラート)	甲状腺機能亢進症、慢性アルコール性肝障害、ネフローゼ症候群、慢性腎不全、糖尿病性ケトアシドーシス、栄養失調、カロリー制限、先端巨大症、Cushing症候群、リンパ肉腫、薬剤[アンドロゲン、蛋白同化ステロイド、糖質コルチコイド(大量)、L-アスパラギナーゼ]

正常範囲：12～30 μg/ml

TBGの血中半減期が増加することによる。一方、アンドロゲンや蛋白同化ステロイドはエストロゲンと反対の作用を示す。全身性消耗性疾患では肝におけるTBG合成の低下が血中TBG減少の原因と考えられている。

4 遺伝性TBG異常症

　遺伝性TBG異常症には遺伝性TBG増加症と遺伝性TBG減少症・欠損症がある。遺伝性TBG増加症の原因として、塩基置換などによる*TBG*遺伝子の発現の増加あるいはTBG蛋白の血中安定性の増加などが想定されたが、現在のところ*TBG*遺伝子の増幅による遺伝性TBG増加症のみが報告されている[3]。家族性と散在性の*TBG*遺伝子増幅が報告されている。男性(hemizygous)ではX染色体が1つであるため遺伝子増幅度と血中TBG濃度は相関する。すなわち、*TBG*遺伝子が2倍、3倍に増幅されると、血中TBG濃度も約2倍、3倍に増加する。一方、女性患者(heterozygous)では、X染色体が細胞ごとにランダムに不活性化されるため(lyonization)、遺伝子増幅度と血中TBG濃度は相関せず、一方のX染色体に3つのTBG遺伝子が存在しても血中TBG濃度は30 μg/ml程度である。

　遺伝性TBG欠損症では、血液中にTBGはほとんど検出されない。その大部分の原因は*TBG*遺伝子のcoding regionの塩基欠失(deletion)と塩基置換(missense mutation)である。その結果、短い(premature termination)あるいは適切に糖鎖が付加されない未成熟なTBGが合成されるが、こうした変異TBGは血中に分泌されず細胞内で分解され、血中TBGは測定感度以下となる[4]。*TBG*遺伝子はX染色体に存在することから、患者はほとんどが男性である。稀にTuner症候群(XO)との合併が報告されている。現在世界で20ほどのcoding regionの塩基変異が報告されており、一部にイントロンの5'-donor splice siteの塩基置換によるexon skippingが原因の欠損症も報告されている[5]。日本人では、遺伝性TBG欠損症を呈するほとんどすべての男性において352番目のコドンの最初の塩基の欠失が認められている(TBG-CDJ)[6]。興味深い症例として、selective X-chromosome inactivationにより正常*TBG*遺伝子を有するX染色体が選択的に不活性化された、TBG-CDJのheterozygousの女性のTBG欠損症が報告されている[7]。

　遺伝性TBG欠損症では*TBG*遺伝子の異常によりTBGは血中に分泌されない。これを異常TBGのタイプとして、TBG-CD(完全欠損型)と呼ぶ。一方で、*TBG*遺伝子のcoding regionの塩基置換でも、アミノ酸置換がTBGの合成・糖鎖修飾・分泌に及ぼす影響が少ない場合には、変異TBGは血中に分泌される。こうしたTBGをTBG-PD(部分欠損型)と呼ぶ。TBG-PDでは分泌量の低下や血中安定性の低下などにより、血中TBG濃度は正常以下となるが、測定感度以下とはならない。こうしたTBG-PDを呈する遺伝子異常も多数報告されているが、そのほとんどが1つの塩基置換による1つのアミノ酸変異である(missense mutation)[5]。日本人では363番目のプロリンのコドンCCTがCTT

表 3. TBG 遺伝子異常と血中 TBG 濃度(健常人に対する%で表示)

異常 TBG のタイプ	遺伝子変異	Hemizygous 男性、XO	Heterozygous 女性
TBG-CD(完全欠損型)	塩基欠失 一部、塩基置換	0	40〜60
TBG-PD(部分欠損型)	塩基置換	20〜40	50〜70
TBG 増加症	遺伝子増幅	200〜300	150〜200

(ロイシン)に変異する TBG-PDJ が、男性の遺伝性 TBG 減少症の大部分を占めることが報告されている[8]。一方、女性の遺伝性 TBG 減少症は、TBG-CD あるいは TBG-PD の heterozygous により発症する。日本人女性の TBG 減少症はほとんどすべて TBG-CDJ の heterozygous である。表3に異常 TBG のタイプと男性、女性における血中 TBG 濃度を健常人を 100% として示した。この値はこれまでの報告をもとにまとめたおおよその目安である。

5 TBG 以外の結合蛋白の遺伝子異常

Coding region の塩基置換により、T_4 結合能が異常に高い TBPA あるいはアルブミンを有する症例が報告されている[9,10]。TBPA 異常症では血中総 T_4 濃度が正常の 1.5 倍、アルブミン異常症では実に 10〜30 倍に達する。

■おわりに

現在、甲状腺機能異常のスクリーニングに、血中 TSH と遊離型甲状腺ホルモンの測定が行われている。こうした状況では甲状腺ホルモン結合蛋白の異常を発見することは困難となってきている。一方で、遺伝性 TBG 減少症にもかかわらず、血中総 T_4、T_3 低値のみをもって甲状腺機能低下症と診断してしまう場合が散見される。TBG 異常症は出生 1,200〜1,900 人に 1 人と日本人に多く、日常診療において常に念頭におくべき疾患と考えられる。

(神部福司)

◆文献

1) Pemberton PA, Stein PE, Pepys MB, et al：Hormone binding globulins undergo serpin conformational change in inflammation. Nature 336：257-278, 1988.
2) Jirasakuldech B, Schussler GC, Yap MG, et al：A characteristic serpin cleavage product of thyroxine-binding globulin appears in sepsis sera. J Clin Endocrinol Metab 85：3996-3999, 2000.
3) Mori Y, Jing P, Kayama M, et al：Gene amplification as a common cause of inherited thyroxine-binding globulin excess；analysis of one familial and two sporadic cases. Endocr J 46：613-619,

1999.
4) Kambe F, Seo H, Mori Y, et al : An additional carbohydrate chain in the variant thyroxine-binding globulin-Gary (TBG^{Asn-96}) impairs its secretion. Mol Endocrinol 6 : 443-449, 1992.
5) Mannavola D, Vannucchi G, Fugazzola L, et al : TBG deficiency ; description of two novel mutations associated with complete TBG deficiency and review of the literature. J Mol Med 84 : 864-871, 2006.
6) Yamamori I, Mori Y, Seo H, et al : Nucleotide deletion resulting in a frameshift as a possible cause of complete thyroxine-binding globulin deficiency in six Japanese families. J Clin Endocrinol Metab 73 : 262-267, 1991.
7) Okamoto H, Mori Y, Tani Y, et al : Molecular analysis of females manifesting thyroxine-binding globulin (TBG) deficiency ; selective X-chromosome inactivation responsible for the difference between phenotype and genotype in TBG-deficient females. J Clin Endocrinol Metab 81 : 2204-2208, 1996.
8) Miura Y, Mori Y, Kambe F, et al : Impaired intracellular transport contributes to partial thyroxine-binding globulin deficiency in a Japanese family. J Clin Endocrinol Metab 79 : 740-744, 1994.
9) Rosen HN, Moses AC, Murrell JR, et al : Thyroxine interactions with transthyretin ; a comparison of 10 different naturally occurring human transthyretin variants. J Clin Endocrinol Metab 77 : 370-374, 1993.
10) Sunthornthepvarakul T, Likitmaskul S, Ngowngarmratana S, et al : Familial dysalbuminemic hypertriiodothyroninemia ; a new, dominantly inherited albumin defect. J Clin Endocrinol Metab 83 : 1448-1454, 1998.

13 甲状腺疾患とタバコ

■はじめに

　喫煙が甲状腺疾患の発症、進展に関係することは種々の観察から経験的に知られており、特にバセドウ病眼症のリスクファクターに喫煙があることは広く知られている[1]。さらに最近になって禁煙するとバセドウ病の予後が変わる可能性も指摘されており、甲状腺疾患の臨床をするうえでタバコは大きな問題となっている。

1 甲状腺疾患における喫煙者の頻度

　甲状腺外来を担当していると患者にタバコの臭いのする人が多いことに気がつく。われわれはそのことに注目して、甲状腺疾患と喫煙の関係を調べ始めた。まず伊藤病院に受診した全患者に質問紙法で喫煙の有無を調査したところ、男性では一般人口との間に喫煙率の差は認めなかったが、女性ではバセドウ病と橋本病の患者は一般人口より喫煙者の頻度が有意に多かった（図1）。特に17 mm以上の眼球突出を認めるバセドウ病患者では全世代にわたって30%以上の患者が喫煙者であった。各国で調べられた喫煙率の調査でもバセドウ病の患者の喫煙率は高値で、特にバセドウ病眼症のある患者の喫煙率は50〜70%に達する[2]。Vestergaardらの報告でも喫煙者のバセドウ病のリスクはodds ratio＝2.5% CI：1.8〜2.1と高値でリスクファクターであることが確立している[3]。一方、橋本病の患

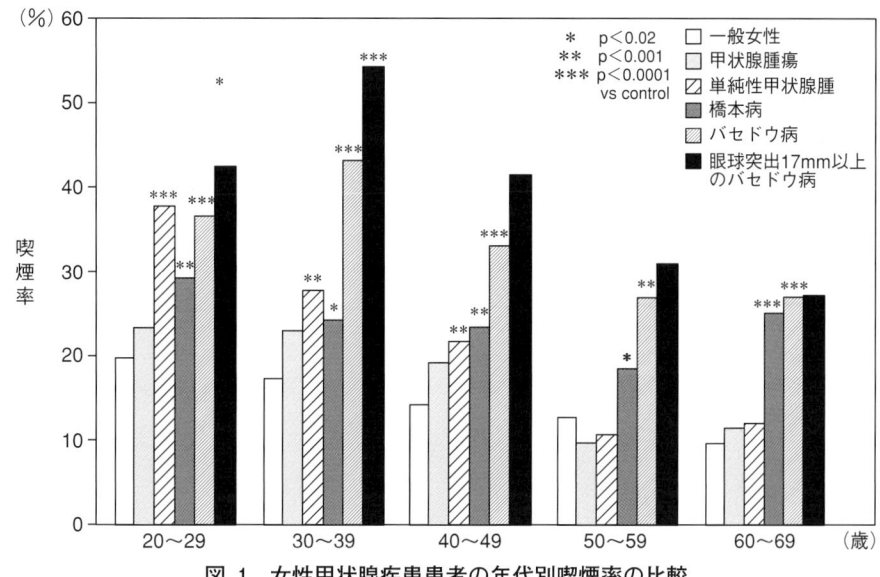

図1. 女性甲状腺疾患患者の年代別喫煙率の比較

者においてもわれわれの成績では若年者では喫煙者が有意に多かったが、喫煙者は多くないという報告もあり結論は出ていない。しかしタバコの煙に含まれる 3-methylcholanthrene がラットで実験的な甲状腺炎をつくると報告されており[4]、Duntas は autoimmune thyroiditis と関連する environmental factor の中に pollutnats として Tobacco smoking を入れている[5]。単純性甲状腺腫も若年では多少頻度が多い。一方、甲状腺腫瘍患者の喫煙者の比率は年代別に分けても一般人口における比率を同じであり(**図1**)、やはり喫煙は何か自己免疫学的機序に作用しているのではないかと予測される。

2 甲状腺ホルモンとタバコ

　喫煙の甲状腺機能に対する影響に関してはいくつかの報告は必ずしも一致してはいない(**表1**)。Melander らは喫煙中と禁煙後の甲状腺機能を検査して、T_4 と rT_3 は増加しており、禁煙により低下し TSH が増加すると報告した。最近のわれわれの Simple goiter の患者における検討でも喫煙者は T_3、T_4 は増加し、TSH は低下しており、甲状腺腫の大きさは喫煙本数に比例し、禁煙によってホルモンは正常化した。Sepkovic らは T_3、T_4、TSH の変化は heavy smoker の方が、light smoker や mild smoker より大きいとしており、血清の thiocyanate 濃度と関係すると報告している[6]。タバコの煙に含まれる cyanide は体内で thiocyanete となり甲状腺のヨードの取り込みを阻害し、ホルモンの合成を障害し、ヨードの efflux を抑制すると考えられる。しかし一方でタバコの煙と benzpyrene は交感神経系刺激を介して甲状腺ホルモンの合成を促進する。このことが喫煙による甲状腺ホルモンや TSH 濃度の変化が一定とならない原因であろう。

　実際にこの喫煙による甲状腺ホルモンの変化が病的意味があるかは結論が出ていないが、Muller らは甲状腺機能が本来正常な者への喫煙の影響はあまり大きくないが、女性の甲状腺機能低下患者では喫煙者は非喫煙者と比較してコレステロール、LDL コレステロール、クレアチンキナーゼ濃度が高く、喫煙は甲状腺ホルモン分泌能のみならず甲状腺ホルモンの作用にも影響すると報告している[7]。したがって喫煙が正常者に甲状腺機能低下症を引き起こすことはないが、subclincal hypothyroidism の患者では喫煙には注意する必要がある。

表 1. 喫煙と甲状腺機能との関係

		T_4	T_3	rT_3	TSH
Melander, et al.	(1981)	↑	→		↓
Edén, et al.	(1984)	↑	→	↑	↓
Christensen, et al.	(1984)	→	↑	↓	→
Sepkvoic, et al.	(1984)	↓	↓		→
Hegedüs, et al.	(1985)	→	→	→	↓
Karakaya, et al.	(1987)	→	(↑)		→
Lio, et al.	(1989)	→	↑		→
Petersen, et al.	(1991)	→	→		↓
Abe, et al.	(1999)	↑	↑		↓

3 甲状腺腫とタバコ

　Christensen らは441名の女性の甲状腺の触診を行い、喫煙者では14.8%、非喫煙者では9.4%に甲状腺腫を触知し、喫煙では甲状腺腫が多く、血中サイログロブリン濃度の高値を伴うと報告している[8]。しかし喫煙と甲状腺腫との間の関係を否定する報告もある[9]。喫煙が甲状腺腫をきたす機序としては体内で生じた thiocyanate が甲状腺へのヨードの取り込みを阻害し、甲状腺自体がヨード欠乏になることが考えられている。したがってヨード摂取の少ない地域と多い地域では喫煙の甲状腺腫発生作用は異なると考えられ、これが報告が一致しない原因と考えられる。

4 バセドウ病と喫煙

　バセドウ病患者に喫煙者が多いことは多くの報告があり、われわれの検討でも喫煙率は未治療バセドウ病患者で37.1%、既治療バセドウ病患者で39.6%と一般人口での喫煙率より有意に多かった。喫煙は抗原提示能や抗体産生、サイトカインのレベルに影響する。また喫煙は antioxidant 系の変化を介して抗体産生に影響する可能性もある。しかしこれが直接、喫煙がバセドウ病発症と関係しているのではなく、喫煙をするような生活習慣、特にストレスが関与しているとの考えもある。

　喫煙が臨床上で最も問題になるのはバセドウ眼症である。喫煙とバセドウ病眼症の関係を最初に指摘したのはスウェーデンの Hagg でバセドウ病眼症を合併するバセドウ病患者は12例中10例(83%)が喫煙者であるのに対し、眼症のないバセドウ病では24例中1例であると報告した[10]。その後多くの施設から喫煙とバセドウ病眼症の関係を肯定する報告が出されている。Bartalena らは307例のバセドウ病眼症患者の64%が喫煙者で、その喫煙の程度と眼症の重症度は相関すると報告している[11]。Tellez らは喫煙はヨーロッパ人ではバセドウ病眼症に関係したが、アジアからの移民はバセドウ病眼症自体が少なく喫煙も影響しないとの結果を得て、喫煙のバセドウ病眼症に対する影響には人種や居住地が影響すると報告した[12]。われわれは伊藤病院において多数のバセドウ病初診患者の眼球突出度をヘルテル眼球突出度計で測定した。未治療で受診したバセドウ病患者、他院で治療されてから紹介受診した患者の両群で眼球突出度は高度の喫煙者、軽度の喫煙者、非喫煙者の順に高値であり統計学的にも有意差を認めた。一方、橋本病と腫瘍性甲状腺疾患の患者では眼球突出度と喫煙には何も関係がないことから、バセドウ病の眼球突出と喫煙と直接関係することが明らかになった(表2)[13]。喫煙がバセドウ病やバセドウ眼症を引き起こす機序としては、喫煙が抗原産生系に影響する可能性以外に、TSH レセプターの微細な構造変化を引き起こし、免疫原となりバセドウ病やバセドウ眼症を引き起こす可能性や眼窩部の線維芽細胞の DNA 合成に影響する可能性が考えられている[14]。

表 2. 甲状腺疾患における喫煙と眼球突出度の関係

疾患	未治療バセドウ病	既治療バセドウ病	橋本病	腫瘍性甲状腺疾患
non-smoker	14.44±0.19(510)	14.76±0.10(883)	13.05±0.08(947)	13.36±0.17(1228)
mild smoker	14.83±0.36(50)	15.36±0.29(107)	13.29±0.38(58)	13.20±0.34(60)
heavy smoker	15.18±0.21(250)	15.65±0.15(473)	13.35±0.18(226)	13.42±0.17(217)
有意差	non vs heavy p=0.0016	non vs mild p<0.05 non vs heavy p<0.0001	3群間に有意差なし	3群間に有意差なし

mean±SEM(例数)

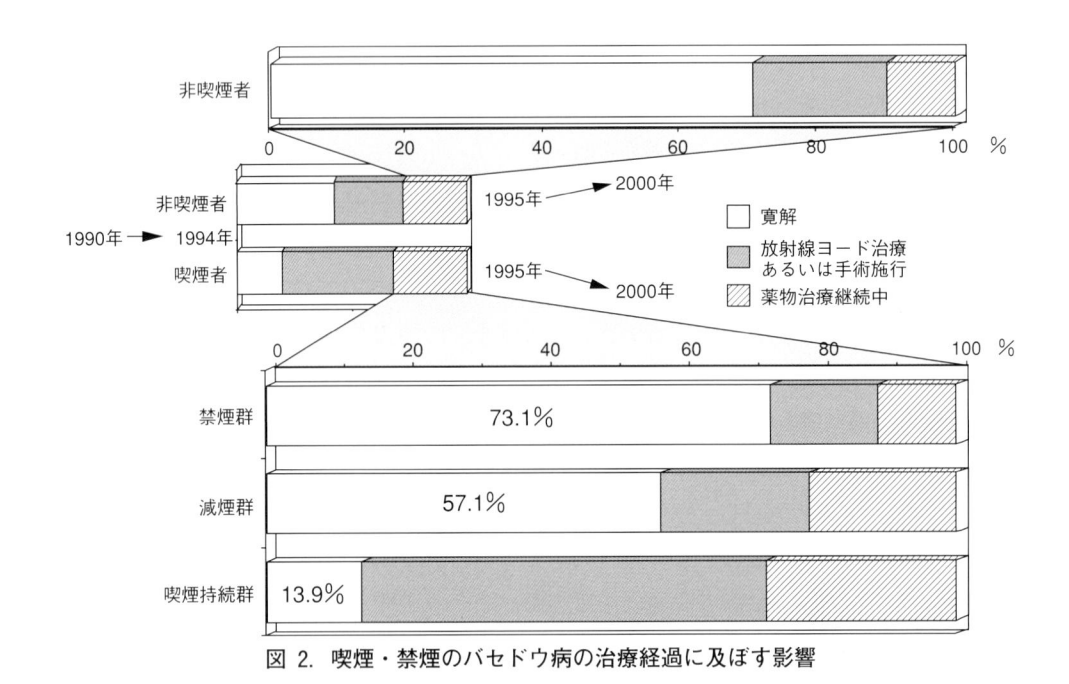

図 2. 喫煙・禁煙のバセドウ病の治療経過に及ぼす影響

5　バセドウ病に対する禁煙の効果

　甲状腺疾患における禁煙の効果は直接的な研究はないが、かつて喫煙しており止めた患者(ex-smoker)と現在も喫煙している患者(smoker)の間で大きな差がないことからどちらかといえば否定的であった[1]。しかし動物実験ではタバコの煙の負荷により起こった免疫系の種々の変化は負荷の中止により戻ることが示されている。またÅsvoldらは過去に喫煙していた者は非喫煙者よりも血清TSH値が低く、甲状腺機能亢進症の頻度も高いが、禁煙年数が長いほど血清TSH値は非喫煙者に近くなるという成績を発表している[15]。そこでわれわれは10年にわたる前向き研究により喫煙と禁煙のバセドウ病のバセドウ病眼症に対する影響を検討した。1990年に伊藤病院を受診した未治療バセドウ病815例を対象に喫煙の状態により5年後(1995年)の治療状態を検討した。その結果は治療開始5年の時点で非喫煙者の48％が寛解したのに対し、喫煙者は18％しか寛解しなかった。さら

に1995年の時点でまだ薬物治療をしており喫煙していた76名に禁煙を勧め、さらに5年後の2000年の状態を検討した。その後、禁煙できた患者は26名(34%)であったが、これら禁煙者は5年後には73%が寛解に至ったのに対し、喫煙を続けたものは14%しか寛解しなかった。喫煙本数を減らしたものは中間に位置した。さらに禁煙した者は眼突度が7mm減少したのに対し、喫煙者は逆に9mm増加した。以上の検討からバセドウ病では喫煙がバセドウ病・バセドウ病眼症の発症・進展に関与しているのみならず、禁煙が治療効果に大きく関与することが明らかになった(図2)。

■おわりに

喫煙と甲状腺に関しては、いまだ確定していない点が多いがバセドウ症眼症の発症に関係するのみならず、バセドウ病の治療成績を左右する可能性も危険因子としての比重は大きいと考えられるので、バセドウ病患者には積極的に禁煙を勧めるべきである。

(阿部好文)

◆文献

1) Bertelsen J, Hegedus L：Cigarette smoking and the thyroid. Thyroid 4：327, 1994.
2) 阿部好文：喫煙と甲状腺. 内分泌・糖尿病学科 4：185, 1997.
3) Vestergaard P, Rejimark L, Weeke J, et al：Smoking as a risk factor for Graves' disease, toxic nodular goiter, and autoimmune hypothyroidism. Thyroid 12：69, 2002.
4) Cohen SB, Weetman AP：Characterization of different types of experimental autoimmune thyroiditis in the Buffalo strain rat. Clin Exp Immunol 69：25, 1987.
5) Duntas LH：Envionmental factors and autoimmune thyroditis. Nature Clin Pract Endocrinol and Metab 4：454, 2008.
6) Sepkovic DW, Haley NJ, Wynder EL：Thyroid activity in cigarette smoker. Arch Intern Med 144：501, 1984.
7) Muller B, Zulewski H, Huber P, et al：Impaired action of thyroid hormone associated with smoking in women with hypothyroidism. N Engl J Med 333：964, 1995.
8) Chistensen SB, Ericsson UB, Janzonl HS, et al：Influence of cigarette smoking on goiter formation, thyroglobulin and thyroid hormone levels in women. J Clin Endocrinol Metab 58：615, 1984.
9) Petersen K, Lindstedt G, Lundgerg PA, et al：Thyroid disease in middle-aged and elderly Sweish women；thyroid released hormones, thyroid dysfunction and goiter in relation to age and smoking. J Intern Med 229：407, 1991.
10) Hagg E, Asplund K：Is endocrine ophthalmopathy related to smoking? Br Med J 295：634, 1987.
11) Bartalena L, Martino E, Marcocci C, et al：More on smoking habits and Graves' ophthalmopathy. J Endocrinol Invest 12：733, 1989.
12) Tellez Z, Cooper J, Edmonds C：Graves' ophthalmopathy in relation to cigarette smoking and ethnic origin. Clin Endocrinol 36：291, 1992.
13) 佐藤温洋：喫煙と眼球突出. 診断と治療 85：1149, 1997.
14) Metcalfe RA, Weetman AP：Stimulation of extraocular muscle fibroblasts by cytokines and hypoxia；possible role in thyroid-associated opthalmopathy. Clin Endocrinol 40：67, 1994.
15) Åsvold BO, Bjoro T, Nilsen TIL, et al：Tobacco Smoking and Thyroid Function A population-Based Study. Arch Intern Med 167：1428, 2007.

14 非甲状腺疾患における甲状腺ホルモン異常

■はじめに

　甲状腺自体に異常がないにもかかわらず、種々の疾患で血中甲状腺ホルモン値が異常値を示すことは、意外に多いものである。例えば、急性内科的疾患あるいは重症消耗性疾患で甲状腺ホルモンが低値を呈する。軽症の場合はT_3のみ低下するが、重症になるとT_4までも低下する。時にTSH値やほかの甲状腺機能検査結果の異常のみられることがある。このような状態を低T_3症候群、低T_3・T_4症候群、Euthyroid Sick Syndrome、総称して非甲状腺疾患（Nonthyroidal Illness；NTI）という[1]。

1　NTI をきたすもの（表1）

　NTIに該当するものを表1に示す。飢餓・絶食、神経性食欲不振症（拒食症）や蛋白漏出症などの低栄養状態をはじめ、敗血症、急性心筋梗塞、急性肝炎などの急性疾患、そして糖尿病、慢性活動性肝炎、肝硬変、ネフローゼ症候群、腎不全、悪性腫瘍末期、妊娠高血圧症候群、精神疾患のような慢性疾患が含まれる。また、骨髄移植、火傷・大手術後でもみられる。重要なことは、このように、多くの重症な疾患がNTIをきたし得る、ということである。さらに、注意を要するのは各種薬剤によってもNTIが起こる[2]、ということである。例えば、ステロイド、β遮断薬、胆嚢造影剤、抗不整脈薬、抗痙攣薬、さらには多量の利尿薬によってもNTIが惹起される。

　・注意点・　血中甲状腺ホルモン値が異常な値を示した場合、すぐに甲状腺疾患と診断すると、大きな間違いを犯すことがある。

表 1．NTI をきたすもの

1．低栄養状態
　飢餓・絶食状態、神経性食欲不振症（拒食症）、蛋白漏出症
2．全身性疾患
　発熱疾患、敗血症、急性心筋梗塞、糖尿病、急性肝炎・慢性活動性肝炎、肝硬変、ネフローゼ症候群、腎不全、悪性腫瘍末期、妊娠高血圧症候群、精神疾患、その他の重症消耗性疾患
3．骨髄移植・外傷・火傷・大手術後
4．各種薬剤
　ステロイド薬（デキサメサゾンなど）、β遮断薬（プロプラノロールなど）、抗甲状腺薬（プロピルチオウラシル）、胆嚢造影剤（イオポダートなど）、抗不整脈薬（アミオダロン）、無機ヨード、不飽和脂肪酸（オレイン酸）、抗痙攣薬（フェニトイン、カルバマゼピン）、利尿薬（多量のフロセミド）、ドパミン、ドブタミン

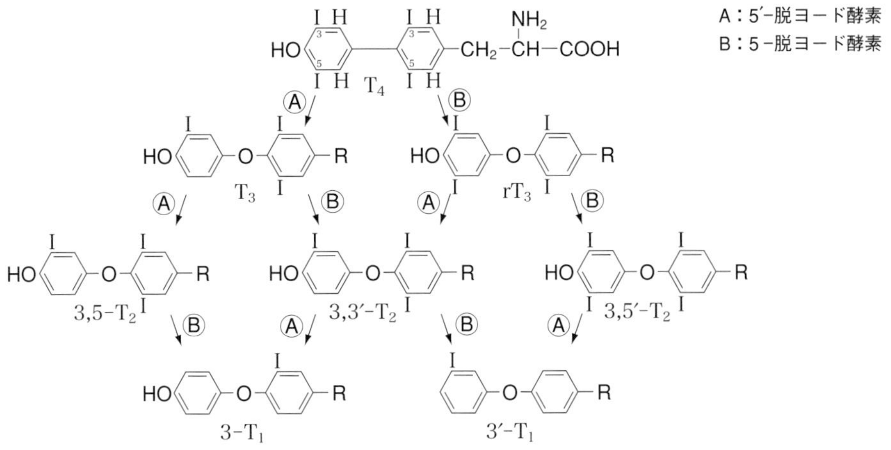

図 1. T_4の脱ヨード化による代謝経路

2 甲状腺の調節機序・ホルモン代謝および病態生理について

　甲状腺の機能は下垂体から分泌されるTSHによって調節され、さらに上位の視床下部から分泌されるTRHはこのTSHの合成分泌を調節している。甲状腺ホルモンはこれら上位のTSH、TRH分泌にネガティブフィードバックで逆に影響を与える。
　甲状腺ホルモンにはサイロキシン(T_4)とトリヨードサイロニン(T_3)の2種類がある。T_4は100％甲状腺から分泌されるが、T_3は15～20％が甲状腺から分泌されるのみで、残りの80～85％は肝・腎などの末梢組織でT_4から転換されたT_3である。
　図1に示すように、T_4はT_3に転換される。これは5'脱ヨード酵素という酵素により触媒される反応で、5'部位のヨードがはずれる。一方、5部位のヨードがはずれると、リバースT_3(rT_3)に転換される。ここで、T_3は生物学的活性を有するが、一方、rT_3は生物学的に不活性である。rT_3の95％以上はT_4からつくられ、残りの5％以下は甲状腺から分泌される。低T_3症候群では5'脱ヨード酵素の活性低下によってT_3(FT_3も)が低下する。これに伴い、通常はrT_3が上昇してくる。例外的に、腎不全による低T_3状態の場合rT_3は上昇しない。
　重症患者の場合、T_3だけでなくT_4も低下してくる(低T_3・T_4症候群)が、その理由としては、甲状腺ホルモン結合蛋白(主にTBG)の低下、あるいはオレイン酸などの不飽和遊離脂肪酸が増加してT_4のTBGへの結合を阻害するためと考えられている[3]。
　NTIのうち約15％の例で血中TSHの異常がみられるとの報告がある。その多くは低値を呈する。しかし、測定感度(0.01μU/ml)以下にはならない。NTI患者にTRH試験を施行するとTSHの反応は一般に低反応を示す。また、TSHに対する甲状腺の反応も低下している。血中甲状腺ホルモン値が低下しているのに何故TSHが上昇しないのかは不明である。因みにTRHの投与により多くの異常が改善することから、重症なNTIでは

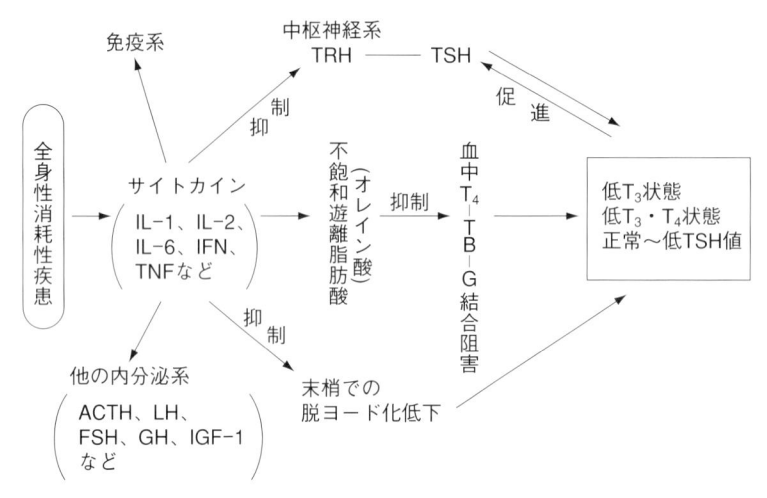

図 2. Nonthyroidal Illness の病態

視床下部・下垂体・甲状腺の各レベルでの異常が関与しており、TRH の低下も一因と想定される。

TSH の低下はいろいろな要因により惹起される。例えば、ステロイドやドパミン系の薬剤は TSH を低下させる。

一方、TRH、TSH そして甲状腺ホルモンの合成・分泌は種々の成長因子やほかのホルモンの影響を受ける。図2 に示したように、さらに、各種サイトカイン(IL-1、IL-2、IL-6、IFN、TNF など)が NTI の病態に関与しているので、これらサイトカインも TRH、TSH あるいは甲状腺ホルモン値に影響を及ぼしている可能性が考えられる[4]。

・重要項目・　NTI における甲状腺ホルモン値は疾患の予後・重症度の指標になり得る。

3　各種 NTI の状態・疾患について

❶低栄養状態

空腹・飢餓状態では、血中 T_3 および FT_3 は急激に低下し、γT_3 は上昇する。T_4 は多くは不変である。TSH は不変ないしやや低下し、TRH に対する反応性も低下傾向にある。神経性食欲不振症(拒食症)では血中 T_4、FT_4、T_3、FT_3 のすべてが低下する。TSH は低下が多いが、不変もある、しかし、TSH に対する甲状腺の反応は低下してはいない。また、視床下部 TRH は低下していると考えられている。

❷糖尿病

血糖が高いと甲状腺ホルモンの合成やサイログロブリンの水解化が低下する。しかし、インスリンなど治療で高血糖を是正させると、これらは正常になる。

低 T_3 状態になるが、図1 に示した T_4 の脱ヨード代謝経路が他の非脱ヨード代謝経路(グルクロン酸抱合、スルフォン酸抱合、脱アミノ化)に比べて低下している。したがって、T_3/

T_4比は低値を示す。また、このT_3/T_4比と空腹時血糖値との間には有意の逆相関が認められる[5]。T_4の代謝速度は1型糖尿病で亢進しているとの報告がある[6]。

TRH試験に対する反応は多くで低下している。

❸ 肝疾患

肝臓は腎臓とともに全身組織におけるT_4からT_3への転換の中で、重要な臓器である。

a）肝硬変：T_4からT_3への転換酵素の障害のため、血中T_3値が低下する。肝臓におけるTBGの産生も減少するためT_4も低下してくる。TRHに対するTSHの反応は変化ないが、一部の患者ではTSHの増加がみられる。

b）急性肝炎・慢性活動性肝炎：これらの疾患では、血中T_4のみ上昇することがある。これは破壊された肝細胞からTBGが放出されるためT_4が増加する。しかし、FT_4は通常、低下しない。

❹ 腎疾患

腎臓はT_4の代謝を行う重要な臓器であり、腎臓病の患者では甲状腺ホルモン値に異常が起こり得る。

a）ネフローゼ症候群：この疾患では尿中に大量の蛋白が漏出し、低蛋白血症をきたす。TBGも低下し、血中T_4、T_3が低値を呈する。T_3やT_4の尿中排泄も増加する。しかし、FT_4は低下せず、正常範囲にある。TSHは変化しないことからTSHが甲状腺に作用して、T_4合成を促進させて正常に維持させているものと思われる。治療としてステロイドを投与中の患者ではTRHに対するTSHの反応性は低下している。

b）腎不全：T_4からT_3への転換障害のため血中T_3が低下する。ほかのNTIと異なり、血中γT_3はあまり増加せず、ほぼ正常範囲内にある。血中T_4は低下し、低T_3・T_4症候群となる。透析患者で時として血中FT_4値が上昇することがあるが、これは抗凝固療法に用いるヘパリンがホルモンとTBGとの結合を阻害しているためと考えられている[7]。また、TRHに対するTSHの反応も鈍化している傾向にある。

❺ 心筋梗塞

急性心筋梗塞では、発症24時間以内に血中T_3が低下し、血中γT_3値は増加する。このホルモン変化は、心筋梗塞の範囲と重症度とに相関するとされ、予後を知るに有用である[8,9]。

❻ 感染症

発熱、食欲不振、カロリー栄養不足が生じ、高熱ほど血中T_3の低下が著明となる傾向にある。TRHに対するTSHの反応も悪くなる。これは感染症の際の炎症性サイトカイン（特にIL-6）の上昇が影響していると想定されている[10]-[14]。しかし、全身状態が改善してくると、ホルモンの異常も正常化してくる。低T_3状態も疾患の重篤さと相関することを含め、甲状腺ホルモン値は予後を窺い知るに有用である。

❼ 悪性腫瘍

この疾患の末期になると、血中T_3値と血中T_4値の低下が出現してくる。これは腫瘍組

織から放出されるサイトカイン、特にTNFがT$_4$とTBGの結合を阻害するためと考えられているが[4]、各種サイトカインが視床下部・下垂体・甲状腺系に影響している可能性も想定され得る[15)-19)]。

・ポイント・　NTIでは、原疾患の治療が先決。原疾患が改善すれば、甲状腺ホルモン異常は是正される。

4 血中甲状腺ホルモン値で予後を知る

血中T$_3$値、FT$_3$値の低下の度合いはその疾患の重症度と相関する[21)-26)]。血中T$_4$の低下が著明なほど予後が悪い。T$_4$が4μg/dl以下で死亡率が50％になり、2μg/dl以下では死亡率は80％といわれている[1)]。

5 治療について

NTIに対して、甲状腺ホルモンを投与すべきか否かに関しては、これまで種々の検討がなされてきた[27)28)]。しかしながら、現在に至るまで、その功罪については一定の見解が得られていない。いずれにせよ、原疾患が治癒すれば、甲状腺機能検査の異常所見は極めて速やかに改善する。NTIは生体の一種の適応現象とも考えられている。すなわち、生物活性をもつT$_3$の低下はエネルギーを節約するための防御機構との見方がある。したがって、T$_3$投与はせず、原疾患の治療を行うことが一般的である。

（廣岡良文）

◆文献

1) De Groot L J : Dangerous dogmas in medicine ; The Nonthyroidal Illness Syndrome. JCEM 84 : 151, 1999.
2) Docter R, et al : The sick euthyroid syndrome ; changes in thyroid hormone serum parameters and hormone metabolism. Clinical Endocrinol 39 : 499, 1993.
3) Lim C-F, et al : Interactions between oleic acid and drug competitors influence specific binding of thyroxine in serum. JCEM 73 : 1106, 1991.
4) Chopra I J, et al : A study of the serum concentration of tumor necrosis factor-α in thyroidal and nonthyroidal illness. JCEM 72 : 1113, 1991.
5) Pittman C S, et al : Impaired 3,5,3'-triiodothyronine (T$_3$) production in diabetic patients. Metabolosm 28 : 333, 1979.
6) Inada M, et al : Thyroxine turnover and transport in diabetes mellitus. JCEM 36 : 590, 1973.
7) Hershman J M, et al : Reciprocal changes in serum thyrotropin and free thyroxine produced by heparin. JCEM 34 : 574, 1972.
8) Iervasi G, et al : Low-T$_3$ Syndrome, A strong prognostic predictor of death in patients with heart disease. Circulation 107 : 708, 2003.
9) Kiein I, et al : Mechanism of disease ; thyroid hormone and the Cardiovascular system. N Engl J

Med 344：501, 2001.
10) Bartalena L, et al：Relationship of the increased serum interleukin-6 consentration to changes of thyroid function in nonthyroidal illuess. J Endocrinol Invest 17：269, 1994.
11) Hashimoto H, et al：The relationship between serum levels of interleukin-6 and thyroid hormone in children with acute respiratory infection. JCEM 78：288, 1994.
12) Boelen A, et al：Association between serun interleukin-6 and serum 3,5,3'-triiodothyronine in northyroidal illness. JCEM 77：1695, 1993.
13) van Haasteren GA, et al：Different effects of continuous infusion of interleukin-1 and interleukin-6 on the hypothalamic-hypophysial-thyroid axis. Endocrinology 135：1336, 1994.
14) Stouthard JM, et al：Effects of acute and chronic interleukin-6 administration on thyroid hormone metabolism in humans. JCEM 79：1342, 1994.
15) Mooradian AD, et al：Decreased serum triiodothyronine is associated with increased concentrations of tumor necrosis factor. JCEM 71：1239, 1990.
16) Boelen A et al：Soluble cytokine receptors and the low 3,5,3'-triiodothyronine syndrome in patients with nothyroidal disease. JCEM 80：971, 1995.
17) Chopra IJ, et al：A study of the serum concentration of tumor necrosis factor-alpha in thyroidal and nonthyroidal illnesses. JCEM 72：1113, 1991.
18) van der Poll T, et al：Tumor necrosis factor；a putative mediator of the sick euthyroid syndrome in man. JCEM 71：1567, 1990.
19) Pang XP, et al：Impairment of hypothalamic-pituitary-thyroid function in rats treated with human recombinant tumor necrosis factor-alpha(cachectin). Endocrinology 125：76, 1989.
20) McIver B, et al：Euthyroid sick syndrome. An overview Thyroid 7：125, 1997.
21) Hama S, et al：Malnutrition and nonthyroidal illness syndrome after stroke. Metabolism 54：699, 2005.
22) Alevizaki M, et al：Low triiodothyronine；a strong predictor of outcome in acute stroke patients. Eur J Clin Invest 37：651, 2007.
23) Plikat K, et al：Frequency and outcome of patients with nonthyroidal illness syndrome in a medical intensive care unit. Metabolism 56：239, 2007.
24) Carrero JJ, et al：Clinical and biochemical implications of low thyroid hormone levels(total and free forms)in euthyroid patients with chronic kidney disease. J Int Med 262：690, 2007.
25) Siroen MP, et al：The prognostic value of severe malnutrition in the development of nonthyroidal illness in head and neck cancer patients. JPEN 30：415, 2006.
26) Cengiz SE, et al：Nutritional and prognostic significance of sick euthyroid syndrome in non-small cell lung cancer patients. Intern Med 47：211, 2008.
27) Peeters RP：Nonthyroidal illness；to treat or not to treat? Ann Endocrinol(Paris) 68：224, 2007.
28) Adler SM, Wartofsky L：The nonthyrodal illness syndrome. Endocrinol Metab Clin North Am 36：657, 2007.

15 薬剤誘発性甲状腺疾患

■はじめに

　甲状腺疾患は一般外来で最も高頻度にみられる内分泌疾患である。一般健康成人の3%に甲状腺機能異常が報告されている[1]。加えて非甲状腺疾患の検査や治療に用いられた薬剤や健康食品に混入した甲状腺ホルモンなどによる薬剤誘発性甲状腺疾患にもしばしば遭遇するので注意が必要である[2]。

1　分　類（表1）

　薬剤誘発性甲状腺疾患は大きく、甲状腺ホルモンの合成・分泌・代謝・調節系に影響を及ぼす薬剤によるものと、自己免疫性甲状腺疾患を誘発するものに分けられる。また機能面から甲状腺中毒症を呈するものと甲状腺機能低下症を呈するものに分けられる。治療薬として処方されたもののほかに、健康食品として摂取されたものや、内分泌攪乱物質として混入していたものなどによる甲状腺機能異常も含まれる。

2　やせ薬に混入した甲状腺ホルモンによる甲状腺中毒症

　2000年12月に、「せんのもとこうのう」による健康被害が厚生労働省のホームページに公表され注意が喚起されたが、ダイエット用健康食品による健康被害はその後も日本全国で多発した。2002年10月までに甲状腺中毒症や肝障害を呈した未承認医薬品は40品目以上に達している。症状は動悸、手指振戦、倦怠感、体重減少、下痢などの甲状腺中毒症であり、甲状腺腫はみられないものが多く、^{123}I甲状腺摂取率は低い。反復して服用していることもあり、難治性のバセドウ病と誤診されやすい。診断は問診が大切であり、治療は服薬を中止することである。私どもも5品目、12症例を経験（うち2例は肝障害も併

表 1. 薬剤誘発性甲状腺疾患の分類

1. やせ薬に混入した甲状腺ホルモンによる甲状腺中毒症
2. 食品に混入した甲状腺ホルモンによる甲状腺中毒症
　　　Hamburger thyrotoxicosis
3. 甲状腺機能低下症
　　　炭酸リチウム、リファンピシン、PAS、チオウレア剤、サルファ剤、
　　　フェニルブタゾンなど
4. 基礎に甲状腺疾患を有する場合
　　　ヨード過剰：根昆布、造影剤、アミオダロン
　　　C型慢性肝炎に対するインターフェロン療法
　　　プレドニゾロン投与
5. Thyroid disruptors による甲状腺機能異常
　　　Flavonoid

発)、2001年夏、厚生労働省へ報告をした。いずれも動悸、手指振戦、倦怠感、体重減少、下痢などの甲状腺中毒症状をきたしたため、近医からの紹介で受診した患者であった。患者から提供された薬には図1のような甲状腺組織の混入が認められた。HPLCにてT$_3$、T$_4$を同定、1カプセルあたりの総T$_3$含有量は青色カプセル2,708 ng、黄色カプセル1,523 ngであった(図2)。

2002年夏になり肝障害による死亡例が報告され、現在、マスコミに取りあげられて、医師および服薬中の人に注意が喚起されている(詳しくは、厚生労働省のホームページ

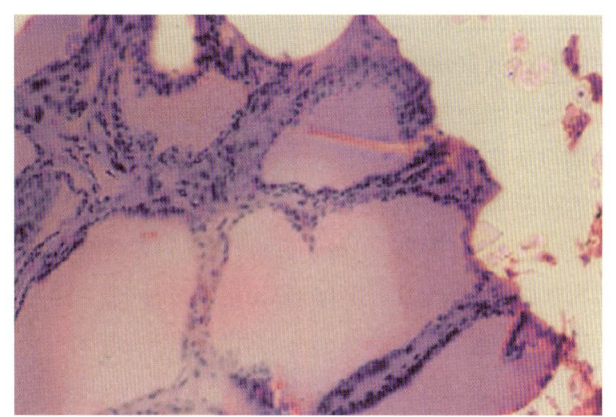

図1. 患者から提供されたダイエット用健康食品のHE染色像

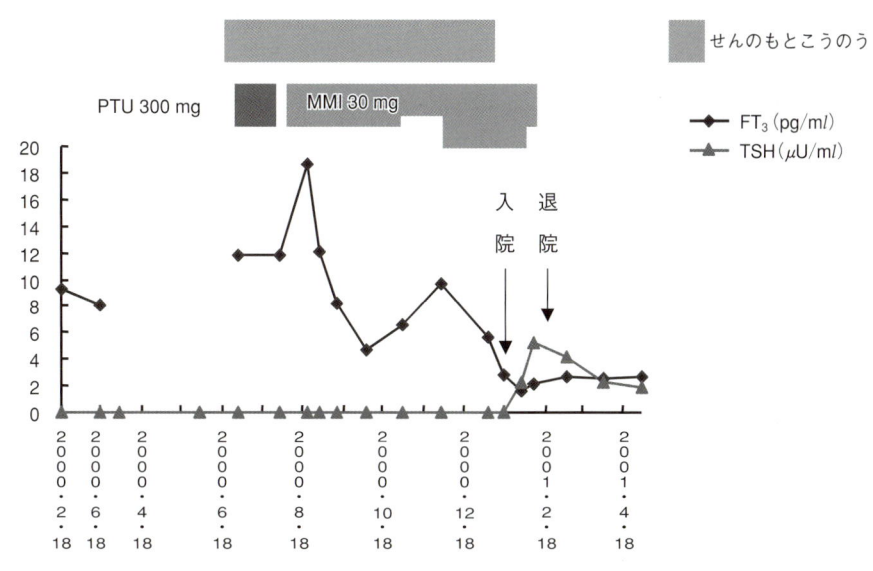

図2. ダイエット用健康食品による甲状腺中毒症の1例

症例は42歳の女性。2000年1月、動悸、倦怠感、手指振戦が自覚して、近医を受診した。甲状腺機能亢進症を指摘され、6月よりプロピルチオウラシル(PTU)300 mg/日開始。7月からメチマゾール30 mg/日開始。11月に45 mg/日へ増量するも、甲状腺機能の改善がみられず、2001年1月17日難治性バセドウ病として当科へ紹介入院した。眼症(−)甲状腺腫(−)入院中の問診にて「せんのもとこうのう」を服薬していたことが判明した。服薬中止により、甲状腺機能は速やかに改善した。

http://www.mhlw.go.jp/kinkyu/diet/)を参照。

3 Hamburger thyrotoxicosis

　アメリカのサウスダコタ州で甲状腺中毒症が多発し、社会問題となった。当初ウイルス性の流行性のものではと騒がれたが、調査の結果、あるスーパーマーケットて販売された挽肉の中に甲状腺組織がすりつぶされて存在したためと判明した[2]。知らずに食べた消費者に甲状腺中毒症をきたしたものであった。

4 薬剤性甲状腺機能低下症

❶炭酸リチウム

　双極性感情障害(躁うつ病)の治療薬であるリチウム投与症例の 4% に甲状腺腫が認められ、甲状腺機能低下症に陥る。Adenylate cyclase の活性化が抑制されることにより TSH の作用が障害されるほか、リチウム自体が甲状腺内で蓄積され、甲状腺のヨード吸収を阻害したり、ヨードとチロシンのカップリングを阻害してサイログロブリンの立体構造を変えるなどの作用が報告されている。

　リチウム投与症例には、甲状腺機能亢進症をきたす例も報告されているが、稀である(0.1%以下)。リチウムは免疫系にも影響を与えるが、甲状腺の自己免疫を誘導するかはわかっておらず、リチウム投与後に甲状腺自己抗体出現率は増加しないと報告されている[3]。

❷その他の薬剤

　PAS、リファンピン、チオウレア剤、サルファ剤、フェニルブタゾンなどが報告されている[4]。

5 自己免疫性甲状腺疾患を基礎疾患として有する症例

❶ヨード含有製剤・健康食品の過剰摂取

　根昆布などの健康食品やイソジン®うがい液、造影剤、アミオダロン(抗不整脈薬)などのヨード製剤の長期過剰摂取した場合にみられる。1日1.0 mg 以下の生理的投与量の範囲では甲状腺ホルモンの産生を容量依存的に増加させる。しかし大量のヨードを投与すると急速に甲状腺ホルモンの合成は抑制される(Wolff-Chaikoff 効果)。大量のヨードは甲状腺ペルオキシターゼによるヨードの有機化を抑制するほか、サイログロブリンの endocytosis を抑制することにより、血中への甲状腺ホルモンの放出も抑制する。これらの効果は一過性でしばらくすると甲状腺ホルモン合成は再開される(escape 現象)。しかし橋本病などの基礎疾患があると escape 現象が起こらず甲状腺機能低下症となる。診断は問診

にてこれらの健康食品や製剤の使用を確認することであり、治療は摂取を止めることである。但し、アミオダロンなどやむを得ず投与を継続する場合はサイロキシンの補充を行う。

・メモ1・　ヨード誘発性甲状腺機能低下症を起こしやすい人は⇨橋本病、バセドウ病[131]I 治療後・亜全摘術後、亜急性甲状腺炎、出産後甲状腺異常、cyctic fibrosls、気管支喘息、リファンピシン、リチウム、サルファ剤など服用者である。

・メモ2・　アミオダロンは1錠中に37mgのヨードを含有している。開始後1～2年以内に10数%の患者に徐々に甲状腺機能低下症をきたす。これは主に含有しているヨードの作用と考えられるが、アミオダロンからヨードを除いたドロンダロンによってもナトリウム-ヨード共輸送体の発現の低下を認めており、アミオダロン固有の作用であるとも考えられる。そのほか、アミオダロンはTSHのシグナル伝達系のcAMPをブロックしたり、肝臓でのサイロキシンの脱ヨード化を抑制したり、トリヨードサイロニンの甲状腺ホルモン受容体への結合を阻害したりすることが報告されており、アミオダロンの甲状腺への作用機序の解明が進んでいる[5]。

　また、アミオダロンは一部の患者では開始後2～4年で突然破壊性甲状腺中毒症をきたすこともある。そのうち10%程度の症例は背景になんの甲状腺疾患もなく発症している。ほとんどがSelf-limitingである。発症機序はよくわかっていないが、アミオダロン投与により、ヨードのみの負荷では認められない炎症性サイトカインIL-6の増加や、抗酸化蛋白質のHO-1、フェリチンの発現の増加が認められており、アミオダロン自身がもつ甲状腺濾胞細胞への毒性と考えられている[5]。

　ヨード摂取量の少ない欧州ではヨード誘発性の甲状腺機能亢進症が発症することが多いが、本邦では非常に少ない[6]。

❷インターフェロンによる甲状腺機能異常

　インターフェロンα療法中あるいは治療後のC型慢性肝炎の患者の2.5～45.3%に甲状腺機能異常がみられる。インターフェロンα療法を行ったB型慢性肝炎の患者に比較して有意に多く、インターフェロンαだけでなくヒトC型肝炎ウィルスの関与も指摘されている[7]。甲状腺機能低下症が多いが、破壊性甲状腺炎による甲状腺中毒症やバセドウ病、バセドウ病眼症の発症も報告されている[7,8]（図3）。もともと抗甲状腺抗体が陰性の患者でも、甲状腺自己免疫反応を起こしうる遺伝素因をもつ症例では、インターフェロンαにより抗甲状腺抗体の出現を認めることが多い。また、抗甲状腺抗体をもつ患者では、高率に甲状腺機能障害が発症または悪化する。したがって作用機序として考えられるのは、インターフェロンαがもつ免疫賦活作用により、甲状腺自己免疫疾患の発症のトリガーとなるということである。しかし、破壊性甲状腺炎の多くは抗甲状腺抗体が陰性であり、一過性の非自己免疫性甲状腺機能低下症を起こすこともあることから、インターフェロンα自身にも甲状腺濾胞細胞に対して直接作用があると考えられる。具体的には、TSHによるサイログロブリンの発現や、甲状腺ペルオキシダーゼの発現、ナトリウム-ヨード共輸送体の発現、甲状腺ホルモンの分泌、ヨードの有機化を阻害するという報告もされている[7]。このように、インターフェロンによる甲状腺機能異常の機序は複雑であると思われるが、その主たる機序はその免疫賦活作用にあると考えられるので、治療前に抗甲状腺自己抗体を検査すれば、ある程度の危険性を予測することが可能である。また、インターフェロン

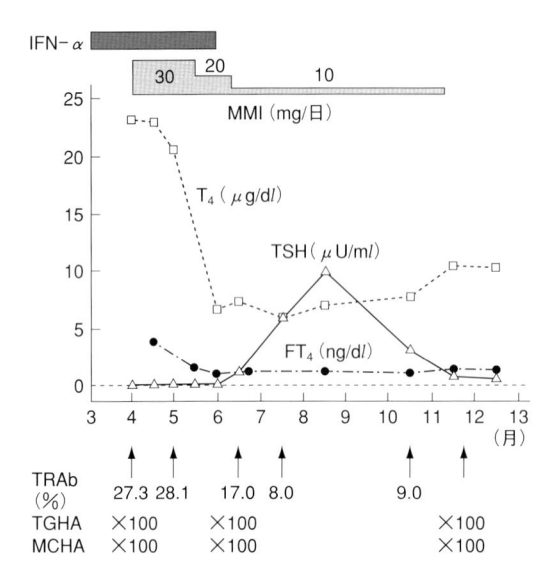

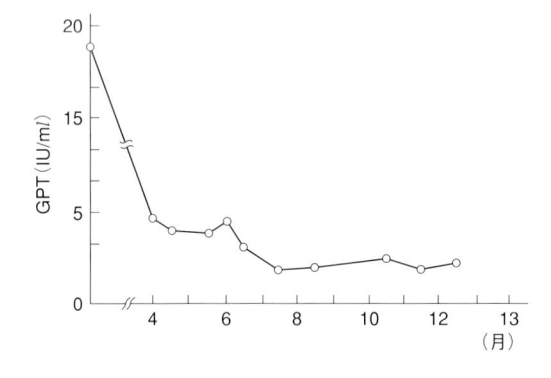

図 3. インターフェロンによる甲状腺機能異常症の1例
症例は34歳の女性。C型慢性肝炎のためインターフェロン-α治療を受けた。投与開始4ヵ月後に血清FT₄の上昇、TSH測定感度以下、TSH受容体抗体27.3%とバセドウ病を発症した。
(深澤 洋、吉田克己：インターフェロン治療と自己免疫性甲状腺疾患．内科 80：877-879, 1997による)

による甲状腺機能異常の発症例では、C型肝炎のインターフェロン治療有効例が多いとの報告もあり、興味深い[8]。

❸プレドニゾロン投与中止後や減量中

無痛性甲状腺炎をきたすことが報告されている。

6 その他

腎臓癌の治療薬のSunitinibに甲状腺毒性があり、甲状腺機能低下症を起こすことが最近報告されている[9,10]。

■おわりに

薬剤性甲状腺疾患は決して稀な病態ではない。問診が重要であり、診断は疑うことに始まる。日常診療においては常に念頭におくべき疾患である。

(谷 淳一、広松雄治)

◆文献

1) 長瀧重信：甲状腺疾患：現状と将来の展望．甲状腺疾患，長瀧重信（編），pp1-6，南江堂，東京，1992.
2) 高松順太：バセドウ病以外の甲状腺機能亢進症．甲状腺疾患，長瀧重信（編），pp1-6，南江堂，東京，1992.
3) Bocchetta A, Loviselli A：Lithium treatment and thyroid abnormalities. Clinical Practice and Epidemiology in Mental Health 2(23)：1-5, 2006.
4) 高須信行：成人原発性甲状腺機能低下症の治療．ホルモンと臨床 50：697-702, 2002.
5) Yamazaki K, Matsuhashi T, Yamada E, et al：Amiodarone reversibly decreases Sodium-Iodide Symporter mRNA Expression at therapeutic concentrations and induces Antioxidant responses at supraphysiological concentrations in cultured human thyroid follicles. Thyroid 17(12)：1189-1200, 2007.
6) 佐藤幹二：amiodaroneによる甲状腺機能異常．今月の治療 10：72-74, 2002.
7) Mandac JC, Chaudhry S, Sherman KF, et al：The clinical and physiological spectrum of Interferon-Alfa induced thyroiditis；Toward a new classification. Hepatology 43(4)：661-672, 2006.
8) 深澤 洋，吉田克己：インターフェロン治療と自己免疫甲状腺疾患．内科 80：877-879, 1997.
9) Rini BI, Tamaskar I, Shaheen P, et al：Hypothyroidism in patients with metastatic renal cell carcinoma treated with sunitinib. J Natl Cancer Inst 99：81-83, 2007.
10) Alexandrescu DT, Popoveniuc G, Farzanmehr H, et al：Sunitinib-associated lymphocytic thyroiditis without circulating antithyroid antibodies. Thyroid 18(7)：809-812, 2008.

16 甲状腺癌の診断に役立つ mRNA

1 甲状腺癌で特異的に発現量が変化する mRNA が存在する

　近年マイクロアレイ、serial analysis of gene expression(SAGE)、定量的 RT-PCR など、mRNA の発現を大量に短時間で解析する方法が普及した。それに伴い、甲状腺腫瘍において癌と良性腫瘍の間で発現量に差があり、鑑別に役立つと思われる mRNA が多数報告された。特に2000～2004年にかけては数十個の遺伝子が一挙に報告され、これらを使用した甲状腺癌の診断法の飛躍的進歩に期待が寄せられた。しかし、当時いわゆるトップジャーナルといわれる雑誌に報告された遺伝子の多くが、その後の追試で有用性が確認できない結果に終わっている。その原因はいろいろ推測されるが、おそらく上記の使用経験の浅い新しい技術を使用して出された結果が、十分な追試検討なしに報告されたためではないかと考える。2009年の時点では多施設での追試検討によって再現性のないものは淘汰され、残った遺伝子がどの程度有用かという評価もほぼ確立している。表1に評価が確立したと考えられる甲状腺癌の鑑別に役立つ代表的 mRNA をまとめる[1]。このうち3つ(*DPP4*、*oncFN*、*TFF3*)が日本からの報告であり、この分野を日本の研究者がリードしてきたことが理解できるであろう。

2 甲状腺濾胞癌の鑑別マーカーとしての trefoil factor 3(*TFF3*)

　これらの遺伝子群の中で現在最も注目されているのが *TFF3* である[2,3]。甲状腺癌の中でも甲状腺濾胞癌は良性腫瘍である濾胞腺腫や腺腫様結節との鑑別が細胞診では困難であり、穿刺検体の核酸解析などの方法による分子的な術前診断技術の開発が長らく期待されているところである。*TFF3* はわれわれのグループが2004年に世界で最初にその有用性

表 1. 甲状腺癌の診断に役立つ mRNA

遺伝子	乳頭癌	濾胞癌	発見者	発見年
DPP4	○*		Kotani T	1991
MET	○	△*	Di Renzo MF	1992
Galectin-3(*LGALS3*)	○		Xu XC	1995
oncFN(*FN1*)	○		Takano T	1997
hTERT	○	△	Saji M	1999
CITED1、*SERPINA1*、*TIMP1*	○		Huang Y	2001
TFF3	○	○	Takano T	2004

＊ ○:診断に役立つ　△:診断に役立つとする報告もあるが確定していない

16 甲状腺癌の診断に役立つ mRNA

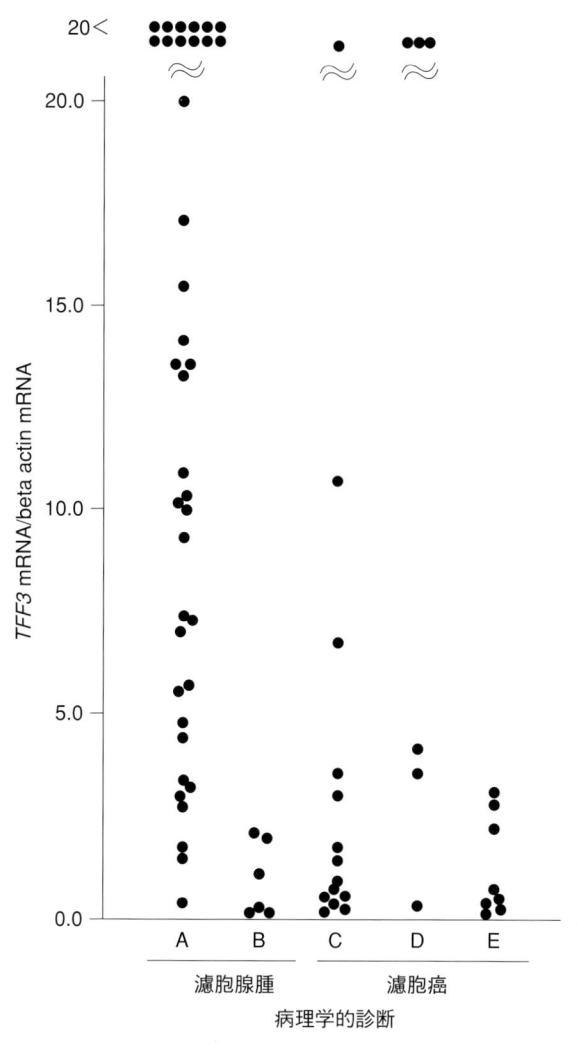

図 1. 甲状腺濾胞性腫瘍における TFF3 mRNA の発現
A：濾胞性腺腫、B：濾胞腺腫で病理診断に疑問が残るもの、C：濾胞癌、D：濾胞癌で病理診断に疑問が残るもの、E：明らかな濾胞癌（広汎浸潤型あるいは遠隔転移を有する微少浸潤型濾胞癌）

を報告したが、最近の諸外国の追試検討で濾胞癌と濾胞腺腫を鑑別する最も有用なマーカーであると評価されている。TFF3 mRNA は甲状腺濾胞癌、乳頭癌、未分化癌で低下し、濾胞腺腫、腺腫様甲状腺腫で高発現している。すなわち、濾胞上皮由来の甲状腺細胞の悪性度を評価する汎用的なマーカーである。

この遺伝子の発現を濾胞性腫瘍で調べてみると、興味深いことに明らかに悪性と判断できる広汎浸潤型や遠隔転移を有する微少浸潤型濾胞癌では全例低値だが、遠隔転移を有しない微少浸潤型濾胞癌では 8 割が低値、濾胞腺腫では 8 割が高値を示し、病理診断と完全には一致しない（図1）。逆説的ではあるが、特に微少浸潤型濾胞癌の診断は専門の病理医でもしばしば困難であり、TFF3 mRNA の発現が腫瘍細胞の悪性度を極めて妥当に評価している可能性がある。この考察が正しいかどうかについては谷口らの報告がわかりやすい[4]。彼らは甲状腺濾胞性腫瘍で一定量以上発現している遺伝子を網羅的にリストアップし、病理学的に濾胞癌、濾胞腺腫と診断された検体の mRNA を使用して両者で差のある

遺伝子をすべて拾い上げた。その結果、どのような遺伝子を使用しても、またどのような遺伝子の組み合わせを使用しても病理診断との一致率は最大90％であった。したがって、mRNAを使用した分子的な診断と、病理診断との間には埋めることのできない乖離があるのは確実である。TFF3を高発現する腫瘍を高分化型濾胞性腫瘍、低発現する腫瘍を低分化型濾胞性腫瘍と分類して、後者のみ手術適応を考えるという診断法が将来的には考慮される。

しかし、実際にTFF3の発現を穿刺検体で解析するためにはいくつかの問題点が残っている。TFF3 mRNAの有用性は確認されているものの、いまだに甲状腺組織に対する免疫化学染色の有用性は報告されていない。これはTFF3蛋白の分子量が非常に小さく、しかも分泌蛋白であるため、免疫染色での使用に耐えうる抗体が作成できていない、あるいは、甲状腺細胞での発現量が正しく評価できていない可能性を示唆する。免疫化学染色がだめだとするとmRNAの発現を直接見たらよいということになる。しかし、濾胞性腫瘍の穿刺検体からRNAを抽出し、そのまま定量的RT-PCRなどの解析に使用した場合、穿刺検体中で圧倒的多数となる末梢血の白血球における遺伝子発現の干渉を受けて正確な定量は困難であることがわかっている[5]。最近量子ドット（Q-dot）などの安定した強い蛍光を発する分子が開発されそれらを利用して細胞1個1個のmRNAを簡便に計測する方法が実用化されつつある。将来的には蛍光顕微鏡下で細胞ごとのTFF3 mRNAの発現を直接評価する方法が甲状腺濾胞性腫瘍の術前診断の主流になるであろう。

3 なぜ甲状腺癌を特徴づけるmRNAの発現パターンがあるのか？―新しい発癌仮説・芽細胞発癌説

甲状腺癌で発現しているmRNAの網羅的解析によって、各腫瘍型において発現するmRNAのリスト（遺伝子発現プロフィール）が作成されるようになった[6]。この遺伝子発現プロフィールを観察すると興味深いことに気づく。遺伝子発現はほぼ例外なく、正常甲状腺、濾胞腺腫、濾胞癌、乳頭癌、未分化癌の順に並ぶのである。例えば、未分化癌と乳頭癌で高発現する遺伝子は多数存在するが、乳頭癌を飛び越えて未分化癌と濾胞癌でのみ発現する遺伝子を探すのは困難である。ではこの序列にどういう意味があるのだろうか？

従来、甲状腺癌では正常甲状腺濾胞上皮細胞（thyrocyte）が分裂を繰り返すうちゲノムの異常を生じて、腫瘍化・悪性化し、分化癌を経て未分化癌まで変化するとする多段階発癌説が広く信じられてきた。これに対してわれわれは、甲状腺癌の発癌モデルとして甲状腺癌細胞が幹細胞・前駆細胞をはじめとしたもともと移動能・浸潤能・増殖能をもつ発生途上の細胞がなんらかの原因で分化を止めたものから「分化なき増殖」（proliferation without differentiation）で直接発生するとする芽細胞発癌（fetal cell carcinogenesis）を提唱してきた（図2）[7]。すなわち、芽細胞発癌説では多段階発癌説とは逆に未分化な細胞から分化した細胞が発生することで腫瘍が形成されることになる。芽細胞発癌説は当初国内にお

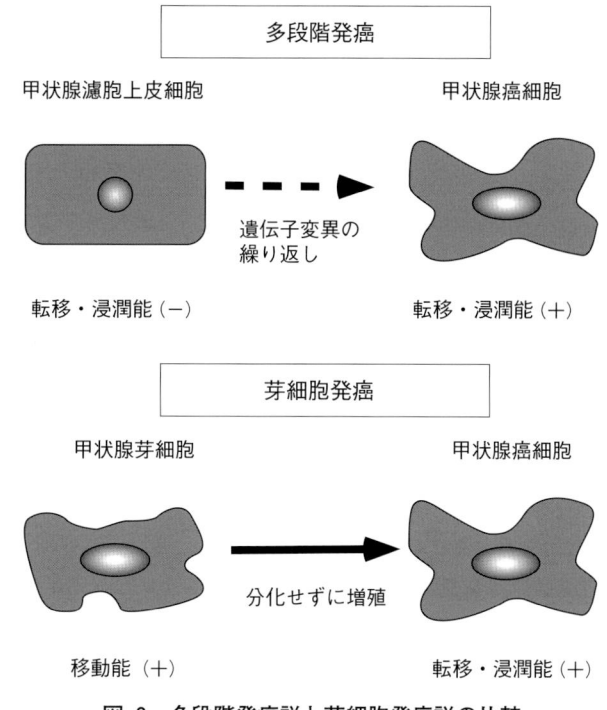

16 甲状腺癌の診断に役立つmRNA

図2. 多段階発癌説と芽細胞発癌説の比較

いてはまったく注目されなかったが、2003年に固形癌で初めて癌幹細胞が発見され、芽細胞発癌の理論どおりに未分化な細胞から分化した細胞が発生することで腫瘍が形成されていることが証明されるに至り、外国の多数の専門誌に取りあげられるようになった。いわば逆輸入の形で国内においても従来の多段階発癌説の対立軸としての地位が確立されたのである。

芽細胞発癌説によると、腫瘍細胞における遺伝子発現パターンはその発生母地である胎児性細胞のそれを反映していることになる。すなわち、上記の甲状腺腫瘍における遺伝子発現パターンの順序はそれぞれの腫瘍の発生母地である胎児性細胞の発生順序を反映する。胎児期の甲状腺細胞は咽頭部で発生する。胎児期の甲状腺細胞は発生が進むにつれてゆっくり大きくなりながら移動する。移動途中で甲状腺特異的遺伝子であるサイログロブリンを発現するようになり、引き続き濾胞を形成して最終的に前頸部に落ち着く[8]。この移動過程には他の細胞間をすり抜ける能力、つまり転移能・浸潤能が必要である。すなわち一定時期の胎児甲状腺細胞はサイログロブリンを発現し、転移・浸潤を起こしながらゆっくり増殖するというまさしく甲状腺分化癌にそっくりな細胞である。

芽細胞発癌説では甲状腺において癌の発生母地として少なくとも3種類の細胞を推測している。1つめはサイログロブリンを発現せず、胎児性蛋白である癌胎児性フィブロネクチン (oncofetal fibronectin；oncFN) を発現している細胞 (甲状腺幹細胞：thyroid stem cell) で、非常に未分化な状態であり数が少なく滅多に増殖サイクルに入らないが、いった

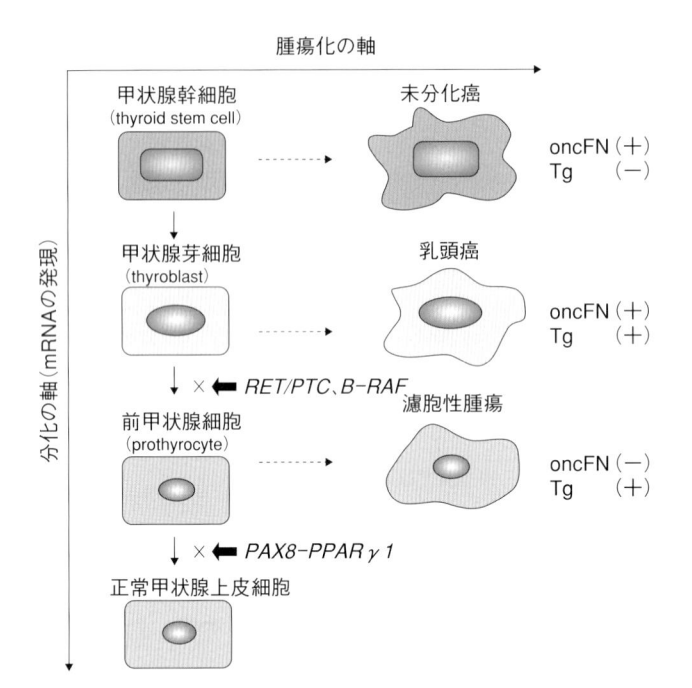

図 3. 芽細胞発癌説でみた甲状腺癌の発生メカニズムと遺伝子発現
甲状腺の発生初期に甲状腺幹細胞、芽細胞などを経て正常甲状腺上皮細胞が形成される。この胎児性甲状腺細胞の分化過程がなんらかの原因でブロックされると腫瘍化する。従来癌遺伝子と考えられてきた PAX8-PPARγ1、RET/PTC、BRAF はそのような働きをしている。腫瘍細胞は発生母地である胎児性甲状腺細胞に類似した遺伝子発現パターンを示す。
oncFN：癌胎児性フィブロネクチン Tg：サイログロブリン

ん増殖サイクルに入ると急激に分裂し、より分化した細胞を発生させる能力がある。この細胞は未分化癌の発生母地であると考えられる。2つめはサイログロブリンと癌胎児性フィブロネクチンの両者を発現する細胞(甲状腺芽細胞：thyroblast)である。この細胞は甲状腺特異的遺伝子をある程度発現しており、転移・浸潤能を有してゆっくりと増殖する。甲状腺芽細胞は乳頭癌の発生母地である。3つめは正常甲状腺濾胞上皮細胞と甲状腺芽細胞との中間段階にある細胞で、濾胞を形成し、サイログロブリンを発現するが、もはや胎児性蛋白である癌胎児性フィブロネクチンを発現しない。このような細胞から濾胞性腫瘍(濾胞癌・濾胞腺腫)が発生する(図3)。従来甲状腺細胞を悪性化させる癌遺伝子と考えられてきた BRAF、RET/PTC、PAX8/PPARγ1 は胎児性甲状腺細胞の正常分化をブロックする働きがあると考えられる。TFF3 は未分化癌、乳頭癌、濾胞癌で発現が低下し、濾胞腺腫と正常甲状腺細胞で高発現している。このことより、TFF3 は甲状腺細胞の分化の最終段階の転移能・浸潤能を失った段階の胎児性細胞で発現する遺伝子であり、TFF3 を発現している腫瘍はこのような癌形質を失った細胞に由来することから悪性形質を示せないのだと考えられる。

　未分化癌は臨床的には長期に存在した分化癌から発生するため、分化癌の細胞が変異を

起こすものと考えられてきた。しかし、この仮説は分化癌で高頻度で検出される遺伝子異常が未分化癌ではすべて消えてしまうなどの分子学的に説明し難い多くの矛盾点をはらんでいる。最近、長期に培養された老化した幹細胞が染色体の広汎な異常をきたして突然爆発的に増殖する幹細胞危機(stem cell crisis)という現象が発見され、高齢者に突然発生する未分化癌との類似性が注目されている[9]。いずれにせよ、正常発生と癌発生のリンクについては今後10年の大きなテーマとなるであろう。

(髙野　徹、網野信行)

◆文献

1) Griffith O, Melck A, Jones SJM, et al：Meta-analysis and meta-review of thyroid cancer gene expression profiling studies identifies important diagnostic biomarkers. J Clin Oncol 24：5043-5051, 2006.
2) Takano T, Miyauchi A, Yoshida H, et al：High-throughput differential screening of mRNAs by serial analysis of gene expression；decreased expression of trefoil factor 3 mRNA in thyroid follicular carcinomas. Br J Cancer 90：1600-1605, 2004.
3) Takano T, Yamada H：Trefoil Factor 3 (TFF3)；A promising indicator for diagnosing thyroid follicular carcinoma (review). Endocr J (in press)
4) Taniguchi K, Takano T, Miyauchi A, et al：Differentiation of follicular thyroid adenoma from carcinoma by means of gene expression profiling with adapter-tagged competitive polymerase chain reaction. Oncology 69：428-435, 2005.
5) Takano T, Higashiyama T, Uruno T, et al：Preparation of thyroid tumor cells in aspiration biopsies for aspiration biopsy nucleic acid diagnosis. Head Neck 8：983-990, 2008.
6) Takano T, Hasegawa Y, Matsuzuka F, et al：Gene expression profiles in thyroid carcinomas. Br J Cancer 83：1495-1502, 2000.
7) Takano T：Fetal cell carcinogenesis of the thyroid；theory and practice (review). Semin Cancer Biol 17：233-240, 2007.
8) Trueba SS, Auge J, Mattei G, et al：PAX8, TITF1, and FOXE1 gene expression patterns during human development；new insights into human thyroid development and thyroid dysgenesis-associated malformation. J Clin Endocrinol Metab 90：455-462, 2005.
9) Rubio D, Garcia-Castro J, Martin MC, et al：Spontaneous human adult stem cell transformation. Cancer Res 65：3035-3039, 2005.

17 甲状腺腫瘍における遺伝子変異

■はじめに

　数個の特定の遺伝子変異の蓄積により腫瘍が発症することは、この10年余の癌研究の成果である(いわゆる癌の多段階発症説)。この仮説に基づいて甲状腺腫瘍についても癌遺伝子および癌抑制遺伝子の解析が進められてきた。残念ながらいまだに甲状腺腫瘍の全貌を明らかにするまでには至っていないが、それでもいくつかの甲状腺腫瘍の特徴となる遺伝子変異が報告されている。C細胞を由来とする甲状腺髄様癌、特に遺伝性に発症する家族性髄様癌や多発性内分泌腫瘍症(MEN2型)の部分症としての髄様癌は、ret 遺伝子の点突然変異が原因である。現在、既に ret 遺伝子変異を解析することにより、患者の早期診断や早期治療が可能となっている。この髄様癌と ret 遺伝子変異については、本書Ⅱ.34「甲状腺髄様癌とMEN-2型の診断と治療」、316頁に詳述されているのでご参照頂きたい。ここでは甲状腺濾胞細胞由来の甲状腺腫瘍と遺伝子変異について解説をしたい。

1 機能性甲状腺腫(Plummer病)

　甲状腺濾胞細胞は、下垂体より分泌されるTSHにより分化が促進され甲状腺ホルモン産生・分泌機能の調節を受けている。TSHの作用は、甲状腺細胞膜上に存在するTSH受容体(TSH-R)に結合し、三量体G蛋白を介して細胞内のcAMPシグナルを活性化することにより遂行される。このシグナル伝達は、フィードバック機構により血中ホルモン量が一定になるように調節されている。

　このシグナル経路を構成する遺伝子に変異があるために、甲状腺ホルモンを過剰産生・分泌する機能性甲状腺腫が発症することが明らかになった。

　1993年、Vassartらのグループは、機能性甲状腺腫のTSH受容体遺伝子(tsh-r)の解析を行い、コドン619と623に点突然変異のある症例を見い出した[1]。これらの変異受容体が発現していると、TSH非存在下でも細胞内cAMP量が恒常的に高いことがわかった。さらに tsh-r 遺伝子のコドン509と672のgermline mutationにより遺伝性の中毒症状を伴う甲状腺過形成を発症する2家系が報告された。この遺伝性の症例の場合は、機能性甲状腺腫と異なり、びまん性甲状腺腫と甲状腺中毒症状を伴い、一見バセドウ病類似の病態となる。したがって、小児のバセドウ病様病態でTSH受容体抗体が陰性で家族歴が濃厚な場合は注意が必要である。また、三量体G蛋白αサブユニットの遺伝子である gsp の点突然変異も機能性甲状腺腫の原因となることが明らかになった[2]。

　これまでに報告されてきた機能性甲状腺腫における gsp 遺伝子の変異の頻度は0〜8%、tsh-r の変異は、欧米では80〜90%にも及ぶとされている[3]。図1に示すように tsh-r 遺

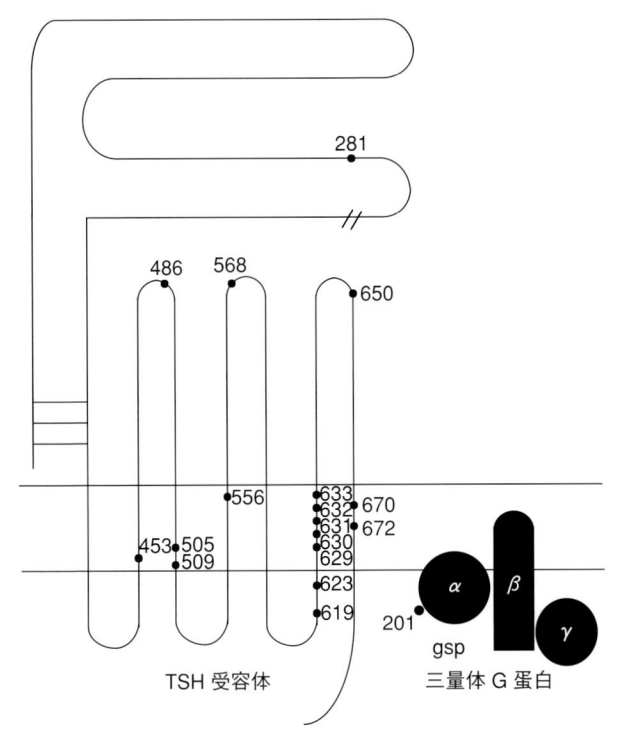

図 1. 機能性甲状腺腫における TSH 受容体と三量体 G 蛋白遺伝子の変異部位
●は、機能性甲状腺腫で報告された変異の部位、数字は N 末端より第何番目のアミノ酸かを示す。

伝子の変異は G 蛋白と結合する第 3 細胞内ループ付近(コドン 619〜633)に変異ヵ所が密集している。しかし、日本の 38 症例を解析した結果では、この領域に変異は見い出せなかった[4]。tsh-r 遺伝子のほかの領域、あるいはほかの遺伝子変異が関与している可能性が考えられる。

2 甲状腺乳頭癌

甲状腺乳頭癌組織を用いた遺伝子異常の解析が精力的に行われ、乳頭癌の発症には、ras、ret/PTC、Braf 遺伝子変異により、MAP キナーゼ細胞内情報伝達系の恒常的活性化の関与が判明している。乳頭癌全体で ras 遺伝子変異は 5〜10％、ret/PTC 遺伝子再配列は、30〜40％、Braf 遺伝子変異は 40〜50％認められる。これら遺伝子の変異は、同一の乳頭癌組織では、ほとんど 2 つ以上の異なる変異を同時に存在することはなく、いずれか 1 つの遺伝子変異が検出される。したがって、年齢にかかわりなく 8 割程度の乳頭癌においてこれらの MAP キナーゼ系遺伝子群が恒常的に活性化している。特に、若年者では ret/PTC 遺伝子再配列異常、成人では Braf 遺伝子点突然変異の頻度が高く、乳頭癌に特徴的である(表 1)。

1. ret/PTC 遺伝子

本来 Ret 蛋白は神経の分化誘導を促す GDNF をリガンドとするチロシンキナーゼ型膜

表 1. ras、ret/PTC および Braf 遺伝子変異を有する甲状腺乳頭癌の頻度、病理組織、臨床上の特徴

癌遺伝子	頻度	主な病理組織亜型	臨床像
ras	10〜20%	Follicular variant	乳頭癌よりも濾胞癌、濾胞腺腫に多い
ret/PTC	10〜30% (50〜70%チェルノブイリ小児甲状腺癌)	Solid variant	比較的予後がよい 放射線誘発甲状腺癌 小児、若年者の甲状腺癌
Braf	40〜50%	Classical type Tall cell variant	再発が多い 浸潤型 放射線抵抗性 成人の甲状腺癌

受容体であり、C 細胞以外の正常甲状腺細胞には発現してない。しかし、DNA 二重鎖切断後の再配列異常で 5' 側に別の遺伝子が結合し、3' 側のチロシンキナーゼがリン酸化し恒常的に活性化する。この異常再配列の種類には現在 15 種類以上が報告されている[5]。チェルノブイリ原発事故後に激増した放射線誘発小児甲状腺癌では、高い頻度で ret/PTC 遺伝子の再配列を認める[6]。また被曝歴のない小児甲状腺癌の 50〜70% でも ret/PTC 再配列異常が検出され、成人の甲状腺癌では、30% 前後かそれ以下であることより、放射線被曝に必ずしも特異的とはいえず若年での乳頭癌発症に ret/PTC の関与の可能性が高いと考えられている[7]。動物モデルでの ret/PTC 遺伝子導入による発癌性は証明されているが、いまだに正確な癌化機序は今なお不明である[8]。同じ乳頭癌病理組織の一部だけで ret/PTC が検出されたり、橋本病の病理組織でも認められたりすることが報告されており、この遺伝子変異が発癌の早期に関与するだけなのか、細胞死と関連するのか興味がもたれている[9]。

2. Braf 遺伝子

2003 年以降、甲状腺乳頭癌における Braf 遺伝子の点突然変異が多くの研究施設からほぼ同時に報告され、成人発症の乳頭癌に最も頻度の高い遺伝子異常であることが判明している[10]。Braf 遺伝子のエクソン 15 核酸番号 1799 のチミン(T)がアデニン(A)へ活性型変異がヘテロに起こり、その結果、変異 Braf(V600E) 蛋白をコードすることになる。この変異蛋白は、セリン・スレオニンキナーゼ部位がリン酸化したのと類似した三次構造をとることにより、その下流に位置するキナーゼ分子を恒常的に活性化する。乳頭癌の発症にかかわるというよりも発症後に変異が起こると考えられ、臨床上も悪性度との関連性が議論されている[11]。また Braf 遺伝子異常は乳幼児や小児発症例では稀で数%程度にしかみられないが、青年期以降、加齢に伴い 40〜70% と頻度が増える。これは ret/PTC 再配列とは逆パターンである。

3．乳頭癌発症に関連するその他の遺伝子異常

　稀であるが家族性大腸ポリポーシス(FAP)の家族例に甲状腺乳頭癌が合併するときには、cribriform-morular variant という特異的な病理所見を呈する。*APC* 遺伝子異常、βカテニンやアキシンなどの関連蛋白に機能異常や発現異常が認められている。したがって、FAP と診断されていない症例で甲状腺癌において cribriform-morular variant と病理的に診断された場合には、大腸検査、遺伝子解析を行い FAP の診断をすることができる[12]。

3　甲状腺濾胞癌

　濾胞癌は乳頭癌に比較しその頻度は低いが、術前の吸引穿刺細胞診では良性の濾胞腺腫との鑑別が極めて困難であるうえ、乳頭癌と比較すると予後は悪く、遠隔転移の頻度が高いため臨床的には大いに問題となる。そこで遺伝子診断による良・悪性の鑑別診断への期待が大きなタイプの癌といえる。

　変異遺伝子解析により認められた *ras* 遺伝子異常は濾胞腺腫と濾胞癌のどちらにも検出されるため特異的ではない。従来から染色体解析で染色体2、3番の転座が報告され、その後甲状腺特異的転写因子 *Pax8* 遺伝子と核内転写因子 *PPARγ* 遺伝子の再配列が濾胞癌に特異的であると報告された[13]。しかし、その後の論文では、濾胞癌全体の中でその異常検出率は29～62％であり、また良性濾胞腺腫でも認められると報告されたため、この遺伝子異常検索による濾胞癌の鑑別診断価値はそれほど高くないと考えられている。

　また、NIH のグループは、機能を欠損させた異常甲状腺ホルモン受容体β(*TRβ*)遺伝子をノックインさせたトランスジェニックマウスにおいて甲状腺癌が発症したことから、甲状腺癌組織において *TRβ* の遺伝子解析を行ったところ濾胞癌で高頻度に異常がみられることを報告した[14]。

　複数遺伝子の変異により腺腫と癌の差が生じると考えられることより網羅的かつ包括的な癌特異的な遺伝子発現プロファイルの解析により mRNA 発現レベルで差をみる研究が行われ、その結果いくつか癌特異的な遺伝子発現の増減が報告されている[15]。そのため特に増減変化が著しい3～4遺伝子を組み合わせることにより腺腫と癌の鑑別に利用しようという研究がなされ、かなり高い診断感受性と特異性が得られている[16,17]。さらに簡便な方法で解析が可能になることが予想され、標的遺伝子群の組み合わせによる鑑別診断の臨床応用が大いに期待される。

4　甲状腺未分化癌

　甲状腺分化癌(乳頭癌と濾胞癌)が急激に腫大し、急速に病態が悪化することがある。病

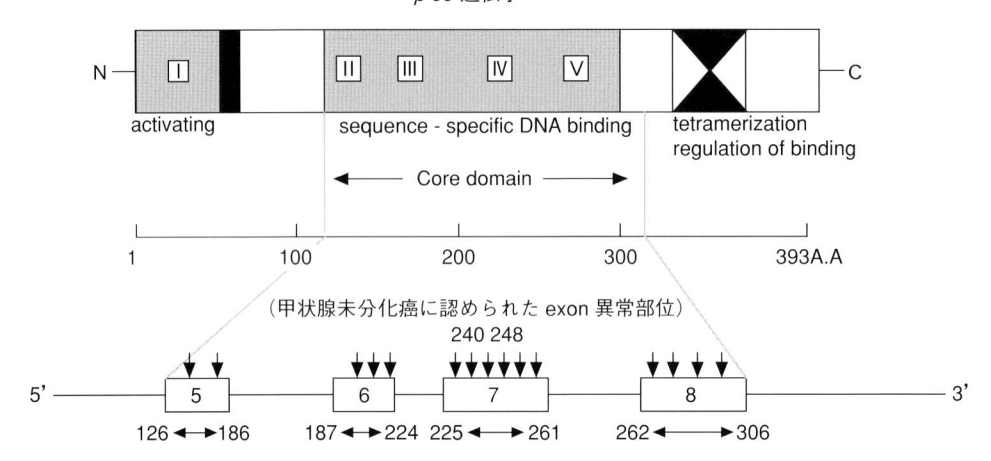

図 2. 甲状腺未分化癌における *TP53* 遺伝子の変異部位
上段は p53 蛋白の機能領域を示す。Ⅱ～Ⅴは保存された領域である。下段は甲状腺未分化癌で検出された変異部位をしめす。エクソン5～8がいわゆるホットスポットである。

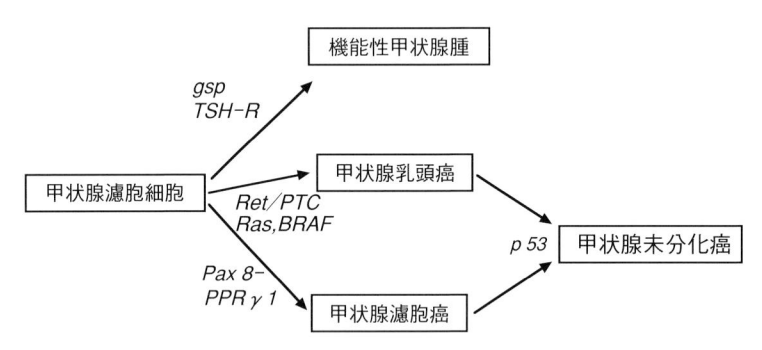

図 3. 甲状腺腫瘍発症と関連する遺伝子変異

理的には、甲状腺細胞としての分化機能を失った状態になっている。未分化転化といい、このような甲状腺癌を未分化癌という。頻度としては、甲状腺癌全体の1～2%であるが、極めて予後が悪い。この分化癌から未分化癌に変移する際には、*TP53* 癌抑制遺伝子の変異が関与している。*TP53* 遺伝子の変異は、分化癌では極めて低頻度であるが、未分化癌の80%以上で認められる[18]。図2で示したように、*TP53* 遺伝子変異はDNA結合領域に起こることにより、本来の転写因子としての作用を失う。その結果、p53の細胞周期統御機構やアポトーシス誘導機能は消失し、染色体の不安定性も増すことにより未分化転化することになる。

■おわりに

ここでは、甲状腺腫瘍の原因として最もかかわりのあると考えられる遺伝子変異を取りあげた。最後に、簡単なまとめを図示する(図3)。

(難波裕幸)

◆文献

1) Parma J, Duprez L, Van Sande J, et al：Somatic mutations in the thyrotropin receptor gene cause hyperfunctioning thyroid adenomas. Nature 365(6447)：649-651, 1993.
2) Suarez HG, du Villard JA, Caillou B, et al：gsp mutations in human thyroid tumours. Oncogene 6(4)：677-679, 1991.
3) Parma J, Duprez L, Van Sande J, et al：Diversity and prevalence of somatic mutations in the thyrotropin receptor and Gs alpha genes as a cause of toxic thyroid adenomas. J Clin Endocrinol Metab 82(8)：2695-2701, 1997.
4) Takeshita A, Nagayama Y, Yokoyama N, et al：Rarity of oncogenic mutations in the thyrotropin receptor of autonomously functioning thyroid nodules in Japan. J Clin Endocrinol Metab 80(9)：2607-2611, 1995.
5) Nikiforov YE：RET/PTC rearrangement in thyroid tumors. Endocrine pathology 13：3-16, 2002.
6) Santoro M, et al：Molecular mechanisms of RET activation in human cancer. Annals of the New York Academy of Sciences 963：116-121, 2002.
7) Yamashita S, Saenko V：Mechanisms of Disease；molecular genetics of childhood thyroid cancers. Nature clinical practice 3：422-429, 2007.
8) Jhiang SM, et al：Targeted expression of the ret/PTC1 oncogene induces papillary thyroid carcinomas. Endocrinology 137：375-378, 1996.
9) Nikiforov YE：RET/PTC Rearrangement--a link between Hashimoto's thyroiditis and thyroid cancer... or not. The Journal of clinical endocrinology and metabolism 91：2040-2042, 2006.
10) Namba H, et al：Clinical implication of hot spot BRAF mutation, V599E, in papillary thyroid cancers. The Journal of clinical endocrinology and metabolism 88：4393-4397, 2003.
11) Xing M, et al：BRAF mutation predicts a poorer clinical prognosis for papillary thyroid cancer. The Journal of clinical endocrinology and metabolism 90：6373-6379, 2005.
12) Tomoda C, et al：Cribriform-morular variant of papillary thyroid carcinoma；clue to early detection of familial adenomatous polyposis-associated colon cancer. World journal of surgery 28：886-889, 2004.
13) Kroll TG, et al：PAX8-PPAR gamma1 fusion oncogene in human thyroid carcinoma[corrected]. Science 289：1357-1360, 2000.
14) Puzianowska-Kuznicka M, et al：Functionally impaired TR mutants are present in thyroid papillary cancer. The Journal of clinical endocrinology and metabolism 87：1120-1128, 2002.
15) Huang Y, et al：Gene expression in papillary thyroid carcinoma reveals highly consistent profiles. Proceedings of the National Academy of Sciences of the United States of America 98：15044-15049, 2001.
16) Cerutti JM, et al：A preoperative diagnostic test that distinguishes benign from malignant thyroid carcinoma based on gene expression. The Journal of clinical investigation 113：1234-1242, 2004.
17) Weber F, et al：Genetic classification of benign and malignant thyroid follicular neoplasia based on a three-gene combination. The Journal of clinical endocrinology and metabolism 90：2512-2521, 2005.
18) Fagin JA, Matsuo K, Karmakar A, et al：High prevalence of mutations of the p53 gene in poorly differentiated human thyroid carcinomas. J Clin Invest 91(1)：179-184, 1993.

18 家族性甲状腺癌

■はじめに(家族性甲状腺癌の分類)

　家族性甲状腺癌は甲状腺癌以外にほかの疾患を随伴する症候性のものと、甲状腺癌のみが家族性に発生しその他の疾患を伴わない非症候性のものに大別される。

　症候性の中で最もよく知られているのが、多発性内分泌腫瘍症2型(Multiple Endocrine Neoplasia type 2；MEN-2)であり、病型により MEN-2A と MEN-2B に大別される。MEN-2 の原因遺伝子は *RET* 癌遺伝子であり、変異型遺伝子保因者の生涯における髄様癌の浸透率はほぼ100%である。そのほかの遺伝性疾患である家族性大腸ポリポーシス(Familial Adenomatous Polyposis；FAP)、Cowden 病、Werner 症候群、MEN-1、Peutz-Jegher 症候群などにおいても甲状腺癌を発生することが知られている。既に原因遺伝子は同定されており、それぞれ *APC*、*PTEN*、*WRN*、*MEN1*、*STK11/LKB1* である。

　一方、非症候性のものは、髄様癌と非髄様癌に分類できる。髄様癌の場合は FMTC (Familial Medullary Thyroid Carcinoma)と呼ばれ、原因遺伝子は MEN-2 と同様に *RET* 癌遺伝子である。しかし FMTC と思われていた家系を長期観察中に副腎褐色細胞腫が発見され、症候性の MEN-2A であることが判明する家系もある。非髄様癌は、組織型にかかわらず一括して FNMTC(Familial Non-Medullary Thyroid Carcinoma)と総称される。

　MEN-2 と FMTC については「Ⅱ-34. 甲状腺髄様癌と MEN-2 型の診断と治療」(316頁)の章に詳しく解説されているので、参照されたい。ここでは症候性に分類されている FAP に合併する甲状腺乳頭癌と、非症候性に分類されている FNMTC について解説する。両者とも近年その疾患概念が形成されてきたもので、家族性甲状腺癌では今最も注目されている。

1 家族性大腸ポリポーシス(FAP)に合併する甲状腺乳頭癌

1. FAP と甲状腺癌の合併

　FAP は大腸の多発性ポリープ(腺腫)を主徴とする常染色体優性遺伝疾患である。多くの場合はポリープが数百以上みられるが、ポリープ密度が低いもの(attenuated type)も存在する。発生頻度は1〜2万人に1人と推定されている。原因遺伝子は染色体5q21上に存在する癌抑制遺伝子 *APC* である。ほとんどすべての症例で、20歳頃までに大腸ポリープが発生する。大腸癌に罹患する危険率は高率で、40歳以上では50%が大腸癌に罹

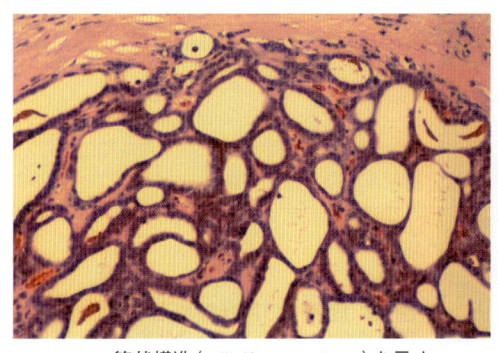

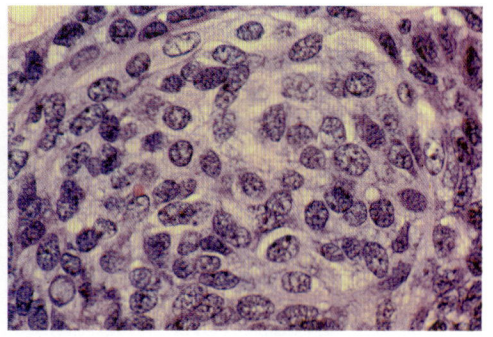

a：篩状構造(cribriform pattern)を示す　　　　　　b：morula を示す
図 1. CMVPTC の組織像

患し、60歳までに90％が罹患する。大腸以外の病変としては、デスモイド腫瘍、胃・十二指腸ポリープ・癌、先天性網膜色素上皮肥大(CHRPE)、甲状腺癌、外骨腫(Gardner)などが知られている。

FAPと甲状腺癌の合併はCrailら[1]が1949年に剖検例で報告して以来、症例報告が重ねられてきた[2]。FAPの若年女性患者が甲状腺癌を発生することが多いことは以前より知られており、35歳までに甲状腺癌を発生する確率は、non-FAP患者の約160倍であると報告されている[3]。またFAP患者における甲状腺癌の発生率は、Mayo ClinicのFAP 1,320例中7例(0.53％)、Cleveland ClinicのFAP 1,434例中6例(0.42％)という報告[4]があるが、FAP患者すべてに甲状腺のスクリーニングをした結果ではなく、正確な発生率は不明であるといってよい。

2. CMVPTC の病理学的所見

1992年、Yamashitaら[5]は、peculiar nuclear clearingを示す甲状腺乳頭癌を報告し、1994年、Harachら[6]は、FAP患者に発生する甲状腺乳頭癌は通常の乳頭癌とは異なる特徴的な病理組織像を呈することを報告した。その病理組織像は、cribriform-morula variant of papillary thyroid carcinoma(CMVPTC)と呼ばれ、策状・腺管状、篩状、あるいは充実性の多彩な組織像を示し、腺管の中にmorulaが認められることが特徴である(図1-a、b)。その後同様の症例の報告がいくつかなされ、甲状腺癌の中の新たな疾患概念であることが明らかとなった。一方、Cameselle-Teijeiroら[7]は、CMVPTCと同様の組織像を呈するが、FAPの家族歴もなく、臨床的にも明らかにFAPではない甲状腺癌症例を報告し、非遺伝性(散発性)症例の存在を報告した。FAPに合併したCMVPTCの細胞診の所見では、通常の乳頭癌の所見に加えて、紡錘形細胞が索状・渦巻き状の形をつくり、それが乳頭状・濾胞状構造をもち、充実性構造を含む場合もある[8]。切除甲状腺組織の割面では、FAPと合併する場合は腫瘍は多発性であることが多く、時に甲状腺内に無数の腫瘍を発生することもある。割面組織では典型的な乳頭癌とはまったく異なり、石灰化はほとんどみられず、嚢胞部分を含むこともあるが充実性良性腫瘍との区別は困難である(図2)。

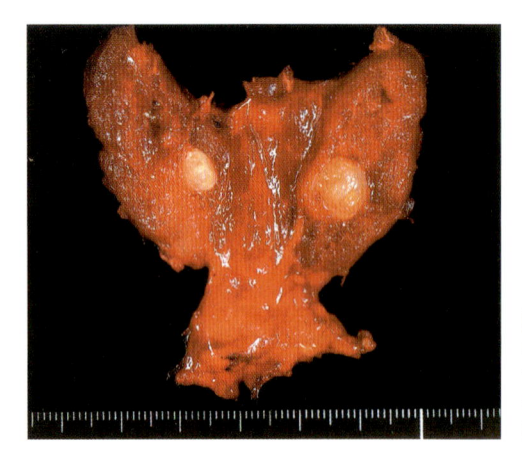

図 2. 症例1の甲状腺割面写真
甲状腺全摘と気管周囲郭清が施され、甲状腺左葉に10mm、右葉に7mmの白色調の充実性腫瘍を認める。甲状腺右葉には他の割面で2mmの腫瘍を認め、いずれも病理組織診断はCMVPTCであった。

表 1. 野口病院におけるCMVPTC症例

症例	性別	手術時年齢	多発・単発	腫瘍最大径(mm)	リンパ節転移	FAPの合併	転帰
1	女	44	多発	10	なし	あり	5ヵ月生存
2	女	25	多発	23	なし	あり	1年9ヵ月生存
3	女	20	単発	30	郭清せず	あり	28年4ヵ月生存
4	女	23	単発	26	なし	あり	8年5ヵ月生存
5	女	26	多発	27	なし	なし	6年1ヵ月生存
6	女	36	単発	45	なし	なし	11年3ヵ月生存
7	女	27	単発	13	なし	なし	3年8ヵ月生存
8	女	24	単発	21	なし	なし	2年生存
9	女	29	単発	50	なし	なし	3年10ヵ月原病死

3. CMVPTCの臨床的特徴

　野口病院で過去に手術を行った微小癌を除く甲状腺乳頭癌4,793例の病理組織像を再調査したところ、6例(0.13%)にCMVPTCが発見された。その調査後、新たに3例のCMVPTCを認め、計9例のCMVPTC症例を経験した。症例のまとめを**表1**に示す。FAPが先行して後にCMVPTCが発見される場合もあるが、CMVPTCが先行し、後にFAPが発見される場合がある。FAPの30〜40%は新生突然変異で、両親に*APC*遺伝子の生殖細胞系列変異がなく、家族歴も陰性である場合に、CMVPTCがFAPの発見のきっかけとなる場合がある。予後は一般に良好と思われるが、世界的にもまだ報告は少なく、当院での散発例では再発・原病死も経験している。極めて稀な疾患と考えられるので、今後症例を蓄積して臨床的特徴を明らかにしていくべきである。

　CMVPTC症例では、大腸内視鏡検査と*APC*遺伝子検査を勧めるべきであることは言うまでもない。逆に、FAP症例におけるCMVPTCの発生頻度はまだ十分検討されていないため、FAP患者では頸部超音波検査によるスクリーニングは必須と考えるので、消化器専門医のこの疾患における理解・協力をお願いしたい。

> ・メモ・ **CMVPTC について**
> 1. 甲状腺乳頭癌全体の中では、CMVPTC は極めて稀な組織型である。微小癌を含めて計算しても約 0.1％程度にしかみられない。
> 2. CMVPTC 症例の約半数は、FAP を合併する。残りの約半数の症例は散発性症例である。
> 3. ほとんど 20～40 歳の若年女性のみに発症する。
> 4. CMVPTC が多発性に発生している症例では FAP の合併を最も疑う。しかし単発性であっても FAP のことがある。逆に多発性であっても散発性であることもある。
> 5. 原発巣は周囲組織への浸潤を示さず、圧排性増殖を示すことが多く、リンパ節転移は少ない。
> 6. 予後は一般に良好と思われるが、少数であるが、再発例も存在する。再発・予後を十分検討できる症例数にはまだ至っていない。
> 7. CMVPTC 症例では、大腸内視鏡検査と *APC* 遺伝子検査を勧めるべきである。
> 8. FAP 症例における CMVPTC の発生頻度はまだ十分検討されていないため、FAP 患者では頸部超音波検査によるスクリーニングは必須である。

4. CMVPTC における *APC* 遺伝子変異

　一般に FAP における *APC* 遺伝子生殖細胞系列変異の大部分は、*APC* cDNA のほぼ前半部分に集中している。変異のタイプは APC 蛋白の合成が途中で中断するタイプのものがほとんどである。MCR（mutation cluster region）はコドン 1286～1513 の領域を示し、散発性大腸癌における体細胞変異が集中している領域である。コドン 463～1387 の部分は CHRPE 領域と呼ばれ、FAP で先天性網膜色素上皮肥大のみられる症例の生殖細胞系列変異が集中している領域である。

　Cetta ら[9]は、CMVPTC を合併する FAP 症例の *APC* 遺伝子生殖細胞系列変異を調査したところ、24 例中 21 例で CHRPE 領域に変異が存在し、MCR 領域の変異は 1 例しかなかったと報告した。また少数例の報告にて、CMVPTC 腫瘍組織では生殖細胞系列変異の存在する *APC* 遺伝子の対立遺伝子の欠失はほとんどみられず、体細胞変異は MCR 領域の前方に存在する可能性が示唆されていた[10)-12)]。CMVPTC 組織で *ret/PTC* 遺伝子の組み換えが高頻度にみつかることも特徴とされている[11)12)]。

　われわれは当院 CMVPTC 症例の血液および CMVPTC 組織より採取した DNA を用いて *APC* 遺伝子の生殖細胞系列変異および腫瘍組織における体細胞変異の有無を詳細に検討した。症例 1、2 においては異なる 3 組織および 12 組織から各々変異を調べている。FAP を合併する症例では生殖細胞系列変異を認め、散発例ではいずれも認めなかった。19 腫瘍組織中 11 腫瘍で体細胞変異を認め、すべて生殖細胞系列変異とは異なる部位に変異を認めている。変異のタイプはいずれも APC 蛋白の合成が途中で終了するものである。*APC* 遺伝子 cDNA における変異の分布を**図 3** に示す。CMVPTC の生殖細胞系列変異および体細胞変異はコドン 175～935 に集中しており、われわれはこの領域を CMVPTC 領域と呼んでいる。生殖細胞系列変異あるいは体細胞変異が証明できた症例

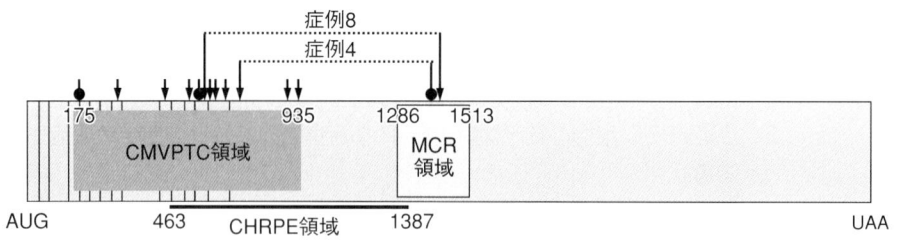

図 3. CMVPTC における *APC* 遺伝子変異

APC 遺伝子生殖細胞系列変異および体細胞変異はコドン 175〜935（CMVPTC 領域）に集中している。症例 4（FAP 合併）では生殖細胞系列変異は MCR 領域にあるが、体細胞変異は CMVPTC 領域にある。症例 8（散発性）では、2 つの異なる体細胞変異が存在し、1 つは CMVPTC 領域にある。
MCR：Mutation cluster region、CHRPE：Congenital hypertrophy of the retinal pigment epithelium、● ：生殖細胞系列変異、↓：体細胞変異

は、少なくともいずれかの変異がすべて CMVPTC 領域に存在しており、この領域の変異が CMVPTC の発生と密接に関係していることが予想される。

2 FNMTC(Familial Non-Medullary Thyroid Carcinoma)

1．疾患概念の形成

1955 年に Robinson と Orr[13]が一卵生双生児で初めて非髄様癌甲状腺癌の家族例を報告している。1975 年に Nemec ら[14]が大腸ポリポーシスを伴わず放射線照射歴のない甲状腺分化癌の母子例を報告し、家族性髄様癌と区別する意味で、FNMTC の概念を提唱した。以後症例報告が積み重ねられ、FNMTC は 1 つの臨床的な疾患概念として今日認められるに至った。

一般に非髄様癌（NMTC）症例の第一度近親者（父母、同胞、子ども）における甲状腺癌の発生するリスクは有意に高いことが知られていた[15)–17)]。FNMTC は NMTC が患者本人を含めて第一度近親者に少なくとも 2 人以上にみられる場合と定義される。その頻度は文献的には 1.8〜10.5％ と報告されている[18)–23)]。Poisson 解析を用いると、第一度近親者に 2 人 NMTC がみられた場合にそれが遺伝性である確率は 47.0％ であり、3 人にみられた場合は遺伝性の確率は 99.9％ と計算される[24]。したがって第一度近親者に少なくとも 3 人以上 NMTC を認めた場合は、ほぼ遺伝性であると考えてよい。一般に FNMTC かどうかは家族歴の有無だけが頼りであり、ほかの臨床病理学的診断法を用いても判別不能である[18]。

2．FNMTC と悪性度との関係

Grossman ら[25]は FNMTC 14 例中 7 例に再発（局所再発 6 例、肺転移 1 例）を認め、Lupoli ら[21]は 7 例中 3 例の FNMTC 微小癌に再発（局所再発 2 例、肺転移 1 例）を認め、

悪性度が高いと報告している。また Alsanea ら[26]は症例対照研究法を用いて、FNMTC 症例は散発例に比べて有意に無再発生存期間が短いことを報告している。一方、Leprat ら[18]や Loh ら[27]の報告では悪性度の違いを見い出せていない。今までの FNMTC に関する臨床研究は少数例での検討であり、FNMTC の頻度や臨床的意義は議論のあるところであった。

3. 当院多数例での臨床的検討

当院で 1946〜2004 年に手術を行った甲状腺非髄様癌分化癌で、非根治手術を行ったもの、バセドウ病合併、微小癌などを除いた 7,497 例の症例のうち、FNMTC は 384 例 (5.1%)に認めた[28]。このうち、血縁者が他院で治療を受けている場合があるため、家系数としては 246 家系であった。罹患者が 2 人であったのは、210 家系 304 例であり、3 人以上は 36 家系 80 例であった。男女比は散発例で 1/9.2 であるのに対して、FNMTC 罹患者が 2 人であった場合は 1/9.5、3 人以上の場合は 1/4.7 と、家系内罹患者が増えるに従って男女差は少なくなる傾向にあり、背景に遺伝的要因の関与が考えられる。

1946〜2000 年までを対象とした FNMTC 258 例と散発例 6,200 例の比較検討では、FNMTC 症例は多発性良性腫瘍の合併と腺内多発が有意に多かった(表 2)。その他の因子では両者の間に有意差は認めていない。再発率は散発性症例に比べて、FNMTC 症例で有意に高率で(表 2)、無再発生存曲線で有意差を認めている(図 4)。とりわけ局所再発が多くみられ、肺・骨などへの遠隔転移の発生率には両者に差は認められない(表 3)。したがって、生存率にも差は認められない。無再発生存に関して Cox の比例ハザードモデルを用いた多変量解析では、FNMTC は独立した再発の危険因子(risk ratio 1.88、信頼区間 1.35〜2.54、p=0.0003)であることが明らかとなった。多発性良性腫瘍を合併する例、腺内多発の症例では、手術は甲状腺全摘あるいは準全摘と保存的頸部リンパ節郭清を考慮する。しかし FNMTC であっても、微小癌症例や単発性で浸潤・リンパ節転移のない症例・バセドウ病合併例などではその限りではないと思われる。

4. FNMTC の原因遺伝子について

家族性非中毒性腺腫様甲状腺腫の原因遺伝子 *MNG1* (multinodular goiter 1)はカナダの大家系の解析より、染色体 14 番長腕にマップされている[29]。14 番長腕にはプランマー病で変異のみられる *TSHR* (thyroid-stimulating hormone receptor)遺伝子がのっている。また家族性 Hürthle 細胞癌の原因遺伝子 *TCO* (thyroid tumors with cell oxyphilia)はフランスの大家系の解析の結果、染色体 19p13.2 にマップされた[30]。Malchoff ら[31]は甲状腺乳頭癌と乳頭状腎細胞癌が合併する家系の原因遺伝子を染色体 1q21 にマップしている。*TCO* 遺伝子とその近傍にある癌遺伝子 *JUNB* あるいは *MNG1* 遺伝子はいずれも FNMTC の原因遺伝子ではないことが明らかとされ、*RET* 遺伝子や *APC* 遺伝子も含めて、既知腫瘍関連遺伝子が FNMTC の原因遺伝子であるとは考えにくいとされてい

表 2. FNMTC 症例と散発性 NMTC の臨床的比較

因子	FNMTC（258 例）	散発性 NMTC（6,200 例）	p
性（男：女）	1：7.3	1：9.8	0.144
年齢	49.1±13.9	48.5±14.0	0.531
腫瘍径	19.8±14.0 mm	20.5±15.5 mm	0.521
腫瘍の癒着・浸潤あり	49.8%	50.4%	0.863
肉眼的リンパ節転移あり	44.6%	40.9%	0.308
病理組織型（乳頭癌：濾胞癌）	8.5：1	6.9：1	0.313
腺内多発あり	40.7%	28.5%	<0.0001
多発性良性腫瘍の合併あり	41.5%	29.8%	<0.0001
慢性甲状腺炎の合併あり	17.1%	14.7%	0.288
顕微鏡的リンパ節転移陽性あり	75.8%	77.3%	0.638
リンパ節転移陽性数/郭清数	25.9±25.9%	24.5±24.2%	0.441
術後追跡期間	4,277±3,693 日	4,415±3,455 日	0.533
再発率	16.3%	9.6%	0.0005
原病死率	2.7%	3.3%	0.626

図 4. FNMTC 症例と散発性 NMTC 症例における無再発生存曲線
——：FNMTC 群（258 例）、……：散発性 NMTC 群（6,200 例）。Log-rank 検定にて p<0.001、Wilcoxon 検定にて p=0.0041 と有意差を認める。

表 3. FNMTC 症例と散発性 NMTC の再発部位

再発部位	FNMTC（258 例）	散発性 NMTC（6,200 例）	p
対側リンパ節	8.1%	3.2%	<0.0001
患側リンパ節	7.8%	3.8%	0.002
対側甲状腺	5.4%	2.5%	0.005
患側甲状腺	0.8%	0.9%	1.000
気管周囲	3.5%	2.4%	0.278
縦隔	1.9%	1.0%	0.196
肺	2.7%	2.3%	0.644
骨	1.6%	1.0%	0.350
他の遠隔部位	1.2%	1.2%	1.000

る[32)-34)]。Mckay ら[35)]はタスマニアの FNMTC 大家系での解析より、染色体 2q21 に候補遺伝子を推定している。候補遺伝子がこの領域に推定される家系では、罹患者の少なくとも 1 人は乳頭癌の follicular variant であることが多いのが特徴的である。

われわれが FNMTC と呼んでいる集団は、定義もゆるやかであるため、ヘテロな家系集団であることは間違いない。今後の研究の発展により、将来この中から症候性のものが出てきたり、複数の疾患概念が明らかとなる可能性がある。それを見据えて、今後も入念な家系調査を継続し、資料を蓄積していく必要がある。

・メ モ・ FNMTC について

1. 家系内に少なくとも2人以上、非髄様癌甲状腺癌がみられる場合で、明らかなほかの遺伝性あるいは症候性家族性疾患を除外した場合、FNMTCと呼ぶ。
2. 血縁者に本人を含めて3人以上罹患者が認められるFNMTCの場合、99.9%は遺伝性と考えられる。
3. FNMTCは散発例に比べて、多発性良性腫瘍の合併と腺内多発が有意に多い。
4. FNMTCは散発例に比べて、局所再発率が有意に高いが、遠隔転移率は変わらない。したがって、生命予後では差を認めない。
5. 多発性良性腫瘍を合併する例、腺内多発の症例では、手術は甲状腺全摘あるいは準全摘と保存的頸部リンパ節郭清を考慮する。
6. 術後は慎重なフォローアップ、特に頸部のフォローは念入りに行うことが重要である。
7. 血縁者のスクリーニングは積極的に行った方がよい。

(内野眞也)

◆文献

1) Crail HW：Multiple primary malignancies arising in rectum, brain and thyroid ; report of a case. US Nav Med Bull 49：123-128, 1949.
2) Bell B, Mazzaferri EL：Familial adenomatous polyposis (Gardner's syndrome) and thyroid carcinoma. A case report and review of the literature. Dig Dis Sci 38：185-190, 1993.
3) Plail RO, Bussey HJ, Glazer G, et al：Adenomatous polyposis ; an association with carcinoma of the thyroid. Br J Surg 74：377-380, 1987.
4) Perrier ND, van Heerden JA, Goellner JR, et al：Thyroid cancer in patients with familial adenomatous polyposis. World J Surg 22：738-742, 1998.
5) Yamashita T, Hosoda Y, Kameyama K, et al：Peculiar nuclear clearing composed of microfilaments in papillary carcinoma of the thyroid. Cancer 70：2923-2928, 1992.
6) Harach HR, Williams GT, Williams ED：Familial adenomatous polyposis associated thyroid carcinoma ; a distinct type or follicular neoplasm. Histopathology 25：549-561, 1994.
7) Cameselle-Teijeiro J, Ruiz-Ponte C, Loidi L, et al：Somatic but not germline mutation of the *APC* gene in a case of cribriform-morular variant of papillary thyroid carcinoma. Am J Clin Pathol 115：486-493, 2001.
8) Chong JM, Koshiishi N, Kurihara K, et al：Aspiration and imprint cytopathology of thyroid carcinoma associated with familial adenomatous polyposis. Diagn Cytopathol 23：101-105, 2000.
9) Cetta F, Montalto G, Gori M, et al：Germline mutations of the *APC* gene in patients with familial adenomatous polyposis-associated thyroid carcinoma ; Results from a European cooperative study. J Clin Endocrinol Metab 85：286-292, 2000.
10) Iwama T, Konishi M, Iijima T, et al：Somatic mutation of the *APC* gene in thyroid carcinoma associated with familial adenomatous polyposis. Jpn J Cancer Res 90：372-376, 1999.
11) Cetta F, Curia MC, Montalto G, et al：Thyroid carcinoma usually occurs in patients with familial adenomatous polyposis in the absence of biallelic inactivation of the adenomaous polyposis coli gene. J Clin Endocrinol Metab 86：427-432, 2001.
12) Soravia C, Sugg SL, Berk T, et al：Familial adenomatous polyposis-associated thyroid cancer ; A clinical, pathological, and molecular genetics study. Am J Pathol 154：127-135, 1999.
13) Robinson DW, Orr TG：Carcinoma of the thyroid and other diseases of the thyroid in identical twins. Arch Surg 70：923-928, 1955.

14) Nemec J, Soumar J, Zamrazil V, et al：Familial occurrence of differentiated（non-medullary）thyroid cancer. Oncology 32：151-157, 1975.
15) Goldgar DE, Easton DF, Cannon-Albright LA, et al：Systematic population-based assessment of cancer risk in first-degree relatives of cancer probands. J Natl Cancer Inst 86：1600-1608, 1994.
16) Ron E, Kleinerman RA, Boice JD, et al：A population-based case-control study of thyroid cancer. J Natl Cancer Inst 79：1-12, 1987.
17) Hemminki K, Vaittinen P：Familial cancers in a nationwide family cancer database；age distribution and prevalence. Eur J Cancer 35：1109-1117, 1999.
18) Leprat F, Bonichon F, Guyot M, et al：Familial non-medullary thyroid carcinoma；pathology review in 27 affected cases from 13 French families. Clin Endocrinol（Oxf.）50：589-594, 1999.
19) Hrafnkelsson J, Tulinius H, Jonasson JG, et al：Papillary thyroid carcinoma in Iceland；A study of the occurrence in families and the coexistence of other primary tumours. Acta Oncol 28：785-788, 1989.
20) Stoffer SS, Van Dyke DL, Bach JV, et al：Familial papillary carcinoma of the thyroid. Am J Med Genet 25：775-782, 1986.
21) Lupoli G, Vitale G, Caraglia M, et al：Familiar papillary thyroid microcarcinoma；a new clinical entity. Lancet 353：637-639, 1999.
22) Johnson ER, Gardner DM：Familial occurrence of nonmedullary thyroid carcinoma. Experience at the University of Missouri Health Sciences Center. Mo Med 78：647-649, 1981.
23) Kraimps JL, Bouin-Pineau MH, Amati P, et al：Familial papillary carcinoma of the thyroid. Surgery 121：715-718, 1997.
24) Charkes ND：On the prevalence of familial nonmedullary thyroid cancer. Thyroid 8：857-858, 1998.
25) Grossman RF, Tu SH, Duh QY, et al：Familial nonmedullary thyroid cancer. An emerging entity that warrants aggressive treatment. Arch Surg 130：892-899, 1995.
26) Alsanea O, Wada N, Ain K, et al：Is familial non-medullary thyroid carcinoma more aggressive than sporadic thyroid cancer? A multicenter series, Surgery 128：1043-1051, 2000.
27) Loh KC：Familial nonmedullary thyroid carcinoma；a meta-review of case series. Thyroid 7：107-113, 1997.
28) Uchino S, Noguchi S, Kawamoto H, et al：Familial nonmedullary thyroid carcinoma characterized by multifocality and a high recurrence rate in a large study population. World J Surg 26：897-902, 2002.
29) Bignell GR, Canzian F, Shayeghi M, et al：Familial nontoxic multinodular thyroid goiter locus maps to chromosome 14q but does not account for familial nonmedullary thyroid cancer. Am J Hum Genet 61：1123-1130, 1997.
30) Canzian F, Amati P, Harach HR, et al：A gene predisposing to familial thyroid tumors with cell oxyphilia maps to chromosome 19p13.2. Am J Hum Genet 63：1743-1748, 1743.
31) Malchoff CD, Sarfarazi M, Tendler B, et al：Papillary thyroid carcinoma associated with papillary renal neoplasia；genetic linkage analysis of a distinct heritable tumor syndrome. J Clin Endocrinol Metab 85：1758-1764, 2000.
32) Lesueur F, Stark M, Tocco T, et al：Genetic heterogeneity in familial nonmedullary thyroid carcinoma；exclusion of linkage to *RET*, *MNG1*, and *TCO* in 56 families. NMTC Consortium. J Clin Endocrinol Metab 84：2157-2162, 1999.
33) Malchoff CD, Sarfarazi M, Tendler B, et al：Familial papillary thyroid carcinoma is genetically distinct from familial adenomatous polyposis coli. Thyroid 9：247-252, 1999.
34) Corvi R, Lesueur F, Martinez-Alfaro M, et al：*RET* rearrangements in familial papillary thyroid carcinomas. Cancer Lett 170：191-198, 2001.
35) McKay JD, Lesueur F, Jonard L, et al：Localization of a susceptibility gene for familial nonmedullary thyroid carcinoma to chromosome 2q21. Am J Hum Genet 69：440-446, 2001.

19 甲状腺微小癌

■はじめに

　超音波検査と超音波誘導下穿刺吸引細胞診により甲状腺癌の診断能力は著しく向上した。しかし、それは同時に、本来臨床的に問題とならなかった多くのラテント微小癌を臨床癌として臨床の場に引きずり込む結果にもなった。今、臨床癌として発見された微小乳頭癌の取り扱いが問題となっている。

1　甲状腺微小癌の定義

　わが国の甲状腺癌取扱い規約による微小癌の定義は、組織型にかかわらず、癌巣の最大径が1.0 cm以下の癌と定めている[1]。組織型では乳頭癌が大部分(95.3%)を占めており、それ以外の濾胞癌(4.4%)、髄様癌(0.3%)は少ない[2]。微小乳頭癌は間質の量により、硬化型 sclerosing type、非硬化型 non-sclerosing type に、また被膜形成の有無により被包型 encapsulated type、非被包型 non-encapsulated type に分けられる。微小癌では硬化型 sclerosing type のものが多い。

2　発見動機と頻度

　過去において微小癌は、オカルト癌 occult carcinoma(諸臓器転移巣による臨床症状が先行し、その後原発巣として発見された癌)、偶発癌 incidental carcinoma(切除あるいは摘出された甲状腺組織の病理学的検索により初めて発見された癌)、ラテント癌 latent carcinoma(生前臨床的に甲状腺癌の徴候が認められず、死後剖検により初めて発見された癌)として発見されることが大部分であった。剖検例におけるラテント微小癌の頻度は、わが国では10〜28.4%と報告されている。近年では、超音波診断装置の進歩と普及、超音波誘導下穿刺吸引細胞診の普及に伴い[3]、臨床癌(臨床的に甲状腺癌として診断され、組織診でも甲状腺癌が確認された症例)として発見される微小癌が急速に増加した。超音波検査を用いた甲状腺癌検診の癌発見率は0.59〜0.93%で、触診による甲状腺癌検診の癌発見率0.06〜0.17%に比較して明らかに高率である。触診では診断できなかったラテント癌あるいは偶発癌が超音波検査により臨床癌として発見されるようになった結果である。

3　診　断

　甲状腺微小癌の発見が急激に増加した背景には、超音波診断装置の進歩がある。7.5〜

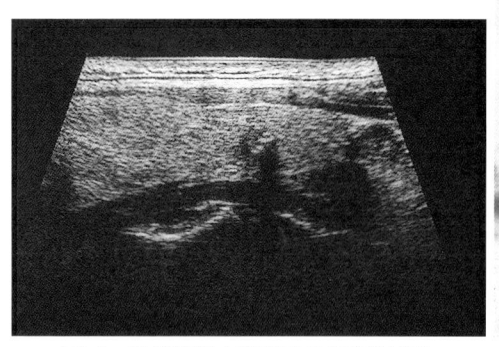

図 1. 甲状腺微小乳頭癌の超音波所見
甲状右葉中下部に形状不整な低エコー域を認める。内部に石灰化あり。

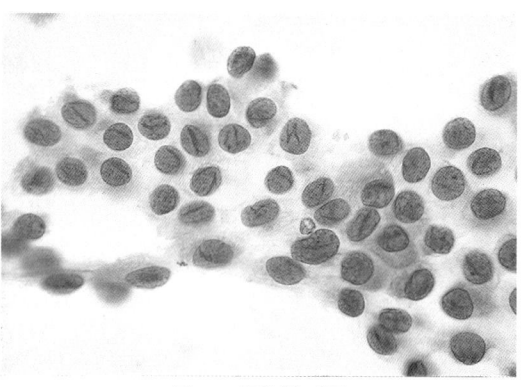

図 2. 細胞診所見
シート状の細胞集塊を認める。乳頭癌に特徴的な核溝を有す腫瘍細胞が出現している。

10Mhzのプローベを用いると2mmの大きさの腫瘍を検出でき、5mm大であれば、その形状、境界、辺縁、内部エコー、石灰化の有無などの所見から、乳頭癌、あるいは乳頭癌疑いの診断が可能である(図1)。微小乳頭癌と微小髄様癌との鑑別は困難である。超音波誘導下穿刺吸引細胞診で、核内細胞質封入体、核溝を有する腫瘍細胞を認めれば、乳頭癌と確定診断できる(図2)。

4 治療方針

　甲状腺癌検診において甲状腺専門医の触診によって発見される臨床癌の頻度、剖検例における微小癌の頻度から、微小癌の1〜3%のみが腫瘍径1cm以上の臨床癌へ移行し、その他の微小癌は生涯臨床的に問題とならない癌にとどまるようである。微小癌であっても遠隔転移を生じたり、甲状腺被膜外へ浸潤するものもあるが、そうした症例は極めて稀である。1cm程度の微小乳頭癌の術後20年生存率はほぼ100%であることから[4]、手術を急ぐ必要はなく、ほとんどの症例に対しては超音波検査による経過観察でよい。経過観察としては、3〜4ヵ月後に2回目の超音波検査を施行する。腫瘍径に変化がなければ以後は、6ヵ月ごとあるいは1年ごとに超音波検査を施行し、経過観察を続ける。但し、①経過観察中に腫瘍が増大するもの、②明らかなリンパ節転移を認めるもの、③周囲臓器への浸潤が疑われるもの、④反回神経に隣接するもの、⑤患者が手術を希望する場合、⑥微小髄様癌症例、は手術適応とする。さらに、細胞診で異型性が強く低分化癌が疑われるもの、家族性乳頭癌症例、微小癌多発症例を適応に加える意見もある。

5 手術術式

　わが国では、甲状腺乳頭癌に対する標準術式は甲状腺亜全摘(一側の葉切除＋反対側の

葉部分切除)＋modified radical neck dissection である。もし予後の良好な微小乳頭癌に対して手術をするとすれば、より縮小した術式でよいと考えられる。甲状腺の切除範囲は、葉切除＋峡部切除、あるいは葉切除のみで十分とする意見が多い。

　リンパ節の郭清範囲については見解が定まっていない。微小癌においてもリンパ節転移陽性率は42～65％で、内深頸リンパ節領域への転移陽性率も40％と高率である[5]。通常の乳頭癌と同様に、喉頭前リンパ節、気管前・気管傍リンパ節、さらに内深頸リンパ節の予防的郭清をすすめる意見と、郭清範囲を縮小しても予後に影響しないとする意見がある[6]。われわれは少なくとも気管前・気管傍リンパ節の郭清は初回手術時に行うべきと考えている。その根拠は、この領域のリンパ節転移は反回神経麻痺をきたす可能性があること、再手術では初回手術で生じた癒着のために反回神経の損傷をきたしやすいからである。内深頸リンパ節については、術前の触診あるいは超音波検査で転移を疑う場合、郭清することに異論はない。リンパ節腫大のない場合には、予防的郭清をきちんとするか、あるいはまったく手をつけずにおくかのどちらかを選択し、中途半端なサンプリングは避けるべきである。

　また手術では整容面にも十分に配慮する必要があり、小切開による手術や内視鏡下手術が導入されつつある[7]。

（八代　享）

◆文献

1) 甲状腺外科検討会(編)：甲状腺癌取扱い規約．第5版，金原出版，東京，1996.
2) 山下裕人，野口志郎：甲状腺微小癌の病理(乳頭癌以外の癌を含めて)．内分泌外科 14：209-213, 1997.
3) 東野英利子：触知不能あるいは困難な甲状腺疾患に対する超音波検査および超音波誘導下穿刺吸引細胞診．超音波医学 16：264, 1989.
4) Cady B, Rossi R：An expanded view of risk-group definition in differentiated thyroid carcinoma. Surgery 104：947-953, 1988.
5) 相吉悠治，石川智義，八代　享，ほか：1cm以下の甲状腺分化癌の所属リンパ節転移．内分泌外科 12：43-49, 1995.
6) Wada N, Duh Q-Y, Sugino K, et al：Lymphnode metastasis from 259 papillary thyroid microcarcinomas. Ann Surg 237：399-407, 2003.
7) 原　尚人：甲状腺乳頭癌に対する内視鏡補助下甲状腺切除＋頸部リンパ節D2郭清-腫瘍径およびリンパ節転移における適応基準．内分泌外科 18：157-161, 2001.

20 放射線誘発性甲状腺癌

1 放射線と甲状腺

　放射線は自然界に広く存在するが、現代社会では医療、医学をはじめとする臨床や研究分野で多く利用されている。さらに、農業、工業そして発電などにも各種平和利用されている。一方では、原発事故や核テロ災害に限らず、放射能漏れ事故や医療被曝のように、いつでも誰もが許容以上の被曝を受ける危険にさらされている[1]。
　甲状腺は、放射線被曝の人体に与える影響を知るうえで、その調査対象としては非常に有用な臓器の1つである。
1. 放射性ヨウ素は、甲状腺に極めて特異的に取り込まれる(内部被曝)。
2. 甲状腺疾患が原因で死亡することは、比較的稀で被曝後長期間追跡調査が可能である。
3. 甲状腺は、表在性の臓器で確定診断が比較的容易である。
4. 非被曝群における甲状腺疾患有病率も数％程度あり、疫学調査および統計的処理を行ううえで、非常に有利である。
5. 放射線による甲状腺疾患は、疾患の有病率、発症率を経過観察するうえで、自然治癒による変動に気を使う必要がない。
6. 甲状腺は内部照射と同様に外部照射による被曝の影響を受けやすい。特に若年時の外部被曝による発癌リスクの増加が確認されている。

　以上のような理由で甲状腺障害は放射線の影響を疫学的に調査する格好の疾患となっている。特に長崎では原子爆弾の影響では直接受けた外部被曝で、線量が多いと急性障害が起こるが、その後5年をピークに白血病、そして10年後からは晩発性の甲状腺癌が増加した(図1)。その原因は直接外部からの放射線被曝(外部被曝)だと考えられる。

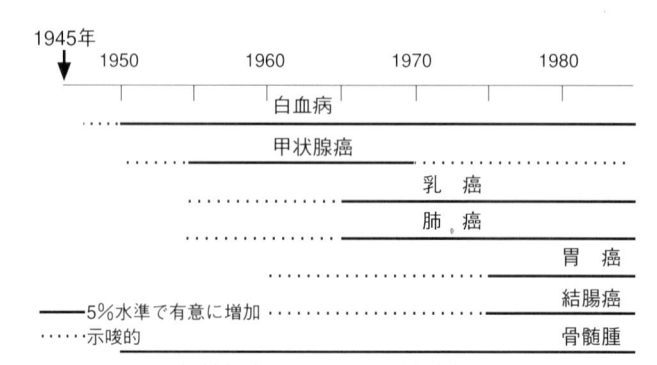

図 1. 原爆被爆者にみられる悪性腫瘍の発症時期

2 外部被曝

❶原爆被爆者

広島、長崎の腫瘍登録に基づいて、1958～1987年の間に寿命調査集団に発生した甲状腺癌の罹患率調査結果を要約すると、

1．甲状腺癌罹患率は被曝線量の増加とともに直線的に増加している。
2．被爆時年齢が若いものは高年齢のものよりも発癌のリスクが高い。1Sv過剰相対リスクは被爆時年齢10歳未満の群で10.3、10～19歳の群で4.5である。一方被爆時年齢が20歳以上の群では放射線のリスクの増加はみられなかった。
3．バックグラウンド(非被爆群)の甲状腺癌罹患率は女が男の3倍高いものにかかわらず、相対リスクは男女間に差異は認められない。
4．被爆からの経過時間や、発病年齢と放射線による甲状腺癌発生のリスクとは関連が認められない。

以上の疫学調査の結果が世界の教科書となり[2]、最近の報告でも追記されている[3]。

❷原爆被爆者以外の例

治療のためのX線照射を受けたイスラエルや、ニューヨークでの頭部白癬患者調査、ロチェスターでの胸腺肥大患者調査などのように医療被曝を受けた多くのコホート調査が行われている調査結果を要約すると、推定0.1Gy程度の低線量放射線被曝では小児甲状腺癌の有意な過剰リスクが認められている[4]。一方、成人の被曝では過剰リスクは低減し、40歳以上のリスクは消失する。

3 内部被曝：チェルノブイリの経験

1986年4月26日未明に発生したチェルノブイリ原子力発電所4号炉の爆発炎上により、大量の放射性降下物が周辺数百kmにわたる地域にふりかかり、多くの一般住民が被曝した。当然、直接大量被曝した作業員や消防士、除染作業者も多数存在しているが、旧ソ連邦の閉鎖社会の中、正しい情報が公開されずに、事故直後5月1日のメーデーには放射能汚染の続く最中、市民が街頭行進に参加している。さらに事故後の対応が適切に行われなかった事実も判明している。事故から10年目の1996年4月には、世界保健機関(WHO)、ヨーロッパ連合(EC)、国際原子力機関(IAEA)の主催により、チェルノブイリ原発事故による健康影響調査の結果がまとめられた[5]。20周年においてもチェルノブイリ原発事故の結果としては、小児甲状腺癌の増加が、唯一放射線被曝により一般住民への健康影響を及ぼした明白な事実と合意されている[6]（**表1**）。

その後、現在に至るまでなお周辺汚染地域で数百万人の人々が生活し、小児甲状腺癌の激増や精神的ダメージが大きな社会問題となっている。1991年以降の現地における、チェ

表1. チェルノブイリ原発事故後の小児甲状腺癌の手術症例数[6] (1986-2003年)

国	期間	放射線被曝歴あり	放射線被曝歴なし	放射線被曝歴不明	合計
ベラルーシ	1986〜2003	681 (91.9%)	47 (6.3%)	12 (1.6%)	740 (100%)
ウクライナ	1986〜2000	442 (93.6%)	30 (6.4%)	―	472 (100%)
ロシア連邦、ブリヤンスク地方	1986〜2003	49 (96.1%)	2 (3.9%)	―	51 (100%)

表2. チェルノブイリ周辺地域における甲状腺疾患の内訳

	ベラルーシ		ロシア	ウクライナ	
	モギリョフ	ゴメリ	クリンシー	キエフ	コロステン
被験者数	23,531	19,273	19,918	27,498	28,958
甲状腺腫 (%)	22	18	41	54	38
結節　人数	38	302	99	47	66
(%)	(0.18)	(1.64)	(0.52)	(0.20)	(0.26)
癌　　人数	3	39	8	6	9
(10万人あたり)	(14)	(223)	(42)	(26)	(35)
機能亢進症　人数	37	34	9	0	20
(%)	(0.16)	(0.18)	(0.05)	(0.08)	(0.07)
機能低下症　人数	13	46	16	13	65
(%)	(0.06)	(0.25)	(0.08)	(0.05)	(0.22)
自己抗体陽性					
サイログロブリン抗体　人数	262	192	254	387	661
(%)	(1.2)	(1.0)	(1.3)	(1.4)	(2.4)
マイクロゾーム抗体　人数	447	464	371	678	859
(%)	(2.0)	(2.5)	(1.9)	(2.5)	(3.2)

ルノブイリ笹川プロジェクトの甲状腺検診活動の結果は下記のとおりである[7]。

すなわち12万人近い問診表や各種データが集約され、その中で発見された甲状腺疾患の内訳は表2にまとめられる。最も放射能汚染が甚大なベラルーシ共和国ゴメリ州に小児甲状腺結節と癌が多く発見されている。

元来、ヨード不足地域であるチェルノブイリ周辺では甲状腺腫大の頻度が高いが、食塩に無機ヨードを添加したり、ヨード剤を学校などで予防的に投与しているため地域によって頻度にばらつきがある。しかし、実際に井戸水や水道水のヨード含量を測定すると極めて低値であり、土壌に含まれるヨード（あるいはほかのハロゲン化合物）も低いことが判明している。また甲状腺癌発症に随伴する自己抗体の産生も示唆され、さらに、放射線被曝により甲状腺自己抗体の陽性頻度が増加する、との報告もあり注意が必要である。

日本や欧米のデータでは小児甲状腺癌は極めて稀で、100万人に対して年間1〜2名といわれ、その大半は思春期以降で、10歳未満の甲状腺癌をみることはまずない。しかし、本プロジェクトを開始した1991年5月には、既に6歳すなわち事故当時の年齢が1歳以下の小児に頸部リンパ節転移の甲状腺癌が発見されていた。その後いかに早く小さな結節を見つけても、癌は周囲のリンパ節に既に転移していることが多く、早期に適切な診断が

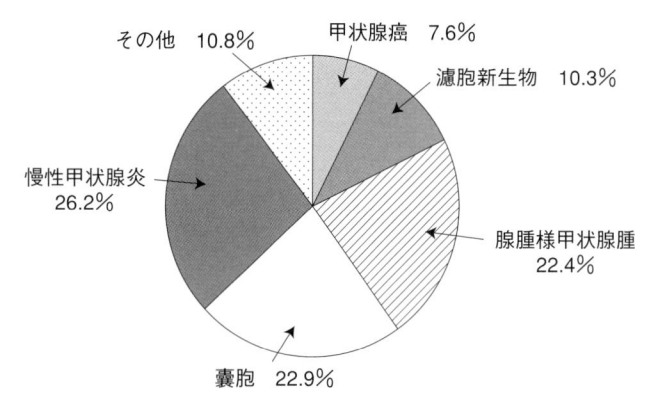

図 2. 小児甲状腺結節の細胞診内訳

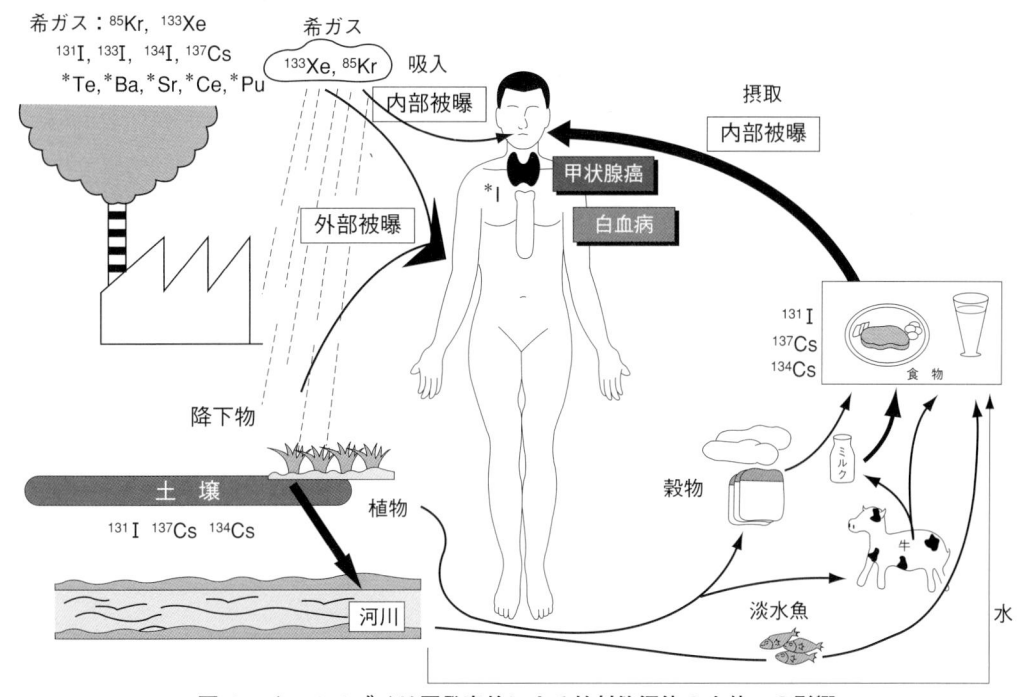

- その他 10.8%
- 甲状腺癌 7.6%
- 濾胞新生物 10.3%
- 腺腫様甲状腺腫 22.4%
- 嚢胞 22.9%
- 慢性甲状腺炎 26.2%

図 3. チェルノブイリ原発事故による放射能汚染の人体への影響

短半減期の放射性降下物とりわけ放射性ヨード類が食物連鎖などで体内に入り、甲状腺に蓄積されて過剰な被曝を生じたと考えられる。

必要であると同時に外科治療や術後のアイソトープ治療の必要性がある。そこで1993年以降は各センターに超音波エコーガイド下での吸引針生検という方法を導入し、得られた細胞を染色して細胞の異型度から現場での癌の診断を試みた。その結果を図2にまとめるが、446例に細胞診を試みた結果では、結節の約7%に甲状腺癌が認められた。正確な疫学調査はこれからの問題だが、事故当時0～5歳の子どもたちに集中して多発しているチェルノブイリ周辺の甲状腺癌も、現在ではその発症年齢が思春期以降から青年期へ移り、今後成人となるにつれて癌患者の頻度や傾向も変わるものと予想されている。

興味深い事実として、私たちの調査では小児甲状腺癌患者のほぼ全員が事故前の生まれで、事故の翌年以降に生まれた子に甲状腺癌は出ていない。

そこでわれわれは1998年2月〜2000年12月まで、チェルノブイリから200キロ前後離れたベラルーシ共和国のレチツなどの5地区とゴメリ市で各地の学校を巡回し、8〜17歳まで子ども計2万1,601人を検診。超音波検査などで丹念に調べた[8]。

その結果、事故翌年の1987〜1989年までに生まれた9,472人では甲状腺癌の子は皆無であった。事故翌日の1986年4月27日から同年末までに生まれた子は2,409人いたが、甲状腺癌は1人だけだった。これに対し、事故前の1983年から事故当日までに生まれた9,720人では、31人の甲状腺癌患者が発見された。

さらにケース・コントロール調査研究の結果ではチェルノブイリ小児甲状腺癌の成因として事故直後の放射性ヨウ素内部被曝の線量依存性が報告されている[9]。

以上の結果、甲状腺癌は、原発事故直後に放出された短半減期の放射性ヨウ素などが、甲状腺に吸収されて起きたと考えられる。放射性ヨウ素は比較的短時間で分解する性質があり、長期的には残らないための影響と考えられた（図3）。

4 放射線誘発甲状腺癌の発症機序

既に甲状腺癌発症に関するいくつかの癌遺伝子や癌抑制遺伝子が報告され、甲状腺癌が比較的予後がよい理由も解明されつつある[10]。放射線で引き起こされる甲状腺癌と自然発症する癌との違いが問題である。また成人と子どもではその発症や病理所見に違いがあるのかも問題である。ここでは最も研究が進んでいる遺伝子の再配列異常という視点から、チェルノブイリに激増している小児甲状腺癌を説明する。放射線により遺伝子に傷がつく場合には、通常よく観察される点突然変異とは異なり、大きなエネルギーで染色体上のDNAが切断されることが多く、その修復の過程でエラーが生じる頻度が増加する。特に細胞周期に依存してその異常が蓄積されやすくなる。染色体10番目のret遺伝子が切断された後、間違ったつながり方をすることが甲状腺乳頭癌の一部で観察された[11][12]。この変化が甲状腺癌に特異的であり、いくつかのタイプのret/PTC遺伝子再配列が、ある一定頻度で甲状腺癌組織から検出されている[13]。最近ではこの再配列異常そのものの遺伝子導入で、甲状腺癌が発症することが動物実験で証明された。

一方、チェルノブイリの小児甲状腺癌については、このret/PTCというタイプの遺伝子異常の頻度が60〜70%に認められると報告されている[14][15]。その他の遺伝子異常についても検索されているが、現在のところret/PTCが放射線による発癌機構に最も関与していると考えられている。但し、同じ放射線量を被曝した子どものでも、ごく一部の子どもだけが甲状腺癌になることから別の因子、例えば素因すなわち放射線感受性や抵抗性遺伝子の関与も考察されている。最近のわれわれのデーターでも放射線内部被曝によるミトコンドリアDNAの巨大欠損パターンの増加が線量依存性に観察されている[16]。$p53$の遺

伝子多型の関与から[17]、疾患感受性遺伝子の存在も示唆されている。

　チェルノブイリの小児甲状腺癌患者は半数以上が手術後も転移をもったまま生存しているが、不幸中の幸いに甲状腺癌全摘後の^{131}I大量投与による治療効果が大であり、今のところ術後経過は良好な子どもたちが多い[18)19]。放射線誘発甲状腺癌の研究成果が甲状腺乳頭癌の発症分子機構の解明にも寄与している[20]。現在国際機関でのChernobyl Thyroid Tissue Bankも確立し、これらの基礎研究の新しい展開が期待される[21]。

■おわりに

　チェルノブイリ原発事故が住民の健康に与えた影響は心理面や身体面も含めて想像を超える大きな悲しみや苦しみがある。複雑な様相を呈しているチェルノブイリ問題に、長崎・広島の経験を生かした世界最大規模の人道支援は、その科学的アプローチを基盤として人類歴史上初の小児甲状腺癌の激増という現状を明らかにしてきた。今後これらのデータをもとに被曝線量の推定やその再評価が行われ、放射線障害との因果関係がより明らかにされるものと期待されている。一方、地域住民の甲状腺検診のデータは追跡調査や早期診断、早期治療のための貴重なデータバンクとなっている。

　特殊な例だが、放射線誘発甲状腺癌の実態解明が進めば、自然発症の甲状腺癌の診断や治療に役立つことが大いに期待される。

（山下俊一）

◆文献

1) Hogan DE, Kelhson T：Nuclear terrorism. Am J Med Sci 323(6)：341-349, 2002.
2) Thompson DE, Mabuchi K, Ron E, et al：Cancer Incidence in atomic bomb survivors. Part Ⅱ. Solid tumors, 1958-1987. Radiat Res 137：17-67, 1994.
3) Imaizumi M, Usa T, Tominage T et al：Radiation dose-response relationships for thyroid nodules and autoimmune thyroid diseases in Hiroshima and Nagasaki Atomic Bomb survivors 55-58 year after radiation exposure. JAMA 295：1011-1022, 2006.
4) Ron E, Lubin JH, Shore RE, et al：Thyroid cancer after exposure to external radiation；a pooled analysis of seven studies. Radiat Res 141(3)：259-277, 1995.
5) One decade after Chernobyl；summing up the consequences of the accident. Proc of Int Conf Vienna 8-12 April, 1996.
6) Demidckik YE, Saenko VA, Yamashita S：Childhood thyroid carcer in Belarus, Russia and Ukraine after chernobyl and at Present. Arg Bras Endocrinol Metab 51：748-762, 2007.
7) Yamashita S, Shibata S(eds)：Chernobyl；A decade. Elvesier Excerpta Medica Amsterdam 1156：1-613, 1997.
8) Yoshida S, Yamashita S, Masyakin VB, et al：15 years after Chernobyl；new evidence of thyroid cancer. Lancet 358(9297)：1965-1966, 2001.
9) Cardis E, Kesminiene A, Ivanov V, et al：Risk of thyroid cancer after exposure to ^{131}I in children. J Natl Cancer Inst 97：724-732, 2005.
10) Puxeddu E, Fagin JA：Genetic markers in thyroid neoplasia. Endocrinol Metab Clin North Am 30(2)：493-513, 2001.

11) Klugbauer S, Rabes HM：Transcription coactivator HTIF1 and a related protein are fused to the RET receptor tyrosine kinase in childhood papillary thyroid carcinoma. Oncogene 18：4388-4393, 1999.
12) Santoro M, Thomas GA, Vecchio G, et al：Gene rearrangement and Chernobyl related thyroid cancers. Br J Cancer 82：315-322, 2000.
13) Thomas GA, Bunnel H, Cook HA, et al：High prevalence of RET/PTC rearrangements in Ukrainian and Belarusian post-Chernobyl thyroid papillary carcinomas；a strong correlation between REAT/PTC3 and the solid-follicular variant. J Clin Endocrinol Metab 84：4232-4238, 1999.
14) Nikiforov YE, Koshoffer A, Nikiforova M, et al：Chromosomal breakpoint positions suggest a direct role for radiation in inducing illegitimate recombination between the ELE1 and RET genes in radiation-induced thyroid carcinomas. Oncogene 18：6330-6334, 1999.
15) Farahati J, Demidchik EP, Biko J, et al：Inverse association between age at the time of radiation exposure and extent of disease in cases of radiation-induced childhood thyroid carcinoma in Belarus. Cancer 15：1470-1476, 2000.
16) Rogounovitch TI, Saenko VA, Yamashita S, et al：Large deletions in mitohondria DNA in radiation associated human thyroid tumors. Cancer Res 62：7031-7041, 2002.
17) Rogounovitch TI, Saenko VA, Ashizawa K, et al：TP53 codon 72 polymorphism in radiation-associated human papillary thyroid cancer. Oncol Rep 15：949-956, 2006.
18) Oliynyk V, Epshtein O, Sovenko T, et al：Post-surgical ablation of thyroid residues with radioiodine in Ukrainian children and adolescents affected by post-Chernobyl differentiated thyroid cancer. J Endocrinol Invest 24(6)：445-447, 2001.
19) Demidchik YE, Demidchik EP, Reiners C, et al：Comprehensive clinical assessment of 740 cases of surgically treated thyroid cancer in children of Belarus. Ann Surg 243：525-532, 2006.
20) Yamashita S, Saenko V：Mechanism of Disease；molecular genetics of childhood thyroid cancers. Nature Clin Prac Endocrinol Metab 3：422-429, 2007.
21) http://www.chernobyltissuebank.com/

21 甲状腺癌に対する^{131}I治療

■はじめに

　乳頭癌と濾胞癌とに代表される分化型甲状腺癌は甲状腺癌の95％以上を占める。分化型甲状腺癌は正常甲状腺細胞と同様にヨードを原料に甲状腺ホルモンを合成する能力を有している。このようにヨード摂取能を有する分化癌の転移巣や再発巣に^{131}I（半減期8日）を取り込ませ、606KeVのβ線により細胞を破壊に導くのが^{131}I治療の原理である。

1 治療の適用

　分化型甲状腺癌は一般に放射線抵抗性であり、したがって外科的療法による病巣の摘出やリンパ節郭清などが主な治療法である。腫瘍の増殖は比較的遅く、患者の予後も良好（10年生存率、乳頭癌で80～90％、濾胞癌で45～80％）であるが、遠隔転移のある場合や病巣の外科的摘出が不完全であった場合には積極的に^{131}I治療が行われる。

2 治療を行うための条件、準備と実際

　正常甲状腺が存在していると、投与した^{131}Iのほとんどがより摂取能の強い正常部に集積し、そのため腫瘍部への集積は著しく妨げられる。したがって治療前に甲状腺全摘出術を行う必要がある。さらにTSH（thyroid stimulating hormone）刺激下では甲状腺のヨード摂取能が高まるので、その作用を期待して、治療時の血中TSH濃度を上昇させるべく人為的に甲状腺機能低下状態にさせる。すなわち、治療5週間前に代謝の遅いT_4製剤から代謝の速いT_3製剤に切り替え、さらに3週間前にT_3製剤投与を中止する。ヨード制限も2～3週間前から行う。4～7GBqの^{131}Iを内服させ、3日間治療病室に入院させる。退院時に364KeVのγ線により全身シンチグラム像を作成し、甲状腺ホルモン補充療法を再び開始する。投与される^{131}Iに含まれている無機ヨードの量は10～20μgと著しく少なく、厳重なヨード制限が必要である。特に加工食品の場合にはラベル記載を確認し、不明な場合には栄養課に相談することもお薦めする。造影剤やルゴール®、イソジン®などの使用にも注意を要する。詳しくは日本核医学会のホームページにも記載されているので参照されたい。

3 治療成績

　通常肺や骨の転移巣に^{131}Iが集積する症例の頻度は60～70％である。年齢の若い患者ほ

ど転移巣へのヨード集積が強く、40歳以下のほとんど全例が¹³¹I集積陽性である[1)-4)]。転移巣へのヨード取り込みが強い症例ほど甲状腺機能低下症が軽い。このように高度に分化された転移性甲状腺癌において産生された甲状腺ホルモンにより、甲状腺全摘出後にもかかわらず、患者の甲状腺機能が正常化したり、亢進したりすることがある[5)]。¹³¹I治療が奏効した症例を図1に示す。

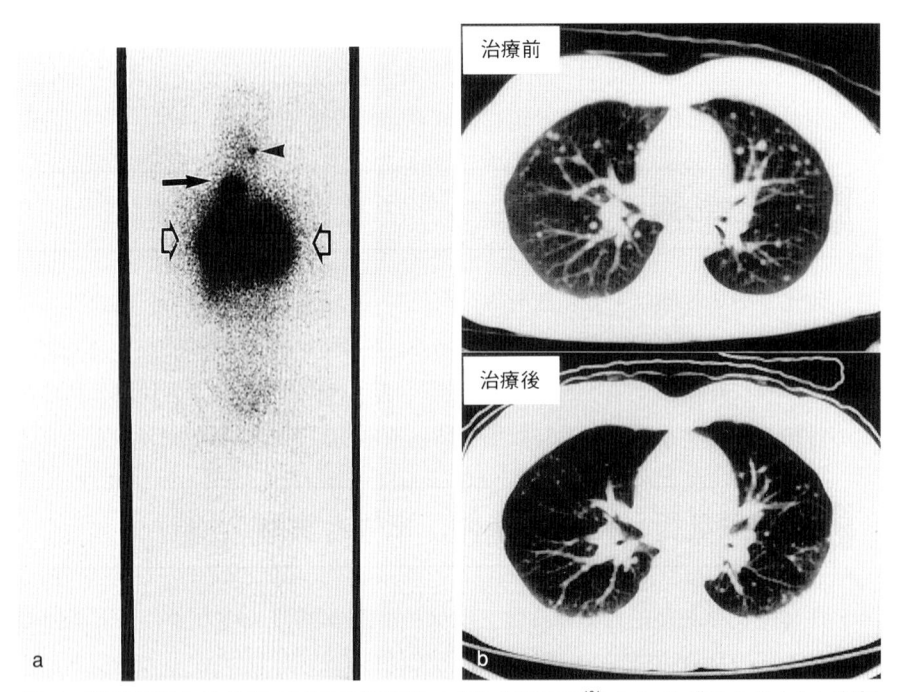

図 1. 著効例における第1回目の治療(4.4 GBq)前後の¹³¹Iシンチグラム像(a)と胸部CT像(b)

甲状腺全摘出後、¹³¹I治療前の甲状腺機能は正常であった[T_3 113 ng/100 ml(基準値 90〜190);T_4 7.9 μg/100 ml(基準値 6〜13);TSH 5 μU/ml(基準値 0.3〜3.9)]。3回の¹³¹I治療(計 14.4 GBq)後、TSH抑制時のTg値は 1920 ng/ml より 83 ng/ml まで低下し、甲状腺機能も著明に低下した(T_3 31 ng/100 ml;T_4 1.0 μg/100 ml;TSH 110 μU/ml)。(a)肺転移(white arrrow)のみならず、右鎖骨上部(black arrow)と左頸部のリンパ節転移(arrow head)にも¹³¹Iが集積している。(b)¹³¹I治療後、肺転移の大きさおよび数は著しく減少した。

表 1. 初回治療5年後の患者の予後と血中サイログロブリン濃度、転移巣への¹³¹I集積および転移部位との関係

	生	死
Tg<50 ng/ml*	20	8
50 ng/ml<Tg<320 ng/ml	10	7
Tg>320 ng/ml*	12	20
¹³¹I集積(−)	23	17
¹³¹I集積(+)	25	25
¹³¹I集積(++)	6	3
肺・縦隔転移のみ**	31	15
肺・縦隔+骨転移**	12	24

*$P<0.025$ **$P<0.005$
Tg:thyroglobulin

初回治療5年後の患者の予後を調べた京大病院での成績では、サイログロブリン(Tg)濃度が320 ng/m*l* 以上の群が50 ng/m*l* 以下の群より、かつ骨転移群(肺・縦隔転移を含む)が肺・縦隔転移のみを有する症例より有意に死亡率が高かった。一方、患者の予後と^{131}I集積との間には有意の関係は認められなかった(**表1**)。しかし、肺転移例に限った場合には、^{131}I集積陰性群が陽性群と比較して有意に死亡率が高かった[2]。同様の成績はSamaanらも報告している[6]。骨転移例については、定期的な胸部X線検査で発見される肺転移とは異なり、痛みなどで発見されることが多く、転移の発見時に既に癌が進行していることが多く、^{131}I集積を問わず予後が悪いことが多い。特に甲状腺全摘出術を行う頻度の少ない本邦においては、Tgによる再発や転移発見が有用でないことが原因とされている。また骨シンチにおける集積増加像も期待できないことが多い。

一般に微細な転移巣の方が大きな転移巣に比較して治療効果は大きい。機能性腫瘍の単位重量あたりの^{131}I量が治療効果を決定する最も重要な要因であり、その意味においてシンチグラムによって初めて転移が確認されるoccult metastasisが最も予後良好である。逆に大きな転移巣を有する症例では診断量の^{131}Iスキャンを行い、陰性または取り込みの弱い場合には治療を断念することが多い。

患者の生存率を高めるためには、転移をできるだけ早く若いうち見つけることが最も重要である。そのためには甲状腺癌の腫瘍マーカである血中サイログロブリン(Tg)濃度と画像診断を活用する。甲状腺全摘出例においては特に定期的なTgの測定が必須である。現行のサンドイッチ法によると、抗Tg抗体陽性患者ではTg値が低めに測定されるので注意が必要である。またTg濃度は血中TSH濃度に比例して上昇するので、必ずTSH濃度を同時に測定し、TSHとの比較のうえで評価する必要がある。

甲状腺全摘出術を行っただけで、^{131}I治療を計画しない外科医をしばしば見かける。全摘出術を行うべきかの適応については次頁の**メモ**に記載しているが、全摘を行った以上、転移の有無にかかわらず、一度は必ず^{131}I治療を行うべきである。これはthyroid remnant ablationと呼ばれ、画像診断では検出できないような微視的ないしは不顕性の病巣を予防的に治療する効果がある。このablationにより生存率が上昇することはMazzaferriら[7]により証明されている。

・重 要・ 転移性分化型甲状腺癌の生存率を高める因子
1. ^{131}Iの集積が陽性であること
2. 年齢が若いこと
3. 組織の分化度が高いこと
4. 病気が進行していないこと
5. 転移を早く見つけること

4 画像診断

転移巣発見のための画像診断としては、①胸部X線、②CT、③MRI、④頸部超音波検

査、⑤^{131}I、⑥^{99m}Tc -MIBI、⑦^{201}Tl、⑧^{18}F-FDG、⑨^{99m}Tc-(H)MDP 骨シンチグラム、などがある。

⑤は^{131}I 治療の適応を考える場合、不可欠な検査である。occult metastasis の場合には特に有用性が高い。しかし甲状腺全摘出後の症例しか検査ができず、さらに検査前に甲状腺ホルモン剤の内服を中止したりヨード制限を行ったりする必要がある。最近、甲状腺ホルモン剤内服中止の不便を克服すべく recombinant TSH の使用が試みられている[8]。

転移の検出のためのスクリーニング検査としては、①④⑤以外に、⑥⑦⑧⑨を用いる全身スキャンが行われるが、中でも⑧が最も高感度である[9]。これらの検査は血中 Tg 濃度が高く、^{131}I 集積陰性の患者において転移部位を見つけるのに特に有用である。このような^{131}I 集積陰性の転移巣でも、外科的治療や放射線外照射の適応となることがあり、画像診断による転移の検索は臨床的に重要である。なお②は肺の小結節性の転移巣の③は骨転移巣の検出に有用である。

5 副作用

治療早期に起こる副作用としては急性胃炎、放射線宿酔、唾液腺炎、局所の浮腫と出血などがある。晩発性の副作用としては膀胱癌や白血病の発生頻度の上昇、性腺障害などがある。広範囲な肺転移や骨転移の場合にはそれぞれ肺線維症や骨髄抑制が起りうる。

^{131}I 集積陽性で^{131}I 治療後に死亡する症例も少なくない。このような症例では^{131}I 治療により分化度の高い癌細胞のみが破壊され、残された低分化細胞の増殖が高まっている可能性がある。

・メモ・ 術式の選択

わが国においては、甲状腺全摘出術は、癌の最大径が大きかったり、両葉に及んだり、遠隔転移を認めたり疑ったりする症例、リンパ節転移の著明な症例や再手術例に限られて行われることが多い。しかし欧米においては、微小癌例などを除いてほとんどの症例(1 cm 以上の症例で 94%)に甲状腺全摘出術あるいは準全摘出術が行われる[10]。このような治療法を主張する根拠としては、①腺内転移の頻度が極めて高いこと(70〜80%)、②引き続いて^{131}I 治療を行うことができること、③再発例が少ないこと、④血中サイログロブリン濃度の測定が術後の経過観察に有用であること、⑤全身^{131}I シンチグラムを行うことにより、潜在性のものを含めて転移を容易に発見できること、などである。一方、亜全摘以下の手術を勧める理由としては、①元来生命予後が良好な癌であること、②全摘すると侵襲が大きく、低 Ca 血症の発生率が高いこと、③全摘すると一生甲状腺ホルモン薬を服用する必要があること、④残存甲状腺からの再発例は稀であること、などが挙げられる。

近年わが国においても、全摘を主張する外科医が増加しているような傾向が見受けられる。確かに微小癌でも遠隔転移をきたしたり、その発見が遅れたために、高齢になってから、^{131}I 治療を依頼される進行例を筆者らは何例か経験している。一方、日本において超音波健診で発見される甲状腺癌の頻度は極めて高く(0.7〜1.5%)[10]、患者の quality of life を考慮した場合に 1 cm 以上の癌の全例に全摘を行うという海外の方針には疑問を感じる。

ヨード摂取量が多く、悪性度の低い乳頭癌が多い日本においては、ヨード摂取量が少なく、濾胞癌が多い他国とは、疫学的に異なるわけであり、わが国独自の治療法の選択があってもよいと思われる。たとえ部分切除後の症例でも、甲状腺専門医が慎重に観察すれば、多くの症例において問題は起こらない。しかし先にも述べた如くたとえ微小癌でも遠隔転移を起こすような症例をいかに把握し、全摘と^{131}I 治療に導くかが今後の課題である。

6 外科的治療や外照射の適応

巨大な骨転移巣が神経を圧排し麻痺や激痛をきたすような場合には、TSH 濃度の増加に伴う腫瘍の増大や治療による局所の浮腫により一時的に症状が悪化することがある。特に脊椎への転移の場合には治療直後に麻痺をきたすことがあり、却って危険である。このような症例では、^{131}I 治療前に手術の適応となる。

骨転移による痛みを訴え、かつ^{131}I 治療効果があまり期待できない場合には、術後あるいは単独で外照射を行うこともある。進行例においては大きな腫瘍の中に低分化細胞が混じっている可能性が強く、たとえ^{131}I 陽性の症例においても、手術、^{131}I 療法、外照射を適当に組み合わせる併用療法が有効と思われる。

7 新しい治療法

Recombinant TSH は転移検出のみならず、治療にも応用されている[11]。甲状腺機能低下症にならずに快適に治療を受けられる点、全身の被曝を軽減できる点で、従来の方法より優れており、今後わが国においても広く用いられるものと期待されている。

^{131}I 取り込みの陰性あるいは弱陽性で治療効果が期待できない場合の工夫としてソマトスタチン受容体のイメージングとして用いられるソマトスタチンアナログを^{111}In、^{90}Y、^{177}Lu などで標識して治療する方法が試みられている[12]。ほかには低分化癌細胞を再び高分化細胞へ誘導するといわれているレチノイン酸を^{131}I 治療に応用しようとする試みがなされている[13]。

(笠木寛治)

◆文献

1) Kasagi K, Miyamoto S, Endo K, et al：Increased uptake of iodine-131 in metastasis of differentiated thyroid carcinoma associated with less severe hypothyroidism following total thyroidectomy. Cancer 72：1983-1990, 1993.
2) 笠木寛治, 岩田政広, 御前隆他：核医学による治療の進歩. 日本医学放射線科雑誌 60：729-737, 2000.
3) 笠木寛治, 御前隆他, 岩田政広, ほか：甲状腺外科におけるアイソトープ診断と治療の進歩；甲状

腺癌のI-131治療について. ENDOCRINE SURGERY 17：141-146, 2000.
4) Kasagi K, Misaki T, Alam SM, et al：Mini review；Radioiodine treatment for thyroid cancer. Thyroidol Clin Exp 10：1-6, 1998.
5) Kasagi K, Takeuchi R, Miyamoto S, et al：Metastatic thyroid cancer presenting as thyrotoxicosis；report of three cases. Clin Endocrinol 40：429-434, 1994.
6) Samaan NA, Schultz PN, Hickey RC, et al：The results of various modalities of treatment of well differentiated thyroid carcinomas；a retrospective review of 1599 patients. J Clin Endocrinol Metab 75：714-720, 1992.
7) Mazzaferri EL, Jhiang SM：Long-term impact of initial surgical and medical therapy on papillary and follicular thyroid cancer. Am J Med 97：499-500, 1994.
8) Ladenson PW, Braverman LE, Mazzaferri EL, et al：Comparison of administration of recombinant human thyrotropin with withdrawal of thyroid hormone for radioactive iodine scanning in patients with thyroid carcinoma. N Eng J Med 337：888-896, 1997.
9) Iwata M, Kasagi K, Misaki T, et al：Comparison of ^{18}F-FDG PET, whole body ^{99m}Tc-sestamibi SPECT and ^{131}I scintigraphy in metastatic differentiated thyroid cancer. J Nucl Med 43：326, 2002.
10) 茂松直之, 高見　博, 久保敦司：日本および外国での高分化型甲状腺癌に対する治療方針の相違；日本甲状腺外科学会と国際内分泌外科学会会員に対するアンケート結果. 日医雑誌 136：1333-1340, 2006.
11) Duntas LH, Cooper DS：Review on the occasion of a decade of recombinant human TSH；prospects and novel uses. Thyroid 18：509-516, 2008.
12) Teunissen JJ, Kwekkeboom DJ, Kooij PP, et al：Peptide receptor radionuclide therapy for non-radioiodine-avid differentiated thyroid carcinoma. J Nucl Med 46（Suppl 1）：107S-114S, 2005.
13) Grunwald F, Menzel C, Bender H, et al：Redifferentiation therapy-induced radioiodine uptake in thyroid cancer. J Nucl Med 39：1903-1906, 1998.

22 甲状腺癌の遺伝子治療

■はじめに

　遺伝子治療は欧米を中心に1990年から臨床応用が開始され、現在まで300以上のプロトコールで3,000人以上を対象に行われてきた。日本では遅れること5年、1995年から導入されたものの、実施プロトコール数はいまだ一桁である。甲状腺癌はその頻度の低さなどから、遺伝子治療のよい対象とはなっていない。筆者の知る限り臨床応用の報告はない。よってここでは甲状腺癌遺伝子治療の基礎検討の報告を概説する。遺伝子治療のポイントは、いかなる遺伝子を、いかなるプロモーターで発現させ、いかに効率よく標的細胞に導入するか（いかなるベクターを用いるか）である。本総説では主に前2者について触れる（表1）。

1 異常遺伝子正常化としての甲状腺癌遺伝子治療

　多くの疾患は遺伝子の異常により発症する。癌も然りである。遺伝子治療の本来の発想である、遺伝子異常で発症した（あるいは発症する）疾患を正常遺伝子を補うことによって治療する（予防する）、という考え方に照らし合わせると、癌の遺伝子治療とは、まず第一に癌発症に直接かかわる遺伝子異常、つまり癌遺伝子あるいは癌抑制遺伝子の異常、の正常化ということになる。甲状腺癌における癌遺伝子異常は、他項を参照されたい。c-mycあるいはhigh mobility group I(Y)過剰発現甲状腺癌細胞でそれぞれに対するantisenseによりapoptosis・細胞増殖抑制が誘導されることが報告されている[1)2)]。一方癌抑制遺伝子としては、甲状腺未分化癌で$p53$遺伝子異常が高頻度にみられる[1)4)]。よって$p53$遺伝子異常の正常化、すなわち正常$p53$遺伝子の導入が第一に考えられる。しかし大多数を占める後天性癌は一般に複数の遺伝子異常の蓄積によるもので、実際甲状腺未分化癌での$p53$遺伝子異常も未分化癌の発症そのものにかかわるのではなく、甲状腺分化癌から未分

表 1. 甲状腺癌遺伝子治療基礎研究のまとめ

方法	対象遺伝子	参考文献
アンチセンスによる癌遺伝子抑制	c-myc、HMGI	1)、2)参照
異常癌抑制遺伝子の正常化	p53	1)～4)参照
自殺遺伝子/プロドラッグ	HSV-TK/GCV	1)～4)参照
	NTR/CB1954	3)参照
	CD/5-FC	3)参照
	dCK/AraC	3)参照
免疫療法	IL-2、IL-12	1)、2)参照
血管新生抑制療法	Angiostatin	3)参照
増殖型ウイルス	ONYX-015	8)

化癌への進展(悪性化)に深くかかわっていると考えられている。そのためほとんどが単一遺伝子異常である先天性遺伝性疾患(ごく1部の遺伝性癌を含む)とは異なり、複数の遺伝子異常のうちの1つの正常化では十分な抗癌効果が得られないのではないかという懸念もある。しかしp53を用いた甲状腺未分化癌の遺伝子治療の基礎検討では[1)4)]、アデノウイルスを用いての p53 遺伝子導入は、in vitro ではアポトーシスの誘導・抗がん剤感受性亢進がみられ、in vivo では完全退縮は不可能なものの、腫瘍の増殖抑制・血管新生抑制などの効果が認められた。これらのうち少なくともアポトーシスの誘導は正常 p53 の発現の正常化によるものか、あるいは薬理学的な量の p53 発現によるものかという疑問が湧くが、正常甲状腺細胞においても p53 アデノウイルス感染によりアポトーシスが誘導されることより、後者の可能性が高いと考えてよいのではないか。そうすると異常遺伝子の正常遺伝子による矯正とは異なる作用機序ということになる。

2 自殺遺伝子を用いた遺伝子治療

　癌における遺伝子異常に関係なく適応できる遺伝子治療法としては、自殺遺伝子(殺細胞遺伝子)・癌免疫療法・血管新生抑制法・増殖型ウイルス療法などがある。これらは前述の「遺伝子補充療法」と異なり、いわゆる「核酸を薬物として用いる治療法」といえる。種々の自殺遺伝子の中で最も頻繁に使用されているのは、単純ヘルペスウイルスチミジンキナーゼ(HSV-TK)とガンシクロビル(GCV)の組み合わせが最も一般である。いわゆるプロドラッグである GCV はそれ自体では毒性を発揮しないが、HSV-TK により燐酸化されて毒性を獲得し、細胞を死に至らしめる。よって癌細胞に *HSV-TK* 遺伝子を導入することにより癌細胞死を誘導できる。もちろんその有効性は甲状腺癌でも示されている[1)4)]。しかし臨床応用を考えると、HSV-TK 自体の癌特異性は低い。言い換えると、HSV-TK は増殖している細胞に比較的選択的に作用するといわれているが、増殖しない正常甲状腺細胞も感受性を示すことから、いかにして癌細胞のみで *HSV-TK* 遺伝子を発現させるかが問題となる。現在のところ、癌細胞のみに遺伝子を導入することは不可能であるため、甲状腺特異的プロモーター(甲状腺分化癌でのサイログロブリンプロモーター、髄様癌でのカルシトニンプロモーター)を用いた工夫がなされている[1)4)]。しかし甲状腺癌特異的ではなく甲状腺組織特異的であり、正常甲状腺組織の傷害は免れ得ない。また、組織特異的プロモーターは一般にウイルスプロモーターに比較してその活性が弱く、その結果抗腫瘍効果も減弱するという欠点がある。Cre-loxP を用いたプロモーター活性増強も1つの方法であろう[4)]。さらに低～未分化癌では組織特異的プロモーター活性は低下するので注意を要する。最近、低～未分化癌でのサイログロブリンプロモーター活性を上げる工夫としてHistone deacetylase、cAMP 誘導体、甲状腺特異的転写因子である TTF-1、PAX-8 の併用などの有効性が報告されている[5)7)]。

3 癌免疫療法

　癌は元来生体に存在しない異常細胞であるため免疫が成立しうる。しかし正常細胞から発生するため、完全な「異物」ではない、すなわち癌免疫は通常癌を踏破できるほど強力ではない。さらに癌患者では一般に免疫能が低下している。そこでこの癌免疫を賦活して癌と闘う十分な力を与えようというのが癌免疫療法である。種々のサイトカイン・ケモカインなどが種々の組み合わせで応用されている。これらは全身投与では副作用が著しいため、遺伝子を癌組織に投与するか(in vivo)あるいは培養癌細胞に遺伝子を導入して生体に戻す(ex vivo)かの方法で局所的かつ持続的発現が得られ、癌免疫が増強される。甲状腺癌では、インターロイキン2・12の効果が報告されている[1,2]。さらに前述の自殺遺伝子と免疫療法の併用も有効性である[1,2]。しかし種々の物質が種々の組み合わせで用いられているということは、決め手となる物質がいまだないということをも意味している。

4 血管新生抑制法

　固形癌は血管新生なしには酸素・栄養素の不足のために増殖不可能である。近年種々の血管新生抑制因子・血管新生促進因子が同定され、さらに血管新生の分子レベルでの機序が明らかとなってきている。癌の血管新生抑制法は2つに大別できる。血管新生促進因子(vascular endothelial growth factor；VEGFなど)の作用阻害と血管新生抑制因子の利用である。前者で起こりうるであろう癌細胞での遺伝子変異によるある特定の血管新生促進因子依存性からのescapeを考えると、遺伝子変異を起こしにくい正常血管を標的とする後者の方が効果の持続性の観点から優れているといえる。しかしこれもangiostatinやendostatin発見当初の楽観的予想からはほど遠い進展である。甲状腺癌での血管新生抑制因子遺伝子を用いた研究はthrombostatin-1の報告がみられるのみだが[3]、ほかの遺伝子も正常血管を対象としているので、ほかの組織の癌と同等の効果が期待できると考えられる。

5 増殖型ウイルス療法

　上記の遺伝子治療は多くがウイルスをベクターとして用いているが、すべて非増殖型ウイルスである。これらでは、in vitroでの良好な遺伝子導入効率にもかかわらず、in vivoでの感染効率の低さが最も重要な問題点である。この点を克服すべく開発されたのが増殖型ウイルス(特にアデノウイルス、ヘルペスウイルス)である。In vivoでの感染効率の低さをその後のウイルス増殖で補うもので、これらのウイルスは細胞内で増殖し細胞変性効果を発揮し細胞を死に至らしめ、さらに周囲の癌細胞に感染する。この場合、非増殖型ウ

イルスの場合以上に癌特異性が重要となるのは言うまでもない。アデノウイルスの場合、当初 p53 異常細胞でのみ増殖すると報告された *E1B55K* 遺伝子欠損ウイルス(Onyx-015)の有用性が甲状腺未分化癌で報告されているが[8]、われわれの基礎検討では正常の非増殖甲状腺細胞でもウイルス増殖が認められた。ウイルスの増殖に必須の *E1A* 遺伝子発現を癌特異的プロモーターで調節するのが最も安全であろう。さらにほかの治療遺伝子を組み込むことで相加・相乗効果も期待できる。実際、自殺遺伝子との併用効果が報告されている。

■おわりに

甲状腺癌に対する遺伝子治療の基礎研究を紹介した。P53 発現アデノウイルスなどの臨床応用実現に期待をもたれるものの、同時に今後基礎研究の充実も必要である。

(永山雄二)

◆文献

1) Schmutzler C, Koehrle J：Innovative strategies for the treatment of thyroid cancer. Eur J Endocrinol 143：15-24, 2000.
2) DeGroot LJ, Zhang R：Gene therapy for thyroid cancer；where do we stand？J Clin Endocrinol Metab 86：2923-2928, 2001.
3) 永山雄二：Gene therapy for thyroid carcinoma. ホルモンと臨床 48：65-74, 2000.
4) 永山雄二：甲状腺癌の遺伝子治療. 医学の歩み 197：234-235, 2001.
5) Kitazono M, Chuman Y, Aikou T, et al：Construction of gene therapy vectors targeting thyroid cells；enhancement of activity and specificity with histone deacetylase inhibitors and agents modulating the cyclic adenosine 3', 5'-monophosphate pathway and demonstration of activity in follicular and anaplastic thyroid carcinoma cells. J Clin Endocrinol Metab 86：834-840, 2001.
6) Shimura H. Suzuki H, Miyazaki A, et al：Transcriptional activation of the thyroglobulin promoter directing suicide gene expression by thyroid transcription factor-1 in thyroid cancer cells. Cancer Res 61：3640-3646, 2001.
7) Chun YS, Saji M, Zeiger MA：Overexpression of TTF-1 and PAX-8 restores thyroglobulin gene promoter activity in ARO and WRO cell lines. Surgery 124：1100-1105, 1998.
8) Portella G, Scala S, Vitagliano D, et al：ONYX-015, an E1B gene-defective adenovirus, induces cell death in human anaplastic thyroid carcinoma cell line. J Clin Endocrinol Metab 87：2525-2531, 2002.

23 バセドウ病実験モデル

■はじめに

　バセドウ病は甲状腺腫、頻脈、眼球突出を三徴とする内分泌疾患であり、甲状腺刺激ホルモンレセプター(TSHR)に対する自己抗体によって惹起されると考えられている。バセドウ病の実験動物モデルの作成はバセドウ病の発症機序を解明し、ひいては治療法の開発において重要である。*TSHR*遺伝子がクローニングされ、遺伝子工学的手法によって作成した可溶性TSHRやTSHRのアミノ酸配列に基づいて作成した合成ペプチドの免疫によって実験動物に甲状腺機能亢進症を誘導しようとする試みがなされてきたが、内分泌学的、免疫学的にバセドウ病に類似した病態を示す実験動物モデルは確立されなかった。これらの実験の不成功の理由の1つは、nativeな高次構造を保持したTSHRが免疫されていない点にあると考えられた。このような点を踏まえ1990年代半ば以降、新たな手法を用いてバセドウ病の実験動物モデルが作成されるようになっている。本稿では、これらのモデルを紹介し、実験モデルから明らかとなったこと、今後の実験モデルを用いた研究の方向性について考えてみたい。

1 TSHRを発現する細胞の免疫によるバセドウ病実験モデル

　われわれは、TSHRを発現する細胞を免疫することによって高次構造を保ったTSHRに対する免疫反応を誘導できるのではないかと考えた。そのためには、甲状腺濾胞細胞そのものの免疫が適当と考えられるが、甲状腺濾胞細胞を大量に培養することは容易ではない。そこで、*TSHR*遺伝子を導入し、高次構造を保ったTSHR分子を発現する線維芽細胞を人工的な甲状腺濾胞細胞として用いることにした。免疫する線維芽細胞が拒絶されないように、免疫するマウスと同じ主要組織適合抗原(MHC)を有する線維芽細胞にヒト*TSHR*遺伝子を導入してTSHRを発現する線維芽細胞株を樹立した。この細胞株をマウスの腹腔内に免疫することによりおよそ20％のマウスに甲状腺刺激抗体産生およびバセドウ病類似の甲状腺肥大が誘導された(図1)[1]。この実験モデルでは甲状腺への細胞浸潤はほとんど認められなかった。本実験モデルでは甲状腺機能亢進症の発症率が低いことが問題であったが、線維芽細胞の免疫時にTh2細胞を誘導するとされているコレラトキシンを同時に投与することにより発症率が上昇することが明らかとされている[2]。またPrabhakarらは、TSHRを発現させたマウスBリンパ腫細胞株M12を同系のMHCを有するBALB/cマウスに免疫することによってほぼ100％近い発症率で甲状腺機能亢進症を誘導することに成功した[3]。さらに彼らは、高次構造を保ったTSHR細胞外ドメインをBALB/cマウスに免疫することによって高率にバセドウ病を発症させうることも示し、甲

甲状腺機能正常マウス　　　　　甲状腺機能亢進症マウス

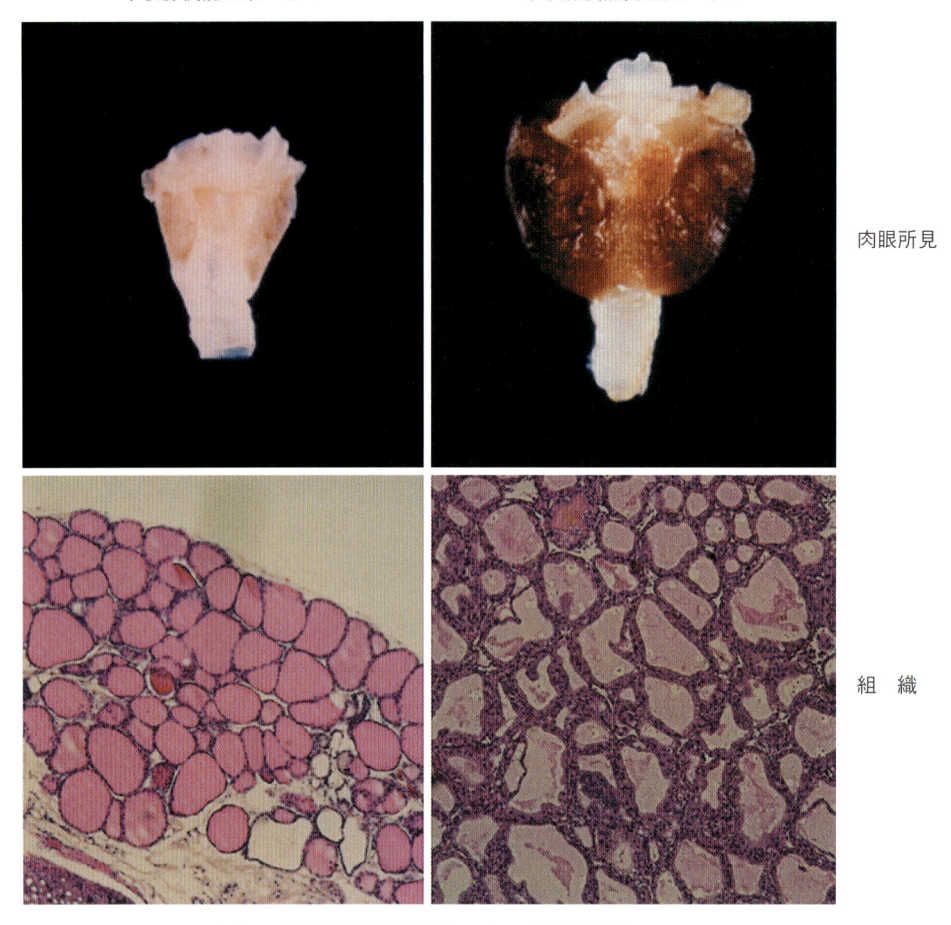

肉眼所見

組　織

図 1. 甲状腺機能亢進症マウスの甲状腺像
(Shimojo N, Kohno Y, Yamaguchi K, et al：Induction of Graves'-like disease in mice by immunization with fibroblasts transfected with the thyrotropin receptor and a class II molecule. Proc Natl Acad Sci USA 93：11074, 1996 による)

状腺刺激抗体の誘導には TSHR の高次構造が重要であることを証明した。この実験モデルでは初期には認められなかった甲状腺への細胞浸潤が後期には認められている。最近、Nagayama らはアデノウイルスをベクターとして TSHR 発現を誘導した樹状細胞の免疫によるバセドウ病実験モデルを作製している[4]。

2 TSHR DNA 免疫によるバセドウ病実験モデル

　従来から抗原特異的な自己免疫疾患の実験モデルは自己抗原蛋白を精製して、アジュバントとともに動物に免疫するという手法を採って行われてきた。しかし最近、抗原をコードする遺伝子そのものを免疫することによって自己抗原に対する免疫応答が誘導できることが示されたことから、*TSHR* 遺伝子の免疫によるバセドウ病実験モデルの作成が試み

られた。Costagliola らは、*TSHR* 遺伝子を含むベクターを直接に BALB/c マウスに筋注して甲状腺機能亢進症を誘導しようとした[5]。しかしながら、これらのマウスでは甲状腺への細胞浸潤は認められたにもかかわらず大部分のマウスで甲状腺機能亢進症は誘導されなかった。そこで、彼らは近交系マウスである BALB/c ではなくアウトブレッドマウスである NMRI マウスへの免疫を行った。その結果、およそ 20％の雌マウスに甲状腺ホルモン値の上昇、TSH の抑制を有する甲状腺機能亢進症を誘導できた。さらに興味深いことにこれらのマウスでは甲状腺に CD4 陽性 T 細胞を中心とした細胞浸潤がみられたのみならず、浮腫を伴う眼周囲の筋肉線維の解離などのバセドウ病眼症類似の組織学的な変化が認められている[6]。

　アウトブレッドマウスでも高頻度には甲状腺機能亢進症が誘導できなかったことから Nagayama らは、*TSHR* 遺伝子を発現するアデノウイルスをマウス筋肉内に繰り返し免疫する手法を用いて甲状腺機能亢進症の誘導を試みた。アデノウイルスを用いることで筋肉内での TSHR 発現をより高めることができる。この方法により、彼らは雌 BALB/c マウスの 55％にバセドウ病様の甲状腺機能亢進症を惹起することに成功した[7]。その後彼らは、TSHR の A サブユニットを発現するアデノウイルスの免疫により 65～80％の BALB/c マウスに甲状腺機能亢進症を発症させることに成功している[8]。さらに最近、Yoshida らは *in vivo* electroporation 法を用いて筋肉内の TSHR 発現量を増やし、早期に発症し、かつ遷延する甲状腺機能亢進症を BALB/c マウスで惹起している[9]。なお、Nagayama らのモデルでは甲状腺への細胞浸潤および眼症の発症は認められていない。

3 実験バセドウ病発症にかかわる遺伝因子

　ヒトのバセドウ病では HLA-DR3 の関与が示唆されており、甲状腺刺激抗体の誘導には抗原提示分子である MHC が関与している。Prabhakar らの TSHR 発現細胞の免疫および Nagayama、Yoshida らの *TSHR* 遺伝子免疫の実験から BALB/c マウスがバセドウ病の好発系モデル動物であると考えられる。一方、バセドウ病発症には MHC 以外の複数の遺伝因子も大きくかかわっている。TSHR を発現する細胞の免疫によるバセドウ病モデルを用いて、われわれは MHC は同一であるがその他の遺伝子が異なる 5 種類のマウスを用いて実験を行った。その結果、抗 TSHR 抗体価[TSH 結合阻害抗体(TBII)]はマウスの系統ごとに大きく異なっていた。すなわち、MHC 以外の遺伝子が抗 TSHR 抗体産生を規定していることが判明した[10]。また、TSHR DNA 免疫によるバセドウ病実験モデルを用いた Nagayama らの研究では、雌 C57BL/6 マウスでは 25％の発症率であり、CBA/J、DBA/1J、SJL/J マウスではまったく甲状腺機能亢進症は誘導されなかった。興味深いことに SJL/J マウスはまったく甲状腺刺激抗体は産生されないにもかかわらず、高力価の TBII(TSH 結合阻害抗体)が産生されていた。これらの結果は甲状腺刺激抗体および抗 TSHR 抗体産生能には遺伝的な差異が存在することを示している。

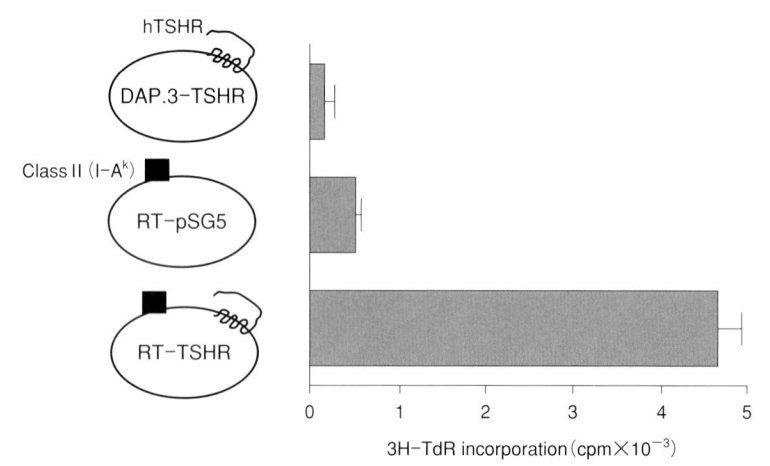

図 2. バセドウ病モデルにおける TSHR 反応性 T 細胞の線維芽細胞刺激による増殖
TSHR 反応性 T 細胞は MHC クラス II 分子と TSHR を発現する線維芽細胞の刺激に対して増殖している。

4 実験バセドウ病における MHC クラス II 分子の役割

　われわれの確立した、TSHR を発現する線維芽細胞の免疫によるバセドウ病モデルで、免疫するマウスを C3H/He とした場合には、TSHR を発現する線維芽細胞の免疫で抗 TSHR 抗体は陽性となるが、甲状腺刺激抗体は誘導されない。一方、TSHR と MHC クラス II 分子の両者を同時に発現する線維芽細胞を免疫すると、抗 TSHR 抗体のみならず甲状腺刺激抗体が産生された。興味深いことに AKR/N マウスでは、TSHR と MHC クラス II 分子の両者を同時に発現する線維芽細胞の免疫により抗 TSHR 抗体と甲状腺刺激抗体が誘導されるが、TSHR を発現する線維芽細胞の免疫では抗 TSHR 抗体は産生されない。すなわち本モデルから甲状腺刺激抗体産生には免疫する線維芽細胞上の MHC クラス II 分子の重要性が明らかとなった[1)10)]。一般的に、MHC クラス II 分子は外来性抗原の提示に関与し、細胞内の自己抗原を提示しないと考えられているが、細胞上あるいは細胞内の膜に存在する抗原を T 細胞に提示することが明らかにされている。われわれのモデルでも甲状腺機能亢進となった C3H/He マウス脾臓からから樹立した T 細胞株は TSHR と MHC クラス II 分子を発現した線維芽細胞のみに反応して増殖した（**図 2**）[11)]。すなわち、MHC クラス II 分子陽性となった non-professional な非免疫細胞が内因性蛋白である TSHR を TSHR 反応性 T 細胞に提示しうることが示された。それでは、甲状腺濾胞細胞に MHC クラス II 分子を発現させることによりバセドウ病を誘導できるだろうか？ Akamizu らは、C3H/HeSLc マウスの甲状腺に MHC クラス II 分子を強制的に発現させたが、自己免疫性甲状腺疾患は発症しなかった[12)]。彼らの作製したトランスジェニックマウスの甲状腺濾胞細胞にはナイーブ T 細胞の活性化に必要な副刺激である CD80/86 の発

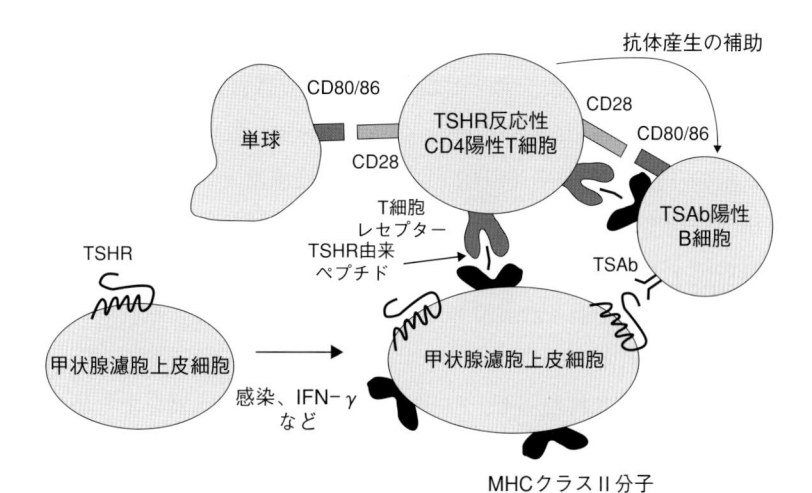

図 3. バセドウ病モデルにおける T 細胞の TSHR 認識と TSAb 産生（仮説）
TSHR 反応性 T 細胞は濾胞細胞上の MHC クラス II 分子に提示された TSHR ペプチドと近傍単球上の副刺激により活性化する。濾胞細胞上の native form の TSHR に結合した TSAb 陽性細胞は T 細胞のヘルプにより TSAb 産生に至る。TSAb 陽性 B 細胞は濾胞細胞上の TSHR を取り込み、TSHR ペプチドを T 細胞に提示し、細胞上の副刺激により T 細胞を活性化することも考えられる。

現がなかったことが自己免疫性甲状腺疾患が惹起されなかった原因である可能性が高い。われわれの用いた線維芽細胞は CD80 を発現しているため、ナイーブ T 細胞を刺激することができたと考えられる。一方、バセドウ病患者の甲状腺濾胞細胞には MHC クラス II 分子の発現はみられるが CD80/86 といった副刺激分子は発現していないとされている。しかし、バセドウ病患者の甲状腺には副刺激分子を発現する単球が存在することが明らかにされていることから[13]、MHC クラス II 分子を発現し TSHR 由来ペプチドを提示する甲状腺濾胞細胞と周辺の副刺激分子を発現する単球等が TSHR 反応性 T 細胞を活性化するというシナリオが考えられる（図 3）。このシナリオでは TSHR の高次構造を認識する甲状腺刺激抗体を表面に有する B 細胞が、近傍に存在する TSHR 反応性 T 細胞により活性化されてバセドウ病発症に至ると考えられる。このモデルのポイントは TSHR と MHC クラス II 分子を発現する濾胞細胞の存在下で TSHR を認識する T 細胞と B 細胞が近接することである。もちろん、native な構造を有する TSHR を認識する B 細胞が T 細胞に抗原提示と副刺激を与える可能性も存在する。B 細胞の重要性は、B 細胞の存在しないマウスを用いた実験モデルで解析が可能であろう。

5 実験モデルのまとめ

これまで報告されたバセドウ病実験モデルの特徴をまとめてみると、さまざまな系統のマウスに免疫できるという点では、永山らの TSHR 発現アデノウイルスの感染モデル[8]が優れている。一方、発症率という点からは Prabhakar らのモデル[3]が甲状腺の組織所見は

若干弱いものの優れている。また最近報告されたYoshidaらによるTSHR DNA免疫も有用といえよう[9]。眼症については現在まで確立されたモデルはないが、Costagliolaらのモデル[6]がバセドウ病にやや類似しているかも知れない。発症の機構の解析という点からは、大量のTSHR蛋白やTSHR cDNAを免疫するというバセドウ病患者では起こりづらい方法ではなく、また前述したMHCクラスⅡ分子の役割の解析が可能な点などから、われわれのモデル[1,11]が有用と考えられる。このように現在まで報告されているバセドウ病の実験モデルにはそれぞれメリット、デメリットがある。それぞれのモデルの特徴を活かした研究が望まれる。

現在までに報告されたバセドウ病実験モデルの研究成果をまとめると、①バセドウ病の発症に必須である甲状腺刺激抗体の産生には高次構造を保ったTSHRが免疫系に提示される必要がある。TSHRペプチドの免疫では実験動物に発症せず、膜結合型のTSHR、高次構造を保ったTSHRの細胞外ドメイン、あるいはTSHR cDNAの免疫によってのみ甲状腺機能亢進症が惹起されたことはこの結論を強く支持する。②抗TSHR抗体あるいは甲状腺刺激型抗体の産生にはMHC以外の遺伝子が強く関与している。同じMHCを有するが他の遺伝子が異なるマウスにTSHR発現線維芽細胞を免疫したときの抗TSHR抗体の産生の不均一性などがこの結論を支持している。

6 実験モデルを用いた今後の課題

バセドウ病実験モデルではヒトでは行えない研究が可能である。例えば、コンジェニックマウスを用いて、甲状腺刺激抗体や抗TSHR抗体産生、さらにバセドウ病発症を規定する非*MHC*遺伝因子を明らかにしうる可能性があり、これは動物モデルの大きな利点といえよう。

治療に関しても実験モデルは有用である。抗甲状腺薬の作用機序を実験モデルを用いて解析したり、新たな薬物の効果を検討することが可能である。Nagayamaらは、アデノウイルスベクターによりTSHRを発現させた樹状細胞を免疫する系を用いてメチマゾール(MMI)による*in vitro*での樹状細胞処理の効果を検討している[14]。このモデルではMMIは樹状細胞上のMHC分子発現を抑制せず、バセドウ病発症予防効果も認められなかった。一方、われわれのモデルにおいてMHCクラスⅡ分子の発現を抑制するMMI誘導体の腹腔内投与はバセドウ病発症を有意に抑制した(LD Kohn、G Napolitanoとの私信)。両者の結果の違いは、免疫細胞におけるTSHRの発現の期間や薬物の投与法の違いによる可能性も考えられるが、今後抗原提示を標的とする治療法の開発が期待される。またTSHRに対する免疫応答の制御としての病原性T細胞の寛容誘導や抑制性T細胞の誘導なども実験モデルを用いて進むと考えられる。

さらに、上記の動物モデルの作成後も不明なのがバセドウ病の三徴である眼症の発症機構である。眼症の機序にはTSHRを認識するTh1タイプ(γインターフェロン高産生)T

細胞の局所への浸潤が大きく関与していると考えられていることから[15]、今後バセドウ病眼症の実験モデルの確立と眼症の発症に関与するTSHR反応性T細胞の機能的解析が望まれる。

(下条直樹、有馬孝恭、河野陽一)

◆文献

1) Shimojo N, Kohno Y, Yamaguchi K, et al：Induction of Graves'-like disease in mice by immunization with fibroblasts transfected with the thyrotropin receptor and a class II molecule. Proc Natl Acad Sci USA 93：11074, 1996.
2) Kita M, Ahmad L, Marians RC, et al：Regulation and transfer of a murine model of thyrotropin receptor antibody mediated Graves' disease. Endocrinology 140：1392, 1999.
3) Kaithamana S, Fan J, Osuga Y, et al：Induction of experimental autoimmune Graves' disease in BALB/c mice. J Immunol 163：5157, 1999.
4) Mizutori Y, Saitoh O, Eguchi K, et al：Adenovirus encoding the thyrotropin receptor A-subunit improves the efficacy of dendritic cell-induced Graves' hyperthyroidism in mice. J Autoimmun 26：32, 2006.
5) Costagliola S, Rodien P, Many MC, et al：Genetic immunization against the human thyrotropin receptor causes thyroiditis and allows production of monoclonal antibodies recognizing the native receptor. J Immunol 160：1458, 1998.
6) Costagliola S, Many MC, Dehef JF, et al：Genetic immunization of outbred mice with thyrotropin receptor cDNA provides a model of Graves' disease. J Clin Invest 105：803, 2000.
7) Nagayama Y, Furuyama MT, Ando T, et al：A novel murine model of Graves' hyperthyroidism with intramuscular injection of adenovirus expressing the thyrotropin receptor. J Immunol 168：2789, 2002.
8) Chen CR, Pichurin P, Nagayama Y, et al：The thyrotropin receptor autoantigen in Graves disease is the culprit as well as the victim. J Clin Invest 111：897, 2003.
9) Kaneda T, Honda A, Hakozaki A, et al：An improved Graves' disease model established by using *in vivo* electroporation exhibited long-term immunity to hyperthyroidism in BALB/c mice. Endocrinology 148：2335, 2007.
10) Yamaguchi K, Shimojo N, Kikuoka S, et al：Genetic control of anti-thyrotropin receptor antibody generation in H-2k mice immunized with thyrotropin receptor-transfected fibroblasts. J Clin Endocrinol Metab 82：4266, 1997.
11) Arima T, Shimojo N, Yamaguchi K, et al：Enhancement of experimental Graves' disease by intranasal administration of a T cell epitope of the thyrotropin receptor. Clin Immunol 127：7, 2008.
12) Li YS, Kanamoto N, Hataya Y, et al：Transgenic mice producing major histocompatibility complex class II molecules on thyroid cells do not develop apparent autoimmune thyroid diseases. Endocrinology 145：2524, 2004.
13) Matsuoka N, Eguchi K, Kawakami A, et al：Lack of B7-1/BB1 and B7-2/B70 expression on thyrocytes of patients with Graves' disease；Delivery of costimulatory signals from bystander professional antigen-presenting cells. J Clin Endocrinol Metab 81：4137, 1996.
14) Mizutori Y, Saitoh O, Eguchi K, et al：Lack of effect of methimazole on dendritic cell(DC)function and DC-induced Graves' hyperthyroidism in mice. Autoimmunity 40：397, 2007.
15) Heufelder AE：Pathogenesis of ophthalmopathy in autoimmune thyroid disease. Rev Endocrinol Metab Disord 1：87, 2000.

24 橋本病動物モデル

■はじめに

1912年、九州大学の橋本策(はかる)は、4例の中年女性のびまん性甲状腺腫を手術し、その病理学的特徴として高度のリンパ球浸潤、濾胞上皮細胞の好酸性変性および間質の線維化を認め、リンパ腫性甲状腺腫(struma lymphomatosa)として報告した。その後自己免疫の概念が確立され、①同種または異種の甲状腺抽出物でウサギを免疫すると、橋本病と類似の慢性炎症所見が甲状腺に発生すること、②感作された動物の血中に、常温で作用する抗甲状腺自己抗体が検出されること、さらに、③橋本病およびBasedow病患者血中に、抗甲状腺自己抗体が高率に検出されること、などが相次いで報告され、現在では橋本病は代表的な臓器特異性自己免疫疾患の1つと考えられている。

自己免疫性甲状腺疾患である橋本病に類似した病変を発症する動物モデル作成は橋本病の病因研究に非常に重要である。本稿では、これまでに報告されている橋本病の動物モデルについて概説する[1)-3)]。

1 橋本病動物モデルの分類と種類

橋本病の実験動物モデルとしては、動物に実験的に甲状腺炎を誘発するタイプ(experimetal autoimmune thyroiditis；EAT、実験的自己免疫性甲状腺炎)と、甲状腺炎を自然発症するタイプ、および、候補遺伝子を移植したトランスジェニックモデルなどがある(表1)。

表 1. 橋本病動物モデル
 Ⅰ．実験的甲状腺炎
  ①甲状腺特異抗原(Tg、TPOなど)の免疫
  ②胸腺摘除＋放射線照射
  ③既発症動物よりの血清、血球の移植
 Ⅱ．自然発症甲状腺炎
  ①Obese strain(OS) chicken
  ②Buffalo rat
  ③Biobreeding Worcester(BB/W) rat
  ④Non-obese diabetic(NOD) mouse
 Ⅲ．トランスジェニックモデル
  ①ヒト自己抗原反応性T細胞受容体
  ②IFN-γ

2 実験的自己免疫性甲状腺炎(EAT)モデル

1955年、Witebsky、Roseら[4)5)]はウサギを異種または同種の甲状腺抽出液で感作すると、甲状腺に橋本病に類似した慢性炎症所見、濾胞上皮細胞の変性・崩壊、間質へのリンパ球浸潤と線維化が起こり、血中には常温で反応する抗甲状腺抗体が出現することを報告した。このEATは、橋本病が自己免疫疾患であることを示唆したものであり、その後、甲状腺

炎は、ウサギ以外に、モルモット、ラット、ヤギ、サル、ニワトリ、イヌ、マウスなど多くの種類の動物にも惹起させうることが知られるようになった。

例えば、サイログロブリン(Tg)とアジュバント刺激によって免疫されたマウスは一過性の甲状腺炎をきたす。これは組織適合性などの遺伝的な因子がTgに対する感受性の違いに大きく関与している[6]。しかし、このマウスの甲状腺機能は低下せずほぼ正常を保つ。

一方、胸腺を欠如したヌードマウスでは、甲状腺は移植可能であるが、移植リンパ球は排除される。しかしC.B.17 scid/scid(重症複合免疫不全severe combined immunodeficient；SCID)マウスでは移植甲状腺と移植リンパ球の両方が生存できる。このことを利用して、これらの2種の免疫不全マウスにヒトの橋本病患者の甲状腺や末梢血単核球を移植した結果より、橋本病の甲状腺自体には本質的な異常はなく、橋本病の基本的な異常は宿主の免疫系の方にあることが示された[7]。

動物への甲状腺炎の誘発法には、甲状腺特異抗原を免疫してautoreactive T細胞を活性化させる方法だけでなく、胸腺摘出と放射線照射にてサプレッサーT細胞を除去する方法や、既発症動物から血清および血球を移植する方法などがある(表1)。

EATの発症には自己抗原に対するT細胞の存在が重要である。正常環境下においてはTgに対する免疫寛容を制御しているものはヘルパーT細胞であるが、EATにおいては細胞傷害性サプレッサーT細胞が甲状腺細胞を傷害するのに重要な役割を担っている[8]。このことから通常は免疫監視機構により抑制されているT細胞がTgとアジュバントの刺激によってサプレッサーT細胞とヘルパーT細胞のバランスの乱れが生じ、自己抗原に反応するT細胞が活性化されると考えられている。

最近、C57bl/6 miceをリコンビナントマウスTPOの540～559ペプチドを免疫すると、rmTPOに対する抗体とともにnative mouse TPOに対する抗原が産生され、甲状腺機能低下症となることが報告された[9]。これにより540～559のペプチドがT細胞への抗原決定基であることが想定された。

3 自然発症自己免疫性甲状腺炎モデル

自然発症自己免疫性甲状腺炎モデルの代表的なものとしてObese Strain(OS) chicken、Buffalo rat、Biobreeding Worcester(BB/W) ratなどがある(表1)。

1．Obese Strain(OS) chicken

遺伝的に自己免疫性甲状腺炎を自然発症する動物モデルで、これは臨床像ならびに、病理組織学的、血清学的特徴や内分泌学的特徴もヒトの橋本病に最も類似するモデルである[10]。孵化後1～2週間で、甲状腺血管周囲から多発的に単核球の浸潤が始まる。この単核球はIL-2レセプター陽性のT細胞であり、3～4週間後にはほぼ甲状腺全体にリンパ球系細胞をはじめ形質細胞、マクロファージなどが浸潤し、最後には甲状腺の構築が完全に

破壊されて機能低下に陥る。OS では胚中心が多数存在し、ここで各種自己抗体の産生が行われている[2]。

OS では免疫系および甲状腺自体に異常が認められる。免疫系では T 細胞、B 細胞の異常な活性化が認められる。T 細胞系の異常な活性化の原因としてヘルパーとサプレッサー T 細胞のバランスの乱れ、特にサプレッサー T 細胞機能不全が存在する可能性が示唆されている。B 細胞の異常活性化の結果、抗サイログロブリン抗体、抗マイクロゾーム抗体、抗 T_3・T_4 抗体などの甲状腺特異的自己抗体のほかに、抗核抗体、抗ミトコンドリア抗体、抗平滑筋抗体などの臓器非特異的自己抗体も認められる。

このような免疫系の異常のほかに、標的臓器である OS 甲状腺自体の特異性も甲状腺炎を誘発しやすい要素になっている可能性がある。

また、発症に関与する素因については、major histocompatibility complex（MHC、主要組織適合遺伝子）が Tg に対する感受性に関与していることが知られているが、主には T 細胞の反応に影響を及ぼしたり抗 Tg 抗体産生を制御している非特異的な免疫制御遺伝子が関与している。

2．Buffalo rat

Buffalo rat（BUF）は、加齢とともに下垂体、胸腺、副腎など内分泌腺の腫瘍を発症する。BUF の甲状腺炎では OS と同様にリンパ球、形質細胞、マクロファージなどからなる細胞の浸潤が甲状腺血管周囲より始まり、リンパ濾胞や胚中心を形成し、最終的には濾胞構造の破壊に至る[2]。

しかし、甲状腺炎の自然発症率は低いので、最近では、BUF は、むしろ前述の EAT のモデルとして使用されることが多い。

3．Biobreeding Worcester（BB/W）rat

BB/W rat はインスリン依存性糖尿病（insulin-dependent diabetes mellitus；IDDM）を高率に発症する動物として Wistar-Furth rat よりコロニー化されたものである。BB の膵島炎は、OS 同様、自己抗原に反応する T 細胞の異常が発症に関与していると考えられている。BB が免疫学的に OS と大きく異なる点は T 細胞系の免疫不全状態を示す点で、末梢血中の T 細胞およびサプレッサー/サイトトキシック T 細胞の減少、IL-2 産生不良、マイトジェンに対する反応性低下、サイトトキシック T 細胞の機能不全などが報告されている[2]。

4 候補遺伝子のトランスジェニックマウス

1. ヒト自己抗原反応性 T 細胞受容体(TCR)

Quaratino ら[11]は、慢性甲状腺炎患者甲状腺に浸潤している T 細胞から得られたヒト T 細胞受容体(TCR)を発現するトランスジェニックマウスを作成した。この、「ヒト型」モデルでは、組織的にヒトの破壊性甲状腺炎と同様の甲状腺組織学的変化をマウス甲状腺に惹起し、甲状腺機能低下症をも引き起こした。この新しいモデルで、浸潤している T 細胞の役割についての解明が可能であることを示し、炎症に伴う内因性の抗原プロセッシングによって提示される抗原決定基(cryptic epitope)と MHC のハプロタイプが重要であることを示した。

2. IFN-γ

Caturegli ら[12]は甲状腺特異的に interferon-γ(IFN-γ)を発現する thyr-IFN-γ-transgenic mouse を作製した。このマウスの甲状腺は腫大し、濾胞構造の破壊がみられた。甲状腺機能低下症もみられ、これは sodium/iodine transporter(NIS)の発現が減少しているためと想定された。INF-γ との慢性接触が、甲状腺濾胞上皮細胞を Hurthle 細胞様の形態に変化させるのに関与しているとともに、マクロファージの浸潤や脂肪細胞の動員や甲状腺機能低下症惹起を促しているという[13)14)]。

■おわりに

実験的および自然発症自己免疫性甲状腺炎の動物モデルにより、橋本病の発症に密接に関与している因子として、免疫反応を制御する MHC などの遺伝子と、甲状腺の自己免疫反応への感受性を制御する遺伝子とともに、T 細胞・B 細胞の機能異常、および甲状腺自体の異常が重要であることが明らかにされた。特に、サプレッサー T 細胞とヘルパー T 細胞のバランスの乱れによる免疫監視機構の破綻が自己抗原に反応する T 細胞、B 細胞の活性化につながり、甲状腺炎および自己抗体産生を引き起こしていることが推定される。今後も動物モデルの利用、発展により、橋本病やバセドウ病を含めた自己免疫疾患の病態・成因解明に発展することが期待される。

(西川光重、天野佐織、豊田長興)

◆文献

1) Weetman AP:Chronic Autoimmune Thyroiditis. The Thyroid, 8th ed, Braverman LE, Utiger RD (eds), p721, Lippincott Williams & Wilkins, Philadelphia, 2000.

2) 飯高　誠：自己免疫性甲状腺炎の動物モデル．Practitioners 2：1413, 1993.
3) 木村博昭, 木村美穂, Patrizio Caturegli, ほか：自己免疫動物モデルによる甲状腺免疫学の進歩．ホルモンと臨床 53（分子甲状腺学の進歩 2005）：67-74, 2005.
4) Rose NR, Witebsky E：Studies on organ specificity；Ⅴ. Changes in the thyroid glands of rabbits following active immunization with rabbit thyroid extracts. J Immunol 76(6)：417-427, 1956.
5) Witebsky E, Rose NR, Shulman S：Studies on organ specificity；Ⅰ. The serological specificity of thyroid extracts. J Immunol 75(4)：269-281, 1955.
6) Vladutiu AO, Rose NR：Autoimmune murine thyroiditis relation to histocompatibility(H-2)type. Science 174(14)：1137-1139, 1971.
7) Volpe R, Akasu F, Morita T, et al：New animal models for human autoimmune thyroid disease；Xenografts of human thyroid tissue in severe combined immunodeficient(SCID)and nude mice. Horm Metab Res 12：623, 1993.
8) Taguchi O, Takahashi T：Mouse models of autoimmune disease suggest that self-tolerance is maintained by unresponsive autoreactive T cells. Immunology：13, 1996.
9) Ng HP, Kung WC：Induction of Autoimmune Thyroiditis and Hypothyroidism by Immunization of Immunoactive T Cell Epitope of Thyroid Peroxidase. Endocrinology 147(6)：3085-3092, 2006.
10) Dietrich HM, Cole RK, Wick G：The natural history of the obese strain of chickens an animal model for spontaneous autoimmune thyroiditis. Poult Sci：1359, 1999.
11) Quaratino S, Badami E, Pang YY, et al：Degenerate self-reactive human T-cell receptor causes spontaneous autoimmune disease in mice. Nat Med 10(9)：920-926, Epub 2004 Aug 15, 2004.
12) Caturegli P, Hejazi M, Suzuki K, et al：Hypothyroidism in transgenic mice expressing IFN-gamma in the thyroid. Proc Natl Acad Sci USA 97：1719, 2000.
13) Kimura H, Kimura M, Westra WH, et al：Increased thyroidal fat and goitrous hypothyroidism induced by interferon-gamma. Int J Exp Pathol 86(2)：97-106, 2005.
14) Kimura H, Kimura M, Rose NR, et al：Early chemokine expression induced by interferon-gamma in a murine model of Hashimoto's thyroiditis. Exp Mol Pathol 77(3)：161-167, 2004.

25 甲状腺ホルモン受容体動物実験モデル

1 甲状腺ホルモン受容体動物実験モデルが開発された背景

　甲状腺ホルモンは、その活性型であるトリヨードサイロニン(T_3)が核内に存在するT_3受容体(TR)に結合することにより主たる作用を発揮する。TRをコードする遺伝子にはヒト17番染色体に位置するTRαと3番染色体にあるTRβとがあり、それぞれの遺伝子からはTRα1、TRα2、およびTRβ1、TRβ2、TRβ3が産生される。このうちTRα2はT_3結合能がないためTRとしての活性はないが、それ以外のアイソフォームのTR活性には*in vitro*で検討する限り大きな違いが認められない。しかしながら、これらTRの組織分布には特徴があり、例えば心臓ではTRα1、肝臓ではTRβ1、そして下垂体ではTRβ2が優位に発現している。また、個体発生においてTRα1はTRβ1より早期に発現する。これらの所見は、TRアイソフォームが生体(*in vivo*)においてはそれぞれ特異的な役割を担っていることを示唆している。そして何よりTRアイソフォームの役割の特異性を強く示唆するのは、甲状腺ホルモン不応症(RTH)において、そのほとんどの症例で*TRβ*遺伝子に変異が認められるのに対し、*TRα*遺伝子の異常に起因するRTHはいまだに1例も報告されていないことである。

　近年、ある遺伝子を特定の臓器に発現させるトランスジェニックマウスや、特定の遺伝子の発現を欠如させたノックアウトマウスの作製が一般的に行われるようになり、さらに相同組換えにより変異をもった遺伝子を正常遺伝子に置き換えたノックインマウスも作製されている。*TR*遺伝子に関しても、このような遺伝子操作を加えた動物実験モデルが1990年代後半より次々と報告され、①TRαおよびTRβそれぞれの遺伝子から産生されたTRが生体内でどのように役割を分担しているのか、②TRβ1の機能はTRα1で置き換えることができるのか(またはその逆)、③RTHを引き起こすTRβの遺伝子変異は各臓器でT_3作用をどのように修飾するか、さらに④TRαの変異によるRTHが1例も発見されないことは何を意味するのか、などに関し興味深く*in vitro*の実験系では決して得られることのないさまざまな知見が得られた。

2 *TR*遺伝子の構造と翻訳される蛋白

　ノックアウトマウスの表現型を解釈するうえで2つの*TR*遺伝子の構造とこれらから産生されるTRに関連した蛋白に関する知識をもつことは重要で不可欠であると思われる。そこで、このことに関し簡単に説明したい。

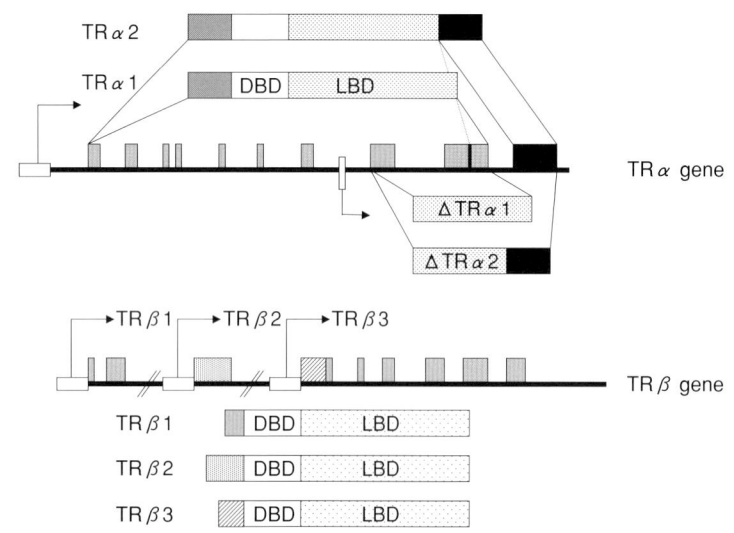

図1. TRαおよびTRβ遺伝子の構造とこれらから産生されるTRアイソフォーム
DBD：DNA結合ドメイン　LBD：リガンド結合ドメイン

　TRをコードする遺伝子にはTRαとTRβが存在することが知られているが、それ以外のTRをコードする遺伝子の存在は否定的である。図1に示すようにα、β遺伝子からは選択的スプライシングによりそれぞれTRα1、TRα2、およびTRβ1、TRβ2、TRβ3が産生される。さらに、TRα遺伝子からは第7イントロンに存在するプロモーター活性により、DNA結合ドメインを欠くΔTRα1とΔTRα2が産生されることが報告されている。このうちΔTRα1に関しては、後述するようにTRα遺伝子のノックアウトマウスの表現型に重大な影響を及ぼすことが明らかとなっている。

3　TRのノックアウトマウス

　ある蛋白の生体での機能を知る方法の1つとして、その蛋白をコードしている遺伝子を操作し、その蛋白の発現が欠如したマウス、すなわちノックアウトマウスを作製して、その表現型を解析する方法がある。TRをコードする2つの遺伝子は、1986年、同時に報告されたが[1,2]、発表直後よりそれぞれの遺伝子から産生されるTRが生体でどのような役割分担を担っているか興味の的となってきた。しかしながら、これまでのin vitroの検討ではTRα1とTRβ1、β2との機能的な違いは例示することはできなかった。そこで、TRのノックアウトマウスの登場が期待されてきたわけであるが、ついに1996年、TRβ遺伝子のノックアウトマウスが報告され[3]、その後次々にさまざまなTRアイソフォームのノックアウトマウスが発表された。表1には、これらの報告を年代順にまとめ、表現型の特徴と、そこから得られた知見を示した。

表 1. これまでに報告された TR アイソフォームのノックアウトマウス

ノックアウトマウスの表記	文献	ノックアウトされた TR アイソフォーム	表現型の特徴	得られた知見
TRβ$^{-/-}$	Forrest, D. et al. EMBO J. 1996[3]	TRβ1、TRβ3、ΔTRβ3	①RTH に類似の甲状腺機能（TSH、T$_4$、T$_3$ はいずれも高値）②聴覚障害（蝸牛発達異常）	①TRα1 のみでは TRβ1、2 の機能を補い切れない ②蝸牛の発達には TRβ1、or 2 が不可欠である
TRα$^{-/-}$	Fraichard, A. et al. EMBO J. 1997[7]	TRα1、TRα2	①進行性の中枢性甲状腺機能低下症 ②離乳期にほとんどが死亡する ③生後間もない時期の T$_3$ 補充により機能低下症が回避されず死亡することもない	①下垂体-甲状腺系の発達には TRα1、2 が不可欠 ②T$_3$ は生後の甲状腺の発達に促進的に作用する ③ΔTRα1 と ΔTRα2 の発現が増加する
TRα1$^{-/-}$	Wikström, L. et al. EMBO J. 1998[8]	TRα1、ΔTRα1	①脈拍数の減少と体温の低下（いずれも軽微）	①TRα1 が欠損しても RTH は発症しない ②上記 TRα$^{-/-}$ との表現型の違いは TRα2 の有無による？
TRα1$^{-/-}$β$^{-/-}$	Göthe, S. et al. Genes Dev. 1999[10]	TRα1、ΔTRα1、TRβ1、TRβ2、TRβ3、ΔTRβ3	①TSH、T$_4$、T$_3$ の異常高値 ②成長、骨の発達遅延 ③雌の生殖能の低下	①TRα、β 以外に TR をコードする遺伝子は存在しない ②T$_3$ 結合能のある TR が体内からなくなっても大きな異常はきたさない ③TR が存在しなければ、甲状腺中毒症も機能低下症も起こらない
TRα$^{-/-}$β$^{-/-}$	Gauthier, K. et al. EMBO J. 1999[16]	TRα1、TRα2、TRβ1、TRβ2、TRβ3、ΔTRβ3	①TRα$^{-/-}$ と同様離乳期に死亡する ②TSH、T$_3$ の著しい異常 ③小腸の著しい発達異常	①TRα1$^{-/-}$ が致死的なのは TRβ の産物が存在するからではない
TRβ2$^{-/-}$	Abel, E. D. et al. J. Clin. Invest. 1999[17]	TRβ2	①RTH に類似の甲状腺機能（TSH、T$_4$、T$_3$ はいずれも高値）②聴力は正常	①視床下部-下垂体-甲状腺系のネガティブフィードバック機構の維持に TRβ2 は不可欠である ②発達中の蝸牛では TRβ1 と TRβ2 がともに発現しているが、TRβ1 のみで十分 T$_3$ 作用を伝達できる
TRα$^{0/0}$	Gauthier, K. et al. Mol. Cell. Biol. 2001[9]	TRα1、TRα2、ΔTRα1、ΔTRα2	①表面上なんら異常は認められない ②肝臓、下垂体など TRβ1 および 2 が優位に発現している臓器では T$_3$ に対する応答性が亢進している	①TRα$^{-/-}$ や TRβ$^{-/-}$ が致死的である原因は TRα1 が ΔTRα1 を不活化できないためである ②TRα2 は生体内で活性型の TR の機能を抑制している（dominant negative 作用を発揮している）
TRα2$^{-/-}$	Saltó, C. et al. Mol. Endocrinol. 2001[18]	TRα2、ΔTRα2	①TRα1 が過剰発現している ②T$_4$、T$_3$ ともに低下、TSH は正常 ③心拍数増加、体温上昇といった甲状腺機能亢進症の症状と肥満、骨形成低下症などの機能低下症の症状を併せ持つ	①このマウスでは TRα1 が過剰発現するため TRα2 の機能を推測するには注意が必要 ②生体のホメオスタシスや正常な成長には TRα1 と TRα2 の発現のバランスが重要

❶ *TRβ* 遺伝子のノックアウト

TRのノックアウトマウスは、大きく分けると*TRα*遺伝子のノックアウトによるものと*TRβ*遺伝子のノックアウトによるものがある。このうち、TRβノックアウトマウスの表現型は、ある程度予想されたものであった。なぜなら、Refetoffらにより世界で最初に報告されたRTHは、*TRβ*遺伝子の大部分が欠損している、いわばTRβがノックアウトされた症例であったからである[4]。果たして、Forrestらが報告したTRβ$^{-/-}$は、RTHに特徴的なT$_4$およびT$_3$が高値にもかかわらずTSHも上昇しているといった所見を示した[3]。また、*TRβ*遺伝子が欠失した症例でみられた聴覚障害も伴っており[5]、その表現型はヒトの症例に極めてよく似ていた。さらに最近、Ngらは、TRβ2のノックアウトマウスでは網膜の緑色を認識する円錐体が消失しており、色覚障害を認めることを報告している[6]。

❷ *TRα* 遺伝子のノックアウト

一方、*TRα*遺伝子のノックアウトの結果はまったく予想に反するものであり、また**表1**に示すように、ノックアウトされたアイソフォームにより表現型は大きく異なっていた。すなわち、Fraichardら[7]が報告したTRα$^{-/-}$は、生まれて間もなく進行性の甲状腺機能低下症に陥り、成長が止まって2週間以内にほとんどが死亡したが、Wikströmら[8]が作製したTRα1$^{-/-}$の異常は軽微でわずかに脈拍数と体温が低下していたのみであった。この両者の表現型の違いは、当初、T$_3$結合能のないTRα2の有無によるものと考えられたが、最近になり、*TRα*遺伝子のノックアウトで発現が増加するΔTRα1が致死的異常を引き起こすためであることが示された[9]。

❸ *TRα*と*TRβ*遺伝子のダブルノックアウト

しかしながら、最も意外な所見は、理論上生体内からT$_3$結合活性のあるあらゆるTR(すなわちTRα1、TRβ1、2、3)を取り去っても致死的にはならず、しかも先天性甲状腺機能低下症に特有の中枢神経発達異常も認められなかったことである[10]。つまり、「TRがなければ、甲状腺中毒症にならないばかりか、機能低下症にも陥らない」ことが、TRα1とTRβの双方をノックアウトすることにより初めて示された。なお、このTRα1$^{-/-}$β$^{-/-}$の脳や肝臓にはTRのT$_3$結合活性がまったく認められなかったことより、第三の*TR*遺伝子、すなわちTRγが存在する可能性は否定的となった。

❹ TRβ1の機能はTRα1で補うことができるのか

このことに関しては、単に*TR*遺伝子のいずれかをノックアウトすることだけでは、解答は得られにくい。なぜならば、一方の*TR*遺伝子をノックアウトしても、もう一方の*TR*遺伝子の発現は代償性に増加することはないため、組織におけるTRの数が結果的に減少するからである。例えばわれわれは、TRβのノックアウトにより、TRβが優位に発現している肝では、TRの数が1/4以下に減少することを報告している[11]。この場合、肝におけるT$_3$依存性の転写調節は著明に減弱していることが明らかとなったが、この結果が、TRβが消失したことによるものなのか、それとも単にTRの数が減少したことを反映

しているだけなのかは明らかでない。ところが、つい最近、この問題を解決するような報告がなされた。表1に示すように、TRα2を特異的にノックアウトするとTRα1が過剰発現する。Gullbergら[12]は、このTRα2−/−とTRβ−/−とを交配してTRα2−/−β−/−を得た。すると偶然にも、このTRα2−/−β−/−の肝臓におけるTRの数は、野生型のマウスとほとんど変わりがなかった。すなわち、このマウスの肝臓では、TRβがすべてTRα1に置き換わっていることになる。そこで、この肝臓におけるT3依存性の遺伝子発現調節を検討すると、肝の代表的T3応答性遺伝子であるⅠ型脱ヨード酵素の発現には影響はなかったものの、LDL受容体などコレステロール代謝に重要な蛋白をコードする遺伝子の発現に対するT3の作用はほとんど消失していた。この結果は、あるT3応答性遺伝子の発現調節においては、TRβの機能をTRα1では補うことができないことを初めて証明したもので、生体内でのT3作用の伝達にはTRのアイソフォーム特異性が存在することを示した点で重要である。

4 変異TRのノックインマウス

甲状腺ホルモン不応症(RTH)のほとんどは、*TRβ*遺伝子の変異によるもので、前述した*TRβ*遺伝子の欠失による一家系以外は、すべて常染色体優性遺伝の形式で伝搬する。したがって、その発症機構としては変異TRβが正常TRの機能を阻害するドミナントネガティブ作用によるものであると考えられてきた。このようなRTHの大部分を占める症例の実験モデル動物として作製されたのが、正常*TR*遺伝子を相同組み換えにより変異*TR*遺伝子に置き換えた、いわゆる「ノックインマウス」である。

❶変異*TRβ*遺伝子のノックイン

変異TRβのノックインは、いわばRTHをマウスで再現するものであり、「RTHを引き起こすTRβの遺伝子変異は各臓器でT3作用をどのように修飾するか」という疑問に直接的な解答が得られる実験モデルと考えられる。この変異TRβのノックインマウスに関しては、2ヵ所の研究施設からの報告があり、共にRTH家系でみられるTRβの変異のうち、非常に強いドミナントネガティブ作用をもつものを導入している。いずれの報告も、変異TRのノックインマウスでは、ヘテロ接合体でもRTH患者にみられるようなT4、T3およびTSHの高値を認めることを示している。さらに、Kaneshige[13]らは、このノックインマウスでは骨の発育遅延が認められることまた、TRβが優位に発現している下垂体や肝臓では、T3応答性遺伝子の発現に対するT3作用が減弱していることを報告した。一方、Hashimoto[14]らは、中枢神経系の発達を中心に解析を行った。その結果、変異TRβのノックインにより前庭運動機能や学習機能が侵されることが示された。また、形態学的には小脳の発達障害が著明で、プルキンエ細胞の数の減少や樹状突起の未発達など、先天性甲状腺機能低下症に特徴的な所見が観察された。また、小脳におけるT3応答性遺伝子の発現も減少していた。

❷変異 TRα 遺伝子のノックイン

　冒頭に掲げた4つの問いかけの中で,「TRα の変異による RTH がまだ1例も発見されていないのは何を意味するのか」に関しては,TRα のノックアウトによりある程度の答えが導き出せるのではないかと考えられた。すなわち,ノックアウトが致死的結果をもたらすなら,「TRα の異常は致死的であるので,TRα の異常症は存在し得ない」ということであり,大きな異常をもたらさなければ「TRα の異常では疾患は発症しない」ということが推察される。ところが,得られた TRα のノックアウトマウスは前述したように,そのどちらにも当てはまる結果をもたらした。そこで,異常な TRα が発現したらどのような影響をもたらすかに興味がもたれ,作製されたのが変異 TRα のノックインマウスである。Keneshige[15]らは,TRβ のノックインに用いたドミナントネガティブ作用の強い変異を TRα 遺伝子に導入し,これを相同組換えにより正常 TRα 遺伝子と置き換えた。その結果,得られたヘテロ接合体は,小型で死亡率は高く,生殖能が低下していた。また,軽い甲状腺機能障害も認めた。ホモ接合体に至っては,ほとんど出生することはなく,わずかに1匹だけ出生したものの,生後間もなく原因不明で死亡したと報告されている。したがって,この項の最初の問いかけに対して,「TRα の変異は重篤な発生・発達異常をもたらすので,TRα の変異による RTH は存在しない」という答えを支持する結果が得られたと思われた。ところが,その後,TRα ノックアウトマウスおよびノックインマウスの学習・行動などに関する詳細な解析により,精神症状をもつ患者の中に TRα 遺伝子に異常を有する患者が存在する可能性を示唆する論文が発表された。

5 TRα の異常は情動性の異常や記憶障害をもたらす

　脳に発現している TR の70%は TRα1 である。ところが,前述したように TRα1 さらには TRβ を同時にノックアウトしても先天性甲状腺機能低下症にみられる神経発達の異常は認められなかった。しかし,TRα1$^{-/-}$を,最近注目されているマウス行動解析に供すると,TRα1$^{-/-}$では探索行動の低下や不安・恐怖感の増大といった海馬回路の変化に起因すると考えられる行動異常を示すことが明らかとなった[16]。また,TRα1 の T$_3$結合能を1/10に低下させたノックインマウスは,TRα1$^{-/-}$より著明な異常を示した。すなわち,このノックインマウスのヘテロ接合体マウス(TRα1$^{+/m}$)は,TRα1$^{-/-}$でみられた探索行動の低下や不安・恐怖感の増大がより著明で,さらに視覚依存的な認知記憶が有意に低下していることが示された。興味あることに,行動解析の12日前より,この TRα1$^{+/m}$の成獣に過量の T$_3$を経口投与すると,これらの症状は著しく改善した。しかも,過量の T$_3$投与は新生仔期に行っても症状の改善をもたらさなかった[17]。このことは,情動・学習には T$_3$作用が不可欠で,T$_3$作用が減弱している TRα1$^{+/m}$ではより多くの T$_3$を必要としていること,および,この情動・学習に対する T$_3$作用は,新生仔期での T$_3$作用不足による脳の発達障害とは無関係であることを意味する。TRα1$^{+/m}$で認められる情動異常は,ヒトのうつ病に共

通するものである。以前より、ある種のうつ病には過剰のT₃投与が効果的であることは知られてきた。したがって、通常の抗うつ薬では効果がなく、過剰のT₃投与が効果的なタイプのうつ病患者では、その原因が$TR\alpha$遺伝子の異常によるものである可能性がないわけではない。このような患者に$TR\alpha$遺伝子の異常が発見されれば、もちろん大きな発見であることには間違いないが、同時にうつ病の新たな治療薬の開発につながる可能性もある。そういった意味では、この$TR\alpha$の遺伝子改変マウスは、重要なモデル動物となる可能性を秘めている。

■おわりに

1996年、最初の$TR\beta$ノックアウトマウスが報告されて以来、わずか6年足らずの間にさまざまなTR遺伝子の操作が行われ、冒頭に述べた4つの問いかけに対する答えはほぼ出そろった感がある。しかし、本稿の最後に述べたように、行動解析のように遺伝子を扱ってきた研究者にはあまり馴染みのなかった解析法を駆使することにより、重要と思われる新知見が見つかっている。TR遺伝子の改変マウスがヒト疾患のモデル動物としていまだに重要である可能性を示す例といえよう。そして、この分野で残る最大の疑問は、「いずれのTR遺伝子にも異常を認めないRTHがどの遺伝子変異によって引き起こされるのか」である。この問題に関しては現在でも有力な情報は得られていない。

(村田善晴)

◆参考文献

1) Sap J, Munoz A, Damm K, et al：The c-erb-A protein is a high-affinity receptor for thyroid hormone. Nature 324：635-640, 1986.
2) Weinberger C, Thompson CC, Ong ES, et al：The c-erb-A gene encodes a thyroid hormone receptor. Nature 324：641-646, 1986.
3) Forrest D, Hanebuth E, Smeyne RJ, et al：Recessive resistance to thyroid hormone in mice lacking thyroid hormone receptor β; evidence for tissue-specific modulation of receptor function. The EMBO Journal 15：3006-3015, 1996.
4) Takeda K, Sakurai A, DeGroot LJ, et al：Recessive inheritance of thyroid hormone resistance caused by complete deletion of the protein-coding region of the thyroid hormone receptor-β gene. J Clin Endocrinol Metab 74：49-55, 1992.
5) Forrest D, Erway LC, Ng L, et al：Thyroid hormone receptor β is essential for development of auditory function. Nat Genet 13：354-357, 1996.
6) Ng L, Hurley JB, Dierks B, et al：A thyroid hormone receptor that is required for the development of green cone photoreceptors. Nat Genet 27：94-98, 2001.
7) Fraichard A, Chassande O, Plateroti M, et al：The T₃Rα gene encoding a thyroid hormone receptor is essential for post-natal development and thyroid hormone production. The EMBO Journal 16：4412-4420, 1997.
8) Wikström L, Johansson C, Salto C, et al：Abnormal heart rate and body temperature in mice lacking thyroid hormone receptor α1. The EMBO Journal 17：455-461, 1998.
9) Gauthier K, Plateroti M, Harvey CB, et al：Genetic analysis reveals different functions for the

products of the thyroid hormone receptor alpha locus. Mol Cell Biol 21：4748-4760, 2001.
10) Göthe S, Wang Z, Ng L, et al：Mice devoid of all known thyroid hormone receptors are viable but exhibit disorders of the pituitary-thyroid axis, growth, and bone maturation. Genes & Development 13：1329-1341, 1999.
11) Weiss RE, Murata Y, Cua K, et al：Thyroid hormone action on liver, heart and energy expenditure in thyroid hormone receptor β deficient mice. Endocrinology 139：4945-4952, 1998.
12) Gullberg H, Rudling M, Saltó C, et al：Requirement for thyroid hormone receptor β in T$_3$ regulation of cholesterol metabolism in mice. Mol Endocrinol 16：1767-1777, 2002.
13) Kaneshige M, Kaneshige K, Zhu X-g, et al：Mice with a targeted mutation in the thyroid hormone β receptor gene exhibit impaired growth and resistance to thyroid hormone. Proc Natl Acad Sci USA 111：1-11, 2000.
14) Hashimoto K, Curty FH, Borges PP, et al：An unliganded thyroid hormone receptor causes severe neurological dysfunction. Proc Natl Acad Sci USA 98：3998-4003, 2001.
15) Kaneshige M, Suzuki H, Kaneshige K, et al：A targeted dominant negative mutation of the thyroid hormone alpha 1 receptor causes increased mortality, infertility, and dwarfism in mice. Proc Natl Acad Sci USA 98：15095-15100, 2001.
16) Guadano-Ferraz J, Benavides-Piccione R, Venero C, et al：Lack of thyroid hormone receptor α1 is associated with selective alterations in hehavior and hippocampal circuits. Mol Psychiatr 8：30-38, 2005.
17) Venero C, Guadano-Ferraz A, Herrero AI, et al：Anxiety, memory impairment, and locomotor dysfunction caused by a mutant thyroid hormone receptor a1 can be ameliorated by T$_3$ treatment. Gene Dev 19：2152-2163, 2005.
18) Gauthier K, Chassande O, Plateroti M, et al：Different functions for the thyroid hormone receptors TRα and TRβ in the control of thyroid hormone production and post-natal development. The EMBO Journal 18：623-631, 1999.
19) Abel E, Boers M-E, Pazos-Moura C, et al：Divergent roles for thyroid hormone receptor bisoforms in the endocrine axis and auditory system. J Clin Invest 104：291-290, 1999.
20) Saltó C, Kindblom JM, Johansson C, et al：Ablation of TRalpha2 and a concomitant overexpression of alpha1 yields a mixed hypo-and hyperthyroid phenotype in mice. Mol Endocrinol 15：2115-2128, 2001.

附録

1 甲状腺疾患診断ガイドライン(第7次案)[1]

1. バセドウ病の診断ガイドライン

a) 臨床所見
　1．頻脈、体重減少、手指振戦、発汗増加などの甲状腺中毒症所見
　2．びまん性甲状腺腫大
　3．眼球突出または特有の眼症状
b) 検査所見
　1．遊離 T_4、遊離 T_3 のいずれか一方、または両方高値
　2．TSH 低値($0.1\,\mu U/ml$ 以下)
　3．抗 TSH 受容体抗体(TRAb、TBII)陽性または甲状腺刺激抗体(TSAb)陽性
　4．放射性ヨード(またはテクネシウム)甲状腺摂取率高値、シンチグラフィでびまん性

1）バセドウ病
　a)の1つ以上に加えて、b)の4つを有するもの
2）確からしいバセドウ病
　a)の1つ以上に加えて、b)の1、2、3を有するもの
3）バセドウ病の疑い
　a)の1つ以上に加えて、b)の1と2を有し、遊離 T_4 高値が3ヵ月以上続くもの

付記
　1．コレステロール低値、アルカリフォスターゼ高値を示すことが多い。
　2．遊離 T_4 正常で遊離 T_3 のみが高値の場合が稀にある。
　3．眼症状があり TRAb または TSAb 陽性であるが、遊離 T_4 および TSH が正常の例は euthyroid Graves' disease または euthyroid ophthalmopathy といわれる。
　4．高齢者の場合、臨床症状が乏しく、甲状腺腫が明らかでないことが多いので注意をする。
　5．小児では学力低下、身長促進、落ち着きのなさなどを認める。
　6．遊離 T_3(pg/ml)/遊離 T_4(ng/dl)比は、無痛性甲状腺炎の除外に参考となる。

2. バセドウ病診断フローチャート

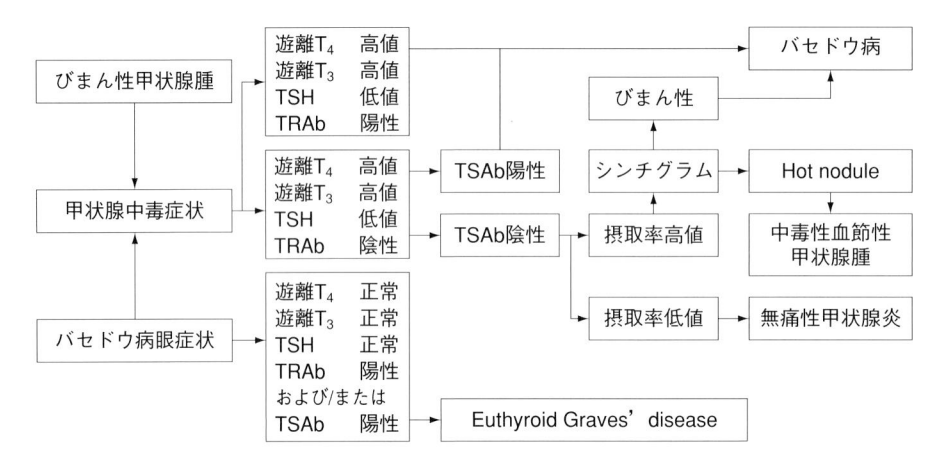

```
びまん性甲状腺腫 → 甲状腺中毒症状 ← バセドウ病眼症状

[びまん性甲状腺腫]
  遊離T4  高値
  遊離T3  高値
  TSH    低値
  TRAb   陽性                              → バセドウ病

[甲状腺中毒症状]
  遊離T4  高値
  遊離T3  高値        → TSAb陽性 → びまん性 ← シンチグラム
  TSH    低値        → TSAb陰性 → 摂取率高値 → Hot nodule
  TRAb   陰性                              → 中毒性血節性甲状腺腫
                     摂取率低値 → 無痛性甲状腺炎

[バセドウ病眼症状]
  遊離T4  正常
  遊離T3  正常
  TSH    正常
  TRAb   陽性
  および/または
  TSAb   陽性         → Euthyroid Graves' disease
```

＊TRAb：抗TSH受容体抗体；TSAb：甲状腺刺激抗体
 摂取率：放射線ヨード（またはテクネシウム）甲状腺摂取率

3. 甲状腺機能低下症の診断ガイドライン

原発性甲状腺機能低下症

a）臨床所見

　無気力、易疲労感、眼瞼浮腫、寒がり、体重増加、動作緩慢、嗜眠、記憶力低下、便秘、嗄声などいずれかの症状

b）検査所見

　遊離 T4 低値および TSH 高値

原発性甲状腺機能低下症

　a)および b)を有するもの

付記　1．慢性甲状腺炎(橋本病)が原因の場合、抗マイクロゾーム（または TPO)抗体または抗サイログロブリン抗体陽性となる。
　　　2．阻害型抗 TSH 受容体抗体により本症が発生することがある。
　　　3．コレステロール高値、クレアチンホスホキナーゼ高値を示すことが多い。
　　　4．出産後やヨード摂取過多などの場合は一過性甲状腺機能低下症の可能性が高い。

中枢性甲状腺機能低下症

a）臨床所見

　無気力、易疲労感、眼瞼浮腫、寒がり、体重増加、動作緩慢、嗜眠、記憶力低下、便秘、

嗄声などいずれかの症状
b）検査所見
遊離 T_4 低値で TSH が低値〜正常

中枢性甲状腺機能低下症
a）およびb）を有するもの

除外規定
甲状腺中毒症の回復期、重症疾患合併例、TSH を抵下させる薬剤の服用例を除く。

付記　1．視床下部性甲状腺機能低下症の一部では TSH 値が $10\,\mu U/ml$ くらいまで逆に高値を示すことがある。
　　　2．中枢性甲状腺機能低下症の診断では下垂体ホルモン分泌刺激試験が必要なので、専門医への紹介が望ましい。

4．甲状腺機能低下症診断フローチャート

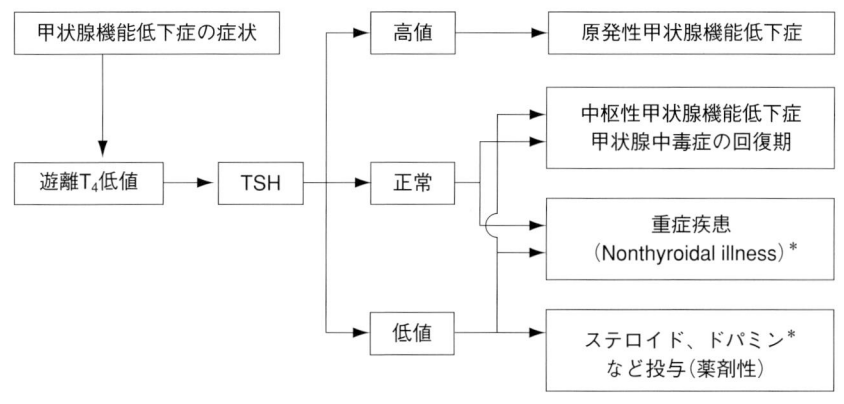

```
甲状腺機能低下症の症状
         ↓
     遊離T₄低値 → TSH ─┬─ 高値 ──→ 原発性甲状腺機能低下症
                      │
                      ├─ 正常 ──┬─→ 中枢性甲状腺機能低下症
                      │         │   甲状腺中毒症の回復期
                      │         │
                      │         └─→ 重症疾患
                      │             （Nonthyroidal illness）*
                      │
                      └─ 低値 ──→ ステロイド、ドパミン*
                                   など投与（薬剤性）
```

*甲状腺機能低下症の症状は伴わない

5．慢性甲状腺炎（橋本病）の診断ガイドライン

a）臨床所見
　1．びまん性甲状腺腫大
　　　但しバセドウ病など他の原因が認められないもの
b）検査所見
　1．抗甲状腺マイクロゾーム（または TPO）抗体陽性
　2．抗サイログロブリン抗体陽性
　3．細胞診でリンパ球浸潤を認める
1）慢性甲状腺炎（橋本病）

a）およびb）の1つ以上を有するもの

付記
　1．他の原因が認められない原発性甲状腺機能低下症は慢性甲状腺炎(橋本病)の疑いとする。
　2．甲状腺機能異常も甲状腺腫大も認めないが抗マイクロゾーム抗体およびまたは抗サイログロブリン抗体陽性の場合は慢性甲状腺炎(橋本病)の疑いとする。
　3．自己抗体陽性の甲状腺腫瘍は慢性甲状腺炎(橋本病)の疑いと腫瘍の合併と考える。
　4．甲状腺超音波検査で内部エコー低下や不均一を認めるものは慢性甲状腺炎(橋本病)の可能性が強い。

6．慢性甲状腺炎(橋本病)診断フローチャート

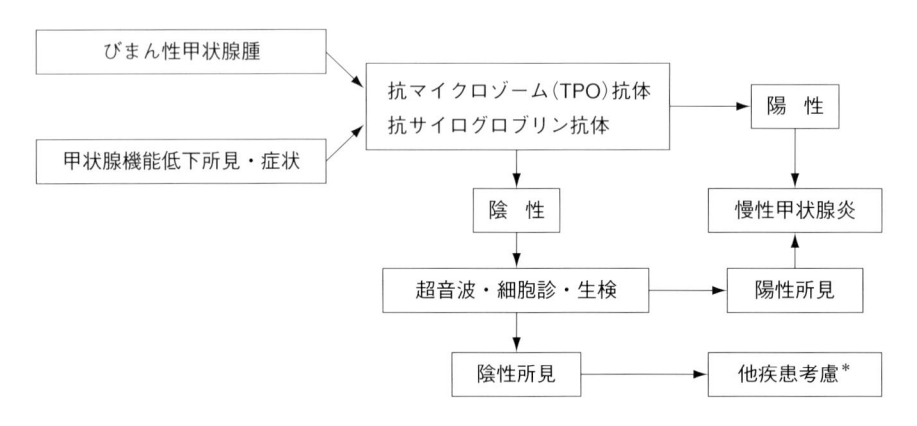

```
びまん性甲状腺腫 ──┐
                    ├─→ 抗マイクロゾーム(TPO)抗体 ──陽性──→ 慢性甲状腺炎
甲状腺機能低下所見・症状 ┘    抗サイログロブリン抗体
                                    │
                                   陰性
                                    ↓
                            超音波・細胞診・生検 ──陽性所見──→ 慢性甲状腺炎
                                    │
                                  陰性所見 ──→ 他疾患考慮＊
```

＊単純性甲状腺腫や腺腫様甲状腺腫など

7．無痛性甲状腺炎の診断ガイドライン

a）臨床所見
　1．甲状腺痛を伴わない甲状腺中毒症
　2．甲状腺中毒症の自然改善(通常3ヵ月以内)
b）検査所見
　1．遊離T$_4$高値
　2．TSH低値(0.1μU/ml以下)
　3．抗TSH受容体抗体陰性
　4．放射性ヨード(またはテクネシウム)甲状腺摂取率低値
1）無痛性甲状腺炎
　　a）およびb）のすべてを有するもの
2）無痛性甲状腺炎の疑い
　　a）のすべてとb）の1～3を有するもの

除外規定
　甲状腺ホルモンの過剰摂取例を除く

付記
　1．慢性甲状腺炎(橋本病)や寛解バセドウ病の経過中発症するものである。
　2．出産後数ヵ月でしばしば発症する。
　3．甲状腺中毒症状は軽度の場合が多い。
　4．病初期の甲状腺中毒症が見逃され、その後一過性の甲状腺機能低下症で気づかれることがある。
　5．抗TSH受容体抗体陽性例が稀にある。

8．無痛性甲状腺炎診断のフローチャート

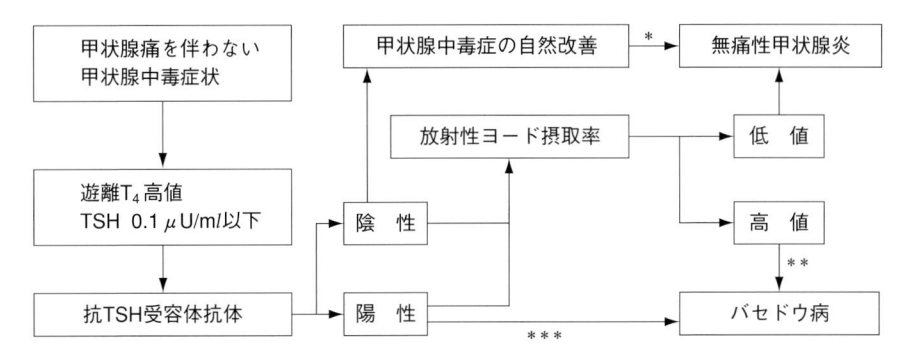

*　　TSHの一過性上昇がみられない場合は、一過性バセドウ病の可能性もある。
**　稀ではあるがhCG過剰(妊娠、腫瘍など)、TSH受容体異常症の鑑別が必要である。
***稀ではあるが抗TSH受容体抗体弱陽性の無痛性甲状腺炎を否定できない。

9．亜急性甲状腺炎(急性期)の診断ガイドライン

a）臨床所見
　有痛性甲状腺腫
b）検査所見
　1．CRPまたは赤沈高値
　2．遊離 T_4 高値、TSH 低値($0.1\mu U/ml$ 以下)
　3．甲状腺超音波検査で疼痛部に一致した低エコー域

1）亜急性甲状腺炎
　a)およびb)のすべてを有するもの
2）亜急性甲状腺炎の疑い
　a)とb)の1および2

除外規定

　橋本病の急性増悪、嚢胞への出血、急性化膿性甲状腺炎、未分化癌

付記
　1．上気道感染症状の前駆症状をしばしば伴い、高熱をみることも稀でない。
　2．甲状腺の疼痛はしばしば反対側にも移動する。
　3．抗甲状腺自己抗体は原則的に陰性であるが経過中弱陽性を示すことがある。
　4．細胞診で多核巨細胞を認めるが、腫瘍細胞や橋本病に特異的所見を認めない。
　5．急性期は放射線ヨード（またはテクネシウム）甲状腺摂取率の低下を認める。

10．亜急性甲状腺炎（急性期）診断フローチャート

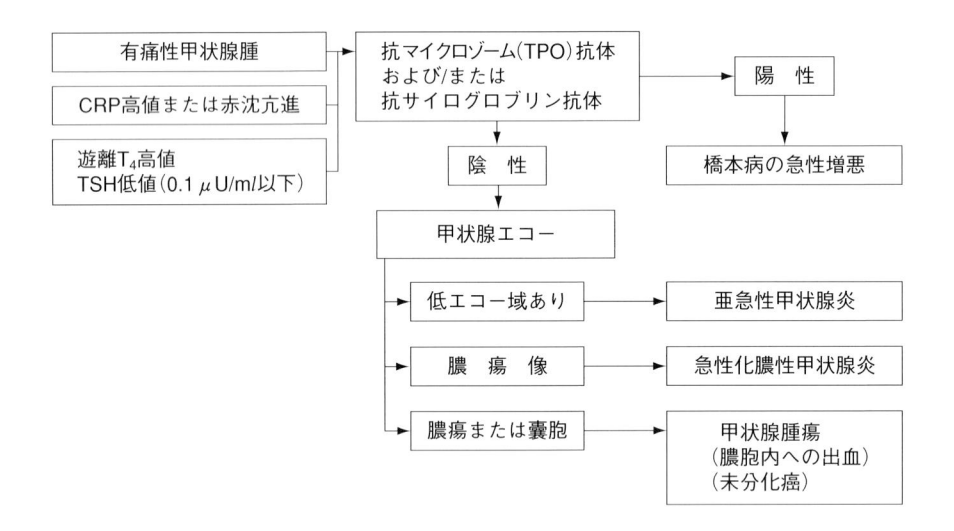

```
有痛性甲状腺腫         抗マイクロゾーム(TPO)抗体
                      および/または                → 陽 性
CRP高値または赤沈亢進   抗サイログロブリン抗体
                              ↓                      ↓
遊離T₄高値                   陰 性              橋本病の急性増悪
TSH低値(0.1μU/ml以下)          ↓
                           甲状腺エコー
                              ↓
                         → 低エコー域あり    → 亜急性甲状腺炎
                         → 膿 瘍 像          → 急性化膿性甲状腺炎
                         → 膿瘍または嚢胞    → 甲状腺腫瘍
                                               （嚢胞内への出血）
                                               （未分化癌）
```

注）診断フローチャートは第6次案による[2]。

（日本甲状腺学会担当　網野　信行）

◆文献　1）日本甲状腺学会ホームページ（www.thyroid.umin.ac.jp）
　　　　2）満間照典，ほか：甲状腺疾患診断ガイドライン；バセドウ病・甲状腺機能低下症・無痛性甲状腺炎・慢性甲状腺炎（橋本病）・亜急性甲状腺炎．ホルモンと臨床 50：643-663，2002．

2 甲状腺 PEIT に関するガイドライン

1．甲状腺嚢胞

1．適応について
(1) 90％以上が嚢胞性であり、排液後の再貯留例を原則とする
(2) 悪性が否定されていること
(3) 臨床的に圧迫その他の症状が存在していること
(4) 超音波ガイド下に確実に穿刺可能な部位に病変があること
(5) 十分なインフォームド・コンセントのもとに患者の了解が得られていること

以上の5つの条件をすべて満たす症例を適応とする。但し、以下の場合は除外する。
除外項目
1) 対側に反回神経麻痺が存在する場合
2) 巨大嚢胞は十分な治療効果が得られない可能性が高いので原則として適応としない

2．手技について
(1) 装置について
  7.5 MHz以上、電子リニアスキャン、メカニカルセクタスキャンを使用、空間解像度は0.5 mm以上。カラードプラ機能を有している装置を用いることが望ましい。
(2) 穿刺針について
  嚢胞内に穿刺針を留置して操作を行う。このため留置用専用針の使用が望ましい。
(3) エタノール注入について
  注入にあたってはリークを生じないよう細心の注意を払う。
  あらかじめ嚢胞液を十分に排液しておく。十分なエタノール濃度を確保するため、エタノール注入は2回に分けて行うことが望ましい。初回注入のエタノールを十分に除去後、再注入を施行する。
  注入量は約2 mlまでを目安とする。
(4) 合併症について
  反回神経麻庫、疼痛、血腫、を起こすことがあるので慎重に対処する。

2．機能性甲状腺結節

1．適応について
(1) 血中甲状腺ホルモン高値、およびTSHの抑制が認められること
(2) 甲状腺シンチグラフィーでhot noduleが確認されること

(3) 悪性が否定されること
(4) 超音波ガイド下に確実に穿刺可能な部位に病変があること
(5) 十分なインフォームド・コンセントのもとに患者の了解が得られること

以上の5つの条件をすべて満たす症例を適応とする。
但し、以下の場合は除外する。

除外項目
(1) 対側に反回神経麻痺が存在する場合
(2) 結節サイズが長径4cm以上の場合
　　注：高齢者などで手術のリスクが高い場合にはこの限りではない

2．手技について

(1) 装置について
7.5MHz以上、電子リニアスキャンを使用、空間解像度は0.5mm以上、カラードプラ機能を有する装置を用いること。

(2) 穿刺針について
22G程度で先端を確実に確認可能なものとする。

(3) エタノール注入について
注入にあたってはリークを生じないよう細心の注意を払う。超音波学的に計測された体積の50%もしくは2mlまでを目安とする。
機能結節内の血流評価を行い、血流消失ないし減少を確認する。

(4) 合併症について
反回神経麻痺、疼痛、血腫を起こすことがあるので慎重に対処する。

(伴　良雄、貴田岡正史)

◆文献　1) 貴田岡正史, ほか：甲状腺エタノール注入療法. 第6巻, 伴　良雄(編), pp4-6, 甲状腺PEIT研究会, 東京, 2002.
　　　　2) 貴田岡正史, ほか：甲状腺エタノール注入療法. 第7巻, 伴　良雄(編), pp43-44, 甲状腺PEIT研究会, 東京, 2003.

3 甲状腺疾患手術に関するクリニカルパス

氏名（自筆）

入院スケジュール(局所麻酔)　　入院担当医　　説明看護師

	／　(　)～ 入　院～	／　(　) ～手術前日	／　(　) 手　術〔 午 前・午 後 〕 手　術　前	手　術　後	／　(　) 手 術 後 1 日 目	／　(　) 手 術 後 2 日 目	／　(　) 手 術 後 3 日 目	／　(　) 退　　院
患者様の状態	□病状を理解し、手術を受けられる □不安やわからないことを言葉で表現できる □手術の準備ができる		達成できたものにチェック☑を入れてください 患者様サイン（　　） 看護師サイン（　　）	□症状（息苦しさ・痛み・吐気・しびれ・むせなど）がある時、言える □病棟内歩行ができる □食事が無理なく食べられる			患者様サイン（　　） 看護師サイン（　　）	□退院後の生活がわかる 患者様サイン（　　） 看護師サイン（　　）
検査	□採血（あり・なし）				□ 7：00 採血（あり・なし）		□ 7：00　採血	
処置	火・土は回診があります	□10：30　手術前チェック ※1	手術入室予定時間 〔　　～　　〕頃 □入室準備 （手術着着がえ・整髪）	●傷に管が入っています※2 ……→ ●20：30医師回診		□ 10：30 ●抜糸 ●傷をテープで固定 ●傷の管を抜きます※6		□10：30テープ交換 日曜・祝日退院の方は前日の午後に行ないます
点滴			□8：30 点滴の管を挿入 □10：30 点滴の管を挿入 点滴開始	□点滴……→	10：00 点滴の管を抜きます			
内服	持ってきたお薬の確認をします 指示のあるお薬を飲んでください		□7：00　普段飲んでいる朝のお薬がある方は少量のお水で飲んでください	□夕 夕食後から痛み止めなどのお薬を飲みます 今まで飲んでいた薬も再開です　※4	□朝 □昼 □夕	□朝 □昼 □夕	□朝 □昼 □夕	□朝
生活・安静	手術に向けて体調を整えましょう 禁煙			（1・3・6）時間 ベッドで安静※2 安静解除後から 歩行出来ます 最初は看護師が 付き添います※3	歩行可能 □夕方～ 手術後のストレッチ体操※5 首をかばいすぎず徐々に普通の生活に戻しましょう	ストレッチ体操 □朝 □昼 □夕	ストレッチ体操 □朝 □昼 □夕	
説明・指導	□病棟の案内（看護師） □入院スケジュールの説明（看護師） □治療計画説明（医師） □お薬説明（薬剤師）	14：00手術時間をお知らせします □手術室看護師の訪問 パンフレット『全身麻酔で手術を受ける方』使用	手術後の必要物品を床頭台の上にご用意お願いします。 □タオル　□体温計 □パジャマ　□ティッシュ □薬	ご家族へ手術結果説明 ●手術終了後、手術室で説明をします。ご家族の方は、病室又はラウンジでお待ちください ●病棟を離れる際は、看護師にお知らせください ご家庭以外に説明を希望される場合は、事前にお知らせください	パンフレットの使い方 ●実施を確認した項目は□にチェック☑を記入してください ●（　）には必要事項を記入してご利用ください ●※数字…詳しい説明は「入院のご案内」・「手術から退院まで」を参照にしてください ●常にベッドの上に出してご利用ください	□お薬説明（薬剤師）	□退院計画書説明（医師） 退院当日になる場合もります	□退院指導（看護師） □テープ交換説明（看護師） パンフレット『入院のご案内』使用 □退院のお薬説明（薬剤師） □会計（11：00前後） ●日曜・祭日退院の方は上記内容を前日に行ないます ●12:00までに退室お願いします
清潔		□入浴	男性の方は起床後ヒゲを剃ってください	安静解除後体を拭き・着替え 看護師がお手伝いします	蒸しタオルで体を拭いてください		□シャワー ※7	
食事	食事摂取量 ごはん　おかず 昼（　／　） 夕（　／　）	朝　普通食（　／　） 昼　普通食（　／　） 夕　普通食（　／　） 夕食以降禁食 午前手術の方、 21時以降水分中止	禁食 午後手術の方、 7時以降水分中止	●（1・3）時間後飲水できます 初めての飲水は看護師が付き添います ●夕～食事開始 5分粥　全粥 （　　／　　）	朝　7分粥食（　／　） 昼　うどん（　／　） 夕　全粥（　／　）	朝　普通食（　／　） 昼　普通食（　／　） 夕　普通食（　／　）	朝　普通食（　／　） 昼　普通食（　／　） 夕　普通食（　／　）	朝　普通食（　／　）
排泄	トイレ回数 7：00～7：00 （尿：　便：　）	トイレ回数 （尿：　便：　）	トイレ回数 7：00～手術まで （尿：　便：　）	●安静中は、ベッド上で排泄 ●安静解除後、トイレに行けます トイレ回数 手術後～7：00まで （尿：　便：　）	トイレ回数 （尿：　便：　）	トイレ回数 （尿：　便：　）	トイレ回数 （尿：　便：　）	
体温・要望	14：00（　） 19：00（　）	7：00（　） 14：00（　） 19：00（　）	7：00（　） 14：00（　）	19：00（　）	7：00（　） 14：00（　） 19：00（　）	7：00（　） 14：00（　） 19：00（　）	7：00（　） 14：00（　） 19：00（　）	7：00（　）

●状態により予定変更することもあります　その都度お知らせいたしますので、ご了承ください

図 1.　甲状腺手術入院中患者用クリニカルパス（局所麻酔）

氏名（自筆）					入院スケジュール(全身麻酔)	入院担当医	説明看護師	
	／（ ）〜 入　院〜	／（ ） 〜手術前日	／（ ） 手　術〔 午 前・午 後 〕 手　術　前	手　術　後	／（ ） 手 術 後 1 日 目	／（ ） 手 術 後 2 日 目	／（ ） 手 術 後 3 日 目	／（ ） 退　　院
患者様の状態	□病状を理解し、手術を受けられる □不安やわからないことを言葉で表現できる □手術の準備ができる		達成できたものに チェック☑を入れてください 患者様サイン（ ） 看護師サイン（ ）	□症状（息苦しさ・痛み・吐気・しびれ・むせなど）がある時、言える □病棟内歩行ができる □食事が無理なく食べられる			患者様サイン（ ） 看護師サイン（ ）	□退院後の生活がわかる 患者様サイン（ ） 看護師サイン（ ）
検査	□採血（あり・なし）				□ 7：00　採血 □ 13：00 胸部Ｘ線		□ 7：00　採血	
処置	火・土は回診があります	□10：30　手術前チェック ※1	手術入室予定時間 〔　　〜　　〕頃 □入室準備 （手術着着がえ・整髪）	●酸素3時間使用※2 ●傷に管が入っています※2⋯⋯➤ ●弾性ストッキング ・間欠的空気圧迫器※2⋯⋯➤ ●20：30　医師回診	8：00　除去	□ 10：30 ●抜糸 ●傷をテープで固定 ●傷の管を抜きます ※6		□ 10：30テープ交換 日曜・祝日退院の方は前日の午後に行ないます
点滴			□8：30　□10：30 点滴の管を挿入　点滴の管を挿入 点滴開始	点滴⋯⋯➤	10：00　点滴			
内服	持ってきたお薬の確認をします 指示のあるお薬を飲んでください		□7：00　普段飲んでいる朝のお薬がある方は少量のお水で飲んでください	痛い時・気持ち悪い時は注射などで対応いたします※2 □今まで飲んでいた薬も再開します	□朝 □昼 □夕 朝食後から痛み止めなどのお薬を飲みます※4	□朝 □昼 □夕	□朝 □昼 □夕	□朝
生活・安静	手術に向けて体調を整えましょう 禁煙			●ベッドで安静※2 ●3時間後座れます 最初は看護師が付き添います	8：00　歩行可能※3 □夕方〜ストレッチ体操※5 首をかばいすぎず徐々に普通の生活に戻しましょう	ストレッチ体操 □朝 □昼 □夕	ストレッチ体操 □朝 □昼 □夕	
説明・指導	□病棟の案内（看護師） □入院スケジュールの説明（看護師） □治療計画説明（医師） □お薬説明（薬剤師）	14：00手術時間をお知らせします □手術室看護師の訪問 パンフレット『全身麻酔で手術を受ける方』使用	手術後の必要物品を床頭台の上にご用意お願いします。 □タオル　□体温計　□パジャマ □ティッシュ　□下着　□歯ブラシ □歯磨き粉　□ストロー　□コップ □紙パンツ　□薬	ご家族へ手術結果説明 ●手術終了後、手術室で説明をします。ご家族の方は、病室又はラウンジでお待ちください ●病棟を離れる際は、看護師にお知らせください	パンフレットの使い方 ●実施を確認した項目は□にチェック☑を記入してください ●（　　）には必要事項を記入してご利用ください ●※数字…詳しい説明は「入院のご案内」・「手術から退院まで」を参照にしてください ●常にベッドの上に出してご利用ください	□お薬説明（薬剤師）	□退院計画書説明（医師） 退院当日になる場合もります	□退院指導（看護師） □テープ交換説明（看護師） パンフレット『入院のご案内』使用 □退院のお薬説明（薬剤師） □会計（11：00前後） ●日曜・祭日退院の方は上記内容を前日に行ないます ●12:00までに退室お願いします
清潔		□入浴	男性の方は起床後 ヒゲを剃ってください	□体拭き・着替え 看護師がお手伝いします			□シャワー ※7	
食事	食事摂取量 ごはん　おかず 昼（　／　） 夕（　／　）	朝　普通食（ ／ ） 昼　普通食（ ／ ） 夕　普通食（ ／ ） 夕食以降禁食 午前手術の方、 21時以降水分中止	禁食 午後手術の方、 7時以降水分中止	手術3時間後飲水できます 初めての飲水は看護師が付き添います	朝　流動食（ ／ ） 昼　5分粥（ ／ ） 夕　うどん（ ／ ）	朝　全粥（ ／ ） 昼　全粥（ ／ ） 夕　全粥（ ／ ）	朝　普通食（ ／ ） 昼　普通食（ ／ ） 夕　普通食（ ／ ）	朝　普通食（ ／ ）
排泄	トイレ回数 （尿：　便：　）	トイレ回数 （尿：　便：　）	トイレ回数 （尿：　便：　）	手術中に尿の管を入れます※2⋯⋯➤	8：00　管を抜きます トイレ回数 （尿：　便：　）	トイレ回数 （尿：　便：　）	トイレ回数 （尿：　便：　）	
体温	14：00（　） 19：00（　）	7：00（　） 14：00（　） 19：00（　）	7：00（　） 14：00（　）		7：00（　） 14：00（　） 19：00（　）	7：00（　） 14：00（　） 19：00（　）	7：00（　） 14：00（　） 19：00（　）	7：00（　）

●状態により予定変更することもあります　その都度お知らせいたしますので、ご了承ください

図 2. 甲状腺手術入院中患者用クリニカルパス(全身麻酔)

■附録

退院後の生活
退院指導時に看護師がこちらの冊子を使用して説明をします

●生活一般について
　入院生活や手術のため、体力・筋力が落ちています。ご自身の体力に合わせて日常生活を徐々に戻していってください。手術の内容や年齢によって多少個人差もありますが、1〜2週間程すれば日常生活の復帰が可能です。詳細については、手術後主治医に確認してください。

項目	経過／安静期間	注意点
日常生活	1週	1週間はあごを持ち上げないでください。約1年は傷跡の日焼け予防をしてください。
食生活	1週	食事制限はありません。飲酒はなるべく控えるようにしましょう。
仕事　学業事務	1〜2週	デスクワークは、ご自身の体力に合わせて無理せず開始してください。
仕事　肉体労働	1〜3週	約2週間は控えることをお勧めします。仕事の内容により異なりますので医師に確認してください。
スポーツ	1〜4週	退院後初めての外来診察時に医師に確認してください。
自転車・車の運転	1〜3週	左右の安全確認がしっかりでき自信がついてから運転してください。長距離や不慣れな道の運転は2〜4週間控えてください。
荷物の運搬	1週	重たい荷物、長時間手荷物を運ぶ場合などは、首に負担がかかりますので控えてください。
美容院	1週	上向きでの洗髪は次回受診日までは控えてください。
入浴　退院〜1週目		テープを貼ったまま胸まで湯船につかれます。ぬれた場合は乾いたタオルでそっと抑えるように拭いてください。
入浴　2週目以降		テープを貼ったまま、首まで湯船につかれます。
入浴　3週目以降		テープ交換の日はテープをはがして入浴して傷を洗ってください。傷口は円を描くように優しく洗ってください。傷口が乾燥していない場合は、その箇所のみテープを貼ったまま入浴してください。

●妊娠について
　病気の種類によっては、手術後、半年ほど、甲状腺機能が低下する場合があります。妊娠を希望される方は、医師に相談してください。

●歯の治療
　甲状腺ホルモンの状態により、血液が止まりにくくなる場合がありますので、手術後1ヵ月以内に歯の治療または抜歯をされる方は、医師に相談してください。

●外科的治療
　甲状腺ホルモンが安定するまでは、手術など外科的治療を行う場合は、必ず医師に連絡、相談してください。

●退院後の診察
　手術後、1ヵ月・3ヵ月・6ヵ月・1年後の通院が目安になります。退院後の定期健診時に血液検査・超音波検査・CTなどを実施します。

図 3. 退院時資料

（伊藤公一）

◆文献　1）伊藤公一：甲状腺機能亢進症の手術療法に関するクリニカルパス．ホルモンと臨床 50：1073, 2002.
　　　　2）伊藤公一：外科クリニカルパスの実際．p82，小西敏郎，武藤正樹（編），金原出版，東京，2002.

4 甲状腺に関連する症候群

●anti-thyroid hormone antibody syndrome(甲状腺ホルモン自己抗体症候群)

甲状腺ホルモン(T_4、T_3)に対する自己抗体を有する例をいう[1]。両抗体を有する例もある。1956年、Robbinsらが甲状腺乳頭癌女性患者の血清中にT_4結合性γグロブリンの存在を報告[2]。RIAによるT_4、T_3の測定値が異常高値を示す。最近のFT_4、FT_3の測定法ではほとんど影響はみられない。

橋本病、バセドウ病のほか、結節性およびびまん性甲状腺腫、非甲状腺疾患などでもみられる。サイログロブリン抗体(TgAb)陽性の例に多い。病態への影響はない。

1) 坂田茂樹:抗チクログロブリン抗体と抗甲状腺ホルモン抗体. 医学のあゆみ 157:20, 1991.
2) Robbins J, et al:An unusual instance of thyroxine-binding by human serum gammaglobulin. J Clin Endocrinol Metab 16:537, 1956.

●Bamforth syndrome(Bamforth症候群)

先天性甲状腺機能低下症、口蓋裂、後鼻孔閉鎖、ちぢれ毛髪をきたす症候群[1]。常染色体9q22にある転写因子 thyroid transcription factor 2(TTF2)の変異による。

このほか転写因子に関与する TTF1[2]、PAX8[3,4]の変異によるもの、*TPO*遺伝子プロモーター領域の転写活性障害[5]なども明らかにされている。

1) Clifton-Bligh RJ, et al:Mutation of the gene encoding human TTF-2 associated with agenesis, cleft palate and choananl atresia. Nat Genet 19:399, 1998.
2) Iwatani N, et al:Deletion of NKX2.1 gene encoding thyroid transcription factor-1 in two siblings with hypothyroidism and respiratory failure. J Pediatr 137:272, 2000.
3) Macchia PE, et al:PAX8 mutations with congenital hypothyroidism caused by thyroid dysgenesis. Nat Genet 19:83, 1998.
4) Tell G, et al:Structural defects of a Pax8 mutant that give rise to congenital hypothyroidism. Biochem J 341(pt 1):89, 1999.
5) Vilain C, et al:Autosomal dominant transmission of congenital thyroid hypoplasia due to loss-of-function of PAX8. J Clin Endocrinol Metab 86:234, 2001.

●carpal tunnel syndrome(手根管症候群)

甲状腺機能低下に伴う粘液の蓄積が正中神経を圧迫することによると考えられる。甲状腺機能低下症では手根管症候群が6.7～10％にみられる[1]。

$L-T_4$の補充療法により劇的に改善し、ほかの原因によるものとの鑑別にもなる。また四肢の関節や筋肉の痛みやこわばりがしばしばみられる[2]。

1) Frymoyer JW, et al:Carpal-tunnel syndrome in patients with myxedematous arthropathy. J Bone Joint Sug Am 55A:78, 1973.
2) Hill SR Jr, et al:The role of the endocrine glands in rheumatic disease. Arthritis and allied conditions, 7th ed, Hollander JL(ed), p597, Lea & Febiger, Philadelphia, 1966.

●Cowden syndrome(Cowden 症候群)

　皮膚、乳腺、甲状腺、消化管、中枢神経系の多発性過誤腫を Cowden 症候群といわれるが、乳腺癌、甲状腺癌、子宮内膜癌への進展の危険性が高い。染色体 10 q 23 にある癌抑制遺伝子 *PTEN* 遺伝子の胚細胞性変異が同定されている[1)2)]。PTEN は脱リン酸化作用をもつフォスファターゼとして機能するが、甲状腺癌組織では PTEN の発現低下が起こっている[3)]。

1) Waite KA, et al：Protean PTEN；form and function. Am J Human Genet 70：829, 2002.
2) Whiteman DC, et al：Nuclear PTEN expression and clinicopathologic features in a population-based series of primary cutaneous melanoma. Int J Cancer 99：63, 2002.
3) Bruni P, et al：PENT expression is reduced in a subset of sporadic thyroid carcinomas；evidence that PENT-growth suppressing activity in thyroid cancer cells mediated by p27kip1. Oncogene 19：3146, 2000.

●EMO syndrome(EMO 症候群)

　1967 年、Braun-Falco らは甲状腺機能亢進症の治療中に、眼球突出(exophtalmos)、前脛骨部粘液水腫(Myxedema circumscriptum pretibialea)、肥大型骨関節症(osteoarthropathia hypertrophicans)がみられる例を報告した[1)]。眼球突出、前脛骨部粘液水腫を有する例は TRAb、特に TSAb が高値の例が多い。肥大型骨関節症の成因は明らかでない。

　肥大型骨関節症は手指、足趾の腫脹を伴う。手指、足趾の変化は thyroid acropachy といわれる。典型例は中手骨にみられ、骨変化のほか、ばち指、腫脹、痛みのないこわばりがみられる[2)]。

1) Braun-Falco O, et al：Exophthalmus-myxedema circumscriptum praetibisle-osteoarthropathia hypertrophicans. Munch Med W0chenschr 109：1523, 1967.
2) Gimlette TMD：Thyroid acropachy. Lancet 1：22, 1960.

●endocrine psycho-syndrome(内分泌性精神症候群)

　気分障害、不安障害、統合失調症、緊張性障害、人格変化、認知障害が甲状腺、副腎、副甲状腺の機能異常症で、しばしばみられる。甲状腺機能亢進症ではうつ気分、高揚、易怒性などの気分障害、全般的不安障害、パニック障害、強迫性障害、統合失調症、感情不安定、ストレスに対する過剰な反応などの人格変化、せん妄、意識障害、知覚障害などの認知障害がみられる。甲状腺機能低下症では気分障害、不安障害、人格変化、認知障害がみられる。「バセドウ病の心理的側面」の項(196 頁)参照。

●euthyroid sick syndrome

　「非甲状腺疾患における甲状腺ホルモン異常」の項(420 頁)参照。

●Gardner syndrome(Gardner 症候群)

　家族性大腸ポリポーシスには甲状腺乳頭癌が合併する。染色体 5 q 21 にある癌抑制遺

伝子 APC 遺伝子の胚細胞性不活性化変異が同定されている[1]。家族性大腸ポリポーシスの変異型である Gardner 症候群は大腸ポリポーシスほかに、小腸ポリポーシス、骨腫、線維腫、脂肪腫、直腸癌、甲状腺乳頭癌が合併する頻度が高い[2)-4)]。

1) Groden J, et al：Identification and characterization of the familial adenomatous polyposis coli gene. Cell 66：589, 1991.
2) Camiel MR, et al：Association of thyroid carcinoma with Gardner's syndrome in siblings. N Engl J Med 278：1056, 1968.
3) Bell B, et al：Familial adenomatous polyposis (Gardner's syndrome) and thyroid carcinoma；a case report and review of the literature. Dig Dis Sci 38：185, 1993.
4) 田中宜之，ほか：Gardner 症候群に甲状腺癌を伴った 1 例．日外会誌 95：716, 1994.

● Hoffmann syndrome（Hoffmann 症候群）

　クレチン症に筋肥大、動作緩慢、筋力低下を伴う場合を Kocher-Debré-Sémélaigne 症候群といわれるが、成人の甲状腺機能低下症で上記のほかに、有痛性筋痙攣、偽性ミオトニー現象を伴う場合、Hoffmann 症候群という[1]。偽性ミオトニー現象とは筋叩打直後の筋局所の隆起（mounding 現象）で、隆起部には活動電位はみられない（electric silence）。これらの現象は補充療法によって消失する[2]。

1) Hoffmann J：Weitere Beitrag zur Lehre von der Tetenie. Deutsch Z Nervenheik 9：278, 1897.
2) 杉田幸二郎：14 系統的または内科疾患に伴う神経障害 甲状腺機能低下症．神経内科書，豊倉康夫（編），朝倉書店，東京，p 957, 1987.

● Hollander syndrome（Hollander 症候群）

　1964 年、Hollander らにより報告された、家族歴を有した先天性聾と甲状腺腫を主徴とする症候群[1]。同様の徴候を示す Pendred 症候群とは Pendred 症候群が有機化障害をきたすペンドリン遺伝子変異に対して、本症候群では KClO4 による放出試験陰性で、MIT（monoiodotyrosine）と DIT（diiodotyrosine）の縮合（coupling）障害が推定されている。原著以外には報告はみられず、病因は不詳。甲状腺腫の組織像は過形成。MIT と DIT の縮合にはサイログロブリン構造が重要で、その遺伝子異常が推測される。「Pendred 症候群」（404 頁）の項参照。

1) Hollander CS, et al：Congenital deafness and goiter. Am J Med 37：630, 1964.

● hungry bone syndrome（飢餓骨症候群）

　甲状腺機能亢進症や副甲状腺機能亢進症など骨吸収亢進が持続した状態で、副甲状腺が摘出された場合、術後には骨に血中カルシウムやリンが集積する骨形成亢進が起こり、低カルシウム血症、テタニーをきたす。この状態を hungry bone syndrome という。急性期にはカルシウム製剤の静脈内投与を行い、比較的大量の活性型ビタミン D_3 製剤を投与する。

　甲状腺機能亢進症の手術では副甲状腺が温存されれば軽度の低カルシウム血症で済み、回復する。温存が確認されない場合には切除組織から副甲状腺を取り出し、前腕内側に移

植される。副甲状腺機能亢進症では萎縮したほかの副甲状腺が回復すれば一過性のテタニーで済む。

●hypoparathyroid-Addison-monilia(HAM) syndrome(副甲状腺機能低下症-アジソン病-モニリア症候群)

特発性副甲状腺機能低下症、特発性 Addison 病、皮膚粘膜カンジダ症を合併する病態を HAM 症候群という。本邦での報告は稀である。多腺性自己免疫症候群1型の項(510頁)参照。

●Johanson-Blizzard syndrome(Johanson-Blizzard 症候群)

1971年、Johanson & Blizzard により報告された、鼻翼欠損、先天性難聴、甲状腺機能低下症、小人症、永久歯欠損、吸収不全を特徴とする症候群[1]。外胚葉系の低形成(欠損)と膵外分泌機能不全を主徴とし、1/3 程度に甲状腺機能低下症の合併がみられるが、原因は不詳。常染色体劣性遺伝を示す[2,3]。

1) Johanson A, Blizzard R：A syndrome of congenital aqplasia of the alae nasi, deafness, hypothyroidism, dwarfism, absent permanent teeth, and malabsorption. J Ped 79：982, 1971.
2) 田口 勉，ほか：Johanson-Bizzard 症候群の姉妹例．日小児会誌 85：312, 1981.
3) McKusick VA：Johanson-Bizzard syndrome. The Mendelian Inheritance in Man, p1486, Johns Hopkins Univ. Press, Minesota, 1992.

●Kocher-Debré-Sémélaigne syndrome(Kocher-Debré-Sémélaigne 症候群)

クレチン症に筋肥大、動作緩慢、筋力低下を伴う場合をいう[1]。全身の著明な肥大、筋力低下、動作緩慢さらに精神発達遅延は補充療法により、消失する。筋肥大は全身の骨格筋に広範性あるいは限局した筋群にみられる。成人の甲状腺機能低下症でみられる Hoffmann 症候群では近位筋に限局していることが多い[2]。

1) Debré R, et al：Syndrome of diffuse muscular hypertrophy in infants causing athletic appearance. Its connection with congenital myedema. Am J Dis Child 50：1351, 1935.
2) 木下真男，ほか：Hollander 症候群と De'bre-Se'me'laigne 症候群．神経内科 16：308, 1982.

●low T₃ syndrome(低 T₃症候群)

「非甲状腺疾患における甲状腺ホルモン異常」の項(420頁)参照。

●Marine-Lenhart 症候群(Marine-Lenhart 症候群)

1911年に Marine & Lenhart により報告された症候群で[1]、Plummer 病に Basedow 病が合併した症候群である。Plummer 病が先行し、Basedow 病が合併する場合と Basedow 病が先行し、Plummer 病が合併する場合があり，後者の方が多い[2]。

1) Marine D, Lenhart CH：Pathological anatomy of exophthalmic goiter. Arch Intern Med 8：265, 1911.
2) 佐々木信介，ほか：TSAb 陽性を示した Plummer 病の一例．日内分泌会誌 77(Suppl)11, 2001.

● Modigliani syndrome(モディリアーニ症候群)

Swan neck といわれる白鳥の頸部に似た形の人は甲状腺腫があるように錯覚される。これはイタリア人画家アメデオ・モディリアーニ(1884〜1920)の描く人物の頸部の特徴と似ていることより、Modigliani syndrome とも呼ばれる[1]。

1) 高松順太：Modigliani syndrome. Thyroid Clinical Information. 帝国臓器製薬 7(1), 2002.

● multiple endocrine neoplasia type 1(多発性内分泌腫瘍 1 型：MEN-1)

副甲状腺機能亢進症、膵島腫瘍、下垂体腫瘍を合併する。膵島腫瘍としては Zollinger-Ellison 症候群を示すガストリノーマ、インスリノーマ、WDHA(watery diarrhea, hypokalemia, achylia)症候群を呈する VIP(vasodilating intestinal polypeptide)分泌腫瘍、PP(pancreatic polypeptide)分泌腫瘍があり、下垂体腫瘍としてはプロラクチノーマ、GH 産生腫瘍、ACTH 産生腫瘍のほかに、non-functioning tumor がある。カルチノイド腫瘍も併発する。

常染色体優性遺伝で、原因遺伝子は常染色体 11 q 13 にある[1]、癌抑制遺伝子の突然変異で、2 対の対立遺伝子が共に不活性化されたときに腫瘍が発生する[2]。

副甲状腺過形成/副甲状腺多発性腺腫 85〜95％、膵島腫瘍 30〜80％(ガストリノーマ 50％、インスリノーマ 20％、VIP 分泌腫瘍およびグルカゴノーマ 10％以下、下垂体腫瘍 15〜50％(プロラクチノーマ 75％、GH 産生腫瘍および ACTH 産生腫瘍 15％)といわれる[3]。

1) Richard III CW, et al：A radiation hybrid map of the proximal long arm of human chromosome 11 containing the multiple endocrine neoplasia type 1(MEN-1) and bcl-1 disease loci. Am J Hum Genet 49：1189, 1991.
2) Chandrasekharappa SC, et al：Positional cloning of the gene for multiple endocrine neoplasia type 1. Science 276：404, 1997.
3) Veldhuis JD, et al：Surgical versus medical management of multiple endocrine neoplasia(MEN)type 1. J Clin Endocrinol Metab 82：357, 1997.

● multiple endocrine neoplasia type 2(多発性内分泌腫瘍 2 型：MEN-2)

臨床像より 2 a と 2 b の 2 つに分類される。いずれも甲状腺髄様癌、褐色細胞腫を高率に併発し、2 a では副甲状腺腫ないし過形成を伴う。2 b では多発性粘膜神経腫を伴い、長身、やせ型、クモ状指趾、筋発育不全、脊椎の変形、関節過伸展などの Marfan 症候群様体型を示す。副甲状腺腫ないし過形成の合併は稀。

常染色体優性遺伝で、原因遺伝子は常染色体 10 q 11.2 のセントロメア領域にある RET 癌原遺伝子にある。原因は父親の精子形成時の de novo 変異による RET のエクソン 16 のコドン 918 でメチオニンからスレオニンへのミスセンス点突然変異による[1,2]。これによりチロキシンキナーゼの恒常的活性化により、甲状腺 C 細胞、副腎髄質の多中心的過形成を経て腫瘍が発生する。コドン 918 以外の変異も知られている[3]。甲状腺髄様癌 100％、副腎褐色細胞腫 50〜60％、副甲状腺機能亢進症 20％といわれる[4]。

稀に ACTH など異所性ホルモン分泌による Cushing 症候群などの paraneoplastic syndrome を呈する。また皮膚苔鮮性アミロイドーシス、Hirschsprung 病を合併することがある。

MEN-2 B は MEN-2 A より予後不良で、5 年生存率 80％、10 年生存率 50％といわれる。「甲状腺髄様癌と MEN-2 型の診断と治療」(316 頁)の項参照。

1) Hofstra RM, et al：A mutation in the RET proto-oncogene associated with multiple endocrine neoplasia type 2B and sporadic medullary trhyroid carcinoma. Nature 367：374, 1994.
2) Eng C：Seminars in medicine of the Beth Israel Hospital, Boston, The RET proto-oncogene in multiple endocrine neoplasia type 2 and Hirschsprung's disease. N Eng J Med 335：943, 1996.
3) Kawai K, et al：Tissue-specific carcinogenesis in transgenic mice expressing the RET proto-oncogene with a multiple endocrine neoplasia type 2A mutations. Cancer Res 60：5254, 2000.
4) 小原孝男，ほか：多内分泌腺腫症(MEN)．日内会誌 86：1202, 1997.

● multiple mucosal neurinoma syndrome（多発性粘膜神経腫症候群）

生直後ないし幼少期に口唇、舌、口腔内、眼瞼に粘膜神経腫が出現し、口唇、舌の肥厚、眼瞼の外反、鼻翼の開大による特異な顔貌、Marfan 症候群様の体型を呈する症候群。甲状腺髄様癌、褐色細胞腫を高率に合併する。稀に副甲状腺腫ないし過形成を伴う。multiple endocrine neoplasia type 2 B (MEN-2 B) に分類される。「甲状腺髄様癌と MEN-2 型の診断と治療」(316 頁)の項参照。

● mutant TSH receptor syndrome（変異 TSH 受容体症候群）

TSH 受容体の点突然変異により発生する。機能性甲状腺結節[1]、非自己免疫性先天性甲状腺機能亢進症[2]、非自己免疫性先天性甲状腺機能低下症が知られている。機能性甲状腺結節は Pulammer 病で、体細胞性変異による。後 2 者は杯細胞性変異による。

非自己免疫性先天性甲状腺機能低下症では TSH 受容体変異のほかに、Tg、TPO[3]、ペンドリン、NIS[4] 遺伝子変異によるものがある。

1) Pama J, et al：Somatic mutations in the thyrotropin receptor gene cause hyperfunctioning thyroid adenomas. Nature 365：649, 1993.
2) Duprey L, et al：Germinal mutations in the thyrotropin receptor gene cause non-autoimmune autosomal dominant hyperthyroidism. Nat Genet 7：396, 1994.
3) Bakker B, et al：Two decades of screening for congenital hypothyroidism in The Netherlands；TPO gene mutations in total iodide organification defects (an update). J Clin Endocrinol Metab 85：3708, 2000.
4) Fujiware H, et al：A novel V59E missense mutation in the sodium iodide symporter gene in a family with iodide transport defect. Thyroid 10：471, 2000.

● non-thyroid illness syndrome

「非甲状腺疾患における甲状腺ホルモン異常」(420 頁)の項参照。

● Pendred syndrome

「Pendred 症候群」(404 頁)の項参照。

● polyglandular autoimmune syndrome（多腺性自己免疫症候群）

3タイプに分類される。1型は特発性Addison病に、特発性副甲状腺機能低下症と皮膚カンジダ症の合併を主体としたもの、2型は特発性Addison病に、自己免疫性甲状腺疾患、主に橋本病とインスリン依存性糖尿病（IDDM）を高頻度に合併するもの、3型は特発性Addison病を欠き、自己免疫性甲状腺疾患、IDDM、悪性貧血を合併するものに分けられる。

原因遺伝子は21q22.3にあるautoimmune regulator gene（AIRE1）で、エクソン8の13-bpの欠損とエクソン6のR257X変異が高頻度にみられる。

1型はhypoparathyroid-Addison-monilia（HAM）syndrome（副甲状腺機能低下症-アジソン病-モニリア症候群）といわれていた病態である。橋本病、IDDMの合併は少ない（10％）。性腺機能不全（自己免疫性卵巣不全）、脱毛症、尋常性白斑、悪性貧血、吸収不全症候群、自己免疫性活動性肝炎の合併がみられる（10〜60％）。

多くは皮膚カンジダ症で発症し、副甲状腺機能低下症は5歳以下で発症。特発性Addison病の発症ピークは12〜13歳である。

2型のうち、特発性Addison病と橋本病の合併はSchmidt症候群といわれる。これに半数以上にIDDMの合併がみられる。稀に自己免疫性下垂体炎や視床下部炎を合併する。2型はIDDMが先行し、Addison病の発症ピークは30歳代で、橋本病は同時か後発する。

3型は自己免疫性甲状腺疾患、IDDM、悪性貧血のほかに、重症筋無力症、原発性胆汁性肝硬変、白斑、脱毛症、Sjögren症候群などを合併する。

特発性Addison病の自己抗原はステロイド21-ヒドロキシラーゼ、IDDMのそれは膵β細胞のグルタル酸脱炭酸酵素（GAD）、原発性胆汁性肝硬変のそれはミトコンドリア内脱水素酵素などが明らかにされている。

● postpartum autoimmune endocrine syndrome（出産後自己免疫性甲状腺疾患）

1977年、網野らにより提唱された症候群[1]。妊娠による免疫抑制が出産により消失し、その跳ね返りとして、潜在性自己免疫性甲状腺炎が増悪し発症するといわれる。一般妊婦の4.4％にみられるという。5つのタイプに分けられる[2]。①出産後1〜3ヵ月に破壊性甲状腺中毒症を示し、引き続き一過性甲状腺低下症または永続性甲状腺機能低下症を示すもの。②出産後2〜4ヵ月に一過性甲状腺中毒症を示すもの。③出産後1〜2ヵ月に破壊性甲状腺中毒症を認めず、永続性または一過性甲状腺低下症を示すもの。④出産後3〜4ヵ月、時には6ヵ月頃より徐々に発生する永続性甲状腺中毒症、すなわちバセドウ病を示すもの。⑤出産後早期に破壊性甲状腺中毒症を示し、引き続き永続性甲状腺中毒症、すなわちバセドウ病を発生するもの。妊婦680例の出産後3〜8ヵ月における検索による発生頻度は一過性甲状腺中毒症1.9％、一過性甲状腺中毒症に続き一過性甲状腺低下症1.0％、永続性甲状腺中毒症0.15％、一過性甲状腺低下症1.2％、永続性甲状腺機能低下症0.15％である

という。「バセドウ病と妊娠・産後」(146頁)の項参照。

1) Amino N, et al：Transient postpartum hypothyroidism；fourteen cases with autoimmune thyroiditis. Ann Intern Med 87：155, 1977.
2) Amino N, et al：High prevalence of transient post-partum thyrotoxicosis and hypothyroidism. N Eng J Med 306：849, 1982.

● Refetoff syndrome(Refetoff 症候群)

甲状腺ホルモン不応症で、甲状腺ホルモン受容体(T_3受容体)の機能低下が原因となる症候群である[1]。FT_4高値にかかわらず、TSH が抑制されない。全身型、下垂体型、末梢組織型の 3 群に分類される。全身型では甲状腺機能低下症を示すものと甲状腺機能正常のものがある。下垂体型は甲状腺機能亢進症を示す。末梢組織型は機能低下症を示すが、稀である。

原因の多くは T_3 受容体の β 遺伝子の点突然変異による。異常 T_3 受容体がヘテロ二量体を形成することによるドミナントネガティブ効果によって生じる。SITSH(不適切 TSH 分泌症候群)および「甲状腺ホルモン不応症の診断と治療」(293 頁)の項参照。

1) Refetoff S, et al：Familial syndrome combining deaf-mutism, stippled epiphyses, goiter, and abnormally high PBI；possible target organ refractoriness to thyroid hormone. J Clin Endocrinol Metab 27：279, 1967.

● Schmidt syndrome(Schmidt 症候群)

1926 年、Schmidt らは非結核性副腎皮質低下症に慢性甲状腺炎が合併した 2 例を報告し、独立した症候群とした[1]。polyglandular autoimmune syndrome(多腺性自己免疫症候群)2 型に分類されている[2]。同項(510 頁)参照。

1) Schmidt MB, et al：Eine biglandulate Erkrankung (Nebennieren und Schilddruse) bei Morbus Addisonii. Verh Dtsch Ges Pathol 21：212, 1926.
2) Neufeild M, et al：Two types of autoimmune Addison's disease associated with different polyglandular autoimmune(PGA) syndromes. Med 60：355, 1981.

● Sipple syndrome(Sipple 症候群)

1961 年、Sipple により記載された症候群[1]。甲状腺髄様癌と褐色細胞腫の合併例で、multiple endocrine neoplasia type 2(多発性内分泌腫瘍 2 型：MEN-2)に属する。

同項(508 頁)および「甲状腺髄様癌と MEN-2 型の診断と治療」(316 頁)の項参照。

1) Sipple JH：The association of phenochromocytoma with carcinoma of thyroid gland. Am J Med 31：163, 1961.

● Syndrome of inappropriate secretion of TSH(SITSH)(不適切 TSH 分泌症候群)

1975 年、Gershengorn & Weintraub により提唱された病態[1]。甲状腺機能亢進症があるのにかかわらず、血中 TSH が検出されるものである。眼球突出や甲状腺抗体は陰性で

ある。①下垂体TSH産生腫瘍、②選択的下垂体甲状腺ホルモン不応症、③下垂体TSH産生腫瘍もなく、選択的下垂体甲状腺ホルモン不応症もなく、甲状腺機能亢進症を示す例[2]、がある。甲状腺機能亢進症の1%はSITSHによると考えられる。

②はT$_3$受容体β遺伝子のT$_3$結合部位の点突然変異によることが明らかにされた。

下垂体内では血中由来のT$_3$より、下垂体細胞内でT$_4$→T$_3$変換酵素Ⅱ型により変換された内因性T$_3$の占める割合が大きいためにT$_4$→T$_3$変換酵素Ⅱ型の障害によりSITSHを示す場合[3]、甲状腺ホルモンの膜透過性異常によると考えられる例[4]、またTSH分泌あるいは抑制因子が明らかにされ、TRH過剰状態あるいはソマトスタチンやドパミン[5]の不足状態ではSITSH類似の病態を示す。「甲状腺ホルモン不応症の診断と治療」(293頁)および「TSH産生腫瘍の診断と治療」(298頁)の項参照。

1) Gershengorn M, et al：Thyrotropin-induced hyperthyroidism caused by selective pituitary resistance to thyroid hormone. A new syndrome of "inappropriate secretion of TSH". J Clin Invest 56：633, 1975.
2) 松田 彰, ほか：不適切TSH分泌症候群. ホルモンと臨床 45(Suppl)：61, 1997.
3) Rosler A, et al：Familial hyperthyroidism due to inappropriate thyrotropin secretion successfully treated with triiodothyronine. J Clin Endocrinol Metab 54：76, 1982.
4) Wortsman J, et al：Familial resistance to thyroid hormone associated with decreased transport across the plasma membrane. Ann Intern Med 98：904, 1983.
5) Takamatsu J, et al：Bromocriptine therapy for hyperthyroidism due to increased thyrotropin secretion. J Clin Endocrinol Metab 58：934, 1984.

● Turcot syndrome (Turcot症候群)

家族性腺腫性大腸ポリポーシスのほかに、脳腫瘍、甲状腺乳頭癌の合併が高頻度にみられる。第5染色体5q21にある*APC*遺伝子不活性化変異が同定されている[1)2)]。Gardner syndromeの項(505頁)参照。

1) Koot RW, et al：Polyposis coli, craniofacial exostosis and astrocytoma；the concomitant occurrence of the Gardner's and Turcot syndromes. Sur Neurol 45：213, 1996.
2) Cetta F, et al：Thyroid carcinoma usually occurs in patients with familial adenomatous polyposis in the absence of biallelic inactivation of the adenomaous polyposis colli gene. J Clin Endocrinol Metab 86：427, 2001.

● Wermer syndrome (Wermer症候群)

1954年、Wermerにより記載された症候群[1]。遺伝性の副甲状腺機能亢進症、膵ランゲルハンス島腫瘍、下垂体腫瘍を合併する。multiple endocrine neoplasia type 1 (多発性内分泌腫瘍1型：MEN-1)に属する。同項(508頁)参照。

1) Wermer P：Generic aspect of adenomatosis of endocrine glands. Am J Med 16：363, 1954.

(伴　良雄)

5 甲状腺関連検査項目

検査項目	正式名	種類[分子量]	説明
T_4	thyroxine [3、5、3'、5'-tetraiodothyronie]	アミン（ホルモン）[776.87]	甲状腺で生成される甲状腺ホルモン。血中濃度はイムノアッセイで測定される。
T_3	triiodothyronine [3、5、3'-triiodothyronine]	アミン（ホルモン）[650.98]	主に末梢細胞で5'-脱ヨード酵素により、生成される。イムノアッセイで測定される。
rT_3	reverse triiodothyronine [3、3'、5'-triiodothyronine]	アミン（ホルモン）[650.98]	末梢細胞で5-脱ヨード酵素により、生成される非活性型ホルモン。RIAで測定される。
T_3U	triiodothyronine uptake	測定法	血中T_4値の指標。血清に標識T_3を加え、非結合標識T_3を測定する。
FT_4	free thyroxine	遊離型サイロキシン	TBGなどの蛋白に非結合の血中T_4。総T_4の0.1%程度。基準値0.8〜1.8ng/dl。
FT_3	free triiodothyronine	遊離型トリヨードサイロニン	蛋白非結合血中T_3。総T_3の0.01%程度。基準値3〜5 pg/ml。
TSH	thyroid stimulating hormone ; thyrotropin	糖蛋白（ホルモン）[30kDa]	下垂体TSH細胞で、TRHの刺激で生成され、T_4のnegative feedbackを受ける。
TRAb	TSH receptor antibody	抗体	TSH受容体抗体。TBII（TSH binding inhibitor immunoglobulin）で、甲状腺を刺激。
TSAb	thyroid stimulating antibody	抗体	甲状腺の刺激抗体で、培養甲状腺細胞のcAMPの産生量を指標にして測定される。
TSBAb	thyroid stimulation blocking antibody	抗体	TSH作用（cAMP産生）を抑制する抗体。粘液水腫をきたす。
Tg	thyroglobulin	糖蛋白[66万]	甲状腺特異蛋白で、AITDや過形成、腫瘍で、血中に漏出する。
TGPA	thyroglobulin perticle aglutination test	抗体測定法	サイロイドテスト。Tg感作ゼラチン粒子を用いた間接凝集Tg抗体測定法
anti-TgAb	anti-thyroglobulin antibody	抗体測定法	抗Tg抗体の高感度定量法
MCPA	macrosome perticle aglutination test	抗体測定法	マイクロゾーム・テスト。甲状腺マイクロゾーム感作ゼラチン粒子を用いた間接凝集測定法
anti-TPOAb	anti-thyroperoxidase antibody	抗体測定法	抗TPO抗体の高感度定量法
TBG	thyroxine binding globulin	糖蛋白[54kDa]	甲状腺ホルモン結合蛋白。アルブミン、プレアルブミン（トランスサイレチン）より、親和性が強い。
TRH試験	thyropropin releasing hormone test	負荷試験	合成TRHを静脈内負荷し、下垂体TSH産生細胞からのTSHの分泌能をみる試験。
パークロレイト放出試験	percrolate releasing test	負荷試験	摂取されたI-123はヨードが有機化されないとパークロレイトの投与で、放出され、低下する。
RAIU	radioactive iodine uptake	測定法	I-123を投与後、3時間の甲状腺摂取率をみる試験。Tc-99 mも用いられる。

（伴　良雄）

和文索引

あ

アイソトープ療法　18
アデノウイルス　475
アポトーシス　381
アミオダロン　42,356,428
アルブミン　345,410
　　——異常症　413
亜急性甲状腺炎　7,39,53,117,306
悪性甲状腺腫　63
悪性リンパ腫　67,115
　　——,甲状腺原発　331

い

インターフェロン　357,381,429
インターロイキン　381
インデラル®　191
異好性抗体　300
異所性甲状腺　104
萎縮性甲状腺炎　40
遺伝子治療　469
遺伝子発現調節領域　370
遺伝子発現プロフィール　434
遺伝性TBG欠損症　412
遺伝性TBG減少症　412
遺伝性TBG増加症　412
遺伝性髄様癌　317
一塩基多型　365,370
一過性甲状腺機能低下症　39,40,250,252,259
　　——,クッシング術後　41
　　——,産後　41
　　——,新生児　41
一過性中枢性甲状腺機能低下症　169
一過性バセドウ病　7
咽頭食道透視　307
陰イオン交換体　404

え

エスケープ現象　171,260
エタノール注入療法　240,310
　　——限界　314
　　——適応　314
　　——方法　311
永続性(非可逆性)甲状腺機能低下症　39,250,252
塩化タリウム　107
塩酸アミオダロン　260

お

オクトレオチド　303

か

カテプシンB　344
カテプシンD　344
カテプシンH　344
カテプシンL　344
カルシウム依存性NADPHオキシダーゼ　343
カルシトニン　66,317
　　——分泌細胞　309
ガンマナイフ　304
下咽頭梨状窩瘻　309
下垂体TSH分泌　36
下垂体性甲状腺機能低下症　38
下垂体性甲状腺ホルモン不応症　169
可逆性甲状腺機能低下症　36,39,41,401
家族性甲状腺癌　444
家族性髄様癌　66
家族性大腸ポリポーシスに合併する甲状腺乳頭癌　444
過機能性結節　60
過酸化水素の生成　343
過剰ヨード　42
　　——摂取　41
過テクネチウム酸　107
芽細胞発癌説　434
外因性甲状腺ホルモン中毒症　106
外因性潜在性甲状腺機能亢進症　243
外眼筋抗原　122
外部被曝　456
核溝　65
核内封入体　65
乾燥甲状腺　285
寛解判定　93
寛解率　180
幹細胞危機　437
感音性難聴　404
関節リウマチ　377
眼窩MRI　130
眼窩減圧手術　133
眼窩症　127,130
　　——の活動性　130
眼球突出　119,126
　　——症　136,176,350
眼筋の牽引試験　133
眼瞼手術　132
眼瞼遅滞　127
癌幹細胞　435
癌胎児性フィブロネクチン　435
癌免疫療法　471

き

キュリー　104
気管食道瘻　154
奇形　147
飢餓骨症候群　506
期外収縮　190
機能性結節性病変　238,239
機能性甲状腺結節　499,509
偽性ミオトニー現象　506
喫煙　415
急性化膿性甲状腺炎　306
　　——,経梨状窩瘻性　306

急速進行性腎炎　211
強皮症　378
筋小胞体　186
禁煙　123, 418

く

クッシング術後一過性甲状腺機
　能低下症　41
クッシング術後甲状腺機能異常
　症　41
クリニカルパス　501
クレチン症　259, 265, 396, 506,
　507
グレーフェ徴候　3
空腹・飢餓状態　422

け

ケモカイン　381
外科手術適応　218
経皮的エタノール注入療法
　70, 73, 74, 97, 226, 240
経梨状窩瘻性急性化膿性甲状腺
　炎　306
血管雑音　391
血管新生　471
結節性甲状腺腫　60
結節性腫大　174
健康食品　242
顕性甲状腺機能低下症　248,
　252
原発性眼障害　126

こ

コレステロール　193
コンドロイチン硫酸　135
広範浸潤型濾胞癌　65
甲状腺亜全摘　454
　　──出術　150
甲状腺悪性腫瘍　112
甲状腺幹細胞　435
甲状腺癌　310, 457, 463
　　──検診　453
　　──取扱い規約　453
　　──，家族性　444

　　──，小児　457
　　──，非髄様癌　448
　　──，分化型　81, 85, 463
甲状腺機能亢進症　42, 237
　　──，外因性潜在性　243
　　──，新生児　167
　　──，潜在性　243
　　──，内因性潜在性　243
　　──，妊娠初期一過性　146
　　──，非自己免疫性　240
甲状腺機能性結節　69
甲状腺機能低下症　20, 22, 36,
　39, 41, 50, 247, 356, 464
　　──からの回復　41
　　──治療　36
　　──，下垂体　38
　　──，可逆性　36, 39, 41, 401
　　──，顕性　248, 252
　　──，甲状腺性　39
　　──，新生児　157
　　──，先天性　259, 265
　　──，潜在性　43, 248, 280
　　──，中枢性　274
　　──，橋本病による　36
　　──，薬剤による　42
甲状腺クリーゼ　139, 149
甲状腺原発悪性リンパ腫　331
甲状腺細胞障害　356
甲状腺刺激抗体　120, 174
甲状腺刺激阻害抗体　121
甲状腺刺激ホルモン　345
　　──受容体　374
甲状腺刺激ホルモン放出ホルモ
　ン　274, 345
甲状腺刺激ホルモンレセプター
　363
甲状腺疾患診断ガイドライン
　493
甲状腺腫　404
　　──，結節性　60
　　──，腺腫様　63, 69, 117
　　──，胎児　157
　　──，中毒性多結節性　23,
　238, 239
甲状腺腫瘍内感染　306
甲状腺重量　21
甲状腺髄様癌　316, 508

甲状腺性(原発性)甲状腺機能低
　下症　39
甲状腺摂取率　103
甲状腺全摘出術　463
甲状腺中毒症　45, 139, 237
　　──の鑑別　93
　　──の症状　3
　　──，新生児一過性　169
　　──，人為的　242
　　──，妊娠　7, 146, 241
　　──，ハンバーガー　242
　　──，破壊性　307
　　──，無欲性　197
甲状腺摘除術　178
甲状腺特異的自己抗体　356
甲状腺乳頭癌　81, 111, 113,
　310, 391
　　──，家族性大腸ポリポーシ
　スに合併する　444
甲状腺の切除範囲　81
甲状腺嚢胞　499
甲状腺微小癌　453
甲状腺分化癌　81, 85, 463
甲状腺ペルオキシダーゼ　343,
　356
甲状腺ホルモン　36, 265, 286
　　──合成障害　261
　　──受容体　485
　　──製剤　37
　　──貯蔵　344
　　──投与の中止　43
　　──濃度　4
　　──分泌・代謝・排泄　36, 37
　　──補充療法　36
　　──薬　285, 291
甲状腺ホルモン自己抗体症候群
　504
甲状腺ホルモン不応症　39,
　293, 485
　　──，下垂体性　169
甲状腺傍濾胞細胞　66
甲状腺未分化癌　67, 115, 322
甲状腺濾胞細胞　473
好中球減少症　206
抗TG抗体　47
抗TPO抗体　47
抗TSH受容体抗体　9, 174

索 引

抗凝血薬療法 185
抗凝固薬 191
抗原呈示細胞 381
抗甲状腺自己抗体 480
抗甲状腺マイクロゾーム抗体陽性 34
抗甲状腺薬 174, 177, 178, 204, 212
　　──（作用機序） 212
　　──（種類） 212
　　──（相互作用） 215
　　──（飲み忘れの対処） 215
　　──（服用法） 213
　　──投与 143
　　──療法 9
抗甲状腺薬の副作用 204, 214
　　──（肝機能障害） 205
　　──（関節痛） 206
　　──（皮膚症状） 205
　　──（無顆粒球症） 205
抗好中球細胞質抗体 178, 209
抗サイログロブリン抗体 362
　　──陽性 34
後鼻孔閉鎖 154
高脂血症 282
高心拍出性心不全 188
高齢者 22
　　──バセドウ病の臨床症状 182
合成 T_4 製剤 37
骨粗鬆症 176, 244
混合性結合組織病 379

さ

サイトカイン 381, 422
サイロキシン 341
　　──結合グロブリン 345, 410
　　──結合プレアルブミン 410
サイログロブリン 36, 343, 356, 435, 481, 513
　　──遺伝子 373
　　──濃度 465
サプレッサー T 細胞 481
砂粒腫 113

砂粒小体 65
細菌培養 307
細胞死 381
細胞障害性 T 細胞 359
細胞診 110
催奇形性 154
鰓後体 309
三尖弁閉鎖不全 188
産後 254
　　──一過性甲状腺機能低下症 41
　　──の亢進症 152
残置量 221

し

シェーグレン症候群 378
シンチグラフィ 239
ジョードチロシン 343
自然治癒 308
刺激抗体 41
脂肪組織 350
視床下部性・下垂体性（二次性）甲状腺機能低下症 39
視床下部の TRH 36
視神経網膜症 129
自己抗体 359, 377
　　──, 甲状腺特異的 356
自己免疫疾患 480
自己免疫性甲状腺疾患 363, 370
　　──, 出産後 510
自殺遺伝子 470
児の中枢性低下症 149
失感情症 199
実験的自己免疫性甲状腺炎 480
手根管症候群 504
主要組織適合遺伝子 482
主要組織適合抗原遺伝子複合体 364
腫瘍壊死因子 381
腫瘍シンチグラフィ 107
授乳 151
周期性四肢麻痺 47
重症筋無力症 379
重症バセドウ病眼症 21

重症複合免疫不全 481
絨毛性疾患 241
縮合 344
　　──障害 506
出産後甲状腺炎 32
出産後甲状腺機能異常症 254
出産後甲状腺機能異常症候群 47
出産後自己免疫性甲状腺疾患 510
出産後自己免疫性甲状腺症候群 254
除細動 191
小児甲状腺癌 457
小児バセドウ病 174
上眼瞼挙筋の異常 127
上眼瞼後退 126, 127
上直筋群の異常 127
上輪部角結膜炎 128
食道閉鎖 154
心不全 184
心房細動 184, 191, 244
新生児一過性甲状腺機能低下症 41
新生児一過性甲状腺中毒症 169
新生児甲状腺機能亢進症 167
新生児甲状腺機能低下症 157
新生児スクリーニング 259
新生児の亢進症 148
新生児バセドウ病 21, 167
人為的甲状腺中毒症 242

す

スニップ 370
髄様癌 66, 114
　　──, 家族性 66
　　──, 微小 454

せ

セレニウム 356
成長加速 175
成長障害 178
精神神経症状 175
精神発達遅滞 175

摂取率測定　104
先天性甲状腺機能低下症　259, 265
先天性聾　506
穿刺吸引細胞診　62, 63, 65, 109, 110
腺腫様結節　63
腺腫様甲状腺腫　63, 69, 117
潜在性甲状腺機能亢進症　243
潜在性甲状腺機能低下症　43, 248, 280
潜在性自己免疫性甲状腺炎　31
線維芽細胞株　473
全ゲノム関連解析　367
全国疫学調査　143
全身性エリトマトーデス　377
全身性硬化症　378
前脛骨粘液水腫　4
前脛骨部限局性粘液水腫　135
前庭水管の拡大　406

そ

増殖因子　381
増殖型ウイルス　471
臓器特異的自己免疫性疾患　356
側鎖の変化　345
続発性眼障害　127

た

タバコ　415
ダウン症　262
他葉亜全摘　223
多因子病　370
多型　370
多腺性自己免疫症候群　510
多発性筋炎　378
多発性内分泌腫瘍1型　508
多発性内分泌腫瘍2型　508
多発性内分泌腺腫瘍症　66
多発性内分泌腫瘍症2A型　316
多発性粘膜神経腫症候群　509
体細胞機能獲得性遺伝子変異　169

胎児期亢進症　149
胎児亢進症　149
胎児甲状腺腫　157
胎児造影　259
胎児毒性　156
胎児の心音数　150
胎盤通過性　149, 156
脱アミノ化　345
脱炭酸化　345
脱ヨード化　341, 345
脱ヨード酵素Ⅰ型　345
脱ヨード酵素Ⅱ型　345
脱ヨード酵素Ⅲ型　345
脱ヨード代謝経路　422
炭酸リチウム　216, 428
蛋白分解　344

ち

チアマゾール　163, 212
　――の毒性　159
チェルノブイリ　457
チラーヂンS®　37
知能障害　265
遅発性新生児甲状腺機能亢進症　168
中枢性甲状腺機能低下症　274
中毒性多結節性甲状腺腫　22, 238, 239
超音波ガイド下穿刺吸引細胞診　96
超音波検査　63

て

低T$_3$症候群　420, 507

と

トランスサイレチン　345
トランスジェニックマウス　483
トリヨードサイロニン　341
頭蓋骨早期癒合　170
頭皮欠損　154
洞調律　191

な

ナトリウム/ヨードシンポーター　342
内因性潜在性甲状腺機能亢進症　243
内視鏡手術　218
内部被曝　456, 457
内分泌性精神症候群　505
内用療法管理料　18
難聴　406

に

二次性徴　176
乳頭癌　81, 111, 113, 310, 391
　――, 微小　454
　――, 濾胞型　113
妊娠　20, 254
　――悪阻　241
妊娠甲状腺中毒症　7, 146, 241
妊娠初期一過性甲状腺機能亢進症　146

ぬ

ヌードマウス　481

ね

粘液水腫性昏睡　38
粘膜関連リンパ組織リンパ腫　331

は

ハンバーガー甲状腺中毒症　242
バセドウ病　3, 18, 24, 42, 135, 146, 218, 260, 347, 363
　――クリーゼの診断基準　141
　――実験モデル　475
　――精神症状　196, 198
　――治療　9
　――, 小児　174

索引

――, 新生児 21, 167
バセドウ病眼症 119, 125, 176, 417
　――の放射線治療 131
バセドウ病の産後 151
　――の再発と対処 151
パークロレイト 404
　――放出試験 406, 513
破壊性甲状腺炎 39, 46, 59
破壊性甲状腺中毒症 307
肺出血 211
肺腎症候群 211
胚細胞機能獲得性遺伝子変異 169
橋本病 31, 36, 39, 47, 135, 254, 280, 331, 363, 480
　――による甲状腺機能低下症 36
　――の経過観察 249
　――の自然経過 247
　――の予後 249

ひ

びまん性甲状腺腫 3
びまん性大細胞型B細胞リンパ腫 331
ヒアルロン酸 135
ヒト主要組織適合抗原(HLA)遺伝子 370
皮膚筋炎 378
非甲状腺疾患 420
非自己免疫性甲状腺機能亢進症 240
非髄様癌甲状腺癌 448
非脱ヨード代謝経路 422
費用効果分析 22
微細石灰化像 64
微小浸潤型濾胞癌 65
微小髄様癌 454
微小乳頭癌 454
頻回分割照射 326

ふ

ブルイ 391
ブロッキング抗体 40, 41, 42, 121, 349, 513
　――陽性 41
プランマー病 22, 69, 238
プレドニゾロン 430
プロピルチオウラシル 163, 178, 204, 209, 212, 261
　――の毒性 159
不適切TSH分泌 298
　――症候群 511
　――状態 293
浮腫 193
副甲状腺機能低下症-アジソン病-モニリア症候群 507, 510
副腎皮質ホルモン 143
副腎不全 38
複視・外眼筋障害 129
複視治療 133
分化型甲状腺癌 81, 85, 463

へ

ヘルパーT細胞 481
ベクレル 104
ペンドリン 343
ペンドレッド症候群 404
片葉全摘 223
変異TRのノックインマウス 489
変異TSH受容体症候群 509

ほ

ホルモン欠乏 36
ポジトロン断層検査 108
補充療法 36
抱合体形成 345
放射性ヨード 103, 177
　――甲状腺摂取率 4
　――治療 174, 177, 179
放射性ヨウ素 18
　――摂取率 21
放射線 456
　――療法 18, 335
放出試験 107
胞状奇胎 241

ま

マイクロサテライト多型 370
マススクリーニング 92, 265
末端肥大症 392
慢性甲状腺炎 31, 117, 260, 280

み

ミューラー筋 127
未分化癌 67, 115, 322
未分化転化 323

む

ムチン沈着症 135
無顆粒球症 178
無機ヨード 143, 392
　――薬 216
無痛性甲状腺炎 6, 32, 39, 45, 151, 250
無欲性甲状腺中毒症 197

め

メチマゾール 178, 204, 261
面接の重要性 201

も

モディリアーニ症候群 508
モノヨードチロシン 343

や

やせ薬 426
薬剤相互作用 288
薬剤による甲状腺機能低下症 42
薬物の母乳移行性 162

ゆ

有機化障害 107
有効半減期 21

よ

ヨード　9,249,356,397
　　——化反応　343
　　——過酸化　343
　　——欠乏　399
　　——再利用　344
　　——制限　104,463
　　——摂取量　394
　　——代謝　342
　　——濃縮障害　394
　　——バセドウ　240
　　——有機化障害　404
ヨード過剰　400
　　——摂取　259
ヨードチロシン　343,344
　　——脱ハロゲン酵素　344
ヨウ素の制限　21
予後不良因子　251
抑制補充治療　12

ら

卵巣甲状腺　240

り

リオチロニンナトリウム　285,287
リチウム　9
リバース T_3　341,421
リンパ行性転移　391
リンパ腫性甲状腺腫　480
リンパ節郭清　83
利尿薬　191,193
良性腫瘍の手術療法　70

れ

レボチロキシンナトリウム　285,287

ろ

濾胞型乳頭癌　113
濾胞癌　65,82,114
濾胞細胞による再吸収　344
濾胞腺腫　63,116
瘻孔摘除術　308

欧文索引

2q33　372
5'脱ヨード酵素　421
6q21　371
8q24　373
20q11　372

α サブユニット　299,345
β サブユニット　345
β 遮断薬　216
β ブロッカー　143,178,190
γ グロブリン大量療法　137

A

acropathy　138
active hormone　36
AFTN (autonomously functioning thyroid nodule)　63
AITD (autoimmune thyroid disease)　363,370
Alexythymia　199
amiodarone　42
angiogenesis factor　392
anti-TgAb　513
anti-TPOAb　513
APC　381
APC 遺伝子　446
apical iodide transporter　343
ATD　174,177,178,204,212
autoimmune atrophic thyroiditis　40
autoimmune goitrous (Hashimoto's) thyroiditis　39
Autonomous Functioning Toxic Nodule　69

B

Bamforth 症候群　504
Bq　104
BRAF　436
Braf 遺伝子　439
bruits　391
BUF (Buffalo rat)　482
Burch & Wartofsky　141

C

C 細胞　309
C cell　66
Ca^{2+}　186
Ca ブロッカー　190
CD20　354
CD28/CTLA-4　384
CD40L/CD40　384
CD40 遺伝子　372
CD80・CD86　384
CD95 (Apo-1)　384
CD95 (Fas)　384
CD95L　384
cDNA microarray 法　389
CEA　66
CHOP 療法　336
chronic thyroiditis　31
Ci　104
CMT (combination therapy)　335
CMVPTC (cribriform-morula variant of papillary thyroid

索 引

carcinoma） 445
cold nodule 60,106
coupling 506
Cowden 症候群 505
cribriform-morular variant 441
CTLA-4（Cytotoxic T lymphocyte antigen-4）遺伝子 372

D

D-thyroxine 172
Dalrymple 徴候 119
DEHAL1 344
destructive thyroiditis 59
DIT（diiodotyrosine） 343, 344,389
DLBCL（diffuse large B-cell lymphoma） 331
DUOX1 344
DUOX2 344

E

EAT（experimetal autoimmune thyroiditis） 480
EIT（Ethanol Injection Therapy） 310
EMO 症候群 505
euthyroid Graves' disease 3, 8,119
euthyroid Graves' ophthalmopathy 119
euthyroid ophthalmic Graves' disease 119
euthyroid sick syndrome 420,505
exophthalmos producing substance 348
extra-nuclear 187

F

factitious thyrotoxicosis 242
FAP（familial adenomatous polyposis） 444
feedback 36

FHR 150
FMTC（familiar medullary carcinoma of the thyroid） 66
FNMTC（Familial Non-Medullary Thyroid Carcinoma） 448
follicular carcinoma 65
follicular variant 113
founder effect 394
FT_3 513
FT_4 513

G

G 蛋白 239
gain of function mutation 389
Gardner 症候群 505
GD（Graves disease） 363
Graefe 徴候 3
Gsα 239
gsp 遺伝子 438
GTH（gestational transient hyperthyroidism） 146,241
GTT（gestational transient thyrotoxicosis） 146,241
GWAS（genome-wide association study） 367

H

hCG 241
heterophilic antibody 300
HLA 364
HLA 遺伝子 364,371
Hoffmann 症候群 506
hot nodule 60,106,239
HT（Hashimoto's thyroiditis） 363
hyperthyroidism 237
hypoparathyroid-Addison-monilia（HAM）syndrome 507,510
hypothyroid Graves' disease 123

I

^{131}I 18
^{131}I 治療 179,463
^{131}I 内用療法 18
idothyronine dehalogenase 1 344
IFN 357,381,429
IFN-γ 383
IGF-1（insulin like growth factor-1） 135,392
──レセプター 122
IL 381
IL-2 383
IL-4 353,382
IL-5 382
IL-6 382
IL-10 353,382
IL-12 384
IL-13 382
IL-18 387
inclusion body 65

J

Johanson-Blizzard 症候群 507

K

Kocher-Debré-Sémélaigne 症候群 506,507

L

L-S Complex 127
LATS（long acting thyroid stimulator） 135,348

M

MALT（mucosa-associated lymphoid tissue） 331
──リンパ腫 331
Marine-Lenhart 症候群 240, 507

McCune-Albright 症候群　174,239
MCPA　513
MCT8　345
MCTD(mixed connective tissue disease)　379
medullary carcinoma　66
Meloperoxidase(MPO)-ANCA　209
MEN-1　508
MEN-2　508
MEN-2 A 型　66,316
Methimazole Embryopathy　154
MG(myasthenia gravis)　379
MHC(major histocompatibility complex)　364,384,482
MHC class II 抗原　352
microarray　391
minimally invasive　65
MIT(monoiodotyrosine)　389
mixed type　333,343,344
MMI　178,204,261
modified radical neck dissection　84
Moebius 徴候　119
Mondini Cochlea　406
Monocarboxylate Transporter 8　345
mounding 現象　506
MPO-ANCA　178
MRI　130
MTC　316,508

N

Na^+/I^- シンポータ　394
negative feedback　39
NIS　342
non-genomic　187
non-thyroid illness syndrome　509
NTI(nonthyroidal illness)　420
nuclear groove　65

O

Obese strain chicken　481
oncFN(oncofetal fibronectin)　435
orbitopathy　127,130

P

$p53$ 遺伝子　469
painless thyroiditis　32,45
$PAX8/PPAR\gamma1$　436
PEIT(percutaneous ethanol injection therapy)　70,73,74,97,226,240
　——（治療成績）　230
　——（治療適応）　226
　——（治療の実際）　228
　——（理論的背景）　226
Pendred 症候群　404
Pendrin　404
PET　108
Plummer 病　7,60,63,169
polymorphism　370
postpartum thyroiditis　32
$PTPN22$ 遺伝子　373
PTU　163,178,204,209,212,261

R

RA(rheumatoid arthritis)　377
RAIU　513
ras 遺伝子　439
Refetoff 症候群　511
regulatory region　370
RET/PTC　436
　——遺伝子　439
ret 遺伝子　438
RET 癌遺伝子　67
　——検査　317
rifampicin　42
rituximab　336
Rosenbach 徴候　119
RT(radiation therapy)　335

rT_3　341,513
RTH　485

S

SCH(subclinical hypothyroidism)　43,248,280
Schmidt 症候群　38,510,511
SCID(severe combined immunodeficient)　481
silent thyroiditis　45
Sipple 症候群　511
SIR　130
SITSH(inappropriate secretion of TSH)　298
$SLC26A4/PDS$ 遺伝子　404
SLE(systemic lupus erythematosus)　377,378
SLK(superior limbic keratoconjunctivitis)　128
SNP(single nucleotide polymorphism)　365,370
SS(Sjogren syndrome)　378
SSc(systemic sclerosis)　378
Stellwag 徴候　119
struma lymphomatosa　480
subclinical autoimmune thyroiditis　31
subclinical hyperthyroidism　73
succinate dehydrogenase　350

T

T 細胞受容体　483
T_2 relaxation time　130
T_3　36,285,287,341,513
T_3U　513
T_3 抑制試験　107
T_4　36,285,287,341,513
targeting PEIT　74
TBG(thyroxine-binding globulin)　345,410,513
　——異常症　410
TBII(TSH binding inhibitory immunoglobulin)　120,135,260,348

TBPA 異常症　413
TFF3　432
Tg　36,343,356,435,481,513
TGPA　513
Tg 遺伝子　373
Tg 濃度　465
T$_H$1　383
T$_H$2　383
thiocyanate　416
THOX1　344
THOX2　344
thyroid transcription factor 2　504
thyrotoxicosis　237
TMNG(toxic multinodular goiter)　22,63,238
TNF　381
TP53 癌抑制遺伝子　442
TPO　343,344
　──抗体陽性　34
TR 遺伝子　485
　──異常　293
TR のノックアウトマウス　486
TRAb(TSH receptor antibody)　41,120,260,513

TRH(Thyrotropin-releasing homorne)　274,345
　──試験　513
TRIAC　296
TSAb(thyroid stimulating antibody)　42,120,260,349,389,513
　──モノクローナル抗体　353
TSBAb(thyroid stimulation blocking antibody)　40,41,42,121,349,513
TSH　36,389,463,513
　──結合阻害抗体　120,259
　──産生下垂体腫瘍　295
　──産生下垂体腺腫　298
　──産生腫瘍　298
　──受容体　389
　──受容体遺伝子機能獲得性変異　167
　──受容体活性型変異　240
　──受容体抗体　4,21,167
　──抑制療法　70
TSH レセプター　356
　──異常　262
　──抗体　41,120,260,513

TSHoma　298
TSHR(thyroid stimulating hormone receptor)　363,374
TSHR 遺伝子　474
TTR(transthyretin)　345
Turcot 症候群　512

V

VEGF(vascular endothelial growth factor)　391
　──-C　391
von Graefe 徴候　119

W

WDHA 症候群　508
Wermer 症候群　512
widely invasive　65
Wolff-Chaikoff 効果　260,344,400

Z

Zollinger-Ellison 症候群　508

よくわかる**甲状腺疾患のすべて**改訂第2版
ISBN978-4-8159-1846-0 C3047

平成15年10月10日　第1版発行
平成21年8月1日　第2版発行

編　　集	伴　　良　雄
発行者	松　浦　三　男
印刷所	三　報　社　印　刷 株式会社
発行所	株式会社 永　井　書　店

〒553-0003　大阪市福島区福島8丁目21番15号
電話(06)6452-1881(代表)/Fax(06)6452-1882
東京店
〒101-0062　東京都千代田区神田駿河台2-10-6(7F)
電話(03)3291-9717(代表)/Fax(03)3291-9710

Printed in Japan　　　　　　　　　　　　Ⓒ BAN Yoshio, 2003

・本書の複製権・翻訳権・上映権・譲渡権・公衆送信権（送信可能化権を含む）は株式会社永井書店が保有します．
・JCOPY ＜（社）出版者著作権管理機構　委託出版物＞
本書の無断複写は著作権法上での例外を除き禁じられています．複写される場合には，その都度事前に(社)出版者著作権管理機構(電話03-3513-6969，FAX 03-3513-6979, e-mail：info@jcopy.or.jp)の許諾を得て下さい．